Arzneimittelbezogene Probleme erkennen und lösen

3., überarbeitete und erweiterte Auflage

Thomas Riedl

Arzneimittelbezogene Probleme erkennen und lösen

3., überarbeitete und erweiterte Auflage

Thomas Riedl

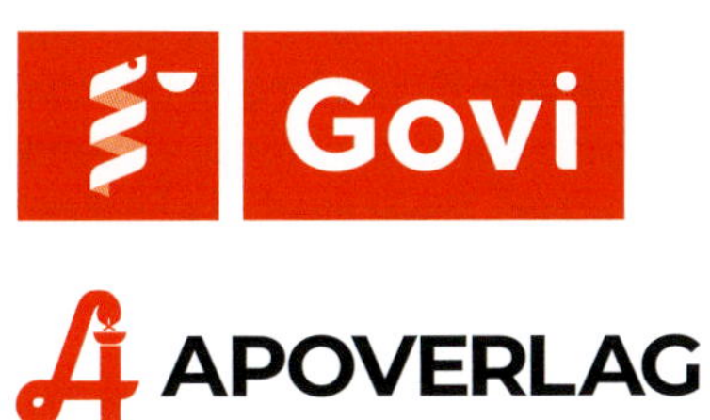

3., überarbeitete und erweiterte Auflage 2021
ISBN: 978-3-7741-1570-5

Apothekerhaus Eschborn, Carl-Mannich-Straße 26, 65760 Eschborn
avoxa.de, govi.de
Österreichische Apotheker-Verlagsgesellschaft mbH, Wien apoverlag.at

Titelbild: kkn2118 – adobestock.com
Satz: Reemers Publishing Services GmbH, Krefeld
Druck: Beltz Bad Langensalza GmbH, Bad Langensalza
Printed in Germany
Bibliografische Information der Deutschen Nationalbibliothek
Die Deutsche Nationalbibliothek verzeichnet diese Publikation in der Deutschen Nationalbibliografie; detaillierte bibliografische Daten sind im Internet über http://dnb.d-nb.de abrufbar.

Wichtiger Hinweis

Medizin als Wissenschaft ist ständig im Fluss. Forschung und klinische Erfahrungen erweitern unsere Kenntnisse, insbesondere was Behandlung und medikamentöse Therapie anbelangt. Soweit in diesem Werk eine Dosierung oder eine Applikation erwähnt wird, darf der Leser zwar darauf vertrauen, dass Autoren, Herausgeber und Verlag größte Mühe darauf verwandt haben, dass diese Angabe genau dem **Wissensstand bei Fertigstellung des Werkes** entspricht. Dennoch ist jeder Benutzer aufgefordert, die Beipackzettel der verwendeten Präparate zu prüfen, um in eigener Verantwortung festzustellen, ob die dort gegebene Empfehlung für Dosierungen oder die Beachtung von Kontraindikationen gegenüber der Angabe in diesem Buch abweicht. Das gilt besonders bei selten verwendeten oder neu auf den Markt gebrachten Präparaten und bei denjenigen, die von zuständigen Behörden in ihrer Anwendbarkeit eingeschränkt worden sind. Geschützte Handelsnamen (Warenzeichen) wurden nicht besonders kenntlich gemacht. Aus dem Fehlen eines solchen Hinweises kann also nicht geschlossen werden, dass es sich um einen freien Warennamen handelt.
Die erwähnten Handelspräparate wurden lediglich beispielhaft bzw. aus didaktischen Überlegungen heraus gewählt.

Inhalt

Vorwort zur dritten Auflage

Wiederum nach relativ kurzer Zeit entschlossen sich Verlag und Autor zu einer Neubearbeitung des Praxisbehelfs „Arzneimittelbezogene Probleme erkennen und lösen“.

Dies erschien zum einen nötig, als hinsichtlich der Auswahl der immerhin 1200 Wirkstoffe der 2. Auflage immer noch Lücken gefüllt werden mussten, um den Kern der 2019-2021 therapeutisch gebräuchlichen Pharmaka noch vollständiger abzubilden. Darüber hinaus haben die medizinisch-pharmazeutischen Neuentwicklungen auf dem Gebiet der Arzneistoffe trotz knapper werdender finanzieller Ressourcen bei gleichzeitig immer komplexer werdenden Forschungsgebieten alles andere als einen Stillstand, wie die zahlreichen Tyrosinkinase-Hemmer, Antikörper-Präparate und Virustatika der vergangenen Jahre beweisen. Somit halten wir derzeit bei ca. **1400 Wirkstoffen**, wobei gerade für die seit Kürzerem zugelassenen Arzneimittel zur besseren Einprägung auch stets repräsentative Handelsprodukte genannt werden (ohne dass daraus eine Werbung für ein Arzneimittel abgeleitet werden darf).

In jüngster Zeit fällt auf, dass zunehmend genetische Defekte, vor allem bestimmte Enzymmängel, therapeutisch abgedeckt werden können. Es versteht sich, dass diese Spezialmedikamente z.T. Orphan-Drug-Status haben und nur für wenige Patienten in Frage kommen. So gesehen ist ihre Aufnahme in das gegenständliche Buch dahingehend abzuwägen, ob die Darstellung wirklich von allgemeinem Interesse ist. Die betreffenden Arzneistoffe mit ihrer zumeist Protein-Struktur haben zudem nur selten Interaktionen mit den Cytochrom-P450-Enzymen oder Effluxtransportern wie dem P-Glykoprotein, sodass die entsprechenden Spalten in der großen Tabelle des Kapitels 8 oftmals ohne Eintrag bleiben. Umso wichtiger ist es aber dann zu protokollieren, ob die Arzneimittel nicht trotzdem beispielsweise Veränderungen des QT-Intervalls herbeiführen, Lichtunverträglichkeiten erzeugen, eine Hypoglykämie oder einen Diabetes mellitus auslösen. Gerade hier bewährt das Konzept der Arzneimittelliste, sodass auch selten gebrauchte Therapeutika vollinhaltlich in das Raster eingepflegt werden können.

Ein zweiter Schwerpunkt sind die onkologischen Präparate, im engeren Sinn die peroral verfügbaren Zytostatika, deren Verordnung nur zu oft aus heiterem Himmel notwendig wird. Da die Behandlung des Krebsleidens in aller Regel prioritär ist, wird man danach trachten müssen, einen bestehenden Medikationsplan an die onkologische Therapie anzupassen. Im Unterschied zu den erwähnten Enzym- und Genpräparaten haben etwa die modernen Tyrosinkinase-Hemmer in ihrer Eigenschaft als die neuen „small molecules“ zahlreiche Interaktionen mit CYP-Enzymen und Transportproteinen, was bedeutet, dass es zahlreiche Hinweise zu pharmakokinetischen Interaktionen gibt. Die Einschätzung der Zytoralia, aber auch sämtlicher den onkologischen Abteilungen vorbehaltenen parenteralen Zytostatika, erscheint im auf der Grundlage dieses Buches erstellten Medikationsplans ebenso unschwer wie punktgenau im Verband mit den übrigen Medikamenten der Patienten.

Darüber hinaus gibt die Kommentarspalte in jeder Wirkstoffzeile die Möglichkeit, noch auf spezifische andere Aspekte eines Arzneistoffs hinzuweisen – kurzum: Die geschätzten Medikationsplananalytiker*innen halten einen Arbeitsbehelf in Händen, der **Wirkstoffe unbeachtlich der Häufigkeit ihrer Anwendung in gleichsinniger und somit unmittelbar vergleichbarer Art zusammenbringt**.

Beim Govi-Verlag in Person von Prof. Dr. Axel Helmstädter, dem Leiter des Lektorats Fachmedien der Avoxa Mediengruppe, bedanke ich mich einmal mehr für die Initiative zu einer weiteren Auflage und dafür, dass die komplexe Textvorlage wiederum in ein brillantes Layout gegossen werden konnte. Die Verfügbarkeit einer Printversion macht das Buch niederschwellig nutzbar, und die Fülle der zusammengetragenen Informationen soll ein von Internet und elektronischen Datenbanken weitgehend losgelöstes Arbeiten ermöglichen.

Ich wünsche allen bisherigen Nutzerinnen und Nutzern des Arbeitsbehelfs weiterhin viel arzneilichen Spürsinn und allen, die das Buch für sich neu entdecken, einen erfolgreichen Einstieg in ein spannendes Betätigungsfeld in der Apotheke.

Mitterarnsdorf, im März 2021

Mag. pharm. Dr. rer. nat. Thomas Riedl

Für meine Eltern und Kinder:
Jede Generation lernt von der vorigen und fügt etwas hinzu.

1 Konzepte zur Implementierung von Medikationsanalyse und -management

Einleitung

Unter Klinischer Pharmazie kann jener Bereich der Pharmazie verstanden werden, der sich mit der Wissenschaft und Praxis der rationalen Arzneimittelanwendung beschäftigt. Klinische Pharmazeutinnen und Pharmazeuten arbeiten patientenorientiert und helfen dabei, die Medikation zu optimieren, Gesundheit zu fördern und Krankheiten zu vermeiden. Klinische Pharmazie ist nicht mit der Krankenhauspharmazie gleichzusetzen, sondern ein Teilgebiet sowohl der Krankenhauspharmazie als auch der Pharmazie in öffentlichen Apotheken. Sie findet also idealerweise in allen Health Care Settings statt.

Die Themen „Medikationsanalyse" und „Medikationsmanagement" beschreiben neue Formen der Therapiebegleitung von Patientinnen und Patienten, was sich in zahlreichen Publikationen spiegelt.[1,2,3,4,5,6,7,8,9,10] Auch der Govi-Verlag bzw. die Avoxa Mediengruppe wartet mit einschlägigen Büchern auf, nämlich denjenigen von Dartsch et al. und von Gerdemann/Griese-Mammen einerseits sowie der „Stratifizierten Pharmakotherapie" von T. Dingermann und I. Zündorf andererseits.[11]

Die ersten beiden liefern die definitorischen Grundlagen und bringen zur Erläuterung ausgearbeitete Beispiele, wie man an Medikationsanalysen herangehen kann. Im nunmehr vorgelegten Band „Arzneimittelbezogene Probleme erkennen und lösen" stehen die praktische Aufbereitung der Medikationsanalyse und der rasche Vergleich der unerwünschten Wirkungen und Interaktionen verschiedener Pharmaka im Mittelpunkt. Die große Vergleichstabelle in Kap. 8 enthält knapp 1400 in der Therapie gebräuchliche Arzneistoffe (inklusive einiger missbräuchlich verwendeter Substanzen). Im anschließenden Kap. 9 werden Vorschläge unterbreitet, wie man die Daten in Papierform aufbereiten und/oder in elektronischer Form aufbereiten und speichern kann.

Die genomisch orientierte „Stratifizierte Pharmakotherapie" blickt in der Thematik Arzneimittelsicherheit weit in die Zukunft, weil bei Kenntnis der individuellen genetischen Disposition bezüglich der Umsetzung von Arzneimitteln im Organismus viele spekulative Arzneimittelneben- und -wechselwirkungen von vornherein ausgeschlossen werden können bzw. der Fokus gezielt auf jene Wirkstoffe und Kombinationen gerichtet werden kann, die im individuellen Fall erwartungsgemäß Probleme bereiten werden. Es wird noch viel Aufklärungs- und Überzeugungsarbeit zur Sinnhaftigkeit von Gentests brauchen. Es sei aber ausdrücklich auf Kapitel 9 des vorliegenden Werks verwiesen, in dem gezeigt wird, dass man die Arzneimitteltabelle (AMT) auch in Hinblick auf die genetischen Vorgaben einer Person extrahieren kann, was ein tieferes Verständnis für die Zusammenhänge im Arzneimittelmetabolismus eröffnet.

Für Deutschland gab es bereits seit dem Juni 2014 Grundsatzpapiere der Bundesvereinigung Deutscher Apothekerverbände – Geschäftsbereich Arzneimittel (ABDA), in denen präzise Feststellungen bezüglich des Umfangs und der Durchführung der streng auseinander zu haltenden Tätigkeiten getroffen wurden.[12] Im November 2014 wurden detaillierte Leitlinien sowie Kommentare der Bundesapothekerkammer zur Qualitätssicherung mit verbindlichem Charakter verabschiedet.[13]

Demnach wird bei einer **Medikationsanalyse** basierend auf einer strukturierten Prüfung der aktuellen Gesamtmedikation bewertet, ob arzneimittelbezogene Probleme (ABP) vorliegen. Der Prozess vollzieht sich in vier Hauptschritten, nämlich

1. in der Identifikation von Datenquellen und dem Zusammentragen der Informationen sowie
2. der Evaluation und Dokumentation von manifesten und potenziellen arzneimittelbezogenen Problemen.

Lediglich in Abhängigkeit von den verwendeten Informationsquellen werden verschiedene Typen der Medikationsanalyse unterschieden.

3. Für relevante ABP werden mögliche Lösungen erarbeitet.
4. Anschließend werden Maßnahmen zur Lösung dieser ABP gemeinsam mit dem Patienten und gegebenenfalls mit dem/den behandelnden Arzt/Ärzten vereinbart.

Ziele sind die Erhöhung der Effektivität der Arzneimitteltherapie und die Minimierung von Arzneimittelrisiken. Die Medikationsanalyse eignet sich als neuartige *Dienstleistung* z.B. durch einen *Apothekenbetrieb* – zunächst auch unabhängig davon, ob und wie sie honoriert wird.

Im Unterschied bzw. als Erweiterung schließt sich das **Medikationsmanagement** mit *kontinuierlicher Betreuung des Patienten* an. Ein Medikationsmanagement erfordert zwingend eine **interprofessionelle Zusammenarbeit**. Durch die fortgesetzte Begleitung des Patienten und seiner Therapie werden vereinbarte Maßnahmen zu detektierten ABP und deren Ergebnis nachverfolgt sowie gegebenenfalls angepasst. Neu auftretende, manifeste und potenzielle Probleme, etwa bei neu verordneten oder selbst gekauften Arzneimitteln können unverzüglich erkannt, gelöst bzw. vermieden werden. Zudem ermöglicht die intensivierte Zuwendung eine langfristige Förderung der Therapie- und Einnahmetreue.[14] Auch die **fortlaufende Aktualisierung des Medikationsplans** sollte Bestandteil des Medikationsmanagements sein, was im Bedarfsfall auch Wiederholungen der Analyse der Gesamtmedikation einschließt.

Im Patientengespräch soll der Apotheker sicherstellen, dass die Medikationsliste vollständig ist und tatsächlich alle Arzneimittel, die angewandt werden, auch erfasst sind. Für diese möglichst lückenlose Erfassung kann es notwendig sein, den Patienten um Mitnahme aller Arzneimittel, Nahrungsergänzungsmittel und Medizinprodukte zu dem Gespräch zu bitten (Brown-bag-Methode). Jedes einzelne Präparat wird mit dem Patienten besprochen, um mögliche arzneimittelbezogene Probleme zu erkennen. Der Fokus der Medikationsanalyse liegt somit einerseits auf den Eigenschaften der Präparate selbst, aber auch auf der Wirkung und Erfahrung der Patienten damit. Vor allem sind Informationen über Präferenz, Einstellung, Verständnis von Zweck und Nutzen der Arzneimitteltherapie wichtig, um Interventionen zu entwickeln, die die Arzneimittelanwendung verbessern können.

Das Stufenmodell von der einfachen Medikationsanalyse bis zum komplexen Medikationsmanagement wurde bereits bei Richling[5] sorgfältig referiert.

Stadien der Medikationsanalyse

Kürzel	Bezeichnung	Medikationsdatei	Brown-Bag u.ä.	Patientengespräch	Laborbefunde, Diagnosen
1	Einfach	Ja	Nein	Nein	Nein
2a	Erweitert	Ja oder Nein	Von Vorteil	Ja	Nein
2b	Erweitert	Ja	Nein	Nein	Ja
3	Umfassend	Ja	Von Vorteil	Ja	Ja

Tabelle 1: Detaillierte Themenstellungen und Vorgangsweisen im Rahmen der einzelnen Medikationsanalysen.

Medikationsanalyse	Herangezogene Informationen	Ergebnis zielt ab auf
Typ 1	Gesamtmedikation	• Wechselwirkungen • (Pseudo-) Doppelmedikation • Ungeeignetes Dosierungsintervall und Einnahmezeitpunkt • Kontraindikation (Alter und Geschlecht)
Typ 2a	Gesamtmedikation und Patientengespräch	*Zusätzlich zu Typ 1* • Non-Adhärenz • Anwendungsprobleme • Ungeeignete Darreichungsform • Nebenwirkungen
Typ 2b	Gesamtmedikation	*Zusätzlich zu Typ 1* • Klinische Daten • Unzweckmäßige Arzneimittelwahl • Ungeeignete Dosierung • Arzneimittel ohne Indikation • Indikation ohne Arzneimittel • Kontraindikationen • Ungeeignete Therapiedauer
Typ 3	Gesamtmedikation und Patientengespräch	*Zusätzlich zu Typ 1 und 2a* • Klinische Daten • Unzweckmäßige Arzneimittelwahl • Ungeeignete Dosierung • Arzneimittel ohne Indikation • Indikation ohne Arzneimittel • Kontraindikationen • Ungeeignete Therapiedauer

Tabelle 2: Der wesentliche Unterschied zwischen den erweiterten Medikationsanalysenmodellen 2a und 2b besteht darin, dass im ersten Fall nur die Medikationsdaten und Patientenangaben herangezogen, während im zweiten Fall zusätzlich klinische Daten berücksichtigt werden. Die Kernaufgabe der in öffentlichen Apotheken gut umzusetzenden Typ-2a-Analysen ist die Erfassung und Beurteilung einer möglichst *vollständigen* Medikationsliste, also konkret, wie die Probanden mit dem Medikationsplan, den Arzneimitteln *und* den damit erhaltenen (oder zugemuteten) *Arzneiformen* zurechtkommen.[15]

Arzneimittelbezogene Probleme	Typ der Analyse			
	1	2a	2b	3
Interaktionen	X	X	X	X
(Pseudo)-Doppelmedikation	X	X	X	X
Ungeeignetes bzw. unzweckmäßiges Dosierungsintervall*	X	X	X	X
Ungeeigneter bzw. unzweckmäßiger Einnahmezeitpunkt*	X	X	X	X
Kontraindikationen aufgrund von Alter und Geschlecht	X	X	X	X
Anwendungsprobleme		X		X
Non-Adhärenz (mangelnde Therapie- oder Einnahmetreue)		X		X
Ungeeignete bzw. unzweckmäßige Darreichungsformen		X		X
Arznei- und Nahrungsmittelinteraktionen		X		X
Nebenwirkungen		X		X
Ungeeignete bzw. unzweckmäßige Arzneimittelauswahl			X	X
Ungeeignete Dosierung*			X	X
Arzneimittel ohne Indikation			X	X
Indikation ohne Arzneimittel			X	X
Kontraindikationen aufgrund von Alter und Erkrankungen			X	X
Ungeeignete bzw. unzweckmäßige Therapiedauer			X	X

Tabelle 3: Möglichkeiten der systematischen Prüfung auf ABP in anderer Darstellung gemäß dem ABDA-Grundsatzpapier;[16] * bei Vorliegen der entsprechenden Informationen zur Dosierung

Der Schritt zum Medikationsmanagement wird nach der ABDA-Definition dann vollzogen, wenn im Anschluss an die Medikationsanalyse ein multidisziplinäres Team die kontinuierliche weitere Betreuung des Patienten übernimmt. Es ist selbsterklärend, dass dieser Einstieg nach einer umfassenden Medikationsanalyse vom Typ 3, die Medikationsdaten, Patientenangaben und klinische Daten berücksichtigt, am besten gelingt.

Es ist nicht unsere Aufgabe in der Apotheke, von Ärzten eingestellte Medikationspläne *grundsätzlich* zu hinterfragen oder gar schlecht zu reden. Im Rahmen der Medikationsanalyse soll der Proband wertfrei genau dort abgeholt werden, wo er mit seinen Krankheiten und Therapien im Augenblick steht. Befindlichkeitsstörungen können durch einzelne Arzneimittel oder Wechselwirkungen zwischen Medikamenten hervorgerufen sein, und es ist unser Auftrag, möglichen Begründungen nachzugehen. Gibt es aus der Analyse des Medikationsplans keine griffigen Erkenntnisse, ist wiederum – und nur – der Arzt aufgefordert, diagnostisch vorzugehen und nach bislang nicht evidenten Krankheitsprozessen zu fahnden.

1.2 Stationäre Pflegeeinrichtungen, Altenheime, öffentliche Apotheken

Medikationsanalyse und -management waren und sind Bestandteil zahlreicher Projekte, Studien sowie von Aus- und Fortbildungsangeboten. Die Leserinnen und Leser mögen für sich selbst entscheiden, wo sie/er sich auf einer beispielsweise 10-teiligen Skala zwischen „1" Medikationsanalyse und „10" Medikationsmanagement befindet. Einfache bis erweiterte Medikationsanalysen sind in öffentlichen Apotheken bereits jetzt durchaus zufriedenstellend durchführbar, wobei sich früher oder später die Frage nach der finanziellen Abgeltung stellt

Je umfassender die Medikationsanalyse angelegt wird, desto mehr sind strukturelle Voraussetzungen gefordert, die derzeit nur im stationären Bereich oder im Rahmen von Studien gegeben sind.

1.2.1 Projekt GEMED

In jüngerer Zeit mangelt es nicht an Initiativen zur Verbesserung der Betreuung von Bewohnern in Pflegeeinrichtungen, z.B. *„Geriatrisches Medikationsmanagement in Heimen"*, *ATHINA-Projekt* und die *PHARM-CHF-Studie* oder in Apotheken, z.B. *Medikationsmanagement für Menschen mit Diabetes*, *WestGem-Studie*,[17] *Apo-AMTS-Konzept*,[18] *Arzneimittelinitiative Sachsen-Thüringen (ARMIN)*,[19] ***InTherAKT***, ***SiMBa***.[20] Alle genannten Studien haben unter anderem die Verbesserung der Zusammenarbeit zwischen Ärzten und Apothekern sowie wie im Fall der Heime mit dem Pflegepersonal zum Ziel. Dies soll durch gemeinsame Schulungen und Internetplattformen erleichtert werden, in die alle Beteiligten ihren Teil der Aufgaben verbindlich einpflegen können.

Stellvertretend für viele vergleichbare Feldstudien seien die Ergebnisse des Projektes GEMED im österreichischen Bundesland Salzburg näher referiert, weil sie einerseits einen klaren, gut vermittelbaren Erfolgsnachweis liefern und andererseits die mühevolle Kleinarbeit spiegeln.

Beim Erstprojekt vom Oktober 2016 bis zum Dezember 2017 nahmen 11 Seniorenheime in der Region Pinzgau/ Pongau samt den beliefernden 10 Apotheken und 24 betreuenden Ärzten teil. 12 Studienmonate wurden für die Beobachtung und Dokumentation der Heimbewohner*innen veranschlagt, die beiden verbleibenden Monate dienten der Auswertung und Aufbereitung der Ergebnisse.

Im Aufzeichnungszeitraum wurden 502 Arzneimittelbezogene Probleme (ABP) bei 212 Bewohnern identifiziert, also Auffälligkeiten, die im Vorfeld konstatiert werden und *zunächst nur ein mögliches Risiko für die Patienten bedeuten*. Als ABP wurden

- Nicht Guideline-konforme Therapien, Kontraindikationen,
- Arzneimittel ohne Indikation,
- Indikation ohne Therapie,
- Unterdosierung,
- Wechselwirkungen,
- Unerwünschte Arzneimittelwirkungen (121 Protokolle),
- Inadäquate Verabreichung sowie
- Monitoringprobleme (Labor, Blutdruck)
  eingestuft.

121 der identifizierten ABP hatten laut Apotheker und Pflege den Stellenwert *veritabler unerwünschter Arzneimittelereignisse* (UAE), also Nachteile und Schäden aus einer Arzneitherapie, die *tatsächlich in klinisch relevanter Stärke aufgetreten* sind. 101 Personen waren hiervon betroffen, wobei die UAE in folgende Klassen aufgeschlüsselt wurden:

- Gangstörungen,
- Kognitionsstörungen,
- Blutung,
- Nebenwirkungen im Verdauungstrakt,
- Elektrolytstörungen,
- Ernährungsstörungen,
- Niereninsuffizienz,
- Leberinsuffizienz,
- Hautreaktionen,
- Hypotonie, Orthostaseprobleme sowie
- Schmerzen.

Erfahrungen aus vergleichbaren Projekten der Apothekerkammer Nordrhein zeigen, dass durch multiprofessionelles Medikationsmanagement zwei UAE pro Monat pro 100 Heimbewohner entweder verhindert oder zumindest abgeschwächt werden können. Soweit aufgrund des Studiendesigns ein unmittelbarer Vergleich zulässig ist, konnten die Ergebnisse der deutschen Kollegen in der Salzburger Studie vollinhaltlich bestätigt werden!

Sämtliche ABP wurden den betreuenden Ärzten mitgeteilt. Diese nahmen 321 (64%) der gegebenen Empfehlungen an und änderten die Medikation wie von Apothekern und Pflege vorgeschlagen. 128 (25%) der Empfehlungen wurden von den Ärzten nicht angenommen, in 38 Fällen (8%) entschieden sich die Ärzte für eine von der Empfehlung abweichende Änderung der Medikation, bei 15 (3%) der gegebenen Empfehlungen war die Umsetzung der Empfehlung nicht nachvollziehbar.

Darüber hinaus wurden Maßnahmen gesetzt, die zur Identifizierung und Vermeidung von Medikationsfehlern im gesamten Medikationsprozess beitragen. Dafür evaluierten die Projektleiter im Beisein der zuständigen Apotheker und Pflegeverantwortlichen in den Heimen alle Bereiche des Medikationsprozesses (Lagerung, Dispensation, Applikation, Kommunikation und Dokumentation) anhand einer Checkliste mit 72 Fragen zu Beginn und Ende des Projektzeitraumes. Im Vergleich ergab sich eine Reduktion von 202 zu Beginn des Projekts identifizierten Verbesserungspotenzialen auf 70 am Ende des Projekts, was immerhin 65,4% Verbesserung einer suboptimalen Arzneimittelgebarung in den Pflegeeinrichtungen entspricht.

Die Studienautorinnen verhehlen aber nicht die Hindernisse und Stolpersteine, die ein solches Projekt begleiten und damit das „Generalprojekt Medikationsanalyse/-management" gefährden:

- Hoher zeitlicher Aufwand für alle Berufsgruppen,
- Fehlende EDV-Unterstützung zur Datenübermittlung (Medikationsplan, Vitalwerte, Laborwerte, Diagnosen, Arztbriefe, Empfehlungen),
- Risiko für Übertragungsfehler bei Medikationsänderungen (Papierform/digitale Form),
- Generikasubstitution/durchgängige Medikation (interne Kommunikation, externe Lieferengpässe),
- Durchführung von multiprofessionellen Besprechungen,
- Durchführung von multiprofessionellen Qualitätszirkeln, geringe ärztliche Akzeptanz.

Schließlich sei auch die Anmerkung erlaubt, dass das Projekt auf Fremdfinanzierung angewiesen ist. Wenn weitere Projekte in diese Richtung gestartet werden, sollten folgende Anregungen im Auge behalten werden:

- Erhalt und Weiterentwicklung der fachlichen Expertise von Apothekern und Pflegefachkräften bzgl. Erkennung von Arzneimittelrisiken und Medikationsfehlern,
- Weiterführung und Ausbau der multiprofessionellen Zusammenarbeit Apotheker-Heim-Ärzte zur Betreuung von Pflegeheimbewohnern,
- Verbesserung bzw. Entwicklung von Möglichkeiten der elektronischen Kommunikation und des Datentransfers zwischen Apotheke, Arzt und Heim und
- Messung des Outcomes (qualitativ, ökonomisch).[21]

1.2.2 Weitere Ansätze

Für die Übertragung der neuen Dienstleistung in die tägliche Apothekenarbeit sind gerade die Zeit- und die Kostenfrage die größten Hürden.

Einen *Ansatz* beschritt ein *Kooperationsmodell* zwischen der *Österreichischen Apothekerkammer* und dem privaten Versicherungsinstitut *Uniqa*. Apothekenbetriebe, die Mitarbeiter mit nachgewiesener Grundausbildung zum „Medikationsmanagement" beschäftigen, wurden auf der Homepage des Versicherungsinstituts namhaft gemacht. Die Versicherten erhielten ihrerseits einen Scheck im Wert von 120 Euro, den sie bei einem gelisteten Apothekenbetrieb zum Zwecke einer Medikationsanalyse einlösen konnten. Bis Juni 2017 wurden 300 Medikationsanalysen durchgeführt und davon 100 Fälle statistisch begleitet und ausgewertet. Um dieses Pilotprojekt mit einer unabhängigen Expertise aufzuwerten, wurde die Qualität der Adhärenztipps, also alle Vorschläge zur Verbesserung von Einnahmemodus und -zeitpunkt eines Medikaments, ausgewertet und die Beurteilung der Qualität der Therapieoptimierungsvorschläge und Vorschläge für Medikationsänderungen einem Internisten am AKH Wien überantwortet.[22]

Dagegen nahm sich der Bundesmantelvertrag für die deutschen Kassenärzte, der im Jahr 2017 in Summe 163 Millionen Euro für die verpflichtende Erstellung und Aktualisierung von Medikationsplänen veranschlagte und 1,20-4,00 Euro pro Medikationsplan und Jahr entsprach, eher bescheiden aus.

Die Pilotprojekte der Krankenversicherer werden aber sofort Schule machen, wenn die Investitionen den gewünschten Erfolg bringen, d.h. die Optimierung der Medikationspläne aufgrund vermeidbarer bzw. vermiedener Medikationsfehler Einsparungen an Folgekosten bringt. Angesichts der immer knapper werdenden Budgets der Pflichtversicherer sollte dies aber dann die Bereitschaft erzeugen, die Vorausleistung der Hausärzte und Apotheker angemessen zu vergüten. Strategen regen an, an das Verantwortungsbewusstsein der Gesundheitspolitiker zu appellieren und vor allem diese ins Boot zu holen. Die Erstellung von Medikationsplänen sollte als *Leistungsanspruch* der (Pflicht)Versicherten implementiert werden, sodass die Dienstleistung Eingang in die Erstattungskataloge der Krankenkassen findet.

In der Tat gibt es für Deutschland seit Oktober 2020 einen erfreulichen, vom Bundestag verabschiedeten Gesetzentwurf zum Vor-Ort-Apotheken-Stärkungsgesetz (VOASG), der die Honorierung von Dienstleistungen in der Apotheke für ganz Deutschland Wirklichkeit werden lassen wird. Wohl bedarf es weiterer Verhandlungen zu Detailfragen, es ist aber die entscheidende politische Hürde genommen, dass etwa das Angebot von Medikationsanalysen und -management in Apotheken zur pharmazeutischen Kernkompetenz aufrückt, die dem Vernehmen nach mit 100 € pro Analyse vergütet werden soll. Das würde nicht nur ein Alleinstellungsmerkmal für engagierte Betriebe und Kolleg*innen bringen, sondern sollte auch wirtschaftlich interessant sein.

Erste Erfolge, was die Bereitschaft zur Finanzierung betrifft, dürfen aber nicht darüber hinwegtäuschen, dass die praktische Durchführung von Medikationsanalysen mit einem immensen Zeit- und damit Kostenaufwand verbunden ist. Hier bedarf es großer Anstrengungen, intelligente Datenbanken zur Verfügung zu haben oder zu entwickeln, die mit akzeptablem Aufwand *nicht alle möglichen* Interaktionen auflisten, sondern aus einem gegebenen Medikationsplan *klinisch relevante* Wechselwirkungen filtern und somit den Einstieg in die weitere Analyse zielsicherer zu ermöglichen. Unter „akzeptablem Aufwand" ist insbesondere auch das Einpflegen des Medikationsplanes in Computerprogramme zu verstehen, denn hier ist Vollständigkeit das oberste Gebot. Können die Daten aus Krankenversicherungskarten ausgelesen und elektronisch übertragen werden, sollte dies zwar rasch vonstattengehen, es stellt sich aber sofort die Frage, ob wirklich alle Medikamente und Nahrungsergänzungsmittel eingepflegt sind und ob der Patient nicht das eine oder andere Arzneimittel aus dem Datensatz gesperrt hat. Entscheidet man sich für die konservative Erschließung der Medikation mit der Brown-Bag-Methode im persönlichen Gespräch, beginnt einmal mehr die unbezahlte Zeit zu laufen.

Darüber hinaus gibt es in Fachkreisen einen Disput über die Frage, inwieweit Blutwerte und andere Labordaten für das Gelingen einer Medikationsanalyse obligat sind. Während Klinikpharmazeuten diese als unbedingt notwendig erachten und kraft ihrer Funktion auch relativ leichten Zugang zu Patientendaten haben, verweisen Offizinpharmazeuten darauf, dass sie auf die Verfügbarkeit von Laboranalysen keinesfalls setzen dürfen und daher ohne diese auskommen wollen. Wie so oft wird die Wahrheit irgendwo in der Mitte liegen. Aus seiner persönlichen Erfahrung in der öffentlichen Apotheke kann der Autor sagen, dass es auf Nachfragen fast immer rezente Untersuchungen gibt, die man in die Medikationsanalysen einfließen lassen kann. Kennt man beispielsweise die glomeruläre Filtrationsrate oder den Kalium-Wert, ist es doch verständlich, dass Aussagen zur Nierenverträglichkeit oder zu Elektrolyt-Verschiebungen einer Medikation ein ganz anderes Gewicht bekommen, als wenn man alles nur theoretisch ansprechen kann. Noch eleganter ist es natürlich, wenn intelligente Computerprogramme über Algorithmen zu diesen Daten verfügen. Mit dem deutschen MediCheck® steht ein solches bereits zur Verfügung (Informationen über www.pharma4u.de bzw. info@pharma4u.de)!

In allen diesen Punkten wird man sich also noch zu sinnvollen Kompromissen durchringen müssen – aber vielleicht kann ja gerade dieses Buch samt Excel-Datei einen Beitrag zur Ökonomisierung von Medikationsanalysen leisten!

Die Unterschiede in der Betreuung durch eine öffentliche Apotheke oder durch Klinikpharmazeuten sind auch im hochsystematischen Praxislehrbuch „Arzneimittelberatung in Fallbeispielen" nachgezeichnet.[23]

1.3 Krankenhausaufenthalte, Entlassungsmanagement

In zunehmendem Maße und mit erfreulichem Zuspruch werden Medikationsanalyse und -management im Rahmen der Krankenhausaufnahme, des stationären Aufenthalts und der Entlassung eines Patienten von dort beschäftigten bzw. dafür abgestellten Apothekern wahrgenommen. Im Zuge einer Arzneimittelanamnese erfasst ein Apotheker nach einem validierten Fragebogen die mitgebrachte Patientenmedikation, klärt mögliche Arzneimittelunverträglichkeiten ab, führt eine Dosis- und Plausibilitätskontrolle durch und prüft auf bestehende Arzneimittelinteraktionen. Es versteht sich, dass eine Begleitung des Patienten während seines Spitalaufenthaltes den Ansprüchen des Medikationsmanagements im Sinne der ABDA-Vorgaben bereits sehr nahekommt. Als überaus nützlich erweist sich die Einbindung des Pflegedienstes in das Entlassungsmanagement, wenn es etwa darum geht, Kontakt mit stationären Pflegeeinrichtungen der Gemeinde aufzunehmen, Hilfsmittel für die Pflege zuhause zu beschaffen bzw. mobile Pflegedienste im niedergelassenen Bereich vorzuschlagen.[24] Erste Modellrechnungen erlauben die Aussage, dass die intensivierte Schulung der Patienten in Bezug auf ihre Medikamente auch mit Kostenreduktionen verbunden ist.[25] Das Klinikangebot erscheint im geltenden Sprachgebrauch als *Schnittstelle*, in der alle für den aus der Spitalsobhut zu entlassenden Patienten relevanten Fäden zusammenlaufen, will sich aber vielmehr als eine *Nahtstelle* verstanden wissen, die einer „Seamless Care" in hochwertiger Form gerecht wird.[26]

Diese Modellbetreuung gilt es auf den niedergelassenen Bereich des Gesundheitswesens herunterzubrechen.

1.4 Ärztliche versus pharmazeutische Betrachtung

Den Abschluss dieses Einleitungskapitel soll eine Gegenüberstellung bilden, bei der der ärztliche und der pharmazeutische Zugang zu einem bestehenden Medikationsplan ausgerollt wird. Die Gedanken sind den herausragenden Seminarangeboten von Ravati und Menke zu verschiedenen Aspekten der Pharmakotherapie und deren Analyse entnommen.[27]

Das übereinstimmende Ergebnis *aller* von Apothekern nach verschiedenen Zielsetzungen, Vorgaben und Anleitungen durchgeführten Medikationsanalysen soll sein, dass arzneimittelbezogene Probleme aufgezeigt und dem verschreibenden Arzt/der verschreibenden Ärztin kommuniziert werden sollen. Diesen allein obliegt es, darauf zu reagieren, indem sie beispielsweise auf die Vorschläge eingehen oder den Medikationsplan völlig neu aufsetzen. Es ist den Ärzten aber auch vorbehalten, auf der bestehenden Therapie zu bestehen und – im Gegenteil – nicht die Kritik, sondern die Mitarbeit und aktive Unterstützung des Pharmazeuten für die gewählte Vorgehensweise einzufordern. Solche Ergebnisse eine Medikationsanalyse sind gegebenenfalls zu respektieren.

In diesem Zusammenhang ist darauf hinzuweisen, dass es durchaus unterschiedliche Ausgangslagen und Herangehensweisen an eine Therapie seitens des Arztes oder des Apothekers geben kann. Die Kenntnis dieser Standpunkte mag Missverständnissen und der Unterstellung von Unbeirrtheit, um nicht zu sagen Sturheit, vorzubeugen. Vorausschauend kann ausgesagt werden, dass der Arzt, indem er eine bestimmte Diagnostik fährt und diese als Entscheidungsgrundlage für eine einzuleitende Therapie nimmt, in aller Regel einen weiter gefassten Blick und Zugang hat als die Pharmazeuten, die sich primär am Arzneimittel, also gewissermaßen an der Quintessenz der ärztlichen Arbeit, orientieren.

Dies also überlegt sich der **Arzt**:

Krankenhistorie

- Indikationen,
- Laborwerte,
- Vitalwerte,
- Nicht-medikamentöse Interventionen.

Arzneimittel

- Leitlinien-gerechte Medikation,
- Medikationshistorie.

Dies hingegen betrachtet schwerpunktmäßig der **Apotheker**:

Arzneimittel:

- Selbstmedikation/OTC-Präparate, immerhin sind ein starkes Drittel aller Arzneimittelpackungen ohne ärztliche Verschreibung erworben, und oftmals ist den Ärzten dieser zusätzliche Konsum von Gesundheitsprodukten gar nicht bekannt,
- In der Apotheke liegen vorausgesetzt, dass ein Kunde alle Produkte im selben Betrieb bezieht – auch die Informationen zu früheren verordneten oder selbst erworbenen Präparaten vor,
- Arznei*form*historie oder Zulässigkeiten einer eingeleiteten Therapie, z.B. Teilbarkeit, Suspendierbarkeit, Mörserbarkeit, Sondengängigkeit,
- Oftmals Informationen zur Non-Adhärenz, z.B. durch Reichweitenanalyse und Aufsummierung der Arzneimittelbezüge.

Arzt- und Facharzthistorie anhand der eingelösten Verordnungen rekonstruierbar.

Aus diesen Überlegungen lässt es sich also ableiten, dass die Erstellung und Betreuung von Medikationsplänen keinesfalls nur Arztsache sein kann – im Gegenteil: Studien belegen, dass es unter Umständen ganz rasch zu Abweichungen vom verordneten Medikationsplan (MP) kommt, z.B. die Münster-AMTS-Studie.[28]

In der Studie wurden im Zeitraum 2013-2014 die Arzneimitteleinnahmen von 500 Patienten mit Polymedikation untersucht. Im Schnitt nahmen die Probanden neun verordnete Arzneimittel (Bandbreite 1-21) ein und hatten noch ein weiteres OTC-Präparat in Verwendung (Bandbreite 0-6 Produkte).

- Nur jeder 16. Medikationsplan korrespondierte 1:1 mit der tatsächlichen Medikation,
- Aufgerechnet gab es mehr als 2000 Abweichungen, das sind also 5 Abweichungen pro Patienten
  - Die Abweichungen vom MP betrafen in 78% der Fälle den verschreibungspflichtigen und in 22% der Fälle den nicht verschreibungspflichtigen Bereich,
  - Die meisten Abweichungen betrafen Antihypertonika (494 Fälle), gefolgt von Analgetika (178 Fälle) und Antidepressiva (105 Fälle), was natürlich auch den Blick auf die am meisten verordneten Wirkstoffgruppen lenkt,
- Bei 41% der Medikationsplänen wurde ein verordnetes Produkt durch ein wirkstoffgleiches Präparat ausgetauscht, was zu Missverständnissen und Unklarheiten führen kann,
- 30% der Patienten nahmen Arzneimittel ein, die nicht im MP angeführt waren,
- 18% hatten mindestens ein Arzneimittel ohne Wissen des Arztes abgesetzt,
- Bei 11% zeigten sich erhebliche Abweichungen von der verordneten Dosis,
- Wenn der MP älter als drei Monate ist, steigt die Fehlerquote um 50%.

Die Zahlen sprechen wohl für sich und für das **Vieraugenprinzip**, indem eine gleichwertige und gleichsinnige Betreuung der Patienten und ihrer Einnahmepläne durch den Arzt und Apotheker die Adhärenz und die praktische Umsetzung der MP verbessern kann.

2 Medikationsanalyse versus Medikationsmanagement – wo wir derzeit stehen

2.1 Verordnungskaskaden

Einen Gutteil der Probleme der Polypharmazie im niedergelassenen Bereich des Gesundheitswesens machen mangelnde Adhärenz sowie unerwünschte Arzneimittelwirkungen und -interaktionen aus. Der Medikationsprozess umfasst alle Aspekte von der Auswahl des Medikamentes, seiner Dosierung bis hin zur Verabreichung beim oder Anwendung durch den Patienten. Medikationsfehler, d.h. Fehler im Medikationsprozess, können durch den Arzt, die Pflegekraft, den Apotheker oder den Patienten selbst verursacht sein. Nur allzu oft sind unkoordinierte Therapien der Auslöser für Doppelverordnungen und entsprechend erhöhtem UAW-Risiko.[29] So erhält beispielsweise ein Kopfschmerzpatient vom Hausarzt Paracetamol, vom Neurologen ein Triptan, vom Orthopäden wegen Nackenverspannungen Tetrazepam, vom Apotheker Ibuprofen als OTC-Präparat und – „weil alles nicht hilft" – von der Nachbarin Acetylsalicylsäure. Es nimmt nicht wunder, dass eine solche Multimedikation unspezifische Symptome wie Müdigkeit, Appetitlosigkeit, Verwirrtheit und Schwindel auslöst; vor allem multimorbide, ältere Menschen sind obendrein gefährdet, zu stürzen. Auf der anderen Seite darf festgehalten werden, dass in einer repräsentativen Berliner Studie bei 88% der über 70-Jährigen mindestens fünf Erkrankungen diagnostiziert wurden; es ist davon auszugehen, dass dies mitunter als gute Begründung für die vielfach anzutreffende Polypharmakotherapie gelten kann.[30]

In der Nachschau können oft Verordnungskaskaden ausgemacht werden, die ihren Ausgang in aller Regel von einer unbeachteten oder falsch gedeuteten unerwünschten Wirkung nehmen. So kann die Behandlung einer Hypertonie mit Calcium-Antagonisten eingeleitet werden, die nicht selten zu Ödemen führen. Diese wiederum werden mit Schleifendiuretika behandelt, deren Wirkung mit einem für den Patienten subjektiv unangenehmen Gefühl des steten Harndrangs verknüpft ist. Wird die Dranginkontinenz ohne Kenntnis der Zusammenhänge nun von einem weiteren Facharzt mit einem anticholinergen Spasmolytikum therapiert, kann der Patient als neue UAW kognitive Dysfunktion, Sehstörungen und Schwindelgefühl einfahren.[3] Ähnliche Spiralen in die Polypharmazie liegen vor, wenn die UAW Verwirrung unter einer sedativen Therapie zum Anlass für die Verordnung eines Neuroleptikums genommen wird oder der unkritische Gebrauch von NSAR einen Blutdruckanstieg auslöst, der eine antihypertensive Therapie notwendig macht oder ein Neuroleptikum ein Parkinsonoid auslöst, woraufhin eine Antiparkinsontherapie eingeleitet wird.[31]

2.1.1 Risikofaktoren und Symptome für das Auftreten arzneimittelbezogener Probleme

Für das Auftreten arzneimittelbezogener Probleme können sowohl die bestehende Medikation als auch der Patient selbst Risikofaktoren mitbringen. Es kann somit zwischen Hochrisikopatienten und Hochrisikomedikamenten unterschieden werden.

Bei **Hochrisikopatienten** finden sich u.a. folgende Faktoren:

- Demenz, eingeschränkte kognitive Fähigkeiten,
- Sozialer Status,
- Mutmaßlich schlechte Gesundheitskompetenz (Health Literacy): Fehlende Informationen, Unkenntnis des Therapieziels kann zur völligen Non-Adhärenz führen,
- Mehr als vier chronische Erkrankungen bzw. entsprechende Polymedikation,
- Alter > 80 Jahre,
- Eingeschränkte Nieren- und Leberfunktion,
- Früher aufgetretene Nebenwirkungen,
- Sprachbarriere,
- Eingeschränkte motorische Fähigkeit (und dadurch Schwierigkeiten bei der Handhabung der Medikamente),
- Eingeschränkte Sehfähigkeit,
- Unkontrollierte Selbstmedikation mit nicht-verschreibungspflichtigen Präparaten.

Risikoreiche Versorgungsstrukturen und Rahmenbedingungen

- Mehrere verschreibende Ärzte,
- Medikationsänderungen bei Übergängen (Aufnahme bzw. Entlassung aus dem Krankenhaus),
- Unterschiedlicher Informationsstand der Gesundheitsberufe (Arzt, Apotheker, Pflege).[15]

Hochrisikomedikation, z.B.

- Methotrexat,
- Antiepileptika,
- Antikoagulanzien,
- Arzneistoffe mit geringer therapeutischer Breite (z.B. Digoxin),

- NSAR (Nierenbelastung),
- Diuretika (Elektrolyt-Verschiebungen),
- Insulin, orale Antidiabetika,
- Tricyclische Antidepressiva,
- Anticholinergika bzw. Kombination mehrerer Arzneimittel mit anticholinergen Wirkungen/Nebenwirkungen (Delir und Sturzrisiko),
- Benzodiazepine (erhöhte Empfindlichkeit *oder* paradoxe Reaktionen),
- Opiate/Opioide (erhöhte Empfindlichkeit, chronische Verstopfung),
- Glucocorticoide,
- Langzeitverordnung von Neuroleptika bei Patienten mit Demenz
- Arzneiformen, die schwer zu handhaben sind,
- Häufig vorkommende risikoreiche Medikamentenkombinationen
  - Methotrexat + NSAID ® Nieren-, Leber-, Hämatotoxizität,
  - Orale Antikoagulantien + NSAID, + SSRI, SNRI ® Blutungsrisiko,
  - NSAID + ACE/ATII-Antagonisten + Diuretika ® Nephrotoxizität („Triple Whammy").

Symptome, die auf unerwünschte Arzneimittelwirkungen hinweisen

- Delir, Verwirrtheit, Nachlassen der kognitiven Funktionen,
- Elektrolytstörungen (Kalium- und Natrium-Spiegel außerhalb der Norm, Anstieg des Serum-Kreatinins),
- „Probleme beim Wasserlassen" (Inkontinenz),
- Übelkeit, Erbrechen, „Gastritis",
- Blässe, Müdigkeit (Anämie),
- Schwindel,
- Sturz,
- Veränderungen des Herzrhythmus.

Verdächtige Symptome, die auf bestimmte Arzneimittelgruppen hinweisen

- Sturz: Benzodiazepine, Antihypertensiva, tricyclische Antidepressiva (i.e.S. Amitriptylin, Doxepin), NSAR,
- Kognitionsstörungen, Delir, Demenz, Somnolenz: Benzodiazepine, tricyclische Antidepressiva (i.e.S. Amitriptylin, Doxepin), Neuroleptika,
- Gastrointestinale Symptome: Antibiotika, NSAR, Digitalis-Glykoside, Opioide.[32]

Derartige Szenarien führen zu den eingangs erwähnten zusätzlichen Krankenhausaufenthalten. Auf der anderen Seite liefern sie die Grundlage für die Forderung nach regelmäßigen, beispielsweise jährlichen Medikationschecks, deren erster im Zuge von Klinikaufenthalten oder bei der Erstellung eines Medikationsplans veranlasst werden könnte. Für den niedergelassenen Bereich würden sich die öffentlichen Apotheken als Gesundheitseinrichtung bestens anbieten, weil hier die Fäden aller Verordner in aller Regel zusammenlaufen und in der Apotheken-EDV üblicherweise auch die Selbstmedikation hinterlegt ist. Die zwei folgenden Unterkapitel referieren erste Erfolg versprechende Initiativen und hinsichtlich einer möglichen Ersparnis bei den Gesundheitsausgaben evaluierte Studien.

2.2 PRISCUS und PIM

Im Bestreben, klare Richtlinien für die Polymedikation bei älteren Menschen zu schaffen, wurde im Jahr 2010 von der deutschen Apothekerin Stefanie Holt und Kollegen die so genannte PRISCUS-Liste (*priscus*, lat. alt-ehrwürdig) erarbeitet, die im Deutschen Ärzteblatt veröffentlicht wurde.[33] Die Liste enthält 83 Arzneistoffe, die für geriatrische Patienten nur eingeschränkt geeignet sind und zählt Vorsichtsmaßnahmen und Therapiealternativen auf. Die Arbeiten der Gruppe gehen auf den US-amerikanischen Geriater Dr. Mark Beers zurück, der bereits 1991 die PIM-Liste (Potentially Inappropriate Medication) entwickelte, in der er Wirkstoffe und Arzneimittel mit einem ungünstigen Nutzen-Risiko-Profil speziell bei älteren Menschen namhaft machte. Die Liste wurde speziell für Deutschland adaptiert.[34] Für Österreich lagen seit 2008 einschlägige Untersuchungen zu arzneimittelbezogenen Problemen bei Älteren vor, die zu wenig erfreulichen Ergebnissen geführt hatten: Verzichtbare Medikamente wurden bei 36,3% aller Patienten gefunden, Medikamente, die für alte Menschen inadäquat sind, bei 30,1%, Doppelverordnungen bei 7,6%, Fehldosierungen bei 23,4% und potenzielle Medikamenteninteraktionen bei 65,8%; unerwünschte Arzneimittelwirkungen wurden bei 17,8% der Patienten konstatiert.[35] Die Veröffentlichung der PRISCUS-Liste für Deutschland 2010 richtete erneut den Fokus auf die Verschreibungspraxis in Österreich und gipfelte 2012 in der Erstellung eines Konsensuspapiers, das auf die speziellen Arzneimittelbedürfnisse älterer Menschen ausgerichtet ist (PIM-Liste).[36]

Die Angaben zur **PRISCUS-Einstufung** sind in die Arzneimitteltabelle (Kapitel 8) eingepflegt, indem der inkriminierte Wirkstoff eine rosa Einfärbung erhält. Mitunter bezieht sich die Aufnahme in die Liste auf bestimmte Arzneiformen, z.B. unretardiertes Nifedipin, sodass die rosafarbene Kennzeichnung dann nur diese Einschränkung einschließt. Die Hinweise und Warnungen zeigten in den vergangenen Jahren insofern Früchte, als die meisten der gebrandmarkten Wirkstoffe weitgehend aus der Therapie verbannt sind.

Darüber hinaus gibt es lokale Initiativen, die den Gebrauch von Arzneimitteln bei betagten Menschen sehr kritisch unter die Lupe nehmen.[37]

Am Beispiel der Beruhigungsmittel aus der Gruppe der Psychopharmaka soll gezeigt werden, wie man versucht Benzodiazepine, die zu einer Abhängigkeit vom Barbiturat-Alkohol-Typ führen (wenn auch die Dosierungen nicht gesteigert werden müssen), gegen alternative Arzneimittel ohne Suchtpotenzial auszutauschen. Zu bedenken ist beispielsweise, dass Diazepam, Nitrazepam, Alprazolam,

Bromazepam in Kombination mit Fluvoxamin infolge einer Oxidationshemmung in ihrer Biotransformation eine längere Wirkungsdauer entfalten. Als Ausweg würden sich in diesem Fall Lorazepam, Oxazepam und Midazolam anbieten, die unabhängig von diesem Oxidationsschritt verstoffwechselt werden. Sind hingegen Enzyminduktoren im Spiel, sind viele Benzodiazepine von einer Wirkungsminderung bis zum weitgehenden Wirkungsverlust betroffen – ausgenommen einmal mehr Lorazepam und Oxazepam sowie Temazepam, die keine CYP-Umsetzung haben und durch direkte Glucuronidierung ausscheidbar gemacht werden.

Es gelten folgende Empfehlungen für die Verordnung und Anwendung von Beruhigungs- und Schlafmitteln

- Den langwirksamen Benzodiazepinen sind kürzer bzw. kurz wirksame Benzodiazepine vorzuziehen, z.B. Triazolam, Midazolam und Brotizolam in jeweils niedriger Dosierung.
- Mittellang bis kurzwirksame Benzodiazepine ersetzen durch Baldrian, sedierende Antidepressiva wie Trazodon, Mianserin und Mirtazapin, ferner Zolpidem (£ 5 mg/Tag), Opipramol, niedrigpotente Neuroleptika wie Melperon, Pipamperon; vor allem aber ist auf die Schlafhygiene zu achten.
- Auch die sogenannten Z-Substanzen, Zaleplon, Zolpidem und Zopiclon, deren Erwartungen sich in Bezug auf Therapiesicherheit leider nur zum Teil erfüllten, werden kritisch gesehen, wenn sie bei älteren Personen zu hoch dosiert werden. Als Obergrenzen gelten demnach für Zaleplon 5 mg, Zolpidem 5 mg und Zopiclon 3,75 mg pro Tag (abends). *Siehe auch Kap. 2.1.4.*

Zu erwähnen ist schließlich, dass es Unterschiede zwischen der PRISCUS-Liste und der für Österreich herausgegebenen PIM-Liste gibt. So sind in Letzterer beispielsweise die Wirkstoffe Diclofenac, Dronedaron, Glibenclamid und Tramadol aufgenommen, die in der PRISCUS-Tabelle nicht aufscheinen (und daher auch in Kap. 8 nicht markiert sind).

3 Richtiger Umgang mit den Arzneiformen

3.1 Fertigarzneimittel als hochwertige Arzneiformen können Anwendungsfehler bedingen

Der Begriff „Apotheke" beschrieb in seiner ursprünglichen Bedeutung einen Aufbewahrungsort für Arzneimittel – in aller Regel in den Räumlichkeiten einer ärztlichen Ordination. Aus der Notwendigkeit die eingelagerten Waren ordnungsgemäß herzustellen, entwickelte sich der Apothekerberuf, wobei durch legistische Maßnahmen die Abtrennung des Arztes- und des Apothekerberufes unterstützt wurde (Edikt von Salerno). Diagnose und Therapie liegen in den Händen des Arztes, während die Herstellung der verordneten Arzneien und ihre Abgabe an die Endverbraucher zum Verantwortungsbereich des Apothekers wurde. Natürlich boten die Apotheker auch Arzneien und Waren an, für die eine ärztliche Verschreibung nicht notwendig war, aber ihre Primäraufgabe – ganz im Sinne der Definition von Pharmazie – war das Erschließen von Arzneistoffen und arzneilichen Wirkungen in Form von *anwendbaren* Präparaten. Waren es zu Beginn beispielsweise Breiumschläge oder Extrakte aus Frischpflanzen, wurden die Anforderungen an die qualitative und quantifizierbare Reproduzierbarkeit der hergestellten Arzneien rasch anspruchsvoller. Mit der Entwicklung von Methoden zur Stabilisierung und Konservierung gelang es, die arzneilichen Wirkungen über einen längeren Zeitraum konstant zu halten. Das Aufkommen der pharmazeutischen Industrie im 20. Jahrhundert verlagerte die individuelle Arzneimittelherstellung zunehmend weg von den Apothekenbetrieben zu hochspezialisierten industriellen Fertigungsstraßen. Damit verbunden war auch die Entwicklung neuer hochwertiger Applikationssysteme, deren korrekte Handhabung mitunter große Anforderungen an die Endverbraucher stellt. Man könnte von einer High-End-Version des Verfügbarmachens von Arzneistoffen sprechen, wenn es etwa um gentechnisch gewonnene Proteohormone oder Antisense-Oligonukleotide geht. Einer zeitgeistigen Definition zufolge erfüllen die Apotheken ihren gesetzlichen Auftrag als Teil des Gesundheitssystems, indem sie eine ordnungsgemäße Arzneimittelversorgung der Bevölkerung sicherstellen. Dies schließt u.a. die Erklärung für die korrekte Handhabung moderner Arzneiformen mit ein, was weit über den Auftrag, ein Arzneimittel ordnungsgemäß im Kühlschrank zu lagern, hinausgeht. Wir müssen uns aber im Klaren sein, dass arzneimittelbezogene Probleme ihren Ursprung nehmen können, wenn die technologisch anspruchsvollen Arzneiformen suboptimal oder gar falsch gehandhabt werden. Es beginnt unter Umständen damit, dass Präparate eines Generika-Herstellers bei der Einnahme verwechselt werden, weil sämtliche Überkartons im Portfolio der betreffenden Firma ähnlich gestaltet sind und sich mehr oder weniger nur an der Angabe des Arzneistoffs unterscheiden. Oder wenn Kleinpackungen wie Augentropfen mit winzigen Beschriftungen versehen sind, sodass gerade jemand mit einem Augenleiden sie noch weniger entschlüsseln kann als normalsichtige Personen. Sehr geachtet wird mittlerweile auf den korrekten Gebrauch der verschiedenen Applikationssysteme für chronische Erkrankungen der Atemwege; hier beteiligen sich selbst die Hersteller, indem sie Placebo-Arzneimittel zur Verfügung stellen und Schulungen für Fachpersonal anbieten.

Gerade zum Thema „Verwechseln" wurde ein plakatives Beispiel veröffentlicht, wonach eine 85-jährige Patientin mit bekannter Sehbehinderung von ihrem Hausapotheken-führenden Hausarzt anstelle des verordneten Beta-Blockers ein Schilddrüsenhormon-Präparat erhielt. Es kam zu einer hypertensiven Entgleisung, die zunächst auch nach einer Blutuntersuchung und einem Langzeit-EKG nicht erklärbar war. Erst später erkannte die Patientin, dass sie einen Monat lang versehentlich die Tabletten ihres Ehemannes eingenommen hatte. Der Vergleich der Packungen zeigt, dass sie von derselben Firma stammen und sich in Größe, Schriftbild und Farbgestaltung sehr ähnlich sind. Forderungen nach einer klaren Kennzeichnung bei der Abgabe des Arzneimittels an den Endverbraucher, z.B. das Aufbringen eines Aufklebers, eines Punktes oder eines anderen Symbols, sind angebracht, um solche Verwechslungen zu vermeiden. Schlussendlich sollte aber bereits der pharmazeutische Unternehmer Vorkehrungen treffen, dass die unterschiedlichen Arzneimittel von vornherein sicher unterscheidbar sind.[38]

3.2 Mögliche Probleme mit Arzneiformen

Wie bereits erwähnt, geht es bei einer Medikationsanalyse vom Typ 2a nicht nur um das Arzneimittel an sich, also den *Wirkstoff* und dessen pharmakokinetische und pharmakodynamische Eingaben in den Organismus, sondern auch um dessen Verpackung in einer dem Körper zuträglichen *Arzneiform*. Bei Schluckbeschwerden kann z.B. versucht werden, auf alternative Darreichungsformen oder Applikationsrouten auszuweichen, z.B. flüssige orale Zubereitungen, TTS®-Pflaster, Zäpfchen. Wenn der Patient berichtet, dass vor der Einnahme Kapseln geöffnet oder Tabletten geteilt oder pulverisiert werden, sind die betroffenen Arzneimittel auf die Zulässigkeit dieser Manipulationen zu überprüfen. Verbindliche Quellen zur Klärung von Unsicherheiten sind die Fachinformation sowie direkt von den Herstellern eingeholte Auskünfte, z.B. zur Sondengängigkeit oder zum Mörsern von Präparaten. Vielfach sind diese Informationen bereits über die Apotheken-EDV abrufbar.

Erklärungen zum richtigen Umgang mit den modernen Arzneiformen fallen absolut in den Tätigkeitsbereich des Apothekers!

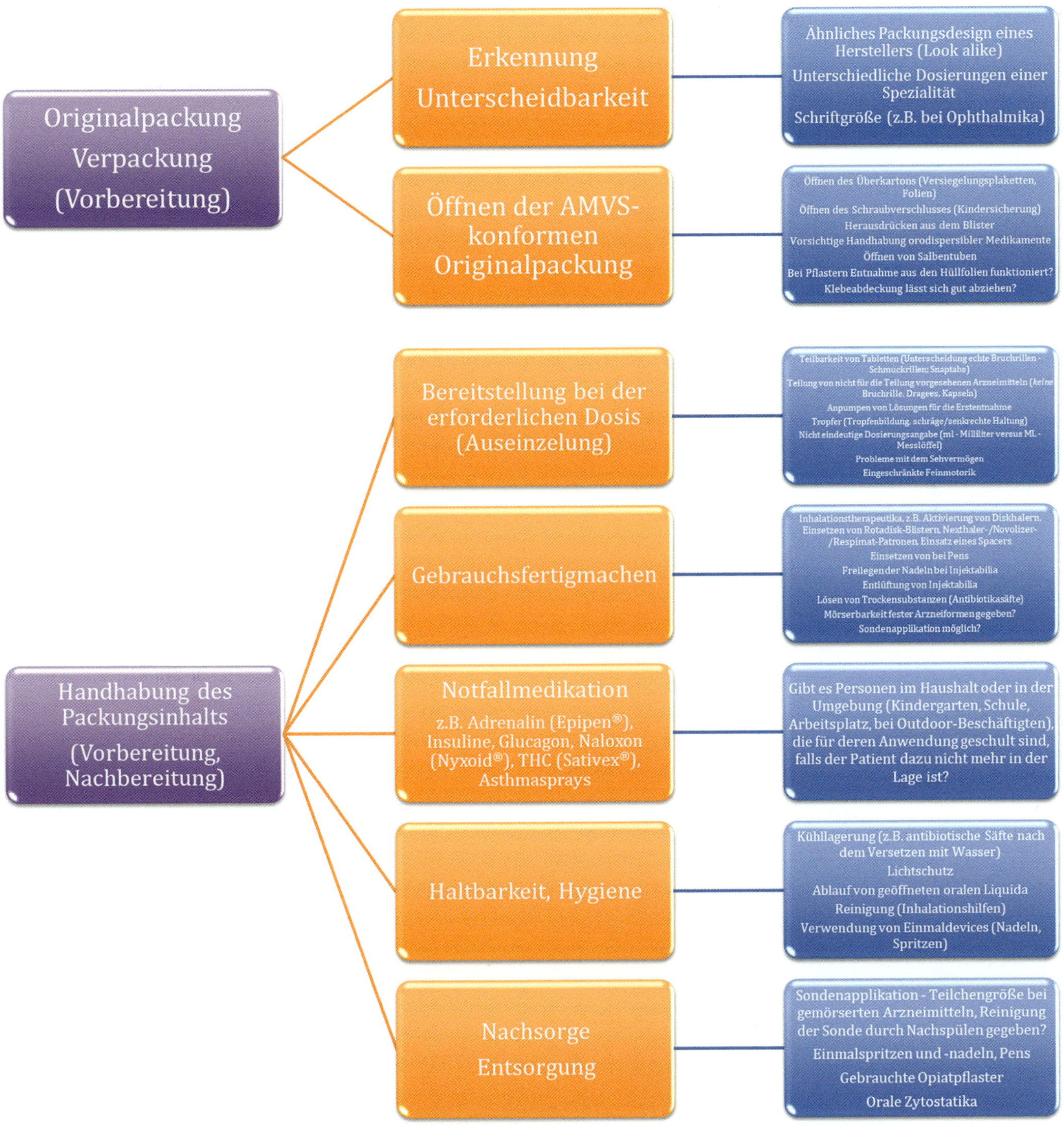

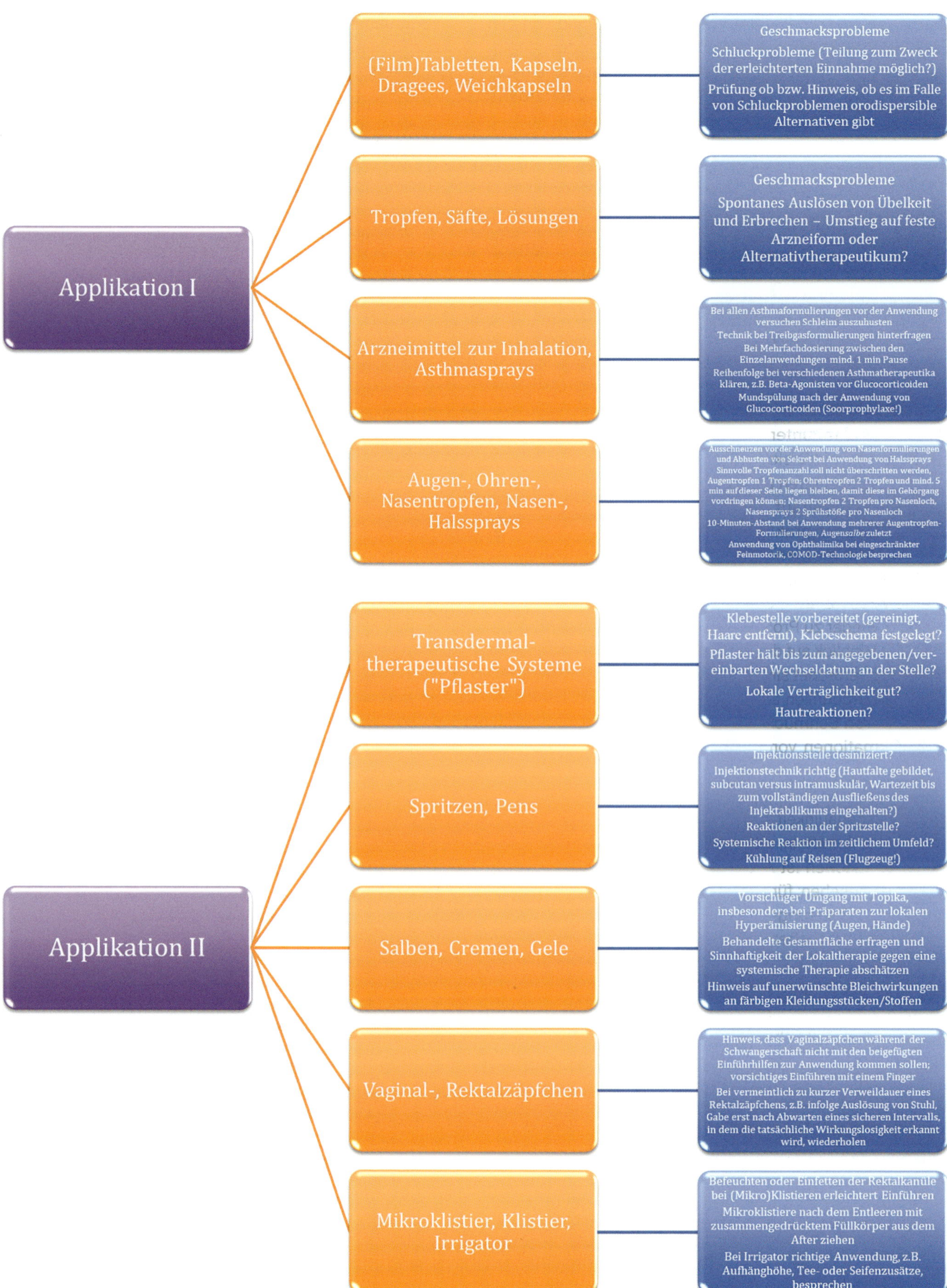

Abbildung 1: Die fehlerhafte oder mangelhafte Vorbereitung von Arzneimittelanwendungen kann die Ursache für Therapieversagen sein.[15]

4 Optimale Einnahmezeitpunkte für ausgewählte Wirkstoffe und Präparate

4.1 Einnahmezeitpunkte und -intervalle definieren und festlegen

Das Erstellen einer Medikationsanalyse beginnt neben der Erfassung einiger persönlicher Patientendaten mit der Sichtung der vom Arzt *verordneten* Medikamente und der *verordneten* Dosierung, denn bereits in diesem bewussten Abgleich sind mitunter Einnahmefehler aufzudecken. Insbesondere ist auf Diskrepanzen zwischen der Verordnung und der tatsächlichen Erfüllung der Einnahmevorschriften zu achten bzw. darauf, ob die verordneten Einnahmemodi für den Patienten praktikabel sind. Sind mehrere Produkte verordnet, die morgens vor dem Frühstück eingenommen werden müssen, wäre es dennoch wünschenswert, hier eine gewisse Reihung zu entwerfen.

Immer wieder zu Problemen kommt es, wenn – beispielsweise mit Hinblick auf die ökonomische Situation– Präparate zur Teilung verordnet sind. Bekannterweise können feste Arzneiformen Bruchrillen aufweisen, die aber trotzdem nur den Charakter von Schmuckrillen haben. Sehr oft ist es laut den Fachinformationen vorgesehen, das Arzneimittel nur zum erleichterten Schlucken zu teilen. Wird das abgeteilte Bruchstück hingegen für die nächste Einnahme aufgespart, ist die Dosierungsgenauigkeit nicht gewährleistet. Ähnlich verhält es sich bei Arzneimitteln, die Kreuzbruchrillen haben. Laut den Fachinformationen ist in aller Regel nur die Teilung in zwei Hälften vorgesehen; für das Vierteln der Tabletten fehlen die Studien zur Dosierungsgenauigkeit bzw. entziehen sich die Hersteller einer diesbezüglichen Verantwortung.

Ein auf nüchternen Magen getrunkenes Glas Wasser wird rasch aus dem Magen entleert. Innerhalb von zehn Minuten sind schon 50 bis 60 Prozent der aufgenommenen Menge in den Dünndarm abgegeben, wo das Wasser wiederum sehr rasch resorbiert wird, „der Dünndarm resorbiert Wasser schneller, als der Magen es entleeren kann". Für gut wasserlösliche Wirkstoffe steigen die Plasmaspiegel daher bei einer Einnahme mit Wasser schneller an als ohne, und man soll zur Tabletteneinnahme mindestens ein Glas Wasser trinken. Was die Definition von „nüchtern" im wissenschaftlich korrekten Sinn betrifft, wird man den Vorgaben der Fachinformationen zu obligat nüchtern zu verabreichenden Medikamenten innerhalb der 24 Stunden eines Tages eventuell nicht vollinhaltlich gerecht werden können und für die Praxis Kompromisse eingehen müssen.[39]

Der Tipp, zur Medikamenteneinnahme reichlich Wasser zu trinken, gilt erst recht, wenn Arzneimittel mit oder nach einer Mahlzeit eingenommen werden. Dies verhindert, dass das Medikament im Magen längere Zeit auf dem Nahrungsbrei liegt, ohne vermischt oder transportiert zu werden. Mit genügend Flüssigkeit nützt man die so genannten Magenstraßen, die Wasser mit darin dispergierten oder gelösten Arzneimittelteilen rasch entlang der Magenwand vorbei zu lotsen, sodass der Übertritt in den Dünndarm mit nur wenig Zeitverlust stattfindet.

Das Universitätsklinikum Heidelberg hat einen patientenorientierten Ratgeber aufgelegt, wo unter der Überschrift „Richtige Einnahme von Medikamenten" gleich zu Beginn nützliche Klarstellungen getroffen werden:[40]

- Tabletten, Kapseln und Dragees sind immer stehend oder aufrecht sitzend mit einem Glas Leitungswasser einzunehmen.
  - Dies begünstigt die Löslichkeit des Wirkstoffs und vermeidet Schädigungen der Speiseröhre,
  - Wichtige Ausnahme: Eisentabletten immer mit einem Glas Orangensaft einnehmen
- Zwei Stunden Abstand zu Milch- und Calcium-Produkten einhalten
- Einnahmezeitpunkt und Rhythmus beachten
  - „morgens nüchtern" = 60 bis 15 Minuten vor dem Frühstück oder mindestens 2 Stunden nach dem Frühstück,
  - „vor dem Essen", „nüchtern" = mindestens 15, besser 30 Minuten vor dem Essen oder frühestens 2 Stunden nach dieser Mahlzeit,
  - „zum Essen" = mit dem ersten Bissen einer Mahlzeit, während der Mahlzeit,
  - „nach den Mahlzeiten" = Zeitpunkt sollte durch eine genauere Angabe in den Gebrauchsinformationen festgelegt sein,
  - „zwischen den Mahlzeiten" = mit zwei Stunden Abstand zum Essen davor und danach,
  - „unabhängig von den Mahlzeiten" = zu einem beliebigen Zeitpunkt, wobei hier auf Konstanz bezüglich des Einnahmezeitpunktes geachtet werden soll,
  - „zweimal täglich" = alle 12 Stunden,
  - „dreimal täglich" = alle 8 Stunden (was in der Praxis *so* wahrscheinlich nur selten durchgeführt wird),
  - „fünfmal täglich" = alle 4 Stunden mit einem achtstündigen Einnahmeintervall während der Nachtstunden, also z.B. 6, 10, 14, 18, 22 Uhr.[41]
- Die gleichzeitige Einnahme von anderen Medikamenten sowie rezeptfreien Präparaten aus der Apotheke und dem Supermarkt, insbesondere von pflanzlichen Arzneimitteln mit Johanniskraut, Mineralstoffe enthaltenden Nahrungser-

gänzungsmitteln oder Grapefruit-Produkten kann zu ernsthaften Wechselwirkungen führen, indem die Wirkung der verordneten Medikamente verstärkt oder verringert wird.
- Vermeidung von Alkohol und Genussmitteln; auch diese können die Wirksamkeit von Arzneimitteln stark beeinflussen
- Bei Zwei-bis-mehrfach-täglich-Verordnungen ist immer zu prüfen, ob nicht Präparate mit protrahierter Wirkstoff-Freisetzung verfügbar sind, die nur einmal pro Tag angewendet werden und daher nur einmal täglich in der Evidenz sind.
- Zum Thema „Schmelztabletten": Der korrekte *Terminus technicus* ist orodispersible Tablette, wobei die Idee einer maßgeblichen Resorption bereits in der Mundhöhle nebst einem schnelleren Wirkungseintritt vollinhaltlich nur für wenige Wirkstoffe realisiert ist (Asenapin, Buprenorphin, Desmopressin, Fentanyl, Midazolam und Nitroglycerin). Bei anderen Wirkstoffen findet hingegen, auch wenn sie in Schmelztabletten verarbeitet sind, wohl der rasche Zerfall, jedoch keine Resorption in der Mundhöhle statt; um eine unmittelbare Wirkung zu erreichen, müsste die Löslichkeit des Arzneistoffs verschlechtert werden. Die Arzneiform sollte daher nur mit einer erleichterten Einnahme ohne Trinken beworben werden dürfen, der vielfach ausgelobte oder suggerierte schnellere Wirkungseintritt wird den Erwartungen nicht gerecht. Triptane zeigen in dieser Darreichungsform sogar ein schlechtes Anfluten, weshalb hier einem Nasenspray der Vorzug zu geben ist.[39]

Auch in der Apotheke werden wir diese Hinweise strikt beachten. Insbesondere für Nahrungsergänzungsmittel, die mangels Registrierung in den offizinellen Arzneimittelverzeichnissen nicht aufgeführt sind, wird man sich die Einnahmehinweise zurechtlegen müssen, die stimmig mit dem verordneten Medikationsplan sind.

4.2 Nüchterneinnahme bzw. Interaktionen mit polyvalenten Kationen

Die folgende Tabelle soll einen raschen Überblick über Wirkstoffe und ausgesuchte registrierte Arzneimittel geben, die *„nüchtern"*, im engeren Sinne, also *„vor dem Frühstück"* eingenommen werden sollen/müssen. Ein besonderes Augenmerk liegt dabei auf den Zytoralia und Immunsuppressiva, da diese aufgrund ihrer therapeutischen Bedeutung stets prioritär einzustufen sind; hier darf es keine Fehler und Kompromisse geben! Auch die neuen direkten Antikoagulanzien und die Antidementiva erfordern einen präzisen Umgang.

Arzneimittel	Bestimmungen/Empfehlungen zur Nüchterneinnahme
Abirateron (z.B. Zytiga®)	Mindestens 2 Stunden nach der letzten Nahrung unzerteilt einnehmen; nach der Tabletteneinnahme mindestens eine Stunde keine Nahrung
Acetylcystein, ACC	• Einnahme je nach Produktinformation vor oder nach den Mahlzeiten, d.h. Produktinformationen beachten • Steht im Verdacht, die Wirkung von Antibiotika abzuschwächen bzw. das Risiko für Histamin-assoziierte UAW zu erhöhen, Einnahme daher mit zwei Stunden Zeitabstand zu antimikrobiellen Wirkstoffen, i.e.S. Amino-Penicillinen, Cephalosporinen und Aminoglykosid-Antibiotika
Afatinib (z.B. Giotrif®)	Unzerkaut mit Wasser schlucken oder eventuell in 100 ml Trinkwasser auflösen und trinken; nicht gleichzeitig mit Nahrung einnehmen; Sondenapplikation möglich
Aktivkohle	2-3 Stunden Intervall zu anderen Pharmaka
ASS 100 mg plus Ibuprofen (NSAR)	• ASS mind. ½ Stunde vor Ibuprofen einnehmen, umgekehrt früheste ASS-Einnahme 8 Stunden nach Ibuprofen • Diclofenac, Coxibe und Paracetamol scheinen nicht betroffen zu sein, die Übertragung der Vorsichtsmaßnahmen ist sinnvoll
Avapritinib (z.B. Ayvakyt®)	Mindestens 1 Std. vor oder 2 Std. nach einer Mahlzeit im Ganzen mit etwas Wasser einnehmen
Azithromycin	Antacida im Abstand von 2-4 Stunden, ansonsten Resorptionsverluste bis zu einem Viertel möglich, was bei der meist nur dreitägigen Einnahmezeit besonders nachteilig ist
Bethanechol	1 Stunde vor oder 2 Stunden nach einer Mahlzeit einnehmen
Bilastin	1 Stunde vor oder 2 Stunden nach dem Essen mit Wasser schlucken
Bisphosphonate	• Die ursprünglich täglich einzunehmenden Formulierungen wurden weitgehend durch einmal wöchentlich anzuwendende Präparate ersetzt. • Einnahme ½ bis 1 Stunde vor dem Frühstück, danach 30 min aufrecht sitzen bleiben bzw. nicht mehr hinlegen, sonst Gefahr der Speiseröhrenentzündung • Einnahme der Bisphosphonate mit Leitungswasser, nicht mit Milch (Calcium!), Orangensaft, Kaffee und auch nicht Calcium- und/oder Magnesium-betonten Mineralwässern! Calcium-Gabe im Rahmen einer Osteoporose-Prophylaxe und -Therapie natürlich nicht vergessen, jedoch keinesfalls gleichzeitig einnehmen • Auch bei korrekter Einnahme ist die Bioverfügbarkeit von Bisphosphonaten sehr niedrig und liegt bei 0,6-8% (Alendronat 0,7%, Risedronat 0,6%), die Komplex-Bildung mit polyvalenten Kationen würde Bioverfügbarkeit und Wirkspiegel noch weiter herabsetzen • Kaffee und Orangensaft reduzieren die Bioverfügbarkeit um 60%, die Einnahme zum Frühstück gar um 85% • Produkte, die polyvalente Kationen enthalten, zeitlich deutlich getrennt einnehmen, insbesondere Antacida (Selbstmedikation!)

Arzneimittel	Bestimmungen/Empfehlungen zur Nüchterneinnahme
Bisphosphonate plus Schilddrüsen-Hormone	Zur zeitgleichen Einnahme von Bisphosphonaten und Schilddrüsen-Hormonen gibt es keine expliziten Daten.[42] Sollte die vernünftige zeitliche Staffelung der Einnahme des Bisphosphonats und der Schilddrüsen-Hormone nicht möglich sein, kann man andenken, am Tag der Einnahme der Bisphosphonate die Schilddrüsen-Hormone auszulassen
Cabozantinib (z.B. Cabometyx®, Cometriq®)	Kapseln im Ganzen schlucken, nicht öffnen; mindestens zwei Stunden vor der Einnahme und bis eine Stunde nach der Einnahme nichts essen
Ceritinib (z.B. Zykadia®)	Kapseln im Ganzen schlucken, nicht öffnen; mindestens zwei Stunden vor der Einnahme und bis eine Stunde nach der Einnahme nichts essen
C(h)olestyramin	Zwei bis drei Stunden Intervall zu anderen Pharmaka
Chlorambucil (z.B. Leukeran®)	Unzerkaut auf nüchternen Magen
Cilostazol	Einnahmen jeweils ½ Stunde vor dem Frühstück und dem Abendessen (Herstellerempfehlung); es wäre auch die Einnahme 2 Stunden nach dem Frühstück und dem Abendessen möglich (MediQ)
Dabrafenib (z.B. Tafinlar®)	Mindestens 1 Stunde vor oder 2 Stunden nach einer Mahlzeit im Ganzen mit Wasser einnehmen
Diclofenac	• Die unterschiedlichen Phasen der Magenperistaltik bringen es mit sich, dass Medikamententeilchen aus monolithischen, magensaftresistenten Arzneiformen, i.e.S. von Diclofenac-Präparaten, wenn diese nicht auf nüchternen Magen, sondern während oder nach den Mahlzeiten eingenommen werden, eine zeitlich verzögerte und unverlässliche Bioverfügbarkeit haben • In einem gewissen Sinn den Gebrauchsinformationen zu registrierten Spezialitäten entgegenstehend, wo es ohne Zeitangabe „vor den Mahlzeiten" heißt, erweitert und präzisiert die ABDA-Datenbank das Einnahmeintervall zu Mahlzeiten mit 1-2 Stunden • Kaum Probleme bereiten polydisperse Arzneiformen, also z.B. kleine magensaftresistente Pellets in einer Kapsel[43]
Didanosin	Mindestens 2 Stunden vor oder frühestens 2 Stunden nach dem Essen, Kapseln nicht öffnen
Diuretika	*Siehe Furosemid*
Eisen	• Einnahme ½ Stunde bis 1 Stunde vor dem Frühstück mit Orangensaft (Oxidationsschutz durch enthaltenes Vitamin C), d.h. 1-0-0 • Wenn am Morgen bereits andere Arzneimittel nüchtern eingenommen werden müssen, empfiehlt sich die Einnahme vor dem Mittagessen, also 0-1-0 • Bei gastrointestinalen Problemen können Tabletten auch zum Essen eingenommen werden; schwarzer Tee Tee, Kaffee und Milch hemmen die Eisen-Resorption und sind daher als Einnahmeflüssigkeiten ungeeignet • Die Einnahme vor dem Schlafengehen, also 0-0-1, verhindert, dass die Magenbeschwerden wahrgenommen werden und hat sich klinisch durchaus bewährt
Eltrombopag (z.B. Revolade®)	2 Stunden vor oder 4 Stunden nach polyvalenten Kationen (Antacida, Mineralstoff-Präparate, Milchprodukte)
Erlotinib (z.B. Tarceva®)	Mindestens 1 Stunde vor oder 2 Stunden nach einer Mahlzeit
Erythromycin (als Ethylsuccinat)	Filmtabletten, Granulat (nach dem Auflösen in Wasser) jeweils 1-2 Stunden vor oder nach Mahlzeiten
Etoposid (z.B. Vepesid®)	Nüchtern unzerkaut mit Flüssigkeit einnehmen
Fampridin (z.B. Fampyra®)	Auf nüchternen Magen im Ganzen einnehmen; die Tabletten dürfen nicht geteilt, zerdrückt, aufgelöst, gelutscht oder gekaut werden
Flucloxacillin (z.B. Floxapen®)	1 Stunde vor dem Essen oder 2 Stunden danach

Arzneimittel	Bestimmungen/Empfehlungen zur Nüchterneinnahme
(Fluor)Chinolon-Antibiotika, (Fluor) Chinolone = „Gyrase-Hemmer" plus Komplexbildner (polyvalente Kationen)	• Ciprofloxacin, Norfloxacin: Abstand mindestens 2 Stunden zu Milch, Milchprodukten, Tee, Kaffee, C(h)olestyramin, Sucralfat, Antacida, zu zur Komplexbildung befähigten Ionen wie Eisen (Fe), Aluminium (Al), Magnesium (Mg), Calcium (Ca), Zink (Zn), Selen (Se), Digitalis-Glykosiden, Acarbose und Ballaststoffen bzw. 4 Stunden nach dem Verzehr einer Mahlzeit, die Milch, Milchprodukte enthielt oder nach Ca-enthaltenden Medikamenten; bei Nichtbeachtung sind Therapieversager möglich, da die Bioverfügbarkeit massiv eingeschränkt ist • Einnahme grundsätzlich und ausschließlich mit Leitungswasser • In der Beratung insbesondere nach dem Konsum von Antacida in der Selbstmedikation nachfragen; diese sollten unbedingt mit einem Abstand von mindestens zwei Stunden zu den Chinolonen zugeführt werden bzw. macht es Sinn, für die Dauer der Chinolon-Therapie auf Histamin-H_2-Blocker oder PPI umzustellen • Enoxacin, Ofloxacin, Levofloxacin, Moxifloxacin: Einnahme unabhängig von den Mahlzeiten möglich, ein zeitnaher Verzehr von Milch, Milchprodukten und Calcium nicht problematisch,[44] jedoch stets Abstand zu Eisen-Salzen, Antacida und Sucralfat einzuhalten • *Siehe auch unten Strontiumranelat*
Fosfomycin	Bei peroralen Formulierungen zur Prophylaxe und Therapie unkomplizierter Harnwegsinfektionen Beutelinhalt in einem Glas Wasser oder einem anderen nicht alkoholischen Getränk auflösen und sofort bevorzugt vor dem Schlafengehen auf leeren Magen oder allgemein 2 Stunden vor oder nach einer Mahlzeit und nach Entleerung der Blase trinken
Furosemid und Kombinationen damit (ACE-Hemmer, Spironolacton)	• Furosemid: Mit reichlich Flüssigkeit vor dem Frühstück und/oder vor dem Mittagessen • **Alle übrigen Diuretika** zum Frühstück, z.B. Acetazolamid, Bumetanid, Chlortalidon, Eplerenon, HCT, Spironolacton, Torasemid, Xipamid • **Anmerkung**: Für Spironolacton in Kombination mit Furosemid kann die Einnahme mit dem Frühstück und/oder Mittagessen zugelassen sein
Gabapentin	Abfall der Bioverfügbarkeit >20% bei Komb. m. polvalenten Kationen, i.e.S. mit Ca^{2+} und/oder Mg^{2+} enthaltenden Antacida ® 2 Stunden Abstand
Gimeracil	*Siehe Tegafur®*
Immuntherapeutika, Oralimpfstoffe (z.B. Bronchovaxom®, Buccalin®, Luivac®, Urovaxom®, Grazax®)	• Mit Flüssigkeit vor dem Frühstück oder Mittagessen unzerkaut einnehmen • Anzustrebender Abstand zu Mahlzeiten mindestens 30 Minuten, besser 1 Stunde • Eventuell dürfen die Kapseln geöffnet und in Wasser dispergiert werden, Einnahme unverzüglich • Grazax® (in Ö registriert, Indikation Pollenallergie): Lyophilisat mit trockenen Fingern aus dem Blister entnehmen und unter die Zunge legen; 1 Minute lang Schlucken vermeiden, während der folgenden 5 Minuten darf nichts gegessen oder getrunken werden
Ivermectin (z.B. Scabioral®, Stromectol®)	• Orale Einzeldosis, die mit Wasser auf leeren Magen einzunehmen ist, d.h. keine Mahlzeiten zwei Stunden vor und nach der Einnahme • Bei Kindern unter 6 Jahren sollten die Tabletten zur Erleichterung der Einnahme vor dem Schlucken zerkleinert werden
Ixazomib (z.B. Ninlaro®)	Spätestens 1 Stunde vor oder frühestens 2 Stunden nach einer Mahlzeit unzerkaut mit Wasser schlucken
Lapatinib (z.B. Tyverb®)	• Einnahme entweder mindestens 1 Stunde vor oder mindestens 1 Stunde nach dem Essen • Um die Variabilität zu minimieren, empfiehlt sich die Standardisierung der Gabe von Tyverb® in Bezug auf die Nahrungsaufnahme, also z.B. *immer* eine Stunde vor einer Mahlzeit
Lercanidipin (z.B. Zanidip®)	Mindestens 15 Minuten vor einer Mahlzeit (Frühstück)
Levodopa	• Einnahme am besten nüchtern 30 Minuten vor dem Essen, ansonsten Gefahr der Blockade des L-Dopa-Transporters ins ZNS mit verringerter Bioverfügbarkeit und Wirkung • Einnahme auch 1 Stunde nach Mahlzeiten möglich • Schnell lösliche Arzneiformen gegen frühmorgendliche und nachmittägliche Akinesien, retardierte Präparate (CR®-Schwimmkapseln!) zur Glättung von nächtlichen Wirkungsfluktuationen, i.e.S. nächtlichen Akinesien • Restless legs: Einnahme eine Stunde vor dem Zubettgehen am besten mit etwas Flüssigkeit und Gebäck • Bei UAW Übelkeit zu Behandlungsbeginn darf Domperidon verordnet werden, Kontraindikation für Metoclopramid • Kontraindikation höher dosierte Vitamin B_6-Präparate, da Pyridoxin ein Coenzym von Decarboxylasen ist, die die ohnedies nur mit Tricks aufrecht zu erhaltende Bioverfügbarkeit von L-Dopa im ZNS unterlaufen würden • Gleichzeitige Gabe von Antacida und Eisen-Präparaten vermeiden
Linaclotid (z.B. Constella®)	Einnahme 1-mal täglich ½ Stunde vor einer Mahlzeit (zur Vermeidung von UAW im Gastrointestinaltrakt; bei Einnahme nach Mahlzeiten v.a. häufigere und weichere Stühle)

Arzneimittel	Bestimmungen/Empfehlungen zur Nüchterneinnahme
Magnesium (z.B. Magnosolv®)	½ Stunde vor Mahlzeiten
Melphalan (z.B. Alkeran®)	• Tagesdosis in mehreren Einzelgaben oral unzerkaut mit Flüssigkeit zuführen • Durch eine Einnahme unmittelbar nach einer Mahlzeit wird die Resorption des Wirkstoffs verzögert und insgesamt auch verringert; daher wird empfohlen, die Tabletten mindestens jeweils ½ Stunde vor einer Mahlzeit einzunehmen
Mercaptopurin (z.B. Puri-Nethol®)	• Mit oder ohne Mahlzeit, aber immer auf die gleiche Art einnehmen • Jedoch keinesfalls mit Milch oder Milchprodukten einnehmen, d.h. mindestens 1 Stunde vor oder 2 Stunden nach Milch(produkten)
Mesalazin	• Tabletten-Formulierungen, z.B. von Claversal® und Salofalk® 1 Stunde vor Mahlzeiten • Mezavant® magensaftresistente Retardtabletten, Pentasa retard® Filmtabletten sowie Yaldigo® Tabletten, die alle unabhängig von Mahlzeiten eingenommen werden dürfen (die Retard-Konstruktionen dürfen dabei aber nicht zerdrückt oder gekaut werden)
Methotrexat (z.B. Ebetrexat®, Methotrexat Lederle®)	• Unzerkaut mit reichlich Flüssigkeit (keine Milchprodukte) einnehmen • Dosen ab 15 mg mindestens 1 Stunde vor oder 2 Stunden nach einer Mahlzeit einnehmen
Metoclopramid (z.B. Paspertin®)	½ Stunde vor Mahlzeiten
Migalastat (z.B. Galafold®)	1 Kapsel jeden 2. Tag zur gleichen Uhrzeit mindestens 2 Stunden vor oder nach einer festen Mahlzeit im Ganzen schlucken
Nilotinib (z.B. Tasigna®)	• 2 Stunden vor oder 1 Stunde nach einer Mahlzeit unzerkaut mit Wasser schlucken • Bei Schluckbeschwerden Kapselinhalt mit 1 Teelöffel (TL) Apfelmus sofort einnehmen
Olaparib (z.B. Lynparza®)	Einnahme mindestens 1 Stunde nach einer Mahlzeit und danach weitere 2 Stunden nichts essen
Orlistat	2-3 Stunden Intervall zu anderen Pharmaka
Oteracil	*Siehe Tegafur®*
Pazopanib (z.B. Votrient®)	Mindestens 1 Stunde vor oder 2 Stunden nach einer Mahlzeit unzerkaut einnehmen
Penicilline allgemein	2 Stunden Abstand zu Ballaststoffen
Phenoxymethylpenicillin-Kalium	1 Stunde vor dem Essen
Phenoxymethylpenicillin-**Benzathin**	*Zum Vergleich*: Einnahme unabhängig von den Mahlzeiten mit Wasser möglich (z.B. Ospen®)
Protonenpumpen-Inhibitoren (PPI)	• Optimaler Einnahmezeitpunkt ¼ Stunde vor dem Frühstück oder eine ganze Stunde vor anderen Mahlzeiten • Monolithische Arzneiformen nicht zerschneiden oder mörsern • Bei Patienten mit Schluckbeschwerden dürfen Mikropellets enthaltende Kapsel-Formulierungen geöffnet und der Inhalt in Wasser oder Fruchtsaft dispergiert werden (die Mikropellets dürfen aber dabei nicht zerstört werden) • *siehe Kap. 4.4.3*
PPI plus Schilddrüsen-Hormone	• Beide Arzneimittelgruppen für die Nüchterneinnahme vorgesehen • Gleichzeitige Einnahme bei kurzzeitiger Anwendung kein Problem • Bei längerfristiger PPI-Einnahme wird eine Spiegelkontrolle der Schilddrüsen-Hormone empfohlen, da eine Erhöhung der L-Thyroxin-Dosis nötig sein kann
Prasugrel (z.B. Efient®)	Bevorzugt nüchtern im Ganzen einnehmen
Quetiapin retardiert	1 Stunde vor oder 2 Stunden nach Mahlzeiten
Repaglinid	15-30 Minuten vor einer Mahlzeit
Rifampicin	Nüchtern, d.h. 1 Stunde vor oder 2 Stunden nach einer Mahlzeit (**Anmerkung**: Rifabutin-Einnahme unabhängig von den Mahlzeiten)
Roxithromycin	Mindestens 15 min vor der Mahlzeit

Arzneimittel	Bestimmungen/Empfehlungen zur Nüchterneinnahme
Schilddrüsen-Hormone	• Einnahme zumindest 30 min vor dem Frühstück mit Leitungswasser • Die Tabletten können alternativ in Wasser zerfallen gelassen und als Suspension verabreicht werden • Die gleichzeitige Zufuhr von Nahrung beeinflusst die Aufnahme der Schilddrüsen-Hormone – meist im Sinne einer Reduktion; vor allem Sojaprodukte können die intestinale Aufnahme von Levothyroxin vermindern • Andererseits ist der regelmäßige Verzehr kleinerer Mengen, zum Beispiel einer Scheibe Käse oder Milch im Kaffee unproblematisch, weil die Patienten auf einen bestimmten Schilddrüsenhormon-Status eingestellt werden. Verringern Milchprodukte die Resorption, so wird dies durch eine Dosiserhöhung ausgeglichen. Werden die Schilddrüsen-Werte regelmäßig als „in Ordnung" befundet, spricht bei bereits bestehender langjähriger Einnahme von Levothyroxin nichts gegen ein anschließendes Frühstück mit Milchprodukten, da auch hier die Resorptionsverminderung von Levothyroxin bei der Einstellung des Patienten berücksichtigt wird[45]
Sonidegib (z.B. Odomzo®)	Kapseln mindestens 2 Stunden nach oder frühestens 1 Stunde vor der nächsten Mahlzeit im Ganzen schlucken
Sotalol	1-2 Stunden vor Mahlzeiten
Stavudin (z.B. Zerit®)	1 Stunde vor den Mahlzeiten
Strontiumranelat	• 2 Stunden Abstand zu Nahrung (Mahlzeiten), Milch(produkten), Calcium enthaltenden Arzneimitteln, Tetracyclinen, Chinolon-Antibiotika; bester Zeitpunkt abends vor dem Zubettgehen • Antacida frühestens 2 Stunden nach Strontiumranelat
Sucralfat	• Ulcustherapie: 2-mal täglich 10 ml oder 4-mal täglich 5 ml vor den Mahlzeiten; Prophylaxe: 2-mal 5 ml/Tag • ***Anders bei Refluxösophagitis***: 4-mal täglich 5 ml ***nach*** den Mahlzeiten • Wegen Komplexierung und Resorptionsverminderung mindestens 2 Stunden Abstand zu Chenodeoxycholsäure und Ursodeoxycholsäure, Cimetidin, Ciprofloxacin, Digoxin, Levothyroxin, Naproxen, Norfloxacin, Phenytoin, Ranitidin, Sulpirid, Tetracyclinen und Theophyllin in retardierter Form • Abstand zu anderen Antacida mindestens 30 min, besser 2 Stunden
Sulfonylharnstoffe (nur Glipizid)	Abstand von 30 Minuten zur Mahlzeit (Frühstück) nur mehr bei Glipizid einzuhalten, für die übrigen Vertreter, z.B. Gliclazid, Glimepirid, Gliquidon, kann die Einnahme mit dem ersten Bissen der Mahlzeit (Frühstück) erfolgen
Tacrolimus (z.B. Advagraf®, Prograf®)	• Unzerkaut mit Flüssigkeit 1 Stunde vor oder 2-3 Stunden nach Mahlzeiten • Nicht mit Grapefruitsaft
Tegafur (z.B. in Teysuno®)	Mindestens 1 Stunde vor oder nach einer Mahlzeit mit Wasser einnehmen
Temozolomid (z.B. Temodal®)	Ohne Nahrung unzerkaut schlucken
Tetracycline	• Alle Tetracycline bilden mit zwei- und mehrwertigen Metall-Ionen stabile Chelate, die wesentlich schlechter aus dem Magen-Darm-Trakt aufgenommen werden, Verluste mit Mg^{2+}, Al^{3+}, Ca^{2+}, Zn^{2+} und $Fe^{2+/3+}$ mindestens 50%, mit Milch und Milchprodukten bis zu 50% • Daher Abstand von mindestens 2 Stunden zu Tee, Kaffee, Colestyramin, Sucralfat, Antacida, polyvalenten Kationen, Digitalis-Glykosiden, Acarbose, Acetylcystein, Ballaststoffen • Einnahme mit Leitungswasser, nicht Mineralwasser • Wegen der schlechten Magenverträglichkeit soll die Einnahme insbesondere von Doxycyclin und Minocyclin in aufrechter Position erfolgen; Doxycyclin wird deswegen bevorzugt in Form löslicher Tabletten angeboten bzw. verordnet
Thioctsäure (z.B. Thiocatacid®)	Tabletteneinnahme (600 mg) unzerkaut mit reichlich Flüssigkeit 30 min vor der ersten Mahlzeit
Tioguanin	• Mit reichlich Flüssigkeit einnehmen • Gleichzeitige Nahrungsaufnahme kann die Resorption vermindern
Tolvaptan (z.B. Jinarc®, Samsca®)	Morgendosis mindestens 30 min vor der Morgenmahlzeit
Trametinib (z.B. Mekinist®)	Mindestens 1 Stunde vor oder 2 Stunden nach einer Mahlzeit mit Wasser unzerkaut einnehmen
Trientin (z.B. Cuprior®)	• Mindestens 1 Stunde vor oder 2 Stunden nach einer Mahlzeit mit Wasser einnehmen • Tablette mit Bruchkerbe kann geteilt werden, was für die Dosisanpassung bei Kindern wichtig ist
Zinkacetat (z.B. Wilzin®)	• Nahrungsmittel, Eisen, Calcium, Tetracycline oder Phosphor enthaltende Verbindungen können die Resorption von Zink reduzieren • Umgekehrt kann Zink die Aufnahme von Eisen, Kupfer, Tetracyclinen und Fluorchinolonen reduzieren • Die Hemmung der Kupfer-Aufnahme wird bei der Speichererkrankung Morbus Wilson ausgenutzt: Zinkacetat-Einnahme mindestens 1 Stunde vor oder 2-3 Stunden nach einer Mahlzeit, eventuell mit einer kleinen Menge Eiweiß, z.B. in Form von Fleisch

Tabelle 4: Nüchtern einzunehmende Arzneimittel.

Beispiel für die Reihung mehrerer Arzneimittel, für die eine Nüchterneinnahme vorgesehen ist: Lasix® 40 mg, Broncho-vaxom®, Thyrex® 100 µg, Pantoloc® 40 mg, jeweils 1-0-0 und

Fosamax® 70 mg einmal wöchentlich: ® Zoledronsäure 1-mal wöchentlich und wirklich genau 1 Stunde vor dem Frühstück ® Schilddrüsen-Hormone ½ Stunde vor dem Frühstück gemeinsam mit Pantoprazol ® ¼ Stunde vor dem Frühstück bleiben dann Furosemid und das orale Immuntherapeutikum.

Die gemeinsame Gabe mit Furosemid kann die Wirkung der Schilddrüsen-Hormone verstärken, daher ist die zeitversetzte Gabe unerlässlich; mittels Schilddrüsen-Diagnostik kann aber alternativ eine Dosisanpassung vorgenommen werden. *Zur Spiegelkontrolle und gegebenenfalls Dosisanpassung der Schilddrüsen-Hormone* bei gleichzeitiger Einnahme von PPI oder zeitnaher Nahrungsaufnahme *siehe Tabelle oben.*

4.3 Beispiele für die Einnahme zu den Mahlzeiten

Auch diese Tabelle hat Überblicks- und Servicecharakter; besonders wichtig ist die Beachtung der Einnahme mit einer Mahlzeit wiederum bei den Zytoralia, Feinheiten finden sich weiterhin zu bestimmten antibiotischen Formulierungen (Clarithromycin).

Arzneimittel	Bestimmungen/Empfehlungen zur Einnahme mit einer Mahlzeit
Alectinib (z.B. Alecensa®)	Einnahme zusammen mit Nahrungsmitteln (2-mal 4 Kapseln à 150 mg, entsprechend einer TD von 1200 mg)
Amoxicillin	Unabhängig von den Mahlzeiten, bei empfindlichen Personen besser zum Essen
Amoxicillin plus Clavulansäure	Mit dem ersten Bissen einer Mahlzeit bringt gute Resorption bei maximaler Verträglichkeit
Atovaquon/Proguanil (z.B. Malarone®)	Milchprodukte, bevorzugt Joghurt, dazu
Bedaqilin (z.B. Sirturo®)	Mit einer Mahlzeit im Ganzen mit Wasser schlucken
Bosutinib (z.B. Bosulif®)	Mit einer Mahlzeit einnehmen
Capecitabin (z.B. Xeloda®)	Bis 30 min nach einer Mahlzeit mit Wasser einnehmen
Cephalosporine	• Einnahme zu oder nach Mahlzeiten, jedoch Abstand zu Antacida, H_2-Rezeptor-Blockern und PPI • *siehe Kap. 4.4.3*
Chloroquin	Nach einer Mahlzeit unzerkaut mit Wasser
Cinacalcet (z.B. Mimpara®)	Erhöhung der Bioverfügbarkeit bei Einnahme mit oder kurz nach einer Mahlzeit um 50-80%
Cinnarizin	Bevorzugt nach einer Mahlzeit einzunehmen
Clarithromycin retardiert (z.B. Klacid uno®)	• Mit einer Mahlzeit, da die Bioverfügbarkeit bei Nüchterngabe um bis zu 30% verringert ist; ferner ist es wünschenswert, dass die Tabletten während des gesamten Behandlungszeitraums möglichst zur gleichen Zeit alle 24 Stunden eingenommen werden
Clarithromycin **unretardiert** (z.B. Klacid®)	• Unabhängig von den Mahlzeiten
Diuretika	• Acetazolamid, Bumetanid, Butizid, Chlortalidon, Eplerenon, Hydrochlorothiazid (HCT), Spironolacton, Torasemid, Xipamid zum Frühstück. • Ausnahme Furosemid vor dem Frühstück oder vor anderen Mahlzeiten (Mittagessen)
Elexacaftor	Mit einer fetthaltigen Mahlzeit unzerkaut einnehmen
Eluxadolin (z.B. Truberzi®)	Zu einer Mahlzeit
Ethambutol (z.B. Etibi®)	Vorzugsweise nach dem Frühstück einnehmen
Galantamin (z.B. Reminyl®)	1-mal täglich (in der Früh) mit einer Mahlzeit im Ganzen einnehmen; ausreichend Flüssigkeit zuführen
Hepatitis-C-Therapeutika, z.B. Sofosbuvir, Velpatasvir, Voxilaprevir	Im Ganzen mit einer Mahlzeit einnehmen
Hydroxychloroquin (z.B. Plaquenil®, Quensyl®)	Einnahme mit Mahlzeit

Arzneimittel	Bestimmungen/Empfehlungen zur Einnahme mit einer Mahlzeit
Idarubicin (z.B. Zavedos®)	Die Kapseln sind im Ganzen mit etwas Flüssigkeit zu schlucken. Sie sollen weder gelutscht noch zerbissen oder zerkaut werden; die Einnahme ***kann*** mit einer leichten Mahlzeit erfolgen
Imatinib (z.B. Glivec®)	• Einmal täglich mit einer Mahlzeit und viel Wasser bzw. Tagesdosen von 800 mg in 2 Einzeldosen einnehmen • Tabletteninhalt kann auch in Flüssigkeit eingenommen werden bzw. Sondenapplikation möglich
Ivabradin	Einnahme zu den Mahlzeiten
Ivacaftor	Mit einer fetthaltigen Mahlzeit unzerkaut einnehmen
Josamycin	Mit der Mahlzeit
Lisdexamfetamin	Hartkapseln im Ganzen einnehmen oder öffnen und Inhalt auf weiche Speisen leeren und sofort verzehren
Lanthan(III)-carbonat (z.B. Fosrenol®)	Tabletten vor dem Schlucken vollständig zerkauen, Einnahme mit oder unmittelbar nach einer Mahlzeit
Lumacaftor	Mit einer fetthaltigen Mahlzeit unzerkaut einnehmen
Lurasidon (z.B. Latuda®)	Einnahme zu den Mahlzeiten
Mecasermin (z.B. Increlex®)	• Mecasermin muss kurz vor oder nach einer Mahlzeit oder einem Imbiss subkutan injiziert werden. Sollte bei der empfohlenen Dosis trotz ausreichender Nahrungsaufnahme eine Hypoglykämie auftreten, muss die Dosis reduziert werden. • Falls der Patient aus irgendeinem Grund keine Nahrung aufnehmen kann, darf dieses Arzneimittel nicht gegeben werden. • Die Dosis Mecasermin darf keinesfalls erhöht werden, um eine oder mehrere versäumte Dosen nachzuholen.
Mefloquin	Nach einer Mahlzeit mit viel Flüssigkeit unzerkaut einnehmen
Midostaurin (z.B. Rydapt®)	Mit Nahrung und Wasser im Ganzen einnehmen; eine fettreiche Mahlzeit erhöht die Resorption noch weiter ® Einnahmebedingungen möglichst konstant gestalten
Misoprostol	• Unzerkaut mit Flüssigkeit während oder unmittelbar nach den Mahlzeiten • Gilt auch für Kombinationen mit Diclofenac
Mitotan	Mit den Mahlzeiten
Nintedanib (z.B. Ofev®, Vargatef®)	Kapseln im Ganzen zu einer Mahlzeit mit Wasser schlucken
Nitrofurantoin	Milchprodukte, bevorzugt Joghurt, dazu
Nystatin	Nach den Mahlzeiten
Ornithin, Ornithinaspartat	Falls Anwendung in Form eines Granulates, dieses in reichlich Flüssigkeit (Glas Wasser, Tee, Saft) gelöst zu den Mahlzeiten oder unmittelbar im Anschluss daran einnehmen
Ospemifen	Einnahme täglich zur gleichen Uhrzeit zu einer Mahlzeit und unzerkaut
Oxerutin	Während der Mahlzeiten unzerkaut mit reichlich Flüssigkeit
Oxsoralen	Einnahme mit einem Glas Milch oder einer trockenen Semmel
Palbociclib (z.B. Ibrance®)	Mit einer Mahlzeit im Ganzen schlucken; nicht mit Grapefruit(saft) einnehmen
Pfefferminze, Pfefferminzöl	Einnahme von Kapseln mit mikronisiertem Pfefferminzöl 1 Stunde vor den Mahlzeiten, Dosierungsempfehlung Colpermin® 3-mal 1-2 Stück
Phenoxybenzamin	Zu einer Mahlzeit aufrecht sitzend und mit ausreichend Flüssigkeit unzerkaut schlucken
Phenylbutyrat, Natrium-, Glycerol-	Einnahme auf den Tag verteilt mit Mahlzeiten
Pilocarpin (z.B. Salagen®)	Einnahme mit Wasser während oder gleich nach den Mahlzeiten
Pivmecillinam	Zum Essen mit viel Flüssigkeit bei aufrechtem Oberkörper, da prinzipiell speiseröhrenschädigend
Ramelteon	Einnahme mit oder unmittelbar nach einer Mahlzeit mit einem hohen Fettgehalt
Regorafenib (z.B. Stivarga®)	Im Ganzen mit Wasser nach einer leichten Mahlzeit schlucken
Rivastigmin (z.B. Exelon®)	• 2-mal täglich mit dem Frühstück und dem Abendessen Kapseln im Ganzen schlucken • Transdermales Pflaster als Alternative bei Schluckstörungen

Arzneimittel	Bestimmungen/Empfehlungen zur Einnahme mit einer Mahlzeit
Selexipeg (z.B. Uptravi®)	Unzerkaut mit Wasser zu den Mahlzeiten
Silodosin (z.B. Urorec®)	Einnahme mit Mahlzeit
Sulfasalazin	Unzerkaut zu oder nach Mahlzeiten
Sevelamer (z.B. Renvela®)	• Tabletten mit einer Mahlzeit im Ganzen schlucken • Wegen möglicher Beeinflussung der Bioverfügbarkeit anderer Pharmaka Zeitabstand mindestens 1 Stunde vor oder 3 Stunden nach Sevelamer
Simeticon	Zu oder nach den Mahlzeiten
Stiripentol (z.B. Diacomit®)	Während Mahlzeiten einnehmen, jedoch nicht mit Milch, Milchprodukten, Fruchtsäften, Kohlensäure oder Coffein/Theophyllin enthaltenden Getränken
Telotristat ethyl (z.B. Xermelo®)	Einnahme mit Mahlzeit
Tenofovir (z.B. Ictady®)	• Regeldosierung Einnahme 1-mal täglich zu einer Mahlzeit • Bei verlängerten Dosierungsintervallen Einnahme gleichförmig gestalten, da die Bioverfügbarkeit mit Fettgehalt der Nahrung korreliert
Tezacaftor	Mit einer fetthaltigen Mahlzeit unzerkaut einnehmen
Ticlopidin	Unzerkaut mit Flüssigkeit zu den Mahlzeiten
Tipiracil, Trifluridin (z.B. Lonsurf®)	Morgens und abends innerhalb einer Stunde nach den Mahlzeiten
Tipranavir	Einnahme zum Essen, zusammen mit niedrig dosiertem Ritonavir
Tretinoin, stellvertretend für alle Peroralia auf Vitamin A-Basis	Mit oder kurz nach einer Mahlzeit unzerkaut mit Wasser einnehmen
Venetocloax (z.B. Venclyxto®)	• Unzerkaut mit einer Mahlzeit und möglichst zur gleichen Tageszeit einnehmen • Während der Aufdosierungsphase Einnahme morgens anstreben, um die laborchemische Überwachung zu erleichtern • Auf reichliche Flüssigkeitszufuhr achten, eventuell auch intravenös (Vorbeugung eines Tumorlyse-Syndroms)
Vinorelbin (z.B. Navelbine®)	• Unzerkaut mit etwas Nahrung mit Wasser schlucken • Kapseln nicht zerbeißen oder lutschen; beschädigte Kapseln nicht schlucken
Yohimbin	Einnahme nach den Mahlzeiten (Behandlungszyklus bei erektiler Dysfunktion mit 3-mal 2 Tabletten à 5 mg über einen Zeitraum von bis zu 8 Wochen)
Vitamin D, Calcitriol, stellvertretend für alle Peroralia auf Vitamin D-Basis	• Unzerkaut nach dem Essen mit Flüssigkeit (z.B. Rocaltrol®) • Flüssige Formulierungen können direkt in den Mund getropft und etwas Flüssigkeit nachgetrunken werden (z.B. Oleovit D3®)

Tabelle 5: Arzneimitteleinnahmerichtlinien zur oder nach einer Mahlzeit.

Die Zytoralia, Anagrelid (z.B. Thromboreductin®), Axitinib (z.B. Inlyta®), Cladribin (z.B. Menvaclad®, Einnahme jedoch mit zeitlichem Abstand von drei Stunden zu anderen Peroralia, Tabletten nach der Entnahme aus dem Blister nirgends ablegen und unverzüglich mit Wasser unzerkaut schlucken), Cobimetinib (z.B. Cotellic®), Crizotinib (z.B. Xalkori®), Cyclophosphamid (z.B. Endoxan®), Dasatinib (z.B. Sprycel®), Everolimus (z.B. Afinitor®), Fludarabin (z.B. Fludara®), Gefitinib (z.B. Iressa®), Hydroxyharnstoff (z.B. Hydroxyurea Medac®), Ibrutinib (z.B. Imbruvica®), Lenalidomid (z.B. Revlimid®), Lenavatinib (z.B. Lenvima®), Niraparib (z.B. Zejula®), Osimertinib (z.B. Tagrisso®), Pomalidomid (z.B. Imnovid®, es wird empfohlen die Kapseln nur an einem Ende aus dem Blister herauszudrücken, damit sie sich nicht verformt oder zerbricht), Ponatinib (z.B. Iclusig®), Procarbazin (z.B. Natulan®), Ribociclib (z.B. Kisqali®, Einnahme auch zu den Mahlzeiten zulässig), Ruxolitinib (z.B. Jakavi®), Sunitinib (z.B. Sutent®), Topotecan (z.B. Hycamtin®), Tivozanib (z.B. Fotivda®, Einnahme mit oder ohne Nahrung, Kapseln als Ganzes mit Wasser schlucken, nicht öffnen), Vandetanib (z.B. Caprelsa®), Vemurafenib (z.B. Zelboraf®), Vismodegib (z.B. Erivedge®), weiters die Immunsuppressiva Ciclosporin (z.B. Sandimmun Neoral®), Everolimus (z.B. Certican®), Fingolimod (z.B. Gilenya®), Mycophenolsäure (z.B. CellCept®, Myfenax®), die direkten Antikoagulanzien Apixaban (z.B. Eliquis®, *siehe Anmerkung unten*), Edoxaban (z.B. Lixiana®, Savaysa®), Dabigatran (z.B. Pradaxa®, *siehe Anmerkung unten*), Rivaroxaban (z.B. Xarelto®, *siehe Anmerkung unten*) Ticagrelor (z.B. Brilique®) sowie die Antidementiva Donepezil (z.B. Aricept®, „Einnahme unmittelbar vor dem Zubettgehen"), Memantin (z.B. Axura®, Ebixa®, „Einnahme 1-mal täglich möglichst immer zur gleichen Tageszeit") können unabhängig von den Mahlzeiten eingenommen werden.

4.4 Besonderheiten bezüglich der Arzneimitteleinnahme

4.4.1 Immunsuppressiva

- Die Tagesdosis an Everolimus (z.B. Certican®) soll immer aufgeteilt auf zwei Dosen oral verabreicht werden, gleichbleibend *immer* während der Nahrungsaufnahme oder unabhängig davon und gegebenenfalls gleichzeitig mit Ciclosporin oder Tacrolimus; dabei sollen die Tabletten unzerteilt mit einem Glas Wasser eingenommen werden und dürfen vor Gebrauch nicht zerstoßen werden. Für Patienten, die keine Tabletten im Ganzen schlucken können, stehen flüssige Alternativen oder Tabletten zur Herstellung einer Suspension zum Einnehmen zur Verfügung.
- Sandimmun Neoral® Lösung: Unmittelbar vor Einnahme in einem Glas mit Apfel- oder Orangensaft (nicht mit Grapefruitsaft!) verdünnen und sofort trinken.

4.4.2 Die Blutgerinnung beeinflussende Arzneimittel

- Die klassischen Antikoagulanzien wie Acenocoumarol (z.B. Sintrom®) und Phenprocoumon (z.B. Marcumar®) sollen einmal täglich unzerkaut und möglichst immer zur gleichen Tageszeit eingenommen werden; Wechselwirkungen in Bezug auf Vitamin K enthaltende Lebensmittel sind zu beachten.
- Für Acetylsalicylsäure in kleiner Dosierung, Dipyridamol (z.B. in Asasantin®) und Clopidogrel (z.B. Plavix®) gibt es keine speziellen Auflagen zur Einnahme.
- Dabigatran
  - Pradaxa® Hartkapseln erst unmittelbar vor der Einnahme aus dem Blister nehmen und unzerkaut mit einem Glas Wasser schlucken.
  - **Kapseln** wegen einer unkontrolliert *erhöhten* Bioverfügbarkeit **keinesfalls öffnen**; außerdem besteht aufgrund des Hilfsstoffzusatzes Weinsäure Verätzungsgefahr der Speiseröhre.
- Rivaroxaban
  - Falls Patienten nicht in der Lage sind, die Tabletten im Ganzen zu schlucken, können Xarelto® Tabletten unmittelbar vor der Anwendung auch zerstoßen und mit Wasser oder Apfelmus gemischt und dann eingenommen werden.
  - Rivaroxaban wird peroral nahezu vollständig resorbiert. Die Bioverfügbarkeit aus den **2,5 mg- und 10 mg**-Tabletten ist **unabhängig** davon, ob im **Nüchternzustand oder nach einer Mahlzeit** eingenommen, sehr hoch und beträgt 80-100%.
  - Für die höher dosierten Tabletten ist die orale Bioverfügbarkeit im Nüchternzustand aufgrund einer eingeschränkten Resorption mit 66% deutlich schlechter. Bei Einnahme von Xarelto® 20 mg zusammen mit einer Mahlzeit wurde ein Anstieg der mittleren AUC von 39% im Vergleich zu einer Tabletteneinnahme im Nüchternzustand beobachtet, entsprechend wiederum einer fast vollständigen Resorption und hohen oralen Bioverfügbarkeit. **Xarelto® 15 mg und 20 mg müssen mit einer Mahlzeit eingenommen werden**, d.h. unmittelbar nach der Einnahme soll gegessen bzw. soll selbst bei Sondenapplikation von zerstoßenen Xarelto® 15 mg/20 mg-Filmtabletten eine enterale Nahrungsgabe erfolgen.
- Apixaban
  - Falls Patienten keine ganzen Tabletten schlucken können, werden Eliquis® Tabletten zerstoßen und in Wasser, 5% Dextrose in Wasser (D5W) oder Apfelsaft gelöst oder mit Apfelmus gemischt und sollen sofort eingenommen werden; zerstoßene Eliquis® Tabletten sind in den genannten Aufbereitungen aber bis zu 4 Stunden stabil.

4.4.3 Veränderte Bioverfügbarkeit durch pH-Wert-Verschiebungen

Das Kapitel bringt eine Zusammenstellung relevanter Wechselwirkungen, die mit einem veränderten pH-Wert im Magen und den oberen Dünndarmabschnitten korrelieren. Die diesbezüglich zu beachtenden Wirkstoffgruppen *Protonenpumpeninhibitoren* (PPI), *Histamin-H_2-Blocker* sowie *Antacida* zählen zu den am meisten verordneten und angewendeten Arzneimitteln; die Antacida sind häufig in der Selbstmedikation anzutreffen. Bei Nichtbeachtung dieser Wechselwirkung riskiert man eine verschlechterte Bioverfügbarkeit bestimmter Wirkstoffe, was erhebliche Nachteile für den therapeutischen Erfolg bedeuten kann.

Beispiele

- Erlotinib (z.B. Tarceva®)
  - Der Wirkstoff löst sich ab einem pH-Wert von 5 wesentlich schlechter, weshalb Medikamente, die den Magen-pH-Wert hinaufsetzen, die Bioverfügbarkeit von Erlotinib vermindern.
  - Bei der Kombination mit Omeprazol resultiert ein stark vermindertes Anfluten der Erlotinib-Dosierung und stark verminderte Plasmaspiegel, auch die Kombination mit Ranitidin führt zu einer um 1/3 reduzierten Bioverfügbarkeit und auf die Hälfte verminderte Wirkstoffspiegel.

- Die simultane Anwendung von Erlotinib mit PPI oder Histamin-H_2-Rezeptorblockern soll daher tunlichst vermieden werden bzw. ist kontraindiziert; falls eine Magensäure hemmende Therapie dennoch indiziert ist, eignen sich die **klassischen Antacida**, wenn sie **vier Stunden vor oder zwei Stunden nach** der Tarceva®-Gabe verabreicht werden.
- Ist eine systemische Therapie unumgänglich, soll diese mit **Ranitidin** durchgeführt werden; die tägliche Tarceva®-Dosis soll dann entweder **zwei Stunden vor oder zehn Stunden danach** gegeben werden.

Diese Angaben gelten sinngemäß für weitere Zytoralia wie

- Acalabrutinib (z.B. Calquence®),
- Bosutinib (z.B. Bosulif®),
- Dabrafinib (z.B. Tafinlar®),
- Dacomitinib (z.B. Vizimpro®),
- Dasatinib (z.B. Sprycel®),
- Gefitinib (z.B. Iressa®),
- Neratinib (z.B. Nerlynx®),
- Pazopanib (z.B. Votrient®),
- Ponatinib (z.B. Iclusig®),
- Selpercatinib (z.B. Retsevmo®, bei unumgänglicher Behandlung mit PPI Einnahme von Retsevmo® mit dem Essen),
- Vismodegib (z.B. Erivedge®).

Ähnlich verhält es sich mit der gleichzeitigen Anwendung von PPI mit einigen HIV-Protease-Hemmern, z.B.

- Atazanavir (z.B. Reyataz®),
- Nelfinavir (z.B. Viracept®) und
- Rilpivirin (z.B. Eduant®)

deren Absorption ebenfalls mit einem sauren pH-Wert im Magen korreliert. Die Kombination mit PPI wird aufgrund der signifikant reduzierten Bioverfügbarkeit der Protease-Hemmer nicht empfohlen bzw. wurde für die Kombination Nelfinavir mit Omeprazol sogar die Kontraindikation verfügt, da an der reduzierten Bioverfügbarkeit sowohl von Nelfinavir als auch seines pharmakologisch aktiven Metaboliten M8 die CYP2C19-Hemmung durch Omeprazol beteiligt sein könnte. Als Auswegtherapeutikum bietet sich unter Wahrung großer zeitlicher Abstände Ranitidin an.

Eine gewisse Komplexizität erhält die Thematik bei **antiviralen Kombinationspräparaten**, weil unter bestimmten pH-Verhältnissen einzelne Wirkstoffe aus der Kombination betroffen sein können. So enthält beispielsweise das Produkt Vosevi® die Wirkstoffe

- Sofosbuvir,
- Velpatasvir und
- Voxilaprevir.

Grundsätzlich kann die Bioverfügbarkeit aller drei Virustatika sinken, besonders betroffen ist aber Velpatasvir, dessen Löslichkeit bei einem höheren gastrischen pH-Wert vermindert ist. Angesichts des hohen Preises von HCV-Therapeutika ist auf die richtige Einnahme höchstes Augenmerk zu legen!

Aus klinischen Beobachtungen leitet man ab, dass auch in diesem Fall H_2-Blockern wie Famotidin bzw. anderen Vertretern in einer Äquivalenzdosis zu 2-mal 40 mg Famotidin der Vorzug zu geben ist. Sind PPI unvermeidlich, soll das Dosierungsäquivalent von 20 mg Omeprazol nicht überschritten werden. Einfache Antacida sollen vier Stunden vor dem HCV-Therapeutikum angewendet werden. Idealerweise wird man aber während des gesamten (i.d.R. dreimonatigen) Therapiezeitraums *jede* pharmakologische Einflussnahme auf den pH-Wert des Magens vermeiden. Die Wechselwirkung ist auch bei Cephalosporinen zu beachten, z.B. kommt es bei der Komb. von PPI mit

- Cefpodoxim (z.B. Biocef®),
- Cefuroxim (z.B. Zinnat®) zu einer Reduktion der Bioverfügbarkeit auf 25%.[46]

Die geringere vom pH-Wert abhängige Bioverfügbarkeit gilt schließlich für die Azol-Antimykotika

- Ketoconazol (z.B. Nizoral®) und
- Itraconazol (z.B. Sporanox®),

wobei die klinische Relevanz dieser Wechselwirkung fraglich ist. Bei gleichzeitiger Behandlung mit Säure hemmenden Arzneimitteln wie Aluminiumhydroxid sollten diese frühestens zwei Stunden nach der Einnahme der Azole eingenommen werden. Patienten, die PPI oder H_2-Antagonisten verordnet haben, sollten beispielsweise Itraconazol-Kapseln mit einem Cola-Getränk einnehmen.

Schließlich weiß man auch bei der Kombination von Mycophenolat mit Antacida und PPI um eine verringerte Bioverfügbarkeit des Immunsuppressivums, die jedoch offenbar ohne klinische Konsequenzen bleibt und nicht zu einer höheren Rate von Transplantatabstoßungen führt. Dennoch könnte/sollte man im Sinne einer optimierten Therapiesicherheit auf diese Kombinationen verzichten bzw. mit Zusatzverkäufen in der Apotheke zurückhaltend sein.

5 Arzneimittelinteraktionen im Zeitraffer

Die folgenden beiden Tabellen sollen einen ersten Überblick über mögliche Wechselwirkungen zwischen Arzneimitteln geben, sodass Medikationspläne gleich zu Beginn gewissermaßen darauf gescannt werden können und ein Einstieg in die spätere genaue Analyse geschaffen wird. Das Kapitel wurde nach im Einleitungsteil ausgelobten Büchern zu Arzneimittelnebenwirkungen und -interaktionen zuzüglich weiterer Quellen gestaltet.

5.1 Wirkstoffgruppen und ausgewählte Einzelwirkstoffe mit maßgeblichem Interaktionspotenzial – den Anker setzen

Die erste Tabelle ist Wirkstoffgruppen- bzw. Einzelwirkstoff-orientiert („Interaktionspartner 1"). Unter „Interaktionspartner 2" findet sich eine überwiegend alphabetisch gereihte Abfolge von ebenfalls Wirkstoffgruppen und Einzelwirkstoffen, was den einen oder anderen Fingerzeig auf mögliche Interaktionen bringen soll; in wenigen Fällen erschienen andere als die rein alphabetischen Reihungskriterien geeigneter. Mit Hinblick auf die Übersichtlichkeit wurde auf nähere Beschreibungen der WW weitgehend verzichtet. Vor einer konkreten Beurteilung im Rahmen einer Arzneimittelanamnese oder einer Medikationsanalyse ist Speziallliteratur zurate zu ziehen.

Interaktionspartner 1	Schnellprüfung auf Interaktionspartner 2
ACE-Hemmer[47]	Aliskiren*, Allopurinol, Kalium-retinierende Diuretika, Kaliuretische Diuretika, Lithium, NSAR, Sartane* (*duale Blockade des Renin-Angiotensin-Aldosteron-Systems, RAAS), Sympathomimetika, Trimethoprim (↑K^+), ZNS-depressive Wirkstoffe
Acetylsalicylsäure (ASS)[48]	Antikoagulanzien (Cumarine, Dabigatran), COX2-Hemmer, Glucocorticoide, Heparine, Ibuprofen, Methotrexat, Probenecid, SNRI, SSRI, TAH
Allopurinol	Antikoagulanzien, Ampicillin, Amoxicillin, Azathioprin, Captopril, Chlorpropamid, Ciclosporin, Didanosin, 6-Mercaptopurin, Salicylate, Theophyllin, Vidarabin, Zytostatika
Alpha-Blocker, α_2-Sympatholytika[49,50,51]	Andere Blutdrucksenker (Verstärkung), Estrogene, NSAR, Sympathomimetika (jeweils Abschwächung), PDE-5-Hemmer (Verstärkung)
Alpha-Sympathomimetika, z.B. Etilefrin, Rhinologika in lokalen und peroralen Formulierungen	Anticholinergika, Beta-Blocker, andere Blutdruck steigernde Wirkstoffe (vasopressorische Substanzen, zentral wirksame Antihypertonika), Digitalis-Glykoside, Glucocorticoide, Halothan, unselektive MAO-Hemmer (Kontraindikation bzw. 14 Tage Abstand), Vorsicht mit reversiblen MAO-Hemmern, Methylphenidat, Salbutamol, SSRI, TCA
Amiodaron	Aldosteron-Antagonisten, Antiarrhythmika der Klassen I+III, Antikoagulanzien, Betablocker, Calciumkanal-Blocker, Digitalis-Glykoside, Doxepin, Flecainid, (Fluor)Chinolone, Hypokaliämie auslösende Arzneimittel (z.B. Laxanzien), MAO-Hemmer, QT-verlängernde Substanzen, Statine
Amitriptylin und vergleichbare tricyclische Antidepressiva (TCA)[52,53,54,55]	Analgetika, Anticholinergika, andere Antidepressiva, Antihistaminika, Antikoagulanzien, Azol-Antimykotika, Blutdrucksenker, Calciumkanal-Blocker, Cimetidin, Cisaprid, Disulfiram, MAO-Hemmer (14 Tage Abstand), Methylphenidat, Neuroleptika, QT-verlängernde Arzneimittel, serotonerge Substanzen (SSRI, SNRI, Venlafaxin), Sympathomimetika, ZNS-dämpfende Arzneimittel (v.a. Alkohol)
Antiallergika, H_1-Antihistaminika, Histamin-H_1-Antagonisten (Dimetinden), **Sedativa** (Diphenhydramin, Doxylamin)	• Alkohol, Anticholinergika (Glaukom, Harnretention verstärkt), Antihypertonika (zentral wirksame), Bupropion, MAO-Hemmer (Kontraindikation bzw. 14 Tage Abstand), Neuroleptika, QT-verlängernde Arzneistoffe, Phenytoin, TCA, ZNS-dämpfende Pharmaka • **Anmerkung**: bei den neueren Substanzen wie Cetirizin und Loratadin sind keine klinisch relevanten WW bekannt
Antibiotika, i.e.S. Betalactame	Bakteriostatisch wirksame Antibiotika, Antikoagulanzien, orale Kontrazeptiva (Wirkung herabgesetzt), Methotrexat, NSAR*, Probenecid* (*kompetitive Ausscheidungshemmung)
Anticholinergika	Amantadin, Antihistaminika, Antiparkinson-Mittel, Chinidin, Neuroleptika, Phenylephrin (bei kardiovaskulären Erkrankungen), Pramlintid (verzögerte Magenentleerung), Procain, Salicylate, TCA

Interaktionspartner 1	Schnellprüfung auf Interaktionspartner 2
Antidiabetika, orale[56] **(Sulfonylharnstoffe)**	• **Verstärkung der hypoglykämischen Reaktion** durch ACE-Hemmer; Allopurinol, Probenecid, Sulfinpyrazon; Anabolika und männliche Sexualhormone; Antikoagulanzien vom Cumarin-Typ; Chloramphenicol, bestimmte langwirkende Sulfonamide, Tetracycline, Chinolon-Antibiotika und Clarithromycin; Cyclophosphamid, Trophosphamid und Ifosfamid; Disopyramid; Insulin und andere orale Antidiabetika, wie z.B. Metformin, Glinide; Miconazol, Fluconazol; Fenfluramin; Fibrate; Fluoxetin, MAO-Hemmer; Pentoxifyllin; Phenylbutazon, Azapropazon und Oxyphenbutazon; Salicylate und p-Amino-Salicylsäure; Sympatholytika • **Abschwächung der hypoglykämischen Reaktion** durch Acetazolamid; Adrenalin und Sympathomimetika; Barbiturate; Diazoxid; Estrogene und Gestagene; Glucocorticoide; Glukagon; Laxanzien (bei Langzeitanwendung); Nikotinsäure (in hohen Dosen) und Nikotinsäure-Derivate; Phenothiazin-Derivate (Chlorpromazin); Phenytoin, Rifampicin; Saluretika, Thiazid-Diuretika; die Schilddrüse stimulierende Mittel • **Verstärkung oder Verminderung der blutzuckersenkenden Wirkung** durch Beta-Blocker, Clonidin, Histamin-H_2-Blocker u.a.m., *siehe Kap. 5.2, Tab. 5*, Hyperglykämie oder Hypoglykämie
Antikoagulanzien, orale = Cumarine = Vitamin K-Antagonisten = OAK[57,58,59]	Alkohol, ASS, frisches Gemüse (Vitamin K_1-hältig), Goji-Beeren, Grapefruitsaft, Heparinoide, NSAR, v.a. Phenylbutazon (Magen-Darm-Blutungen), polyvalente Kationen, Salicylate, Schilddrüsen-Hormone, SNRI, SSRI, Statine
Antikoagulanzien, direkte orale = DOAK	Amiodaron, ASS, Carbamazepin*, Chinidin, Ciclosporin, Clarithromycin, Dronedaron, Heparine, Itraconazol, Johanniskraut*, Ketoconazol, NSAR, Phenytoin*, Posaconazol, Protease-Hemmer (starker 3A4-Hemmer), Rifampicin*, SNRI, SSRI, TAH, Thrombolytika, Tacrolimus* (*starke PGP-Induktoren), Ticagrelor, Verapamil
Antiphlogistika, nicht-steroidale (NSAR), exklusive Ibuprofen[60]	ACE-Hemmer, Antikoagulanzien, Beta-Blocker, Cumarine, Folsäure-Antagonisten (Methotrexat), (Fluor) Chinolone, Glucocorticoide, Kalium-retinierende Diuretika, Kaliuretische Diuretika, Sartane, SNRI, SSRI, TAH
Azol-Antimykotika[61]	Antacida (2 Stunden Abstand), Astemizol, Atorvastatin, Bepridil, Calciumkanal-Blocker, Carbamazepin, Ciclosporin, Eletriptan, Cisaprid, Dofetilid, Lovastatin, Midazolam, Mizolastin, Nisoldipin, Phenytoin, Rifampicin, Secale-Alkaloide, Simvastatin, Terfenadin, Triazolam, Warfarin
Beta-Blocker (exklusive Propranolol)[62]	⊠$_2$-Adrenorezeptor-Agonisten, Amifostin, Amiodaron, Anästhetika, orale Antidiabetika, Antiarrhythmika Klasse I, Baclofen, andere Blutdrucksenker, v.a. zentral wirksame, Digitalis-Glykoside, Diltiazem, Insulin, Neuroleptika, NSAR, Beta-Sympathomimetika, Verapamil
Beta-Sympathomimetika	Anticholinergika, orale Antidiabetika, andere Beta-Adrenergika, Beta-Blocker, Chinidin, Digitalis-Glykoside, Diuretika, Glucocorticoide, Hypokaliämie, MAO-Hemmer, Methylxanthine, Narkotika (Halothan), TCA (Blutdruckkrisen), Xanthine
Bisphosphonate	Antacida, polvalente Kationen
Carbamazepin	Alkohol, Antiarrhythmika, Clozapin, Diuretika, Erythromycin, Isoniazid, Isotretinoin, orale Kontrazeptiva, Levetiracetam, Lithium, MAO-Hemmer (2 Wochen Abstand!), Muskelrelaxanzien, Nefazodon, Neuroleptika, Paracetamol, Procarbazin, Schilddrüsen-Hormone, SSRI, TCA, Trazodon, Voriconazol
Ciclosporin	• Aliskiren, Bosentan (Kontraindikation), Cephalosporine (Disulfiram-ähnliche Effekte), Dabigatran (Kontraindikation), Johanniskraut (Kontraindikation), Kalium, Kalium sparende Diuretika, Lebendimpfstoffe, Lercanidipin (3 Stunden Abstand), allgemein nephrotoxische Substanzen, Statine (Dosisreduktion), Tacrolimus • Erhöhte Ciclosporin-Spiegel durch Allopurinol, Amiodaron, Azol-Antimykotika, einzelne Antibiotika, Calciumkanal-Blocker, Cholinsäure, Danazol, orale Kontrazeptiva, Metoclopramid • Erniedrigte Ciclosporinspiegel u.a. durch Barbiturate, Carbamazepin, Phenytoin, Metamizol, Rifampicin, Octreotid, Probucol
Cimetidin	Alkohol verstärkt, Antacida (Cimetidin 2 Stunden vor Antacida einnehmen), Antiarrhythmika, Antiepileptika, orale Antikoagulanzien, Benzodiazepine (keine WW mit Oxazepam und Lorazepam), Beta-Blocker (keine WW mit Atenolol und Pindolol), Calciumkanal-Antagonisten, Carmustin, Glipizid, Ketoconazol (2 Stunden vor Cimetidin einnehmen), Moclobemid, Opioide, Phenazon, Prokinetika, Sildenafil, TCA, Xanthine, Zalcitabin, Zolmitriptan
Clonidin	Alpha-Blocker (z.B. Phentolamin, heben Clonidin-Wirkung auf), Beta-Blocker (beim geplanten Absetzen zuerst den Beta-Blocker, dann Clonidin absetzen), andere Blutdrucksenker, Herzglykoside (Bradykardie, AV-Block); Haloperidol (arrhythmogenes Potenzial verstärkt), Methylphenidat (schwere UAW möglich), Neuroleptika, NSAR (Clonidin abgeschwächt), TCA, ZNS-depressive Arzneistoffe (verstärkte Sedierung)

Interaktionspartner 1	Schnellprüfung auf Interaktionspartner 2
Clozapin	Adrenalin, Anticholinergika, Blutdrucksenker verstärkt, Carbamazepin*, Chloramphenicol*, orale Kontrazeptiva (Clozapin-Dosis ev. anpassen), Lithium (malignes neuroleptisches Syndrom), lang wirkende Depot-Neuroleptika, QT-verlängernde Substanzen, Omeprazol, D-Penicillamin*, Pyrazolone (Phenazon)*, Phenylbutazon*, Sulfonamide* (*myelodepressive Arzneimittel), Valproinsäure (schwere epileptische Anfälle), ZNS-dämpfende Pharmaka
Digitalis-Glykoside	• **Wirkungssteigerung** durch Wirkstoffe mit arrhythmogenem Potenzial, Beta-Blocker, Calcium, Hypokaliämie, Hypomagnesiämie, kaliuretische Diuretika, Laxanzien, Lithium, PPI (↓ Mg^{2+}, Langzeitbehandlung); 3A4- + PGP-Hemmer • **Wirkungsabschwächung** durch Hyperkaliämie (ACE-Hemmer, Kalium-Salze, Kalium-retinierende Diuretika, Sartane); 3A4- + PGP-Induktoren
Diuretika	*Siehe Kalium retinierende und Kaliuretische Diuretika*
1,4-Dihydropyridine	Azol-Antimykotika, Beta-Blocker und andere Blutdrucksenker, Chinidin (erniedrigte Spiegel), Cimetidin, Digoxin (erhöhte Spiegel), Fluoxetin, Makrolid-Antibiotika, Nefazodon, Protease-Hemmer, Quinupristin, Rifampicin, Statine, Tacrolimus, Valproinsäure
Folsäure-Antagonisten (Methotrexat)	Aciclovir (Nervensystem), Alkohol, Antibiotika, Asparaginase, Colestyramin, Cumarine (Wirkung verstärkt), Cytarabin, Erythrozyten-Konzentrate, Glucocorticoide (Herpes zoster), Lebendimpfstoffe, Leflunomid (Panzytopenie), Mercaptopurin, NSAR (Knochenmark) und andere myeolosuppressive Wirkstoffe (Toxizitätsverstärkung), Retinoide, Sulfonamide, Theophyllin, Trimethoprim, Vitamin-Präparate mit Folsäure (Abschwächung der Methotrexat-Wirkung)
(Fluor)Chinolone, Gyrase-Hemmer[63,64]	• Orale Antidiabetika (v.a. Glibenclamid verstärkt), Ciclosporin, Didanosin, NSAR (Krämpfe) • QT-verlängernde Substanzen, polyvalente Kationen (inkl. Lebensmittel, Milch, orale Nährlösungen), Metoclopramid, Mexilitin, Phenytoin (Vorsicht bei Epilepsie!), Probenecid, Ropinirol, Theophyllin (Spiegel erhöht), Sildenafil, Tizanidin, Warfarin, Zolpidem
Glinide, z.B. Repaglinid, *siehe auch oben orale Antidiabetika*	• **Allgemein**: Azol-Antimykotika, Ciclosporin, Clopidogrel, Deferasirox, Erythromycin, Gemfibrozil (↑↑Repaglinid-Spiegel), Phenytoin, Rifampicin, Trimethoprim • **Verstärkung** der Hypoglykämie durch ACE-Hemmer, Alkohol, Anabolika, Beta-Blocker, Clarithromycin, Itraconazol, Ketoconazol, MAO-Hemmer, NSAR, Octreotid • **Verminderung** der Hypoglykämie durch Danazol, Glucocorticoide, orale Kontrazeptiva, Schilddrüsen-Hormone, Sympathomimetika, Thiazide
Glucocorticoide	Anticholinergika, orale Antidiabetika, Barbiturate, Digitalis-Glykoside, Diuretika, Gerinnungshemmer, Impfungen, Insulin, Diuretika, NSAR.
Grapefruitsaft	• Gastrointestinale Interaktionen bereits ab 200-300 ml täglich über einen Zeitraum von 7 Tagen, deutliche hepatische Interaktionen ab 600 ml pro Tag[65,66] • WW mit allen Arzneistoffen, die über 3A4 und/oder PGP maßgeblich umgesetzt werden, denn diese beiden Enzyme werden durch Grapefruit-Produkte mittelstark bis irreversibel (CYP3A4 ® rasche Proteolyse des Enzym-Grapefruit-Komponenten-Komplexes) blockiert Bei niedrigen Grapefruit-Mengen laufen die Blockadereaktionen in der Dünndarmschleimhaut ab. In höheren Dosierungen werden die Grapefruit-Inhaltsstoffe nennenswert resorbiert und blockieren auch die Enzyme in der Leber. In jedem Fall kommt es zu einem Wirkspiegel-Anstieg der Interaktionspartner • Früchte, Saft und andere Zubereitungen von Grapefruit gleichermaßen betroffen; wirklich sicher ist nur der vollständige Verzicht
Haloperidol	Adrenalin-Antagonismus, Alkohol, Anticholinergika, Cocain, Enzyminduktoren, Gerinnungshemmer, Lithium (neurotoxisch)
Heparinoide	• **Wirkungsverstärkung** durch Acetylsalicylsäure, Antikoagulanzien, Dextrane, Dipyridamol, Etacrynsäure i.v., Indometacin, Penicillin i.v., Phenylbutazon, Probenecid, Sulfinpyrazon, TAH, Zytostatika • **Wirkungsabschwächung** durch Antihistaminika, Ascorbinsäure, Chinin (Bildung basischer Verbindungen), Digitalis-Glykoside, Tetracycline, Nikotinabusus, Nitroglycerin i.v., TCA (basische Verbindungen) • **Verdrängung folgender Stoffe aus der Plasmaeiweiß-Bindung**: Benzodiazepine, Bilirubin, Chinidin, Phenytoin, Propranolol
Ibuprofen	Acetylsalicylsäure (ASS 30 min vor Ibuprofen einnehmen!), Alkohol, orale Antidiabetika, Aminoglykosid-Antibiotika, Antihypertensiva, Antikoagulanzien, Digitalis-Glykoside, Glucocorticoide, Immunsuppressiva, Kalium erhöhende Arzneimittel, Lithium, Methotrexat >15 mg/Woche, NSAR, Pemetrexed, Phenytoin, Salicylate, TAH, Zidovudin
Insuline	Beta-Blocker
Johanniskraut[67]	Induktion der Umsetzung vieler anderer Wirkstoffe bedenken

Interaktionspartner 1	Schnellprüfung auf Interaktionspartner 2
Kalium-retinierende Diuretika	ACE-Hemmer, Allopurinol (Überempfindlichkeit), orale Antidiabetika (Wirkungsminderung), Amantadin (toxisch), orale Antidiabetika (Wirkungsminderung), Chinidin, Ciclosporin (Hyperkaliämie), Colestyramin, Digitalis-Glykoside, Estrogene, Insulin (Wirkungsminderung), Ionenaustauscher (Retention), Kalium-Salze und andere Kalium sparende Diuretika, Lithium (toxisch, Dosisreduktion), Methotrexat, Muskelrelaxanzien, NSAR (Diurese vermindert, Gefahr von Nierenversagen), Psychopharmaka mit Blutdruck senkender Teilwirkung, Sartane, Sympathomimetika (Wirkung abgeschwächt), Zytostatika
Kaliuretische Diuretika[68] (Furosemid)	• ACE-Hemmer (sowie andere Blutdrucksenker verstärkt), Aliskiren (Wirkung abgeschwächt), Aminoglykosid-Antibiotika, Antikoagulanzien, Ciclosporin, Cisplatin, Digitalis-Glykoside (Wirkung gesteigert), Glucocorticoide, Laxanzien (↓ K^+), Lithium, NSAR (Wirkung abgeschwächt), Phenytoin (Wirkung abgeschwächt), Risperidon, Schilddrüsen-Hormone (Levothyroxin), Sucralfat (Wirkung abgeschwächt), Theophyllin • **Verstärkung von Kalium-Verlusten**: Amphotericin B, Carbenoxolon, Glucocorticoide, Laxanzien, Penicillin G, Salicylate
Kationen, polyvalente	Bisphosphonate, (Fluor)Chinolone, Grapefruitsaft, Schilddrüsen-Hormone, Tetracycline
Kontrazeptiva, orale	• **Kontraindikation**: Ombitasvir/Paritaprevir/Ritonavir, Dasabuvir mit oder ohne Ribavirin (Transaminasen-Anstieg, 2 Wochen Abstand) • **Wirkungsabschwächung** durch Enzym-**Induktoren**, z.B. Barbiturate, Bosentan, Carbamazepin, Felbamat, Griseofulvin, Arzneimittel gegen HIV oder HCV (z.B. Efavirenz, Nevirapin, Ritonavir), Johanniskraut, Oxcarbazepin, Phenytoin, Primidon, Rifampicin, Topiramat • **Enzym-Inhibitoren** (z.B. Etoricoxib) ® → ↑Plasmakonzentrationen von Estrogenen und/oder Progestagenen • Ethinylestradiol kann die Plasmakonzentration von Theophyllin oder Tizanidin erhöhen • Orale Kontrazeptiva und **Antibiotika**: **Estrogene** unterliegen einem enterohepatischen Kreislauf und benötigen Darmbakterien, damit nach dem ersten Durchlauf durch die Spaltung der dabei entstandenen Estrogen-Schwefelsäureester und -Glucuronide erneut resorbierbare Verbindungen entstehen. Antibiotika, die Darmbakterien attackieren, stören diese Wiederaufbereitung, sodass die „Pillen-Wirkung" unsicher sein kann. Ungewollte Schwangerschaften nach **Ampicillin**, **Tetracyclinen** und **Cotrimoxazol**, in weitaus selteneren Fällen nach Amoxicillin, Phenoxymethylpenicillin, Chloramphenicol, Erythromycin und Nitrofurantoin. • **Anmerkung**: Die Interaktion tritt in Summe selten auf, weil die Gestagen-Komponente dieser Beeinflussung nicht unterworfen ist[69]
Laxanzien	Darmmotilitätshemmer, Digitalis-Glykoside (Kalium-Verluste erhöhen deren Toxizität), Glucocorticoide, Kaliuretische Diuretika
Makrolid-Antibiotika[70,71]	• **QT-verlängernde Substanzen**, i.e.S. Antiallergika (Astemizol, Terfenadin), Cisaprid, Klasse-IA- und III-Antiarrhythmika zuzüglich Dronedaron, Antidepressiva, i.e.S. tri- und tetracyclische, Arsentrioxid, Domperidon, Lithium, Neuroleptika, Omeprazol, Pimozid, Protozoenmittel (Malariamittel, Imidazol-Antibiotika, Penatamidin) • **2 Wochen Abstand zu CYP3A4-Induktoren**, z.B. Carbamazepin, Johanniskraut, Rifabutin, Rifampicin, Phenytoin • Infolge der **CYP3A4-Hemmung** Interaktionen mit CYP3A4-Substraten, z.B. Alprazolam, Midazolam, Triazolam (erhöhte Plasmaspiegel); Antiarrhythmika, z.B. Chinidin, Disopyramid; Antikonvulsiva, z.B. Carbamazepin, Hexobarbital, Phenytoin (gleichzeitig Induktor!), Valproinsäure; Antikoagulanzien, i.e.S. Cumarine (Gerinnungskontrolle); Azol-Antimykotika, z.B. Fluconazol, Ketoconazol, Itraconazol; Ciclosporin, Sirolimus, Tacrolimus (erhöhte Plasmaspiegel, Gefahr einer erhöhten Nephrotoxizität); Digoxin (erhöhte Bioverfügbarkeit); Methylprednisolon; Omeprazol (Erhöhung der Bioverfügbarkeit von Omeprazol und des Makrolid-Antibiotikums); Opioide, z.B. Alfentanil, Methadon; PDE5-Hemmer, z.B. Sildenafil, Tadalafil; Protease-Hemmer, v.a. Atazanavir, Ritonavir, Saquinavir (Erhöhung der Makrolid-Bioverfügbarkeit); Secale-Alkaloide inklusive Bromocriptin (Durchblutungsstörungen, Ergotismus); Statine, i.e.S. Atorvastatin, Lovastatin (NEM!), Simvastatin – Kontraindikation; Theophyllin, Cilostazol (erhöhte Plasmaspiegel); Tuberkulostatika, z.B. Rifabutin (gleichzeitig Induktor!); Zytostatika, z.B. Vinblastin
MAO-Hemmer	• **Gegenanzeige** (d.h. Behandlungspause einlegen) alle Serotonin-erhöhenden Pharmaka, z.B. Amphetamine, Buspiron, Dextrometorphan, Disulfiram, Imipramin, indirekte Sympathomimetika (Ephedrin), Levodopa ohne Decarboxylasehemmer, Pethidin, SSRI, Tramadol, Triptane, Tryptophan • **Nicht empfohlen/Vorsicht**: orale Antidiabetika, Bupropion, direkte Sympathomimetika, Guanethidin, Methyldopa, Tyramin-arme Diät von 1 Tag vor bis 14 Tage nach Tranylcypromin-Behandlung einhalten
Neuroleptika[72]	• Alkohol, Anticholinergika, Lithium, QT-verlängernde Substanzen, Serotonin-Reuptake-Hemmer, TCA, ZNS-dämpfende Pharmaka • In Abhängigkeit vom Wirkstoff und seiner Metabolisierung über 3A4 Kontraindikation **CYP3A4 Inhibitoren** (z.B. Ketoconazol, Protease-Hemmer, Erythromycin, Clarithromycin, Nefazodon), Grapefruitsaft oder Vorsicht mit Enzym-**Induktoren**, die die Clearance des Neuroleptikums beschleunigen (Carbamazepin, Phenytoin)
NO-Donatoren	Alpha-Blocker, Phosphodiesterase-5-Hemmer

Interaktionspartner 1	Schnellprüfung auf Interaktionspartner 2
Opiate, Opioide	Alkohol*, Anticholinergika, Benzodiazepine* (zuzüglich Missbrauchsrisiko), Cimetidin, MAO-Hemmer (2 Wochen Abstand), Rifampicin, ZNS-dämpfende Pharmaka* (*Atemdepression)
Paracetamol	Alkohol*, orale Antikoagulanzien (ab Dosierungen von 4 g Paracetamol über einen 14-tägigen Zeitraum), Enzym-Induktoren*, Isoniazid*, Probenecid (Hemmung der Glucuronidierung von Paracetamol*), Zidovudin (Neutropenie), (* Leberbelastung)
Phenazon	Alkohol, Antiarrhythmika, Cimetidin, Beta-Blocker, Clozapin, Disulfiram, Enzym-Induktoren (Wirkungsdauer verkürzt), Gerinnungshemmer, Ketoconazol (Kumulation möglich), orale Kontrazeptiva, TAH
Phenylbutazon und Analoga	Aminoglykosid-Antibiotika und andere nephrotoxische Arzneimittel, orale Antidiabetika (Sulfonylharnstoffe), Antikoagulanzien, Gentamicin (Wirkung abgeschwächt), Glucocorticoide, NSAR (24 Stunden Abstand), Penicillin **Anmerkung**: starke Plasmaeiweiß-Bindung von Phenylbutazon beachten
Phenytoin	• **Erhöhte Phenytoin-Plasmaspiegel** und möglicherweise erhöhte Toxizität durch Alkohol, Analgetika, Antibiotika, Antikoagulanzien, Antikonvulsiva in eingestellter Kombination, Azol-Antimykotika, Benzodiazepine, Calciumkanal-Blocker, Disulfiram, Estrogene, 5-Fluorouracil, Fluoxetin, Halothan, Methylphenidat, Omeprazol, Ticlopidin, Tolbutamid, Viloxazin • Delavirdin (Kontraindikation), Verabreichung gemeinsam mit parenteraler Ernährung
Phosphodiesterase-5-Hemmer, PDE5-Hemmer	• **Kontraindikationen**: Stickstoffmonoxid-Donatoren (NO), z.B. Amylnitrit, Nitrate, Nicorandil, Riociguat (wirkt unabhängig von, jedoch synergistisch zu NO) • **Vorsicht**: Dapoxetin, 3A4-Hemmer, z.B. Ketoconazol, Erythromycin, Cimetidin, Ritonavir, Saquinavir (Sildenafil-Clearance verlangsamt, Anfangsdosierung 25 mg), Alpha-Blocker (Hypotonie)
Pimozid[73]	Amantadin, Amiodaron, Amisulprid, Amitriptylin, Amitriptylinoxid, Amprenavir, Aprepitant, Artemether, Budipin, Chlorprothixen, Citalopram, Clarithromycin, Diphenhydramin, Domperidon, Dronedaron, Droperidol, Efavirenz, Erythromycin, Escitalopram, Fluconazol, Fosamprenavir, Fosaprepitant, Itraconazol, Ketoconazol, Miconazol, Moxifloxacin, Paroxetin, Piribedil, Posaconazol, Ritonavir, Roxithromycin, Sertralin, Thioridazin, Voriconazol
Propranolol	Antacida (schwächen Propranolol ab), Antiarrhythmika, orale Antidiabetika (Hypoglykämie maskiert), andere Blutdrucksenker, Calciumkanal-Antagonisten vom Dihydropyridin-Typ, Calciumkanal-Antagonisten vom Verapamil-Typ *i.v.* (Kontraindikation), Cimetidin (verstärkt Propranolol), Clonidin (hypertensive Krise beim Absetzen), Curare (verstärkte neuromuskuläre Blockade), Digitalis-Glykoside, Insulin, Lidocain *i.v.* (Intoxikation), Malaria-Mittel, MAO-Hemmer (Kontraindikation), Narkotika (Kardiodepression), Parasympathomimetika (Hypotonie, Asystolie), Rifampicin (schwächt Wirkung ab), Rizatriptan (MD 5 mg), Secale-Alkaloide (Vasospasmen), Sympathomimetika (verstärkte Alpha-Wirkung, Hypertonie, eventuell Herzstillstand), ZNS-dämpfende Pharmaka (Hypotonie)
Protease-Hemmer[74] (Ritonavir)	• **Kontraindiziert**: Alfuzosin, Analgetika, Antiarrhythmika (Amiodaron, Bepridil, Dronedaron, Encainid, Flecainid, Propafenon, Chinidin), Astemizol, Avanafil, Buproprion, Cisaprid, Clorazepat, Clozapin, Diazepam, Estazolam, Flurazepam, Fusidinsäure, Johanniskraut, Lovastatin, Lurasidon, orales Midazolam, Pethidin, Piroxicam, Propoxyphen, Quetiapin, Ranolazin, Pimozid, Rifabutin, Secale-Alkaloide, Sildenafil zur Behandlung der pulmonalen Hypertonie, Simvastatin, Terfenadin, Triazolam, Vardenafil, Voriconazol • **Nicht empfohlen/Vorsicht**: Antidepressiva, Atorvastatin, Bedaquilin, Carbamazepin, Colchicin, Dasatinib, Delamanid, Digoxin, Ethinylestradiol, Glucocorticoide, Immunsuppressiva, Lamotrigin, Nilotinib, PDE5-Hemmer, Phenytoin, Riociguat, Rivaroxaban, Rosuvastatin, Salmeterol, Simeprevir, Theophyllin, Tipranavir, Trazodon, Vinblastin, Vincristin, Vorapaxar, Warfarin • **Anmerkung**: Aus der Gruppe der Statine Pravastatin oder Fluvastatin empfohlen
Protonenpumpen-Hemmer (PPI)[75]	• Cumarine (Gerinnungskontrollen empfohlen), Digitalis-Glykoside (Hypomagnesiämie, Langzeitbehandlung), HIV-Protease-Hemmer wie Atazanavir (Bioverfügbarkeit reduziert), Methotrexat in hohen Dosen, pH-abhängige Beeinträchtigung der Resorption anderer Pharmaka (*siehe Kap. 4.4.3*), TAH • Speziell bei **(Es)Omeprazol**: Cilostazol, Clopidogrel, Digoxin, Johanniskraut, Nelfinavir (Kontraindikation), Phenytoin, Tacrolimus
Rifampicin	Antacida, Antiarrhythmika, andere Antibiotika, orale Antidiabetika, orale Antikoagulanzien, Antikonvulsiva, Antimykotika, Antirheumatika, Barbiturate/Benzodiazepine, Betablocker, Bosentan, Calciumkanal-Blocker, Chinin, Cimetidin, Clofibrat, Clopidogrel (Blutungen), Digitalis-Glykoside, Glucocorticoide, Cotrimoxazol, Enalapril, Estrogene/Gestagene, Fexofenadin, Haloperidol, Halothan, Hypnotika, Immunsuppressiva, Isoniazid, Methadon (Entzugssymptomatik), Nevirapin, Opiate, Paracetamol (Leber), Praziquantel, Protease-Hemmer, Saquinavir/Ritonavir (lebertoxisch, Kontraindikation), Statine, TCA, Theophyllin, Vitamin D
Salicylate	ACE-Hemmer (Wirkung abgeschwächt), Alkohol, Anticholinergika, orale Antidiabetika, Antikoagulanzien, Diuretika, Folsäure-Antagonisten (Methotrexat ab 15 mg/Woche), systemische Glucocorticoide, NSAR, Thrombolytika, Urikosurika, Valproinsäure
Sartane = AT-II-Antagonisten = AT1-Rezeptorblocker[76]	Aliskiren*, ACE-Hemmer* (*duale Blockade des RAAS), Blutdrucksenker, Lithium, Kalium-Erhöhung im Serum, NSAR (Wirkungsabschwächung), Trimethoprim (↑K^+)

Interaktionspartner 1	Schnellprüfung auf Interaktionspartner 2
Schilddrüsen-Hormone	Amiodaron (Hyper- oder Hypothyreose), Antidiabetika (abgeschwächt), Antikoagulanzien (verstärkt, v.a. Cumarine), Bioverfügbarkeit verringert (Aluminium, Calciumcarbonat, Colestyramin, Colestipol, Eisen), Chloroquin/Propyramil, Enzym-Induktoren, Estrogene, Orlistat (Hypothyreose), Phenytoin, Protease-Hemmer, Sertralin, Soja-Produkte, Sevelamer, Tyrosinkinase-Hemmer
Serotonin-Reuptake-Hemmer[77] (Citalopram)	Alkohol, orale Antikoagulanzien, Cimetidin, Hypokaliämie, Hypomagnesiämie, Johanniskraut, Linezolid, Lithium, MAO-Hemmer (2 Wochen Abstand), Neuroleptika, NSAR, QT-verlängernde Substanzen, Pimozid, Selegilin, allgemein serotonerge Arzneimittel, TCA, Tryptophan
Statine[78,79,80,81,82,83,84,85,86,87,88]	Antikoagulanzien, 1,4-Dihydropyridine, Makrolid-Antibiotika, Neuroleptika, Verapamil
mTOR-Inhibitoren (Everolimus, **Sirolimus**, Temserolimus, Pimecrolimus)	ACE-Hemmer (vermehrte akute Abstoßungsreaktionen), Erythromycin (Vorsicht), Ciclosporin (4 Stunden Abstand), allgemein starke CYP3A4-Induktoren und -Hemmer inklusive Grapefruitsaft, Diltiazem (Vorsicht), Lebendimpfstoffe vermeiden, Verapamil (Vorsicht)
Tacrolimus	Amphotericin B (verstärkte Nephrotoxizität), Ciclosporin, Ibuprofen (verstärkte Nephrotoxizität), abgeschwächte Lebendimpfstoffe (nicht empfohlen), Kalium, Kalium sparende Diuretika, CYP3A4-Induktoren und -Hemmer, die zu erniedrigten oder erhöhten Tacrolimus-Spiegeln führen, Isoniazid (↓ Tacrolimus), Lansoprazol (↑ Tacrolimus), Metamizol (↓ Tacrolimus), QT-verlängernde Substanzen
Tetracycline	Alkohol, andere Antibiotika (Penicilline, Cephalosporine), orale Antidiabetika, Antikoagulanzien, Bioverfügbarkeit verringert (Antacida, Wismut-Salze, Eisenionen, Milch und Milchprodukte), Ciclosporin, Digoxin, Enzyminduktoren, Isotretinoin (Kontraindikation), andere potenziell hepato- und nephrotoxische Substanzen, Lithium, Methotrexat, neuromuskuläre Blocker, Secale-Alkaloide, Theophyllin
Theophyllin	• **Wirkung verstärkt** (synergistische Wirkung oder verzögerter Abbau): Aciclovir, Antidepressiva, BCG- und Grippeimpfstoffe, Beta-Sympathomimetika, Calciumkanal-Antagonisten, Digitalis-Glykoside, Interferone, Isoniazid (Theophyllin-Spiegel kann steigen oder auch abfallen), orale Kontrazeptiva, (Fluor) Chinolone, Makrolid-Antibiotika, andere Methylxanthine, Ranitidin • **Wirkung abgeschwächt** (z.T. durch beschleunigten Abbau): Barbiturate, Carbamazepin, Johanniskraut, Phenytoin, Primidon, Raucher, Rifampicin, Ritonavir, Sulfinpyrazon • Umgekehrt **Verstärkung** der Wirkung **von** Diuretika, Halothan (Tachyarrhythmien), Ketamin (Krämpfe, Tachykardien) • **Abschwächung** der Wirkung **von** Adenosin, Benzodiazepinen, Beta-Blockern, Lithium(carbonat)
Thiazid-Diuretika (Hydrochlorothiazid, HCT)	ACE-Hemmer, Alkohol*, orale Antidiabetika, Barbiturate*, Beta-Blocker (Hyperglykämie), Blutdrucksenker verstärkt, Colestyramin, Colestipol (beide Abschwächung der Wirkung von HCT), Curare, Digitalis-Glykoside, Kaliuretische Diuretika, Lithium (Nor)Adrenalin, Methyldopa (Hämolysen), NSAR (Abschwächung der Wirkung), Phenothiazine*, TCA* (*Verstärkung der Wirkung von HCT)
Thrombozytenaggregations-Hemmer (TAH, Clopidogrel**)**[89]	Arzneimittel mit Blutungsrisiko (Acetylsalicylsäure, Fibrinolytika, Heparin, Prasugrel, SSRI, Ticlopidin, v.a. Warfarin), PPI (v.a. (Es)Omeprazol, 2C19-Hemmung Wirkungs***minderung***), Repaglinid*, Paclitaxel* (*2C8-Substrate)
Trimethoprim	Antikoagulanzien (verstärkt), Ciclosporin (Nierenstörung), Digoxin, Hyperkaliämie (ACE-Hemmer, Kalium sparende Diuretika, Spironolacton), Lamivudin*, Methotrexat (verstärkt toxisch), Phenytoin (Blutbildstörung), Procainamid, Repaglinid und Rosiglitazon (Hypoglykämie), Pyrimethamin (Megaloblastenanämie), Zidovudin* (*erhöhte Spiegel)
Triptane	MAO-Hemmer (2 Wochen Abstand), SSRI (Serotonin-Syndrom möglich, Kontraindikation Dapoxetin), Secale-Alkaloide (Ergotamin und Derivate, Kontraindikation)
Valproinsäure	Alkohol und andere hepatotoxische Substanzen, Antikoagulanzien, Carbapeneme, Enzym-induzierende Antiepileptika, Cimetidin, Erythromycin, Felbamat, Fluoxetin, Mefloquin, Rifampicin, Topiramat, Zidovudin, ZNS-dämpfende Pharmaka verstärkt
Venlafaxin	Alkohol, MAO-Hemmer (14 Tage Abstand), Metoprolol, Serotonin-Vorläufer (z.B. Tryptophan) und serotonerge Wirkstoffe, QT-verlängernde Substanzen
Verapamil und Derivate	Alkohol, antiretrovirale Stoffe, ASS, gegenseitige Verstärkung mit anderen Antiarrhythmika und Beta-Blockern, andere Blutdrucksenker (Blutdruckabfall), Calcium, Carbamazepin, Chinidin, Colchicin, Dabigatran (Dosis reduzieren), Digoxin, Grapefruitsaft, Imipramin, Immunsuppressiva, Inhalationsanästhetika, Ivabradin (Kontraindikation), Lithium, neuromuskuläre Blocker, Phenobarbital, Phenytoin, Prazosin, Rifampicin, Röntgenkontrastmittel, Statine, Terazosin, Vitamin D **Anmerkung**: Vorsicht mit stark an Plasmaproteine gebundenen Arzneistoffen
Vitamin D-Derivate ± Calcium	Digitalis-Glykoside (Rhythmusstörungen), Isoniazid*, Magnesium (Hypermagnesiämie), Phosphat-Binder, Glucocorticoide (Wirkung von Calcitriol vermindert), Rifampicin* (*Beeinträchtigung des Vitamin D-Stoffwechsels, Osteoporose), Thiazid-Diuretika (Hypercalcämie)

Tabelle 6: Zusammenstellung wichtiger Arzneimittelinteraktionen.

5.2 Häufig auftretende unerwünschte Arzneimittelwirkungen mit besonderer Berücksichtigung der Geriatrie

Die zweite Zusammenstellung in diesem Kapitel basiert auf einer Auswahl *standardisierter UAW*, für die Meldungen beim Deutschen Bundesinstitut für Arzneimittel eingehen,[90] die um einige Einträge aus dem Erfahrungsschatz der Allgemeinpharmakologie ergänzt wurden. Eine weitere hervorragende Quelle stellt ein Bändchen zur Polypharmazie dar, das 2013 von der Österreichischen Gesellschaft für Geriatrie und Gerontologie (ÖGGG) herausgebracht wurde.[91] Einmal mehr geht es um das Setzen eines Ankers, von dem ausgehend die Fäden zu mutmaßlichen Auslösern von Interaktionen gelegt werden, wenn die Probanden Befindlichkeitsstörungen verbalisieren. Eventuell könnten für die Erhebungen auch Laborbefunde, z.B. zu den Elektrolyten, vorgelegt oder erbeten werden bzw. stehen sie im klinischen Bereich ohnedies zur Verfügung. Vor einer konkreten Beurteilung im Rahmen einer Arzneimittelanamnese oder einer Medikationsanalyse ist Speziallitertur zurate zu ziehen.

Unerwünschte Wirkung	Hinweise auf Wirkstoffe
Acne medicamentosa und toxica	Androgene, Glucocorticoide, Halogene, Isoniazid, Vitamin B_{12}
Agranulozytose	*Siehe Kap. 7.2.2 sowie Einträge in AMT Kap. 8, Spalte „Agranulozytose"*
Akkommodationsstörungen	Anticholinergika, Cholinergika (z.B. Pilocarpin)
Akute zentrale Atemdepression	Alkohol (Rausch), Anästhetika (in höherer Dosierung), Barbiturate, Benzodiazepine, Neuroleptika, Opioide, Sedativa
Anfallsprovokation (Epilepsie) *Siehe Einträge in AMT Kap. 8, Spalte „Herabsetzung der Krampfschwelle"*	**Auswahl**: Amphetamin, Antidepressiva (möglicherweise), Anticholinergika, Antihistaminika (Diphenhydramin KI bei Epilepsie-Patienten, Senkung der Krampfschwelle bei Hydroxyzin, für die übrigen Vertreter keine Angaben laut MediQ), Baclofen, (Fluor)Chinolone (Gyrase-Hemmer), Chlorambucil, Ciclosporin, Clozapin, Cytarabin, Domperidon, Fentanyl, Haloperidol, Imipenem/Cilastin (bei Vorliegen einer Niereninsuffizienz), Isoniazid, Ketamin, Lidocain (und andere Lokalanästhetika), Lithium, Mefenaminsäure, Methotrexat, Metronidazol, Penicilline (parenteral, Hochdosis), Steroide, Terbutalin (bei MediQ nicht angeführt), Theophyllin, Tramadol, Triptane, Vincristin
Angioödem, *siehe auch Zeile „Ödeme"*	ACE-Hemmer
Angstzustände	Dexamethason, Interferon alfa-2b, Mefloquin, Voriconazol
Appetitlosigkeit, oft in Komb. m. Übelkeit und Erbrechen	Acetylsalicylsäure, Acetylcystein, Alpha-Blocker, Allopurinol, Amiodaron, Antibiotika (wenn emetische Teilwirkung wie bei Azol-Antimykotika, Cephalosporinen, Makrolid-Antibiotika und Penicillinen; weniger emetogen wirken Carbapeneme, (Fluor)Chinolone, Glycopeptide und Tetracycline), Antidepressiva (v.a. SSRI, z.B. Fluoxetin, Sertralin, z.T. auch SNRI, diesbezüglich günstig Mirtazapin); Antiestrogene, Atomoxetin, Carbamazepin, Cholinesterase-Hemmer, Clopidogrel, Clozapin, Digitalis-Glykoside, Kalium sparende Diuretika und Diuretika allgemein, Dopaminomimetika, Ezetimib, Immunsuppressiva, Lamotrigin, Levodopa, Lithium, Memantin, Mesalazin, Metformin, Methotrexat, Methylphenidat, Nitrate, NSAR, Phenytoin, PPI, Sulfasalazin, Theophyllin, Valproinsäure, Zytostatika
Asthma, Bronchospasmus	Beta-Blocker (auch aus Augentropfen), NSAR inklusive ASS, Umweltgifte (Ozon)
Blutbildveränderungen (vorzugsweise *andere als Agranulozytose*, z.B. Anämie (inklusive aplastische und hämolytische Anämie), Eosinophilie, Leukopenie, Neutropenie, Panzytopenie, Thrombozytopenie; Störungen der Hämatopoese, gesteigerte Knochenmarkstoxizität	ACE-Hemmer, Amiodaron, Aliskiren, Allopurinol, Azol-Antimykotika, Carbamazepin, Carbapeneme, Carbimazol, Chinolone, Cimetidin, Chlorprothixen, Clopidogrel, Dabigatran, Flupentixol, Glitazone, Glucocorticoide (systemisch), Haloperidol, Heparin, Interferone, Lamotrigin, Melperon, Mesalazin, Metamizol, Methotrexat, atypische Neuroleptika, Heparine, NSAR, Olsalazin, Phenothiazine, Phenytoin, Propafenon, Protonenpumpen-Hemmer (PPI, indirekt durch Blockade der Vitamin-B_{12}-Aufnahme), Ranitidin, Rivaroxaban, Sartane, Sildenafil, Sulfonamide, Sulfonylharnstoffe, Sulfasalazin, Tamoxifen, Thiamazol, Valproinsäure, Virustatika, Zuclopenthixol
Blutungen	Alkohol, Antikoagulanzien, ASS/Salicylate (ab 3 g/Tag verminderte Prothrombin-Synthese in der Leber), Clopidogrel, Cumarine, Glucocorticoide (verstärkte ulcerogene Wirkung), Prasugrel, SSRI, SNRI • **Beachte**: Das Blutungsrisiko steigt bei Kombination der in der rechten Spalte angeführten Stoffe, z.B. Analgetika-Konsum bei bestehender blutgerinnungshemmender Therapie

Unerwünschte Wirkung	Hinweise auf Wirkstoffe
Bradykardie	Amiodaron, Amisulprid, Benzodiazepine, Beta-Blocker, Calciumkanal-Blocker, Chinidin, Clonidin, Digitalis-Glykoside, Diltiazem, Donepezil, Dronedaron, Dorzolamid, Ergotamin und Derivate, Fentanyl, Gilurytmal, Iopamidol, Lidocain, Mepivacain, Moxonidin, Neuroleptika, Nitrate, Pilocarpin (auch aus Augentropfen), Prajmalin, Propafenon, Timolol (auch aus Augentropfen), Verapamil
Candida-Befall (Mundhöhle)	Antibiotika, inhalative Glucocorticoide
Depression, Suizid, selbstverletzendes Verhalten	Antiepileptika, Glucocorticoide (v.a. Dexamethason), H_2-Rezeptor-Antagonisten (in hoher Dosierung und bei bestehender renaler Dysfunktion), Hypnotika (cave Benzodiazepin-Entzugssyndrom), Interferon alfa-2b, Interleukin-2, Mefloquin, Propranolol (Zusammenhang nicht gesichert), Sedativa, Sotalol (Zusammenhang nicht gesichert), Voriconazol
Diarrhoe	Acarbose, ACE-Hemmer, Aliskiren, Antacida, Antibiotika (v.a. Cephalosporine, Makrolide, Penicilline), Antacida, Calciumkanal-Blocker, Carbamazepin, Clopidogrel, Dopamin-Agonisten, Eisen-Präparate, Fibrate, Gabapentin, Immunsuppressiva, Johanniskraut, Lactose/Lactulose und Laxanzien allgemein, Lithium, Magnesium, Metformin, Methotrexat, Metoclopramid, Misoprostol, Nukleosid-Analoga (v.a. Aciclovir), Orlistat (wenn fettreiche Ernährung), Schilddrüsen-Hormone, SSRI und SNRI, Statine, Theophyllin, Topiramat, Ursodeoxycholsäure, Valproinsäure, Zytostatika (Schädigung des Darmepithels)
Dyslipidämie	Anabolika, Diuretika, Estrogene, Glucocorticoide, orale Kontrazeptiva, Testosteron und Derivate
Einengung des Tubuluslumens	Aciclovir (nach parenteraler Verabreichung), Methotrexat (hochdosiert)
Epilepsie	*Siehe „Anfallprovokation" und Kap. 7.8 „Senkung der Krampfschwelle"*
Erbrechen (durch Übelkeit ausgelöst)	Amiodaron, Exenatid, Fentanyl, Rivastigmin, Ropinirol
Erhöhung des Augeninnendrucks	Anticholinergika, Glucocorticoide
Erkrankungen der Linse	Amiodaron, Glucocorticoide
Erkrankungen der Retina	Vigabatrin
Exacerbation bei Herzinsuffizienz	Glucocorticoide, NSAR, Verapamil
Exsikkose Möglichen Zusammenhang zu SIADH checken Provokation/Vorliegen eines Diabetes insipidus	Diuretika (Kombinationspräparate!), delirogene Medikamente, Fentanyl, Lactose/Lactulose und Laxanzien allgemein, Lithium, atypische Neuroleptika, Sedativa, Virustatika, Zoledronsäure, Zytostatika (v.a. Vincristin)
Extrapyramidalmotorisches Syndrom, EPS	• Frühdyskinesien: Blickkrämpfe, Hyperkinese, z.B. Zuckungen im Gesicht, ruckartiges Herausstrecken der Zunge, Beginn noch in der 1. Woche • Parkinsonoid: Einschränkung der Feinmotorik, Rigor, Tremor, Akinese, Beginn 1.-10. Woche • Akathisie: Sitz- und Stehunruhe, Reizbarkeit, Angst, Beginn 1.-7. Woche • Tardive Dyskinesie: Hyperkinetische Dauersyndrome, Beginn ab 3 Monaten bis Jahre nach Therapiebeginn • Metoclopramid, Neuroleptika: je älter der Patient ist, desto geringer ist die körpereigene Schwelle für extrapyramidal-motorische Störungen. Das Risiko ist bei den „klassischen" Substanzen erheblich höher[92,93]
Farbsehen, Veränderung	Digitalis-Glykoside, Ethambutol, Naltrexon (Farbensehschwäche), Sildenafil, Tranexamsäure
Fraktur-Risiko erhöht	*Siehe „Osteopenie, Osteoporose"*
Gastrointestinale unspezifische Entzündungs- und Dysfunktionszustände, i.e.S. Blutungen	Cholinesterase-Hemmer (selten), Bisphosphonate (v.a. wenn in Komb. m. NSAR), Bromocriptin, Clindamycin, Clopidogrel, Glucocorticoide, Methotrexat, NSAR inklusive ASS, Paracetamol (bei Dosierungen >2 g/Tag), Spironolacton, SSRI (v.a. wenn in Komb. m. NSAR)
Gebrechlichkeit, Frailty	*Siehe „Sturzneigung"*

Unerwünschte Wirkung	Hinweise auf Wirkstoffe
Geruchsstörungen	Amikacin (Verlust des Geruchssinns möglich), Amiodaron (Verlust des Geruchssinns möglich), Amitriptylin, Amlodipin, Amoxicillin, Azithromycin (Verlust des Geruchssinns möglich), Beta-Blocker, Calciumkanal-Blocker, Chlorhexidin, Cimetidin, Cocain, Diltiazem, Doxycyclin (Verlust des Geruchssinns möglich), Enalapril (andere ACE-Hemmer selten betroffen), Flurbiprofen, (Fluor)Chinolone, Felodipin, Gemfibrozil, Gentamicin, Glucocorticoide, Levodopa, Lovastatin (andere Statine selten betroffen), Methotrexat, abschwellende Nasensprays bei chronischer/missbräuchlicher Verwendung, Nifedipin, D-Penicillamin, Roxithromycin (Verlust des Geruchssinns möglich), Sildenafil (Verlust des Geruchssinns möglich), Streptomycin, Sumatriptan, Telithromycin (Verlust des Geruchssinns möglich), Terbinafin
Geschmacksstörungen[94]	• **Hypogeusie** (Abschwächung, teilweiser Ausfall des Geschmackssinns) – **Unspezifisch**: Amphotericin B, Carbamazepin, Carboplatin, Cisplatin, Diltiazem, Levodopa, Metronidazol, Nifedipin, D-Penicillamin – **Salzig**: Amilorid • **Ageusie** (vollständiger Verlust der Geschmackswahrnehmung) – **Unspezifisch**: Atorvastatin, Cisplatin, Clarithromycin (meist Dysgeusie), Darunavir, Diltiazem, Enalapril, Fotemustin, Glasdegib, Hydrochlorothiazid, Levofloxacin (selten), Nifedipin, Ofloxacin, D-Penicillamin (auch Hypogeusie), Spironolacton, Telithromycin, Terbinafin, Thiamazol, Triazolam, Ziconotid – **Sauer**: Isotretinoin • **Dysgeusie** (Schmeckstörung) – **Unspezifisch**: Afamelanotid, Alectinib, Alpelisib, Amiodaron, Amlodipin, Apraclonidin, Avapritinib, Azithromycin (Geschmacksverlust möglich), Aztreonam, Bevacizumab, Binimetinib, Blutgerinnungsfaktoren (human, rekombinant), Brigatinib, Cabazitaxel, Ceftazidim (in Fixkomb. m. Avibactam), Ceftobiprol, Cetirizin (sehr selten), Chinidin, Cilazapril, Clarithromycin (auch Verlust des Geschmackssinns möglich), Clomipramin, Clopidogrel, Cobicistat, Cromoglicinsäure, Cyclophosphamid, Cytisin, Dacomitinib, Dapoxetin, Diclofenac, Diltiazem, Enalapril, Encorafenib, Entrectinib (sehr häufig), Ertapenem, Everolimus, Flurbiprofen, Fostamatinib, Frovatriptan, Ganciclovir, Glasdegib, Glatiramer, Hydromorphon, Irbesartan, Isavuconazol, Lansoprazol, Ketoconazol, Larotrectinib, Letermovir, Lisinopril, Lithium, Losartan, Miconazol, Mitoxantron, Morphin(sulfat), Mycophenolat, Nelarabin, Nifedipin, Nitroglycerin, Omeprazol, Opicapon, Oxygerolan, Palifermin, Paliperidon, Pantoprazol, Pegvisomant, Pembrolizumab, Pemetrexed, Phenylbutyrat-Glycerol/-Natrium, Pirfenidon, Pixantron, Posaconazol (häufig), Prulifloxacin, Rabeprazol, Raltegravir, Raltitrexed, Risperidon, Rituximab, Rizatriptan, Roflumilast, Romiplostim, Roxithromycin, Rucaparib, Selegilin, Semaglutid, Sonidegib, Suggamadex, Sulfasalazin, α-Sympathomimetika topisch (Nasen-Formulierungen), Talazoparib, Telavancin, Telbivudin, Temsirolimus, Thiamazol (Ageusie möglich), Ticlopidin, Tivozanib, Tolvaptan, Trastuzumab, Vernakalant (sehr häufig), Vinflunin, Ziconotid, Zoledronsäure – **Metallisch**: Adenosin, Carbetocin, Carbidopa, Cisplatin, Daptomycin, Lidocain, Lithium, Methotrexat, Metronidazol, Zinksalze, Zopiclon – **Bitter**: Amphetamin und Derivate, Dorzolamid, Flurazepam – **Salzig**: Amitriptylin, Captopril, Carboplatin – **Süß**: 5-Fluorouracil • **Phantogeusie** (Schmeckstörungen, ohne dass eine Reizquelle besteht): Allopurinol, Ethamobutol, Vitamin D und Derivate (jeweils metallischer Sinneseindruck)
Gewichtszunahme	Amitriptylin, Carbamazepin, Chinidin, Chlorpromazin, Cinnarizin, Clozapin, Glibenclamid, Flunarizin, Haloperidol, Imipramin, Lithium, Nortriptylin, Olanzapin, Pizotifen, Pioglitazon, Propafenon, Risperidon, Tolbutamid, Valproinsäure, Vigabatrin
Glaukom	Anticholinergika
Gynäkomastie	Anabolika, Cimetidin, Digitalis-Glykoside, Estrogene, Spironolacton
Haarausfall (Alopezie)	Antikoagulanzien, Chloroquin, Heparin und Heparinoide, orale Kontrazeptiva, Zytostatika
Haarwachstum vermehrt (Hypertrichinose)	Androgene, Glucocorticoide, Corticotropin, Minoxidil
Halluzinationen	Dexamethason, Voriconazol
Harnverhalten, Beschwerden bei der Miktion	Amantadin, Anticholinergika, Baclofen, Benzodiazepine, Beta-Sympathomimetika (i.e.S. dem Ephedrin verwandte abschwellende und Kreislauf stützende Wirkstoffe in Erkältungsmitteln), Carbamazepin, Etilefrin, Hydroxyzin, Moclobemid, atypische Neuroleptika, Opioide, SNRI und SSRI, Tacrolimus, TCA

Unerwünschte Wirkung	Hinweise auf Wirkstoffe
Hautreaktionen	ACE-Hemmer, Allopurinol (v.a. bei Kombination mit ACE-Hemmern und Aminopenicillinen), Amiodaron, Amitriptylin, Antibiotika bei Lokalanwendung (Aminoglykosid-Antibiotika, Sulfonamide), Antibiotika systemisch (Aminopenicilline, (Fluor)Chinolone, Tetracycline), orale Antidiabetika, Aromatase-Hemmer und andere Antiestrogene, Beta-Blocker (Psoriasis-Schub), Betacarotin und Carotinoide (Einlagerung, Verfärbung), Bupropion, Carbamazepin, Celecoxib, Clomipramin, Clopidogrel, Dihydrocodein, Diuretika, Glucocorticoide, Gold-Salze (Einlagerung), Johanniskraut, orale Kontrazeptiva (Chloasmen), Lamotrigin, Levomepromazin, Lithium, Maprotilin, Methotrexat, Minoxidil, (Haarwuchs), Morphin, Olanzapin, Pimecrolimus, PPI, Pyrazinamid, Retinoide, SSRI, Sulfasalzin, Tacrolimus, Thyreostatika, Vitamin A, Voriconazol
Heiserkeit	Inhalative Glucocorticoide
Hepatitis	*Siehe Kap. 7.12 sowie Einträge in AMT Kap. 8, Spalte „Vorsicht Leber", Kennzeichnung „H"*
Herzinsuffizienz durch Begleitmedikamente, Begleiterkrankungen, verursacht oder verstärkt	Alpha-Blocker (v.a. Doxazosin), Alpha-Sympathomimetika (v.a. Midodrin), Anthracycline, Bevacizumab, Calciumkanal-Antagonisten (sowohl vom Diltiazem-Typ als auch 1,4-Dihydropyridin-Typ), Clozapin, Cyclophosphamid, Dronedaron, Dutasterid, Etanercept, Glucocorticoide, Ifosfamid, Imatinib, Infliximab, Itraconazol, Lapatinib, Metamizol, Mineralocorticoide, NSAR, Pioglitazon, Pregabalin, Propafenon, Sunitinib, Trastuzumab
Herzrhythmusstörungen	*Siehe Zeilen „Bradykardie" und „Tachykardie"*
Hörstörungen und vestibuläre Störungen	Aminoglykosid-Antibiotika, Amphotericin B, Furosemid, Itraconazol (v.a. bei Komb. m. Chinidin), Makrolid-Antibiotika, Methotrexat, NSAR, Posaconazol, SSRI, Torasemid, Vancomycin
Hypercalcämie **Ca^{2+} >2,6 mmol/l**	• Primärer oder tertiärer Hyperparathyreoisdimus, Malignome, Sarkoidose • Lithium, Milch-Alkali-Syndrom (Zufuhr hoher Ca^{2+}-Mengen über Ernährung in Kombination mit Antacida), Tamoxifen, Thiazid-Diuretika (Hemmung der Ca^{2+}-Ausscheidung), Vitamin A (chronische Überdosierung bzw. Vergiftung ® erhöhtes Fraktur-Risiko durch Freisetzung von Ca^{2+} aus dem Knochen), Vitamin D[95] (hohe Dosierung bzw. Vergiftung)
Hyperglykämie/ Neuauftreten eines Diabetes mellitus	Acetazolamid, Aktivkohle (indirekt, z.B. durch Herabsetzung der Wirkung von Acarbose), Azol-Antimykotika (indirekt, z.B. durch Herabsetzung der Wirkung von oralen Antidiabetika wie Repaglinid), Barbiturate, Ciclosporine, Clozapin, Colestyramin (indirekt, z.B. durch Herabsetzung der Wirkung von Acarbose), Diazoxid, Diuretika (Thiazide, Saluretika), Erythromycin (indirekt, z.B. durch Herabsetzung der Wirkung von oralen Antidiabetika wie Repaglinid), Estrogene, (Fluor)Chinolone, Glucocorticoide, Glucagon, Interferone, orale Kontrazeptiva, Laxanzien (bei Langzeitanwendung), Lopinavir, Nikotinsäure-Derivate, Pankreatin (indirekt, z.B. durch Herabsetzung der Wirkung von Acarbose), Olanzapin, Pentamidin, Phenothiazine (v.a. Chlorpromazin), Phenytoin, Quetiapin, Rifampicin (indirekt, z.B. durch Induktion des schnelleren Abbaus von Sulfonylharnstoffen und Repaglinid), Risperidon, Schilddrüsen-stimulierende Mittel, Statine, Stavudin, Sympathomimetika, Tacrolimus, Thyroxin, Zidovudin
Hypoglykämie	ACE-Hemmer, Acetylsalicylsäure, Allopurinol, p-Aminosalicylsäure, Anabolika, Antikoagulanzien, Azapropazon, Chloramphenicol, Azol-Antimykotika (ausgenommen Itraconazol), Clarithromycin, Cyclophosphamid, Disopyramid, Fenfluramin, Fibrate, Glinide, Glitazone, Ifosfamid, Insulin, Metformin, Oxyphenbutazon, Pentoxifyllin, Phenylbutazon, Probenecid, Salicylate (ASS!), SSRI (v.a. Fluoxetin), Sulfinpyrazon, langwirksame Sulfonamide, Sulfonylharnstoffe, Sympatholytika (unselektive Beta-Blocker), Tetracycline, Tranylcypromin, Trofosfamid
Hyperglykämie oder Hypoglykämie/Verminderung oder Verstärkung der Blutzuckersenkung	Beta-Blocker (Durchschlagen einer ***intrinsic activity***, aber auch z.B. Landiolol), Clonidin, Didanosin, Histamin-H_2-Blocker (in den Fachinformationen sind aber lediglich bei Cimetidin und Ranitidin hypoglykämische Wirkungen bei der Komb. m. Glipizid angeführt), Lanreotid, Octreotid, Pegvisomant[96]
Hyperkaliämie **K^+ >5,5 mmol/l** • Geringe Hyperkaliämie 5,5-5,9 mmol/l, • Mittelgradige Hyperkaliämie 6,0-6,4 mmol/l, • Schwere Hyperkaliämie >6,5 mmol/l *Siehe Kap. 7.6.1 und Einträge in AMT Kap. 8, Spalte „Kalium-Dysbalance"*	ACE-Hemmer (unter dem Aspekt des Aldosteron-Antagonismus), Aliskiren (direkter Renin-Inhibitor), Beta-Blocker (langfristige blutdrucksenkende Wirkungen wahrscheinlich über Renin-Antagonismus), Ciclosporin, Cotrimoxazol, Digitalis, Heparine, Kalium-Salze, Kalium sparende Diuretika (v.a. Aldosteron-Antagonisten), NSAR (v.a. Acetylsalicylsäure in analgetischen Dosen und andere Salicylate, (Dex) Ibuprofen, Metamizol, Paracetamol (provozieren Blutungen im Gastrointestinaltrakt, begünstigen Nierenversagen; Überprüfung der Indikation, Alternativen aus den Co-Analgetika?), Sartane (wie ACE-Hemmer), Statine indirekt (gesteigerte K^+-Freisetzung, z.B. infolge Rhabdomyolyse), Tacrolimus, Trimethoprim

Unerwünschte Wirkung	Hinweise auf Wirkstoffe
Hypokaliämie **K^+ <3,5 mmol/l** (Normalwert 3,5-5,2 mmol/l) *Siehe Kap. 7.6.2 und Einträge in AMT Kap. 8, Spalte „Kalium-Dysbalance"*	Adrenocorticotropes Hormon (ACTH), Amphotericin B, Azol-Antimykotika, Beta-Sympathomimetika (auch wenn inhalativ angewendet und v.a., wenn in Komb. m. Glucocorticoiden), Furosemid (seltener als nach Thiaziden), Glucocorticoide (systemisch, mineralocorticoide Teilwirkung!), Hydrochlorothiazid (nach ca. 3 Therapiewochen), Indapamid, Insulin (bei rascher Blutzucker-Senkung), Laxanzien, Mineralocorticoide, Natriumbicarbonat, Natrium polystyrenolsulfonat (z.B. Resonium A®), Penicilline (Hochdosis), Quetiapin, Risperidon, Salicylate, Schilddrüsen-Hormone, Tacrolimus, Theophyllin, Torasemid (seltener als nach Thiaziden), Xipamid, Zoledronsäure
Hypomagnesiämie **Mg^{2+} <0,6 mmol/l**	• Gastrointestinaler Verlust, Polyurie, Alkoholismus, Mangelernährung, Eklampsie • Digoxin, Formoterol und andere Beta-Sympathomimetika, Furosemid, Hydrochlorothiazid, Protonenpumpen-Hemmer (v.a. Lansoprazol und Pantoprazol), Torasemid
Hypernatriämie **Na^+ >145 mmol/l**	• **Hypovolämische Hypernatriämie** = eine zu hohe Natrium-Konzentration mit gleichzeitig vermindertem intravasalen Volumen infolge erhöhter Flüssigkeitsausscheidung, etwa bei chronischen, starken Durchfällen, Erbrechen, Diuretika-Therapie und bei Diabetes insipidus; umgekehrt kann auch eine zu niedrige Zufuhr an Flüssigkeit zu einer Exsikkose und somit zu einem relativen Natrium-Anstieg führen • **Hypervolämische Hypernatriämie** durch eine zu hohe Kochsalz-Zufuhr, z.B. durch Trinken von Salzwasser oder infolge falsch dosierter NaCl-Infusionen • **Medikamente**: Fosfomycin (bei parenteraler Anwendung und bestehender Dehydratation), Penicillin G (parenterale Anwendung, hoher Natrium-Gehalt der Infusionen), Risperidon (cave sekundärer renaler Diabetes insipidus)
Hyponatriämie/SIADH **Na^+ <125 mmol/l, ab Werten unter 110 mmol/l lebensbedrohlich**	• *Siehe Kap. 7.5. und Einträge in Arzneimitteltabelle in Kap. 8, Spalte „SIADH"* • ACE-Hemmer, Amitriptylin, Carbamazepin, Cyclophosphamid, Furosemid, Hydrochlorothiazid, Indapamid, MAO-Hemmer, NSAR, Neuroleptika, Opioide, Sartane, Spironolacton, SNRI und SSRI, Sulfonylharnstoffe, Valproinsäure, Vasopressin, Vincristin, Xipamid
Hypertonie	Ciclosporin, Erythropoetin, Estrogene, Glucocorticoide, Mineralocorticoide, NSAR, Oxybutynin, SNRI, Tacrolimus, Triptane
Hypotonie	ACE-Hemmer, Aliskiren, Beta-Blocker, Calciumkanal-Blocker, Cholinesterase-Hemmer, Clonidin, Diuretika, Doxazosin, Levodopa, MAO-Hemmer, Mirtazapin, Moxonidin, Neuroleptika, Nikotinsäure und Derivate, Nitrate, Opioide, Pentoxifyllin, Reboxetin, Prazosin, Rilmenidin, Sartane, TCA, Trazodon
Inkontinenz	ACE-Hemmer (auch indirekt durch Auslösen von Hustenattacken, die den Druck im Bauchraum erhöhen), Aliskiren, Benzodiazepine, Beta-Blocker, Calciumkanal-Antagonisten, Diuretika, Donepezil, Doxazosin, atypische Neuroleptika, Prazosin, Sartane, Theophyllin, Urapidil, Zolpidem
INR-Erhöhung *Vergleiche „Blutungen"*	Allopurinol, Amikacin, Amiodaron, Bezafibrat, Cefalexin, Chinidin (Dabigatran), Clarithromycin, Cotrimoxazol, Diclofenac, Disulfiram, Dronedaron (Dabigatran), Erythromycin, Fluconazol, Gentamicin, Glibenclamid, Glucagon, Levothyroxin, Lovastatin, Mefenaminsäure, Metronidazol, Paracetamol, Phenytoin (zu Behandlungsbeginn), Propafenon, Ritonavir (Rivaroxaban), Simvastatin, Tamoxifen, Tetracyclin, TAH, Tobramycin, Trimethoprim, Valproinsäure, Verapamil (Dabigatran)
INR-Minderung *Vergleiche „Thrombose, Embolie"*	Amitriptylin, Carbamazepin, Colestyramin, Dexamethason, Digitalis-Glykoside, Furosemid, Johanniskraut, Phenytoin (ab der 2. Woche), Prednisolon, Primidon, Rifampicin, Thiamazol, Thiopental
Interstitielle Nierenschäden	Allopurinol, Betalactam-Antibiotika, NSAR, Betalactam
Iris, Farbveränderung	Prostaglandine (Ophthalmika)
Juckreiz (Pruritus)	Acetylsalicylsäure, Aciclovir, Amiodaron, Ampicillin, Beta-Blocker, Bleomycin, Captopril, Cephalosporine, Chloroquin, Clonidin, Colistin, Cotrimoxazol, (Dex)Ibuprofen, Diazoxid, Diphenoxylat, Flurbiprofen, Hydroxyethylstärke, Imipramin, Isoniazid, Lofepramin, Metronidazol, Miconazol, Morphin, Naproxen, Nikotinsäure, Polymyxin B, Propafenon, Pyritinol
Kardiotoxische Effekte	Clozapin, Dopamin-Antagonisten (vom Ergotamin-Typ), Methylphenidat, Zytostatika

Unerwünschte Wirkung	Hinweise auf Wirkstoffe
Kopfschmerzen • Cave Personen mit Schmerzmittel-Missbrauch, der zu einem Medikamenten-induzierten Kopfschmerz führen kann (z.B. bei Einnahme von Kopfschmerz- und Migräne-Präparaten an 14 Tagen und mehr pro Monat)	Acetazolamid, Ajmalin, Amantadin, Antihistaminika, Barbiturate, Bromocriptin, Calciumkanal-Antagonisten, Carbimazol, Chinidin, Chloroquin, Cimetidin, Clofibrat, Codein, Coffein, Digitalis-Glykoside, Dihydralazin, Dihydroergotamin, Dipyridamol, Disopyramid, Disulfiram, Diuretika, Estrogene, Ergotamin, Esomeprazol, Etofibrat, (Fluor)Chinolone, Glucocorticoide, 5-HT_3-Antagonisten, Immunglobuline, Interferone, Isoniazid, MAO-Hemmer, Meprobamat, Metronidazol, Nitrate, Octreotid, Omeprazol, Paroxetin, Pentoxifyllin, Phosphodiesterasehemmer, Primidon, Prostacycline, Ranitidin, Rifampicin, Serotonin-Reuptake-Hemmer, Tetracycline, Theophyllin, Thiamazol, Trimethoprim/Sulfamethoxazol, Triptane **Empfehlungen zu Analgetika-Verordnungen bzw. zu Schmerzmitteln in der Selbstmedikation** • Niedrige Dosierung und kurze Therapiedauer vermindern das Risiko, Maximaldosierungen beachten. • Zweck der Medikation erfragen, da nicht alle Schmerzerkrankungen gut auf NSAR ansprechen, z.B. neuropathische Schmerzen, Fibromyalgie, Clusterkopfschmerz, Migräne, Koliken • Kontraindikationen und gastrointestinale Vorerkrankungen abfragen • Begleitmedikation erfragen (ulcerogene und/oder blutungsfördernde Stoffe; Paracetamol gilt als gastrointestinal risikoarme Alternative) • Bei anhaltenden dyspeptischen Beschwerden Schmerzmittel-Konsum hinterfragen; bei entsprechender Sachlage oder Indikation Verweis an den Arzt • Bei unerklärlichem Hämoglobin-Abfall bzw. Eisen-Mangel an versteckte Blutungen durch NSAR-bedingte Erosionen im Gastrointestinaltrakt denken – selbst Ulcera können aufgrund des analgetischen Effekts der NSAR schmerzlos bleiben(!) • Bei Berichten über Alarmsymptome wie kaffeesatzartiges Bluterbrechen und Teerstühle sofort ärztliche Untersuchung veranlassen
Lactatacidose[97]	• Medikamentös und Substanz-bedingt: Biguanide (Metformin, Buformin, Phenformin), Ethanol, Fructose, Isoniazid, Methanol, Propofol, Nitroprussid-Natrium, Paracetamol, Salicylate, Sorbitol, Terbutalin, Vitamin B_1-Mangel (z.B. bei strengen Fastenkuren, Alkoholismus) • Andere Ursachen infolge akuter Vergiftungs- und Schocksymptomatiken, bestimmter Grunderkrankungen und angeborener Stoffwechselstörungen
Lipodystrophie	Glucocorticoide, Insulin
Manie	Antidepressiva (wenn bipolare Erkrankung), Theophyllin
Mundtrockenheit	ACE-Hemmer (i.e.S. Captopril, Enalapril, Lisinopril), Anticholinergika, H_1-Antihistaminika (mit anticholinergen UAW), Antiepileptika (besonders Carbamazepin), Antiparkinsonia (i.e.S. die Dreiermischung aus Levodopa/Carbidopa/Entacapon), Clonidin, Diuretika, Muskelrelaxanzien (Orphenadrin), atypische Neuroleptika, Opioide, Sedativa (Benzodiazepine), SNRI und SSRI, tri- und tetracyclische Antidepressiva (Mirtazapin)
Myopathien, Medikamenten-induziert	• **Direkte** Schädigung der Muskulatur: ACE-Hemmer, Adalimumab, Alkohol, Amiodaron (selten), Beta-Blocker (selten), Cimetidin, Colchicin (wenn gleichzeitig Niereninsuffizienz oder Kombination mit Ciclosporin), Chloroquin, Ciclosporin, Ezetimib, Glucocorticoide, Levodopa, Phenytoin, serotonerge Substanzen (selten), Statine (cave Kombination mit Carbamazepin, Phenytoin, Dexamethason sowie CYP3A4-Hemmstoffen; cave Kombination mit Gemfibrozil, wenn nötig, dann zu bevorzugende Kombination Simvastatin-Fenofibrat), Vincristin, Voriconazol, Zidovudin • **Immunologisch** getragene Myopathie: D-Penicillamin, Interferon-alpha (selten) • **Indirekte** Muskelschädigung: malignes Neuroleptika-Syndrom, medikamentös bedingte epileptische Anfälle, medikamentös bedingte Hypokaliämie, medikamentös bedingtes Koma mit Muskelnekrose
Nervus opticus, Schädigung	Linezolid, Retinoide, Tuberkulostatika
Nierenfunktions-störungen	ACE-Hemmer, Aliskiren, Allopurinol, zahlreiche Antibiotika mit potenziell nephrotoxischen Eigenschaften, Ciclosporin, COX2-Hemmer, Eplerenon, Laxanzien, Metformin, NSAR, Opiate/Opioide, Röntgenkontrastmittel, Sartane, Spironolacton, Tacrolimus, zahlreiche Zytostatika mit potenziell nephrotoxischen Eigenschaften
Oberbauchschmerzen	Diclofenac, Liraglutid, Topiramat
Obstipation[98]	Alpha-Blocker, Antacida auf Aluminium- oder Calcium-Basis, Anticholinergika, Antiepileptika, Aprepitant, Bromocriptin, Butyrophenone, Calciumkanal-Blocker (v.a. Verapamil, auch Diltiazem), Codein und Derivate (als Hustenstiller), Colestyramin, Diuretika, Eisen-Präparate, Fibrate, 5-HT_3-Antagonisten, Laxanzien-Missbrauch (K^+-Verluste), MAO-Hemmer, Opiate/Opioide (als Schmerzmittel), Sympathomimetika, TCA
Ödeme	Aliskiren, Dopamin-Agonisten (v.a. Bromocriptin), Estrogene, Glucocorticoide, Glitazone, Insuline, Minoxidil, NSAR, atypische Neuroleptika, Sildenafil

Unerwünschte Wirkung	Hinweise auf Wirkstoffe
Osteopenie, Osteoporose[99] *Vergleiche Kap. 7.7.3*	• Anastrozol, Enzym-induzierende Antiepileptika (i.e.S. Carbamazepin, Phenobarbital, Phenytoin, aber auch Gabapentin, Levetiracetam präklinisch, Oxcarbazepin; rasche Umwandlung des aktiven Vitamin-D-Hormons in inaktive Metaboliten),[100] Antikoagulanzien, Colestyramin, Glitazone, Glucocorticoide, GnRH-Analoga (v.a. Buserelin, Goserelin, Leuprorelin, Triptorelin), Glucocorticoide, Heparine, Magnesium, Schleifendiuretika, Schilddrüsen-Hormone, PPI (indirekt durch Störungen der Elektrolyt-Resorption im Darm), SSRI • Vermeidung von „Calcium-Räubern", z.B. Kaffee, Softdrinks, Diuretika, Übermaß an Eiweiß, z.B. durch exzessiven Fleischverzehr, raffinierter Zucker (weißer Zucker) und zu viele Süßspeisen, Alkohol, Marihuana, Zigarettenkonsum • Zu wenig Bewegung und Sport (Knochenabbau) oder zu viel und zu intensiver Sport (Vitamin D-Mangel, Leistungssportler!) • Vermeidung von Solanceen-Gemüse, z.B. Tomaten, aber auch Kartoffeln, Paprika und Auberginen („Eggplant"), die alle den Calcium-Hemmstoff Solanin enthalten • Vermeidung von allem, was Phosphor im Übermaß enthält, z.B. Bierhefe (obwohl ansonsten reich eine B-Vitaminen), Coca Cola®
Pankreatitis	Albiglutid, Azathioprin, Enalapril, Raltegravir, Valproat
Perforation, Ulkus, Blutung oder Obstruktion des Gastrointestinaltrakts	• Interleukin-2, NSAR, Tyrosinkinase-Hemmer[101] • *Siehe „Blutungen"*
Polyneuropathien, Medikamenten-induziert	Allopurinol, Amiodaron, Amitriptylin, antiretrovirale Substanzen, Bortezomib (schmerzhafte sensorische Polyneuropathien mit nur unvollständiger Rückbildung), Carboplatin, Chloramphenicol, Chlor-Iod-Hydroxychinolin, Chloroquin, Chlorprothixen, Cisplatin, Colchicin, Dapson, Disulfiram, Etanercept, Etoposid, (Fluor)Chinolone, Gentamicin, Gold, Hydralazin, Imipramin, Indometacin, Infliximab, Interferone, Isoniazid, Itraconazol, Lenalidomid, Linezolid (zusätzlich toxische Opticus-Neuritis), Lipidsenker (i.e.S. Statine, nach längerem Gebrauch sensorische und sensomotorische Polyneuropathien, die nach dem Absetzen reversibel sind), Lithium, Metronidazol, Oxaliplatin, Penicillin, Phenytoin, Procainamid, Propafenon, Pyridoxin, Sulfasalazin, Tacrolimus, Taxane (Docetxel, Paclitaxel = Taxol), Thalidomid, Vinblastin, Vincristin, Voriconazol
Pseudomembranöse Kolitis	Antibiotika (i.e.S. Aminopenicilline, Cephalosporine, Clindamycin, Lincosamin, Makrolid-Antibiotika; Durchfall kann noch während der Therapie bis einige Wochen nach der Beendigung der Therapie auftreten), PPI (schaffen bei Dauertherapie ein dem Keim Clostridioides difficile zuträgliches Milieu), Zytostatika
Pulmonale Hypertonie	Anorektika, Drogen-Missbrauch (Amphetamine)
Reizhusten	ACE-Hemmer
Rhabdomyolyse / Myopathie	Statine
Schilddrüse, Funktionsstörung	• Amiodaron, Iod enthaltende Desinfektionsmittel (v.a. in der Schwangerschaft und bei Säuglingen), Kaliumiodid enthaltende Hustenmittel, Kaliumiodid Tabletten zur Strahlenprophylaxe, Röntgenkontrastmittel • Eventuell Iod-Gehalt von iodiertem Speisesalz und Meeresfrüchten beachten
Schlafstörungen	Aciclovir, Alkohol, orale Antidiabetika (nächtliche Hypoglykämien), Beta-Blocker (Entzug, Albträume), Carbapeneme, (Fluor)Chinolone, Chloroquin, Coffein, Esomeprazol, Ginseng-Präparate, Glucocorticoide, H_2-Antagonisten (v.a. Cimetidin), Hormone (Estrogene, Gestagene, Antiestrogene; cave: können Depressionen auslösen), Insulin (nächtliche Hypoglykämien), Lidocain und andere Lokalanästhetika, Modafinil, Neuroleptika, Nikotin, Omeprazol, Schilddrüsen-Hormone, Sympathomimetika, Tacrolimus, Theophyllin, Tramadol, Triptane
Schluckbeschwerden, Dysphagie	ACE-Hemmer, Alendronat, nicht-steroidale Antiphlogistika, Antivirale Substanzen, Bisphosphonate, Cephalosporine, Chloramphenicol, Clindamycin, Clonazepam, Eisen-Präparate, Hypnotika, Levodopa, Neuroleptika, NSAR (Magenbeschwerden), Penicilline, Risedronat, Sedativa, Tetracycline, Theophyllin (Magenbeschwerden), TCA

Unerwünschte Wirkung	Hinweise auf Wirkstoffe
Schwindel, Orthostasebeschwerden *Vergleiche auch „Synkopen"*	• Aminoglykosid-Antibiotika, Schädigung oft irreversibel, z.B. Amikacin, Gentamicin, Neomycin • Antibiotika, z.B. (Fluor)Chinolone, Isoniazid, Makrolid-Antibiotika • Antidementiva, z.B. Donepezil, Galantamin, Rivastigmin • Antidepressiva, z.B. Mianserin, MAO-Hemmer, Mirtazapin, SSRI, TCA, Trazodon • Antiepileptika, z.B. Carbamazepin, Phenytoin • Antihypertensiva, z.B. ACE-Hemmer, Aliskiren, Alpha-Blocker, Beta-Blocker, Calciumkanal-Antagonisten, Furosemid (siehe auch Schleifendiuretika), Hydrochlorothiazid, Sartane • Antiparkinsonia, z.B. Dopamin-Agonisten, Levodopa • Morphin und Derivate • Neuroleptika, v.a. in Komb. m. anderen ZNS-aktiven Substanzen • NSAR inklusive Acetylsalicylsäure in hohen Dosen • Schleifendiuretika, z.B. Furosemid (Labyrinthschädigung meist reversibel) • Sedativa, i.e.S. alle Benzodiazepine • Verschiedene, z.B. Baclofen, Cinnarizin, Domperidon, H_2-Rezeptor-Antagonisten • Virustatika, z.B. Aciclovir, Ganciclovir • Zytostatika, z.B. Carboplatin, Cisplatin, Docetaxel, Oxaliplatin, Paclitaxel, Vinblastin
Sehstörungen inklusive Blutungskomplikationen	ACE-Hemmer, Acetylsalicylsäure, Alendronat, Allopurinol, Amiodaron, Amlodipin, Antikoagulanzien, Anxiolytika (i.e.S. Alprazolam), Baclofen, Benzatropin, Beta-Blocker (z.B. Atenolol, Metoprolol, Propranolol), Cetirizin (Atropin-artiger Effekt, nur bei Langzeitanwendung), Chlorpromazin, (Dex)Ibuprofen, Digitalis-Glykoside, Diltiazem, Ethambutol, Fluoxetin, Gabapentin, Glucocorticoide (v.a. Beclometason, Hydrocortison, Prednison, v.a. bei inhalativer Applikation), Hydrocodon, Indometacin (cave Opticus-Neuritis), Infliximab (vorübergehender Sehverlust während/nach Infusion), Lamotrigin, Levothyroxin, Loratadin (Atropin-artiger Effekt, nur bei Langzeitanwendung), Niacin, Nifedipin, Nitroglycerin, Omeprazol, (selten, Umstellung auf ein neueres Präparat), Orphenadrin, Pamidronat, Phenothiazine, Prochlorperazin, Raltegravir, Rituximab, Sildenafil, Statine (i.e.S. Atorvastatin, selten, trockene Augen, verschwommenes Sehen), TCA (Amitriptylin), Thioridazin, Topiramat, Verapamil
Sexuelle Dysfunktion	ACE-Hemmer, Amiodaron, Antiepileptika, Benzodiazepine, Beta-Blocker, Ciclosporin, Cimetidin, Diuretika, Doxazosin, Glucocorticoide, Lipidsenker (selten, v.a. Pravastatin), Metoclopramid (Prolactin-Erhöhung), Mirtazapin, Neuroleptika, Opioide (v.a. Buprenorphin, Hydrocordon, Methadon, jeweils bei Langzeitanwendung), SSRI (v.a. Fluoxetin), TCA
Sturzneigung, Stürze, Frailty[102,103,104]	• **Medikamente**: Antiarrhythmika Klasse IA, Anticholinergika (negativer Einfluss auf Kognition, delirogenes Potenzial), orale Antidiabetika, Antiepileptika, Antihypertensiva ± Diuretika (orthostatische Dysregulation), Augensalben (Visusbeeinträchtigung), orale und inhalative Glucocorticoide, Benzodiazepine (Muskelrelaxation, Aufmerksamkeit gesenkt), Beta-Blocker, Digitalis-Glykoside, Ergotamin und Derivate, Glitazone, Metoclopramid (cave EPS, Serotonin-Syndrom, Hypotonie nach i.v.-Gabe), Hormon-ablative Therapien (v.a. Aromatase-Hemmer), atypische Neuroleptika (bei Parkinsonpatienten nur Clozapin und Quetiapin zugelassen), klassische Neuroleptika (bei älteren Personen vermeiden), Nitrate (orthostatische Dysregulation), PPI (bei Langzeiteinnahme, Elektrolyt-Verluste),[105,106] SNRI (cave Hyponatriämie), Schleifendiuretika, SSRI, Sympathomimetika, TCA, Trazodon (cave Blutdruck-Abfall bei Komb. m. CYP3A4-Hemmern), Zolpidem, Zopiclon • **Frakturbegünstigende Krankheitsbilder**: Subklinische bzw. manifeste Hyperthyreose mit L-Thyroxin-Einnahme bei TSH-Wert >0,3 mU/l, männlicher Hypogonadismus
Synkopen (etwa 10 min andauernde Hirnperfusionsminderung)	• ACE-Hemmer, Aliskiren, Amiodaron, zentrale Antihypertensiva, Beta-Blocker, bradykardisierende Medikamente, Calciumkanal-Antagonisten, Diuretika, Digitalis-Glykoside, Neuroleptika, Nitrate, Propafenon, Sartane, Tachykardien auslösende Medikamente • *Vergleiche auch die Zeilen „Schwindel, Orthostasebeschwerden", „Bradykardie" und „Tachykardie"*
Tachykardie	Anticholinergika, Beta-Sympathomimetika, Calciumkanal-Antagonisten, Digitalis-Glykoside, Diphenhydramin, Doxazosin, Ergotamin und Derivate, Fluvoxamin, Histamin-H_1-Blocker, Ipratropiumbromid, Nitrate, Opioide, Oxybutynin, Prazosin, Schilddrüsen-Hormone, Solifenacin, Sotalol, TCA, Theophyllin, Tiotropium, Trazodon
Tendopathien und Erkrankungen der Bänder	(Fluor)Chinolone in Komb. m. Glucocorticoiden
Thrombose, Embolie	• **Nicht medikamentös**: Blutgerinnungsstörungen erblich oder erworben, Infektionskrankheiten, Fieber, Operationen, Verletzungen, Immobilisation, langdauernde Überanstrengungen, Tumorerkrankungen, längere Bettlägerigkeit oder Ruhigstellung einer Extremität (Gipsbehandlung), Schwangerschaft und Entbindungen • **Medikamentös**: Diuretika (Überdosierung), Erythropoetin (Missbrauch), orale Kontrazeptiva, Hormonersatztherapie in den Wechseljahren, unzureichende Einstellung der INR im Zuge einer blutgerinnungs- oder thrombozytenaggregationshemmenden Therapie

Unerwünschte Wirkung	Hinweise auf Wirkstoffe
Torsade(s)-de-pointes-Tachykardie / QT-Zeit-Verlängerung	*Siehe Kap. 7.4 und Einträge in der AMT Kap. 8*
Toxische Schädigung des Lungengewebes	Amiodaron, Methotrexat, mTOR-Inhibitoren (z.B. Sirolimus)
Tubuluszellen, Schädigung	Aminoglykosid-Antibiotika, Röntgenkontrastmittel, Zytostatika
Urin, Verfärbung	Bärentraubenblätter, Entacapon, Epirubicin, Deferoxamin, Diacerein, Flupirtin, Levodopa, Metamizol, Metronidazol, Mitoxantron, Sennoside (schwache Rotfärbung bei alkalischer Reaktion), Tolcapon
Verengung der renalen Blutgefäße	ACE-Hemmer, Ciclosporin, NSAR, Röntgenkontrastmittel, Tacrolimus
Zähne, Verfärbung	Chlorhexidin, flüssige Eisen-Präparate, Linezolid, Minoxidil, Rifamycin, Wismut-Salze (obsolet), Zinnfluorid
Verwirrungszustände, Delir	Alpha-Blocker, Analgetika (alle Opiate, aus den NSAR v.a. Indometacin; Paracetamol gilt als relativ sicher), Anticholinergika (starkes delirogenes Potenzial ZNS-gängiger Substanzen; Tolterodin und Trospium sind wenig bis nicht ZNS-gängig und daher zu bevorzugen), Antikonvulsiva (höheres Risiko bei Primidon, Levetiracetam ohne relevante WW), Antiparkinsonia (Levodopa mit der geringsten delirogenen Potenz, gefolgt von COMT-Hemmern; höheres Risiko bei Amantadin und Dopamin-Agonisten), Benzodiazepine, Digitalis-Glykoside, (Fluor)Chinolone, Lithium (zahlreiche WW, die zur Erhöhung des Li^+-Plasmaspiegels und einer gesteigerten Toxizität führen), Neuroleptika (cave anticholinerge Wirkungsanteile) **Merke** • Meist Medikamenten-Cocktail aus Sedativa, Antidepressiva (i.e.S. tri- und tetracylische Antidepressiva), älteren Antihistaminika, Alkohol, Benzodiazepinen, Neuroleptika, Opiaten, Lithium; beim Zufügen einer weiteren Substanz kippt dann das bereits latent labile psychische und kognitive Gleichgewicht des Patienten • Cave Elektrolyt-Entgleisungen, z.B. unter Diuretika oder Hyponatriämie durch Carbamazepin und Oxcarbazepin • Cave Atemdepression, z.B. unter Benzodiazepinen, Opiaten
Völlegefühl	Ketoprofen, Naproxen, Verapamil
Zahnfleisch, Veränderungen	Antiepileptika (v.a. Phenytoin), Immunsuppressiva (z.B. Ciclosporin)

Tabelle 7: Unerwünschte Arzneimittelwirkungen und ihre möglichen Auslöser.

6 Arzneimittel-Metabolismus, Phase-I- und Phase-II-Reaktionen, CYP-/PGP-Tabellen

Die folgenden Ausführungen zu den CYP-Enzymen, den genetischen Polymorphismen einzelner CYP-Enzyme, zu P-Glykoprotein sowie zu weiteren mit Metabolisierungsreaktionen befassten Enzymen sind nach der „Stratifizierten Pharmakotherapie" von T. Dingermann und I. Zündorf[11] zusammengestellt. Teile der Ausführungen zum Glucose-6-Phosphat-Dehydrogenase-Mangel, zu den N-Acetyltransferasen sowie weitere schwere Enzymdefizite sind einem Vortrag von Univ.-Prof. Dr. med. PETER HEISTRACHER entlehnt.[107] Nur wenig später erschien in der Österreichischen Apothekerzeitung eine der damaligen Zeit weit vorauseilende Betrachtung der Folgen genetischer Polymorphismen im oxidativen Metabolismus mit den Schwerpunkten CYP2D6 und Acetylierungsreaktionen.[108] Schöne Übersichtsarbeiten finden sich ferner in bekannten Periodika der deutschen Pharmazie.[109,110] Die Tabellen entstanden auf der Grundlage der Flockhart-Tabelle, die um die Einträge in der MediQ-Datenbank erweitert wurden (Quellenangaben in Kap. 8.1).

6.1 Phase-I- und Phase-II-Enzyme

Der Arzneimittel-Metabolismus im Körper läuft bekannterweise in zwei großen Wellen ab, benannt als Phase-I- und Phase-II-Reaktionen. In der Phase-I-Reaktion werden Stoffe – körpereigene wie körperfremde Substanzen – oxidiert, reduziert, hydrolysiert oder hydratisiert, also mit polaren, funktionellen Gruppen versehen. In einer nachgeschalteten Phase-II-Reaktion werden die funktionellen Gruppen mit sehr polaren, negativ geladenen, endogenen Molekülen gekoppelt, meist Glucuronsäure. Die Abfolge der Metabolisierungsreaktionen ist nicht immer eindeutig festgelegt. Oft konkurrieren Phase-I- und Phase-II-Reaktionen um dasselbe Substrat, womit das Ausmaß der Enzymaktivitäten in einem Gewebe ausschlaggebend für die tatsächliche Umsetzung ist.

6.1.1 Phase-I-Reaktionen

- Die Hauptträger der Phase-I-Reaktionen, bei denen die substanzielle Entgiftung – in ausgewählten Fällen auch eine erwünschte Aktivierung zur pharmakologisch aktiven Verbindung oder eine unerwünschte „Giftung" – stattfindet, sind die *Cytochrom-P450-Monooxigenasen*, abgekürzt *CYP-Enzyme bzw. CYP-Isoenzyme*, von denen es eine Reihe gibt.[111] Sie finden sich hauptsächlich in den Membranen des endoplasmatischen Retikulums in Leber- und Dünndarmzellen und übertragen unter Verbrauch von NADPH+H^+ sowie unter der Katalyse des Eisen-Ions im roten Blutfarbstoff Sauerstoff auf ihr Substrat.
- Jedes Isoenzym wird durch ein Gen kodiert. Die Einteilung erfolgt in Genfamilien (arabische Zahl, z.B. CYP 1), Subfamilien (arabische Zahl plus Großbuchstabe, z. B. CYP 1A) und in Isoformen (arabische Zahl plus Großbuchstabe plus arabische Zahl, z.B. CYP 1A2). Alle Enzyme, die eine Homologie ihrer Aminosäuresequenz von 40–55% aufweisen, werden derselben Familie zugeordnet. Um derselben Subfamilie anzugehören, muss die Sequenzhomologie mehr als 55% betragen. CYP3A4 stellt mit ca. 30% den größten Anteil der CYP-Isoenzyme; die Isoform CYP1A2 hat ca. 10%, die CYP2C-Familie ca. 30%, CYP2A6, CYP2B6 und CYP2D6 zusammen 10-15% und CYP2E1 5% Anteil am CYP-Pool.
- Die geringe Substratspezifität der CYP-Isoenzyme bedingt, dass Arzneistoffe mit unterschiedlicher chemischer Struktur durch dasselbe Isoenzym metabolisiert werden können. Unterschiedliche Metaboliten ergeben sich aus der Verstoffwechselung durch unterschiedliche CYP-Enzyme. Damit können bestimmte Isoenzyme Hauptabbauweg für den jeweiligen Arzneistoff sein, und weitere Isoformen können zusätzlich als Nebenabbauweg fungieren. Die Biotransformation über die Cytochrom-P450-Isoenzyme ist also vielfältig und kann häufige sowie seltene Arzneimittelinteraktionen erklären.
- Für die Zwecke dieser Arbeitsunterlage nur von untergeordneter Bedeutung ist die Tatsache, dass bei einigen dieser Enzyme genetische Polymorphismen auftreten können, die in der Regel mit Ethnien verknüpft sind. *Per definitionem* begründen Genvarianten, die bei mindestens 1% der Bevölkerung vorkommen, Polymorphismen.
  - Das am häufigsten in der Medikamenten-Umsetzung beteiligte CYP-Enzym 3A4 ist im Hinblick auf Mutationen und Polymorphismen überaus stabil.
  - Vom Vorhandensein von Polymorphismen sehr geprägt sind hingegen die CYP-Isoenzyme 2C9, 2C19 und 2D6. Da sie durchaus prominent in Metabolisierungsreaktionen von Pharmaka eingebunden sind, entscheidet der Phänotyp über die individuelle Wirksamkeit und/oder Verträglichkeit eines Arzneistoffs.
  - Üblicherweise unterscheidet man zwischen langsamen Metabolisierern (Poor Metabolizer, PM, mangelhafte genetische Ausstattung bis fehlende Genexpression), den intermediären Metabolisierer (Intermediate Metabolizer, IM, Enzymaktivität eben-

falls vermindert), den extensiven Metabolisierer (Extensive Metabolizer, EM, verfügt hinsichtlich seiner genetischen Ausstattung über zwei „normal" arbeitende Wildtyp-Allele) sowie den ultraschnellen Metabolisierer (Ultrarapid Metabolizer, UM, genetische Überausstattung, sodass Substrate mit verschiedenen Konsequenzen im Verhältnis zur erwarteten Reaktion viel zu rasch umgesetzt werden).
- Unterschiedlichkeiten zwischen Wildtyp und Genvarianten mit resultierender vorzugsweise verminderter Enzymleistung finden sich auch bei den CYP-Isoenzymen 2A2, 2A6, 2B6 und 2C8.

Es versteht sich, dass Einschätzungen der Bedeutung genetischer Polymorphismen erst nach Anfertigung einer entsprechenden genetischen Analyse getroffen werden können, wie sie u.a. auch über Apotheken angeboten werden (CYP-Enzyme, PGP). Alle Angaben beziehen sich auf den extensiven Metabolisierer, der sowohl auf Standarddosierungen von aktiven Substanzen als auch nach Gabe von Prodrugs „zulassungs- und fachinformationskonform" verstoffwechselt und therapeutisch anspricht. Liegt eine Genanalyse zu arzneimittelrelevanten Enzymaktivitäten vor, bedeutet dies eine große Hilfe für die Medikationsanalyse und die Ausarbeitung von Medikationsplänen.

- Ein weiteres Enzym, das den Phase-I-Reaktionen zugeordnet wird, sind die *Cytochrom-b5-Reduktasen CYB5R1-4*. Der bekannteste Vertreter *CYB5R3* – früher geläufig unter Methämoglobin-Reduktase – reduziert oxidiertes dreiwertiges Eisen im Hämoglobin wieder zu physiologisch vollwertigem Fe^{2+}. Mit Ausnahme der antimikrobiell wirksamen Sulfonamide und dem Iodinationshemmer Perchlorat ist die Methämoglobin-Bildung mit mehr oder weniger giftigen Chemikalien assoziiert, darunter Nitrat aus dem Trinkwasser, das im Trinkwasser in das eigentliche toxische Agens Nitrit übergeführt wird.
- Kurz angesprochen werden soll das Phase-I-Enzym *Dihydropyrimidin-Dehydrogenase* (DPYD), dessen Bedeutung fast ausschließlich in Zusammenhang mit 5-Fluorouracil (5-FU) und seinen Prodrugs zu sehen ist. Die Bildung des 5,6-Dihydro-5-fluorouracils ist der maßgebliche Inaktivierungsschritt für die hochtoxischen Zytostatika Capecitabin, 5-Fluorouracil und Tegafur. Liegt eine Genanomalie vor, sind Halbwertszeit und Toxizität von 5-FU *wesentlich* gesteigert.
- Zu guter Letzt soll das Enzym *Glucose-6-Phosphat-Dehydrogenase* erwähnt werden. Der Enzymmangel imponiert bei betroffenen Personen durch eine erhöhte Empfindlichkeit gegen eine durch Arzneistoffe ausgelöste Hämolyse. Die Ursache ist ein Mangel der roten Blutkörperchen an Glucose-6-Phosphat-Dehydrogenase. Dieses Enzym katalysiert in normalen Erythrozyten die NADPH-Bildung unter gleichzeitiger Oxidation von Glucose. NADPH ist seinerseits der Cofaktor der *Glutathionreduktase*, welche dimerisiertes oxidiertes Glutathion (GS-SG) zu Glutathion (G-SH) reduziert. Bei vermindertem Bestand an reduziertem Glutathion greifen Peroxide ungehindert die Membran und die SH-Gruppen der Proteine von Erythrozyten an und bilden Proteine von Erythrozytenmembranen vermehrt Disulfid-Brücken, wodurch die Hämolyse ausgelöst wird. Der Glucose-6-Phosphat-Dehydrogenase-Mangel kann in Form schwerer Schübe manifest werden, wenn oxidierende Pharmaka oder auch Infektionen den Glutathion-Verbrauch über das normale Maß hinaus verstärken und den sonst latenten Defekt demaskieren.
  - **Auswahl von Pharmaka mit ausgeprägter Wirkung**: Doxorubicin, Dapson, Nalidixinsäure, Nitrofurantoin, Pamaquin, Primaquin, aus der Gruppe der Sulfonamide Sulfafurazol, Sulfamethoxazol, Sulfapyridin und Sulfasalazin
  - Bei den folgenden Sustanzen besteht ein **Risiko bei besonders empfindlichen Personen**: Chinidin, Chinin, Chloramphenicol, Dimercaprol, Menadion und Derivate, Phenazon (Antipyrin®), Probenecid sowie andere als die in der ersten Gruppe genannten Sulfonamide
  - Auch der Genuss von rohen, grünen Bohnen (Vicia faba, Saubohne) sowie nahe verwandten Hülsenfrüchten[112]kann bei Glucose-6-Phosphat-Dehydrogenase-Mangel zu Hämolyse führen, was zur Bezeichnung Favismus geführt hat. Selbst das Einatmen von Vicia-Pollen kann unter anderem via Methämoglobin-Bildung mit anfänglicher Hautblässe, die sich zunehmend in ein cyanotisches Bild wandelt, schließlich eine Hämolyse auslösen, die durch Fieber, Gelbfärbung der Haut, Schüttelfrost und andere Schockzeichen sowie Bauch- und Rückenschmerzen geprägt ist und in seltenen Fällen zum Tod führt.

6.1.2 Phase-II-Reaktionen

- Die Hauptfunktion des Phase-II-Enzyms *Thiopurin-S-Methyltransferase (TPMT)* ist die Inaktivierung verschiedener Arzneistoffe durch Methylierung, darunter einige hochgiftige Zytostatika wie Cisplatin, Cyclophosphamid, Mercaptopurin, Methotrexat und Tioguanin. Ferner ist das Enzym an der Umsetzung von *S*-Adenosyl-Methionin, Olanzapin und Prednison beteiligt.
- Schließlich katalysieren die *UDP-Glucuronosyltransferasen* (UGT, UDP = Uridindiphosphat), die in zahlreiche Unterfamilien aufgeschlüsselt sind, im Sinne von Phase-II-Reaktionen die Übertragung eines Glucuronsäure-Restes auf nukleophile Gruppen wie –OH, $–NH_3$, –SH und –COOH, was die Substrate in eine wasserlösliche und ausscheidbare Form bringt. Die Ausscheidung der so genannten Konjugate erfolgt überwiegend über die Niere und die Galle, aber auch über den Schweiß und die Atemluft. Der Haupteinsatzort für UGT ist die Leber, geringere Anteile sind in der Niere selbst sowie im Darm aktiv.
  - Auch für UGT sind genetische Polymorphismen beschrieben, die sich meist in einer reduzierten Aktivität

niederschlagen. Diese wird dann in Form von vermehrt auftretenden UAW, meist in Form einer Gelbsucht infolge nur mehr ungenügend ausgeschiedenen Bilirubins detektiert, wenn bestimmte bekannte Hemmstoffe der UGT wie die Protease-Inhibitoren Atazanavir und Indinavir, das Immunsuppressivum Tacrolimus sowie das (in Europa nicht gebräuchliche) Antiallergikum Tranilast verordnet und mit anderen Substraten der UGT kombiniert werden. Vorsicht ist insbesondere bei jenen Wirkstoffen geboten, die sich auch sonst durch Interaktionsfreudigkeit und unerwünschte Arzneimittelwirkungen auszeichnen wie Amitriptylin, Codein, Etoposid, Morphin (Morphin-6-glucuronid ist noch pharmakologisch aktiv!), Tramadol oder Valproinsäure.
  - Umgekehrt sind auch Induktoren für UGT bekannt, die im Wesentlichen identisch sind mit den Induktoren von CYP-Enzymen.
- Eine dritte Kategorie der Phase-II-Enzyme sind die *N-Acetyltransferasen NAT1-2*. Ähnlich wie bei den Methylierungen bewirken auch N-Acetylierungen meist keine Erhöhung der Polarität, sondern maskieren funktionelle Gruppen. Beide Gene sind polymorph, wobei praktische Auswirkungen derzeit nur für Langsam-Acetylierer in Bezug auf NAT2 bekannt sind. Da in Europa etwa die Hälfte, bei (Schwarz)Afrikanern sogar bis zu 90% der Menschen betroffen sind, sollte man bestimmte Therapien diesbezüglich im Auge behalten:
  - Isoniazid ® periphere Neuropathie,
  - Coffein ® „Weckreaktion",
  - Hydralazin ® überschießende Blutdrucksenkung,
  - Metamizol ® Kreislaufstörungen, Blutbild,
  - Sulfonamide ® „Überempfindlichkeit", „Unverträglichkeit",
  - Procainamid, Hydralazin ® Lupus erythemathodes,
  - Sulfasalazin (Salazosulfapyridin) ® hämolytische Anämie.

Anmerkung: Es gab Hinweise, wonach die Hepatotoxizität von Isoniazid bei den schnellen Acetylierern häufiger auftritt und mit der Umwandlung des acetylierten Metaboliten in Acetylhydrazin in Zusammenhang steht.

6.1.3 Anhang: Weitere Beispiele für genetisch bedingte Ausfälle und Anomalien von Enzymen

Die Pharmakogenetik als Teilgebiet der Pharmakologie befasst sich mit ungewöhnlichen Reaktionen auf Pharmaka, die eine genetische Grundlage haben. Hinter angeborenem Enyzmmangel, Enzymdefekten oder – umgekehrt – Enzymüberschüssen verbergen sich Polymorphismen der für die betreffenden Enzyme codierenden Gene, sodass Isoenzyme mit veränderter Enzymaktivität gebildet werden.

Sehr bekannt ist der Polymorphismus der *Plasmacholinesterase*, der eine sehr unterschiedliche Biotransformation des depolarisierenden Muskelrelaxans Suxamethonium bedingen kann. Eine unter ca. 3000 Personen reagiert auf Suxamethonium nicht mit einer Atemlähmung von wenigen Minuten, sondern mit einer stundenlangen Apnoe. Die Ursache solcher Zwischenfälle ist ein rezessives Gen, welches bei Homozygoten zur Bildung einer atypischen Plasmacholinesterase führt, die Suxamethonium nicht wie erwartet umsetzen kann.

Ähnlich verhält es sich mit einem *Hypoxanthin-Guanin-Phosphoribosyltransferase*-Mangel. Die Phosphoribosyltransferase nimmt eine Schlüsselposition im Purin-Stoffwechsel ein. Bei ihrem Defekt ist die Umwandlung von Hypoxanthin und Guanin in die entsprechenden Nukleotide vermindert. Da diese Nukleotide den initialen geschwindigkeitsbestimmenden Schritt der *De-novo*-Purin-Synthese in Form einer klassischen Rückkopplungshemmung unterdrücken, resultiert eine übermäßige Produktion von Purinen und damit eine Hyperurikämie des betroffenen Individuums.

Beim kompletten Fehlen der Phosphoribosyltransferase spricht man von Lesh-Nyhan-Syndrom (primäre kindliche Gicht), einer erblichen Stoffwechselkrankheit ausschließlich bei Buben. Neben den typischen Gichtsymptomen kommt es darüber hinaus zu zentralnervösen Störungen mit spastischen Bildern und einer geistigen Retardierung. Im Unterschied zu den Gelenksymptomen lassen sich die neurologischen Defizite mit den klassischen Gicht-Therapeutika wie Allopurinol nicht beeinflussen.

Bei manchen Personen liegt kein Enzymmangel aber eine Phosphoribosyltransferase mit stark verminderter Aktivität vor. Da Analoga von Purin-Basen, die in der Chemotherapie oder als Immunsuppressiva verwendet werden, durch die Transferase in die antimetabolisch wirksamen Nukleotide übergeführt werden müssen, könnten Pharmaka bei betroffenen Personen unwirksam sein, z.B. Azathioprin, Mercaptopurin.

Andererseits entfaltet das Uricostatikum Allopurinol seine Wirkungen nur zum Teil direkt durch die Hemmung der Xanthinoxidase, was bedeutet, dass stoffwechselgesunde Personen Hypoxanthin anreichern. Hypoxanthin selbst wird durch das Enzym Phosphoribosyltransferase in das Nukleotid Inosinmonophosphat übergeführt, das ebenfalls die *De-novo*-Purin-Synthese hemmt. Bei einem Enzymmangel kommt es in seltenen Fällen daher zur Ausbildung von Xanthin-Steinen, weil Allopurinol nur den Harnsäure-Schenkel entschärfen kann.

Schließlich sind die **Porphyrien** zu erwähnen, die auf Störungen verschiedener Enzyme der Häm-Biosynthese beruhen und zur Einlagerung von falschen Zwischen- oder Endprodukten der Häm-Synthese in Organe führen.

Bei Patienten mit Porphyrie ist die Aktivität der *δ-Aminolaevulinsäuresynthase*, des geschwindigkeitsbestimmenden Enzyms der Häm-Synthese, in der Leber erhöht, was zu einer **gesteigerten Synthese von δ-Aminolaevulinsäure, Porphobilinogen und von Porphyrinen** führt, die für die

Häm-Biosynthese unbrauchbar sind. Wegen der insgesamt verringerten Menge an intaktem Häm funktionieren auch die negativen Rückkopplungen nicht.

Die akuten hepatischen Porphyrien sind genetisch bedingt, wobei dem hereditären Enzymdefekt zunächst noch kein Krankheitswert zukommt, sodass viele Genträger niemals Porphyrie-Manifestationen entwickeln und diese vorwiegend durch Arzneimittel-Einflüsse klinisch manifest werden.

Die durchaus dramatischen Symptome sind intermittierende, kolikartige Bauchschmerzen, Übelkeit, Erbrechen und Obstipation bis hin zu einer Ileussymptomatik. Weiters können Extremitätenschmerzen und Parästhesien auftreten. Tachykardie sowie ein rot nachdunkelnder Harn sind wichtige diagnostische Hinweise.

Wird die Diagnose nicht rechtzeitig gestellt oder eine adäquate Behandlung eingeleitet, droht eine periphere motorische Neuropathie mit aufsteigenden Lähmungen bis zur Tetraparese (Lähmung aller vier Gliedmaßen) und Atemlähmung. Bei einem Teil der Patienten treten Verstimmungs- und/oder Erregungszustände, Halluzinationen und eventuell Krampfanfälle auf.

Zunächst müssen die mutmaßlichen Auslöser ausgemacht und abgesetzt werden. Die Behandlung erfolgt symptomatisch und umfasst die Korrektur der Blutzusammensetzung mit dem Präparat Normosang® (Wirkstoff humanes Hämin). Zusätzlich oder auch ersatzweise kommt eine Glucose-Infusion zur Anwendung. Elektrolyte und Volumen werden kontrolliert und gegebenenfalls ausgeglichen. Die Schmerzen werden bekämpft, Hypertonie und Tachykardie sowie ein Krampfgeschehen unterdrückt, Arzneimittel gegen Übelkeit und Erbrechen eingesetzt. Gegen die schwere Obstipation könnten Lactulose, Lactitol oder Macrogol zum Einsatz kommen, allerdings verschwindet die Verstopfung nach der erfolgreichen Behandlung der Porphyrie von selbst. Bei ausgeprägter Ileussymptomatik gilt Neostigmin als *ultima ratio*. Bei einsetzenden Lähmungen wird unverzüglich mit einer Physiotherapie begonnen, bei Zeichen einer Atemlähmung muss künstlich beatmet werden. Ein jünger zugelassenes Präparat zur Senkung der neurotoxischen Zwischenprodukte bei akuter hepatischer Porphyrie ist Givlaari® (Givosiran). Schließlich steht Scenesse® (Afamelanotid) zur Prävention von Phototoxizität bei erythropoetischer Protoporphyrie zur Verfügung.

Die folgende alphabetische Liste bringt Arzneistoffe, die eine akute hepatische Porphyrie auslösen können und bei genetisch disponierten oder betroffenen Personen daher streng kontraindiziert sind:[113]

Tabelle 8: Wirkstoffe, die eine akute hepatische Porphyrie auslösen können.

Aminoglutethimid, Barbexaclon, Barbiturate, Bemegrid, Carbamazepin, Carbromal, Chloramphenicol, Chlormezanon, Chloroquin (widersprüchliche Angaben, der Wirkstoff ist laut der Zürcher Positivliste dennoch als Malaria-Prophylaktikum vorgesehen) und Derivate, Clemastin, Clonidin, Cotrimoxazol, Chlorpropamid, Danazol, Dapson, Diazepam (zur Kupierung epileptischer Anfälle sind aber *einmalig 10 mg i.v.* möglich), Diclofenac, Dihydralazin, Ergotamin, Estrogene, Ethosuximid, Etomidat, Flufenaminsäure, Glibenclamid, Gliquidon, Glutethimid, Griseofulvin, Halothan und andere Inhalationsnarkotika, Hydralazin, Imipramin, orale Kontrazeptiva, Lofepramin, Medrogeston, Meprobamat, Mesuximid, Metamizol, Methyldopa, Methysergid, Metoclopramid, Nalidixinsäure, Nicethamid, Nitrofurantoin, Norethisteron, Orphenadrin, Oxazepam, Paramethadion, Pentazocin, Pentetrazol, Phenazon, Phenoxybenzamid, Phensuximid, Phenylbutazon, Primidon, Progesteron, Pyrazinamid, Pyrimethamin, Rifampicin, Rifamycin, Spironolacton, Sulfonamide (*gesamte Gruppe* betroffen), Sultiam, Theophyllin und Derivate, Tolbutamid, Trimethadion, Valproinsäure, Verteporfin.

Anmerkung: Einige der Pharmaka sind – nicht zuletzt aufgrund dieser schweren UAW – nicht mehr in therapeutischer Verwendung.

Tabelle 9: Wirkstoffe, die in Bezug auf Porphyrien als bedenkenlos gelten.

Für die Praxis ist es nützlich und wichtig, Medikamente benennen zu können, die in Bezug auf hepatische Porphyrien als sicher gelten. Auch zu diesem Punkt finden sich im Internet sorgfältig ausgearbeitete Anleitungen.[114] Bei der Auswahl für dieses Buch wurde der Fokus auf **freiverkäufliche** (**Fettdruck**) und häufig benötigte Wirkstoffe gelegt; *Wirkstoffgruppen* sind *kursiv* gesetzt:

Acetylcystein, **Acetylsalicylsäure**, Adrenalin (in Komb. m. Lokalanästhetika für kleinchirurgische und zahnärztliche Eingriffe), Amilorid, *Aminoglykosid-Antibiotika*, Amitriptylin, *Antikoagulanzien* vom Cumarin-Typ, **Ascorbinsäure**, Atovaquon (in Komb. m. Proguanil), Atropin, Azithromycin, *Beta-Blocker*, *Bisphosphonate*, Buprenorphin, **Calcium**-Salze, Candesartan, Captopril, *Cephalosporine* (Cefaclor, Cefixim, Cefpodoxim, Cefuroxim), **Cetirizin**, (Es)Citalopram, Chinin, Chloralhydrat, Chloroquin (mit Vorbehalt), Chlorpromazin, **Cholecalciferol**, Cimetidin, Ciprofloxacin, Clonazepam, Codein, **Cromoglicinsäure**, Dexamethason, Dextromethorphan, Digitoxin, Digoxin, Dimeticon, Dobutamin, Domperidon, Dopamin, Droperidol, **Elektrolyte**, Enalapril, Eplerenon, Eprosartan, Erythropoetin, Felodipin, Fentanyl, Flucytosin, Flunitrazepam, Fluoxetin, Fluphenazin, **Flurbiprofen**, Furosemid, Fusidinsäure, Gabapentin, Gentamicin, *Glucocorticoide* (Hydrocortison, Methylprednisolon, Prednisolon; ACTH), Glucose (Infusion), *Glycopeptid-Antibiotika*, Granisetron, Haloperidol, Heparin und *Niedermolekularheparine*, Hydrochlorothiazid, **Ibuprofen**, *Impfungen* (gelten alle als verträglich, Grippe-Impfung empfohlen) *Insuline*, Ketamin, Levetiracetam, Levofloxacin, Levomepromazin, Levomethadon, Levothyroxin, Lisinopril, Lithium, *Lokalanästhetika*, Loperamid, Lorazepam, Losartan, **Magnesiumsulfat**, Mefloquin, Metformin, Mianserin, Midazolam, Morphin, *nicht depolarisierende Muskelrelaxanzien*, **Naproxen**, Neostigmin, Nifedipin, Norfloxacin, Nortriptylin,

Omeprazol, Ondansetron, Oxytocin, **Pantoprazol**, **Paracetamol**, Paroxetin, *Penicilline* (Amoxicillin, Benzylpenicillin, Phenoxymethylpenicillin; Clavulansäure möglich, interferiert aber mit der Aminolaevulinsäure-Bestimmung im Urin), Pethidin, Promethazin, Pioglitazon, Propofol, Propoxyphen, **Pseudoephedrin**, **Ranitidin**, Reserpin, Rivaroxaban, Sotalol, Spiramycin, Suxamethonium, Temazepam, *Tetracycline*, *TNF-alpha-Inhibitoren*, Tramadol, Triazolam, Triflupromazin, Tropisetron, Valsartan, Venlafaxin, Vigabatrin, Zolpidem.

Die Liste befindet sich im Fluss. Gerade, was beispielsweise Krebs- oder Malaria-Therapeutika betrifft, sind die Erfahrungen noch gering, und die Herausgeber der Liste ersuchen gegebenenfalls um Kontaktaufnahme und Rückmeldungen.

CYP1A2

Vorbemerkungen

- Vorkommen im endoplasmatischen Reticulum von Hepatozyten.
- Die Induktion des Enzyms CYP1A2 mit Medikamentenkombinationen führt zu einer verstärkten Aktivität, d.h. größeren Abbauleistung des Enzyms. Das zu beurteilende Substrat wird rascher abgebaut als erwartet, eine Wirkungsminderung ist die Folge.
- Die Hemmung des Enzyms CYP1A2 führt zu einer verminderten Aktivität, d.h. geschwächten Abbauleistung des Enzyms. Substrate werden weniger rasch abgebaut als erwartet, eine Wirkungsverstärkung mit der Gefahr von verstärkt auftretenden UAW ist die Folge.
- Eine unangenehme 1A2-vermittelte Reaktion ist die Umwandlung von polycyclischen aromatischen Kohlenwasserstoffen in kanzerogene Stoffe, die in der Folge obendrein induzierende Wirkungen auf den 1A2-Enzympool ausüben können.
- *Siehe Kap. 6.6 (Rauchen, Tabakkonsum, Nikotin)*

Substrate	Acenocoumarol, Aflatoxin B1, **Agomelatin**, Albendazol, Alkohol, Alosetron, Aminophyllin, Amiodaron, Amitriptylin, Anagrelid, Antipyrin, Apigenin, Apixaban, Apremilast, Aprepitant, Asenapin, Atrazin, Axitinib, Bendamustin, Benimetinib, Benzbromaron, Bortezomib, Brofaromin, Bromazepam, Bropirimin, Bunitrolol, Cannabidiol, Capsaicin, Carvedilol, Chlorpromazin, Cilostazol, Cinacalcet, Clomipramin, Clopidogrel, **Clozapin**, Coffein, **Cyclobenzaprin**, Dacarbazin, Dapagliflozin, Daunorubicin, Dexfenfluramin, Dexmedetomidin, Diazinon, Dihydralazin, Dimenhydrinat, Diphenhydramin, Disulfiram, Domperidon, Doxepin, **Duloxetin**, Ecstasy, Ellipticin, Eltrombopag, Erlotinib, Estradiol, Estron, Ethinylestradiol, Etoposid, Etoricoxib, Febuxostat, Flecainid, Fluphenazin, Flutamid, **Fluvoxamin**, Fosaprepitant, Frovatriptan, Galangin, Guanabenz, Guarana, **Haloperidol**, Imatinib, **Imipramin**, Ixazomib, Leflunomid, Levobupivacain, Levomepromazin, Lidocain, Lorcaserin, Losartan, Loxapin, Lumiracoxib, Maprotilin, Melatonin, Mesoridazin, Mestranol, Metaxalon, Methoxychlor, Metoclopramid, **Mexiletin**, Mianserin, Midodrin, Mirtazapin, Mofaroten, Myristicin, **Nabumeton**, **Naproxen**, Nefiracetam, Nortriptylin, **Olanzapin**, Ondansetron, Palonosetron, Paracetamol (® NAPQI = N-Acetyl-p-benzoquinonimin, toxisch), Parathion, Paroxetin, Pazopanib, Pentazocin, Pentoxifyllin, Perampanel, Perazin, Perphenazin, Phenacetin, Phenprocoumon, Pimozid, Pirfenidon, Pomalidomid, polycyclische aromatische Kohlenwasserstoffe, Primaquin, Promazin, Propafenon, Propofol, Propranolol, Prothipendyl, Ramelteon, Ranitidin, Rasagilin, **Riluzol**, Roflumilast, Ropinirol, Ropivacain, Rucaparib, *R*-Warfarin, Selegilin, Styrol, **Tacrin**, Tamoxifen, Tegafur, Terbinafin, Tetrabenazin, Theobromin, **Theophyllin**, Thioridazin, Tiabendazol, Tiotixen, **Tizanidin**, Tolperison, Toluol, **Triamteren**, Trifluorperazin, Trimipramin, Ulipristal, Verapamil, Warfarin, **Zileuton**, **Zolmitriptan**, Zolpidem, Zotepin
Induktoren	Albendazol, Aminoglutethimid, Broccoli, Butalbital, **Carbamazepin**, Chinin, Cotrimoxazol, Dexmedetomidin, Enzalutamid, Esomeprazol, **gegrilltes Fleisch (Holzkohlengrill)**, Griseofulvin, Ibrutinib, Insulin, Johanniskraut, Kohlsprossen, Lansoprazol, Lopinavir, Methylcholanthren, Midostaurin, Mitotan, Modafinil, Moricizin, Nafcillin, Beta-Naphtoflavon, Niraparib, Omeprazol, Phenobarbital, **Phenytoin**, Primaquin, Primidon, **Rauchen (Tabakkonsum, Nikotin, Cannabis)**, Resveratol, **Rifampicin,** Ritonavir, Somatropin, Teriflunomid, Tezacaftor
Inhibitoren	Abirateron, Aciclovir, Alosetron, alpha-Naphthoflavon, Allopurinol, Amifloxacin, Aminophyllin, **Amiodaron**, Anastrozol, Aranidipin, Artemisinin, Benimetinib, Boswellia sp., Chlorzoxazon, **Cimetidin**, Cinacalcet, Ciprofloxacin, Clinafloxacin, Clarithromycin, Coffein, Curcumin (Gelbwurz-Pulver, Kurkumagewürz), Deferasirox, Delavirdin, Desethylamiodaron, Desmethylsertralin, Diacerein, Difloxacin, Dihydralazin, Dihydroartemisinin, Dimethylsulfoxid, Diosmin, Echinacea purpurea, Ecstasy, **Efavirenz**, Enoxacin, Estradiol, Estrogene konjugiert, Ethinylestradiol, Etoricoxib, Febuxostat, Fluconazol, **Fluorchinolone**, Fluoxetin, **Fluvoxamin**, Furafyllin, Gemfibrozil, Glecaprevir, Grapefruit, Grepafloxacin, Guarana, Hopfen, Idrocilamid, Interferon, Isoniazid, Kamille, Kava-Kava (Rauschpfeffer), Kudzu, Levofloxacin, Levomepromazin, Lidocain, Mestranol, Methoxsalen, Methylphenidat, Mexiletin, Mibefradil, Miconazol, Midostaurin, Moclobemid, Myristicin, Nalidixinsäure, Naringenin, Norfloxacin, Ofloxacin, Olanzapin, Oltipraz, Opicapon, Orphenadrin, Pazopanib, Peginterferone, Pentoxifyllin, Perazin, Perphenazin, Pfefferminze, Phenacetin, Phenylpropanolamin, Pibrentasvir, Pixantron, Propafenon, Propofol, Propanolol, Prulifloxacin, Ribociclib, Rifamycin, Rofecoxib, Roxithromycin, Safinamid, Simeprevir, Stiripentol, Tacrin, Tenofovir, Theophyllin, Tiabendazol, **Ticlopidin**, Tioconazol, Tocainid, Valproinsäure, Vemurafenib, Verapamil, Zileuton

CYP2B6

Vorbemerkungen

- Vorkommen in Leber und Gehirn.
- Wahrscheinlich mitverantwortlich für zentralnervöse pharmakologische Vorgänge und UAW im ZNS.
- CYP2B6 ist sehr anfällig für Induktion, jedoch sind auch hemmende Einflüsse bekannt.

Substrate	Alfentanil, Antipyrin, Artemether, **Artemisinin**, Benzphetamin, **Bupropion**, Capsaicin, Chlorpyrifos, Cinnarizin, Clobazam, Clomethiazol, Clopidogrel, **Cyclophosphamid**, Dextromethorphan, Diazepam, Diclofenac, Disulfiram, Ecstasy, **Efavirenz**, Epinastin, Esketamin, Estron, Fluoxetin, Hexan, **Ifosfamid**, Ixazomib, **Ketamin**, Levomethadylacetat, Loperamid, Lorcaserin, Medazepam, **Meperidine (= Pethidin)**, Mephenytoin, Mephobarbital, **Methadon**, Methoxychlor, Mitotan, **Nevirapin**, Nikotin, Nortilidin, Perhexilin, Permethrin, Pethidin, Phenanthren, Phenytoin, Prasugrel, **Propofol**, Levomethadon, **Selegilin**, Sertralin, Sibutramin, Sorafenib, Styrol, Tamoxifen, Testosteron, Thiotepa, Tilidin, Tolperison, Toluol, Tramadol, Trofosfamid, Valproinsäure, Velpatasvir, Vortioxetin
Induktoren	Artemether, **Artemisinin**, Artesunat, **Carbamazepin**, Cyclophosphamid, Dabrafenib, Dehydroepiandrosteron, Dexmedetomidin, Dihydroartemisinin, **Efavirenz**, Fusidinsäure, Ibrutinib, Idelalisib, Isavuconazol, Isofluran, Johanniskraut, Lorlatinib, Lumacaftor, Metamizol, Midostaurin, Modafinil, **Nevirapin**, Nikotin, Perampanel, Permethrin, **Phenobarbital**, **Phenytoin**, **Rifampicin**, Rifamycin, Ritonavir, Tedizolid, Tezacaftor, Troglitazon
Inhibitoren	Amlodipin, Barnidipin, Canagliflozin, Chlorpyrifos, **Clopidogrel**, Clotrimazol, Curcumin (Gelbwurz-Pulver, Kurkumagewürz), Desethylamiodaron, Desmethylsertralin, Dexmedetomidin, Estradiol, Ethinylestradiol, Fluoxetin, Fluvoxamin, Grapefruit, Ibrutinib, Itraconazol, Ketoconazol, Lakritze, Letrozol, Levonorgestrel, Memantin, Mestranol, Miconazol, Mifepriston, Nefazodon, Nelfinavir, Norfluoxetin, Opicapon, Orphenadrin, Paroxetin, PCP, Prasugrel, Quazepam, Raloxifen, Regorafenib, Rifamycin, Safinamid, Selegilin, Sertralin, Sorafenib, **Thiotepa**, **Ticlopidin**, Tranylcypromin, **Voriconazol**

CYP2C8

Vorbemerkungen

- Vorkommen hauptsächlich in der Leber, jedoch auch in Nieren, Nebennieren, Gehirn, Brustdrüse, Ovarien, Uterus und im Dünndarm exprimiert.
- Bedeutsam in der Umsetzung von **oralen Antidiabetika** und **nicht-steroidalen Antirheumatika**.
- Die Induktion des Enzyms CYP2C8 führt zu einer verstärkten Aktivität, d.h. größeren Abbauleistung des Enzyms. Werden Substrate rascher abgebaut als erwartet, ist eine Wirkungsminderung die Folge. Im Falle der Antidiabetika (Glinide, Glitazone) bedeutet dies (versteckte) hyperglykämische Zustände und schlechte Langzeitzuckerwerte (HBA_{1c}).
- Die Hemmung des Enzyms CYP2C8 führt zu einer verminderten Aktivität, d.h. zu einer geschwächten Abbauleistung des Enzyms. Substrate werden weniger rasch abgebaut als erwartet, eine Wirkungsverstärkung mit der Gefahr von verstärkt auftretenden UAW ist die Folge. Im Falle der Antidiabetika bedeutet dies eine Gefahr für unberechenbare hypoglykämische Zustände.

Substrate	Alitretinoin, Amiodaron, **Amodiaquin**, Apulatamid, Apixaban, Brigatinib, Brinzolamid, Bunitrolol, Buprenorphin, Cabazitaxel, Capsaicin, Carbamazepin, Celecoxib,**Cerivastatin**, Chloroquin, Cotrimoxazol, Cyclophosphamid, Dabrafenib, Dapson, Dasabuvir, Desloratadin, Dexibuprofen, Diclofenac, Diltiazem, Docetaxel, Eltrombopag, Enzalutamid, Ertolinib, Everolimus, Febuxostat, Fluvastatin, Glecaprevir, Glibenclamid (= Glyburid), Glimepirid, Glipizid, Halofantrin, Ibuprofen, Ifosfamid, Isotretinoin, Lansoprazol, Lapatinib, Loperamid, Mariendistel, Medazepam, Metaxalon, Montelukast, Nateglinid, Nicardipin, Nomegestrol, Olodaterol, **Paclitaxel (= Taxol)**, Parathion, Pazopanib, Perospiron, Phenprocoumon, Phenytoin, Pioglitazon, Pitavastatin, Ponatinib, **Repaglinid**, Riociguat, Rosiglitazon, *R*-Warfarin, Selegilin, Selexipag, Silibinin, Silymarin, Simvastatin, Simvastatinsäure, Sitagliptin, Sorafenib, Tamoxifen, Tazarotensäure, Tegafur, Terbinafin, Toluol, **Torasemid**, Tretinoin, Troglitazon, Velpatasvir, Verapamil, Vortioxetin, Voxilaprevir, Warfarin, Zopiclon
Induktoren	Carbamazepin, Clofibrat, Clofibrinsäure, Dabrafenib, Dexamethason, Dexmedetomidin, Midostaurin, Paclitaxel, Phenobarbital, Phenytoin, Rifampicin, Rifamycin, Rifapentin
Inhibitoren	Abirateron, Alitretinoin, Amiodaron, Amitriptylin, Atazanavir, Atorvastatin, Bexaroten, Bezafibrat, Boswellia sp., Cabozantinib, Canagliflozin, Candesartan, Cerivastatin, Cholecalciferol, Clopidogrel, Cotrimoxazol, Cranberry, Cyproteron, Dasatinib, Deferasirox, Eltrombopag, Felodipin, Fluconazol, Fluvastatin, **Gemfibrozil (!!)**, Glitazone, Ginkgo biloba, Ibrutinib, Idelalisib, Isoniazid, Ketoconazol, Lapatinib, Leflunomid, Letermovir, Levothyroxin, Lovastatin (= Monacolin K, roter = fermentierter Reis), Lovastatinsäure, Mariendistel, Medazepam, Methylphenidat, Midostaurin, Mometason, **Montelukast**, Nabilon, Nicardipin, Nilotinib, Nortriptylin, N-oxid-N-desmethyl-Regorafenib, N-oxid-Regorafenib, Opicapon, Pazopanib, Pfefferminze, Phenelzin, Pioglitazon, Pixantron, Quercetin, Regorafenib, Rifamycin, Rucaparib, Silibinin, Silymarin, Simvastatin, Simvastatinsäure, Sorafenib, Spironolacton, Teriflunomid, Trametinib, Tretinoin, Trimethoprim, Vilazodon, Vismodegib

CYP2C9

Vorbemerkungen

- Vorkommen hauptsächlich in der Leber, nach CYP3A4 das mengenmäßig wichtigste Enzym.
- Prominent vertretene Arzneimittelgruppen: **NSAR**, z.B. Aceclofenac, Celecoxib, Diclofenac, Ibuprofen/Dexibuprofen, Lornoxicam, Meloxicam, *S*-Naproxen (® Norpiroxicam), Suprofen; **Sartane**, z.B. Azilsartan, Irbesartan, Losartan; **Sulfonylharnstoffe**, z.B. Glibenclamid (= Glyburid), Gliclazid, Glimepirid, Glipizid, Tolbutamid.
- Die Induktion des Enzyms CYP2C9 führt zu einer verstärkten Aktivität, d.h. größeren Abbauleistung des Enzyms. Werden Substrate rascher abgebaut als erwartet, ist eine Wirkungsminderung ist die Folge. Im Falle der Schmerzmittel bedeutet dies eine unzureichende Schmerz lindernde Wirkung. Im Falle der Antidiabetika (Sulfonylharnstoffe) bedeutet dies (versteckte) hyperglykämische Zustände und schlechte Langzeitzuckerwerte (HBA_{1c}).
- Die Hemmung des Enzyms CYP2C9 führt zu einer verminderten Aktivität, d.h. geschwächten Abbauleistung des Enzyms. Substrate werden weniger rasch abgebaut als erwartet, eine Wirkungsverstärkung mit der Gefahr von verstärkt auftretenden UAW ist die Folge, z.B. „Unverträglichkeit" von Schmerzmitteln, hypoglykämische Zustände nach „Normaldosen" der Antidiabetika.
- 10% der Kaukasier (= Menschen mit „weißer" Hautfarbe) sind sehr langsame und 20% sind langsame Metabolisierer über CYP2C9 verglichen mit dem „Durchschnittsmetabolisierer". Diese unterschiedlichen pharmakokinetischen Voraussetzungen geben Anlass für Experten-Empfehlungen im Umgang mit den Antikoagulanzien vom Cumarin-Typ sowie den oralen Antidiabetika.

Substrate	Aceclofenac, **Acenocoumarol**, Acetylsalicylsäure, Agomelatin, Alitretionin, Alosetron, Amitriptylin, Amprenavir, Antipyrin, Apixaban, Atazanavir, Avanafil, Azapropazon, Azilsartan, Benzbromaron, Bortezomib, Bosentan, Brinzolamid, Brivaracetam, Bunitrolol, Candesartan, Cannabis (geraucht und nicht geraucht), Capsaicin, Carbasalat, Carvedilol, **Celecoxib**, Chlorpropamid, Clopidogrel, Cotrimoxazol, Cyclophosphamid, Dacomitinib, Dapagliflozin, Dapson, Desogestrel, Dexibuprofen, Dextromethorphan, **Diclofenac**, Dimenhydrinat, Diphenhydramin, Doxepin, Dronabinol, Esketamin, Ethinylestradiol, Etodolac, Etoricoxib, Etravirin, Febuxostat, Fluoxetin, Flurbiprofen, **Fluvastatin**, Formoterol, Galangin, Glecaprevir, Glibenclamid, Glibornurid, **Gliclazid**, **Glimepirid**, **Glipizid**, Gliquidon, **Ibuprofen**, Idarubicin, Indometacin, Ifosfamid, Imatinib, Indometacin, **Irbesartan**, Isotretinoin, Ketamin, Ketoprofen, Lacosamid, Lesinurad, Lorlatinib, Lornoxicam, **Losartan**, Lovastatin, Lovastatinsäure, Lumiracoxib, Lynestrenol, Medazepam, Mefenaminsäure, Meloxicam, Mephenytoin, Mephobarbital, Mestranol, Metaxalon, Methadon, Methoxychlor, Metronidazol, Montelukast, Nabiximol(s), ***S*-Naproxen**, Nateglinid, Nelfinavir, Netupitant, Nimesulid, Norpiroxicam, Olodaterol, Ospemifen, Parecoxib, Perazin, Phenacetin, Phenobarbital, Phenprocoumon, Phenylbutazon, **Phenytoin**, Pioglitazon, Pirfenidon, **Piroxicam**, Pitavastatin, Prasugrel, Primidon, Progesteron, Promazin, Propofol, Quazepam, Repaglinid, **Rosiglitazon**, Ruxolitinib, *R*-Warfarin, Sertralin, Sildenafil, Sirolimus, Sulfadiazin, Sulfamethoxazol, *S*-Warfarin, Tamoxifen, Tapentadol, Tenoxicam, Terbinafin, **Tolbutamid**, Toluol, **Torasemid**, Trabectedin, Treprostinil, Trimethadion, Trimipramin, Valdecoxib, **Valproinsäure**, Valsartan, Vardenafil, Verapamil, Vismodegib, Voriconazol, Vortioextin, **Warfarin**, **Zafirlukast**, Zaltoprofen, Zileuton, Zolpidem
Induktoren	Apalutamid, Aprepitant, Bosentan, Butalbital, Cannabis (geraucht), **Carbamazepin**, Dabrafenib, Dapson, Darunavir (in Komb. m. Ritonavir), Dehydroepiandrosteron, Delafloxacin, Dexamethason, Dexmedetomidin, Dronabinol, Elvitegravir, Enzalutamid, Fosaprepitant, Fusidinsäure, Griseofulvin, **Johanniskraut**, Letermovir, Lopinavir, Midostaurin, Nelfinavir, **Nevirapin**, Peginterferon alfa-2b, Pentobarbital, **Phenobarbital**, Phenytoin, Primidon, **Rifampicin**, Rifamycin, Ritonavir, Secobarbital, Tedizolid
Inhibitoren	Abirateron, **Amiodaron (!)**, Amodiaquin, Anastrozol, Apigenin, Atazanavir, Atorvastatin, Atovaquon, Azapropazon, Barnidipin, Benimetinib, Benzbromaron, Boswellia sp.,Cabozantinib, Cannabis (nicht geraucht), Capecitabin, Ceritinib, Chloramphenicol, Chrysin, Cimetidin, Clevidipin, Clopidogrel, Cotrimoxazol, Curcuma, Cyclizin, Cyproteron, Delavirdin, Desethylamiodaron, Desmethoxyyangonin, Desmethylsertralin, Dexmedetomidin, Diclofenac, Diosmin, Disulfiram, Drospirenon, **Efavirenz**, Eltrombopag, Entacapon, Eprosartan, Ethinylestradiol, Etodolac, Etravirin, Febuxostat, Felbamat, Fenofibrat, **Fluconazol (!!)**, Fluorouracil, Fluoxetin, Fluvastatin, Fluvoxamin, Gemfibrozil, Gestoden, Glecaprevir, Glibenclamid, Gojibeere, Grapefruit, Hopfen, Ibrutinib, Imatinib, Irbesartan, **Isoniazid**, Kava-Kava (Rauschpfeffer), Ketoconazol, Knoblauch, Lakritze, Lansoprazol, Levofloxacin, Lornoxicam, Losartan, Lovastatin (= Monacolin K, roter = fermentierter Reis), Lynestrenol, Manidipin, Mariendistel, Medroxyprogesteron, Mestranol, Methylphenidat, **Metronidazol**, Miconazol, Midostaurin, Mizolastin, Modafinil, Nabilon, Nicardipin, Nilotinib, Nimesulid, Norfluoxetin, Noscapin, N-Oxid-Regorafenib, Olanzapin, Omeprazol, Opicapon, Oxandrolon, Parecoxib, Petersilie, Pfefferminze, **Paroxetin**, Phenylbutazon, Pranlukast, Probenecid, Propoxyphen, Quercetin, Regorafenib, Resveratol, Rifamycin, Rosenwurz, Rucaparib, Safinamid, Sägepalme, Saquinavir, Sertralin, Silibinin, Silymarin, Simvastatin, Sorafenib, Sulfadiazin, Sulfafurazol, **Sulfamethoxazol**, Sulfaphenazol, Sulfinpyrazon, Sultiam, Tamoxifen, Tegafur, Teniposid, Tezacaftor, Ticagrelor, Trimethoprim, Valdecoxib, **Valproinsäure**, Valsartan, Vismodegib, **Voriconazol**, Zafirlukast, Zaltoprofen

CYP2C19

Vorbemerkungen

- Vorkommen hauptsächlich in der Leber; CYP2C19 und CYP2D6 arbeiten oft gleichsinnig, weshalb CYP2C19 einen alternativen Stoffwechselweg für CYP2D6 darstellt.
- Prominent vertretene Arzneimittelgruppen: **Antiepileptika**, z.B. Diazepam, Phenytoin, *S*-Mephenytoin, Phenobarbital (= Phenobarbiton), Primidon; **PPI** (sowohl als Substrate als auch als Hemmer), z.B. Esomeprazol, Lansoprazol, Omeprazol, Pantoprazol, Rabeprazol; **Antidepressiva** (hier muss das Ansprechen bzw. v.a. das Nicht-Ansprechen nach der entsprechenden Anlaufzeit für die Wirkung treffsicher befundet werden); **Benzodiazepine** und Clopidogrel.
- Die Induktion des Enzyms CYP2C19 führt zu einer verstärkten Aktivität, d.h. größeren Abbauleistung des Enzyms. Die eingesetzten Wirkstoffe laufen Gefahr nicht so gut zu wirken.
- Für die Praxis relevant ist die Hemmung des Enzyms, die zu einer verringerten Aktivität, d.h. schlechteren Abbauleistung des Enzyms führt. Als Vorweginformation sei zusammengefasst, dass die folgenden Wirkstoffe in Kombination untereinander tunlichst vermieden werden sollten: Cimetidin; Fluconazol, Ketoconazol, Voriconazol; Etravirin; Felbamat; Fluoxetin, Fluvoxamin.
- Darüber hinaus ist die Wahrscheinlichkeit ein „Normal-Metabolisierer“ zu sein, keinesfalls hoch, denn mindestens 20% der kaukasischen Bevölkerung haben eine reduzierte Enzymaktivität (IM) und bis zu 15 % sind Langsam-Metabolisierer; gewissermaßen als Gegenstück weisen ca. 20 % der Kaukasier eine erhöhte Enzymaktivität auf (UM), d.h. nur die Hälfte der mitteleuropäischen Bevölkerung darf genetisch in Bezug auf CYP2C19 als „genomkonform“ (EM) eingestuft werden.
- Der ausgeprägte genetische Polymorphismus hat wiederum zu Experten-Empfehlungen zum Einsatz von Antidepressiva, Clopidogrel, PPI und Voriconazol geführt.

Substrate	Acenocoumarol, Adinazolam, Agomelatin, Alprazolam, Ambrisentan, **Amitriptylin**, Amitriptylinoxid, Apixaban, Aprepitant, Atomoxetin, Axitinib, Benimetinib, Bortezomib, Brivaracetam, Bromazepam, Bufuralol, Buprenorphin, Bupropion, Cannabis (nicht geraucht), Capsaicin, **Carisoprodol**, Carvedilol, Chlorpropamid, Chlorpyrifos, Chloramphenicol, Cilostazol, Cisaprid, **Citalopram**, Clobazam, Clomethiazol, **Clomipramin**, **Clopidogrel**, Cloazepat, Clozapin, **Cyclophosphamid**, Desmethyldiazepam, Desogestrel, **Dexlansoprazol**, Dexmedetomidin, Dextromethorphan, **Diazepam**, Diazinon, Diltiazem, Dimenhydrinat, Diphenhydramin, Dosulepin, Doxazosin, Doxepin, Elacridar, Encorafenib, Escitalopram, **Esomeprazol**, Etoricoxib, Etravirin, Flunitrazepam, Fluoxetin, Flutamid, Formoterol, Fosaprepitant, Gliclazid, Hexobarbital, Ibuprofen, Ifosfamid, Imatinib, **Imipramin**, Indometacin, **Labetalol**, Lacosamid, **Lansoprazol**, Lapatinib, Leflunomid, Levomethadon, Lorlatinib, Lynestrenol, Macitentan, Medazepam, Melatonin, Mephenytoin, Mephobarbital, Mesuximid, Metaxalon, Methadon, Methohexital, Methoxychlor, *R*-Mephobarbital, Moclobemid, N-Desmethyldiazepam, Nabiximol(s), Nelfinavir, Nilutamid, Nomegestrol, Norclobazam, Nortilidin, Nortriptylin, **Omeprazol**, Ospemifen, Panobinostat, **Pantoprazol**, Pentamidin, Perazin, Perphenazin, Pethidin, **Phenobarbital**, Phenprocoumon, **Phenytoin**, Piperaquin, Pirfenidon, Prasugrel, Prazepam, Primidon, Progesteron, **Proguanil**, Promazin, Propranolol, Prothipendyl, Quazepam, Rabeprazol, Ramelteon, Ranitidin, *R*-Warfarin, Selegilin, Sertralin, Sibutramin, Suvorexant, *S*-Warfarin, Tamoxifen, Tapentadol, Teniposid, Terbinafin, Thalidomid, Tilidin, Timolol, Tofacitinib, Tolbutamid, Tolperison, Trimipramin, Valproinsäure, Venlafaxin, Vilazodon, **Voriconazol**, Vortioxetin, Warfarin, Zonisamid
Induktoren	Acetylsalicylsäure, Aminoglutethimid, Arthemeter, Artemisinin, Bosentan, Calciumcarbasalat, Carbamazepin, Dabrafenib, Darunavir (in Komb. m. Ritonavir), Dehdroepiandrosteron, Dexamethason, **Efavirenz**, Enzalutamide, Ginkgo biloba, **Johanniskraut**, Letermovir, Lopinavir, Lumacaftor, Midostaurin, Mitotan, Norethisteron (= Norethindron), Opicapon, Phenobarbital, Phenytoin, Prednison, Primidon, **Rifampicin**, Rifamycin, **Ritonavir**, Vilazodon; **Anmerkung**: *nicht oder höchstens schwach* Pentobarbital
Inhibitoren	Abirateron, Amiodaron, Apixaban, Armodafinil, Atorvastatin, Barnidipin, Bortezomib, Boswellia sp., Buprenorphin, Cabozantinib, Cannabis (nicht geraucht), Carbamazepin, Chloramphenicol, Citalopram, Clinafloxacin, **Cimetidin**, Clevidipin, Clopidogrel, Cyproteron, Dasabuvir, Delavirdin, Desethylamiodaron, Desmethoxyyangonin, Desogestrel, Dexlansoprazol, Drospirenon, Efavirenz, Engelwurz, Eslicarbazepin, Eslicarbazepinacetat, **Esomeprazol**, Ethinylestradiol, Etonogestrel, Etoricoxib, Etravirin, Febuxostat, **Felbamat**, Fenofibrat, Fluconazol, **Fluoxetin**, Fluvastatin, **Fluvoxamin**, Gefitinib, Gemfibrozil, Gestoden, Grapefruit, Idelalisib, Imatinib, Imipramin, Indometacin, **Isoniazid**, Kava-Kava (Rauschpfeffer), **Ketoconazol**, **orale Kontrazeptiva**, **Lansoprazol**, Letrozol, Lovastatin, Maribavir, Mariendistel, Mestranol, Mesuximid, Methylphenidat, Miconazol, Midostaurin, Moclobemid, Modafinil, Nicardipin, Nilutamid, Olanzapin, **Omeprazol**, Orphenadrin, Oxcarbazepin, Panobinostat, **Pantoprazol**, Paroxetin, Pfefferminze, Piperaquin, Probenecid, Regorafenib, Resveratol, Rifamycin, Rotigotin, Rucaparib, Safinamid, Selegilin, Sertralin, Simvastatin, Somatropin, Stiripentol, Sulfaphenazol, Sultiam, Telmisartan, Thalidomid, **Ticlopidin**, Tioconazol, Topiramat, Tranylcypromin, Valdecoxib, Valproinsäure, Voriconazol, Zonisamid

CYP2D6

Vorbemerkungen

- Vorkommen in Leber, Niere und im Darm.
- 30% der Arzneistoffe werden über CYP2D6 metabolisiert.
- Prominent vertretene Arzneimittelgruppen: **Antidepressiva**, z.B. Amitriptylin, Clomipramin, Desipramin, Doxepin, Duloxetin, Fluoxetin, Fluvoxamin, Imipramin, Mianserin, Mirtazapin, Nortriptylin, Paroxetin, Sertralin, Venlafaxin; **Antipsychotika**, z.B. Aripiprazol, Brexpiprazol, Clozapin, Haloperidol, Perphenazin, Risperidon, Sertindol, Thioridazin, Zuclopenthixol; **Beta-Blocker**, z.B. Alprenolol, Bufuralol (prototypisches Substrat an 2D6), Bunitrolol, Bupranolol, Carteolol, Carvedilol, *S*-Metoprolol, Nebivolol, Timolol, **Anmerkung**: *nicht* Atenolol. Ganz wichtige Substrate sind Codein und Tamoxifen, *siehe Kap. 6.3*.
- Die Induktion des Enzyms CYP2D6 führt zu einer verstärkten Aktivität, d.h. größeren Abbauleistung des Enzyms. Die zu beurteilenden Substrate laufen Gefahr nicht so gut zu wirken wie erwartet.
- Die Hemmung des Enzyms CYP2D6 führt zu einer verringerten Aktivität, d.h. schlechteren Abbauleistung des Enzyms. Es besteht die Gefahr des verstärkten Auftretens von UAW durch den zu beurteilenden Wirkstoff.
- Auch für dieses Enzym lässt sich die Prävalenz in der kaukasischen Bevölkerung angeben, in der 1-2% ultraschnelle, ca. 80% extensive („normal"), weniger als 11% intermediäre und weniger als 10% langsame Metabolisierer ausgewiesen sind.
- Daraus resultieren wieder zahlreiche Experten-Empfehlungen zum Umgang mit Antidepressiva, Neuroleptika, Antiarrhythmika, Schmerzmitteln vom Opioid-Typ sowie Tamoxifen.

Substrate	1-Pyrimidylpiperazin, 2-Hydroxybupropion, Aflatoxin B1, Ajmalin, Almotriptan, Alogliptin, Alprenolol, Amiodaron, **Amitriptylin**, Amitriptylinoxid, Amphetamin, Amprenavir akut, Aprindin, **Aripiprazol**, Asenapin, **Atomoxetin**, Azelastin, Benzbromaron, Bepridil, Betaxolol, Bortezomib, Brexpiprazol, Brinzolamid, Brofaromin, Budipin, Bufuralol, Bunitrolol, Bupranolol, Cannabidiol, Capsaicin, Cariprazin, Carteolol, **Carvedilol**, Celiprolol, Ciclesonid, Clonidin, Chloroquin, Chlorphen(ir)amin, Chlorpromazin, Chlorprothixen, Chlorpyrifos, Cibenzolin, Cilostazol, Cinacalcet, Cinnarizin, Citalopram, Clemastin, Clevidipin, Clomifen, **Clomipramin**, Cobicistat, **Codein**, Crystal Meth (= Methamphetamin), Cyclobenzaprin, Dacomitinib, Danazol, Dapagliflozin, Dapoxetin, Darifenacin, Debrisoquin, Dehydroepiandrosteron, Delavirdin, Desacetyldiltiazem, Des-Ciclesonid, **Desipramin**, Desmethylcitalopram, Desmethylclomipramin, Desmethyldoxepin, Dexamphetamin, Dexfenfluramin, Dexmedetomidin, **Dextromethorphan**, Diazinon, Dihydrocodein, Diltiazem, Dimenhydrinat, Diphenhydramin, Dolasetron, Donepezil, Dosulepin, **Doxepin**, **Duloxetin**, Ecstasy (= MDMA), Efavirenz, Eletriptan, Eliglustat, Encainid, Encorafenib, Epinastin, Escitalopram, Ethylmorphin, Etoricoxib, Ezlopitant, Fenfluramin, Fentanyl, Fesoterodin, Fingolimod, **Flecainid**, Flunarizin, **Fluoxetin**, Flupentixol, Fluperlapin, Fluphenazin, Fluvastatin, Fluvoxamin, Formoterol, Galantamin, Gefitinib, Gepiron, Glecaprevir, Guanoxan, Halofantrin, **Haloperidol**, Hydrocodon, Hydrodolasetron, Hydroxybupropion, Hydroxychloroquin, Hydroxyhaloperidol, Hydroxyzin, Ibogain, Ibrutinib, Idarubicin, Iloperidon, Imatinib, **Imipramin**, Indoramin, Labetalol, Landiolol, Lasofoxifen, Levobunolol, Levomethadon, Levomepromazin, Lidocain, Lisdexamfetamin, Lisurid, Lofepramin, Lomustin, Loperamid, Loratadin, Lorcaserin, Loxapin, Maprotilin, mCPP, Meclozin, Mequitazin, Mesoridazin, Metaxalon, Methadon, Methoxyamphetamin, Methoxyphenamine, Methylphenidat, Metiamid, Metoclopramid, **Metoprolol**, **Mexiletin**, Mianserin, Midodrin, Minaprin, Mirabegron, Mirtazapin, Mizolastin, Molindon, Morphin, N-Desmethyldiazepam, N-desmethylvenlafaxin, Nabiximol(s), Nebivolol, Nelfinavir, Netupitant, Nicardipin, Nicergolin, Nitrazepam, Norquetiapin, Nortriptylin, Olanzapin, **Ondansetron**, Opipramol, Oxatomid, **Oxycodon**, Paliperidon, Palonosetron, Panobinostat, Papaverin, Paracetamol, Parathion, **Paroxetin**, Perazin, Perhexilin, Perospiron, Perphenazin, Phenacetin, Phenformin, Phenytoin, Pimavanserin, Pimozid, Pirfenidon, Ponatinib, Procainid, Promethazin, **Propafenon**, Propanolol, Prothipendyl, Protriptylin, Quetiapin, Ranitidin, Ranolazin, Remoxiprid, Resveratol, **Risperidon**, Ritonavir, Roxatidin, Rucaparib, Sertindol, Sertralin, Simvastatin, Spartein, **Tamoxifen**, Tamsulosin, Tapentadol, Tegaserod, Terfenadin, Tetrabenazin, Thiethylperazin, **Thioridazin**, **Timolol**, Tiotixen, Tiotropium, Tolperison, Tolterodin, **Tramadol**, Traxoprodil, Trazodon, Trimipramin, Tropisetron, Ulipristal, Umeclidinium, **Venlafaxin**, Vernakalant, Vilazodon, Vortioxetin, Yohimbin, Zotepin, Zuclopenthixol
Induktoren	Baldrian, Dexamethason, Reboxetin, Rifampicin
Inhibitoren	2-Hydroxybupropion, 3-Hydroxymorphinan, Abirateron, Acetylsalicylsäure, Ajmalin, **Amiodaron**, Amitriptylin, Amodiaquin, Aprindin, **Aripiprazol**, Asenapin, Asunaprevir, Atomoxetin, Atorvastatin, Azelastin, Barnidipin, Benzbromaron, Bortezomib, Boswellia sp., Bupidin, Bupranolol, **Bupropion (!!)**, Cannabidiol, Carbasalat-Calcium, Celecoxib, **Chinidin (!!)**, Chinin, Chloroquin, **Chlorphen(ir)amin**, Chlorpromazin, Chlorprothixen, **Cimetidin**, Cinacalcet, Cisaprid, Citalopram, Clemastin, Clobazam, **Clomipramin**, Cobicistat, Cobimetinib, Cocain, Cyclizin, Cyproteron, Dacomitinib, Dapoxetin, Darifenacin, Darunavir (in Komb. m. Ritonavir), Delavirdin, Deramciclan, Desethylamiodaron, Desipramin, Desmethylsertralin, Dexamphetamin, Dexfenfluramin, Dexmedetomidin, Dextromethorphan, Dihydroartemisinin, Dimenhydrinat, **Diphenhydramin**, **Doxepin**, Doxorubicin, Dronedaron, **Duloxetin (!)**, Ecstasy, Efavirenz, Eliglustat, Epinastin, Escitalopram, Ethinylestradiol, Febuxostat, Fenfluramin, Fexofenadin, Flecainid, Fluconazol, **Fluoxetin (!!)**, Fluphenazin, Fluvastatin, Fluvoxamin, Gefitinib, Glycerolphenylbutyrat, Grapefruit, Halofantrin, **Haloperidol**, Histamin-H_1-Rezeptor- Antagonisten, Hydroxybupropion, Hydroxychloroquin, Hydroxyhaloperidol, Hydroxyzin, Ibrutinib, Idarubicin, Iloperidon, Imipramin, Indinavir, Kava-Kava (Rauschpfeffer), Kudzu, Labetalol, Lansoprazol, Levomepromazin, Lomustin, Lopinavir, Lorcaserin, Lumefantrin, Manidipin, Maraviroc, Maribavir, Mariendistel, Melperon, **Methadon**, Methylnaltrexoniumbromid, Metoclopramid, Metoprolol, Mexiletin, Mibefradil, Miconazol, Midodrin, Midostaurin, Mirabegron, Mizolastin, Moclobemid, Naftidrofuryl, Nelfinavir, Nicardipin, Nicotinsäure, Nilotinib, Norfluoxetin, Nortriptylin, N-Oxid-Regorafenib, Olanzapin, Orphenadrin, Oxamniquin, Oxatomid, Oxprenolol, Oxybutynin, Panobinostat, Papaverin, **Paroxetin (!!)**, Pazopanib, Peginterferon alfa-2b, Perazin, Perphenazin, Pfefferminze, Pimozid, Piperin, Primaquin, Promethazin, Propafenon, Propoxyphen, Propranolol, Ranitidin, Ranolazin, Resveratrol, Risperidon, **Ritonavir**, Rizatriptan, Rolapitant, Ropinirol, Rotigotin, Rucaparib, Safinamid, Sägepalme, Salbei, Saquinavir, Sertindol, Sertralin, Silibinin, Stiripentol, Telithromycin, **Terbinafin**, Terfenadin, Thiethylperazin, Thioridazin, Ticagrelor, Ticlopidin, Tilidin, Timolol, Tiotixen, Tolperison, Traubensilberkerze, Trifluperidol, Tripelen(n)amin, Trospium, Vemurafenib, Venlafaxin, Vinblastin, Vinorelbin

CYP2E1

Vorbemerkungen

- Prominent vertretene Arzneimittelgruppen: **Anästhetika**, z.B. Enfluran, Halothan, Isofluran, Methoxyfluran, Sevofluran; **Alkohol**.
- Sowohl Induktion als auch Hemmung haben eventuell klinische Relevanz bei chirurgischen Eingriffen.
- *Siehe Kap. 6.5 (Ethanol)*

Substrate

Acetaldehyd, Aflatoxin B1, Alkohol, Aminophyllin, **Anilin**, Benzbromaron, **Benzol**, Capsaicin, Carvedilol, Chloroform, **Chlorzoxazon**, Clevidipin, Dacarbazin, Dapson, Dehydroepiandrosteron, Dexmedetomidin, Dextromethorphan, Diallyldisulfid, Disulfiram, Domperidon, **Enfluran**, Estron, Eszopiclon, **Ethanol**, Ethosuximid, Ethylcarbamat, Etoposid, Fampridin, Felbamat, Fingolimod, Guarana, **Halothan**, Hexan, **Isofluran**, Isoniazid, Isopren, Metaxalon, **Methoxyfluran**, Mitoxantron, **N,N-Dimethylformamid**, **Paracetamol (NAPQI)**, Pentan, Perazin, Pirfenidon, Phenytoin, Primidon, Salicylsäure, **Sevofluran**, Styrol, Tamoxifen, Tetrachlorkohlenstoff, Theobromin, **Theophyllin**, Toluol, Trichloroethylen, Trimethadion, Vesnarinon

Induktoren

Acarbose, Aceton, Delafloxacin, **Ethanol**, **Isoniazid**, Isopentanol, Mitoxantron, Phenobarbital, Piperaquin, Primidon, Rauchen (Tabakkonsum, Nikotin), Rifampicin, Tretinoin, Ursodeoxycholsäure

Inhibitoren

Bifonazol, Brunnenkresse, Ceritinib, Clomethiazol, Clotrimazol, Diethyl-dithiocarbamat, **Disulfiram**, Econazol, Etoricoxib, Flurazepam, Gojibeere, Halothan, Insulin, Isoniazid, Kava-Kava (Rauschpfeffer), Knoblauch, Mariendistel, Medazepam, Methoxsalen, Methylphenidat, Miconazol, Midostaurin, Mizolastin, Nabilon, Nicotinsäure, Perazin, Propofol, Resveratol, Ribociclib, Rufinamid, Safinamid, Silibinin, Tioconazol, Tranylcypromin, Ursodeoxycholsäure, Wasserkresse

CYP3A4 (zuzüglich 5, 7)

Vorbemerkungen

- Das CYP-Enzym 3A4 ist die vorherrschende hepatische Form, doch liefert auch CYP3A5 wichtige Beiträge zum Lebermetabolismus über CYP3A; CYP3A7 gilt hingegen eher als fetale Enzymform, die in Erwachsenen kaum exprimiert wird, *siehe Kap. 6.8*. CYP3A4 und 5 gelten als equipotent, während CYP3A7 eine signifikant geringere Metabolisierungskapazität aufweist.
- Vorkommen v.a. in der Leber, weitere Isoformen des Enzyms sind im Intestinaltrakt u[115]nd Respirationstrakt (präsystemische Elimination von Glucocorticoiden wie Budesonid!).
- 50% der Arzneistoffe werden über CYP3A metabolisiert.
- Prominent vertretene Arzneimittelgruppen: **Antiarrhythmika**, z.B. Chinidin (*nicht 3A5*); **Antihistaminika**, z.B. Astemizol, Chlorphen(ir)amin, Terfenadin; **Benzodiazepine**, z.B. Alprazolam, Clonazepam, Diazepam, Flunitrazepam, Midazolam, Triazolam; **Calciumkanal-Blocker**, z.B. Amlodipin, Diltiazem, Felodipin, Gallopamil, Lercanidipin, Nifedipin, Nisoldipin, Nitrendipin, Verapamil; **HIV-Therapeutika**, z.B. Efavirenz (gleichzeitig starker Induktor), Indinavir (gleichzeitig starker Hemmer), Nelfinavir (gleichzeitig starker Hemmer), Nevirapin (gleichzeitig starker Induktor), Ritonavir (gleichzeitig starker Hemmer), Saquinavir (gleichzeitig starker Hemmer); **HMG CoA-Reduktase- Inhibitoren**, z.B. Atorvastatin, Cerivastatin, Lovastatin (Monacolin K, roter = fermentierter Reis), Simvastatin, **Anmerkung**: *kaum* Pravastatin, *kaum* Rosuvastatin; **Immunmodulatoren**, z.B. Ciclosporin, Tacrolimus; **Makrolid-Antibiotika** (alle gleichzeitig starke Hemmer, **Anmerkung**: *kaum* Azithromycin), z.B. Clarithromycin, Erythromycin (*nicht 3A5*), Telithromycin; **Prokinetika**, z.B. Cisaprid; **Steroide** (mit 6-beta-OH-Teilstruktur), z.B. Estradiol, Hydrocortison, Progesteron, Testosteron.
- In aller Regel handelt es sich um Inaktivierungsreaktionen, jedoch finden sich auch Beispiele für die Überführung von Prodrugs in ihre aktiven Formen.
- Die Induktion des Enzyms CYP3A führt zu einer verstärkten Aktivität, d.h. größeren Abbauleistung des Enzyms. Die zu beurteilenden Substrate laufen Gefahr nicht so gut zu wirken wie erwartet.
- Die Hemmung des Enzyms CYP3A führt zu einer verringerten Aktivität, d.h. schlechteren Abbauleistung des Enzyms. Es besteht die Gefahr des verstärkten Auftretens von UAW durch den zu beurteilenden Wirkstoff. Hemmungen an 3A4 und die möglichen Konsequenzen bzw. die Vermeidung einer 3A4-Blockade zählen zu den zentralen Betrachtungen einer Medikationsanalyse.
- Im Zusammenhang mit CYP3A4 ist auf eine Besonderheit aufmerksam zu machen, die auch für andere CYP-Enzyme gilt: **Erhöhte Zytokin-Werte**, i.e.S. erhöhte Interleukin-6 (IL-6)-Werte, wie sie beispielsweise im Rahmen von Entzündungsreaktionen vorliegen, können die **Aktivität von Cytochrom-P450-Enzymen herunterregeln**, was in verschiedenen Studien zu **CYP3A4, aber auch von CYP1A2, 2C9 und 2C19** gezeigt wurde. Umgekehrt können **Zytokin-Modulatoren und v.a. -Antagonisten**, wie z.B. IL-6-Antagonisten durch Downregulation der erhöhten IL-6-Werte auch die **Aktivität der genannten CYP-Enzyme wiederherstellen**. Dies hat im Sinne einer klassischen pharmakokinetischen Interaktion Bedeutung, wenn gleichzeitig Arzneimittel gegeben werden, die maßgeblich über die CYP-Enzyme metabolisiert werden; die wieder erstarkte CYP-Aktivität führt dann zu erniedrigten Plasma-Spiegeln der Kombinationspartner und zu Wirkungsverlusten. Beispiele sind Sarilumab, Siltuximab und Tocilizumab, wenn sie mit Wirkstoffen mit enger therapeutischer Breite kombiniert werden, wie z.B. Theophyllin (1A2), Warfarin (2C9). Bei der Kombination mit oralen Kontrazeptiva könnte sich ein unbeachteter Wirkungsverlust besonders ungünstig auswirken, auch eine Wirkungsminderung bei gleichzeitig bestehender Statin-Therapie mit allen Konsequenzen für die kardiovaskuläre Mortalität wäre gegebenenfalls im Auge zu behalten.

Substrate	Abemaciclib, Abirateron, Acenocoumarol, Acetyldigoxin, Adinazolam, Aflatoxin B1, Albendazol, Alectinib, **Alfentanil**, Alfuzosin, Aliskiren, Alitretinoin, Almotriptan, Alogliptin, Alosetron, alpha-Dihydroergocryptinmethansulfonat, **Alprazolam**, Ambrisentan, Ambroxol, Amiodaron, Amitriptylin, **Amlodipin**, Amprenavir, Anastrozol, Androstendion, Androsteron, Antipyrin, Apalutamid, Apixaban, Apremilast, Aprepitant, Aranidipin, **Aripiprazol**, Armodafinil, Artemether, Artemisinin, Asenapin, **Astemizol**, Asunaprevir, Atazanavir, **Atorvastatin**, Atovaquon, Avanafil, Axitinib, Azelastin, Baricitinib, Barnidipin, Beclometason, Bedaquilin, Benzbromaron, Benzphentamin, Bepridil, Betamethason, Bexaroten, Bezafibrat, Bicalutamid, Bictegravir, Bisoprolol, **Boceprevir**, Bortezomib, Bosentan, Bosutinib, Brentuximab Vedotin, Brexpiprazol, Brigatinib, Brinzolamid, Bromazepam, Bromocriptin, Bromoperidol, Brotizolam, Budesonid, Bupivacain, Buprenorphin, **Buspiron**, Busulfan, Cabazitaxel, Cabergolin, Cabozantinib, Canagliflozin, Cannabis (geraucht/nicht geraucht), Capravirin, Capsaicin, **Carbamazepin**, Cariprazin, Carvedilol, Celecoxib, Ceritinib, Cerivastatin, **Chinidin**, **Chinin**, Chlordiazepoxid, Chloroquin, **Chlorphen(ir)amin**, Chlorpyrifos, Cholecalciferol, Cibenzolin, Ciclesonid, **Ciclosporin**, Cilnidipin, Cilostazol, Cinacalcet, Ciprofibrat, **Cisaprid**, Citalopram, **Clarithromycin**, Clevidipin, Clindamycin, Clobazam, Clobetasol, Clofibrat, Clofibrinsäure, Clomethiazol, Clomipramin, Clonazepam, Clopidogrel, Clorazepat, Clotrimazol, Clozapin, Cobicistat, Cobimetinib, Cocain, Codein-N-Demethylierung, Coffein, Colchicin, Cortison, Crizotinib, Cyclobenzaprin, Cyclophosphamid, Cyproteron, Dabrafenib, Daclatasvir, Dacomitinib, Danazol, Dapagliflozin, Dapoxetin, Dapson, Darifenacin, Darunavir, Dasabuvir, Dasatinib, Daunorubicin, Dehydroepiandrosteron, Delamanid, Delavirdin, Deramciclan, Desacetyldiltiazem, Des-Ciclesonid, Desfesoterodin, Desloratadin, Desmethyldiazepam, Desogestrel, Desvenlafaxin, Dexamethason, Dexlansoprazol, Dextromethorphan, Dextropropoxyphen, **Diazepam**, Diazinon, Diclofenac, Dienogest, Digitoxin, Digoxin, Dihydralazin, Dihydroaripiprazol, Dihydrocodein, Dihydroergocryptin, Dihydroergotamin, Dihydroergotoxin, **Diltiazem**, Dipyridamol, Disopyramid, Disulfiram, Docetaxel, Dofetilid, Dolasetron, Dolutegravir, Domperidon, Donepezil, Doxazosin, Doxepin, Doxorubicin, Doxycyclin, Dronabinol, Dronedaron, Droperidol, Drospirenon, Dutasterid, Dydrogesteron, Ebastin, Ecstasy, Edoxaban, Efavirenz, Elacridar, Elbasvir, Eletriptan, Eliglustat, Ellipticin, Elvitegravir, Encorafenib, Enzalutamid, Epinastin, Eplerenon, Ergometrin, Ergotamin, Ergotamintartrat, Erlotinib, **Erythromycin**, Escitalopram, Esketamin, Esomeprazol, Estalozam, Estradiol, Estrogene, Estron, Eszopiclon, Ethinylestradiol, Ethosuximid, Ethylmorphin, Ethynodioldiacetat, Etonogestrel, Etoposid, Etoricoxib, Etravirin, Everolimus, Exemestan, Ezlopitant, Faldaprevir, Febuxostat, Felbamat, **Felodipin**, Fentanyl, Fesoterodin, Fexofenadin, Finasterid, Fingolimod, Flosequinan, Fludrocortison, Flunitrazepam, Fluoxetin, Flurithromycin, Flutamid, Fluticason, Fluvastatin, Fosamprenavir, Fosaprepitant, Fulvestrant, Fusidinsäure, Galantamin, Gefitinib, Gepiron, Gestoden, Glecaprevir, Glibenclamid, Granisetron, Grazoprevir, Guanfacin, Guarana, Halofantrin, **Haloperidol**, Halothan, Hydrocodon, Hydrocortison, Hydrodolasetron, Hydroxyhaloperidol, Hydroxyprogesteron, Hydroxyzin, Ibrutinib, Ibuprofen, Idelalisib, Ifosfamid, Iloperidon, **Imatinib**, Imipramin, Indacaterol, **Indinavir**, Irinotecan, Itraconazol, Isavuconazol, Isotretinoin, Isradipin, Itraconazol, Ivabradin, Ivacaftor, Ivermectin topisch, Ixabepilon, Ixazomib, Ketamin, Ketoconazol, Lacidipin, Lacosamid, Lakritze, Lansoprazol, Lapatinib, Laropiprant, Lasofoxifen, Leflunomid, Lenvatinib, Lercanidipin, Letrozol, Levo-alpha-methyl-Methadol (LAAM), Levobupivacain, Levocetirizin, Levomethadon, Levomepromazin, Levomethadylacetat, Levonorgestrel, Lidocain, Lilopriston, Linagliptin, Lisurid, Lomitapid, Loperamid, Lopinavir, Loratadin, Lorcaserin, Lorlatinib, Losartan, Loteprednol, **Lovastatin**, Lovastatinsäure, Loxapin, Lumefantrin, Lurasidon, Lynestrenol, Macitentan, Manidipin, Maraviroc, Maribavir, Medazepam, Medroxyprogesteron, Mefloquin, Meloxicam, Meprobamat, Mestranol, Metaxalon, Methadon, Methoxsalen, Methylergometrin, Methylprednisolon, Metronidazol, Mexazolam, Mianserin, Mibefradil, Miconazol, **Midazolam**, Midecamycin, **Midestaurin**, Mifepriston, Miocamycin, Mirtazapin, Mizolastin, Modafinil, Mofaroten, Mometason, Monomethylauristatin E, Moricizin, Myristicin, Nabiximol(s), Naftidrofuryl, Nalmefen, Naloxegol, Nateglinid, N-DesmethylDTZ, Nefazodon, Nefiracetam, Nelfinavir, Neratinib, Netupitant, **Nevirapin**, Nicardipin, **Nifedipin**, Nilotinib, Nilvadipin, Nimodipin, Nintedanib, Niraparib, **Nisoldipin**, Nitrazepam, **Nitrendipin**, Nomegestrol, Norelgestromin, Norethisteron, Norfluoxetin, Norgestimat, Norgestrel, NorLAAM, Norquetiapin, Nortilidin, Nortriptylin, Olaparib, Omeprazol, Onapriston, Ondansetron, Ornidazol, Osimertinib, Ospemifen, Oxatomid, Oxcarbazepin, Oxybutynin, Oxycodon, Paclitaxel (= Taxol), Palbociclib, Paliperidon, Palonosetron, Panobinostat, Pantoprazol, Paracetamol (= Acetaminophen), Parathion, Parecoxib, Paricalcitol, Paritaprevir, Paroxetin, Pazopanib, PCP, Perampanel, Perazin, Pergolid, Perhexilin, Permethrin, Perospiron, Perphenazin, Pethidin, Phenprocoumon, Phenytoin, Pimavanserin, Pimecrolimus, **Pimozid**, Pioglitazon, Piperaquin, Piritramid, Pitolisant, Pomalidomid, Ponatinib, Pranlukast, Prasugrel, Pravastatin, Prazepam, Praziquantel, Prednisolon, Prednison, Primidon, Procarbazin, Progesteron, Proguanil, Promazin, Propafenon, Propranolol, Propiverin, Propofol, Propoxyphen, Prothipendyl, Quazepam, Quetiapin, Rabeprazol, Raloxifen, Ramelteon, Ranolazin, Rebamipid, Reboxetin, Regorafenib, Remacemid, Repaglinid, Ribociclib, Rifabutin, Rifalazil, Rilpivirin, Rimonabant, Riociguat, Risperidon, **Ritonavir**, Rivaroxaban, Rofecoxib, Roflumilast, Rolapitant, Romidepsin, Ropinirol, Ropivacain, Roquinimex, Roxithromycin, Rucaparib, Rufinamid, Rupatadin, Ruxolitinib, *R*-Warfarin, Safinamid, Salicylsäure topisch, Salmeterol, **Saquinavir**, Saxagliptin, Selegilin, Selexipag, Sertindol, Sertralin, Sibutramin, **Sildenafil**, Silodosin, Simeprevir, **Simvastatin**, Simvastatinsäure, **Sirolimus**, Sitagliptin, Solifenacin, Sonidegib, Sorafenib, Styrol, Sufentanil, Sunitinib, Suvorexant, **Tacrolimus**, **Tadalafil**, **Tamoxifen**, Tamsulosin, **Telaprevir**, **Telithromycin**, Temapezam, Temsirolimus, Teniposid, Tenofovir, Terbinafin, Terfenadin, Testosteron, **Tezacaftor**, Theophyllin, Thioridazin, Thiotepa, Tiagabin, Tianeptin, Tibolon, Ticagrelor, Ticlopidin, Tilidin, Tinidazol, Tiotropium, Tipranavir, Tivozanib, Tocopherol, Tofacitinib, Tolcapon, Tolterodin, Tolvaptan, Toremifen, Trabectedin, Tramadol, Trastuzumab emtansin, **Trazodon**, Tretinoin, Triamcinolon, **Triazolam**, Trimethadion, Trimetrexat, Trimipramin, Trofosfamid, Troglitazon, Ulipristal, Valdecoxib, Valspodar, Vandetanib, **Vardenafil**, Velpatasvir, Vemurafenib, Venetoclax, Venlafaxin, **Verapamil**, Vesnarinon, Vilanterol, Vilazodon, Vinblastin, **Vincristin**, Vindesin, Vinflunin, Vinorelbin, Vismodegib, Voriconazol, Vortioxetin, Voxilaprevir, Warfarin, Yohimbin, Zafirlukast, Zaleplon, Zaltoprofen, Zileuton, Ziprasidon, Zolpidem, Zonisamid, Zopiclon, Zotepin, Zuclopenthixol

Induktoren	Alkohol (chronisch), Aminoglutethimid, Aprenavir, Apalutamid, Armodafinil, Artemether, Baldrian, Barbiturate, Betamethason, Bexaroten, Bosentan, Brigatinib, Budesonid, Butalbital, **Carbamazepin**, Clobazam, Clofibrat, Clofibrinsäure, Curcumin (Gelbwurz-Pulver, Kurkumagewürz), Cyclophosphamid, Dabrafenib, Deferasirox, Dehydroepiandrosteron, Delafloxacin, Dexamethason, Dicloxacillin, Dihydroartemisinin, **Efavirenz**, Elvitegravir, Enzalutamid, Erlotinib, Eslicarbazepin, Eslicarbazepinacetat, Ethanol, Ethoposid, Etravirin, Felbamat, Flucloxacillin, Glibenclamid, Glucocorticoide, Gojibeere, Griseofulvin, Guggul, Hydrocortison, Ibrutinib, Ifosfamid, Ingwer, Isopentanol, Isotretinoin, **Johanniskraut**, Knoblauch, Lakritze, Lumacaftor, Lymecyclin, Medazepam, Medroxyprogesteron, Melatonin, Meprobamat, Metamizol, Methoxsalen, Methylprednisolon, Metyrapon, Midostaurin, Mitotan, Modafinil, Moricizin, Nafcillin, **Nevirapin**, Orlistat, Osimertinib, Oxcarbazepin, Paclitaxel, Pegvisomant, Pentobarbital, Perampanel, **Phenobarbital**, Phenylbutazon, **Phenytoin**, **Pioglitazon**, Pitolisant, Prednisolon, Prednison, Primidon, **Rifabutin**, **Rifampicin**, Rifamycin, Rifapentin, Rifaximin, Ritonavir, Rufinamid, Somatropin, Sulfafurazol, Sulfinpyrazon, Tedizolid, Tetracyclin, Topiramat, Triamcinolon, **Troglitazon**, Vandetanib, Vemurafenib, Vinblastin
Inhibitoren	Abirateron, Acetylsalicylsäure, **Amiodaron**, Amitriptylin, Amlodipin, Amprenavir, Androsteron, Aprepitant, Artemisinin, Astemizol, Asunaprevir, Atazanavir, Atomoxetin, Atorvastatin, Azamulin, Azelastin, Baldrianwurzel, Barnidipin, Benzbromaron, Bicalutamid, Bifonazol, Bitterorange, Boceprevir, Bortezomib, Boswellia sp., Brentuximab Vedotin, Bromocriptin, Buprenorphin, Cabozantinib, Canagliflozin, Carbasalat-Calcium, Caspofungin, Ceritinib, Cerivastatin, Chinin, Chloramphenicol, Chlormadinon, Chlorzoxazon, Ciclosporin, Cilostazol, **Cimetidin**, Ciprofloxacin, **Clarithromycin (!!)**, Clindamycin, Clomipramin, Clotrimazol, Cobicistat, Cobimetinib, Crizotinib, Curcumin (Gelbwurz-Pulver, Kurkumagewürz), Cyproteron, Danazol, Darifenacin, Darunavir, Dasatinib, Delavirdin, Desethylamiodaron, Desipramin, Desmethoxyyangonin, Desmethylsertralin, Desogestrel, Dexlansoprazol, Dextropropoxyphen, Diethyl-dithiocarbamat, Dihydralazin, Dihydroergotamin, **Diltiazem (!)**, Diosmin, Dipyridamol, Domperidon, Doxycyclin, Dronedaron, Drospirenon, Echinacea purpurea, Econazol topisch, Ecstasy, Eluxadolin, Epigallocatechin, Ergometrin, Ergotamin, **Erythromycin (!)**, Estrogene konjugiert, Ethinylestradiol, Etonogestrel, Faldaprevir, Febuxostat, Fenchel, Fentanyl, Fluconazol, Fluoxetin, **Fluvoxamin**, Fosamprenavir, Fosaprepitant, Fusidinsäure, Gestoden, Glecaprevir, Ginseng, Glycerolphenylbutyrat, Gomisin, **Grapefruit (!)** und Zubereitungen daraus (Saft, Extrakte), Grüntee, GS-563117, Hoodia gordonii, Hydralazin, Idelalisib, Imatinib, Imipramin, **Indinavir (!!)**, Isavuconazol, Isoniazid, **Itraconazol (!!)**, Ivacaftor, Josamycin, Kamille, Ketamin, **Ketoconazol (!!)**, Lakritze, Lanreotid, Lansoprazol, Lapatinib, Lesinurad, Letermovir, Levomepromazin, Lilopriston, Linagliptin, Liothyronin, Lomitapid, Loperamid, Lopinavir, Lymecyclin, Manidipin, Mariendistel, Mestranol, (Levo)Methadon, Mibefradil, Micafungin, Miconazol, Midazolam, Midecamycin, Midostaurin, Mifepriston, Miocamycin, Mirabegron, Mitoxantron, Mizolastin, Monomethylauristatin E, Myristicin, Naftidrofuryl, Naloxon, N-DesmethylDTZ, **Nefazodon (!!)**, **Nelfinavir (!!)**, Netupitant, Nicardipin, Nicotinsäure, Nilotinib, Norfloxacin, Norfluoxetin, Noscapin, N-Oxid-Regorafenib, Octreotid, Olanzapin, Olaparib, Omeprazol, Onapriston, Orphenadrin, Oxatomid, Palbociclib, Pampelmuse, Panobinostat, Papaverin, Pazopanib, PCP, Peginterferon alfa-2b, Pergolid, Pfefferminze, Pfefferminzöl, Phenelzin, Pibrentasvir, Pimozid, Piperaquin, Piperin, Pomelo, Posaconazol, Primaquin, Propiverin, Propofol, Propoxyphen, Quinupristin, Raloxifen, Ranitidin, Ranolazin, Reboxetin, Regorafenib, Remacemid, Resveratol, Rifamycin, Rikamycin, **Ritonavir (!!)**, Rokitamycin, Rosenwurz, Rotwein, Roxithromycin, Rucaparib, Rutin/Rutosid, Safinamid, Sägepalme, Salbei, Saquinavir, Schöllkraut, Silibinin, Simeprevir, Sitagliptin, Stiripentol, Sunitinib, Suvorexant, Sternfrucht (Averrhoa carambola), **Suboxone**® (**!**, Buprenorphin + Naloxon), Tacrolimus, Tamoxifen, **Telaprevir**, Telithromycin, Teniposid, Terfenadin, Tetracyclin, Tiamulin, Tibolon, Ticagrelor, Ticlopidin, Tilidin, Tioconazol, Tolvaptan, Traubensilberkerze, **Troleandomycin**, Valeriana radix (Baldrian), Valproinsäure, Valspodar, Vardenafil, **Verapamil (!)**, **Voriconazol**, Zafirlukast

Tabelle 10: CYP-Isoenzyme mit essenzieller Bedeutung für den Arzneimittel-Metabolismus. Zusammenstellungen nach www.mediq.ch, www.drugbank.ca/www.drugbank.com (insbesondere, wenn ein Wirkstoff nicht unter mediq.ch monografiert ist) sowie nach Angaben in der Austriacodex-Fachinformation (v.a. bei in jüngerer Zeit zugelassenen Wirkstoffen/Präparaten); fragliche Interaktionen sind nur in ausgewählten Fällen aufgenommen (z.B. Midostaurin, Rifamycin); Fettdruck: Nach Flockhart klinisch besonders relevant, !!: starker Inhibitor, !: moderater Inhibitor, Quelle hierfür: http://medicine.iupui.edu/CLINPHARM/ddis/clinical-table).

CYP1A1

Vorbemerkungen

- Lokalisierung im endoplasmatischen Retikulum der Hepatozyten und anderer Organe.
- Substrate ähnlich 1A2, jedoch nachhaltige Interaktionen bisher nicht bekannt.
- Theophyllin ist Substrat und Hemmstoff zugleich, mehrere Steroid-Hormone werden als Substrate umgesetzt.
- Induzierende Wirkungen der PPI an 1A1 gering.

Substrate	Amodiaquin, Amiodaron, Benzbromaron, Cannabidiol, Capsaicin, Chlorzoxazon, Clomethiazol, Coffein, Dacarbazin, Dasatinib, Erlotinib, Estron, Febuxostat, Fluvastatin, Galangin, Gefitinib, Granisetron, Haloperidol, Itraconazol, Melatonin, Paracetamol, Petersilie, Pioglitazon, Progesteron, Propofol, Riluzol (sonst nur über CYP1A2 metabolisiert), Riociguat, *R*-Warfarin, Tamoxifen, Testosteron, Theophyllin, Toluol, Toremifen, Warfarin, Zaltoprofen, Zotepin
Induktoren	Aceton, Cabozantinib, Cannabidiol, Chinin, Clofibrat, Diosmin, Lansoprazol, Midostaurin, Omeprazol, polycyclische aromatische Kohlenwasserstoffe (wie bei CYP1A2 mit Gefahr der Umwandlung in kanzerogene Verbindungen), Propylthiouracil, Rabeprazol
Inhibitoren	Amlodipin, Cannabis (nicht geraucht), Curcumin (Gelbwurz-Pulver, Kurkumagewürz), Desethylamiodaron, Drospirenon, Engelwurz, Fluvoxamin, Medetomidin, Methoxsalen, Norfloxacin, Propranolol, Sildenafil, Tenofovir, Theophyllin, Ticlopidin

CYP2A6	
Vorbemerkungen • Vorkommen in Leber, Lunge, Luftröhre, Nasenschleimhaut. • Einige von anderen CYP-Enzymen bekannte Induktoren treten an 2A6 als Substrate *und* Induktoren auf. • Retigabin als (einziges) Beispiel für einen Wirkstoff, der ausschließlich über CYP2A6 metabolisiert wird.	
Substrate	Aflatoxin B1, Apremilast, Artemisinin, Artesunat, Bupropion, Chloroform, Clomethiazol, Cisaprid, Clomethiazol, Clozapin, Coffein, Cotinin, Cyclophosphamid, Dexamethason, Disulfiram, Dronabinol, Efavirenz, Estradiol, Fadrozol, Formoterol, Halothan, Ifosfamid, Letrozol, Methoxsalen, Methoxychlor, Montelukast, Nevirapin, Nikotin, N-Nitrosonornicotin 50 H, NNK (Metabolit von Nikotin), Norelgestromin, Norgestimat, Paracetamol, Pilocarpin, Progesteron, Rauchen (Tabakkonsum, Nikotin), Retigabin (***ausschließlich*** über CYP2A6 metabolisiert), Rifampicin, Roxatidin, Selegilin, Tamoxifen, Tegafur, Tolcapon, Valproinsäure, Vortioxetin
Induktoren	Artemisinin, Brokkoli, Carbamazepin, Curcuma, Dexamethason, Phenobarbital, Primidon, Rifabutin, Rifampicin, Valproinsäure
Inhibitoren	Alpha-Naphthoflavon, Amiodaron, Amlodipin, Amphetamin, Ceritinib, Clofibrat, Clomethiazol, Desethylamiodaron, Dexfenfluramin, Disulfiram, Ellipticin, Fenofibrat, Gabapentin, Gemfibrozil, Grapefruit und Zubereitungen daraus (Saft, Extrakte), Isoniazid, Letrozol, Memantin, Menthofuran, Methoxsalen, Miconazol, Modafinil, Nicotin (nicht geraucht), Norfloxacin, Orphenadrin, Paracetamol, Pilocarpin, Prednisolon, Prednison, Ritonavir, Selegilin, Thiamazol, Tranylcypromin, Wasserkresse
CYP1B1	
Vorbemerkungen • Tamoxifen einmal mehr als Substrat und Hemmstoff zugleich.	
Substrate	Amodiaquin, Dasatinib, Doxorubicin, Erlotinib, Estron, Melatonin, Progesteron, Tamoxifen, Testosteron, Theophyllin
Induktoren	Lansoprazol, Omeprazol
Inhibitoren	Coffein, Engelwurz, Fluconazol, Paclitaxel, Propofol, Tamoxifen

Tabelle 11: CYP-Enzyme mit geringerer Bedeutung in Bezug auf die Umsetzung von Arzneimitteln.

6.2 Auswärtstransporter, Effluxtransporter, i.e.S. P-Glykoprotein, PGP, Synonymbezeichnungen: ATP-Binding-Cassette-Transporter, ABCB1, Multi-Drug-Resistance-1, MDR-1; BCRP; Einwärtstransporter

Das P-Glykoprotein (P-gp, PGP) ist ein Transportprotein aus der Familie der sogenannten *ABC-Transporter (ATP-Binding-Cassette-Transporter, ABCB1)*. Diese Proteine sind bei einer Reihe von Tieren, Pflanzen, Pilzen und Bakterien in Zellmembranen lokalisiert und transportieren die unterschiedlichsten Substanzen gegen ein Konzentrationsgefälle aktiv durch diese hindurch. Die für diese Transportprozesse aufzuwendende Energie entstammt der hydrolytischen Spaltung von Adenosintriphosphat (ATP).[116]

6.2.1 PGP, ABCB1, MDR-1

Das P-Glykoprotein kommt vor allem in Epithelgeweben vor, die eine Ausscheidungsfunktion besitzen, zum Beispiel in Leber, Nieren, Dünn- und Dickdarm, Bauchspeicheldrüse, aber auch in der Plazenta sowie in den Blut-Hirn- und Blut-Testis-Schranken. Es ist dort an der apikalen, also der nach außen gerichteten bzw. dem Lumen zugewandten Membran lokalisiert.

Die Substrate von PGP sind meist lipophile oder amphiphile Verbindungen mit einer Masse von 400 bis etwa 2000 Dalton, z.B. Nahrungsbestandteile, Umweltgifte, Hormone, Aminosäuren, Zucker, Peptide und viele Arzneistoffe. Die physiologische Funktion des PGP besteht darin, den Organismus vor potenziell schädlichen Fremdstoffen (Xenobiotika) zu schützen, indem es diese Substrate aus dem Zellinnern nach außen transportiert und deren Anreicherung verhindert.

So werden über die Blut-Hirn-Schranke neurotoxische Stoffe, zum Beispiel bestimmte Medikamente, aus den Gehirnzellen in den Blutkreislauf zur metabolischen Entsorgung ausgeschleust. Im Magen-Darm-Trakt begrenzt das P-Glykoprotein die Aufnahme von Arzneistoffen durch deren Efflux aus den Enterozyten in das Darmlumen. In der Leber und den Nieren fördert das PGP die Ausscheidung aus den Hepatozyten in die Galle beziehungsweise aus den proximalen Tubuluszellen der Niere in den Urin.

P-Glykoprotein ist auch in zahlreichen Tumorzellen nachweisbar. Hier sorgt es – neben anderen Transportproteinen wie MRP(1) (Multidrug resistance-associated protein, z.B. 1) und BCRP (Breast Cancer Resistance Protein) – dafür, dass chemotherapeutisch wirksame Arzneistoffe aus dem Tumorgewebe ausgeschleust werden. Auf diese

Weise gelingt es den Tumoren, eine sogenannte Multidrug Resistance (MDR) gegen strukturell unterschiedliche Zytostatika zu entwickeln. Die Begriffe PGP und Multidrug Resistance Protein 1 (MRP-1) gelten als synonym. Seit Jahren werden unterschiedliche Ansätze verfolgt, um einer solchen MDR entgegenzuwirken, darunter das Konzept, PGP in der Zellmembran direkt zu blockieren.

Via P-Glykoprotein kann ein breites Spektrum an Medikamenten aus der Zelle heraustransportiert werden. Dazu gehören neben den bereits erwähnten Zytostatika Immunsuppressiva, HIV-Therapeutika sowie Herz-Kreislauf-Mittel, wie z.B. Beta-Blocker und Calcium-Antagonisten. Auffällig ist, dass viele dieser Substanzen gleichzeitig auch Substrate des CYP3A4 sind. Vermutlich werden Expression und Aktivität beider Proteine zu einem Gutteil über die gleichen Mechanismen reguliert.

Auch in der normalen Arzneitherapie wird die Transportfunktion von PGP durch eine Reihe von Stoffen gehemmt, was die Bioverfügbarkeit von anderen Arzneistoffen erhöhen kann. Induktoren können hingegen die Ausscheidung von Arzneimitteln beschleunigen und deren Bioverfügbarkeit reduzieren. Beispiele für Inhibitoren sind bestimmte Antiarrhythmika, HIV-Medikamente, Calciumkanal-Blocker, Immunsuppressiva, Steroide oder bestimmte Antibiotika. Als Induktoren wirken zum Beispiel Johanniskraut oder das Antiinfektivum Rifampicin.

P-GLYKOPROTEIN

Vorbemerkungen

- Genprodukt des ABCB1-Gens.
- Auswärtstransporter, Effluxtransporter, lokalisiert als Membranprotein, das aktiv unter ATP-Verbrauch Fremdstoffe aus dem Zellinneren heraustransportiert.
- Große Bedeutung bei der Entstehung der Multidrug-Resistenz, gleichzusetzen mit dem Multidrug Resistance Protein 1 (MDR-1).
- Vorsicht bei Substraten mit geringer therapeutischer Breite wie Chinidin, Ciclosporin, Digoxin, Digitoxin (CYP3A4 > PGP), Metildigoxin (nur PGP), Phenytoin, Sirolimus, Tacrolimus, was bedeutet, dass bei Kombination der genannten Substanzen untereinander oder dem Vorhandensein weiterer PGP-Substrate Plasmaspiegel-Schwankungen mit meist unerwünschten Konsequenzen für den therapeutischen Erfolg auftreten.

Substrate	Abacavir, **Acenocoumarol**, Acetyldigoxin, Afatinib, Aliskiren, Alvimopan, Ambrisentan, Amisulprid, Amitriptylin, Amprenavir, Apixaban, Aripiprazol, Atazanavir, Atorvastatin, Axitinib, Azathioprin, Azithromycin, Bazedoxifen, Betamethason, Bictegravir, Bilastin, Bisoprolol, Bosutinib, Bromocriptin, Budesonid, Buprenorphin, Cabergolin, Carbamazepin, Carvedilol, Celiprolol, Ceritinib, Cetirizin, Chinidin, Chinin, Chlorpromazin, **Ciclosporin**, Cimetidin, Ciprofloxacin, Citalopram, Clarithromycin, **Clopidogrel**, Clozapin, Cannabis (geraucht), Cobicistat, Cibimetinib, Colchicin, **Dabigatran**, Dabrafenib, Daclatasvir, Dacomitinib, Dactinomycin, Dapagliflozin, Darifenacin, Darunavir, Dasabuvir, Dasatinib, Daunorubicin, Desloratadin, Dexamethason, Dextromethorphan, Digitoxin, Digoxin, Diltiazem, Dipyridamol, Docetaxel, Dolutegravir, Domperidon, Doxorubicin, Dronedaron, Ebastin, **Edoxaban**, Elbasvir, Eletriptan, Eliglustat, Empagliflozin, Enoxacin, Epirubicin, Erlotinib, Ertugliflozin, Erythromycin, Escitalopram, Esomeprazol, Estriol, Ethinylestradiol, Etoposid, Everolimus, Ezetimib, Faldaprevir, Fentanyl, Fexofenadin, **Fidaxomicin**, Fluoxetin, Fluphenazin, Fluvastatin, Gefitinib, Glecaprevir, Glibenclamid, Glucocorticoide (Steroide), Grazoprevir, Grepafloxacin, Grüntee, Hoodia gordonii, Hydrocortison, Idarubicin, Idelalisib, Imatinib, Indacaterol, Indinavir, Irinotecan, Itraconazol, Ivermectin, Ixazomib, Ketoconazol, Lakritze, Lamotigrin, Lansoprazol, Lapatinib, Ledipasvir, Lenvatinib, Levetiracetam, Lidocain, Linagliptin, Loperamid, Lopinavir, Losartan, Lovastatin (Monacolin K, Roter Reis), Maraviroc, Mefloquin, Mestranol, Metformin, Methadon, Methotrexat, Methylprednisolon, Metildigoxin, Mibefradil, Mirabegron, Mitoxantron, Morphin, Moxifloxacin, Naloxegol, Naloxon, Nelfinavir, Nilotinib, Nintedanib, Niraparib, Norbuprenorphin, Nortriptylin, Ofloxacin, Olanzapin, Olaparib, Ombitasvir, Omeprazol, Ondansetron, Opicapon, Ornidazol, Oseltamivir, Paclitaxel, Palbociclib, Paliperidon, Panobinostat, Pantoprazol, Paritaprevir, Paroxetin, Pasireotid, Pazopanib, Pentazocin, Phenobarbital, **Phenytoin**, Pibrentasvir, Pitavastatin, Pixantron, Pomalidomid, Posaconazol, Pravastatin, Prazosin, Prednisolon, Prednison, Prucaloprid, Quetiapin, Raltegravir, Ranitidin, **Ranolazin**, Ribociclib, Rifampicin, Rifamycin, Risperidon, Ritonavir, Rivaroxaban, Rosiglitazon, Roxithromycin, Rucaparib, Saquinavir, Selexipag, Sertralin, Silodosin, Simeprevir, Simvastatin, **Sirolimus**, Sitagliptin, Sofosbuvir, Sorafenib, Sparfloxacin, Spiramycin, Sunitinib, Tacrin, Tacrolimus, Talinolol, Tamoxifen, Telaprevir, Telithromycin, Teniposid, Tenofoviralafenamid, Terfenadin, Tezacaftor, Ticagrelor, Tolvaptan, Topotecan, Trabectedin, Tramdaol, Trimipramin, Trospium, Umeclidinium, Velpatasvir, Vemurafenib, Venlafaxin, Verapamil, Vinblastin, Vincristin, Vindesin, Vinflunin, Vinorelbin, Vismodegib, Vortioxetin, Voxilaprevir, Ziprasidon
Induktoren	Acetyldigoxin, Acetylsalicylsäure, Apalutamid, Artemisinin, Bosentan, Capsaicin, Carbamazepin, Carbasalat-Calcium, Celiprolol, Dabrafenib, Darunavir, Delavirdin, Dexamethason, Digoxin, Doxorubicin, Doxycyclin, Efavirenz, Emtricitabin, Enzalutamid, Estriol, Ethinylestradiol, Flucloxacillin, Grüntee, Hydrocortison, **Johanniskraut**, Knoblauch, Levothyroxin, Lopinavir, Mestranol, Methylprednisolon, Nevirapin, Phenobarbital, **Phenytoin**, Prednisolon, Prednison, **Rifampicin**, Ritonavir, Spironolacton, Tedizolid, Trazodon, Valproinsäure, Venlafaxin, Vinblastin, Vindesin

Inhibitoren	Abemaciclib, Alectinib, Alfentanil, alpha-Dihydroergocryptinmethansulfonat, **Amiodaron**, Amodiaquin, Amprenavir, Aripiprazol, Atazanavir, Atorvastatin, Atovaquon, Azelastin, Azithromycin, Baldrian, Barnidipin, Benzocain, Bepridil, Bilastin, Bisoprolol, Bosutinib, Boswellia sp., Buprenorphin, Cabozantinib, Canagliflozin, Candesartan, Cannabis, Capsaicin, Cariprazin, **Carvedilol**, **Chinidin**, Chinin, Chloroquin, Chlorpromazin, Ciclesonid, Ciclosporin, Cisaprid, Citalopram, **Clarithromycin**, **Cobicistat**, Colchicin, Crizotinib, Curcuma, Cyproheptadin, Daclatasvir, Dacomitinib, **Darunavir** (in Komb. m. Ritonavir), Desethylamiodaron, Desmethoxyyangonin, Diltiazem, Diosmin, Dipyridamol, Disulfiram, **Dronedaron**, Duloxetin, Elacridar, Elbasvir, Eliglustat, Encorafenib, Enzalutamid, **Erythromycin**, Escitalopram, Esomeprazol, Etravirin, Felodipin, Fenofibrat, Fentanyl, Fidaxomicin, Fluconazol, Fluoxetin, Flupentixol, Fluphenazin, Flurazepam, Fluvoxamin, Fusidinsäure, Gefitinib, Glecaprevir, Glibenclamid, Gomisin, Grapefruit und Zubereitungen daraus (Saft, Extrakte), Grepafloxacin, Haloperidol, Hopfen, Hydroxyzin, Ibrutinib, Imatinib, Imipramin, **Indinavir**, Isavuconazol, **Itraconazol**, Ivercaftor, Ivermectin, Josamycin, Kava-Kava (Rauschpfeffer), **Ketoconazol**, Kudzu, Lansoprazol, **Lapatinib**, Ledipasvir, Linagliptin, Lomitapid, Loperamid, **Lopinavir**, Loratadin, Lovastatin (Monacolin K, Roter Reis), Loxapin, Manidipin, Maprotilin, Maraviroc, Mariendistel, Mefloquin, Metformin, Midazolam, Mibefradil, Midostaurin, Mifepriston, Mirabegron, Mitotan, Naproxen, Naringenin, Nefazodon, Nelfinavir, Neratinib, Nevirapin, Nicardipin, Nifedipin, Nilotinib, Nitrendipin, Ofloxacin, Olanzapin, Olaparib, Omeprazol, Orangensaft, Paclitaxel, Palbociclib, Paliperidon, Pantoprazol, Paritaprevir, Paroxetin, Pibrentasvir, Ploglitazon, Piperin, Posaconazol, Progesteron, Promethazin, **Propafenon**, Propranolol, **Ranolazin**, Reboxetin, Regorafenib, Reserpin, Ribociclib, Rifamycin, Rilpivirin, Risperidon, **Ritonavir**, Rolapitant, Rosenwurz (Rhodiola rosea), Roxithromycin, Rucaparib, Salbei, **Saquinavir**, Schöllkraut, Sertralin, Simeprevir, Simvastatin, Sirolimus, Sparfloxacin, Sufentanil, Sunitinib, Suvorexant, Tacrolimus, Tamoxifen, Telaprevir, Telithromycin, Telmisartan, Temsirolimus, Terfenadin, Testosteron, Tetrabenazin, Teufelskralle, Tezacaftor, Ticagrelor, Tolvaptan, Trifluoperazin, Trimipramin, Trospium, Valspodar, Vandetanib, Velpatasvir, Vemurafenib, Venetoclax, **Verapamil**, Vinorelbin, Vismodegib, Voriconazol, Voxilaprevir

Tabelle 12: Mit P-Glykoprotein interagierende Arzneistoffe.

6.2.2 ABCG2

Das ABCG2-Gen kodiert für den ABC-Transporter G2, der ähnlich wie der ABC-Transporter B1 verschiedene Wirkstoffe aus Körperzellen hinaustransportiert. Die Variationen dieses Gens wirken sich allerdings deutlich weniger auf die Spiegel der Substanzen aus, als das bei B1 der Fall ist. Als therapierelevante Beispiele sind Atorvastatin, Rosuvastatin sowie Fluvastatin zu nennen. Im Fall der Statine sowohl im Hinblick auf Wirksamkeit als auch auf unerwünschte Wirkungen wesentlich bedeutsamer ist allerdings der Transport in die Leberzellen *hinein*.

6.2.3 BCRP – Breast Cancer Resistance Protein

Das Breast Cancer Resistance Protein (BCRP) zählt ebenfalls zu den aktiven Effluxtransportern und schützt den menschlichen Körper und seine Zellen vor toxischen Substanzen. Es ist u.a. im Darm, an der Leber, an der Niere und der Blut-Hirn-Schranke lokalisiert und hemmt die Aufnahme von Giftstoffen oder fördert ihre Ausscheidung. Zum Nachteil des Organismus spielt BCRP auch eine wichtige Rolle bei der Ausbildung von Krebszellen, die gegenüber Zytostatika resistent werden (Multi Drug Resistance). Interaktionen am BCRP können Anlass für unerwünschte Arzneimittelwirkungen sein: So führt die Hemmung des Proteins zu einer Erhöhung der Konzentration von anderen Arzneistoffen, die ebenfalls über den Transporter umgesetzt werden.[117]

- Beispiele für **Substrate** von BCRP: Daunorubicin, Doxorubicin, Methotrexat, Sulfasalazin, Topotecan
- Beispiele für BCRP-**Hemmer**: Ciclosporin, Curcumin

6.2.4 Transporter, die Wirkstoffe in eine Zelle hineintransportieren, OAT, OATP bzw. i.e.S. OATP2 (= SLCO1B1, OATP1B1)

Gewissenmaßen als Gegenstück zu den ABC-Transportern fungieren die „Organischen Anionen-Transporter“ (OAT) und „Organischen Anionen Transportierenden Polypeptide“ (OATP),[118] die aber im Zusammenhang mit Arzneimittelwirkungen und -interaktionen eine untergeordnete Rolle spielen. Bereits angesprochen wurden die Statine, die in Leberzellen aufgenommen werden müssen, um die Cholesterin-Synthese nachhaltig blockieren zu können.[119]

Besonders betroffen sind Simvastatin sowie wiederum Atorvastatin und Rosuvastatin, jedoch besitzen auch die übrigen Statine eine hohe Affinität zum OATP2, das auch als Solute Carrier Organic Anion Transporter Familiy Member 1B1 (SLCO1B1) bezeichnet wird. Der Transporter bringt die Statine in die Leberzellen, sodass die erwünschten Cholesterin-senkenden Wirkungen ablaufen können. Zeigt das Gen für den SLCO1B1-Transporter jedoch eine verminderte Aktivität, resultieren daraus erhöhte periphere Statin-Konzentrationen, sodass das Risiko für Myopathien bis hin zu Rhabdomyolysen erhöht ist.

Weitere Beispiele für Substrate des SLCO1B1-Transporters sind

- Tuberkulostatika (Ethambutol, Isoniazid, Pyrazinamid, Rifampicin),
- Glinide (Nateglinid, Repaglinid) und Glitazone (Pioglitazon) sowie

- Immunsuppressiva/Zytostatika (Capecitabin, Fludarabin, Irinotecan inkl. seines Metaboliten SN-38, Mercaptopurin, Methotrexat, Sirolimus).[120]

Starke Hemmstoffe des SLCO1B1-Transporters wie Ciclosporin können eine erhöhte Vorsicht bzw. das Aussprechen von Kontraindikationen begründen, z.B. für die Kombination mit Statinen.

Beispiele für mögliche Interaktionen am Organischen-Anionen-Transporter-3 (OAT-3): Benzylpenicillin, Cefaclor, Ciprofloxacin, Indometacin, Ketoprofen, Furosemid, Cimetidin, Methotrexat, Zidovudin

Beispiele für mögliche Interaktionen mit Vertretern der OATP-Familie, insbesondere OAT1- und OATP1B3: Aciclovir, Atorvastatin, Bumetanid, Captopril, Furosemid, Methotrexat, Nateglinid, Oseltamivir, Pitavastatin, Pravastatin, Repaglinid, Rifampicin, Rosuvastatin, Simvastatin, Valsartan

6.3 Prodrugs und ihre Aktivierung

Ein Prodrug ist ein weitgehend inaktiver pharmakologischer Stoff, der erst nach geplanter Verstoffwechslung im Organismus in das aktive Agens übergeführt wird. Der Einsatz von Prodrugs erfolgt wohl überlegt und zielt auf pharmakokinetische Defizite des Pharmakons, etwa die Verbesserung der Bioverfügbarkeit nach oraler Applikation, das Überwinden der Blut-Hirn-Schranke, das treffsichere Erscheinen am gewünschten Wirkort oder die Verringerung eines First-Pass-Effektes in der Leber, ab. In Bezug auf die Beurteilung von Medikationsplänen entsteht insofern Handlungsbedarf, als sowohl eine ungenügende (PM) als auch eine überschießende (UM) Funktionalität bestimmter in die Aktivierungsschritte involvierter Enzyme das Prodrug-Konzept und den therapeutischen Erfolg ernsthaft aushebeln.

Analoge Situationen zu den ultraschnellen und langsamen Metabolisierern liegen vor, wenn infolge Arzneimittel-Wechselwirkungen bestimmte CYP-Enzyme induziert oder blockiert werden: Ein beschleunigtes oder verzögertes Einsetzen der angestrebten Wirkung kann die Folge sein, mit der Gefahr ernsthafter, mitunter tödlicher Nebenwirkungen (z.B. schwere Atemdepression nach Codein) oder dem Verfehlen therapeutischer Plasmaspiegel (z.B. Tamoxifen). Ein besonderes Beispiel ist schließlich Tramadol, das im Falle einer wirksamen CYP2D6-Blockade durch Begleitmedikamente zwar nur ungenügend in den schmerzstillenden Metaboliten Desmethyl-Tramadol übergeführt werden kann, während die unerwünschten serotonergen Wirkungen durch das kumulierte Prodrug sehr wohl auftreten.

Zu erklären ist weiters der Begriff Co-Drug, wobei es sich um eine zugeführte Substanz handelt, die im Körper in zwei (oder mehr) Wirkstoffe umgewandelt wird, z.B. Fenetyllin, Sulfasalazin und andere Darmtherapeutika aus der Gruppe der 5-Aminosalicylate.Die folgende Tabelle bringt eine Zusammenstellung wichtiger Prodrugs und ihrer Überführung in die wirksame Substanz. Im Zuge der Medikationsanalyse lohnt sich ein Blick auf beteiligte Enzyme, die, wie beschrieben, durch Arzneimittelinteraktionen in ihrer Aktivität verändert sein können.[121,122,123,124]

Prodrug (zugeführt)	Wirksame Verbindung	Bemerkungen zum enzymatischen Umbau
Acemetacin	**Indometacin**	Glykolsäure-Ester-Prodrug von Indometacin
Acetylsalicylsäure	**Salicylsäure**	Esterase
Aciclovir	**Aciclovir-Triphosphat**	Aufbau durch virales Enzym Thymidinkinase zunächst zum Monophosphat und dann unter Beteiligung zelleigener Enzyme zum Di- und Triphosphat
Adefovirdipivoxil	**Adefovir bzw. Adefovirdiphosphat**	Orales Prodrug von Adefovir, acyclisches Nukleotidphosphonat-Analogon von Adenosinmonophosphat, wird aktiv in Säugetierzellen transportiert und durch Wirtsenzyme in Adefovirdiphosphat umgewandelt
Adrafinil	**Modafinil**	Dehydroxylierung
Amfepramon	**Ethcathinon**	Zählt zu den Drogen mit Amphetamin-artiger Wirkung
Amifostin	**2-(3-Amino-propyl-)amino-ethanthiol**	Metabolisierung zum freien Thiol im Gewebe
Azathioprin	**Mercaptopurin**	Azathioprin ist ein Nitroimidazol-Derivat von Mercaptopurin, welches rasch freigesetzt wird; der aktive Hauptmetabolit in den Zellen ist schließlich 6-Thioinosinsäure
Azilsartan-medoxomil	**Azilsartan**	• Hydrolyse durch Carboxymethylenbutenolidase und Plasmaesterasen im Darm und während der Resorption • Hauptenzym für die Biotransformation von Azilsartan CYP2C9
Baloxavir marboxil	**Baloxavir**	Nach oraler Anwendung Ester-Spaltung, Spitzenplasmaspiegel nach 4 Stunden
Bambuterol	**Terbutalin**	Carbaminsäure-Ester-Prodrug durch Cholinesterase hydrolytisch gespalten, nach Oxidationsschritt Terbutalin als wirksames Agens

Prodrug (zugeführt)	Wirksame Verbindung	Bemerkungen zum enzymatischen Umbau
Bisacodyl	**Bis-(p-hydroxyphenyl)-pyridyl-2-methan (BHPM)**	• Der zweifache Essigsäure-Ester Bisacodyl von Enzymen der Darmschleimhaut durch Hydrolyse in das aktive Diphenylmethan übergeführt • Nach dem Durchlaufen eines enterohepatischen Kreislaufes hemmt BHPM die Flüssigkeitsabsorption aus dem Dünn- und Dickdarm und induziert dosisabhängig eine Sekretion
Brivudin	**Brivudin-Triphosphat**	Nukleosid-Analogon, verwandt mit Thymidin
Candesartancilexetil	**Candesartan**	Ester, während der Absorption zu Candesartan hydrolysiert (Carboxylesterase)
Capecitabin	**5-Fluorouracil (5-FU)**	3-stufiger Prozess
Carbimazol	**Thiamazol**	Abspaltung der Carbethoxy-Gruppe
Cefpodoximproxetil	**Cefpodoxim**	Einschleußester, hydrolytische Öffnung während Aufnahme im Darm
Cefuroximaxetil	**Cefuroxim**	Einschleußester, hydrolytische Öffnung während in der Darmschleimhaut und im Blut
Chloralhydrat	**Trichlorethanol**	Katalyse durch Alkoholdehydrogenase unter Verbrauch von NADH
Cidofovir	**Di-Phosphorylierung** zur aktiven Verbindung (liegt im Unterschied zu Ganciclovir bereits als Monophosphat)	Aktivierung in mit Cytomegalievirus befallenen Zellen
Clofibrat	**Clofibrinsäure**	Ester-Spaltung
Clopidogrel	**2-Oxo-clopidogrel**, chemisch ein Mercaptocrotonsäure-Derivat	• CYP3A4, 3A5, 2C19 (ferner CYP2B6, 1A2, 2C9) beteiligt, am bedeutsamsten scheinen CYP2C19 und CYP3A4 zu sein • **Beachte**: Insbesondere bei Personen mit verminderter CYP2C19-Aktivität ist damit zu rechnen, dass sie Clopidogrel nicht ausreichend in die aktive Wirkform umbauen und somit keine sichere Thrombozytenaggregationshemmung erreichen können
Codein	**Morphin**	• Hauptenzym CYP2D6; ebenfalls beteiligt CYP3A4, jedoch ist dessen Metabolisierungsprodukt Norcodein schwächer wirksam als Morphin • **Beachte** – CYP2D6 Hemmer verhindern diese Aktivierung – Bei CYP2D6 Ultrarapid Metabolisierern kann es zu einer zu hohen Morphin-Konzentration kommen
Cyclophosphamid	**Phosphoramid-Mustard = Aziridinium-Metabolit** mit DNA-alkylierender Wirkung	• Hauptenzym CYP2B6 (v.a. in der Leber), ebenfalls beteiligt CYP2A6, 2C9, 3A • Der exocyclische Stickstoff der Oxazaphosphinane ist nicht nukleophil genug, um zu einem reaktiven Aziridinium-Ion zu reagieren. Erst durch enzymatische Hydroxylierung und anschließende Spaltung des entstehenden Halaminals unter Abspaltung von Acrolein kommt es zu einer reaktiven Species = „Phosphoramid mustard" (mustard = Bis-(2-Chlorethyl)-amin-Rest am Phosphor, der zur kovalenten, jedoch unspezifischen Crosslinkage von DNA-Basen befähigt ist. • Um das entstehende **Acrolein** unschädlich zu machen, wird Cyclophosphamid immer in Komb. m. MESNA, Natrium mercaptoethylsulfonat, gegeben • Quelle: Paul Wilhelm Elinghorst, Pharmazeutische Chemie Teil 4, Virustatika, abzurufen unter http://pwe.no-ip.org/pharma/chemie/docs/vorlesungws0304_1.pdf
Dabigatranetexilat	**Dabigatran**	Esterase-katalysierte Hydrolyse
Dacarbazin	**Demethylierung in der Leber zu MTIC, aus dem wiederum das DNA-Alkylans Methyldiazonium-Ion entsteht**	• CYP1A1, 1A2, 2E1 • MTIC (Monomethyl-triazen-imidazol-carboxamid) ist ebenfalls sehr instabil und zerfällt rasch in die Produkte AIC (= 5-Aminoimidazol-4-carboxamid) und Methyldiazonium; Letzteres methyliert zellzyklusunabhängig Basen der DANN.[125]

Prodrug (zugeführt)	Wirksame Verbindung	Bemerkungen zum enzymatischen Umbau
Desogestrel	**3-Ketogestrel**	Der aktive Metabolit 3-Ketogestrel wird von CYP2C9 durch eine Hydroxylierung und Dehydrierung gebildet und ist mit Progesteron strukturell verwandt.
Diazepam	**Oxazepam**	• CYP3A4 und CYP2C19 Norazepam → CYP3A4 Oxazepam • **Anmerkung**: Nord(i)azepam und Oxazepam sind die aktiven Verbindungen mehrerer Benzodiazepin-Prodrugs wie z.B. Clorazepat, Oxazolam, Prazepam und Chlordiazepoxid
Dimenhydrinat	**Diphenhydramin, 8-Chlortheopyllin**	Hydrolytische Aufspaltung in das wirksamkeitsbestimmende Diphenhydramin und das als Stimulans und gegen die Diphenhydramin-UAW Müdigkeit wirksame 8-Chlortheophyllin
Disulfiram	**Diethylthiocarbamat**	Reduktive Öffnung des Disulfids und Molekül-Spaltung zur freien Thiocarbonsäure, die hochgradig die Acetaldehyddehydrogenase und damit den vollständigen Abbau von Ethanol hemmt → Auslösung der Alkohol-Unverträglichkeitsreaktion
Droxidopa	**Noradrenalin**	Beim Passieren der Blut-Hirn-Schranke aktiviert die DOPA-Decarboxylase das Prodrug zum aktiven Metaboliten Noradrenalin, das als Sympathomimetikum wirkt; Indikation neurogene orthostatische Hypotonie (NOH), seltenes Symptom z.B. bei Patienten mit Morbus Parkinson[126]
Enalapril	**Enalaprilat**	Nach der Absorption des lipophileren Vorläufers schnell durch eine Ester-Hydrolyse gebildet
Eslicarbazepinacetat	**Eslicarbazepin**	Während aus Oxcarbazepin metabolisch nur 80 Prozent des linksdrehenden *S*-Enantiomer entsteht, wird aus dem Prodrug Eslicarbazepinacetat durch Hydrolyse 95 Prozent des aktiven Metaboliten Eslicarbazepin gebildet.
Estramustinphosphat	**Estradiolphosphatester, der über eine Carbamat-Bindung mit Norstickstofflost verknüpft ist**	Hydrolyse
Ethynodioldiacetat	**Norethisteron**	Oxidation von 3β-Hydroxy zu 3-Oxo
Ethylmorphin	**Morphin**	Aktivierung analog Codein über CYP2D6, *siehe oben*
Ezetimib	**Ezetimib-Glucuronid**	• Bildung des aktiven Glucuronid-Metaboliten von Ezetimib in Enterozyten und in der Leber • Mit Hilfe des hepatischen Effluxtransporters MRP2 gelangt Ezetimimb-Glucuronid über die Galle in den Verdauungskanal und hemmt dort den intestinalen Cholesterin-Transporter (NPC1L1) → Cholesterin-Aufnahme sinkt
Famciclovir	**Penciclovir, Anmerkung**: Penciclovir ist selbst ein Prodrug, *vergleiche unten*	Diacetyl-6-Deoxy-Analogon von Penciclovir
Fenetyllin	**Amphetamin, Theophyllin**	„Ethandiamin", d.h. kovalente Verknüpfung des Theophyllin-Stickstoffs in der Ringposition 7 mit dem Amphetamin-Stickstoff über eine Ethyl-Gruppe → Freisetzung der Zielverbindungen durch zweifache Amin-Hydrolyse
Fingolimod	**Strukturelles Analogon von Sphingosin respektive Sphingosin-1-phosphat**	Analog Sphingosin vor allem in der Leber von der Sphingosinkinase-2 (SphK-2) stereoselektiv zum aktiven Metaboliten *S*-Fingolimod-phosphat phosphoryliert
Flutamid	**2-Hydroxy-Metabolit**	CYP1A2
Fosamprenavir	**Amprenavir**	Dephosphorylierung in den Zellen der Darmschleimhaut
Fosaprepitant	**Aprepitant**	Fosaprepitant ist besser wasserlöslich, weshalb Parenteralia angeboten werden
Fosinopril	**Fosinoprilat**	Hydrolyse im Magen-Darm-Trakt und in der Leber
Ganciclovir	**Ganciclovir-Triphosphat** *Vergleiche Cidofovir*	Zuerst von der viruseigenen Proteinkinase UL97 zu Ganciclovir-Monophosphat phosphoryliert → Weitere Phosphorylierungen durch zelluläre Kinasen zu Ganciclovir-Triphosphat, das dann im Zellinnern langsam abgebaut wird

Prodrug (zugeführt)	Wirksame Verbindung	Bemerkungen zum enzymatischen Umbau
Heroin (Diamorphin)	**Morphin**	Esterasen
Ifosfamid	**Aziridium-Metabolit mit DNA-alkylierender Wirkung**	Analog Cyclophosphamid, jedoch Hauptenzym CYP3A4
Imidapril	**Imidaprilat**	Carboxylesterase
Isavuconazonium-sulfat	**Isavuconazol**	• Prodrug wasserlöslich, daher parenterale Anwendung möglich • Rasche Spaltung durch Plasmaesterasen
Leflunomid	**Teriflunomid** (A771726)	Ringöffnung im Darm
Levodopa	**Dopamin**	Aktive Aufnahme in das ZNS, dort Decarboxylierung zum Neurotransmitter
Lisdexamfetamin	**Dexamfetamin, Syn. Dextroamphetamin**	• Metabolisierung im Blut primär durch die hydrolytische Aktivität der Erythrozyten unter Abspaltung von Lysin; keine Beteiligung von CYP-Enzymen • Weitere Umsetzung u.a. zu 4-Dexamfetamin unter Beteiligung von CYP2D6
Loratadin	**Desloratadin (Descarboethoxy-Loratadin)**	CYP3A4, CYP2D6
Losartan	**EXP3174**	CYP2C9 und 3A4 (Losartan-5-Methyl-Gruppe zur Carboxyl-Gruppe oxidiert)
Lovastatin	**Lovastatinsäure**	CYP3A4
Lymecyclin	**Tetracyclin**	Prodrug mit der Aminosäure Lysin zur besseren Absorption
Metamizol	**Hydrolyse zu 4-N-Methylamino-antipyrin (MAA)**	Hydroxymethansulfonsäure als zweites Spaltprodukt
Midodrin	**Desglymidodrin**	Desglymidodrin wird über CYP2D6 abgebaut
Minoxidil	**Minoxidilsulfat**	• Übertragung eines Sulfat-Restes von PAPS (3'-Phosphoadenosin-5'-phosphosulfat unter Katalyse einer Sulfotransferase • Die vasodilatierende Wirksamkeit übt streng genommen das innere Salz zwischen der Amino-Gruppe von Minoxidil und der neu eingeführten Sulfat-Gruppe aus
Moexipril	**Moexiprilat**	Hydrolyse
Molsidomin	**Linsidomin (SIN-1)** ® **Stickstoffmonoxid NO**	• SIN-1 in der Leber durch hydrolytische Abspaltung von Kohlensäureethylester von Molsidomin → • Bei pH-Wert >7 spontane Umlagerung und Ringöffnung von SIN-1 zu SIN-1A und *nicht-enzymatische* Freisetzung von NO • Aufgrund der von Enzymen unabhängigen NO-Bildung keine Entwicklung einer Nitrat-Toleranz
Mycophenolat Mofetil	**Mycophenolsäure**	Carboxylesterasen, Mofetil = Morpholinoethyl-Ester
Myristicin	**3-Methoxy-4,5-methylendioxi-amphetamin (MMDA)**	• Myristicin selbst ist ein schwacher MAO-Hemmer • Zusätzlich durch Leberenzyme zum Amphetamin-Derivat MMDA umgewandelt, das 3-Methoxy-4,5-methylendioxyamphetamin (Ecstasy, MDMA) sehr ähnlich ist • Ein weiterer Metabolit ist Mescalin, das in seiner Wirkung dem LSD ähnelt
Nabumeton	**6-Methoxy-2-Naphthylessigsäure**	Desacetylierung und Oxidation via CYP1A2
Natrium picosulfat	**Bis-(p-hydroxyphenyl)-pyridyl-2-methan (BHPM)**	• Im Unterschied zu Bisacodyl zweifacher Sulfonsäure-Ester • *Verstoffwechslung, Zielverbindung und Wirkungsweise wie bei Bisacodyl*
Nepafenac	**Amfenac**	Umwandlung durch Hydrolyse des Amid-Prodrugs beim raschen Durchtritt durch die Hornhaut
Olmesartan-medoxomil	**Olmesartan**	Wird während der Resorption aus dem Gastrointestinaltrakt durch Esterasen in der Darmmukosa und im Pfortaderblut schnell umgewandelt

Prodrug (zugeführt)	Wirksame Verbindung	Bemerkungen zum enzymatischen Umbau
Olsalazin	**5-Aminosalicylsäure = Mesalazin**, Doppelmolekül	Von den Colonbakterien aufgespalten
Oseltamivir-Phosphat	**Oseltamivir-Carboxylat**	Esterasen in Darm und Leber
Oxcarbazepin	**Eslicarbazepin**	*Siehe Eslicarbazepinacetat*
Ozogamicin, -Gemtuzumab -Inotuzumab	**N-Acetyl-γ- Calicheamicin-dimethylhydrazin** (aus Ozogamicin)	• Der Begriff Ozogamicin in Zusammenhang mit monoklonalen Antikörpern oder Antikörper-Konjugaten bedeutet, dass diese mit einem zytotoxischen Agens aus der Klasse der Calicheamicine verlinkt sind • Wird der Vorgabe einer zielgerichteten Krebstherapie hochgradig gerecht, indem das zytotoxische Prinzip mittels des Antikörpers an den Wirkort gebracht wird, was die Therapie sicherer und nebenwirkungsärmer machen soll • Nach Bindung des Antikörpers an die Antigenzielstruktur, z.B. CD22, CD33, Internalisierung des Ozogamicin-Konjugats und hydrolytische Freisetzung des Zytostatikums
Parecoxib	**Valdecoxib**	• Ester-Hydrolyse von Parecoxib zu Valdecoxib und Propionsäure in der Leber • **Anmerkung**: Valdecoxib selbst wurde bereits 2005 vom Markt genommen
Penciclovir	**Penciclovirtriphosphat**	In infizierten Zellen selektiv von der viralen Thymidinkinase und zellulären Enzymen gebildet
Perindopril	**Perindoprilat**	Hydrolyse
Phenacetin	**Paracetamol**	Hydrolytische Ether-Öffnung zu N-Acetyl-4-aminophenol und Ethanol
Phenylbutyrat -Glycerol -Natrium	**Phenylacetat**	• **Glyercolphenylbutyrat** muss zunächst mittels Triglyceridlipase aufgespalten werden, dann folgt die Beta-Oxidation zu Essigsäure • **Natriumphenylbutyrat** geht sofort in die Beta-Oxidation • Das gemeinsame Zwischenprodukt und metabolisch aktive Agens ist **Phenylacetat**, das durch Acetylierung von Glutamin **zu Phenylacetylglutamin konjugiert** wird. • Phenylacetylglutamin ist stöchiometrisch mit Harnstoff vergleichbar und eignet sich als alternativer Träger zur Ausscheidung von Stickstoff; die Ausscheidung erfolgt über die Nieren
Pivmecillinam	**Mecillinam**	Einschleußester, Ester-Hydrolysen, Abspaltung von Pivalinsäure und CO
PPI, Protonenpumpen-Inhibitoren, z.B. Lansoprazol, (Es) Omeprazol, Pantoprazol, Rabeprazol	**Protonierung in den Belegzellen der Magenschleimhaut**	• Nach Aktivierung kovalente Bindung und irreversible Hemmung der H^+/K^+-ATPase, die dann keine Protonen mehr in den Magensaft sezerniert • Die Wirkstoffe dieser Gruppe sollen nicht vorzeitig der Magensäure ausgesetzt werden, die Protonierung macht nach Resorption und Transport über den systemischen Kreislauf nur in den Belegzellen des Magens Sinn → magensaftresistente Arzneiformen nicht zerstören, *siehe Kap. 4.2*
Prasugrel	**Aktiver Metabolit analog Clopidogrel**	Aktivierung auch via CYP-unabhängige Ester-Hydrolyse; für Clopidogrel-analoge CYP-Aktivierung 3A4 u.a.m. notwendig, Abhängigkeit vom CYP-System jedoch nicht so bedeutsam
Prednison	**Prednisolon**	Reduktion am C11
Procarbazin	**MTIC, Methyldiazonium**, *vergleiche Dacarbazin*	CYP1A1, CYP2B6
Proguanil	**Cycloguanil**	CYP2C19 (unter Beteiligung von CYP3A4)
Prulifloxacin	**Ulifloxacin**	Rasche Umsetzung von Prulifloxacin durch Esterasen
Pyridoxin	**Pyridoxal-5'-phosphat und Pyridoxaminphosphat**	Enzym Pyridoxylphosphokinase Renale Ausscheidung als 4-Pyridoxinsäure

Prodrug (zugeführt)	Wirksame Verbindung	Bemerkungen zum enzymatischen Umbau
Racecadotril	**Thiorphan**	2-fache hydrolytische Ester-Spaltung im Darmepithel → Zielverbindung Thiorphan + Essigsäure + Phenol als Spaltprodukte Abbauhemmung der körpereigenen Enkephaline, Reduktion der Abgabe von Wasser ins Darmlumen → Reduktion von Zahl und Volumen der Durchfälle
Quinapril	**Quinaprilat**	Hydrolyse durch hepatische Esterase (Carboxylesterase)
Ramipril	**Ramiprilat**	Hydrolyse
Sacubitril	**Sacubitrilat** (LBQ567)	• Hydrolyse der Ethylester-Prodrug durch Carboxylesterasen • Der aktive Metabolit von Sacubitril hemmt das Enzym Neprilysin, das im Körper vasoaktive Peptide abbaut, z.B. das atriale natriuretische Peptid (ANP). Die Hemmung des Enzyms hebt den Spiegel der vasoaktiven Peptide, was sich positiv bei Herzinsuffizienz auswirkt.
Simvastatin	**Beta-Hydroxysäure**	Hydrolytische Lacton-Öffnung
Sofosbuvir	**GS-461203**	• Nukleosid-Analogon-Triphosphat, d.h. im ersten Schritt sequenzielle Hydrolyse der Carboxylestergruppe (Enzyme humanes Cathepsin A, CatA oder Carboxylesterase 1, CES1) sowie Abspaltung von Phosphoramidat durch das Histidin-Triade-Nukleotid-bindende Protein 1 (HINT1); im zweiten Schritt Phosphorylierung (Pyrimidinnukleotid-Biosyntheseweg) • Dephosphorylierung führt zur Bildung des inaktiven Nukleosid-Metaboliten GS-331007
Stavudin	**Stavudin-Triphosphat**	Phosphorylierung durch zelluläre Kinasen zu einem kompetitiven Hemmstoff des natürlichen Substrats Thymidintriphosphat → Hemmung der HIV-Reverse-Transkriptase
Streptozocin	**Methylcarbonium-Ionen**	• Methylnitrosoharnstoff-Metabolit → spontaner Zerfall → Quervernetzungen zwischen DNA-Strängen • Die Glucose-Einheit in der Ausgangsverbindung reduziert das alkylierende Potenzial, aber auch die Knochenmarktoxizität
Sulfasalazin	**Sulfapyridin, 5-Aminosalicylsäure**	Reduktive Öffnung der Azo-Gruppe, über die die beiden Zielmoleküle verknüpft sind, durch Dickdarmbakterien
Sultamicillin	**Ampicillin, Sulbactam**	• Bakterizides Ampicillin und Inhibitor der Betalaktamase Sulbactam chemisch durch Ester-Bindung gekoppelt; die Kopplung führt zu einer erhöhten Bioverfügbarkeit • Nach Resorption hydrolytische Spaltung durch Esterasen
Tamoxifen	**Endoxifen**	• CYP2D6 und CYP3A4, wobei zwei Routen beschritten werden können, die aber jeweils beide Enzyme benötigen • ***Mögliche Probleme bei CYP2D6-Anomalien siehe Codein***
Tazaroten	**Tazarotensäure**	Esterasen
Tegafur	**5-Fluorouracil**	Zytosolische Thymidinphosphorylase sowie CYP1A2, 2A6
Telotristat ethyl (LX1606)	**Telotristat** (LP-778902)	• Nach oraler Gabe Hydrolyse durch Carboxylesterasen zum aktiven und wesentlichen Metaboliten • Über Oxidation, Decarboxylierung und Desaminierung weitere Biotransformation zum inaktiven Metaboliten LP-951757, der im Stuhl ausgeschieden wird
Temozolomid	**MTIC, Methyldiazonium**, *vergleiche Dacarbazin*	Methyldiazonium-Ion alkyliert die DNA[127]
Tenofovir -disoproxil -alafenamid	**Tenofovir-Diphosphat**	• Disoproxil: Wasserlösliche Ester-Prodrug, das rasch zu Tenofovir und Formaldehyd hydrolysiert wird • Alafenamid: *In-vitro* Spaltung durch Cathepsin A in peripheral blood mononuclear cells (PBMC), darunter Lymphozyten und andere HIV-Zielzellen sowie Makrophagen; weitere *In-vitro*-Aktivierung durch Carboxylesterase 1 in Hepatozyten; *in vivo* intrazelluläre Hydrolyse zu Tenofovir und Alaninisopropyl-Ester • Abschließend intrazelluläre Diphosphorylierung von Tenofovir

Prodrug (zugeführt)	Wirksame Verbindung	Bemerkungen zum enzymatischen Umbau
Terfenadin	**Oxidation einer Methyl-Gruppe einer t-Butyl-Gruppe zur Carbonsäure**	• CYP3A4 • Tödliche UAW am Herzen bei Vorhandensein von CYP3A4-Hemmstoffen, die die Aktivierung des Prodrug verhinderten, führten zur Marktrücknahme von Terfenadin • **Anmerkung**: Das Nachfolgeprodukt Fexofenadin *ist* der aktive Metabolit von Terfenadin, sodass die Probleme mit der Aktivierung gegenstandslos sind
Tibolon	**Drei Metaboliten**, darunter **3β-OH-Tibolon und 3β-OH-Tibolon** mit Estrogen-artiger Aktivität sowie eine **dritte Verbindung, ein Δ4-Isomer von Tibolon**, mit Gestagen- und Androgen-artiger Aktivität	Pharmakologisches Mischprofil mit den Indikationen klimakterische Beschwerden bei postmenopausalen Frauen und/oder Osteoporose-Prophylaxe
Tilidin	**Nortilidin**	CYP3A4+2C19, weiterer Metabolit Bisnortilidin unwirksam
Tramadol	**O-Desmethyltramadol**	• Hauptverantwortlich CYP2D6, beteiligt 2B6, 3A4, weiterer Metabolit N-Desmethyltramadol unwirksam • **Anmerkung**: Personen mit CYP2D6-PM-Status bauen ungenügende analgetische Wirkspiegel nach Tramadol-Gabe auf; uch die Kombination mit CYP2D6-Hemmern schränkt die analgetische Wirkung ein, allerdings geringer
Trifluridin	**Trifluridin-triphosphat**	Als Substrat der Thymidinphosphorylase Umwandlung in das Nukleosid-Triphosphat und Einbau in DNA oder RNA via Thymidinkinase ⟶ Antimetaboliten-Funktion
Valaciclovir	**Aciclovir, Anmerkung**: Aciclovir ist selbst ein Prodrug, *vergleiche oben*	L-Valinsäure-Ester von Aciclovir, Esterase
Valganciclovir	**Ganciclovir**	Prodrug mit besserer Bioverfügbarkeit, das peroral verabreicht werden kann
Zofenopril	**Zofenoprilat**	Hydrolyse einer Thioester-Gruppe ⟶ Zofenoprilat mit freier Thiol-Gruppe
Zolmitriptan	**N-Desmethylzolmitriptan** (183C91)	CYP1A2 als maßgebliches Aktivierungsenzym, Bildungsort Leber

Tabelle 13: Prodrugs und ihr Metabolismus.

6.4 Einige Interaktionen mit Phytopharmaka

Die folgende Tabelle kann ebenfalls für die Apothekenarbeit nützlich sein, denn Phytopharmaka und Nahrungsergänzungsmittel werden von den Patienten häufig zusätzlich zur verschriebenen Medikation eingenommen. Gerade die Angaben zu einer eventuell beeinflussten Bioverfügbarkeit passen gut zum Thema korrekte Einnahme von Arzneimitteln. Die Angaben insbesondere zu Johanniskraut mögen fürs Erste so stehen bleiben: Sie werden klar verständlich, wenn man weiß, dass das Kraut und die modern aufbereiteten Extrakte daraus starke Induktoren an verschiedenen CYP-Enzymen sind; Johanniskraut wird uns in den Detailkapiteln zu den Interaktionen noch vielfach begegnen.[128,129]

Phytopharmakon	Betroffene Medikamente	Auswirkungen
Johanniskraut (Hypericum perforatum)	Indinavir	Exposition -57%
	Nevirapin	Exposition -35%
	Ciclosporin	Exposition -40%, sehr starker Wirkungsverlust
	Tacrolimus	Exposition -60%
	Simvastatin	Exposition -60%
	Orale Kontrazeptiva	Zwischenblutungen, Schwangerschaft
	Amitriptylin	Exposition -20%
	Midazolam	Exposition -40%
	Irinotecan	Exposition des aktiven Metaboliten -42%
	Digoxin	Exposition -25%
	Fexofenadin	Exposition -46%
	Phenprocoumon	Exposition -15%
	Paroxetin	Serotonin-Syndrom
	Sertralin	
	Trazodon	
	Nefazodon	
Knoblauch (Allium sativum)	Saquinavir	Exposition -51%
	Chlorzoxazon	Metabolisierung durch CYP2E1 nachhaltig gebremst
	Antikoagulanzien	INR ↑ (Fallberichte)
	Thrombozytenaggregationshemmer	Effekt ↑ (Vermutung)
Pfefferminzöl (Mentha piperita)	Felodipin	Exposition +70%
	Ciclosporin	Exposition +100% (allerdings nur in Tiermodellen)
Flohsamen, Psyllium (Plantago sp.)	Lithium	Exposition ↓
	Carbamazepin	Exposition ↓
Quellstofflaxanzien allgemein	Verzögerung der Resorption gleichzeitig verabreichter anderer Wirkstoffe	
Kava-Kava (Piper methysticum, Rauschpfeffer, „Langer Pfeffer")	Alprazolam	Additiver Effekt (Fallbericht)
Baldrian (Valeriana officinalis)	Benzodiazepine, Sedativa	Effekt ↑
Echinacea, Sonnenhut (Echinacea purpurea)	Immunsuppressiva	Effekt ↓ (Vermutung) Fallbericht transfusionspflichtige Thrombozytopenie nach Komb. m. Etoposid
Ephedra, Ma Huang (Ephedra sinica und weitere Arten)	Sympathomimetika	Effekt ↑
	Halothan, Cyclopropan, Digitalis-Glykoside	Arrhythmogener Effekt ↑
Ginkgo biloba (Tempelbaum)	Antikoagulanzien, i.e.S. Phenprocoumon, Warfarin	Risiko von Blutungskomplikationen ↑ • Es gibt Fallberichte, die sich aber gerade in Bezug auf ***Antikoagulanzien nicht bestätigt*** haben
	Heparin	
	Acetylsalicylsäure	
	Nicht-steroidale Antirheumatika	
	Clopidogrel	
	Dabigatran	
	Efavirenz	Plasmaspiegel von Efavirenz ↓[130]
Gojibeeren (Lycium barbarum)	Warfarin	↑ INR und Blutungsneigung, Blutungen

Phytopharmakon	Betroffene Medikamente	Auswirkungen
Ginseng (Panax ginseng)	Warfarin	Effekt ↓ (Fallbeicht)
	Furosemid	Effekt ↓ (Fallbeicht)
	Phenelzin	Manie (Fallberichte)
Kamille (Matricaria chamomilla)	Ciclosporin	Effekt (Tee in großen Mengen nach einer Nierentransplantation)
Süßholz, Lakritze (Glycyrrhiza glabra)	Antihypertensiva	Effekt
	Diuretika	Effekt ↓
	Spironolacton	Effekt ↓↓
	Prednisolon	Plasmakonzentration ↑
	Hydrocortison	Plasmakonzentration ↑

Tabelle 14: Interaktionen mit Phytopharmaka.

6.5 Ethanol bei chronischer Zufuhr

Dieses und das Folgekapitel zum Tabakkonsum repräsentieren Genussgifte, die unerwünschten Einfluss auf eine Arzneitherapie nehmen können. Der Hinweis, Alkohol-Konsum während einer Therapie zu unterlassen, begegnet uns häufig in den Fach- und Gebrauchsinformationen der Arzneimittel, wenn für das betreffende Medikament der „Verkehrshinweis" oder der Hinweis, dass keine Maschinen bedient und keine Tätigkeiten verrichtet werden sollten, bei denen eine uneingeschränkte Vigilanz erforderlich ist, abgedruckt ist. Dies geschieht vor dem Hintergrund, dass Alkohol jede Form einer zentralnervösen Dämpfung durch Arzneimittel verstärken kann, *siehe unten*.

Theoretisch führt Ethanol zu einer verbesserten Löslichkeit vieler Arzneistoffe und zu erhöhten Blutspiegelwerten. In der Praxis wird man sich natürlich hüten, diesen pharmakokinetischen Kunstgriff zur gesteigerten Bioverfügbarkeit zu nutzen, weshalb Überlegungen in diese Richtung klinisch keine Rolle spielen. Allenfalls kann Alkohol aus diesem Grund aber in flüssigen Formulierungen zugesetzt sein.

Ethanol wird vorwiegend über die Alkoholdehydrogenase (ADH) zu Acetaldehyd und weiter über die *Acetaldehyd-dehydrogenase* (ALDH) zu Acetat abgebaut. Bis zu 10 Prozent des getrunkenen Ethanols werden bereits von der Magen-ADH metabolisiert, der weitaus größere Teil erreicht jedoch die Leberzellen und wird dort umgesetzt. Arzneistoffe wie Metoclopramid oder Erythromycin, die die Magenentleerung beschleunigen und somit den gastralen Abbau verhindern, können den *Alkohol-Spiegel im Blut erhöhen*. Den gleichen Nettoeffekt hat Cimetidin, das die Magen-ADH hemmt.

Gefährliche Folgen kann eine Hemmung der ALDH haben, wenn der toxische Acetaldehyd kumuliert. Die bekannteste Substanz ist Disulfiram, das man früher oft zum Alkohol-Entzug einsetzte. Trinken die Patienten trotzdem, kommt es zu höchst unangenehmen Nebenwirkungen wie Flush, Übelkeit, Erbrechen, Kopfschmerzen, Atemnot und Blutdruckabfall („Antabus-Effekt"). Disulfiram-ähnliche Symptome können sich auch nach

- Metronidazol,
- Parenteral angewendeten Cephalosporinen wie Cefamandol, Cefperazon
  - **Anmerkung**: Alle oralen Cephalosporine wie Cefaclor, Cefadroxil, Cefalexin, Cefixim, Cefuroxim sowie alle anderen parenteral anzuwendenden Vertreter wie z.B. Cefazolin zeigen diese Interaktion nicht.
- Sulfonamiden,
- Chloramphenicol,
- Griseofulvin,
- Procarbazin,
- Mepacrin (= Quinacrin) und
- Ketoconazol

zeigen.

Eine weitere UAW betrifft die Kombination Alkohol mit einer Tacrolimus enthaltenden Creme: ein Hauterythem kann auftreten; in diesem Fall ist ein Alkohol-Verbot auszusprechen!

6.5.1 CYP2E1 - Enzymblockade

Neben den Dehydrogenasen sind auch mischfunktionelle Oxidasen am Ethanol-Abbau beteiligt. Ein wesentlicher Bestandteil dieses so genannten Microsomal Ethanol Oxidizing System (MEOS) ist das Cytochrom-Isoenzym-CYP2E1, das in Leber und Darm vorkommt und unter anderem für den Metabolismus von Ethanol, Isoniazid und Paracetamol hauptverantwortlich ist.

Bei kurzzeitiger höher bemessener Ethanol-Zufuhr kommt es durch kompetitive Hemmung am Enzym zu einer verminderten Abbauleistung für andere Substrate und Wirkstoffe; der Stoffwechsel ist verzögert. Beispiele:

- Antidepressiva mit zentral dämpfenden Eigenschaften, i.e.S. Mianserin, Maprotilin, tricyclische Antidepressiva (Amitriptylin!), Trazodon,

- Barbiturate,
- Benzodiazepine,
- Chloralhydrat,
- Clomethiazol (z.B. Distraneurin®, UAW Blutdruckabfall, starke Speichel- und Bronchialsekretion, cave Atemdepression bis zur Apnoe bei i.v.-Verabreichung, Anwendung nur mehr unter stationärer Aufsicht),
- Neuroleptika, v.a. Haloperidol, Levomepromazin, Olanzapin, Quetiapin,
  - Weniger betroffen Amisulprid, Risperidon, Sulpirid,
- Opiate, Opioide,
- Phenytoin (Alkohol verzögert dessen Abbau),
- ZNS-gängige Antihistaminika, v.a. Diphenhydramin, Dimenhydrinat.

Eine allen genannten Gruppen gemeinsame UAW ist die bereits eingangs angedeutete additive ZNS-Dämpfung, die zu einer Tagesmüdigkeit, Benommenheit und Schwindel führen kann. Speziell ältere Personen sind sturzgefährdet – mit allen Konsequenzen.

6.5.2 CYP2E1 - Enzyminduktion

Die Enzyminduktion tritt nicht erst bei diagnostizierbarer Alkohol-Abhängigkeit auf, sondern ist bereits nach Konsum von 40 g Ethanol über eine bis zwei Wochen messbar, d.h. die Clearance für bestimmte Pharmaka steigt, was deren Wirkung abschwächt. Auch Ethanol – selbst ein Substrat von CYP2E1 – wird schneller eliminiert.

Je länger die fortgesetzte Alkohol-Zufuhr andauert, desto ausgeprägter wird die Enzyminduktion.

6.5.3 Giftung, Hepatotoxizität

Die CYP-Induktion geht immer mit einer erhöhten Freisetzung von reaktiven Sauerstoff-Radikalen einher, und es kann zu einer vermehrten Bildung potenziell hepatotoxischer Substanzen kommen. Beispiele aus dem Arzneimittel- und Drogenbereich:

- Cannabinoide (ähnlich wie bei Methotrexat vermehrte Fibrosierung der Leber),
- Cocain (gesteigerte Kardiotoxizität),
- Enfluran, Halothan,
- Isoniazid,
- Methadon (gesteigerte Kardiotoxizität),
- Methotrexat (stimuliert wie Ethanol selbst die hepatische Fibrogenese über Aktivierung der hepatischen Sternzellen, sodass aus einer zunächst noch „stillen Fibrose" in wenigen Jahren eine Leberzirrhose entstehen kann; eine ähnliche Pathophysiologie ist für Cannabinoide bekannt) sowie
- Paracetamol (bei Überlastung des hepatischen Glutathion-Pools vermehrte Entstehung des toxischen Lebermetaboliten NAPQI = N-Acetyl-p-benzo-quinonimin)

Beispiele aus anderen Bereichen:

- Spritzlackierer und
- Personen in der Reinigungsindustrie, die Lösungsmitteln ausgesetzt sind[131,132]

6.6 Rauchen, Tabakkonsum, Nikotin

Toxische Inhaltsstoffe des Tabakrauchs sind unter anderem Nikotin, polycyclische aromatische Kohlenwasserstoffe (PAK) wie Benz[a]pyren, weiters Nitrosamine, aromatische Amine, Dioxine, Formaldehyd, Acetaldehyd, Acrolein, Benzol, Blausäure sowie Schwermetalle, allen voran Cadmium. Für Interaktionen mit Arzneimitteln sind vor allem PAK und Nikotin verantwortlich.

6.6.1 Enzyminduktion durch Nikotin und PAK

Rauchen induziert alle relevanten CYP-Isoenzyme, insbesondere CYP1A2, aber auch CYP2C9/10, C19, 2D6 und CYP3A3/4. Auch PAK induzieren bestimmte CYP-Enzyme. So ist beispielsweise CYP1A1 bei Nichtrauchern in den Atemwegen praktisch nicht nachweisbar, wird aber bei Rauchern in der Lunge exprimiert. Bei einem Fünftel der Raucher führen PAK sogar zu einer stärkeren Induktion.

Während Hemmwirkungen an CYP-Enzymen im Regelfall unmittelbar einsetzen, bauen sich induktive Wirkungen mit einer zeitlichen Verzögerung von ein bis zwei Wochen auf – so auch der induktive Effekt bei Tabakkonsum. Dabei korreliert die Anzahl der täglich gerauchten Zigaretten nur schwach mit der CYP1A2-Aktivität. Ausschlaggebend ist das Rauchen an sich und nicht seine Intensität. Bei Passivrauchern, die über längere Zeit täglich mehrere Stunden dem Zigarettenrauch ausgesetzt sind, kann es ebenfalls zu einer CYP1A2-Induktion kommen.

Umgekehrt dauert die Rückbildung der Induktion bei Rauchstopp bis zu mehreren Monaten. Sollte beispielsweise aufgrund der Weigerung eines Patienten mit dem Rauchen aufzuhören die Dosiserhöhung eines interagierenden Medikamentes notwendig geworden sein, müsste diese bei einem später vollzogenen Rauchstopp schrittweise wieder rückgängig gemacht werden, um Überdosierungen zu vermeiden.[133]

Die folgende Aufzählung enthält Arzneimittel, die bei Rauchern schneller eliminiert werden, was zu einer verminderten Wirksamkeit führt:

Methylxanthine

- Coffein (Genussmittel mit starker Toleranzbildung),
- Theophyllin (einschleichend dosieren, v.a. bei Kindern engmaschiges Drug Monitoring; bekanntes Intoxikati-

onsbild mit Schlafstörungen, Kopfschmerzen, Unruhe, Tremor, Hyperventilation, gesteigerter Krampfbereitschaft – WW mit Tramadol beachten, Tachykardie, Übelkeit, Erbrechen; bei Enzyminduktion jedoch sehr stark erhöhte Clearance bis zu 88%, daher Dosisanpassungen bis zum Doppelten der üblichen Dosis anhand von Plasmakonzentrationsbestimmungen möglich)

Neuroleptika

- Chlorpromazin,
- Clozapin (klinisch bedeutsam, allmähliche Dosisreduktion bei Rauchstopp),
- Fluphenazin,
- Haloperidol,
- Olanzapin

Antidepressiva

- Agomelatin,
- Amitriptylin,
- Duloxetin,
- Fluvoxamin

Sonstige

- Chinin,
- Erlotinib (Tarceva®, klinisch bedeutsam, Dosiserhöhung bei Rauchern, Dosisreduktion bei Rauchstopp),
- Pentazocin,
- Riluzol,
- Tacrin[134]

Wird bei Raucher*innen eine Erlotinib-Therapie notwendig, kommt es zu einer signifikanten Abnahme der AUC und der Plasmakonzentrationen nach 24 Stunden, letztere bis zu 9-fach, weshalb die Patienten angehalten werden sollen, so früh wie möglich bereits *vor* einer Therapie mit Tarceva® das Rauchen einzustellen. Es ist davon auszugehen, dass die Interaktion an CYP1A2 klinische Relevanz hat, indem die Dosierung um 50% höher gefahren werden muss, was sich auch in den Therapiekosten enorm niederschlägt.

Anmerkung: Wie bereits dargestellt, geht die Induktion des CYP1A2 dabei nicht allein von Nikotin aus, sondern auch von den übrigen toxischen Rauchinhaltsstoffen, die beim Verbrennungsprozess der Tabakprodukte entstehen. Bei Personen, deren Abhängigkeit vom Tabakkonsum unüberwindlich ist, könnte man auf eine Nikotin-Ersatztherapie drängen, um wenigstens einen Teil der das Enzym induzierenden chemischen Noxen auszuschalten.

6.7 Gender-Medizin, Gender-Pharmazie – CYP-Enzyme und Geschlecht

Nicht erst seit der deutschen Filmkomödie zum gleichnamigen Buch „Warum Männer nicht zuhören und Frauen schlecht einparken" von Leander Haußmann aus dem Jahr 2007 weiß man, dass Männer und Frauen verschieden sind.[135]

Bereits in den 1980-er-Jahren erkannte die amerikanische Kardiologin und Vorreiterin der Geschlechtermedizin Marianne Legato, dass sich die klinischen Ausprägungen der koronaren Herzkrankheit bei Männern und Frauen unterscheiden. So klagen Frauen bei einem Myokardinfarkt seltener über den typischen linksseitigen Brustschmerz, wie er bei Männern imponiert, hingegen geben sie Atemnot, Bauchschmerzen und Übelkeit an.

Viele Beobachtungen deuten darauf hin, dass in Bezug auf Bioverfügbarkeit, Verteilung, Metabolisierung und Ausscheidung von Arzneimitteln große Unterschiede zwischen den Geschlechtern bestehen.

Gründe dafür sind der unterschiedliche Körperfettanteil und pH-Wert des Magens, die hormonelle Steuerung, aber auch abweichende Metabolisierungsschritte, wobei bereits die präsystemische Elimination von Pharmaka bei Männern und Frauen einen divergierenden Verlauf nehmen kann.

Folgende physiologische bzw. pharmakokinetische Eckdaten können allen Ausführungen zugrunde gelegt werden:

- Magenpassage: Bei Frauen ist der basale pH-Wert des Magensaftes um 0,5 Einheiten höher, zusätzlich ist die Magenentleerung Estrogen-abhängig verlangsamt.
- Es existieren geschlechtsspezifische Unterschiede in der Wirkung, die mit dem Ausmaß einer unterschiedlichen Plasmaprotein-Bindung von Pharmaka korrelieren.
- Die glomeruläre Filtrationsrate (GFR) ist bei Frauen etwa um 10 % niedriger.
- Die Lebermasse ist bei Frauen geringer.
- Das Lungenvolumen und die funktionelle Lungenkapazität sind bei Frauen geringer.

Bricht man die Thematik auf die Ebene der CYP-Enzyme herunter, zeigen sich mitunter beachtenswerte Unterschiede. Gerade vom wichtigsten Arzneimittel umsetzenden Phase-1-Enzym CYP3A4 ist bekannt, dass seine Aktivität bei erwachsenen Kaukasierinnen um bis zu 50% höher ist als bei erwachsenen Männern, wobei der normale Menstruationszyklus keinen klinisch relevanten Einfluss auf die Enzymaktivität hat. Während einer Schwangerschaft ist die Enzymleistung hingegen noch weiter erhöht.

Die gastralen Enzyme Alkoholdehydrogenase und Aldehyddehydrogenase zählen zu den mikrosomalen Phase-1-Enzymen und sind im oxidativen Abbau tätig. Männer weisen hier deutlich höhere Enzymaktivitäten aus, woraus eine viel höhere Bioverfügbarkeit von Ethanol bei Frauen resultiert; Männer erscheinen also, was die Trinkfestigkeit betrifft, sozusagen pharmakokinetisch begünstigt zu sein.

Ähnliches gilt für die Effluxtransporter P-Glykoprotein (PGP, ABCB1) und das Breast Cancer Resistance Protein (BCRP), deren Aktivität bei Männern ebenfalls höher ist.

Darüber hinaus laufen eine Fülle von transmembranären Transportprozessen ab, bei denen die Sexualhormone – also bei Frauen Estrogene mit dem Prototyp Estradiol und bei Männern Androgene mit Testosteron als wichtigstem Vertreter – direkt oder indirekt beteiligt sind.

Im Folgenden sollen beispielhaft einige Wirkstoffe aufgelistet und kommentiert werden, deren Anwendung relevante Unterschiede bei Frauen und Männern zeigt.

6.7.1 Acetylsalicylsäure (ASS)

Bezüglich der medikamentösen Prävention schwerer kardiovaskulärer Ereignisse kann man heute durchaus Erstaunliches festhalten, denn die allseits bekannte Acetylsalicylsäure senkt zwar bei Männern das Risiko eines Erstinfarkts des Herzens, bei Frauen jedoch nur das Risiko eines Zweitinfarkts. Dafür sind weibliche Patientinnen darüber hinaus vor einem Schlaganfall besser geschützt. Diese klinischen Erfahrungen können allerdings gerade mit pharmakokinetischen Modellen nicht bestätigt werden, denn die Resorptionsgeschwindigkeit für ASS ist individuell sehr unterschiedlich und hängt v.a. vom Magen-pH-Wert – bessere Resorption bei niedrigem pH – und vom Füllungszustand des Magens ab. Da Frauen einen etwas höheren pH-Wert im Magen haben, wäre eine geringere Resorption zu erwarten. Da andererseits die Aktivität der glucuronidierenden Enzyme bei Frauen geringer ist, ist die Ausscheidung resorbierter ASS-Anteile um 30-40% verlangsamt. Frauen, die ASS regelmäßig, vor allem in höherer Dosierung, einnehmen, haben ein höheres Risiko für gastrointestinale Komplikationen.

6.7.2 Ibuprofen

Ibuprofen scheint bei Männern effektiver zu sein als bei Frauen, was sich aber ebenso wenig wie bei ASS aufgrund pharmakokinetischer Gegebenheiten erklären lässt. Anleihe kann man aber bei der Überlegung nehmen, dass Estrogene die Aufmerksamkeit und die Aktivität des Nervensystems steigern, was sich auch in einer verbesserten Weiterleitung von Schmerzimpulsen niederschlägt.

In einem experimentellen Schmerzmodell führte der nicht-steroidale Entzündungshemmer zu einer signifikant deutlicheren Schmerzreduktion bei den männlichen Probanden. In anderen Untersuchungen war die Ibuprofen-Wirkung bei Männern und Frauen jedoch vergleichbar. Dieser unterschiedliche Studien-Outcome lässt sich am wahrscheinlichsten damit erklären, dass in experimentellen Schmerzmodellen andere Rezeptoren und nozizeptive Mechanismen involviert sind als bei klinischem Schmerz.

Fazit: Frauen mit ihren sehr gegenwärtigen hormonellen Rhythmen empfinden und verarbeiten Schmerz anders als Männer.

6.7.3 Paracetamol (Acetaminophen)

Die bekannte Lebertoxizität von Paracetamol scheint hingegen stark durch pharmakokinetische Begleitumstände begründet zu sein. Ein mit Nahrungskarenz und Essenszufuhr gekoppelter circadianer Rhythmus sorgt dafür, dass Bioaktivierung und Entgiftung via Glutathion von Paracetamol unter Kontrolle bleiben. Nahrungsaufnahme führt jedoch zu einer verstärkten Synthese von Cytochrom-P450-Oxidoreduktasen und einem Toxizitäts-Shift mit dem die Detoxifizierung nicht Schritt halten kann.

Da Frauen darüber hinaus ein geringeres Verteilungsvolumen und eine verminderte Clearance haben, bauen sie höhere Plasmaspiegel an Paracetamol auf, was das Risiko für Leberinsuffizienz und akutes Leberversagen erhöht. Im Zusammenspiel mit einem höheren Verbrauch an Beruhigungsmitteln bei Frauen wird bei diesen auch öfter eine hepatische Enzephalopathie gesehen.

6.7.4 Opioide

Im Unterschied zu Ibuprofen scheinen Opioide bei Frauen besser zu wirken; allerdings korreliert die gewünschte stärkere Analgesie auch mit einem erhöhten Risiko für UAW. Als Erklärung fand man Unterschiede in der Affinität und Dichte der Opioid-Rezeptoren sowie der Signalübertragungswege.

Männer reagieren stärker auf Opioide, die am µ-Rezeptor binden, z.B. **Morphin** und **Methadon**.

Frauen profitieren mehr von Opioiden, die am κ-Rezeptor angreifen, z.B. **Nalbuphin** und **Pentazocin**, was in postoperativen Phasen vorteilhaft genutzt werden könnte.

6.7.5 Gabapentin, Pregabalin

Werden beide Wirkstoffe in der Indikation Epilepsie in den üblichen Dosen, in der Regel in den zugelassenen Tagesmaximaldosierungen, verordnet, können sich die erzielten Plasmaspiegel in Abhängigkeit von Alter, Geschlecht und Komedikation bis zum mehr als Hundertfachen unterscheiden. Bei Pregabalin fällt zusätzlich auf, dass Frauen im Durchschnitt ein um 42% höheres Konzentration-Dosis-Verhältnis aufbauen als Männer. Daraus ergibt sich die Anregung, bei Frauen die Dosierungen von Beginn weg entsprechend anzupassen und keinesfalls unreflektiert die TMD zu fahren. Dies alles nicht zuletzt vor dem Hintergrund, dass der Missbrauch des in seiner Wirkung an Benzodiazepine erinnernden Pregabalin stark zugenommen hat; besonders beliebt ist offenbar auch die Kombination mit Alkohol oder Methadon.

6.7.6 Benzodiazepine und Folgeverbindungen

Bereits seit späten 1970-er-Jahren weiß man aus Untersuchungen zum Benzodiazepin-Umsatz im Körper, dass speziell jüngere Frauen aufgrund einer geringeren Lebermasse und einer geringeren Enzym-Aktivität **Chlordiazepoxid** und **Diazepam** im Vergleich zum männlichen Kollektiv wesentlich geringer umsetzen, sodass die Halbwertszeiten bei Frauen entsprechend länger sind; Dosisreduktionen wurden angeregt.

Analoges gilt auch für das Benzodiazepin-Nachfolgeprodukt **Zolpidem**, bei dem bei Frauen aufgrund der verlangsamten Gesamt-Clearance häufiger UAW gesehen werden. Aus diesem Grund wurde von der amerikanischen Food and Drug Administration (FDA) gefordert die Einzeldosis für Frauen bei unretardierten Produkten von 10 auf 5 mg sowie bei retardierten Formulierungen von 12,5 auf 6,25 mg zu reduzieren. Besonders hoch sind die initiale Resorption und die systemische Exposition aus Sublingual-Formulierungen (verglichen mit Tabletten mit Normalcharakteristik).

Trotz dieser Tatsachen wurde die reduzierte Dosierungsempfehlung für Frauen nach Abschluss eines europäischen Risikobewertungsverfahrens - in welchem zusätzliche pharmakodynamische Untersuchungen mit einbezogen wurden - in Europa nicht umgesetzt.

Lediglich für ältere Personen und Patienten mit Leberfunktionsstörungen wird eine TMD von 5 mg empfohlen, wie das auch die Herausgeber der PRISCUS-Liste tun.

Für **Triazolam** ist die Clearance bei beiden Geschlechtern zunächst vergleichbar. Triazolam wirkt aber signifikant stärker bei Frauen, die Progesteron bzw. orale Kontrazeptiva einnehmen. Man nimmt an, dass Progesteron enthaltende orale Kontrazeptiva die Rezeptor-Bindung von Benzodiazepinen verstärken. Andere Untersuchungen ergaben, dass generell der Metabolismus von oxidierten Benzodiazepinen wie **Alprazolam** und **Triazolam** durch orale Kontrazeptiva in niedriger Dosierung *gehemmt*, während jener von konjugierten Benzodiazepinen wie **Lorazepam** und **Temazepam** *beschleunigt* wird.

6.7.7 Alosetron

Alosetron ist ein 5-HT_3-Antagonist, der bei Frauen eine etwas geringere Clearance aufweist als bei Männern. Dieser *pharmakokinetische* Unterschied vermag jedenfalls nicht zu erklären, warum das Arzneimittel bei Männern nahezu wirkungslos ist. Anders betrachtet entfaltet der Wirkstoff bei identer Plasmakonzentration praktisch nur bei Frauen *pharmakodynamische* Wirkungen. Man macht eine unterschiedliche Ausstattung mit serotonergen Rezeptoren im Darm dafür verantwortlich. Alosetron ist, nachdem es wegen gravierender Nebenwirkungen vorübergehend vom Markt genommen wurde, nur in den USA und nur bei Frauen mit schwerem Reizdarmsyndrom mit dem Leitsymptom Durchfälle und unter strengen Auflagen zugelassen.

6.7.8 Metoprolol, Sotalol

Metoprolol wird in erster Linie über CYP2D6 abgebaut. Frauen bauen jedoch trotz standardisierter Tagesdosen um ca. 40% höhere Plasmaspiegel auf als Männer. Dieser Befund ist bedeutsam, da die Plasmakonzentration durch orale Kontrazeptiva noch einmal um bis zu 50% erhöht wird, indem diese auf die Metabolisierungsenzyme einwirken. Es ist daher nicht verwunderlich, dass UAW unter Metoprolol-Therapie bei Frauen deutlich häufiger vorkommen.

Metoprolol zählt zu den Wirkstoffen mit hoher hepatischer Extraktion – gleichzusetzen mit einem hohen First-Pass-Effekt, *siehe Kap. 7.12.2*. Das Ausmaß der Bioverfügbarkeit korreliert mit dem Blutfluss durch die Leber, die bei Frauen eine geringere Masse hat. Einschränkungen der Leberperfusion können zu einer (ungewollt) erhöhten Bioverfügbarkeit führen. Die nachfolgende Inaktivierung und Ausscheidung hängt von der metabolischen Kapazität des Leberparenchyms und der Aktivität von CYP2D6 ab.

Dosis-Äquivalenzstudien ergaben, dass die zugelassenen 50 mg-Standarddosierungen bei jungen Männern, 25 mg-Gaben bei geriatrischen Männern und 15 mg-Dosen bei geriatrischen Frauen zu weitgehend deckungsgleichen Plasmaspiegelkurven führen. In die Fachinformationen sind diese Erkenntnisse bis dato nicht eingeflossen; Dosisreduktionen werden allenfalls bei schweren Leberfunktionsstörungen empfohlen.

Bei Beta-Blockern mit CYP2D6-unabhängigem Metabolismus finden sich keine geschlechtsspezifischen Unterschiede. Abschließend sei an dieser Stelle aber festgehalten, dass Dosierungen von Beta-Blockern immer individuell nach Behandlungserfolg sowie Pulsfrequenz festgelegt werden sollten.

Der zu den Antiarrhythmika der Klasse III zählende Beta-Blocker **Sotalol** hat keine CYP-Interaktionen, er verfügt aber über ein nicht unbeträchtliches QT-verlängerndes Potenzial.

Wiederum aufgrund von Hormon-Studien weiß man, dass die physiologischen Sexualhormone der Frau in der ersten Zyklushälfte die QT-Verlängerung von Pharmaka, die gleichzeitig therapeutisch eingesetzt werden, relevant triggern, z.B. von Ibutilid. Gerade in der Kombination mit Sotalol entwickeln Frauen unter 45 Jahren überproportional häufiger Torsade-de-pointes-Tachykardien als Männer dieser Altersgruppe.

Es ist daher generell bei Frauen, bei denen Wirkstoffe mit der UAW QT-Verlängerung indiziert sind, Vorsicht angezeigt, denn sie haben ein größeres Risiko für die Entwicklung von medikamenteninduzierten Arrhythmien.

6.7.9 Prucaloprid

Nachdem Prucaloprid zunächst ausschließlich bei Frauen über 18 Jahre in der Indikation chronische Verstopfung, die auf andere Laxanzien ungenügend anspricht, zugelassen war, wurde seine Wirksamkeit mit später nachgereichten Publikationen auch bei Männern gezeigt, sodass die Fachinformationen seit Mitte 2016 keine Unterschiede mehr zwischen den Geschlechtern machen.

6.7.10. CYP- und andere Enzymaktivitäten bei Männern und Frauen (mit besonderer Berücksichtigung der Sexualhormone)

Die folgenden Tabellen bringen eine Zusammenschau unterschiedlicher Aktivitäten von Phase-1- und Phase-2-Metabolisierungsenzymen, wobei auch die Einflüsse einer Schwangerschaft oder die Einnahme oraler Kontrazeptiva berücksichtigt sind. Bei kniffligen Fragestellungen rund um Medikationspläne wird man die ventilierten Möglichkeiten in die Überlegungen einfließen lassen und das eine oder andere Mosaiksteinchen einsetzen.

Tabelle 15: Phase 1-Metabolismus.

CYP-Enzym	Aktivität	Beispiele	1. Schwangerschaft 2. Einnahme oraler Kontrazeptiva 3. Anderes
1A2	M > F	Clozapin Olanzapin	1, 2 ↓
2A6	F > M	Cumarin Nikotin	2 ↑
2B6	F > M	Bupropion Tamoxifen	3 Aktivität bei Frauen mit lateinamerikanischer Ethnie größer als bei kaukasischen und afroamerikanischen Frauen
2C9	M = F	Imipramin Phenytoin	1 ↑
2C19	M = F	Imipramin Topiramat	1, 2 ↓
2D6	meist F > M	Codein Fluoxetin Haloperidol	1 ↑ 3 Genetische Polymorphismen bedenken
3A4	meist F > M	Ciclosporin Cortisol Erythromycin Nimodipin Zolpidem	1 ↑ 3 • Enzym-Expression höher bei kaukasischen als bei asiatischen Frauen • Testosteron stimuliert die Enzym-Aktivität

Legende: M = Männer . F = Frauen . ↓ Wirkung abgeschwächt . ↑ Wirkung verstärkt

Enzym	Aktivität	Beispiele
UDP-Glucuronyl-transferasen (UGT)	M > F	Oxazepam Paracetamol Statine
Sulfotransferasen	M > F	Paracetamol
N-Acetyltransferasen	F > M	Hydralazin Isoniazid
Methyltransferasen	M > F	Azathioprin Levodopa

Tabelle 16: Phase 2-Metabolismus.

Um die Arzneitherapie rationaler und sicherer zu gestalten, sollten derartige Besonderheiten in den klinischen Studien, Zulassungstexten und therapeutischen Leitlinien besser aufbereitet werden.

Kap. 6.7 versteht sich als Bestandsaufnahme einiger geschlechtsspezifischer und pharmakokinetischer Aspekte der Arzneimitteltherapie und weist den Weg von der Arzneitherapie an der 70 Kilogramm schweren, geschlechts- und emotionslosen Einheitsperson, an die sich Gebrauchsinformation und Dosierung gewöhnlich richten, weg zu einer individuelleren Betrachtung. In den Kommentarspalten im Kap. 8 findet sich ein entsprechender Rückverweis auf die hier näher besprochenen Arzneistoffe.

Kap. 6.7 findet seine Fortsetzungen im Kap. 7.10.2, wo auf geschlechtsdeterminierte Zusammenhänge zwischen Hormon-Dysbalancen, meist Defiziten, und dem Auftreten eines Diabetes mellitus hingewiesen wird, sowie im Kap. 9.4, in dem gezeigt wird, dass die Pharmakotherapie bei Vorliegen einer geeigneten Genanalyse weitgehend individualisiert gestaltet werden kann – doch ist es bis dahin wohl noch ein weiter Weg.

6.8 Die Entwicklung der Metabolisierungsenzyme und ihrer Aktivität beim Menschen

Abschließend in diesem Kapitelblock bietet es sich an, die Entwicklung der CYP-Enzyme sowie anderer Metabolisierungsenzyme und Transportproteine beim Menschen zu skizzieren. Die wichtigste Aussage ist, dass die Ausreifung der Metabolisierungsenzyme erst im Laufe des zweiten Lebensjahres weitgehend abgeschlossen ist. Nur die Aktivität von CYP2C19 erreicht bereits um den ersten Geburtstag ca. 80% der Erwachsenenkapazität, alle übrigen Metabolisierungsenzyme hinken z.T. noch deutlich nach. Sind in den früheren Lebensabschnitten Arzneitherapien unumgänglich, könnte man beispielsweise versuchen, Wirkstoffe, die maßgeblich über CYP1A2 oder CYP2C9 umgesetzt werden, möglichst zu vermeiden. Die Verwertbarkeit dieser Informationen richtet sich ohne Zweifel stärker an Arzneimittelverantwortliche in Kliniken, z.B. in Frühgeboreneneinrichtungen oder auf Kinderstationen, doch sollten auch nicht einschlägig befasste Medikationsanalytiker diese mögliche Gefahrenquelle im Auge behalten.

Das „Grey-Baby-Syndrom" bei Säuglingen im ersten Lebensmonat nach Gabe von Chloramphenicol geht mit Erbrechen, aufgeblähtem Abdomen, Atemstörungen, kardiovaskulärem Kollaps einher und kann tödlich enden. Man erklärt es damit, dass Chloramphenicol vor allem über UGT2B7 glucuronidiert wird und dieser Schritt bei Neugeborenen nur ungenügend funktioniert, sodass das Antibiotikum zu toxischen Plasmaspiegeln aufkonzentriert wird.[136]

(Iso)Enzyme	**Beschreibung der Entwicklung**						**Kommentar**
CYP-Enzym	**Fetus**	**<24 Stunden**	**1-7 Tage**	**8-28 Tage**	**1-3 Monate**	**3-12 Monate**	**1. Geburtstag, Vergleich mit Erwachsenen**
Enzyme, deren Aktivität kontinuierlich gesteigert wird							
CYP1A2	0/+	+	+	+	+	++	Zum ersten Geburtstag nur etwa 15% Aktivität, weitere Ausreifung nur langsam
CYP2C9	0/+	0/+	+	+++	++	++	Sehr starker Anstieg der Aktivität im 1. Monat, dann wieder Abfall; zum 1. Geburtstag Aktivität ca. 30%
CYP2C19	+	++	++++	+++	++++	+++++	• Ebenfalls sehr rascher Anstieg innerhalb der ersten Lebenswoche, dann Einpendeln auf einem konstanten Wert bis etwa zum 3. Lebensmonat • Erreicht zum 1. Geburtstag mit etwa 80% der Enzym-Leistung Erwachsener den relativ höchsten Wert aller hier betrachteten CYP-Enzyme
CYP2D6	+	+	+	++	+++	++++	Kontinuierlicher Anstieg ab der 2. Lebenswoche, zum 1. Geburtstag etwa 60% der Enzym-Aktivität Erwachsener
CYP2E1	+	++	+++	+++	++++	+++	Sehr rascher Anstieg ab dem 1. Lebenstag mit einem Peak um das 3. Monat, dann leichter Rückgang der Aktivität; zum ersten Geburtstag knapp über 40% der Enzym-Aktivität Erwachsener
CYP3A4	+	+/++	++	+++	+++	+++	• Kontinuierlicher Anstieg ab dem ersten Lebenstag, allerdings relative Enzym-Aktivitäten von CYP2C19 und CYP2D6 bis zum 1. Geburtstag nicht erreicht • Um den 1. Geburtstag mit ca. 40% der Erwachsenen-Aktivität eine nur wenig schwächere relative Aktivität wie CYP2E1
Phase-II-Enzym	**Fetus**	**Neugeborenes 0-1 Monat**			**1 Monat bis 1 Jahr**		**1. Geburtstag, Vergleich mit Erwachsenen**
UGT1A1	-	+			E binnen 3-6 Monaten		E
UGT1A6	-	+			++		Volle Ausreifung erst bis zur Pubertät
UGT2B7	+	+			E binnen 2-3 Monaten		E, cave Wirkstoffe, die über UGT2B7 umgesetzt werden im ersten Lebensmonat (Chloramphenicol)
Glutathion-S-Sulfotransferasen GST, i.e.S. GSTA1+2, GSTM	+	E			E		Anstieg auf die Enzymaktivität von Erwachsenen bereits kurz nach der Geburt
N-Acetyltransferase-2 (NAT2)	+	E			E		Anstieg auf die Enzymaktivität von Erwachsenen bereits kurz nach der Geburt

(Iso)Enzyme	Beschreibung der Entwicklung						Kommentar
Enzyme, die in der Perinatalperiode bedeutend sind und deren Aktivität sinkt							
CYP-Enzym	**Fetus**	**<24 Stunden**	**1-7 Tage**	**8-28 Tage**	**1-3 Monate**	**3-12 Monate**	**1. Geburtstag, Vergleich mit Erwachsenen**
CYP3A7	9xE	12xE	15xE	6xE	4xE	2xE	Kontinuierliche Abnahme des Enzymspiegels bzw. Einpendeln der Aktivität auf Erwachsenennivaeu 1xE
Phase-II-Enzym	**Fetus**	**Neugeborenes 0-1 Monat**			**1 Monat bis 1 Jahr**		**1. Geburtstag, Vergleich mit Erwachsenen**
Sulfotransferase-1A3 (SULT1A3)	++	+			+		Bei Erwachsenen keine Enzym-Aktivität detektierbar, Substanzieller Abfall bereits ab der Perinatalperiode
GSTP	++	+			+		Bei Erwachsenen keine Enzym-Aktivität detektierbar, Substanzieller Abfall bereits ab der Perinatalperiode

Legende: 0/+ sehr niedrige Aktivität . +/++/+++/+++/++++/+++++ Abstufung der Aktivität bei den einzelnen CYP-Enzymen . – keine Aktivität bzw. Phase-II-Protein nicht detektierbar . + /++ Abstufung der Aktivität der Phase-II-Enzyme . E Enzymspiegel der Erwachsenen; gestaltet nach Lu und Rosenbaum 2014.

Anmerkung: die Anzahl der Plus-Zeichen ***zwischen*** den CYP-Enzymen und den Phase-II-Enzymen korreliert ***nicht***.

Tabelle 17: Ausreifung der Metabolisierungsenzyme beim Menschen.

7 Wichtige Qualitäten unerwünschter Arzneimittelwirkungen

Die vorangestellten Kapitel zum Arzneimittel-Metabolismus, insbesondere zu Cytochrom P450-Enzymen und P-Glykoprotein, sowie die Ausführungen zu Interaktionen mit pflanzlichen Arzneimitteln und zu den Genussgiften Nikotin und Alkohol brachten bereits Einblicke in das Wesen und die Mechanismen von Arzneimittelwechselwirkungen, die in jüngerer Zeit wesentlich besser verstanden werden und wie sie in die Arzneimitteltabelle (Kap. 8) eingepflegt sind.

Die folgenden Kapitel haben ebenfalls vorbereitenden Charakter und bringen einige unerwünschte Arzneimittelwirkungen, deren Kenntnis und Beachtung gerade bei der zur Disposition stehenden Polypharmazie nützlich ist. Somit verstehen sich

- anticholinerge Wirkungen,
- das Risiko für Blutzelltoxizität, i.e.S. für das Auftreten einer Agranulozytose,
- die Entwicklung eines Serotonin-Syndroms,
- toxische Wirkungen am Reizleitungssystem des Herzens, i.e.S. QT-Intervall verlängernde Einflüsse,
- der schleichend einsetzende, aber kontinuierlich fortschreitende Verlust an Natrium-Ionen, sowie das Syndrom der inadäquaten Sekretion von Antidiuretischem Hormon (SIADH),
- Kalium-Dysbalancen sowohl in Richtung Hypokaliämie als auch Hyperkaliämie,
- eine herabgesetzte Krampfschwelle,
- Lichtunverträglichkeitsreaktionen sowie
- Veränderungen des Blutzucker-Spiegels

als nicht zu selten auftretende Summenbilder, die aus den jeweiligen Beiträgen der Einzelmedikamente gespeist sind.

7.1 Therapeutische versus unerwünschte anticholinerge Wirkungen

Anticholinerge Wirkungen sind bekanntlich den physiologischen Funktionen des Parasympathikus, also des vegetativen oder autonomen Nervensystems, entgegengerichtet. Die anticholinerge Symptomatik kann allen gängigen Lehrbüchern der Physiologie und Pharmakologie entnommen werden; synonym spricht man auch von Atropin-artigen Wirkungen, denn das Pflanzengift Atropin ist der Prototyp für das den gesamten Organismus durchziehende Nebenwirkungsbild:

- Mund-Rachen-Raum: Mundtrockenheit, Schwierigkeiten beim Kauen, Schlucken, Sprechen, Mucosaschädigung, Zahn- und Zahnfleischerkrankungen,
- Augen: Trockenes Auge, Erweiterung der Pupille (Mydriasis), Lichtempfindlichkeit, Akkommodationsstörungen (Fernsicht, keine Nahakkommodation möglich), Erhöhung des Augeninnendrucks bis zur Auslösung eines Glaukom-Anfalls,
- Gastrointestinaltrakt: Verminderte Peristaltik und Sekretion, verlangsamte Magenentleerung, Obstipation, aufgrund der Darmlähmung Symptomatik eines Ileus,
- Harnwege: Miktionsstörungen, Harnverhalt,
- Herz, Kreislauf: Tachykardie, Blutdruckanstieg,
- Haut: Vermindertes Schwitzen, Hauttrockenheit, gestörte Thermoregulation, Hitzegefühl im/am Leib, Fieber bis Hyperpyrexie (Atropin-Vergiftung!),
- ZNS: Benommenheit, Schwäche, Konzentrations-, Gedächtnisstörungen, Verwirrtheit, Unruhe, Erregung, Agitation, Desorientiertheit, kognitive Einschränkungen, Clonus, Hyperreflexie, Krampfanfälle, Halluzinationen, Delir.

Bei der Ermittlung der *anticholinergen Gesamtlast* einer Medikation ist zu bedenken, dass im einen oder anderen Indikationsfeld eine anticholinerge Wirkung zugleich die gesuchte therapeutische Wirkung sein kann, für die eine klare Indikation besteht. Umso mehr Bedeutung kommt aber der Suche nach Arzneimitteln zu, die anticholinerge Symptome als UAW auslösen; bei diesen Produkten, die durchaus zahlreich und zum Teil auch rezeptfrei erhältlich sind (Butylscopolaminbromid, Diphenhydramin), muss die Frage erörtert werden, ob die Medikation wirklich notwendig ist und nicht die anticholinerge Gesamtlast den Nutzen überwiegt.

Wirkstoffgruppen, Substanzen

Anticholinerge *Haupt*wirkungen

- Antiemetika,
- Antiparkinsonia,
- Gastrointestinale Spasmolytika,
- Urologische Spasmolytika,
- Inhalative Bronchodilatatoren,
- Mydriatika.

Anticholinerge *Neben*wirkungen

- Antihistaminika,
- Muskelrelaxanzien,
- Ulcustherapeutika,

- Tricyclische Antidepressiva (TCA),
- Opioide,
- Antiarrhythmika

Anhang: Anticholinerges Spektrum am Beispiel von *Amitriptylin*

- Trockener Mund, trockene Haut, Akkommodationsstörungen, Störungen des Reizleitungssystems im Herzen, Blutdrucksenkung mit orthostatischer Dysregulation, Herabsetzung des Reaktionsvermögens, Kopfschmerzen, Taubheitsgefühl, Benommenheit, Schwindel, Tremor, Blasenentleerungsstörungen bis hin zur Atonie, was sich besonders bei bestehender Prostatahypertrophie bemerkbar macht, Restharnbildung, Appetitsteigerung, insbesondere Gier nach Süßem, Gewichtszunahme, Libidoverlust, Erektionsstörungen, Orgasmusstörungen, Ejakulationsunfähigkeit, Menstruationsstörungen, Obstipation
- Bei Überdosierung delirogene Wirkungen, Benommenheit, Darmatonie, Sinustachykardie, Myokardschädigung
- Bei schwerer Vergiftung generalisierter Tremor, Unruhe, reaktionslose Pupillen, irregulärer Puls, supraventrikuläre Tachykardien, Blasenfunktionsstörung

Aus diesem einerseits komplexen, andererseits gut detektierbaren Nebenwirkungsbild lassen sich einige wichtige *Kontraindikationen* formulieren, die in alle Fach- und Gebrauchsinformationen von betroffenen Pharmaka aufgenommen sind: Engwinkelglaukom, vorgeschädigtes Herz, Prostatahyperplasie, Pylorusstenose, Vorsicht auch bei Nieren- und Leberfunktionsstörungen.[137]

Für die Zwecke der Medikationsanalyse überaus hilfreich ist der „*Magellan Anticholinergic Risk Scale*", der im Internet verfügbar ist. Die Bezeichnung „Risk Scale" bezieht sich dabei auf den Umstand, dass eine Risikoabschätzung in drei Kategorien vorgenommen wurde, nämlich in Wirkstoffe mit geringem, mittlerem und hohem Risiko. Es versteht sich, dass sich sämtliche Verbindungen mit *therapeutischer* anticholinerger Wirkung in der höchsten Klasse befinden.[138] Jene Substanzen, bei denen anticholinerge Wirkungen eher unerwünscht auftreten, verteilen sich auf alle drei Kategorien. Im Medikationsplan wird gemäß der Klassifizierung einzelner Wirkstoffe die Summe der anticholinergen Last gebildet; *siehe AMT Kap. 8, Spalte „Anticholinerge NW"*, blauer Farbeintrag = 1 Punkt, blauer Farbeintrag plus 1 Rufzeichen „!" = 2 Punkte, blauer Farbeintrag plus 2 Rufzeichen „!!" = 3 Punkte; mit dem Auftreten *unerwünschter* anticholinerger Wirkungen ist ab einem Score von drei Punkten zu rechnen. Befindet sich also ein Medikament mit anticholinerger Hauptwirkung, z.B. ein Präparat zur Beruhigung einer überaktiven Blase, im Medikationsplan, ist der tolerierte anticholinerge Rahmen bereits ausgeschöpft. Jedes weitere Produkt in der Liste kann bereits unerwünschten anticholinergen Wirkungen zum Durchbruch verhelfen. Die Indikation und Sinnhaftigkeit dieser Produkte steht sofort zur Disposition bzw. sind Alternativen zur Reduktion der anticholinergen Gesamtlast gefragt; einige Vorschläge sind in die AMT Kap. 8 übernommen.[139]

Im Medikationsplan wird gemäß der Klassifizierung einzelner Wirkstoffe die Summe der anticholinergen Last gebildet. **Mit dem Auftreten *unerwünschter* anticholinerger Wirkungen ist ab einem Score von drei Punkten zu rechnen.**

Für einige Vertreter altbekannter Psychopharmaka wurde in Ö die Zulassung zurückgelegt, z.B. Doxepin, Imipramin, Pimozid, Thioridazin; der Vollständigkeit sind sie dennoch in die Tabellen aufgenommen.

7.2 Schwere Nebenwirkungen am Blutbild

7.2.1 Anämie

Eine Anämie wird definiert als Abfall der Hämoglobin-Konzentration unter 13 g/100 ml Blut bei Männern und unter 12 g/100 ml bei Frauen bzw. ein Hämatokrit-Abfall unter 42% bei Männern und unter 38% bei Frauen. Die Auslöser sind vielfältig und müssen diagnostisch genau abgeklärt werden, z.B. Eisen-Mangel, Folsäure-Mangel, Vitamin B_{12}-Mangel, Nierenerkrankungen, die mit einer verminderten Inkretion von Erythropoetin einhergehen, okkulte Blutverluste im Darm infolge übermäßigen Analgetika-Konsums, Blutverluste durch Hämolyse in den Fußsohlen bei Läufern und insbesondere bei Langstreckenläuferinnen, bei denen noch die Blutverluste durch die Menstruation zu Buche schlagen sowie schließlich Anämien im Zuge von Blutzellerkrankungen, Chemotherapien und Strahlentherapien.

Die wichtigsten Symptome sind

- Hautblässe,
- Müdigkeit, Leistungsabfall,
- Atemnot sowie
- Tachykardie, Herzklopfen, v.a. bei vermeintlich geringen Anstrengungen,
- charakteristische Veränderungen in einem Blutausstrich, z.B. mikrozytäre Erythrozyten oder makrozytäre Erythrozyten-Vorstufen (Megaloblasten) oder Schleimhautveränderungen der Zunge (Glossitis).

7.2.2 Agranulozytose

Als Agranulozytose wird ein vollständiger bzw. nahezu vollständiger Mangel an Granulozyten im Blut bezeichnet. Sie ist die schwerste Form einer Granulozytopenie. Die Zahl der Granulozyten sinkt von den üblichen 4000-10.000 Zellen auf unter 500 Zellen/µl Blut.

Bei der allergisch bedingten Typ-I-Agranulozytose fungiert das Pharmakon als auslösendes Hapten. Im Verbund mit Plasmaproteinen bilden sich Vollantigene aus, die die Bildung von Antikörpern induzieren. Durch Adsorption an Granulozyten kommt es zur Komplement-Aktivierung, die die Zelllyse zur Folge hat. Diese Schädigung der Granulozyten ist zeit- und dosis*un*abhängig.

Wesentlich häufiger ist die Typ-II- oder toxische Agranulozytose, die zeit- und dosisabhängig als Unverträglichkeitsreaktion auf bestimmte Medikamente, i.e.S. Analgetika, Antipyretika, Neuroleptika, Thyreostatika und Sulfonamide, imponiert, wobei auch die genetische Disposition eine Rolle spielt. Ein Beispiel für einen toxischen Mechanismus liefert Clozapin, aus dem im Zuge der Metabolisierung ein Nitrenium-Ion gebildet wird, dessen Beseitigung zu einer Verarmung der Leukozyten an Glutathion und ATP mit konsekutiver Apoptose führt.
Die Symptome einer im Entstehen begriffenen Agranulozytose nehmen einen durchaus dramatischen Verlauf: Nach einer Einleitungsphase mit unspezifischer Befindlichkeitsstörung und leichtem Fieber kommt es rasch zu

- bakteriellen Infektionen, die als Angina tonsillaris imponieren mit Fieber, Schüttelfrost, Tachykardie und schwerem Krankheitsgefühl sowie
- Schleimhautnekrosen im Bereich von Nase, Pharynx und Tonsillen. aber auch im Anal- und Genitalbereich mit lokaler Lymphknotenschwellung.

Die mutmaßlich auslösenden Pharmaka sind prompt abzusetzen, und es ist unverzüglich ein Blutbild anzufertigen.[140]

Insgesamt ist aber festzuhalten, dass diese schwerwiegende unerwünschte Arzneimittelwirkung durch strenge Indikationsstellung für die möglichen Auslöser, ein stringentes Blutbildmonitoring sowie die Verfügbarkeit Kolonie-stimulierender Faktoren wie Filgrastim und Molgramostim, die die Regenerationszeit der Granulozyten verkürzen, etwas ihren Schrecken verloren hat. In der akuten fiebrig-infektiösen Phase werden auch Antibiotika erfolgreich eingesetzt.

Nichtsdestotrotz ist europaweit von einer durch Arzneimittel induzierten Agranulozytose von 1,6-9,2 Fällen pro 1 Million Einwohner auszugehen. Die Angaben für das mit dieser UAW scheinbar schwer belastete Analgetikum/Antipyretikum Metamizol streuen mit einer Inzidenz von 1,1 Agranulozytose-Erkrankungen/1 Million exponierte Personen/Behandlungswoche bis 1 Fall pro 1000 Anwender weit.[141] Metamizol scheint gerade bei alten Menschen ein verlässliches und sicheres Schmerztherapeutikum zu sein. Aus einer Studie, in die über 800 Bewohner von 21 Pflegeheimen eingeschlossen waren, geht hervor, dass knapp 74% zumindest ein Analgetikum erhielten. Knapp 41 % erhielten Metamizol. Damit stellt laut Studienautoren Metamizol das am häufigsten geplant eingesetzte Schmerzmittel in deutschen Pflegeheimen dar. Zumeist wird Metamizol als Langzeittherapie verabreicht, knapp 67% erhalten das Schmerzmittel für mindestens 90 Tage.[142] Die überwiegende Mehrzahl von Ärztinnen und Ärzten sieht auch bei langjähriger Verschreibung von Metamizol keinen Fall von Agranulozytose.[143]

Analgetika, NSAR	Diclofenac, Metamizol, Ibuprofen Paracetamol, Naproxen, Piroxicam
Antiarrhythmika	Chinidin Ajmalin, Amiodaron
Antibiotika, Antiinfektiva, Antimykotika	Ampicillin, Cefotaxim, Cefuroxim, Flucytosin, Fusidinsäure, Imipenem/Cilastatin, Naficillin, Oxacillin, Penicillin G, Chinin Abacavir, Amoxicillin/Clavulansäure, Cefepim, Ceftriaxon Cefalexin, Proguanil, Clarithromycin, Dapson, Hydroxychloroquin, Indinavir, Isoniazid, Mebendazol, Nitrofurantoin, Norfloxacin, Piperacillin, Terbinafin, Cotrimoxazol, Vancomycin, Zidovudin
Antiepileptika	Phenytoin Carbamazepin, Lamotrigin
Zytostatika	Flutamid, Imatinib, Rituximab
Antirheumatika	Infliximab Goldverbindungen, D-Penicillamin, Sulfasalazin
Thyreostatika	Propylthiouracil Carbimazol, Thiamazol
Kardiaka	Clopidogrel, Methyldopa, Ramipril, Spironolacton Bezafibrat, Captopril, Ticlopidin
Magen-Darm-Trakt	Cimetidin, Metoclopramid Famotidin, Mesalazin, Omeprazol, Pirenzepin, Ranitidin
Psychopharmaka	Clozapin, Fluoxetin Clomipramin, Desipramin, Doxepin, Imipramin, Levomepromazin, Maprotilin, Mianserin, Olanzapin, Thioridazin, Ziprasidon
Andere	Calciumdobesilat Acitretin, Allopurinol, Dapson, Deferipron, Prednison, Promethazin

Tabelle 18: Auswahl von Pharmaka, die eine Agranulozytose auslösen können.

Aus der einschlägigen Literatur sind etwa 125 in Verwendung stehende Wirkstoffe mit klarem Risiko für die Auslösung einer Agranulozytose bekannt,[140] wobei eine Evidenzklassifizierung vorgeschlagen wurde. Level-1-Evidenz bedeutet demnach, dass unter allen von 1966 bis 2006 in MEDLINE und EMBASE publizierten Fällen mindestens ein „sicherer" Agranulozytose-Fall nach WHO-Definition vorliegt; Level-2 bedeutet, dass mindestens ein „wahrscheinlicher" Agranulozytose-Fall bekannt ist.[141] Mit Blick auf die *Anwendungshäufigkeit* sind weltweit mehr als die Hälfte aller gemeldeten Agranulozytose-Fälle auf gerade einmal 11 Arzneistoffe zurückzuführen, nämlich Carbimazol, Clozapin, Dapson, Metamizol (Dipyron), Methimazol (Thiamazol), Penicillin G (Wirkstoffzeilen Benzylpenicillin und Penicilline), Procainamid, Propylthiouracil, Rituximab, Sulfasalazin und Ticlopidin. Für jeden dieser Arzneistoffe gibt es mindestens 10 Fallberichte.[144] Greift man die

Psychopharmaka, i.e.S. die Neuroleptika als maßgeblich mit der UAW Agranulozytose belastete Arzneimittelgruppe, heraus, so würde die Reihung Clozapin, gefolgt von Carbamazepin, Olanzapin, Mianserin, Levomepromazin und Quetiapin lauten.

In der Arzneimitteltabelle (Kap. 8) ist der Level 2 mit einer violetten Einfärbung und der Level 1 mit einer violetten Einfärbung mit einem Rufzeichen „!" nachvollzogen. Die 11 besonders oft als Auslöser einer Agranulozytose ausgewiesenen Wirkstoffe erhielten unbeachtlich ihrer Level-Zuordnung ebenfalls ein Rufzeichen.

7.2.3 Neutropenie

Tritt meist im Zusammenhang mit Krebstherapien auf.

Symptome

- Fieber – Merke: Fieber über 38 °C bei Personen mit bekannter Krebstherapie ist ein *Notfall* – es ist unverzüglich Kontakt mit dem behandelnden Onkologen aufzunehmen.
- Schüttelfrost, kalter Schweiß,
- Halsschmerzen, schmerzhafte Wunden im Mundbereich,
- Husten,
- Abszessbildung an/in einer Wunde,
- Brennen und Schmerzen beim Wasserlassen.

Zunächst wird man ein Blutbild anfertigen, die zytostatische Therapie unterbrechen bzw. mit niedrigerer Dosis weiterführen und in der Folge Granulozyten-stimulierende Faktoren-Präparate sowie eventuell antimikrobielle und antivirale Pharmaka einsetzen.

Anmerkung: Clozapin und Etanercept (Mechanismus ungeklärt) können ebenfalls Neutropenien auslösen.

7.2.4 Thrombozytopenie

Eine Thrombozytopenie liegt vor, wenn die Thrombozytenzahl unter 150.000/µl Blut absinkt und tritt ebenfalls häufig als Folge einer Chemotherapie auf; andere Ursachen sind AIDS, das myelodysplastische Syndrom sowie die idiopathische thrombozytopenische Purpura (ITP, Morbus Werlhof).
Symptome:[145] Thrombozytopenie bedeutet erhöhtes Blutungsrisiko – mit allen Konsequenzen!

- Nasenbluten (vorsichtig schnäuzen, Luftbefeuchtung, pflegende Nasensalben)
- Blutungen im Mundbereich (Zähne möglichst vor Beginn der Chemotherapie sanieren lassen, weiche Zahnbürste, keine Zahnseide, Mundspülungen, keine besonders harten oder heißen Speisen, pflegende Lippencremen),
- Magen-Darm-Blutungen (auf Blutungssymptome wie kaffeesatzartiges Erbrechen oder teerfarbene Stühle achten, Vermeidung von Verstopfung – auch mittels Einsatzes von Laxanzien),
- Hauteinblutungen (Petechien, Echimykosen, thrombozytopenische Purpura),
- Vorsicht bei Alltagstätigkeiten wie Rasieren, Schneiden/Feilen der Nägel,
- Verletzungen vermeiden, Sich-Anstoßen vermeiden,
- ZNS-Blutungen – Notfall.

7.3 Serotonin-Syndrom

Beim Serotonin-Syndrom handelt es sich um eine bislang weniger beachtete Missbefindlichkeit, für die kein Laborparameter existiert, und die daher nur anhand einer genauen Arzneimittelanamnese vermutet bzw. erkannt werden kann. Die Symptomatik ist oft schleichend und verschleiert. Der Auslöser ist eine erhöhte Konzentration von Serotonin (5-HT) sowohl im ZNS als auch in der Peripherie. Die dazu führenden Mechanismen entsprechen den verschiedenen pharmakodynamischen Zugängen, mit denen man den 5-HT-Spiegel gegebenenfalls therapeutisch zu heben versucht, also Unterstützung der Biosynthese mittels der Vorläufersubstanz Tryptophan, Verstärkung der Freisetzung, Hemmung der Wiederaufnahme aus dem synaptischen Spalt (am wichtigsten), Hemmung des Abbaus und Erhöhung der Empfindlichkeit postsynaptischer 5-HT-Rezeptoren (Lithium); schließlich gibt es direkte Agonisten an 5-HT-Rezeptoren.[146]

Am häufigsten betroffen sind naturgemäß Arzneimittelgruppen, die im ZNS wirksam werden, z.B. SSRI, SSNRI, MAO-Hemmer, TCA sowie andere Psychopharmaka wie Neuroleptika. Weitere Vertreter finden sich unter den Antibiotika (Linezolid), den Antiemetika (Ondansetron), den Opiat-Analgetika, den Antitussiva (Dextromethorphan) sowie Antiepileptika (Carbamazepin, Oxcarbazepin, Valproinsäure). Schließlich sollte man auf Nahrungsergänzungsmittel (Oxitriptan, Tryptophan, *S*-Adenosylmethionin), Phytopharmaka (Ginseng, Johanniskraut, Sojaextrakte) sowie auf bestimmte Drogen und Rauschmittel (Amphetamin, Cocain, LSD, Ecstasy [MDMA], Psilocybin) nicht vergessen. Die mitunter ins Treffen geführten serotonergen Wirkungen der Triptane (Sumatriptan etc.) oder der Non-Ergotamin-Dopaminomimetika (Piripedil, Pramipexol, Ropinirol, Rotigotin, Quinagolid) sind hingegen umstritten.

Die Symptomatik reicht von milden Erscheinungen bis zu letalen Folgen und umfasst neuromuskuläre Hyperaktivität wie Tremor, Muskelrigidität, Myoklonien und Hyperreflexie bis Krämpfe, psychische Symptome wie Ängstlichkeit, Agitiertheit bis zum Delir, Ruhelosigkeit, Verwirrung, Desorientiertheit sowie vegetative Symptome wie starkes Schwitzen, Erbrechen, Durchfälle, Tachykardie, Arrhythmie, Hypertonie und in schweren Fällen Hyperthermie, Rhabdomyolyse und Koagulopathien.

Überlegungen zur zeitlichen Entwicklung und Zuordnung der Symptome:

- Mit *Serotonin-Anstieg assoziierte* Symptome, z.B. infolge der Hemmung der Wiederaufnahme ® zu Behandlungsbeginn, d.h. in der 2. bis 4. Woche Übelkeit, Diarrhoe, Appetitminderung, Kopfschmerzen, Schwitzen, Schlafstörungen, Agitiertheit, sexuelle Funktionsstörungen, die wie folgt den 5-HT-Rezeptoren zugeordnet werden:
  - 5-HT_{2A}: Ängstlichkeit, Agitiertheit, Schlafstörungen, sexuelle Funktionsstörungen,
  - 5-HT_{2C}: Appetitminderung, Reizbarkeit, sexuelle Funktionsstörungen,
  - 5-HT_3: Übelkeit, Erbrechen, Kopfschmerzen.
- Mit *Adrenalin/Noradrenalin assoziierte* Symptome infolge der Stimulation von noradrenergen Rezeptoren: Tremor, Tachykardie, Unruhe, Kopfschmerzen, Miktionsbeschwerden, Schwitzen, Mundtrockenheit,
- Weitere Symptome, die auftreten können: Muskelrigidität, Krämpfe.

In Summe erzeugen das aktivierte serotonerge System Angstlösung und das aktivierte noradrenerge System Antriebssteigerung, was bei der Therapie depressiver Erkrankungen grundsätzlich genutzt wird. Die Aktivierung über ein gewisses Maß hinaus und ohne, dass dies therapeutisch gewünscht ist, kann ein Serotonin-Syndrom auslösen. Im Übrigen fehlt bei beiden Neurotransmittersystemen die sedative Komponente. Suizidgefahr kann aber bei depressiven Menschen sehr rasch zum Thema werden, wenn sie unkontrolliert enthemmt werden; in diesem Fall würde man nicht ohne Beruhigungsmittel, beispielsweise Benzodiazepine, auskommen.

Bei der Analyse von Medikationsplänen ist zu bedenken, dass Dosiserhöhungen eines ein Serotonin-Syndrom begünstigenden Wirkstoffs ein bereits latent labiles Neurotransmitter-Gleichgewicht innerhalb weniger Stunden zum Kippen bringen können.

- So kann etwa die Dosiserhöhung eines *Fentanyl* enthaltenden Schmerzpflasters rasch in ein dramatisches Symptomenbild aus Agitation, Verwirrung, Herzrasen, erweiterten Pupillen, Schwitzen, Durchfall, Zittern, Muskelsteifigkeit einerseits, Muskelzittern und -zucken andererseits, Fieber und Krampfanfällen münden.
- Ähnliches gilt für das Opioid-Analgetikum Tilidin, das per se kaum ein Serotonin-Syndrom auslöst, aber in Kombination mit anderen serotonergen Pharmaka die Nebenwirkung potenziert.
- Noch subtiler ist die Interaktion des Antiemetikums *Aprepitant*, das im Zuge von Krebstherapien verwendet wird, mit dem beruhigenden und angstlösenden Antidepressivum *Trazodon*, das als gut verträglich gilt. Die Patienten berichten über Muskelschmerzen, Muskelzuckungen, Atembeschwerden („so, als wenn jemand auf der Brust sitzt") und Ganzkörperschmerz im Umfeld der Chemotherapien. Im Übrigen ist diese Interaktion in der MediQ-Datenbank hinterlegt: Aprepitant (v.a. während den ersten 3 Tage und oral eingenommen) hemmt den Abbau von Trazodon und kann so zu serotonergen UAW beitragen. Wird Aprepitant länger als 5 Tage eingenommen, verschwindet dieser Hemmeffekt zugunsten einer leichten Induktion. Wenn nötig, soll die Dosis von Trazodon an den Tagen 1-3 reduziert werden.[147]
- Ein weiteres Beispiel betrifft die Kombination aus ärztlich verordnetem *Venlafaxin* (morgens 150 mg in retardierter Form) und *Mirtazapin* (abends 30 mg) und einem selbst gekauften *Johanniskraut*-Präparat. Die beiden Psychopharmaka sind in Bezug auf die Entwicklung eines Serotonin-Syndroms sehr sicher. Die Ergänzung des Johanniskraut-Produktes bringt aber das Gleichgewicht aus dem Lot und erzeugt Symptome wie Durchfall, Schwitzen und Unruhe. Das Johanniskraut-Präparat sollte umgehend abgesetzt werden. Verbessert sich in der Folgezeit die depressive Stimmungslage, kann auch Venlafaxin ausgeschlichen werden. Das sedative Antidepressivum Mirtazapin könnte eventuell gegen Melperon oder niedrig dosierte Z-Substanzen ausgetauscht werden.[5]
- Bei der Kombination von serotonergen Pharmaka mit NSAR, die via COX-1-Hemmung und verminderte PGE_2-Synthese gastrointestinale Blutungen begünstigen können und via Thromboxan-A_2-Synthesehemmung die Thrombozytenaggregation blockieren, kann sich eine pharmakodynamische Interaktion aufbauen, die in einer erhöhten Blutungsneigung resultiert. Diese Wechselwirkung sollte bedacht werden, wenn klassische NSAR wie Acetylsalicylsäure, Diclofenac, Ibuprofen, Indometacin und Naproxen mit typischen SSRI wie (Es)Citalopram, Fluoxetin, Fluvoxamin, Paroxetin und Sertralin oder mit SSNRI wie Duloxetin und Venlafaxin kombiniert werden. Als Ausweg bieten sich Analgetika ohne erhöhte Blutungsassoziation wie Paracetamol und Metamizol an. Ist deren antiphlogistische Teilwirkung ungenügend, dürfen die oben genannten Verbindungen möglichst kurzzeitig und niedrig dosiert unter dem Schutz von PPI oder Antacida zum Einsatz kommen.[148]

Die Angaben über die Häufigkeit des Serotonin-Syndroms streuen weit: Die Analyse von Arzneimittelmeldungen erbrachte den Zusammenhang zwischen Fluvoxamin und einem Serotonin-Syndrom in nur einem Fall bezogen auf 700.000 Verschreibungen. Fragt man direkt und gezielt bei SSRI verschreibenden Ärzt*innen nach, so wäre die Frequenz von einem Fall bezogen auf 2000 Patienten-Monate doch erheblich höher. Die (grundsätzlich vermeidbare) Kombination von SSRI mit Linezolid würde sich auf eine Häufigkeit von 3% hochrechnen lassen!

Wie bereits erwähnt, steht in der Praxis meist die therapeutische Erhöhung des (mutmaßlichen erniedrigten) Serotonin-Spiegels in bestimmten ZNS-Arealen im Fokus. Weniger beachtet ist bislang der Umstand, dass die **Thrombozyten in Abhängigkeit von Serotonin aktiviert** werden, was zur **Blutgerinnung** beiträgt. SSRI und verwandte

Wirkstoffe, die also auch die Aufnahme von 5-HT in die Thrombozyten vermindern, tragen auf diese Weise zu einer Hemmung der Blutgerinnung bei. Dabei ist das Ausmaß der erhöhten Blutungsneigung durch SSRI weniger von der Dosis, als vielmehr von der Affinität zum Serotonin-Transporter abhängig, die bei Fluoxetin, Paroxetin und Sertralin relativ hoch und bei Citalopram und Venlafaxin mittel ausgeprägt ist. Ein diesbezüglich geringeres Interaktionsrisiko haben Mirtazapin, Bupropion und Doxepin.

In der Arzneimitteltabelle (Kap. 8) ist die Begünstigung der Entwicklung eines Serotonin-Syndroms durch ein hellblau eingefärbtes Feld (ohne weitere Angaben) markiert.

7.4 QTc-Problematik

Beim Abnehmen eines normalen Elektrokardiogramms (EKG) wird u.a. die so genannte QT-Zeit ermittelt, die der Strecke von der Q-Zacke bis zum Ende der T-Welle entspricht.

Die frequenzkorrigierte QT-Zeit oder QTc ist eine rechnerisch ermittelte Größe zur klinischen Beurteilung der QT-Dauer, die der Tatsache Rechnung trägt, dass die QT-Dauer bei schnellen Herzfrequenzen verkürzt und bei langsamen Herzfrequenzen verlängert ist.

Die frequenzkorrigierte QT-Zeit ist klinisch bedeutsam, um eine zu lange oder zu kurze QT-Zeit zuverlässig erkennen zu können. Eine Verlängerung der QT-Zeit (QTc >440ms) erhöht das Risiko für den Einfall einer ventrikulären Extrasystole in die vulnerable Phase der T-Welle (R- auf T-Phänomen) mit der möglichen Folge gefährlicher Torsades-de-pointes-Tachykardien (TdP).

Begünstigende Faktoren bzw. Personen, bei denen Vorsicht am Platze ist

- Angeborene QT-Verlängerung (Congenitales Long QT Syndrome, CLQTS): Romano Ward (autosomal dominant vererbt), Lange Nielsen (autosomal rezessiv), Mutationen am Kalium-Kanal,
- Alter >60 (-65) Jahre,
- (Es)Citalopram (Rote-Hand-Info, Maximaldosis bei älteren Patienten 20 mg Citalopram entsprechend 10 mg Escitalopram pro Tag),
- Besondere Vorsicht bei Kombinationen von Medikamenten mit QT-verlängerndem Potenzial, *siehe unten*,
- Abbauhemmung eines Medikaments mit QT-verlängernder Wirkung, cave pharmakokinetische Interaktionen über CYP-Enzyme,
- Bradykardie,
- Hypokaliämie, insbesondere, wenn im Medikationsplan ein Schleifendiuretikum aufscheint,
- Weibliches Geschlecht (längeres QT-Intervall als Männer und zweifach höheres Risiko für medikamenteninduzierte TdP),
- Schwere Hypomagnesiämie, Hypocalcämie,
- Anorexie,
- Paroxysmales Vorhofflimmern,
- Kardiomyopathie bzw. manifeste Herzinsuffizienz,
- Niereninsuffizienz,
- Myokardiale Hypertrophie (z.B. bei arterieller Hypertrophie),
- Bradykardien, z.B. Sinusbradykardien, intermittierender Sinusknotenstillstand - höhergradige AV-Blockierungen (AV-Block II. und III. Grades); relative Bradykardie durch kompensatorische Pausen nach Extrasystolen,
- Hohe Plasmakonzentrationen nach Überdosierung, Intoxikation, normaler Dosierung, aber gleichzeitiger Hemmung des Metabolismus und/oder der Ausscheidung (z.B. Nieren-, Leberinsuffizienz),
- Zu schnelle Injektions-/ Infusionsgeschwindigkeit bei parenteralen Therapien.[5,149]

Für die Praxis bewährt sich auch der folgende **Risikoscore**, der die soeben genannten Symptome modifiziert und reduziert und gleichzeitig eine Punktebewertung einbringt:[150]

Risikofaktor	Punkte
Lebensalter >68 Jahre	1
Weibliches Geschlecht	1
Schleifendiuretikum	1
Kalium <3,5 mmol/l	2
QTc-Intervall >450 ms („Long QT")	2
Akuter Myokardinfarkt	2
Herzinsuffizienz mit verringertem Auswurfvolumen	3
1 QT-verlängerndes Arzneimittel im Medikationsplan	3
≥ 2 QT-verlängernde Arzneimittel	3
Sepsis	3

Tabelle 19: Auflösung: < 7 Punkte = geringes Risiko, 7-10 = moderates Risiko, >10 = hohes Risiko. Die Ermittlung des QT-Scores bleibt aber trotzdem nur eine Modellrechnung; zitiert nach Ravati und Menke[27]

Medikamente, die die QT-Zeit verlängern, sind z.B. Neuroleptika, Antidepressiva, Makrolid-Antibiotika, Fluorchinolone, Azol-Antimykotika, Malariamittel, Virustatika (z.B. Foscarnet, Amantadin), Antihistaminika der zweiten Generation, 5-HT_3-Antagonisten (v.a. Dolasetron), Triptane, Antiarrhythmika, Sympathomimetika u.a.m., aber auch Grapefruitsaft. Psychopharmaka oder Antibiotika bringen, falls angegeben meist nur eine sehr geringe Verlängerung der QT-Zeit kleiner als 10 ms ein.

Ein für die Praxis gut verwertbarer Arbeitsbehelf ist die Einteilung in drei bzw. vier Risikoklassen, wie dies in der Datenbank CredibleMeds® geschieht: Die Einteilung in drei Kategorien wendet sich grundsätzlich an alle Personen, die mit den jeweils aufgelisteten Wirkstoffen behandelt werden. Die Tabelle mit den vier Kategorien wendet sich speziell an Patienten mit bekannter angeborener QT-Verlängerung, wobei die drei Risikograde der ersten Einteilung komplett integriert sind; für Menschen mit CLQTS wurde aber speziell eine vierte Risikostufe eingeführt.[151]

- Klasse 1 „Bekanntes Risiko", d.h. die QT-Verlängerung wird unter der Behandlung mit Sicherheit auftreten.

Auch wenn Verordnung und Einnahme leitliniengerecht erfolgen, gibt es einen klaren Zusammenhang zum Auftreten von Torsade-de-pointes-Tachykardien bei Herzgesunden, bzw. treten sie bei Patienten mit CLQTS obligat auf, weshalb die Wirkstoffe bei diesen nur in Ausnahmefällen und unter strikter EKG-Kontrolle zum Einsatz kommen sollten. Eintrag in der Arzneimitteltabelle als violettes Feld mit zwei Rufzeichen „!!" (entsprechend „Stärke 3" in der MediQ-Datenbank).

- Klasse 2: „Mögliches bis wahrscheinliches Risiko" für eine maßgebliche Entwicklung einer QT-Verlängerung bei Herzgesunden und dem Auftreten von TdP, wobei der Zusammenhang derzeit noch nicht gesichert ist sowie die eher wahrscheinliche Entwicklung von TdP unter Therapie bei manchen Patienten mit CLQTS – auch diese Medikationen sollten daher nur von Spezialisten eingestellt werden. Eintrag in der Arzneimitteltabelle als violettes Feld mit einem Rufzeichen „!" (entsprechend „Stärke 2" in der MediQ-Datenbank).
- Klasse 3: „Geringeres bis geringes Risiko" für QT-Verlängerung und das Auftreten von TdP bei Herzgesunden bzw. die Entwicklung von TdP selbst bei Patienten mit CLQTS. Die dazu zählenden Wirkstoffe sind also in Bezug auf das QT-Intervall im Großen und Ganzen sicher, die toxische Wirkung kann aber bei Vorliegen bestimmter, die QT-Zeit ungünstig tangierender Umstände und Zusatzrisiken durchschlagen, z.B. Überdosierung, zu lange Behandlungsdauer, Kombination mit Diuretika, die eine Kumulation der QT-verlängernden Wirkstoffe bewirken bzw. Zutreffen eines oder mehrerer der oben aufgelisteten Risikofaktoren. Eintrag in der Arzneimitteltabelle als violettes Feld ohne Markierung (entsprechend „Stärke 1" in der MediQ-Datenbank).
- Klasse 4: Als „spezielles Risiko" bezeichnet und auf Personen mit bekanntem CLQTS gemünzt. Die Grundlage für die Aufnahme in die Evidenz bildet die gut bekannte Verlängerung der QT-Zeit durch Adrenalin,[152] dementsprechend sind in dieser Rubrik Sympathomimetika mit Adrenalin-artigen Wirkungen enthalten, die in der Therapie von Asthma bronchiale, ADHS oder auch zur Abschwellung der Nasenschleimhaut einen fixen Platz haben; weiters finden sich hier Trimethoprim und die Fixkombination Trimethoprim/Sulfamethoxazol (= Cotrimoxazol). Bei Herzgesunden braucht hier keine Vorsichtsmaßnahme ausgesprochen zu werden, bei Patienten mit bekanntem CLQTS sollten auch diese Wirkstoffe aus Sicherheitsgründen vermieden werden. Insbesondere bei Vorliegen einer Herzinsuffizienz ist mit dem vermehrten Auftreten von spitalspflichtigen Arrhythmien zu rechnen.[153] Eintrag in der Arzneimitteltabelle als violettes Feld mit dem Buchstaben „S".

Die folgende Abbildung zeigt die häufigsten Co-Verordnungen bei Patienten, die bereits ein Arzneimittel einnehmen, das als Hochrisiko-Arzneimittel in Bezug auf die Beeinflussung der QT-Zeit gilt. Man könnte als Ausgangspunkt Citalopram und Escitalopram wählen, die – auf der Grundlage verschiedener Diagnosen – oftmals mit Mirtazapin, Melperon, Furosemid oder Hydrochlorothiazid kombiniert werden; die Diuretika können sich auch in Kombinationspräparaten zur Blutdrucksenkung verbergen. Aber auch die Kombinationen Amiodaron mit Furosemid oder Amiodaron mit Mirtazapin sind nicht so selten anzutreffen. Die Patienten nehmen demnach **mindestens zwei Arzneimittel mit QT-Relevanz** ein.

Werden den Patienten **weitere Arzneimittel mit QT-Relevanz** verordnet, sodass dann **mindestens drei** in Bezug auf die Herzaktion risikoreiche Wirkstoffe zur Anwendung kommen, handelt es sich meist um kurzfristig einzunehmende wie Antibiotika aus den Gruppen der **Chinolone** (**Levofloxacin**, **Moxifloxacin**) oder der **Makrolid-Antibiotika** (**Clarithromycin**) oder um Pilztherapeutika wie **Fluconazol**. Auch Arzneimittel gegen Übelkeit und Erbrechen wie **Ondansetron** oder **Domperidon** gelangen beispielsweise im Rahmen von zytostatischen Begleitbehandlungen für wenige Tage in den Medikationsplan. Auch wenn die Einnahme nur kurzfristig erfolgt, ist nicht ausgeschlossen, dass die Zugabe genau eines der genannten Therapeutika ein bereits labiles elektrophysiologisches Gleichgewicht im Herzmuskel entscheidend stört.

Umso mehr ist auf mögliche Folgen zu achten, wenn neue Dauertherapeutika dazuverordnet werden, z.B. **Amantadin** (Parkinsonismus), **Dronedaron**, **Sotalol** (Antiarrhythmika) oder **Haloperidol**, **Sulpirid** (Neuroleptika, Psychopharmaka).[154]

Für die Apothekenpraxis ergibt sich ein Aufruf zu penibler Sorgsamkeit, wenn es um die **rezeptfrei erhältlichen Antihistaminika** Dimenhydrinat, Diphenhydramin oder Doxylamin (in hoher Dosierung), geht, die als Beruhigungs- und Schlafmittel sowie als abschwellende Komponente in Erkältungstherapeutika zugelassen sind.

Im Unterschied etwa zu den anticholinergen Nebenwirkungen, die anhand bestimmter Symptome vermutet bzw. dingfest gemacht werden können, wird das kardiotoxische Potenzial einer (Poly)Medikation erst durch Ableitung eines Elektrokardiogramms zu klären sein. Vorboten der Torsade-de-pointes-Attacken wie vorübergehender Schwindel, verstärktes Herzklopfen (Palpitationen), Herzrasen (Tachykardien) oder Ohnmachtsanfälle (Synkopen) müssten wohl beim direkten Kontakt mit der Person in der Apotheke virulent sein und angesprochen werden, um die dahinterstehende Gefahr zu vermuten. Speziell die vierte Kategorie betreffend **sympathomimetische Wirkstoffe** zuzüglich Trimethoprim/Sulfamethoxazol, die bei Personen mit angeborener QT-Verlängerung vermieden werden sollen, fordert den Pharmazeuten heraus, da viele der in Frage kommenden Wirkstoffe in rezeptfreien Arzneispezialitäten gegen banale Erkältungskrankheiten verfügbar sind (kreislaufstützende Mittel, schleimhautabschwellende Peroralia und Lokaltherapeutika). Insbesondere im Zusammenhang mit bestehenden Therapien, bei denen ebenfalls QT-verlängernde Arzneistoffe verordnet sind, ist hier eine gewisse Wachsamkeit geboten.

Glücklicherweise wird die QT-Problematik in der Praxis viel seltener schlagend, als man aufgrund der Ausführungen vermuten möchte.

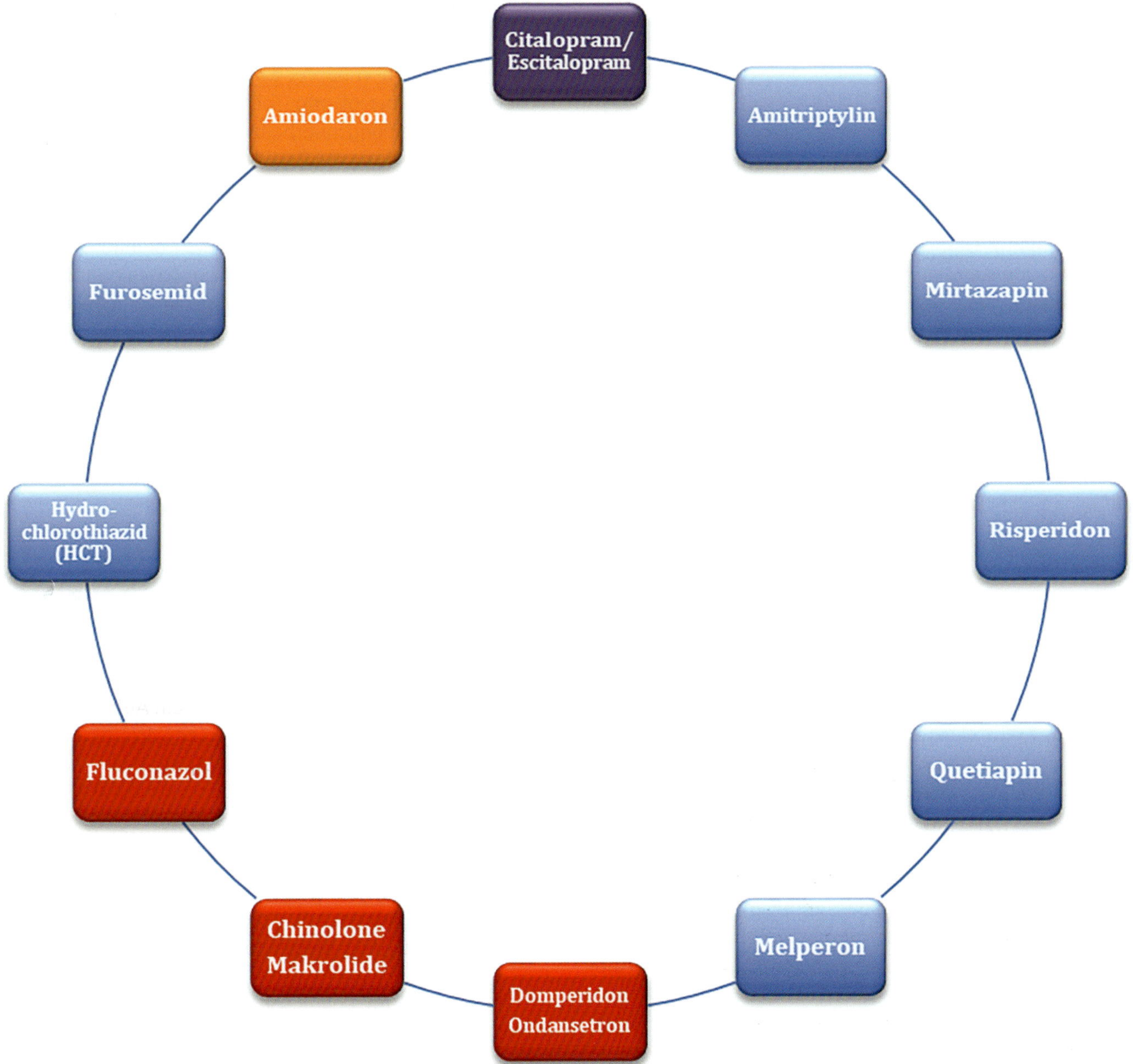

Abbildung 2: Häufig verordnete Arzneistoffe mit Relevanz in Bezug auf die Beeinflussung des QT-Intervalls.

7.5 Hyponatriämie, SIADH, Syndrom der inadäquaten Sekretion von antidiuretischem Hormon, Schwartz-Bartter-Syndrom

Na^+ <135 mmol/l

Natrium ist das Ion des Extrazellulärraumes. Durch das Überangebot an Kochsalz in der Nahrung gilt der Natrium-Haushalt prinzipiell als ausgeglichen; das gilt auch im Falle von *moderatem* Schwitzen, z.B. beim Sport.[155] Dennoch gibt es einige Krankheitsbilder und Prozesse, die nach latentem Beginn zum klinisch manifesten Bild eines Natrium-Mangels führen können, z.B. zu viel Trinken von reinem Wasser nach *starken* Schweißverlusten, nach heftigem Erbrechen und Durchfall, infolge renaler Verluste (polyurische Phase des akuten Nierenversagens, Salzverlustniere, Saluretika), im Zuge endokriner Erkrankungen (Morbus Addison, SIADH – *siehe Folgepunkt*, ketoacidotisches Coma diabeticum) oder infolge osmotischer Effekte, etwa bei Hyperproteinämie oder Hyperlipidämie.

Symptomatik: Bei fortgesetzten Kochsalz-Verlusten kann sich die Hyponatriämie rasch zu einem lebensbedrohlichen Zustandsbild aufschaukeln.

- Na <125 mmol/l: Lethargie, Anorexie, Übelkeit, Erbrechen, Reizbarkeit, Schwindel, Kopfschmerz, Muskelschwäche.
- Na <110 mmol/l: Benommenheit, Verwirrtheit, Krämpfe, Somnolenz, Tod.

Das Kernsymptom des *Syndroms der inadäquaten Sekretion des antidiuretischen Hormons (SIADH)*, auch Schwartz-Bartter-Syndrom genannt, ist eine bezogen auf die Blutplasma-Osmolarität unangemessen hohe Ausschüttung von Antidiuretischem Hormon (ADH, Adiuretin, Vasopressin). Die Folge ist eine zu geringe Flüssigkeitsausscheidung über die Nieren bzw. ein unzureichend verdünnter Urin. Laborchemisch finden sich eine hypotone Hyperhydratation mit Verdünnungshyponatriämie (Serum-Natrium <135 mmol/l), während die Osmolarität des Urins mehr als 1000 mOsm/kg beträgt. Mittlerweile gibt es zu diesem erst in jüngerer Zeit stärker beachteten Krankheitsbild zahlreiche Übersichtsartikel.[156]

Ursachen

- Lungenerkrankungen (Pneumonie, TBC, Abszesse), ZNS-Erkrankungen (Meningitis, Insult, subdurales Hämatom, akute Psychose), Malignome (kleinzelliges Bronchialkarzinom, Lymphom, Pankreastumoren), endokrine Erkrankungen (Nebennierenrindeninsult, Hypothyreose), Alkohol-Entzug, HIV/AIDS.
- Medikamente: Antidepressiva, Acetylcholinesterase-Inhibitoren, Antiarrhythmika (Amiodaron), Antibiotika (Ciprofloxacin), Antiepileptika, Antihypertensiva (ACE-Hemmer, Sartane), Antipsychotika, Benzodiazepine (Zusammenhang unklar, vereinzelte Fallberichte, z.B. zu Lorazepam, Zolpidem), Digitalis, Dopaminrezeptor-Agonisten und -Antagonisten, Lipidsenker (Clofibrat), Lithium, Nikotinersatz-Therapie, NSAR inklusive Paracetamol, Omeprazol (Zusammenhang unklar),[157] Theophyllin, Thiazid-Diuretika, Vasopressin-Analoga inklusive Oxytocin, Zytostatika sowie Drogen (Ecstasy). Eintrag in der Arzneimitteltabelle (Kap. 8) in der Spalte Hyponatriämie/SIADH als hellblaues Feld.

Therapie

- Bei langsamer Verlaufsform, d.h. einer Entwicklung über mehr als drei Tage, ist in der Regel keine spezifische Therapie notwendig. Im Falle, dass Medikamente als Auslöser vermutet werden, kann man sich mit dem Absetzen dieser begnügen. Bis zum Elektrolyt-Ausgleich wird die tägliche Flüssigkeitsmenge auf 1200 ml beschränkt, gegebenenfalls kann man die Kochsalz-Zufuhr mittels stark gesalzener Speisen unterstützen. Bei akuter Hyponatriämie, d.h. Na^+ <120 mmol/l und ausgeprägter neurologischer Symptomatik ist der Patient intensivpflichtig!
- Arzneilich zugelassen ist die Wirkstoffgruppe der Vaptane mit dem Erstvertreter Tolvaptan (Samsca®, Jinarc®, IND: Autosomal-dominante polycystische Nierenerkrankung, ADPKD). Es handelt sich um einen selektiven und kompetitiven Vasopressin-V2-Rezeptor-Antagonisten mit einer größeren Affinität für den V2-Rezeptor als natives Arginin-Vasopressin. Bei oraler Verabreichung bewirken 15 bis 60 mg Tolvaptan eine Zunahme der Harnausscheidung innerhalb von zwei Stunden. Der Urin ist verdünnter, und die Serumnatrium-Konzentration erhöht sich, wobei die Ausscheidung von Natrium und Kalium mit dem Harn nicht signifikant beeinträchtigt ist. Als unerwünschte Wirkungen fallen signifikant Durst, Mundtrockenheit und Pollakisurie auf. Das häufige Wasserlassen in kleinen Mengen könnte sekundär wiederum zu einer Kreislaufschwäche führen. Die Patienten müssen daher ausreichend Wasser trinken können.
- Begleitend zur Hyponatriämie liegt oft eine Hypokaliämie vor. Bei Substitution von Kalium wird gleichzeitig Natrium aus der Zelle freigesetzt; somit trägt eine Kalium-Substitution zum Ausgleich einer Hyponatriämie bei.[158,159]

7.5.1 Medikamenten-induzierter Natrium-Mangel

1. Wirkstoffe, die die **Natrium- und Wasser-Homöostase** beeinflussen (stören)

- Diuretika
  - Sogenannte „**Thiazide**“, z.B. Benzthiazid, Bendroflumethiazid, Chlorothiazid, Hydroflumethiazid, Methyclothiazid, Polythiazid, Trichlormethiazid,
  - **Thiazid-Analoga**, z.B. Chlortalidon, Clopamid, Indapamid, Mefrusid, Metolazon, Xipamid,
  - **Kalium sparende** Diuretika, z.B. Amilorid, Triamteren, Spironolacton, Eplerenon,
  - **Schleifendiuretika**
    - Sulfonamid-Derivate: Azosemid, Bumetanid, Furosemid, Piretanid
    - Substituierte Sulfonamide und Nicht-Sulfonamide: Etacrynsäure, Etozolin, Torasemid,
- Theophyllin,
- Cotrimoxazol.

2. Wirkstoffe, die die **Wasser-Homöostase** beeinflussen (stören)

- **Vermehrte hypothalamische Produktion von ADH**
  - Tricyclische Antidepressiva, z.B. Amitriptylin, Clomipramin, Desipramin, Dibenzepin,
  - SSRI, z.B. Citalopram, Escitalopram, Fluoxetin, Fluvoxamin, Paroxetin, Sertralin,
  - SNRI, z.B. Duloxetin, Milnacipran, Venlafaxin,

- NARI (selten), z.B. Atomoxetin, Maprotilin, Reboxetin,
- NaSSR, z.B. Mirtazapin,
- SARI, z.B. Trazodon,
- Monoaminooxidase-Hemmer, z.B. Moclobemid, Rasagilin, Selegilin, Tranylcypromin,
- Antipsychotika
  - Phenothiazine, z.B. Thioridazin, Thiothixen, Trifluperazin,
  - Butyrophenone, z.B. Haloperidol (Anmerkung: für Droperidol nicht bekannt),
  - Andere, z.B. Amisulprid, Sulpirid,
- Antikonvulsiva, z.B. Carbamazepin, Oxcarbazepin, Valproinsäure, Levetiracetam,
- Barbiturate, Primidon (Anmerkung: kein Hinweis auf Hyponatriämie laut AC-FI),
- Antineoplastische und immunmodulierende Substanzen
  - Vinca-Alkaloide, z.B. Vinblastin, Vincristin, Vindesin, Vinorelbin,
  - Platin enthaltende Verbindungen, z.B. Cisplatin, Carboplatin,
  - Alkylanzien, z.B. Cyclophosphamid i.v., Ifosfamid, Melphalan,
  - Verschiedene, z.B. Methotrexat, Intereron-alpha, Interferon-gamma, Levamisol, Pentostatin, monoklonale Antikörper,
- Verschiedene
  - Opioide, z.B. Codein, Morphin, Oxycodon, Hydromorphon, Pethidin (Anmerkung: die übrigen Vertreter laut AC-FI nicht betroffen),
  - Amphetamine, z.B. Amphetamin, Ecstasy,
  - ACE-Hemmer, Sartane (Anmerkung: für Aliskiren laut AC-FI nicht bekannt),
  - Antiarrhythmika, z.B. Amiodaron, Lorcainid, Propafenon (Anmerkung: *nicht* Flecainid),
  - Antibiotika, z.B. Ciprofloxacin (Anmerkung: für die übrigen Gyrase-Hemmer nicht bekannt), Rifabutin (Anmerkung: laut AC-FI nicht bekannt), Vidarabin,
  - Protonenpumpen-Inhibitoren, z.B. Omeprazol, Esomeprazol (Anmerkung: die übrigen Vertreter sind nicht betroffen),
  - Nikotin,
  - Bromocriptin,
  - Metoclopramid,
  - Acetylcholinesterase-Hemmer, z.B. Donepezil, Galantamin und Rivastigmin führen zu vermehrtem Schwitzen, was Na^+-Verluste mit sich bringen kann; eine Hyponatriämie im Sinne von SIADH ist aber laut AC-FI nicht bekannt.

- **Potenzierung von ADH-Wirkungen**
  - Antiepileptika, z.B. Carbamazepin, Lamotrigin,
  - Antidiabetika, z.B. Chlorpropamid, Tolbutamid, Insulin,
  - Alkylanzien, v.a. Cyclophosphamid i.v.,
  - Nicht-steroidale Antirheumatika, z.B. Celecoxib, Etoricoxib, Mefenaminsäure (Anmerkung: die übrigen Vertreter laut AC-FI nicht betroffen).

3. „Osmostase", Blockade der Osmorezeptoren im Hypothalamus, die Osmolarität und Sekretion von ADH steuern

- Antidepressiva, z.B. Venlafaxin,
- Antiepileptika, z.B. Carbamazepin, Oxcarbazepin.

Tabelle 20: Der Natrium-Mangel entwickelt sich still.

7.6 Kalium-Dysbalance

Normwert 3,5-5,2 mmol/l

Kalium kommt überwiegend im Zellinneren vor und ist auch im Glykogen gebunden (0,45 mmol K^+/g Glykogen).[160] Im täglichen Stoffwechsel sinkt der Kalium-Spiegel so lange nicht ab, wie dem Organismus Glykogen zur Verfügung steht, d.h. K^+-Verluste aus dem Extrazelluärraum können aus dem Zelldepot wettgemacht werden. Wiederauffüllung der Glykogen-Speicher bringt Kalium zurück in die Zelle. Der Zusammenhang zwischen Hyperglykämie und Hypokaliämie wird im Kap. 7.10.2 näher diskutiert.

Sportliche Belastungen zehren bekanntlich die Glykogen-Vorräte und damit auch das stille K^+-Depot auf. Bei fortgesetzter schwerer körperlicher Belastung kippt die anfänglich K^+-bilanzierte bis hyperkaliämische Stoffwechsellage infolge der anhaltenden K^+-Verluste im Schweiß zunehmend in eine Hypokaliämie, weshalb Sportler die K^+-Supplementierung stets im Auge behalten. Auch krankheitsbedingt oder durch Medikamente gefördert kann sich ein Kalium-Mangel aufbauen.

7.6.1 Hypokaliämie

K^+ <3,5 mmol/l

Eintrag in AMT (Kap. 8) in der Spalte Kalium-Dysbalancen mit einem Pfeil, dessen Spitze nach unten zeigt, in einem violetten Feld

Ursachen

- Renale Verluste, metabolische Alkalose, Morbus Cushing, Hyperaldosteronismus, Durchfall, Mg^{2+}-Mangel,
- Medikamente: Adrenocorticotropes Hormon (ACTH), Amphotericin B, Beta-Sympathomimetika, Glucocorticoide (systemisch), Laxanzien, Penicilline (Hochdosis), Salicylate, Schleifendiuretika, Theophyllin, Thiazide.

Symptome

- Müdigkeit, Muskelschwäche, Darmatonie (paralytisch), Krämpfe,
- Im Elektrokardiogramm (EKG) Herzrhythmusstörungen, und zwar ST-Senkung, T-Abflachung, TU-Verschmelzungswelle.

Therapie

- Kaliumchlorid maximal 20 Millimol (mmol)/Stunde (h), bei instabilen Arrhythmien oder drohender CPR (Cardiopulmonale Reanimation) 2 mmol/Minute (min) über 10 min, anschließend 10 mmol über 5-10 min – alles unter EKG-Monitoring,
- Hypokaliämie ist oft mit Hypomagnesiämie vergesellschaftet, da Mg^{2+} u.a. auch für die K^+-Aufnahme wichtig ist; bei (vermuteter) schwerer Hypokaliämie 2 Gramm (g) Mg^{2+} sofort dazu.

Merke

- Hypokaliämie kann zur Manifestation eines durch Thiazid-Diuretika ausgelösten Diabetes beitragen. Umgekehrt ist eine Hypokaliämie hervorgerufen durch Thiazid-Diuretika bei hypertonen Patienten ein Prädiktor für einen neu auftretenden Diabetes mellitus.
- Bei älteren Personen kann sich u.U. als Begleitung einer Magen-Darm-Erkrankung, die mit Erbrechen und/oder Durchfall einhergeht oder aufgrund anderer Elektrolyt-Verschiebungen eine Hypokaliämie einstellen bzw. sich eine bereits latente Hypokaliämie so manifestieren, dass das Risiko für die Entwicklung einer Torsade-de-pointes-Tachykardie bei gleichzeitig notwendiger Therapie mit Amiodaron noch einmal erhöht ist. Diese lebensbedrohliche Form einer Herzrhythmusstörung könnte selbst durchbrechen, wenn keine QT-verlängernde Prämedikation besteht bzw. ein Vorhofflimmern in der Anamnese indikationsgerecht mit Xarelto® behandelt wird.[161]

7.6.2 Hyperkaliämie

K^+ >5,5 mmol/l

Eintrag in AMT (Kap. 8) in der Spalte Kalium-Dysbalancen mit einem Pfeil, dessen Spitze nach oben zeigt, in einem violetten Feld

- Geringe Hyperkaliämie 5,5-5,9 mmol/l,
- Mittelgradige Hyperkaliämie 6,0-6,4 mmol/l,
- Schwere Hyperkaliämie >6,5 mmol/l.

Ursachen

- Niereninsuffizienz/-versagen; Medikamente: ACE-Hemmer (unter dem Aspekt des Aldosteron-Antagonismus), Aliskiren (direkter Renin-Inhibitor), Beta-Blocker (langfristige blutdrucksenkende Wirkungen wahrscheinlich über Renin-Antagonismus), Ciclosporin, Cotrimoxazol, Digitalis, Heparine, Kalium-Salze, Kalium sparende Diuretika (v.a. Aldosteron-Antagonisten), NSAR (v.a. Acetylsalicylsäure in analgetischen Dosen und andere Salicylate, (Dex)Ibuprofen, Metamizol, Paracetamol (provozieren Blutungen im Gastrointestinaltrakt, begünstigen Nierenversagen; Überprüfung der Indikation, Alternativen aus den Co-Analgetika?), Sartane (wie ACE-Hemmer), Tacrolimus, Trimethoprim.
- Gesteigerte K^+-Freisetzung, z.B. infolge Rhabdomyolyse durch Statine (indirekter Beitrag zur Hyperkaliämie), Hämolyse, Tumorlyse, metabolische Acidose, i.e.S. diabetische Ketoacidose.
- Schließlich gilt Diabetes mellitus als Risiko-Faktor für die Entwicklung einer Hyperkaliämie: Durch die verringerte Aufnahme von Glucose in die Zellen wird weniger Kalium in den Zellen gehalten (Glykogen-Einlagerung).

Symptome

- Müdigkeit (Paralyse), Muskelschwäche, Parästhesien,
- Im EKG Herzrhythmusstörungen, und zwar zeltförmiges T mit schmaler Basis ≤200 ms (spitze T-Wellen), P-Abflachung, PQ-Verlängerung, QRS-Breite ↑, Schenkelblock-artige Deformierung des Kammerteils, ST-Senkung, terminal Übergang in Sinuswellen.

Therapie

- Kationenaustauscher: 4-mal 15 g/Tag (d) peroral (p.o.) oder 2-mal 30 g/d rektal in 50-100 ml 20%-iger Sorbitlösung; Wirkungseintritt (WE) nach Stunden; neueres Produkt Natriumzirconiumcyclosilicat: bis 3-mal 10 g über 24-48 Stunden, dann Erhaltungsdosen,
- Glucose-Insulin-Infusion: 10 I.E. Altinsulin in 50 ml 50%-iger Glucose-Lösung oder 125 ml 20%-iger Glucose-Lösung über 15-30 min intravenös (i.v.); WE innerhalb dieser Zeit, maximaler Effekt nach 36-60 min, WD 4-6 h, dabei Blutzucker-Spiegel beobachten,
- Salbutamol: 5 mg inhalativ, insgesamt 10-20 mg im Rahmen der Erstversorgung; WE nach 15-30 min, Wirkdauer 4-6 h.
- Calcium: 10 ml 10%-iges Calciumchlorid oder 30 ml 10%-iges Calciumgluconat über 2-5 min zur Antagonisierung toxischer K^+-Effekte, jedoch keine K^+-Senkung; Wirkungseintritt nach 1-3 min,
- Natriumbicarbonat: 50 mval über 5 min i.v. bei metabolischer Acidose oder Nierenversagen; WE nach 15-30 min, Wirkdauer einige Stunden.

Merke

- Das therapeutische Management einer Hyperkaliämie ist komplex und bedarf wegen der stets latenten Gefahr schwerer Herzrhythmusstörungen und eines Herzstillstands einer besonders sorgfältigen Überwachung und Nachsorge.
- Hyperkaliämie → Reduktion der Wirkung von Digitalis-Glykosiden.
- Hypokaliämie → Verstärkung der Wirkung = Erhöhung der Empfindlichkeit = Erhöhung der Toxizität von Digitalis-Glykosiden.
- Hypercalcämie → Verstärkung der Wirkung = Erhöhung der Empfindlichkeit = Erhöhung der Toxizität von Digitalis-Glykosiden.

- Hypomagnesiämie → Verstärkung der Wirkung = Erhöhung der Empfindlichkeit = Erhöhung der Toxizität von Digitalis-Glykosiden.

In der Praxis am wichtigsten sind die regelmäßige Überprüfung des Kalium-Spiegels im Hinblick auf eine Hypokaliämie und gegebenenfalls eine Korrektur mittels Kalium-Supplementierung oder bei diuretischer Therapie durch Umstieg auf Kalium sparende Diuretika. Auch Suxamethonium führt zu einem Kalium-Verlust aus den Zellen, weshalb der Wirkstoff in der Kombination mit Digitalis-Glykosiden vermieden werden soll.[162]

7.7 Weitere Elektrolyt-Dysbalancen

7.7.1 Hypomagnesiämie

Mg^{2+} <0,6 mmol/l

Ursachen

- Gastrointestinaler Verlust, Polyurie, Alkoholismus, Mangelernährung, Eklampsie,
- Arzneimittel: Digoxin, Formoterol und andere Beta-Sympathomimetika, Furosemid, Hydrochlorothiazid, Protonenpumpen-Hemmer (v.a. Lansoprazol und Pantoprazol), Torasemid.

Symptome

- Tremor, Ataxie, Wadenkrämpfe,
- EKG: QT-Zeit ↑, ST-Senkung, Torsaden.

Therapie

- 50%-iges Magnesiumsulfat i.v. 2 g (entsprechend 4 ml bzw. 8 mmol) über 15 min.

7.7.2 Hypermagnesiämie

Mg^{2+} >1,1 mmol/l, Therapie ab 1,7 mmol/l

Ursachen

- Niereninsuffizienz, iatrogen.

Symptome

- Verwirrtheit, Schwäche,
- EKG: QT- bzw. PQ-Zeit ↑, Schenkelblock-artige Verbreiterung des QRS-Komplexes, Spitze T-Welle.

Therapie

- 5-10 ml 10%-iges Calciumchlorid über 5-10 min, gegebenenfalls Wiederholung,
- Furosemid 1 mg/kg KG in 0,9-%-iger Kochsalzlösung,
- Gegebenenfalls Hämodialyse.

7.7.3 Hypocalcämie

Ca^{2+} <2,1 mmol/l

Ursachen

- Niereninsuffizienz, akute Pankreatitis, Toxic-Shock-Syndrom, Rhabdomyolyse, Tumorlyse (bei Zelllyse jeweils Phosphat-Freisetzung aus den Zellen und Calcium-Bindung),[163]
- *Siehe „Osteopenie, Osteoporose" in der Tabelle in Kap. 5.2.*

Symptome

- Tetanie, v.a. zu „Pfötchen" verkrampfte Handstellung, Parästhesien,
- EKG: QT-Zeit ↑, Inversion der T-Welle.

Therapie

- 10-40 ml 10%-iges Calciumchlorid,
- eventuell 4-8 mmol 50%-iges Magnesiumsulfat.

7.7.4 Hypercalcämie

Ca^{2+} >2,6 mmol/l

Ursachen

- Hyperparathyreoidismus, Malignome, Sarkoidose,
- Medikamente: Lithium, Vitamin-A-Vergiftung, Vitamin D in hoher Dosierung bzw. Vitamin-D-Intoxikation, Tamoxifen, Thiazid-Diuretika.

Symptome

- Verwirrtheit, Schwäche,
- EKG: QT-Zeit ↓, flache T-Wellen.

Therapie

- Furosemid 1 mg/kg KG in 0,9%-iger Kochsalzlösung,
- 200-300- mg Hydrocortison,
- 30-90 mg Pamidronsäure i.v.

7.8 Herabsetzung der Krampfschwelle

Das neuronale Feuerwerk während eines epileptischen Anfalls gleicht einem wilden Gewitter. Unkontrollierte Entladungen von Nervenzellen können zu einer schweren funktionalen Störung im Gehirn führen. Je nach Anfallsform „fokal", d.h. in einem genau definierten Ort des Gehirns entstehend oder „generalisiert", das gesamte Hirn betreffend, kann es zu Bewusstseinsstörungen, Halluzinationen, psychomotorischen Störungen oder unkontrollierten Zuckungen der Muskulatur kommen. Die Epilepsie ist die dritthäufigste neurologische Erkrankung im höheren Alter (Erstmanifestation >75 Jahre). Bei den Älteren sind es meist Durchblutungsstörungen oder neurodegenerative

Erkrankungen, die zu einer Epilepsie führen. Bei Morbus Alzheimer oder beim Parkinsonismus gehen im Lauf der Erkrankung immer mehr Nervenzellen zugrunde. Schließlich fehlen im Gehirn hemmende Neurone, die eine Erregung eingrenzen und stoppen; ein epileptischer Anfall kann durchbrechen. Manchmal kommen im Alter auch „De-Novo-Absencen" vor, also kurzdauernde Bewusstseinsstörungen ohne motorische oder vegetative Symptome. Sie sind genetisch bedingt und werden durch Begleitumstände ausgelöst. Die Betroffenen geben an, dass sie niemals zuvor ein Anfallsleiden hatten und sind von der neuen Lage dementsprechend unangenehm berührt.

Eine Reihe von Medikamenten kann die Krampfschwelle senken, wobei die Mechanismen der Auslösung weitgehend ungeklärt sind. In therapeutischer Dosierung gilt dies für Neuroleptika, tricyclische Antidepressiva, Muskelrelaxanzien, Sympathomimetika sowie eine Reihe von Analgetika, Antirheumatika und Antibiotika. Bei Überdosierung können auch Diphenylhydantoin, Isoniazid, Acetylsalicylsäure, Clozapin, Penicillin, Narkotika, Cephalosporine, Piperazine und Piracetam einen Anfall auslösen. Die intrathekale Gabe von Antibiotika, Zytostatika, Baclofen und Kontrastmitteln kann ebenfalls dazu führen. Werden die Medikamente altersgerecht dosiert oder abgesetzt, sinkt die Anfallsneigung.

Die unmittelbaren Auslöser eines Anfalls sind vielgestaltig und individuell sehr unterschiedlich. Im Alter lösen Störungen des Elektrolyt-Haushaltes wie eine Hyponatriämie häufiger einen Krampfanfall aus. Ältere Personen können Dysbalancen des Elektrolyt-Haushaltes nicht so gut ausgleichen wie junge Menschen. In allen Altersgruppen können Flackerlicht, Sonne, Unterzuckerung, Alkohol, Schlafmangel oder Stress Krampfanfälle auslösen.[164]

Betroffene Arzneistoffe sind in der Arzneimitteltabelle (Kap. 8) orange gekennzeichnet („Herabsetzung der Krampfschwelle").

7.9 Arzneimittel und Photosensibilisierung

Systemisch oder topisch angewendete Arzneimittel können sowohl phototoxische als auch photoallergische Reaktionen auslösen. Die Voraussetzung dafür ist die Fähigkeit des Arzneistoffs, Photonen zu absorbieren, was ihn in einen energiereicheren Zustand bringt. Die Ausleitung dieses Energieüberschusses mündet in Photochemische Folgereaktionen und zelluläre Schäden in der Haut. Da phototoxische und photoallergische Reaktionen nicht immer voneinander zu unterscheiden sind und gelegentlich durch die gleiche Substanz bei ein und demselben Patienten verursacht sind, hat sich für UAW dieser Art der Oberbegriff Photosensibilisierung etabliert.

7.9.1 Phototoxische Reaktion

Phototoxische Reaktionen werden in Abhängigkeit von Substanzmengen und passenden Lichtquanten meist aus dem 320-400 nm-UVA-Bereich des Lichtspektrums, seltener durch UVB-Strahlen (280-320 nm) oder sichtbares Licht (400-780 nm) ausgelöst und sind keinesfalls immunologisch bedingt. UVB-Licht wird durch Glas und dünne Bekleidung weitgehend abgefangen, nicht jedoch UVA-Licht. Phototoxische und photoallergische Reaktionen können sich daher auch bei Sonnenexposition hinter Glasscheiben, etwa beim Autofahren oder durch Besonnung in dünner Bekleidung ausbilden.

Gelangen exogene Photosensibilisatoren, also körperfremde Substanzen, auf die Haut oder indirekt nach Ausschwemmung über das Blut in die Haut, können sie im ersten Schritt ein Photon absorbieren, wie dies allen Chromophoren eigen ist. Diese Elektronenanregung bringt das Arzneistoff-Chromophor in einen energiereichen Zustand und erzeugt sehr kurzlebigen molekularen Singulett-Sauerstoff (10^{-9} - 10^{-6} s, $^1O_2$). Als Folgeprodukte entstehen weitere freie Radikale, z.B. das Peroxidradikal-Anion durch die Reduktion von Sauerstoff, oder es kommt zum Zerfall in Moleküle. Der Photosensibilisator selbst gerät durch Deaktivierung in einen niedrigeren Energiezustand ohne Schwingungsanregung und kann durch Wärmeabgabe oder Energieübertragung auf andere Moleküle in den Grundzustand oder in einen länger anhaltenden Triplett-Zustand übergehen, wie dies bei Psoralenen der Fall ist. Alle Folgeprodukte, das heißt sowohl die reaktive Sauerstoff-Species als auch der Chromophor im Triplett-Zustand (unabhängig vom Vorhandensein von Sauerstoff) sind in der Lage, mit ungesättigten Fettsäuren, Kohlenhydraten, Guanin und bestimmten Aminosäuren wie Cystein, Histidin, Methionin, Tryptophan und Tyrosin oxidativ zu reagieren, was zu einer Schädigung von Nukleinsäuren und Lysosomen, zur Inaktivierung von Enzymen und zur Membranzerstörung führt.

Symptome

- Rasches Auftreten eines scharf begrenzten Exanthems an belichteten Stellen, meist mit Abgrenzung gegen Bekleidung.
- In der Folge, d.h innerhalb von 8-24 Stunden, Entwicklung eines starken Sonnenbrandes mit Brennschmerz und gelegentlich Blasenbildung; diese Symptomenentwicklung ist typisch für die meisten Auslöser phototoxischer Reaktionen.
- Verzögertes Erythem, d.h. erst nach 2-3 Tagen, nach Psoralenen und (Fluor)Chinolonen mit starkem Brennschmerz und Blasenbildung.
- Ödembildung.

Eine Vorbeugung durch Sonnenschutzmittel mit hohem UVA- und UVB-Schutz in Kombination mit Camouflage ist sinnvoll.

Beispiele für betroffene Arzneistoffe (in absteigender Bedeutung), *siehe detaillierte Einträge in Arzneimitteltabelle*: Amiodaron, Tetracycline (Sonnenbrandzeichen), Chinolone, Dacarbazin, tricyclische Antidepressiva, Thiazide, Phenothiazin, Sulfonamide, Griseofulvin, Captopril, Ethinylestradiol (fleckige Hyperpigmentierung), Johanniskraut (Weiderinder im Hochgebirge mit hellem Fell, HIV-Positive nach hohen Hypericin-Dosen).

7.9.2 Photoallergische Reaktion

Photoallergische Reaktionen setzen eine Allergisierung meist vom Spättyp voraus, weshalb sie nicht nach dem Erstkontakt auftreten. Wie bei der phototoxischen Reaktion beschrieben, gelangt der Wirkstoff zunächst durch Lichtabsorption in einen energetisch angeregten Zustand. Zusätzlich verfügt er über Hapten-Eigenschaften. Wenn das Chromophor in der Folge an ein Trägerprotein in der Haut bindet, wird es zu einem immunologisch vollwertigen Fremdprotein, eben einem Photoallergen, das nach immunologischer Sensibilisierung von T-Lymphozyten bei erneuter Exposition eine photoallergische Reaktion auslöst.

Symptome

- Im Zuge der Erstreaktion bildet sich 5-10 Tage nach der Erstexposition ein unscharf begrenztes Exanthem aus, das wieder verklingt.
- Nach Reexposition rasche Exanthembildung innerhalb eines Tages, was als Kontaktdermatitis imponiert (aber eben photoallergisch bedingt ist).
- Nur selten systemische Reaktionen (Blutdruckabfall, Schocksymptomatik).

Sonnenschutzmittel sind in diesen Prozessen wirkungslos.

7.9.3 Weitere Symptome und Spätfolgen nach Photosensibilisierung

- Hyperpigmentierung (Amiodaron, Tetracycline bei längerdauernden Behandlungen wie Akne, Rosazea, blasenbildende Autoimmunerkrankungen, Lepra oder zur Malaria-Prophylaxe, Sonnenschutzcreme!).
- Photoonycholyse (Tetracycline, (Fluor)Chinolone, Psoralene, typischerweise freier Nagelrand und Nagelspitze betroffen).
- Pseudoporphyrie (in der Regel mit Druck assoziierte gesteigerte Hautverletzlichkeit mit Blasenbildung, Lokalisation bevorzugt auf Fuß- und Handrücken, später eventuell Entstehung von Milien (= weiße Hautzysten), bekannte Auslöser Nalidixinsäure, Furosemid, Tetracycline, Naproxen und Amiodaron).
- Lichenoide Reaktionen nach Hydrochlorothiazid, Chloroquin und Chinidin.
- Papulöse Reaktionen nach antimikrobiellen Therapien.
- Subkorneale Pustelbildung nach (Fluor)Chinolonen.
- Subakuter, kutaner Lupus erythematodes (SCLE, nach Thiaziden, Terbinafin, Griseofulvin, Piroxicam, D-Penicillamin und Procain).
- Phototoxische Purpura nach Acetylsalicylsäure.
- Maligne Tumoren, i.e.S. Plattenepithel- oder Basalzellkarzinome nach Psoralenen in Komb. m. UVA-Therapie, Amiodaron ohne zusätzliche UVA-Bestrahlung, selten sogar Melanome.[165,166]

7.9.4 Zusammenstellung photosensibilisierender Wirkstoffe

Stoffgruppe	Beispiele
Diuretika	Hydrochlorothiazid*, Furosemid, Amilorid, Ethacrinsäure, Triamteren*, Spironolacton, Xipamid*
Nicht steroidale Antirheumatika	Naproxen*, Ketoprofen, Piroxicam, Diclofenac, Phenylbutazon, Mefenaminsäure, Indometacin, Ibuprofen
Antimikrobielle Substanzen	Sulfamethoxazol/Trimethoprim*, Sulfasalazin, Ciprofloxacin, Tetracyclin, Doxycyclin, Minocyclin, Isoniazid, Gentamicin, Griseofulvin, Nitrofurantoin
Malariamittel	Chloroquin, Chinin*, Pyrimethamin, Mefloquin,
Antipsychotika	Chlorpromazin*, Thioridazin, Chlorprothixen, Promethazin*, Perazin, Fluphenazin, Promazin, Haloperidol
Antidepressiva	Amitriptylin*, Trimipramin, Nortriptylin, Desipramin, Imipramin, Doxepin, Clomipramin*
Kardiovaskuläre Substanzen	Amiodaron, Nifedipin, Chinidin*, Captopril*, Enalapril*, Fosinopril, Ramipril, Disopyramid, Hydralazin, Simvastatin
Antiepileptika	Carbamazepin*, Lamotrigin, Phenobarbital, Phenytoin, Topiramat, Valproinsäure
Antihistaminika	Cyproheptadin, Diphenhydramin, Loratadin
Zytotoxische Substanzen	Azathioprin, Dacarbazin*, 5-Fluorouracil, Methotrexat, Procarbacin, Vinblastin
Hormone	Corticosteroide, Estrogene, Progesterone
Systemische Dermatika	Isotretinoin, Methoxalen*, 5-Methoxypsoralen*, 8-Methoxypsoralen

Tabelle 21: Die mit einem Stern* versehenen Wirkstoffe können auch photoallergische Reaktionen auslösen.

7.10 Veränderungen des Blutglucose-Spiegels

Als Normwert für den Blutglucose-Spiegel gelten 100-110 mg/100 ml Blutplasma, günstiger Weise morgens im Nüchternzustand, d.h. unmittelbar nach dem Aufstehen bzw. noch vor der ersten Mahlzeit des Tages, gemessen. Nach genormten Zucker-Belastungstests sollte infolge einer adäquaten Insulin-Ausschüttung und Glucose-Verwertung der Nüchternwert innerhalb von zwei Stunden wieder erreicht sein. Veränderungen des Blutzucker-Spiegels können bekannterweise in beide Richtungen verlaufen. Als Auslöser kommen pathophysiologische und pathologische Prozesse in Frage, ferner können Arzneimittel in die Blutzucker-Balance störend eingreifen.

7.10.1 Hypoglykämie

Unter Hypoglykämie versteht man das Absinken der Blutglucose-Konzentration unter Werte von 60 mg/100 ml (= dl) oder 3,3 mmol/l. Hypoglykämien sind die Folge einer Störung der Koordination bzw. Regulation zwischen der Glucose-Abgabe durch die Leber aus dem Glykogen-Reservoir oder durch Gluconeogenese und der Glucose-Aufnahme durch die verbrauchenden Organe. Die Autoregulation kann erhalten sein, aber keine hinreichende Kapazität zur Kompensation der Entgleisung haben oder Teilregelkreise für den Erhalt eines physiologischen Blutzucker-Spiegels fallen vorübergehend aus. Hypoglykämien entwickeln sich meist akut und führen zu einer charakteristischen Symptomatik.

Nach dem Zeitpunkt des Auftretens unterscheidet man:

- Nüchternhypoglykämie: Tritt im Nüchternzustand oder während körperlicher Arbeit auf.
- Postprandiale Hypoglykämie: Tritt nach Aufnahme Kohlenhydrat-betonter Nahrung auf (überschießende Insulin-Wirkung).

Bei insulinpflichtigen Diabetikern sind Hypoglykämien bei Überdosierung von Insulin bzw. bestimmten oralen Antidiabetika oder inadäquater Nahrungsaufnahme nach der Insulin-Applikation möglich. Diese Konstellation tritt klinisch am häufigsten auf. Daneben gibt es eine Vielzahl anderer Ursachen, z.B. Tumore, autoimmunologische Prozesse, die sich gegen Insulin oder seine Rezeptoren richten, terminale Niereninsuffizienz, Hypophysen-Insuffizienz, Nebennieren-Insuffizienz, Hypothyreose oder Anorexie.

Die Zeichen einer Hypoglykämie sind abhängig vom Schweregrad der Unterzuckerung und werden in drei Stufen eingeteilt:

- Autonome Zeichen: Sie werden auch adrenerge Zeichen genannt und entstehen durch eine reaktive Adrenalinausschüttung; zu ihnen zählen: Zittern, Schwitzen, Palpitationen (Herzklopfen), Tachykardien (Herzrasen), Heißhunger, Blässe.
- Neuroglykopenische Zeichen: Die neuroglykopenischen Zeichen entstehen durch den Glucose-Mangel im ZNS - meist erst bei Blutzucker-Konzentrationen unter 50 mg/dl (2,8 mmol/l); das Symptomenbild beginnt sich zu drehen und imponiert nun durch Benommenheit, Verwirrtheit, Sprachstörungen (Aphasie), Sehstörungen (verschwommenes Sehen, Doppelbilder), atypisches Verhalten, Parästhesien, transiente Hemiplegie, Psychose oder Delir.
- Bei weiter fallendem Blutzuckerspiegel (<30-40 mg/dl) entstehen schwere neurologische Störungen: Krampfanfälle, Bewusstlosigkeit, Koma (hypoglykämischer Schock).

Medikamente können Hypoglykämien auslösen oder den Stoffwechselzustand verschleiern und auf diese Weise indirekt erhalten. Die latente Hypoglykämie äußert sich dann durch unspezifische Zeichen, die Begleitsymptomcharakter haben, aber nicht unbedingt auf die hypoglykämische Stoffwechsellage hinweisen, z.B. Übelkeit, Schwindel, Kopfschmerzen.

Bei langsam auftretenden Hypoglykämien können die autonomen Zeichen fehlen. Dadurch können neuroglykopenische Zeichen ohne Vorwarnung auftreten und recht unmittelbar in die hypoglykämische Schocksymptomatik münden.

Eine Hypoglykämie erfordert ein rasches therapeutisches Vorgehen, das sich am gemessenen Glucose-Ausgangswert orientiert.

- Blutzucker liegt bei weniger als 80 mg/dl: Essen ohne Spritz-Ess-Abstand.
- Blutzucker liegt bei weniger als 60 mg/dl: 1 Broteinheit Traubenzucker, nach 30 min neuerliche Blutzuckermessung.
- Schwere Hypoglykämie: Glucose i.v., Glucagon s.c. oder i.m., engmaschige Blutzuckerkontrolle.

Unabhängig vom Blutzuckerwert muss der Bewusstseinszustand des Patienten beachtet werden. Bei kognitiv eingetrübten Patienten ist von einer oralen Glucose-Gabe abzusehen, da die Gefahr der Aspiration besteht.[167]

Wie bereits angedeutet, kann eine Hypoglykämie auch die unerwünschte Wirkung von Medikamenten sein. Im engeren Sinn betrifft dies Insulin, Sulfonylharnstoffe und Glinide. Metformin sowie Wirkstoffe aus den Gruppen der Gliptine, Glitazone, SGLT-2-Antagonisten und Glucagon-like-Peptide-(GLP-1)-Rezeptoragonisten/-Analoga lösen zwar *per se* keine Hypoglykämie aus, wohl aber kann es bei ihrer Kombination mit den zuerst genannten Antidiabetika zu einer Unterzuckerung kommen. In der AMT erfolgt die Darstellung der UAW Hypoglykämie in der Spalte „Blutglucose" mit hellblauer Farbmarkierung. Die Erklärung der Spezifizierungen „A" und „K" findet sich in der Tabellenlegende zu Kap. 8.

Es können aber auch Vertreter ganz anderer Wirkstoffgruppen *per se* eine Hypoglykämie auslösen oder kann diese als Folge der Verstärkung der blutzuckersenkenden Wirkung dafür eingesetzter Pharmaka auftreten. Diese UAW sollte man bei Kombinationen mit

- Phenylbutazon, Azabutazon, Oxyphenbutazon,
- Salicylaten,

- Männlichen Sexualhormonen und Anabolika,
- Chloramphenicol,
- Antikoagulanzien vom Cumarin-Typ,
- Fenfluramin,
- Fibraten,
- ACE-Hemmern,
- Fluoxetin,
- Allopurinol,
- Sympatholytika,
- Cyclophosphamid, Trofosfamid, Ifosfamid,
- Sulfinpyrazon,
- Langwirksamen Sulfonamiden,
- Tetracyclinen,
- MAO-Hemmern,
- Chinolon-Antibiotika,
- Probenecid,
- Miconazol,
- Pentoxifyllin (hochdosiert, parenteral) sowie
- Tritoqualin

bedenken, wiewohl viele der genannten Wirkstoffe nicht mehr als Arzneimittel in Verwendung stehen.

7.10.2 Hyperglykämie

Von Hyperglykämie spricht man ab einem Blutzuckerwert von 250 mg/100 ml (=dl) entsprechend 13,8 mmol/l Glucose. Als bedrohlich gelten Werte ab 400 mg/dl, wobei sie im Bereich von 600-1000 mg/dl zu Bewusstseinstrübungen und zum lebensgefährlichen diabetischen Koma führen können. Die Häufigkeit einer Ketoacidose wird mit 4-5 pro 1000 Diabetikern pro Jahr angegeben, gerade bei Kindern führt sie oft zur Primärdiagnose Diabetes Typ-1.

Das Kardinalsymptom eines Diabetes mellitus ist ein chronisch erhöhter Blutzuckerwert. Bekannterweise haben Typ-1-Diabetiker einen absoluten Insulin-Mangel und können Glucose gar nicht adäquat verarbeiten. Typ-2-Diabetiker weisen primär eine Insulin-Resistenz auf, was bedeutet, dass bei grundsätzlich ausreichender Verfügbarkeit des Bauchspeicheldrüsen-Hormons die Insulin-vermittelte Aufnahme von Glucose in die Arbeitszellen immer schlechter abläuft. Die Steuerkreise des Organismus erkennen das Manko und versuchen diesem sogar durch eine vermehrte Freisetzung von Insulin abzuhelfen, sodass zu Beginn der Erkrankung eine Hyperinsulinämie vorliegt. Im weiteren Verlauf eines Typ-2-Diabetes kommt es aber dann zum zunehmenden Versiegen der Insulin-produzierenden Betazellen in den Langerhans-Inseln des Pankreas.

Der Typ-2-Diabetes steht vielfach nicht für sich allein, sondern ist mit anderen Symptomen vergesellschaftet, die unter der Generalstoffwechselentgleisung „Metabolisches Syndrom" segeln. In aller Regel liegt Übergewicht vor, erkennbar an einem Body-Mass-Index (BMI) >30 und oft genug deutlich darüber, das sich durch fetthaltige Nahrung, übermäßigen Alkohol-Konsum und mangelnde körperliche Bewegung erklärt. Der ebenso erhöhte Konsum von Kohlenhydraten mit niedrigem glykämischem Index wie Weißmehlprodukte, zuckerhaltige Getränke und Süßigkeiten „für den kleinen Hunger zwischendurch", der den Blutzucker-Spiegel stets rasch ansteigen lässt und die Metabolisierungsprozesse zunehmend überfordert, tut sein Übriges.

An dieser Stelle soll der Faden des Kap. 6.7 weitergesponnen werden, wo auf geschlechtsbedingte Besonderheiten hingewiesen wird: Typ-2-Diabetes wird in jüngeren Lebensjahren und bei niedrigerem BMI häufiger bei Männern diagnostiziert, obwohl der markanteste Risikofaktor, nämlich die Adipositas, häufiger bei Frauen vorkommt. Frauen weisen öfter eine gestörte Glucose-Toleranz, Männer hingegen erhöhte Nüchtern-Blutzuckerspiegel auf. Gestationsdiabetes, polycystisches Ovarialsyndrom (PCOS) sowie ein höherer Androgen-Spiegel stellen bei Frauen, das Vorhandensein einer erektilen Dysfunktion oder ein erniedrigter Androgen-Spiegel bei Männern wichtige geschlechtsspezifische Diabetes-Risikofaktoren dar. Frauen mit Diabetes haben schließlich eine etwas erhöhte Mortalität, was auf vaskuläre Komplikationen zurückzuführen sein dürfte, die v.a. nach der Menopause stark ansteigen (*Literaturangabe in Kap. 6.7*).

Bei nicht gut eingestellten Diabetikern, die weder die akuten Blutzucker-Zielwerte noch einen zufriedenstellenden HbA1c-Langzeit-Blutzuckerwert erreichen, muss man die Einnahme der Diabetes-Medikamente hinterfragen bzw. sich im Falle der Insulin-Pflicht den Umgang mit diesem Medikament erklären lassen. Insulin könnte zu niedrig dosiert sein oder es werden Insulin-Gaben schlicht vergessen; schließlich könnte eine Insulin-Pumpe defekt sein. In jedem Fall ist zu überprüfen, ob die laufende Blutzucker-Messung korrekt durchgeführt wird.

Leichte Schwankungen der Blutzuckerwerte nach oben gehören bei Personen mit Diabetes Typ-1 und -Typ-2 allerdings zum Alltag.

Die ersten typischen Anzeichen einer Hyperglykämie – erhöhter Harndrang, gleichzeitig zunehmendes Durstgefühl und deutlicher Gewichtsverlust – werden oft nicht ernst genommen, weil der Betroffene glaubt, dass der häufige Toilettengang die logische Folge des vielen Wassertrinkens sei. Doch genau das Gegenteil ist der Fall: Der Durst ist gesteigert, weil der Körper den hohen Wasserverlust ausgleichen muss. Weitere Symptome sind Müdigkeit und Abgeschlagenheit, niedriger Blutdruck und Bauchschmerzen. Bei diesem Symptomenbild wird häufig ein Diabetes Typ-1 bei Kindern und Jugendlichen diagnostiziert.

Bei nicht erkannter und folglich länger andauernder Hyperglykämie gesellen sich Übelkeit, Erbrechen und Sehstörungen dazu.

Erst die spezifischen Anzeichen einer diabetischen Ketoacidose, nämlich die tiefe Kussmaul-Atmung und der an Nagellackentferner erinnernde Aceton-Geruch der Atemluft sind dann den meisten aus Erste-Hilfe-Kursen geläufig; der Notarzt wird umgehend Insulin verabreichen. In dieser Phase werden auch, wie oben erwähnt, beträchtliche Bewusstseinsstörungen gefunden.[168]

Für die Zwecke dieses Arbeitsbehelfes ist der Hinweis auf Medikamente von Bedeutung, die auch bei richtiger Anwendung zu einer Erhöhung des Blutzucker-Spiegels führen können. Werden sie unkontrolliert und fortgesetzt eingenommen, kann sich ein latenter Diabetes mellitus manifestieren oder ein *De-novo*-Diabetes ausgelöst werden. Davon betroffen sind etwa

- Glucocorticoide,
- Statine,
- Schilddrüsen-Hormone und
- Immunsuppressiva.

Weitere Beispiele für Pharmaka aus früheren Tagen, die hypoglykämische Wirkungen abschwächen und daher zu erhöhten Blutzucker-Spiegeln führen können, sind

- Estrogene, Gestagene,
- Saluretika, i.e.S. Thiazid-Diuretika,
- Acetazolamid
- Phenothiazine,
- Chlorpromazin,
- Adrenalin und Sympathomimetika,
- Nikotinsäure (in hohen Dosen),
- Laxanzien (bei Langzeitanwendung),
- Diazoxid,
- Glucagon,
- Barbiturate sowie
- Rifampicin.

In Kap. 7.6 wurde auf die gemeinsame intrazelluläre Einlagerung der Glucose-Speicherform Glykogen mit Kalium hingewiesen. In der hyperglykämischen Entgleisung besteht in der Regel ein Kalium-Defizit, wobei die Serumspiegel initial normal sein können. Mit Beginn der Insulin-Therapie kommt es zu einem Kalium-Shift nach intrazellulär, woraus eine Hypokaliämie resultieren kann. Mit Phosphat, das im Rahmen der Polyurie renal verloren geht, verhält es sich ähnlich. Ein engmaschiges Monitoring dieser Elektrolyte und eine großzügige Substitution sind deshalb zwingend. Insbesondere bei initial bereits zu tief liegenden Spiegeln ist die Gefahr einer rasch auftretenden Hypokaliämie und Hypophosphatämie sehr hoch. Bei einer vorbestehenden Hypokaliämie muss die Kalium-Substitution vor der Insulin-Behandlung initiiert werden. Patienten mit schwerer Acidose sind besonders gefährdet für die Entwicklung einer Hypophosphatämie.[169]

Im Umkehrschluss wird eine Hyperkaliämie maßgeblich mit Glucose-Insulin-Infusionen behandelt, wobei man es sich zunutze macht, dass der forcierte Glykogen-Aufbau Kalium aus dem Extrazelluärraum ins Zellinnere verschiebt, *siehe Kap. 7.6.2*.

In der Arzneimitteltabelle in Kap. 8 findet sich ein dunkelblauer Eintrag in der Spalte „Blutglucose"; gegebenenfalls finden sich in der Kommentarspalte Zusatzhinweise, z.B. bei Diazoxid, Pentamidin.

Bereits in der UAW-Tabelle in Kap. 5.2 wurde festgehalten, dass bestimmte Pharmaka (Histamin-H_2-Antagonisten, Beta-Blocker, Clonidin, Reserpin; Guanethidin kann ebenfalls die Anzeichen einer adrenergen Hypoglykämie-Reaktion verschleiern) sowohl zu einer Hypoglykämie als auch zu einer Hyperglykämie führen können, was in den konkreten Medikationsplänen einzeln bewertet werden muss.

7.11 „Vorsicht Niere", Nierenstatus

7.11.1 Kreatinin, Kreatinin-Clearance, Cockroft-Gault-Formel

Kreatinin ist ein Abbauprodukt der Muskulatur, dessen Hauptmenge über die Nieren glomerulär filtriert wird. Die Werte korrelieren physiologisch konstant mit der vorhandenen Muskelmasse und der Nierenfunktion, sie sind bei Männern etwas höher als bei Frauen.[170]

In einigen Punkten ergeben sich allerdings Probleme bezüglich der Aussagekraft der Kreatinin-Clearance:

- Bei intensiver Muskelarbeit, z.B. infolge Sports, fleischreicher Kost und nach Traumata (Unfällen) können die Werte auch bei intakter Nierenfunktion erhöht sein.
- Das Körpergewicht wird mit dem Gewicht der Muskelmasse gleichgesetzt, was aber so nicht stimmt, weil der Fettanteil unberücksichtigt bleibt (dieser Einwand gilt v.a. für die Berechnung der glomerulären Filtrationsrate nach der Cockroft-Gault-Formel, *siehe unten*)
- Im Alter bzw. bei einer länger währenden kachektischen Stoffwechsellage verringert sich die Muskelmasse, was auch die Kreatinin-Werte herabsetzt. Die Nierenfunktion ist nur scheinbar verschlechtert.
- Ganz allgemein gilt daher für die Kreatinin-Werte ein blinder Bereich in der Größenordnung von 50%, das heißt ein Anstieg von Kreatinin im Blut über die Normgrenze passiert erst, wenn nur mehr 50% Nierenleistung da sind und eine entsprechende Verminderung der GFR besteht.

Aussagekräftig ist daher nur die engmaschige Protokollierung des Kreatinin-Verlaufs über einige Tage hinweg bzw. sind für die treffsichere Interpretation immer Vorbefunde vonnöten. Ein rascher Kreatinin-Anstieg – insbesondere in Verbindung mit Oligurie oder Anurie – ist ein wichtiger Parameter für ein mögliches akutes Nierenversagen (ANR).

Kriterien für ANR (laut KDIGO, Gesellschaft für Nierenerkrankungen):

- Anstieg > 0,3 mg/100 ml binnen 48 Stunden oder
- Anstieg auf den 1,5-fachen Ausgangswert innerhalb von 7 Tagen oder
- Urin-Mengen kleiner 0,5 ml/kg KG und Stunde über 6 Tage

Die Cockroft-Gault-Formel ist die älteste und am häufigsten verwendete Berechnungsformel für die Nierenleistung;

gerade bei geriatrischen Patienten ergibt sie gute Näherungen der Nierenleistung. Vorsicht bei der Interpretation des Ergebnisses ist bei stark übergewichtigen, d.h. adipösen wie muskulösen Personen sowie bei kachektischen Patienten angezeigt, da die Werte tendenziell zu hoch ausfallen.

$$\text{Kreatinin-Clearance} = \frac{(140 - \text{Alter}) \times \text{Körpergewicht}}{\text{Serum-Kreatinin} \times 72} \times 0{,}85 \text{ (falls weiblich)}$$

(Kreatinin-Clearance in ml/min, Alter in Jahren, Körpergewicht in Kg, Serum-Kreatinin in mg/100 ml)

7.11.2 Extrarenale Eliminationsfraktion Q_0, individuelle Eliminationskapazität Q, MDRD-Formel

In der nächsten Stufe wird die gewissermaßen rein physiologische Betrachtung der Nierenfunktion in Form der Kreatinin-Ausscheidung auf den Fremdstoff- und Arzneimittel-Metabolismus ausgedehnt. Pharmaka werden in unterschiedlichen Anteilen renal oder extrarenal ausgeschieden.[171] Bei eingeschränkter Nierenfunktion kumulieren Substanzen, die vorwiegend renal eliminiert werden in Abhängigkeit vom Grad der Nierenschädigung. Die Dosierung dieser Medikamente sollte daher angepasst werden.

Der Q_0-Wert (*sprich*: Qu Null) gibt die extrarenale Eliminationsfraktion bei gesunder Nierenfunktion an. Substanzen, die hauptsächlich über die Niere ausgeschieden werden, haben einen kleinen Q_0-Wert, z.B. Piracetam 0,02. Umgekehrt geht der Q_0-Wert bei zunehmend extrarenal elimierten Substanzen gegen 1 und beträgt bei *rein* extrarenal ausgeschiedenen Wirkstoffen 1.

Für die Praxis:

- Q_0 ist substanzspezifisch.
- Q_0 kann nur Werte zwischen Null und Eins annehmen.
- (1 minus Q_0) entspricht dem über die Niere ausgeschiedenen Anteil.
- Ab einem Q_0 ≥0,95 braucht es auch bei Niereninsuffizienz keine Dosisanpassung; bei Wirkstoffen mit einem Q_0-Wert ≤0,85 empfiehlt sich zusätzlich die Erhebung der GFR, um gegebenenfalls rechtzeitig Dosisanpassungen vorzunehmen.
- Je niedriger der Q_0-Wert ist, desto wichtiger wird die Dosisanpassung im Falle von Nierenfunktionsstörungen.

Die individuelle Eliminationskapazität Q für ein bestimmtes Arzneimittel errechnet sich nach der Dettli-Formel:[172]

$$Q = Q_0 + \frac{\text{eGFR}}{100 \text{ ml/min}} \times (1 - Q_0)$$

Dabei entspricht eGFR (estimated GFR) der geschätzten glomerulären Filtrationsrate, also der Menge an Primärharn, die pro Minute in den Glomeruli von einer bestimmten Substanz befreit wird. Die GFR ist ein Maß für die exkretorische Nierenfunktion und – wie bereits bei Kreatinin vermerkt – geschlechtsabhängig. Sie beträgt beim Mann etwa 125 ml/min und bei der Frau ca. 110 ml/min. Als Normalwert gilt eine GFR von 100 ml/min (bezogen auf 1,73 m^2 Körperoberfläche). Bei einem jungen, nierengesunden Patienten ist Q daher 1.

Die eGFR lässt sich mit der MDRD-Formel nach Levy ermitteln (MDRD = The Modification of Diet in Renal Disease Study Equitation), für die zwei Varianten angegeben werden:

eGFR = 186 x $\text{Kreatinin}^{-1{,}154}$ x $\text{Alter}^{-0{,}203}$ (x 0,742 falls weiblich) *oder* GFR = 175 x $\text{Serum-Kreatinin}^{-1{,}154}$ x $\text{Alter}^{-0{,}203}$ (x 0,85 falls weiblich)

(GFR in ml/min/1,73 m^2 Körperoberfläche (KOF), Kreatinin-Wert in mg/100 ml Serum, Alter in Jahren)

Die MDRD-Formel liefert genauere Werte bei schlechterer Nierenfunktion! Für alle Kreatinin-basierten Formeln gilt aber grundsätzlich: Wenn ein Patient in Bezug auf Alter, Körpergewicht, Muskelmasse oder individuellen Kreatinin-Pool stark von der „Norm" abweicht (Leber-, und Muskelerkrankungen, Vegetarier, Veganer, muskulöse, adipöse oder kachektische Personen, Schwangerschaft), muss der Kreatinin-Wert im Konnex mit anderen Laborparametern beurteilt werden. Ein Ausweichen auf alternative Serum-Marker wie z.B. Cystatin C oder eben engmaschige Messungen können in diesen Situationen von Vorteil sein.[173]

Für die Abschätzung der Nierenbelastung im Zuge der Anfertigung von Medikationsanalysen wäre die Kenntnis der glomerulären Filtrationsrate (GFR) von großem Nutzen, sie steht aber im Apothekenbereich nur in Ausnahmefällen zur Verfügung. Wie oben gezeigt, sind nur rezente und engmaschig ermittelte Laborwerte aussagekräftig, die im Rahmen von Klinikaufenthalten erhoben werden. Ist die GFR aus den Patientenunterlagen hingegen ersichtlich, können die Arzneimittel des Medikationsplans in Bezug auf die Nierenfunktion wesentlich besser beurteilt werden.

Beispiele für vorwiegend renal eliminierte Arzneistoffe: Aciclovir, Amantadin, Aminoglykosid-Antibiotika, Betalactam-Antibiotika, Chinolone, Dabigatran, Digoxin, Gabapentin, Ganciclovir, Levetiracetam, Lithium, Metformin, Methotrexat, Morphin, NSAR, Platin-Derivate, Pramipexol, Pregabalin, Ropinirol, Selegilin, Trimethoprim, Vancomycin.

7.11.3 Indikatoren für das Vorliegen einer Niereninsuffizienz

Bestimmte Arzneimittelverordnungen

- Schleifendiuretika, hochdosiert: Forcierte Diurese, da die tubuläre Sekretion bei Niereninsuffizienz vermindert ist (was eine höhere Dosierung erfordert),

- Calcitriol: Substitutionserfordernis, da die endokrine Calcitriol-Syntheseleistung der Niere vermindert ist; bei normaler Nierenfunktion genügt die Gabe von Vitamin D_3, z.B. Oleovit® Tropfen, bei eingeschränkter Nierenfunktion müsste man auf Vitamin-D-Hormon umstellen, z.B. Rocaltrol®, da die Fertigstellung der höchstwertigen Vitamin-D-Stufe in der Niere nicht mehr ausreichend gelingt,
- Kationen-Austauscher als Kalium-Binder: Zur Behandlung der Hyperkaliämie, da die Kalium-Exkretion vermindert ist (z.B. Natrium-polystyrensulfonat, Resonium®, Austausch von K^+ gegen Na^+),
- Phosphat-Binder: Zur Behandlung der Hyperphosphatämie, da die Phosphat-Ausscheidung vermindert ist,
- Erythropoetin, Eisen-Salze, Folsäure, Vitamin B_{12}: Substitutionserfordernisse infolge der eingeschränkten Erythropoetin-Inkretion der Niere.

(Bekannter) Gebrauch nephrotoxischer Arzneimittel

- NSAR: Langfristiger Gebrauch in analgetischer Dosierung, auch in der Selbstmedikation,
- Aminoglykosid-Antibiotika (wichtig in erster Linie für den Klinikbereich),
- Zytostatika, z.B. Cisplatin, Cyclophosphamid, Methotrexat (Hochdosis), Ifosfamid, ferner Pentostatin, Streptozo(to)cin, Azacytidin
  - Keine Dosisanpassung ferner wegen Q_0 >0,5 bei Chlorambucil, Docetaxel, Etoposid, Ezetimib, 5-Fluorouracil, Imatinib, Vinca-Alkaloiden (Vincristin, Vinorelbin),[174]
- Lithium.

Erkrankungen, die mit einem erhöhten Risiko für eine verminderte Nierenfunktion einhergehen

- Diabetes mellitus,
- Hypertonie,
- Arteriosklerose,
- Glomerulonephritis,
- Nierensteine.

Alter >65 Jahre

Noxen

- Blei-Exposition, beruflich,
- Heroin.[3]

7.11.4 DANI = Dosisreduktion bei Niereninsuffizienz

Eine Dosisreduktion bei eingeschränkter Nierenfunktion ist immer dann nötig, wenn

- der Wirkstoff renal unverändert eliminiert wird,
- ein aktiver Metabolit gebildet wird, der renal filtriert wird,
- ein inaktiver Metabolit renal filtriert wird, dessen Akkumulation die weitere Metabolisierung des Wirkstoffs unterdrückt oder
- eine maßgebliche (aktive) tubuläre Sekretion für die Wirkung des Arzneistoffs relevant ist.

Wie bereits festgehalten, stehen die Leber- und Nierenwerte, v.a. Angaben zur GFR, bei der Erstellung einer Medikationsanalyse in der Apotheke wohl nur ausnahmeweise zur Verfügung, sodass sich Aussagen zur *tatsächlichen* Nierenbelastung durch bestimmte Wirkstoffe im Medikationsplan bzw. gut begründbare Vorschläge zu Dosisanpassungen nur bedingt machen lassen. Man wird daher den Gesamteindruck über den Probanden sowie einige Erhebungen rund um die Nierengesundheit zugrunde legen:

- Ist eine Nierenerkrankung bekannt? Ist eventuell bekannt, dass ein Nierenersatzverfahren in Aussicht genommen ist?
- Trinkt der Patient genügend Flüssigkeit? Die Nierenleistung ist u.a. vom Elektrolyt-Haushalt und vom Funktionieren der pH-Puffersysteme abhängig.
- Die meisten Q_0-Werte von Arzneistoffen können aus bekannten Lehrbüchern der Pharmakologie[175,176,177] sowie aus dem Internet geholt werden.[178]
- Bei Q_0-Werten <0,5 *könnte/sollte* über eine Dosisreduktion nachgedacht werden. **Anmerkung**: Gerade viele NSAR haben hohe Q_0-Werte, sodass unter diesem Aspekt gar keine Dosisreduktion notwendig erscheint; hier entscheiden die (langzeit)toxischen Wirkungen der Pharmaka auf die Niere *per se*.
- Faustregel: Wenn der Q_0-Wert <0,5 und die GFR <50 ml/min ist, *muss* die Dosis reduziert oder müssen die Dosisintervalle ausgedehnt werden.

G1	≥90	Normal
G2	89-60	Leicht eingeschränkt, Anfangsdosis reduzieren
G3a	59-45	Leicht bis mittelstark eingeschränkt
G3b	44-30	Mittelstark bis stark eingeschränkt, Anfangsdosis halbieren
G4	29-15	Schwer eingeschränkt
G5	<15	Nierenversagen ohne Dialysepflicht, Anfangsdosis vierteln
G5d	<<15	Nierenversagen mit Dialysepflicht

Tabelle 22: Stadien der Niereninsuffizienz (GFR in ml/min). Der Bereich um 45 ml/min ist ein besonders sensibler, da unter 45 das Risiko für kardiovaskuläre Erkrankungen rapide ansteigt (daher die Unterteilung in 3a und 3b). KDIGO steht für Kidney Disease: Improving Global Outcomes und ist eine unabhängige gemeinnützige Organisation mit dem Ziel, weltweit die Behandlung von Patienten mit Nierenkrankheiten zu verbessern, indem evidenzbasierte klinische Leitlinien entwickelt und evaluiert werden. KDIGO wurde 2003 gegründet und unterliegt belgischem Recht.[179]

7.12 „Vorsicht Leber", Leberstatus

7.12.1 Lebererkrankungen durch Arzneimittel und Toxine

Akut oder chronisch verlaufende Lebererkrankungen als Folge einer Toxin- oder Arzneimittelreaktion sind für 50% aller fulminant verlaufenden Leberversagen sowie für 20-40% aller stationär behandelten Hepatitiden bei Patienten über 50 Jahre verantwortlich. Dabei unterscheiden die Kliniker verschiedene pathogenetische Mechanismen:

- Die so genannte obligate Leberschädigung kommt nur selten vor, tritt dosisabhängig eventuell bereits nach kurzer Behandlungszeit auf und ist im Grunde vorhersehbar; ein bekanntes Beispiel ist die Paracetamol-Intoxikation, bei der dosisabhängig Sauerstoff-Radikale gebildet werden, die innerhalb von Stunden eine Gastroenteritis bewirken und 1-3 Tage nach der Einnahme hepatotoxisch wirken (Leberzellnekrosen).[180]
- Wesentlich häufiger sind fakultative Leberschädigungen, die nach unterschiedlicher Latenz dosisunabhängig auftreten und somit nicht vorhersehbar sind; zwei unterschiedliche Formen sind anzuführen:
  - Metabolische Idiosynkrasie: Als Ursachen kommen hier zum einen genetische Polymorphismen in der Biotransformation von Medikamenten in Frage, z.B. eine zu langsam ablaufende Acetylierung, was zu unerwünschten Wirkstoff-Kumulationen führt. Weitere Begründungen liefern hemmende oder induzierende Einflüsse auf die Enzyme des CYP450-Systems, beispielsweise durch Arzneimittel-Wechselwirkungen oder Alkohol.
  - Immunologisch bedingte Idiosynkrasie: Diese zählt zu den Hypersensibilitätsreaktionen, wobei als Mechanismus angenommen wird, dass das betreffende Medikament oder ein Metabolit davon als Hapten an ein Protein bindet, z.B. an ein Cytochrom P450-Isoenzym. Hierdurch entsteht ein Neoantigen, welches Autoantikörperbildung und Entzündungsreaktionen auslöst. Typisch für diese Form der Leberschädigung ist eine begleitende Eosinophilie mit eosinophilen Infiltraten im Lebergewebe sowie der Nachweis spezifischer Antikörper.

Leberschäden durch Medikamente und Toxine präsentieren sich klinisch und histologisch wie akute oder chronische Lebererkrankungen anderer Genese; üblicherweise treten sie 1-12 Wochen nach Ansetzen des Präparates auf. Die Diagnose einer medikamentös-toxischen Leberschädigung basiert demzufolge auf dem Ausschlussverfahren für andere Ursachen, wobei die Beurteilung bei Einnahme mehrerer Medikamente oder begleitendem Alkohol-Abusus schwierig ist. Das klinische Spektrum reicht von asymptomatischen Verlaufsformen mit Leberenzym-Erhöhungen bis hin zu fulminantem Leberversagen. Die Hauptbilder sind Hepatitis ohne oder mit Cholestase (Beeinträchtigung des Gallenflusses), granolomatöse Hepatitis (Granulom = lokalisierte Ansammlung von chronischen Entzündungszellen mit Epitheloidzellen und vielkernigen Riesenzellen[181]), Gallenstau ohne Zeichen einer Leberentzündung, Leberverfettung und Leberzirrhose. In seltenen Fällen induzieren Medikamente biliäre oder vaskuläre Schäden und sogar Leberzelltumoren.

Die Therapie besteht primär im Absetzen der verdächtigen Medikamente. Ein sicherer Zusammenhang zwischen dem verdächtigen Medikament und dem Leberschaden kann konstatiert werden, wenn sich die Lebererkrankung nach dem Absetzen des Medikaments rasch zurückbildet und nach dem erneuten Ansetzen wieder auftritt. Blutspiegel-Bestimmungen verdächtiger Arzneistoffe und der Nachweis spezifischer Autoantikörper wie anti-LKM-2, anti-CYP1A2 und anti-CYP2E1 sind Teil des diagnostischen Instrumentariums.

Bei protrahierten Verläufen einer Hypersensibilitätsreaktion ist die Behandlung mit Glucocorticoiden zu erwägen. Ein sich abzeichnendes fulminantes Leberversagen mit infauster Prognose (d.h. es ist davon auszugehen, dass der momentane Zustand zum Tod des Patienten führt) ist die Indikation für eine unverzügliche Lebertransplantation. Der Vollständigkeit halber sei erwähnt, dass verschiedene Naturtoxine aus Bakterien, Pilzen und höheren Pflanzen ebenfalls Lebererkrankungen aller Schweregrade hervorrufen können, z.B. Aflatoxin B1, α-Amanitin, Cocain, alle Pyrrolizidin-Alkaloide führenden Pflanzen, Rauschpfeffer.[182]

7.12.2 Indikatoren für das Vorliegen einer Leberinsuffizienz

Bestimmte Arzneimittelverordnungen

- Lactulose, hochdosiert: Vermindert die Resorption stickstoffreicher Verbindungen aus dem Darm und das damit verbundene Risiko einer hepatischen Enzephalopathie,
- Furosemid, Spironolacton: Um Wasseransammlungen im Bauchraum zu verhindern (Aszites),
- Nicht-selektive Beta-Blocker (Propranolol, Nadolol) oder Carvedilol: Gegen portale Hypertonie,
- Colestyramin (z.B. Quantalan®): Restausscheidung von Gallensäuren,
- Vitamin K (z.B. Konakion®): Unterstützung der Synthese von Gerinnungsfaktoren.
- Gallensalze: Zur Verbesserung der Fettresorption,
- Antihistaminika und Dermatika gegen Juckreiz: Zur Linderung des quälenden hepatischen Pruritus infolge der Urämie.

Äußere Zeichen der Leberinsuffizienz

- Gelblich verfärbte Haut und Skleren infolge einer deutlich erhöhten Bilirubin-Konzentration,
- Aszites,
- Spinnennävi = Unter der Haut sichtbare, stark verzweigte Blutkapillaren.
- Verdickte, stumpfe Finger-Endglieder,
- Dupuytren-Erkrankung/Kontraktur = Verkürzung der Innensehnen in den äußeren Fingern.[3]

Für die Dosiseinstellung bei Patienten mit Leberfunktionseinschränkungen ist das Wissen um die Zuteilung der Arzneistoffe zu „low extraction drugs" oder „high extraction drugs" wichtig. Werden „high extraction drugs" an Patienten mit Leberfunktionsstörung verabreicht, erhöht sich im Vergleich zu Lebergesunden die Bioverfügbarkeit dieser Medikamente, denn mit dem geringeren hepatischen Blutfluss verlangsamen sich Metabolisierung und Elimination der Wirkstoffe. Je nach Wirkstoff müssen daher sowohl die initiale wie auch die Erhaltungsdosis bei oraler Therapie auf die Hälfte oder weniger reduziert werden; Analoges gilt für die parenterale Verabreichung.

Beispiele für Wirkstoffe mit hoher hepatischer Extraktion – gleichzusetzen mit einem hohen First-Pass-Effekt >60%: Carvedilol, Ciclosporin, Clomethiazol, Codein, Desipramin, Dextrometorphan, Diltiazem, Domperidon, Doxepin, Ergotamin, Estradiol, Felodipin, Haloperidol, Imipramin, Isradipin, Labetalol, Levodopa, Lidocain, Losartan, Metoprolol, Midazolam, Morphin, Naloxon, Naltrexon, Nifedipin, Nimodipin, Nitrendipin, Nitroglycerin, Omeprazol, Pethidin, Prazosin, Propranolol, Quetiapin, Sulpirid, Terbinafin, Triazolam, Verapamil, Zaleplon.

Bei den „low extraction drugs" ist die Bioverfügbarkeit selbst bei unzureichender Leberfunktion unverändert gut, d.h. das Risiko einer Überdosierung mit Substanzen mit niedriger hepatischer Extraktion ist gering. Die Anfangsdosierung kann daher mit den üblichen Mengen gefahren werden; insbesondere bei Einmalgabe ist nicht mit erhöhten Plasmaspiegeln zu rechnen. Es kann jedoch deren Clearance bedingt durch die eingeschränkte Lebertätigkeit reduziert sein, indem die Leberenzym-Kapazität bereits reduziert ist oder unter der Therapie weiter abnimmt. Aus diesem Grund sollten die Erhaltungsdosen einer Dauertherapie in Abhängigkeit von der verlängerten Halbwertszeit angepasst werden.

Beispiele für Wirkstoffe mit niedriger hepatischer Extraktion – definitionsgemäß gleichzusetzen mit einem First-Pass-Effekt <30%: Carbamazepin, Cefoperazon, Celecoxib, Chinidin, Chlordiazepoxid, Chlorpromazin, Clindamycin, (Dex)Ibuprofen, Diazepam, Diclofenac, Digitoxin, Isoniazid, Lorazepam, Methadon, Methyldigoxin, Oxazepam, Oxycodon, Paracetamol, Phenobarbital, Phenprocoumon, Phenytoin, Procainamid, Theophyllin, Tramadol, Warfarin.

Für stark an Plasmaproteine gebundene Arzneistoffe wie z.B. Phenytoin und Valproinsäure gilt, dass die freie Fraktion des Arzneistoffes erhöht sein kann, wenn es beispielsweise im Verlauf der Ausbildung einer Leberzirrhose zu einer Hypoalbuminämie kommt. Für die Therapie bedeutet das, dass die Initialtherapie mit diesen Arzneistoffen unverändert erfolgen kann, die Erhaltungsdosen aber zur Vorsicht auf ungefähr die Hälfte reduziert werden sollten.[183,184,185]

Schließlich ist noch auf eine physiologische Kompensationsreaktion auf einen zu hohen Blutdruck in der Portalvene (portale Hypertonie) hinzuweisen, den portosystemischen Shunt. Die Ursache ist eine veränderte Leberarchitektur infolge Leberzirrhose mit Beeinträchtigung des Leberdurchflusses. Der Kurzschluss zwischen Portalvene und Lebervene (dem Gefäß, das das Blut aus der Leber hinausbringt) hat Bedeutung bei der Gabe von Substanzen mit bekannt hohem First-Pass-Effekt. Wird das Blut nicht im erwarteten Ausmaß durch die Leber geführt, gibt es keine First-Pass-Elimination, sodass eine massive Überdosierung erzeugt wird.

7.12.3 Child-Pugh-Klassifikation, DALI = Dosisreduktion bei Leberinsuffizienz, „Leberschutz"

Mit der Child-Pugh-Klassifikation schätzt man Komplikationen und Mortalitätsrisiko bei einer Leberzirrhose ab, wobei die Erhebung fünf Variable umfasst: Serum-Albumin, Serum-Bilirubin, die Prothrombinzeit, das Vorliegen einer Enzephalopathie sowie Aszites. Die Einteilung erfolgt je nach Punktezahl in drei Schweregrade: Stadium A – 5-6 Punkte, mild; Stadium B – 7-9 Punkte, mittelschwer; Stadium C – 10-15 Punkte, schwerwiegend.

Die folgende Checkliste sollte bei bekannter Leberinsuffizienz abgearbeitet werden:

- Die verminderte Synthese von Gerinnungsfaktoren in der Leber verstärkt die Wirkung oraler Antikoagulanzien wie Warfarin oder Phenprocoumon,
- Patienten mit hepatischer Enzephalopathie reagieren empfindlicher auf zentral wirksame Stoffe wie Tranquillanzien, Neuroleptika, Hypnotika, Antidepressiva, Antiepileptika und Opioide,
- Eine Enzephalopathie kann durch eine durch Diuretika bedingte Hypokaliämie ausgelöst oder verstärkt werden,
- Nicht-steroidale Antiphlogistika und Glucocorticoide können Ödeme und Aszites bei chronischen Lebererkrankungen verstärken,
- Die Toxizität hepatotoxischer Stoffe wie Erythromycin, Methyldopa oder Goldsalzen steigt bei einer Lebererkrankung an,
- Beim hepatorenalen Syndrom kann auch die Ausscheidung von Arzneistoffen, die unverändert über die Niere ausgeschieden werden, beeinträchtigt sein,
- Das Verteilungsvolumen von hydrophilen Substanzen kann bei Patienten mit Aszites und Ödemen vergrößert

sein. Die Initialdosis muss möglicherweise erhöht werden.[176]

Daraus resultiert folgender Handlungsbedarf

- Vermeidung von Wirkstoffen bzw. hohen Dosierungen, die das Potenzial besitzen, die Leber weiter zu schädigen
  - Opioide, Sedativa, Anxiolytika: Verschleiern die Symptome der hepatischen Enzephalopathie oder können diese sogar verstärken,
  - Tricyclische Antidepressiva, Phenothiazine, Serotonin-Antagonisten, Spasmolytika, Anticholinergika, Aluminium enthaltende Antacida und Loperamid: Erhöhung des Enzephalopathie-Risikos infolge der Verlängerung der intestinalen Transitzeit,
  - NSAR sind in zweierlei Hinsicht kritisch: Der direkte ulcerogene Effekt kann bei vorliegenden Ösophagusvarizen zur Schleimhauterosion und zu schwer beherrschbaren Varizenblutungen führen. Eine womöglich ebenfalls bestehende Nephrotoxizität kann zur Verschlechterung der Lage und zur Ausbildung eines hepatorenalen Syndroms beitragen. **Anmerkung**: Das NSAR der Wahl ist trotz seiner potenziellen Hepatotoxizität Paracetamol in einer Dosierung bis 2 g/Tag oder bis 3 g/Tag und dann so kurz wie möglich.
- Vermeidung von Einflüssen auf Probleme in Zusammenhang mit der bestehenden Lebererkrankung, insbesondere die Provokation der hepatischen Enzephalopathie durch eine Verminderung der Ausscheidung von Aminen, durch Missachtung von Blutgerinnungsstörungen und Blutungen aus Ösophagusvarizen.

8 Entscheidungshilfen zur Abschätzung von Arzneimittelneben- und -wechselwirkungen – die Tabelle

8.1 Zum Gebrauch der folgenden Tabelle...

Es ist das erklärte Ziel dieses Arbeitsbehelfes, den Zugang zu Medikationsanalysen und in der Folge auch zum Medikationsmanagement zu erleichtern. Alle für diese Zwecke erforderlichen Daten sollen kompakt – gewissenmaßen in *einer* Zeile – ablesbar und in Auswertungsblätter übertragbar sein. Durchaus beabsichtigt ist es auch, dass diese Arbeiten zunächst losgelöst von Computern mit Internetanschluss und dem Abrufen von einschlägigen Datenbanken möglich sind; die Einträge zuzüglich spontaner Notizen erfolgen handschriftlich, wie im Kapitel 9 vorgeschlagen.

Die nachfolgende „große Arzneimitteltabelle“ enthält insgesamt 1400 Wirkstoffzeilen mit detaillierten Angaben zu CYP-Enzym- und P-Glykoprotein-gesteuerten bzw. -abhängigen Metabolisierungsreaktionen sowie zu den im Kapitel 7 aufbereiteten Klassen unerwünschter Arzneimittelwirkungen.

Die angestrebte möglichst kompakte Darstellung soll insbesondere den raschen Vergleich verschiedener Medikamente und die griffige Summenbildung der möglichen Medikationsrisiken im Reigen der Polypharmazie, wie sie bei betagten Personen immer häufiger anzutreffen ist, ermöglichen. So lassen sich beispielsweise anticholinerge Wirkungen gut summieren und klare Angaben zu ihrem Auftreten machen. Auch das vielfach eher versteckte QT-kardiotoxische Risiko, das eventuell von mehreren Arzneistoffen gespeist wird, tritt unverzüglich zutage; hier wird man die Aufzeichnung eines EKGs anregen, um das tatsächliche Ausmaß der QT-Verlängerung zu erheben.

Die Reihung der Substanzen erfolgt mit wenigen Ausnahmen streng alphabetisch; Racemate und dazugehörige enantiomerenreine Antipoden, z.B. das Paar Omeprazol/Esomeprazol, werden unter *einem* der beiden Begriffe abgehandelt, beim jeweiligen Partner gibt es einen Querverweis auf die ausgearbeitete Wirkstoffzeile.

Gelegentlich finden sich Gruppenbezeichnungen, deren Vertreter pauschal bestimmte UAW auslösen können, z.B. ACE-Hemmer, die z.B. ein gewisses Risiko für die Entwicklung einer Hyperkaliämie einbringen. Da die dazu zählenden einzelnen Vertreter jedoch in Bezug auf die übrigen dargestellten UAW unauffällig sein können, sind sie nicht zwingend in die große Tabelle aufgenommen. Besonders wertvoll ist die Charakterisierung von Arzneimittelgruppen in Bezug auf die PRISCUS-Liste, z.B. Benzodiazepine, Neuroleptika, NSAR.

Die Nennung von Mono- und Kombinationspräparaten sowie in bestimmten Fällen von Nahrungsergänzungsmitteln erfolgt beispielhaft und ist niemals mit einer Wertung oder gar Empfehlung verknüpft. Die *expressis verbis* genannten Produkte stehen somit für alle vergleichbaren Präparate.

Was die Angaben zu den CYP- und PGP-Reaktionen sowie den übrigen UAW-Qualitäten betrifft, wurden mehrere Quellen benutzt:

Einen sehr guten Einstieg in die Thematik bietet die so genannte Flockhart™ Tabelle, die von Forschern der Indiana Universität erstellt wurde. Die im Internet ersichtlichen Tabellen können bequem ausgedruckt werden. Ein Manko ist allerdings, dass sich die Liste trotz einer Überarbeitung im Jahr 2016 im Wesentlichen am Stand 2011 befindet und daher auch nicht alle Wirkstoffe, die derzeit – also im Jahr 2021 – gebräuchlich sind, enthält.[186] Wer im Internet Recherchen zu Arzneimitteln und Metabolisierungsreaktionen zu CYP-Enzymen und p-Glykoprotein durchführt, wird aber immer wieder auf diese Seite verlinkt. Im Übrigen sind die gelisteten Arzneistoffe als aktive Felder gestaltet, sodass man per Mausklick zu den zugrunde liegenden pharmakokinetischen Arbeiten wechseln kann.

Umfassend angelegt und sehr aktuell ist die schweizerische MediQ®-Datenbank, die allerdings nur kostenpflichtig genutzt werden kann.[187] Verfügt man über einen Zugang, können Informationen zu unerwünschten Arzneimittelwirkungen und Interaktionen rasch abgefragt werden; der Schwerpunkt liegt auf Interaktionen betreffend die CYP-Enzyme sowie P-Glykoprotein. Es sind aber viele weitere Metabolisierungsenzme und Transportproteine eingepflegt, sodass mitunter spezielle Zusammenhänge aufgedeckt werden. Zu betonen ist, dass die Ergebnisseiten grafisch durch kleine, gegebenenfalls eingefärbte Säulchen sehr anschaulich gestaltet sind, sodass man mit wenigen vergleichenden Blicken sprichwörtlich „im Bilde“ ist. Für die Apothekenpraxis bewährt es sich, das Programm auf einem PC im Hintergrund laufen zu lassen, um noch während der Expedierung „auffälliger“ ärztlicher Verschreibungen oder bei zweifelhaften Kundenwünschen verdächtige Kombinationen rasch und unbemerkt orientierend auszuloten. Man kann sowohl nach Wirkstoffen als auch nach Handelsprodukten suchen. Als Nachteil ist anzuführen, dass die Auswahl und Darstellung der Arzneistoffe streng nach dem Zulassungsstatus eines Präparates in der Schweiz erfolgen. Mangels EU-Zugehörigkeit gibt es bei zentraleuropäischen Zulassungen zeitliche Verzögerungen, bis die Produkte auch in der Schweiz zugelassen sind, sodass die MediQ-Homepage aus EU-Sicht mitunter nicht ganz aktuell ist.

Steht MediQ® nicht zur Verfügung, kann man sich mit anderen kostenlosen Interaktionsprogrammen behelfen: Der Wechselwirkungscheck (wechselwirkungscheck.de) erfolgt ausschließlich über die Wirkstoffe. Als Ergebnis erhält man eine ebenfalls anschauliche Kreisgrafik, in der die hinterlegten Interaktionen mittels Strichverbindungen und Piktogrammen aufgezeigt werden.[188] Wer Englisch nicht scheut (oder trainieren möchte), dem sei der Interaktionschecker (drugs.com) empfohlen, der in der Grundversion ebenfalls kostenlos und ohne Registrierung genutzt werden darf.[189] Zu beachten ist, dass die Eingabe der Wirkstoffe gemäß der angloamerikanischen Benennung zu erfolgen hat, also z.B. „caffeine" anstelle von „Coffein" oder „glyburide" für unser „Glibenclamid". Nicht ganz so streng ist es mit „Paracetamol", das so gefunden wird; man braucht also nicht über „Acetaminophen" zu suchen. Das Ergebnis kann als „Consumer-Version" und als „Professional-Version" ausgelesen werden; bei Letzterer gibt es ausführliche Hintergrundinformationen. Eine weitere Gestaltungsmöglichkeit auf dieser Seite ist das Einbeziehen von Interaktionen durch die Ernährung. So erhält man beispielsweise beim Abrufen der einfachen Version von Tamoxifen den Hinweis, dass Soja enthaltende Nahrungsmittel möglichst vermieden bzw. nur in Absprache mit dem behandelnden Arzt konsumiert werden sollen. Klickt man auf den Button zur professionellen Darstellung, bekommt man detaillierte Aufschlüsselungen zu den Soja-Isoflavonoiden und ihren Einflüssen auf die Zellproliferation bei verschiedenen Plasmaspiegeln.

Eine weitere tragende Säule für die Erstellung dieses Arbeitsbehelfes ist kanadischer Provenienz.[190] In der Grundversion ist die Homepage DrugBank kostenlos und sogar ohne Registrierung abrufbar. Die erhaltenen Arzneistoffmonografien bringen rasche und übersichtliche Informationen zu sämtlichen Targets, Enzymen und Transportern, die bei der Umsetzung eines Wirkstoffs im menschlichen Organismus involviert sind. Abfragen zu CYP-/PGP-Quervernetzungen, UAW und Interaktionen sind jedoch nur sehr eingeschränkt möglich bzw. werden kostenpflichtige Versionen angeboten, die auch diese Suchfunktionen abdecken.

Weitere Quellen sind die wiederum schweizerische Kardiolab-Seite mit dem CYP450-PGP-Drugchecker[191] oder die Zusammenstellung zu ZNS-wirksamen Pharmaka von Huang und Yvas[192]. Die Kardiolab-Seite ermöglicht die simultane Betrachtung der Interaktionen an CYP-Enzymen und P-Glykoprotein von bis zu sechs Arzneistoffen, allerdings muss man sich mit den verwendeten Kürzeln vertraut machen. Da die letzte Revision aus dem Jahr 2009 datiert, wird man alle neueren Wirkstoffe/Präparate vergeblich suchen.

Eine regelrechte Fundgrube für Arzneimittelinformationen bieten die Publikationen auf der Homepage des Bundesamtes für Sicherheit im Gesundheitswesen (AGES), Abteilung Medizinmarktaufsicht.[193] Per Mausklick stehen die Fach- und Gebrauchsinformationen für die in Österreich erteilten Zulassungen zur Verfügung. Über den Button AGES Medizinmarktaufsicht gelangt man zu aktuellen Entwicklungen und Meldungen betreffend Arzneispezialitäten und Nahrungsergänzungsmittel. Bei Präparaten, die eine europäische Zentralzulassung haben, geht man auf die Seite der Europäischen Arzneimittelagentur (EMA),[194] um dort Gebrauchsinformationen und offizinelle Texte allerdings in englischer Sprache zu erhalten.

Nicht zuletzt ist die Austriacodex-Fachinformation (AC-FI)[195] des Österreichischen Apothekerverlages, neuerdings Apoverlag, zu erwähnen, für deren Nutzung allerdings eine kostenpflichtige Lizenz zu erwerben ist. Hier sind sämtliche Fach- und Gebrauchstexte zu den in Österreich registrierten Arzneispezialitäten abrufbar; darüber hinaus kann man nach Wirkstoffen, Indikationen, ATC-Codes, Herstellern oder Arzneiformen suchen. Für Deutschland führend und in praktisch jeder Apotheke in unterschiedlichen Varianten verfügbar ist die ABDA-Datenbank von der Bundesvereinigung Deutscher Apothekerverbände; ihre Nutzung ist ebenfalls kostenpflichtig.[196]

Für die Angaben zu den CYP- und PGP-Interaktionen wurden die Informationen von MediQ und DrugBank gebündelt, die Daten aus Kardiolab flossen mitunter ein, wenn es einer Entscheidungshilfe für unstimmige Angaben in den großen Datenbanken bedurfte. Nur in wenigen Ausnahmen musste Anleihe bei den Originalarbeiten genommen werden; diese sind als Literaturzitate vermerkt. Insbesondere für alle **seit** etwa **2016** zugelassenen Wirkstoffe und Präparate erweist sich das **Studium der Fachinformationen** als äußerst hilfreich, denen man **sehr detaillierte Angaben** zu allen CYP- und PGP-Interaktionen und in zunehmendem Maße zu Transportproteinen wie BCRP oder organischen Ionen-Transportern entnehmen kann.

Mitunter finden sich Angaben zu sowohl induzierenden als auch hemmenden Wirkungen an einzelnen CYP-Enzymen oder am P-Glykoprotein. Dafür können drei Gründe angegeben werden:

- Zum einen handelt es sich bei vielen Arzneistoffen chemisch-physikalisch um Racemate, Diastereomere oder überhaupt um Mischungen von Komponenten mit mehreren Chiralitätszentren, womit nicht ausgeschlossen ist, dass die einzelnen Verbindungen an den zu betrachtenden Kopplungspartnern im Organismus unterschiedliche Reaktionen auslösen. Soweit manche Arzneistoffe mittlerweile auch als enantiomerenreine Verbindungen zur Verfügung stehen, z.B. Escitalopram oder Esomeprazol, können die Interaktionen an CYP und PGP des Racemats mit jenen des Antipoden zu einem gewissen Ausmaß verglichen werden.
- Die zweite Quelle für unterschiedliche Angaben sind *In-vitro-* und *In-vivo-*Untersuchungen. Bei den Einträgen

in die AMT handelt es sich grundsätzlich um In-vivo-Daten, die für die Praxis mehr Relevanz besitzen. Stehen für bestimmte Interaktionen (nur) *In-vitro*-Ergebnisse zur Verfügung (MediQ), ist dies in die AMT übernommen. *In-vitro-Befunde* schließen jedenfalls *In-vivo-Wirkungen* nicht aus.

- Für manche Wirkstoffe, z.B. Ritonavir, aber auch Ethanol, ist ein Umschwenken einer zunächst hemmenden Wirkung bei akuter/niedriger Dosierung auf induzierende Wirkung bei chronischer/hochdosierter Gabe bekannt. In der Regel betrifft es CYP3A4 und/oder P-Glykoprotein, im Fall des Ethylalkohols CYP2E1. Der Wandel der Interaktionen vollzieht sich in einem Zeitraum von 1-2 Wochen.

Einen gewissen Schwerpunkt bildet die Besprechung der „Zytoralia“. Die Herausforderung besteht darin, dass es in aller Regel keine wirkliche Alternative zu diesen ganz besonderen Pharmaka gibt, weshalb andere bestehende oder neu zu gestaltende Therapie der Krebstherapie möglichst zuträglich gemacht werden sollen. Dazu zählt die Kombination mit soweit gut passenden Medikamenten, andererseits aber auch die Entscheidung, suboptimale Wirkstoffe aus dem Medikationsplan zu nehmen. Die ausführliche Darstellung u.a. der zahlreichen neuen Tyrosinkinase-Hemmer und Antikörper möge für beide Strategien die Grundlagen schaffen.[197]

Selbstverständlich lebt das Buch von laufenden Aktualisierungen und gegebenenfalls Nachbesserungen, wenn neue Erkenntnisse zu Arzneistoffen und Therapien wieder ein Stückchen der „ganzen Wahrheit“ enthüllen. In diesem Zusammenhang seien die regelmäßigen Berichte zu Neuzulassungen von Arzneimitteln von Sven Siebenand (für Deutschland) und Alfred Klement (für Österreich) hervorgehoben, die mit großem fachlichem Geschick die Eckdaten zu den betreffenden Arzneistoffen und Arzneimitteln liefern.[198,199]

Wichtiger Hinweis: Die Angaben zu den einzelnen Wirkstoffen, insbesondere in der Rubrik „Besondere Anmerkungen“ sind praxisnahe ausgewählt und auf Wechselwirkungen mit anderen Wirkstoffen fokussiert, jedoch keinesfalls vollständig. Für darüber hinaus gehende therapierelevante Aussagen ist stets die jeweilige Fachinformation zurate zu ziehen.

8.2 Und nun „zur Sache"...

CYP-Enzyme, P-Glykoprotein (PGP)	**Substrat** (± ! / ✋ zur ≈ Quantifizierung) **Induktion** (± ! / ✋ zur ≈ Quantifizierung) **Hemmung** (± ! / ✋ zur ≈ Quantifizierung)	• »Quantifizierung durch Farbeintrag entsprechend Nebenwegen, Farbeintrag plus Rufzeichen „**!**" entsprechend relevanten Wegen und Farbeintrag plus Handsymbol „✋" entsprechend Hauptumsetzungswegen[200]
Verschiedene Rubriken	**Tritt auf / H**	• **Anticholinerge Wirkungen**: » Quantifizierung durch Farbeintrag (vorhanden), Farbeintrag plus Rufzeichen „**!**" (relevant vorhanden), Farbeintrag plus 2 Rufzeichen „**!!**" (sehr starke Wirkung bzw. anticholinerge Hauptwirkung), *siehe Kap. 7.1* • **Serotonin-Syndrom** (keine weitere Kennzeichnung), *siehe Kap. 7.3* • **Hyponatriämie** ↓ / **SIADH** (keine weitere Kennzeichnung), *siehe Kap. 7.5* • Der Eintrag „**H**" in der Spalte „Achtung Leber" bezeichnet Wirkstoffe, die eine potenziell letal verlaufende „**Hepatitis**" auslösen können, *Details siehe Kap. 7.12*
	Tritt auf / Q_0-Werte	• **Agranulozytose**: » Quantifizierung durch Farbeintrag (vorhanden), Farbeintrag plus Rufzeichen „**!**" (relevant), *siehe Kap. 7.2.2* • **QT(c)-Risiko**: » Quantifizierung durch Farbeintrag plus „**!**" / Farbeintrag plus „**!!**", Farbeintrag plus „**S**", *siehe Kap. 7.4* • **Kalium-Dysbalancen**: ↓ Hypokaliämie, ↑ Hyperkaliämie, *siehe Kap. 7.6* • Die **Zahleneinträge** in der Spalte „Achtung Niere" sind **Q_0-Werte**, *siehe Kap. 7.11*; findet sich in diesem Feld kein Eintrag, so bedeutet das, dass ein Q_0-Wert nicht erhoben werden konnte.
	Tritt auf	**Senkung** (↓) der **Krampfschwelle** (ohne Quantifizierungsvermerke), *siehe Kap. 7.8*
	Tritt auf / A	☼ Lichtunverträglichkeit = **Photosensibilisierung** möglich; die gelbe Markierung des Feldes zeigt an, dass der betreffende Wirkstoff **phototoxische Reaktionen** auslösen kann; ist für bestimmte Substanzen bekannt, dass sie ***zusätzlich*** **photoallergische Reaktionen** auslösen können, so ist dies durch den Eintrag des Buchstaben „**A**" bezeichnet, *siehe Kap. 7.9*
	PRISCUS-Monografie liegt vor	Kennzeichnung, dass die betreffende Wirkstoffgruppe, ein **einzelner Wirkstoff** oder ein **Wirkstoff in einer bestimmten Arzneiform** v.a. für ältere Menschen als obsolet zu betrachten und in die PIM- bzw. die für unseren Raum maßgebliche **PRISCUS-Liste** aufgenommen ist, *siehe Kap. 3*
Blutglucose ↓/↑, *siehe Kap. 7.10.1+2*	**Hypoglykämie / A / K**	• Hellblaues Feld für Wirkstoffe, die *per se* eine Hypoglykämie auslösen können (Eigenwirkung, insulinotrope Wirkung) • Der Eintrag „**A**" kennzeichnet *allgemein Wirkstoffe*, bei denen die UAW Hypoglykämie *in Kombination mit Antidiabetika* (v.a. Sulfonylharnstoffen, Gliniden, seltener Glitazonen und Gliptinen) auftreten kann • Der Eintrag „**K**" kennzeichnet *Antidiabetika*, die *per se keine* Hypoglykämie auslösen (Metformin, Gliptine, Glitazone, SGLT-2-Antagonisten, Glucagon-like-Peptide-Rezeptoragonisten = GLP-1-Analoga), eine Hypoglykämie kann aber wiederum die Folge einer *Kombination mit Antidiabetika mit hypoglykämischem Potenzial* sein
	Hyperglykämie / Diabetes mellitus	Bei fortgesetzter, unkontrollierter Anwendung eines eine Hyperglykämie begünstigenden Wirkstoffes ist davon auszugehen, dass sich ein Diabetes mellitus manifestieren kann

Tabelle 23: Legendentabelle zur großen Arzneimitteltabelle

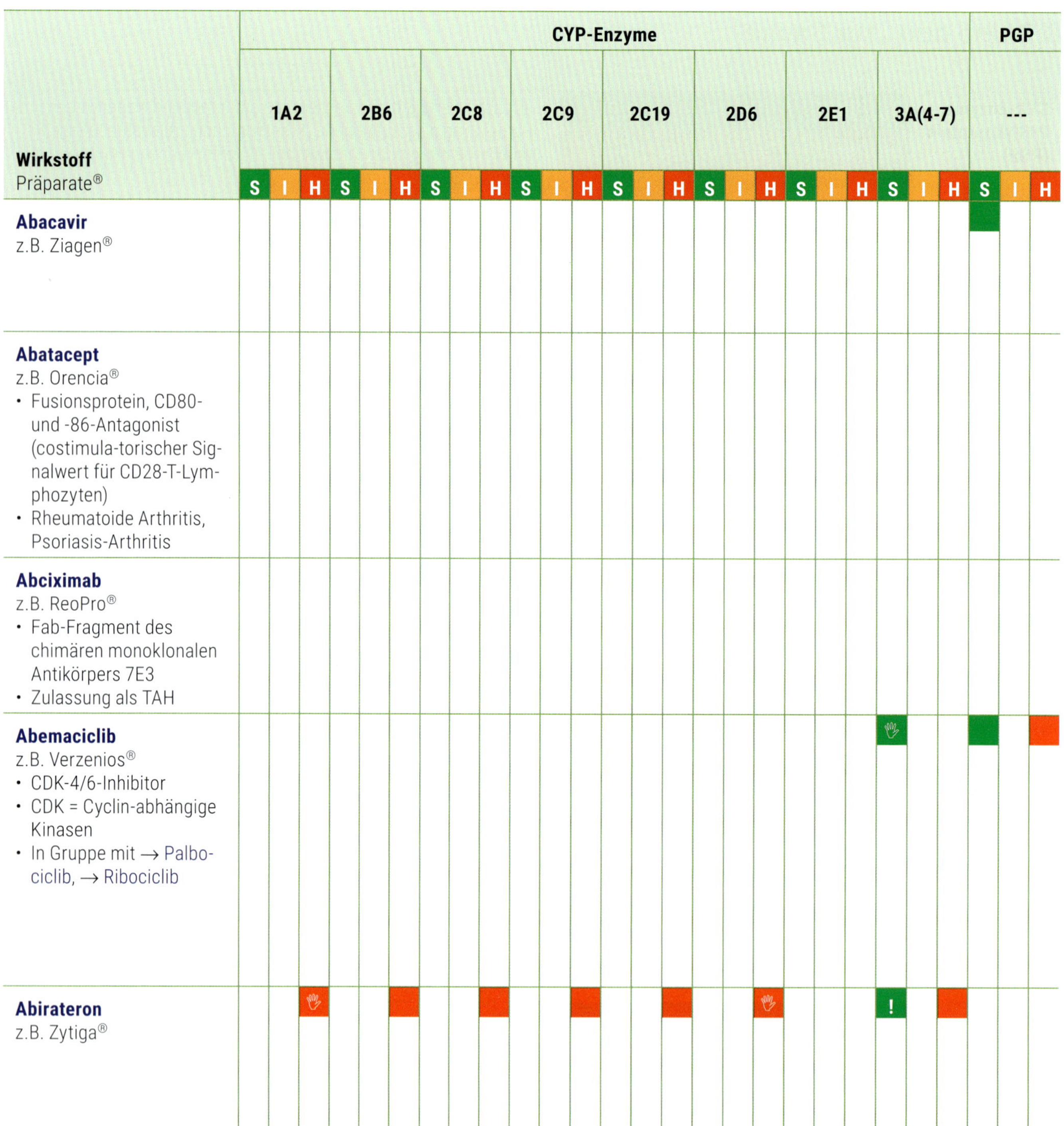

Wirkstoff Präparate®	CYP-Enzyme																								PGP		
	1A2			2B6			2C8			2C9			2C19			2D6			2E1			3A(4-7)			---		
	S	I	H	S	I	H	S	I	H	S	I	H	S	I	H	S	I	H	S	I	H	S	I	H	S	I	H
Abacavir z.B. Ziagen®																									■		
Abatacept z.B. Orencia® • Fusionsprotein, CD80- und -86-Antagonist (costimula-torischer Sig-nalwert für CD28-T-Lym-phozyten) • Rheumatoide Arthritis, Psoriasis-Arthritis																											
Abciximab z.B. ReoPro® • Fab-Fragment des chimären monoklonalen Antikörpers 7E3 • Zulassung als TAH																											
Abemaciclib z.B. Verzenios® • CDK-4/6-Inhibitor • CDK = Cyclin-abhängige Kinasen • In Gruppe mit → Palbo-ciclib, → Ribociclib																						✋			■		■
Abirateron z.B. Zytiga®			✋			■			■			■			■			✋				!		■			

Anticholinerge NW	Agranulozytose	Serotonin-Syndrom	QTc-Verlängerung	Na^+ ↓/ SIADH	Kalium-Dysbalance	Krampfschwelle ↓	Cave Licht ☼	Blutglucose ↓/↑	Achtung Niere	Achtung Leber	Besondere Anmerkungen
											• Relevante Metabolisierung über Alkoholdehydrogenase und UGT • Ausscheidung renal • Überempfindlichkeitsreaktionen gewöhnlich während der ersten sechs Wochen, die sich hinter respiratorischen Erkrankungen oder einer Gastroenteritis verbergen können • Dosisreduktion bei LI auf 300 mg/Tag
											• Umsetzung ± unbekannt • Komb. m. → Methotrexat • Vorsicht bei der Komb. m. anderen Immunsuppressiva, -modulatoren • Bei Komb. m. TNF-Antagonisten erhöhte Infektionsgefahr • Lebendvakzine vermeiden bzw. 3 Monate Abstand • Typische UAW von Immunsuppressiva, z.B. Rhinitis, Kopfschmerzen, opportunistische Infektionen, cave Malignome • Keine Untersuchungen bei NI und LI, aber auch keine Einschränkungen
									1,0		• Umsetzung ± unbekannt • Erhöhte Blutungsgefahr bei gleich-zeitiger Behandlung mit Heparin • UAW Hypotonie, Thrombozytopenie, Kopfschmerzen, Bradykardie, Leberfunktionsstörungen, cave Blutungen, progressive multifokale Leukenzephalopathie • Bei schwerer NI (obwohl Ausscheidung nicht renal, jedoch erhöhtes Blutungsrisiko) vermeiden bzw. **KI** sowie **KI** schwere LI
											• PGP- sowie BRCP-Hemmung *in vitro* • Wichtige Umsetzung durch Hydroxylierung • Schwacher Hemmer von OCT2 und verschiedener Humaner Multidrug- und Toxin-Extruder, z.B. SLC47A1 • Die Hemmung der CDK4 und -6 verlangsamt/stoppt die Zellteilung beim Übergang von der G1- (RNA-Aufbau) in die S-Phase (DNA-Verdopplung) • Im Vergleich mit Ibrance® und Kisqali® soll das Neutropenie-Risiko wesentlich geringer sein, ***weitere UAW siehe dort*** • Standarddosierung 2-mal 150 mg/d • Bei NI keine Dosisreduktion nötig, jedoch vorsichtige Anwendung bei schwerer NI • Bei schwerer LI Dosisreduktion auf maximal einmal täglich 150 mg
											• Selektiver Hemmstoff der Steroid-17α-Hydroxylase = CYP17A1 • Übrige CYP-Blockaden von geringer Bedeutung, Hauptweg Hydrolyse • Trotzdem Vorsicht mit Substraten für CYP2D6 sowie CYP3A4-Induktoren • Bluthochdruck einstellen, Vorsicht mit das Herz belastenden Pharmaka • Nicht empfohlen Spironolacton • Nüchterneinnahme

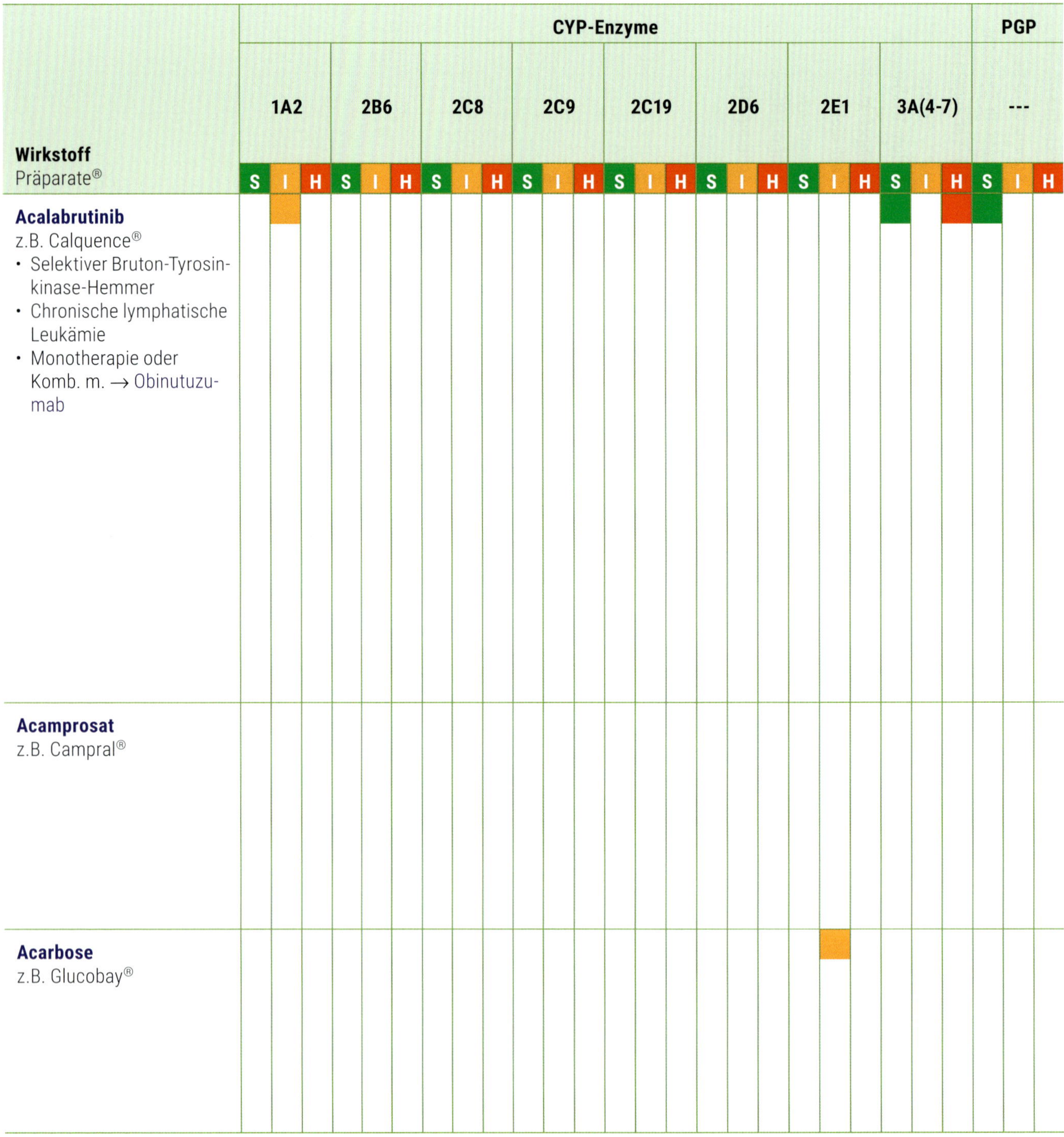

Wirkstoff Präparate®	CYP-Enzyme																								PGP		
	1A2			2B6			2C8			2C9			2C19			2D6			2E1			3A(4-7)			---		
	S	I	H	S	I	H	S	I	H	S	I	H	S	I	H	S	I	H	S	I	H	S	I	H	S	I	H
Acalabrutinib z.B. Calquence® • Selektiver Bruton-Tyrosin-kinase-Hemmer • Chronische lymphatische Leukämie • Monotherapie oder Komb. m. → Obinutuzu-mab		■																				■		■	■		
Acamprosat z.B. Campral®																											
Acarbose z.B. Glucobay®																				■							

Anticholinerge NW	Agranulozytose	Serotonin-Syndrom	QTc-Verlängerung	Na^+ ↓/ SIADH	Kalium-Dysbalance	Krampfschwelle ↓	Cave Licht ☼	Blutglucose ↓/↑	Achtung Niere	Achtung Leber	Besondere Anmerkungen
											• Aktiver Hauptmetabolit **ACP-5862** wird ebenfalls über 3A(4) oxidiert • Acalabrutinib und ACP-5862 *in vitro* Substrate von PGP und BCRP • 1A2-Induktion ebenfalls *in vitro* • ACP-5862 MATE-Hemmer • Starke 3A4- und PGP-Hemmer sowie -Induktoren vermeiden – Bei kurzfristiger Therapie z.B. mit Azol-Antimykotika oder Makrolid-Antibiotika Acalabrutinib aussetzen • Cave erhöhte Blutungsgefahr bei Komb. m. Vitamin-K-Antagonisten • Vorsicht bei der Komb. m. 3A4-Substraten mit geringer therapeutischer Breite, z.B. Ciclosporin, Ergotamin, Pimozid • 6 Std. Abstand zu Methotrexat, 2 Std. abstand zu Metformin (MATE) • Vorsicht bei Komb. m. Theophyllin, Coffein (1A2) • Zytostatika-typische UAW, z.B. schwere Infektionen (Pneumonie), Hepatitis B- Reaktivierung, Blutdyskrasie, Fatigue, Magen-Darm-Beschwerden, ferner schwere Blutungen (auch intrakraniell), Hämatome, sekundär auftretende Primärtumore, Vorhofflimmern, muskuloskelettale Schmerzen • Resorptionsbeeinträchtigung bei pH-Wert-Erhöhung, *siehe Kap. 4.4.3* → PPI vermeiden, Ranitidin und Famotidin bevorzugen (Acalabrutinib 2 Std. vorher oder 10 Std. danach), 2 Std. Abstand zu Antazida • Keine Untersuchungen bei GFR <30 ml/min, Vorsicht bereits ab mittelschwerer LI, keine Empfehlung bei scherer LI
									0,12		• Hauptweg renal unverändert • Bei Komb. m. Naltrexon ↑ Spiegel beider Wirkstoffe, bei Komb. m. Diltiazem Verschlechterung der Angina pectoris • Häufige UAW Frigidität, Impotenz • Keine *pharmakokinetische* Interaktion mit Alkohol, Disulfiram, keine *klinisch relevanten* WW mit Disulfiram, Benzodiazepinen oder anderen Psychotropika • **KI** NI (Kumulation), schwere LI • Gleichzeitige Gabe von Acamprosat und Nahrungsmitteln vermindert Bioverfügbarkeit um 20% gegenüber Nüchterngabe, dennoch Einnahme zu den Mahlzeiten empfohlen
								K		H	• Abbau über intestinale Bakterien • Hauptweg über Galle, wenig systemisch und renal • UAW Blähungen, Durchfälle, Bauchschmerzen, Leberfunktions-störungen • Wirkungsabschwächung durch Adsorbenzien (Aktivkohle), Antacida, Colestyramin, Verdauungsenzyme • Bei Hypoglykämie Glucose geben, Rohrzucker vermeiden (↑ gastro-intestinale Beschwerden) • **KI** GFR <25 ml/min

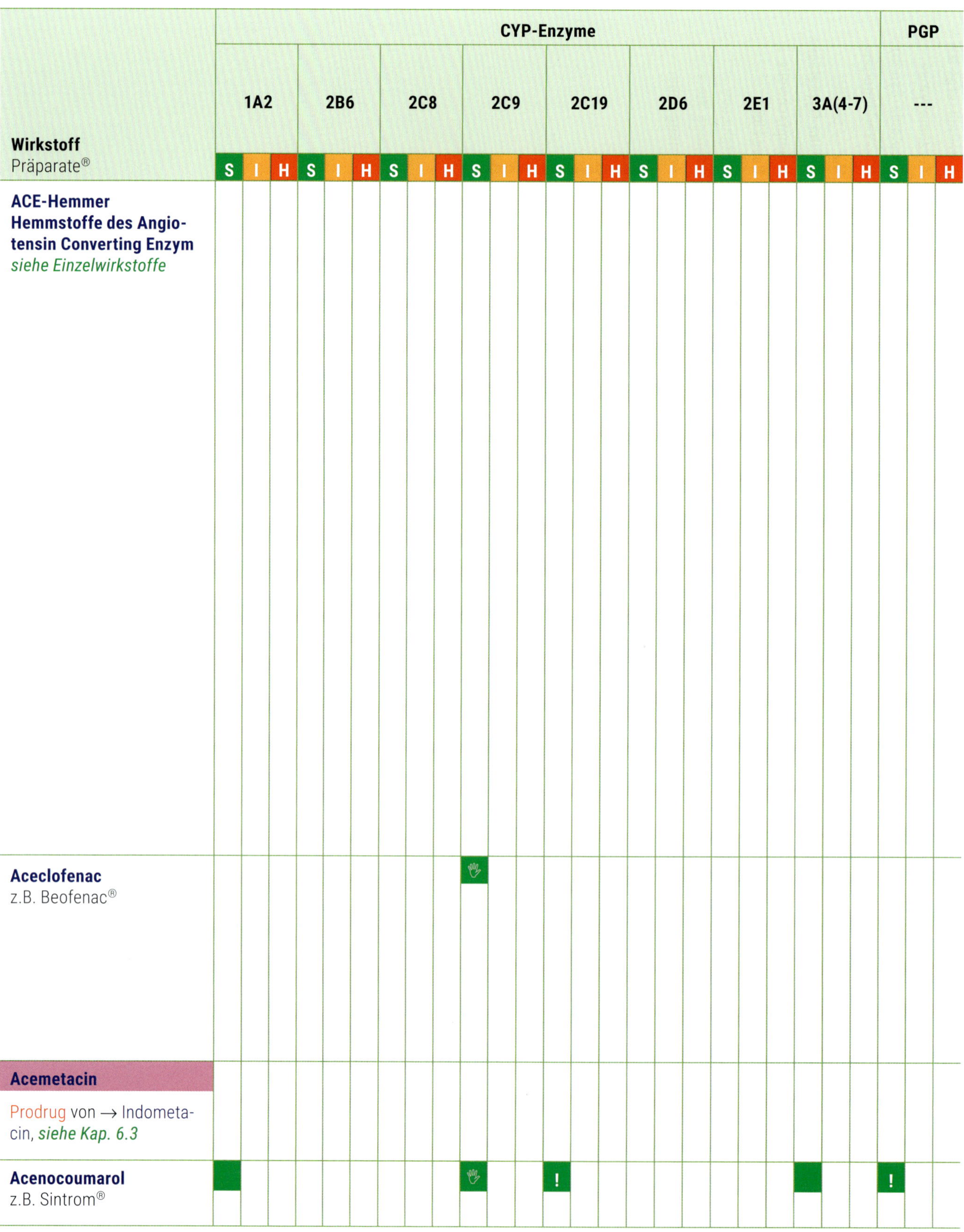

Wirkstoff Präparate®	**CYP-Enzyme**																								**PGP**		
	1A2			**2B6**			**2C8**			**2C9**			**2C19**			**2D6**			**2E1**			**3A(4-7)**			**---**		
	S	I	H	S	I	H	S	I	H	S	I	H	S	I	H	S	I	H	S	I	H	S	I	H	S	I	H
ACE-Hemmer **Hemmstoffe des Angiotensin Converting Enzym** *siehe Einzelwirkstoffe*																											
Aceclofenac z.B. Beofenac®										✋																	
Acemetacin Prodrug von → Indometacin, *siehe Kap. 6.3*																											
Acenocoumarol z.B. Sintrom®	■									✋			!									■			!		

Anticholinerge NW	Agranulozytose	Serotonin-Syndrom	QTc-Verlängerung	Na⁺ ↓/ SIADH	Kalium-Dysbalance	Krampfschwelle ↓	Cave Licht ☼	Blutglucose ↓/ ↑	Achtung Niere	Achtung Leber	**Besondere Anmerkungen**
					↑			*			• Interaktion mit Allopurinol bedenken • Reizhusten als Folge der Anreicherung ebenfalls über ACE umgesetzter Kinine im Halsbereich, i.e.S. Bradykinin → Ausweg: Sartane • Neutropenie/Agranulozytose, Thrombozytopenie und Anämie unter ACE-Hemmern selten gesehen • Bei Komb. m. Zytostatika, Immunsuppressiva, systemischen Glucocorticoiden und Procainamid möglicherweise erhöhtes Risiko für Leukopenien • Cave Hyperkaliämie bei Komb. m. Kalium-Supplementen und Kalium sparenden Diuretika • Lichtunverträglichkeit besonders für Enalapril und Ramipril ausgewiesen • *) ACE-Hemmer erhöhen die Insulin-Sensitivität → Hypoglykämie-Risiko bei den Vertretern der 1. Generation Captopril, Enalapril, Lisinopril, ferner Zofenopril; bei den jüngeren Wirkstoffen engmaschige Blutzucker-Kontrollen zu Behandlungsbeginn bzw. Blutzucker-Einstellung bei Behandlung m. Insulin und oralen Antidiabetika nachjustieren • Seltene UAW Angioödem (kann bei Beteiligung von Zunge, Glottis oder Larynx lebensbedrohlich werden, Erstickungsnotfall, Epinephrin!) • Jedoch relativ erhöhtes Risiko für ein Angioödem bei der Komb. m. Gliptinen (Begründung: reduzierte Aktivität der Dipeptidylpeptidase 4) oder bei Komb. m. mTOR-Hemmern wie Temsirolimus, Everolimus • Nicht empfohlen duale Blockade des Renin-Angiotensin-Aldosteron-Systems, **KI** Aliskiren bei Diabetikern und bei Personen mit schlechter Nierenfunktion • 36 Stunden Intervall zu einem Therapiebeginn mit Sacubitril • Verringerte Wirksamkeit von ACE-Hemmern und erhöhtes Angioödem-Risiko bei Personen mit schwarzer Hautfarbe • Cave anaphylaktische Reaktionen bei Desensibilisierungstherapien (v.a. gegen Bienen- und Wespengift) → ACE-Hemmer absetzen • Bei Komb. von ACE-Hemmern mit NSAR inkl. ASS Abschwächung der blutdrucksenkenden Wirkung möglich, cave Verschlechterung der Nierenfunktion (Hyperkaliämie!) • Vorsicht bei der Komb. m. Lithium (Spiegel-Kontrollen!) und Gold (nitritoide Reaktionen) • UAW Geschmacksstörungen, z.B. bei Cilazapril, Enalapril, Lisinopril • Seltene UAW erektile Dysfunktion, Impotenz, Gynäkomastie • **KI** Schwangerschaft
	*				↑		*	#	1,0		• Umsetzung z.T. zu → Diclofenac • Vorsicht bei der Komb. m. heiklen Wirkstoffen, die über 2C9 umgesetzt werden, z.B. Amiodaron, Cimetidin, Miconazol, Phenylbutazon, Phenytoin, Sulfaphenazol, Tolbutamid • Vorsicht bei der Komb. m. Tacrolimus (↑ Nephrotoxizität), Zidovudin (↑ Bluttoxizität) • *) Agranulozytose und Phototoxizität v.a. durch Diclofenac-Anteile, alle UAW von NSAR beachten • Hyperkaliämie bei NI oder Komb. m. K⁺ liefernden/sparenden Pharmaka • #) *Siehe Diclofenac* • **KI** GFR <30 ml/min, schwere LI, Dosisreduktion aber bereits ab mittelschwerer LI
				?	↑	*	*	*	0,6	*	• Gewisse Umsetzung über UGT • Hyperkaliämie bei NI oder Komb. m. K⁺ liefernden/sparenden Pharmaka **PRISCUS-Beurteilung**/ältere Personen: • *Siehe NSAR und Indometacin*(*)
								A			• **KI** Pelargonium-sidoides-Extrakte, Johanniskraut, Vitamin-K-reiche Lebensmittel, Salicylate und NSAR

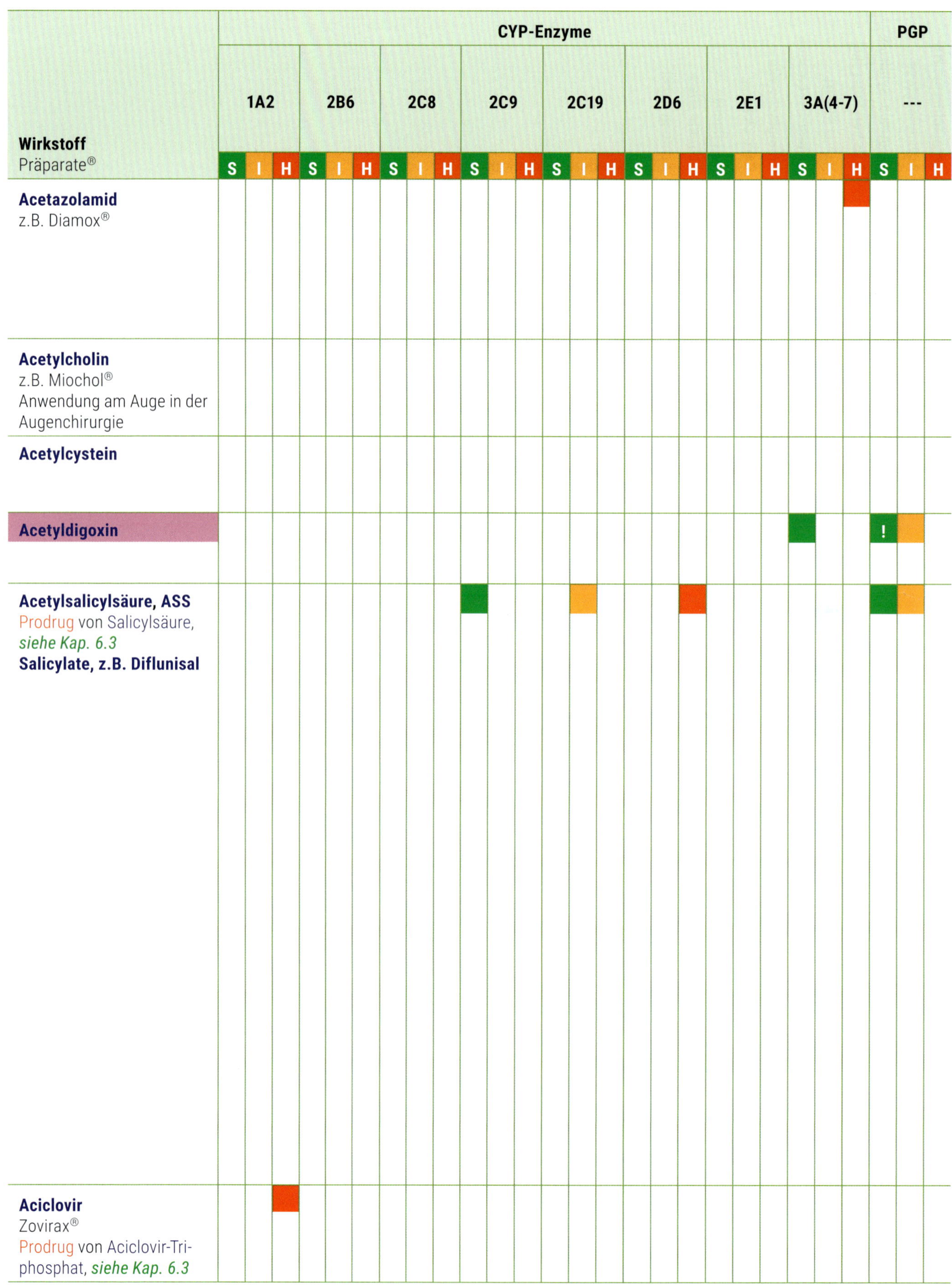

Wirkstoff Präparate®	**CYP-Enzyme**																								**PGP**		
	1A2			**2B6**			**2C8**			**2C9**			**2C19**			**2D6**			**2E1**			**3A(4-7)**			**---**		
	S	I	H	S	I	H	S	I	H	S	I	H	S	I	H	S	I	H	S	I	H	S	I	H	S	I	H
Acetazolamid z.B. Diamox®																											
Acetylcholin z.B. Miochol® Anwendung am Auge in der Augenchirurgie																											
Acetylcystein																											
Acetyldigoxin																									!		
Acetylsalicylsäure, ASS Prodrug von Salicylsäure, *siehe Kap. 6.3* **Salicylate, z.B. Diflunisal**																											
Aciclovir Zovirax® Prodrug von Aciclovir-Triphosphat, *siehe Kap. 6.3*																											

Anticholinerge NW	Agranulozytose	Serotonin-Syndrom	QTc-Verlängerung	Na^+ ↓/ SIADH	Kalium-Dysbalance	Krampfschwelle ↓	Cave Licht ☼	Blutglucose ↓/↑	Achtung Niere	Achtung Leber	Besondere Anmerkungen
	■				↓			■			• 3A4-Blockade unbedeutend • Substrat und schwacher Hemmer des OAT1 • Hauptweg renal unverändert • Cave Kombinationen, die eine Hypokaliämie verstärken, Vorsicht bei Diabetes, cave Hypercalcämie, metabolische Acidose (Salicylate) • Vorsicht bei Komb. m. Antiepileptika, Ciclosporin, Folsäure-Antagonisten, Methenamin (Antihydroticum), TCA
											• Hauptumsetzung Ester-Spaltung • UAW Durchbrechen systemischer parasympathomimetischer Wirkungen bzw. theoretisch WW mit Parasympathomimetika und Cholinesterase-Hemmern
											• Desacetylierung und unveränderte renale Ausscheidung • Wirkungsverstärkung von Glyceroltrinitrat (Nitroglycerin) • 2 Stunden zu Antibiotika, ***siehe Kap. 4.2*** (Cefixim ausgenommen)
					↑				0,3		• Hauptweg renal unverändert • Bei chronischer Überdosierung auch Hypokaliämie möglich • ***Siehe Metildigoxin***
	■			?				A	1,0	■	• Hauptumsetzung Hydrolyse • Substrat an UGT sowie Substrat und schwacher Hemmer mehrerer OAT und des Urat-Austauschers (URAT1) – ASS und Harnsäure nutzen und konkurrieren daher um dieselben Transporter, ASS beschleunigt in *niedrigen (TAH, analgetischen)* Dosen die Harnsäure-Rückholung aus dem Primärharn, d.h. ASS wirkt anti-urikosurisch → – ASS kann in ***niedrigen*** Dosen einen Gichtanfall auslösen – Erst in *höheren (antirheuma-tischen)* Dosierungen >325 mg/Tag Umkehrung der Transport-prozesse, d.h. die Harnsäure-Sekretion wird zwar ebenfalls gehemmt, netto überwiegt jedoch eine gleichzeitige Hemmung der Harnsäure-Reabsorption; höhere ASS-Dosen wirken urikosurisch • Veränderungen des Kalium-Spiegels in Fachinformation nicht erwähnt • Hypoglykämie-Risiko ab 2-3 g/Tag – Gilt auch für Aminosalicylate und pflanzliche Salicylate (Weidenrinde, Spierblume) • Starke Plasmaeiweiß-Bindung → Verdrängung von anderen Wirkstoffen (Antikoagulanzien, Sulfonylharnstoffe, Valproinsäure) • **KI** Methotrexat >20 mg/Woche, orale Antikoagulanzien (in Komb. m. hoch dosierten Salicylaten), Hyperoxalurie • Vorsicht bei der Komb. m. anderen nicht-steroidalen Antiphlogistika, ACE-Hemmern/ Angiotensin-II-Rezeptorantagonisten (verminderte Synthese renaler protektiver Prostaglandine, antihypertensive Wirkung abgeschwächt), Antidiabetika (Wirkung verstärkt), systemischen Glucocorticoiden, SSRI (beide erhöhtes Blutungsrisiko), Urikosurika (Wirkung vermindert, siehe oben), Thrombolytika (Blutungsrisiko erhöht) • Cave Reye-Syndrom bei Kindern mit Varicella- oder Influenza-Infektion (ASS bis 12 Jahre nur auf ärztliche Anweisung bzw. **KI** bei anhaltendem Erbrechen, Bewusstseinstrübung und auffälligem Verhalten) • UAW Blutungen, Ulcera im Gastrointestinaltrakt, Bronchospasmen bei Überempfindlichkeit, Nierenschäden, Herzinsuffizienz, Ödeme, Hypertonie ***Gender-Aspekte siehe Kap. 6.7.1***
									0,1	■	• 1A2-Blockade schwach, trotzdem Wirkstoff-Kumulation bei Komb. m. Cimetidin, Probenecid und Theophyllin möglich • Vorsicht bei der Komb. m. Immunsuppressiva (Ciclosporin, Mycophenolat) • Hauptweg renal unverändert

Wirkstoff Präparate®	**CYP-Enzyme**																								**PGP**		
	1A2			**2B6**			**2C8**			**2C9**			**2C19**			**2D6**			**2E1**			**3A(4-7)**			**---**		
	S	I	H	S	I	H	S	I	H	S	I	H	S	I	H	S	I	H	S	I	H	S	I	H	S	I	H
Acipimox z.B. Olbetam® (Ö), Reservetherapeutikum																											
Acitretin																											
Aclidiniumbromid																											
Adalimumab z.B. Humira® • Monoklonaler TNFα-Inhibitor • Rheumatoide Arthritis (bereits bei Kindern), Morbus Crohn, Plaque-Psoriasis, Uveitis																											
Adapalen z.B. Differin® topisch																											
Adefovir z.B. Hepsera® Prodrug Adefovir-dipivoxil → aktive Verbindung Adefovir-Diphosphat, *siehe Kap. 6.3*																											
Adenosin z.B. Adenosin Baxter® Klinisches Notfall-Antiarrhythmikum																											
Adrenalin → Epinephrin																											
Aescin z.B. Reparil®																											

Anticholinerge NW	Agranulozytose	Serotonin-Syndrom	QTc-Verlängerung	Na^+ ↓/ SIADH	Kalium-Dysbalance	Krampfschwelle ↓	Cave Licht ☼	Blutglucose ↓/↑	Achtung Niere	Achtung Leber	Besondere Anmerkungen
									0,01		• Hauptumsetzung renal unverändert • Cave Komb. m. Statinen (↑ Gefahr der Rhabdomyolyse) • UAW dyspeptische Beschwerden, Hautreaktionen (Flush, Ausschläge), Blutdruckabfall, selten Gallensteine • Dosisreduktion bei NI, **KI** bei GFR <10 ml/min
											• Substrat nur an CYP26A1 (Familie der Retinoinsäure-Hydroxylasen) • Ausscheidung über Harn und Galle • Stark teratogen → Kontrazeption ein Monat vor, während und bis drei Jahre nach Behandlungsende
!!											Substrat der Pseudocholinesterase
					↓						• Hauptumsetzung via Esterasen • Gleichzeitig Anakinra und Abatacept nicht empfohlen • Weiters Natrium-Dysbalance, Hypocalcämie, Hypophosphatämie • UAW Infektionen, Kopfschmerzen, Migräne, Parästhesien, Herzprobleme, muskuloskeletale Schmerzen, UAW am Auge • Schwerwiegende UAW Tuberkulose (regelmäßige Kontrollen!), Pilz-Infektionen, Hepatitis B-Reaktivierung, Malignome, Blutzelltoxizität, demyelinisierende Prozesse • Q_0-Wert „hoch", noch keine Daten zu NI und LI • Keine Lebendvakzine, auch nicht bei Säuglingen bis 5 Monate nach der letzten Anwendung bei der Mutter
							*				• Umsetzung via O-Demethylierung, Hydroxylierung und Konjugation • Elimination über Galle • *) UV-Licht meiden; keine echte Phototoxizität, jedoch verschiedene Hautreaktionen, z.B. Sonnenbrand, allergische Kontaktdermatitis
									0,01		• Relevante Umsetzung über OAT1 und OAT3, Hauptausscheidung renal • **KI** Tenofovir, HIV-Infektion • Vorsicht bei der Komb. m. anderen Arzneistoffen, die aktiv tubulär sezerniert bzw. renal ausgeschieden werden, z.B. Ciclosporin, pegyliertes Interferon, Tacrolimus • UAW Kopf-, Bauchschmerzen, Hypophosphatämie • Cave Lactat-Acidose, zuverlässige Kontrazeption empfohlen • Regelmäßige Leberkontrollen, bei LI oder Resistenzbildung Exacerbation der Hepatitis B möglich • Dosisanpassung ab GFR <60 ml/min
			*								• Purin-Nukleosid mit stark negativer chronotroper und dromodroper Wirkung im Herzreizleitungssystem • Einschleusung in das ATP-Energie-Bereitstellungssystem, Halbwertszeit <10 Sekunden (geschätzt) • *) UAW verschiedene (bradykarde) Herzrhythmusstörungen • 24 Stunden Abstand zu Dipyridamol (hemmt Adenosin-Verstoffwechslung → Wirkung verstärkt) oder Methylxanthinen (konkurrierende agonisten → abschwächend) sowie 12 Stunden Abstand zu Xanthin enthaltenden Nahrungsmitteln (Schokolade) und Getränken (Kaffee, Cola, Tee)
											• Umsetzung unbekannt • Verstärkung von die Blutgerinnung hemmenden Wirkstoffen • **KI** schwere NI

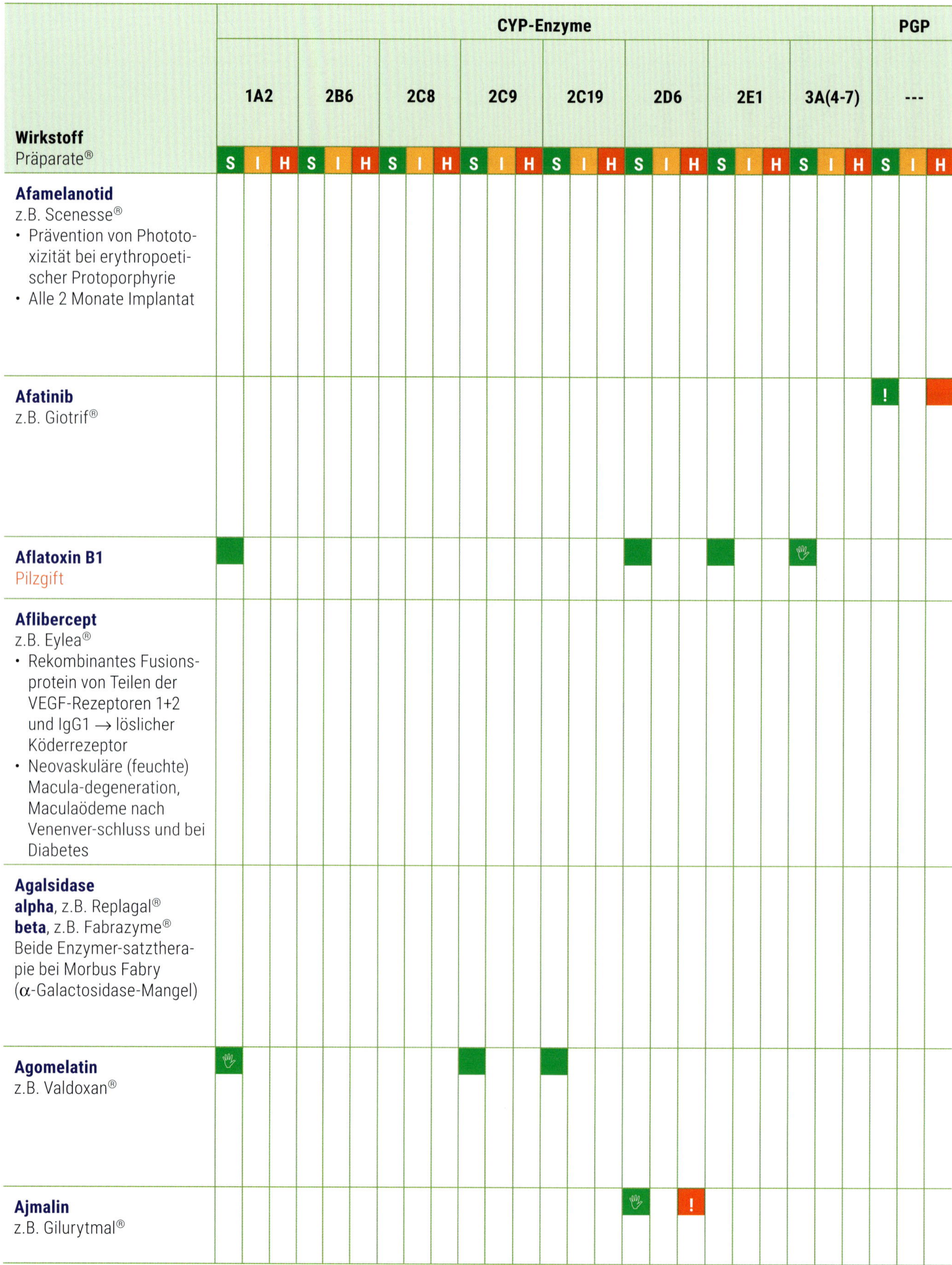

Wirkstoff Präparate®	**CYP-Enzyme**																									**PGP**		
	1A2			**2B6**			**2C8**			**2C9**			**2C19**			**2D6**			**2E1**			**3A(4-7)**			**---**		
	S	I	H	S	I	H	S	I	H	S	I	H	S	I	H	S	I	H	S	I	H	S	I	H	S	I	H
Afamelanotid z.B. Scenesse® • Prävention von Phototo-xizität bei erythropoeti-scher Protoporphyrie • Alle 2 Monate Implantat																											
Afatinib z.B. Giotrif®																									!		■
Aflatoxin B1 Pilzgift	■															■			■			✋					
Aflibercept z.B. Eylea® • Rekombinantes Fusions-protein von Teilen der VEGF-Rezeptoren 1+2 und IgG1 → löslicher Köderrezeptor • Neovaskuläre (feuchte) Macula-degeneration, Maculaödeme nach Venenver-schluss und bei Diabetes																											
Agalsidase **alpha**, z.B. Replagal® **beta**, z.B. Fabrazyme® Beide Enzymer-satzthera-pie bei Morbus Fabry (α-Galactosidase-Mangel)																											
Agomelatin z.B. Valdoxan®	✋									■			■														
Ajmalin z.B. Gilurytmal®																✋		!									

Anticholinerge NW	Agranulozytose	Serotonin-Syndrom	QTc-Verlängerung	Na^+ ↓/ SIADH	Kalium-Dysbalance	Krampfschwelle ↓	Cave Licht ☼	Blutglucose ↓/↑	Achtung Niere	Achtung Leber	Besondere Anmerkungen
									■	■	• Target Melanozytenhormon stimulierender Rezeptor • Abbau zu Peptidfragmenten und Aminosäuren • UAW Übelkeit, Kopfschmerzen, Hitzewallungen, Pigmentstörungen (verschiedene Hautreaktionen angegeben, jedoch *kein* Hinweis auf Lichttoxizität), Infektionen • UAW Hämatome an der Implantationsstelle beachten; außerdem alle 6 Monate auf Pigmentanomalien prüfen • Sonnenschutzmaßnahmen wie gewohnt beibehalten • **KI** schwere Nieren- und Leberschäden (mangels Daten) • Zuverlässige Kontrazeption bis 3 Monate nach Therapieende
									■	■	• PGP-Interaktion *in vitro*, zu starken PGP-Hemmstoffen dennoch Abstand von 6-12 Stunden einhalten, z.B. Azol-Antimykotika, Ritonavir und andere Protease-Hemmer, Verapamil • Häufig Hauttoxizität • **KI** GFR <30 ml/min und schwere LI • Nüchterneinnahme • Sondenapplikation möglich
										■	• Substrat an 2A6 • Hochgradige Lebertoxizität
											• Wahrscheinlich proteolytischer Abbau • Wenig systemisches Auftreten als inaktiver stabiler Komplex mit VEGF • UAW Bindehautblutung, Augenschmerzen, Glaskörperabhebung, Katarakt, Glaskörperschlieren, erhöhter Augeninnendruck, Netzhautablösung, erhöhte Tränensekretion, Fremdkörpergefühl im Auge, Hornhautödem, Schmerzen an der Injektionsstelle • In Gruppe mit → Pepaptanib, → Ranibizumab • Risiko für erhöhten Augeninnendruck bei Verwendung der Eylea® Fertigspritze bis 7-fach erhöht im Vergleich mit Eylea® Injektionslösung in der Durchstechflasche mit einer Luer-Lock-Spritze, BASG-Mitteilung vom 15.04.2021)
									■		• Peptid-Hydrolyse • **KI** Amiodaron, Benoquin, Chloroquin und Gentamicin, da diese Wirkstoffe ebenfalls die α-Galactose-Aktivität- hemmen • UAW infusionsbedingte Reaktionen, die immer wieder unter Entwicklung einer kardialen Symptomatik ablaufen, z.B. verschiedene Herzrhythmusstörungen • Bei GFR <60 ml/min kann die Reaktion der Niere auf eine Enzym-Ersatztherapie verändert sein, trotzdem keine Dosisreduktion • Keine Studien mit Patienten mit LI
										■	• Bioverfügbarkeit bei Komb. m. Fluvoxamin wesentlich größer, jedoch keine klinische Konsequenz, da Agomelatin bereits in der Normal-dosierung alle Rezeptoren sättigt • Dennoch Vorsicht mit Arzneimitteln, die über 1A2 bzw. 2C9 metabolisiert werden: Estrogene, Enoxacin, Propranolol, Rifampicin • Zigarettenrauch reduziert Bioverfügbarkeit von Agomelatin • Transaminasen-Kontrollen (Patientenpässe!)
	■		!!							■	• UAW AV-Block, QRS-Verbreiterung • QT-Hinweis bei MediQ • Cave Bradykardie bei Komb.m. Digitalis

Wirkstoff Präparate®	CYP-Enzyme																								PGP		
	1A2			2B6			2C8			2C9			2C19			2D6			2E1			3A(4-7)			---		
	S	I	H	S	I	H	S	I	H	S	I	H	S	I	H	S	I	H	S	I	H	S	I	H	S	I	H
Albendazol z.B. Eskazole®	grün	orange, !											grün									grün, ✋			grün		
Albiglutid z.B. Eperzan® Glucagon-like Peptid-(GLP-1-) Agonist																											
Albutrepenonacog alfa, F IX z.B. Idelvion® Prodrug-Charakter																											
Aldesleukin z.B. Proleukin® Interleukin-2																					rot			rot			
Alectinib z.B. Alecensa® Proteinkinase-Hemmer																						grün, !					rot
Alefacept z.B. Amevive® • Fusionsprotein aus dem Integrin LFA-3 und IgG1 • Antipsoriatikum																											

Anticholinerge NW	Agranulozytose	Serotonin-Syndrom	QTc-Verlängerung	Na^+ ↓/ SIADH	Kalium-Dysbalance	Krampfschwelle ↓	Cave Licht ☼	Blutglucose ↓/↑	Achtung Niere	Achtung Leber	Besondere Anmerkungen
	*					#				■	• 1A1-Induktor und FMO-Substrat • Für 1A2 auch hemmende Wirkung angegeben (DrugBank) • *) Blutbild-Veränderungen inklusive Agranulozytose bei hoher Dosierung, z.B. >400 mg täglich und länger als 10 Tage • #) Erhöhter intrakranieller Druck und Krampfanfälle durch absterbende Parasiten bei Neurozystizerkosen • **KI** Schwangerschaft, *nicht-hormonale* Kontrazeption bis ein Monat nach der Behandlung erforderlich, da Ovulationshemmer unsicher • Bei Anstieg der Leberwerte absetzen
								K	■		• Hauptumsetzung über Proteasen • UAW Herzrhythmusstörungen (häufiger bei Männern und bei NI) • Hypoglykämie bei Monotherapie auf Placeboniveau, aber häufig in Komb. m. Insulin oder oralen Antidiabetika (Sulfonylharnstoffe, Metformin, Pioglitazon) • Verzögerte Magenentleerung → Resorptionsbeeinträchtigung anderer Pharmaka, z.B. Simvastatin • Cave akute Pankreatitis, Komb. m. Acarbose vermeiden • Bei GFR <30 ml/min nicht empfohlen
											• *Siehe Blutgerinnungsfaktoren* • Genetische Fusion mit Albumin, Aktivierung nach kataboler Entfernung von Albumin
	■				↑			*	■	■	• Hauptweg renal • WW mit ZNS-aktiven Substanzen, Organtoxizität anderer Arzneimittel verstärkt, Blutdrucksenker verstärkt • Vorsicht bei Diabetes, Nachjustierung von Antidiabetika • *) Hyperglykämie häufig, Diabetes mellitus aber nur selten, laut Fach-Info gelegentlich auch Hypoglykämie • Schwere Organ- und Bluttoxizität, Kapillarleck-Syndrom, Exacerbation von Autoimmunerkrankungen, Schilddrüsen- und Ca^{2+}-Dysbalancen • Bei Fieberreaktion Paracetamol • **KI** schwere NI oder LI
							■		■	■	• PGP- und schwache BCRP-Hemmung *in vitro* • Vorsicht mit starken 3A4-Induktoren und -Hemmern sowie PGP-Substraten, z.B. Dabigatran, Digoxin, Topotecan • Toxisch an inneren Organen (Herz, Bradykardie; Leber, Enzymanstiege), Sehstörungen, Anämie, ↑ Kreatinphosphokinase (CPK, Myalgie) • Verlässliche Kontrazeption bis 3 Monate nach Therapieende • Vorsicht bei schwerer NI, keine Daten ab mittelschwerer LI
											• Abbau durch Proteasen • Kleiner Anteil renal ausgeschieden • UAW Lymphopenie, schwere Infekte (**KI** HIV-Infektion), maligne Erkrankungen, Hypersensitivitätsreaktionen • Keine Studien zu WW, aber auch keine Auffälligkeiten

Wirkstoff Präparate®	CYP-Enzyme																										PGP		
	1A2			2B6			2C8			2C9			2C19			2D6			2E1			3A(4-7)			---		
	S	I	H	S	I	H	S	I	H	S	I	H	S	I	H	S	I	H	S	I	H	S	I	H	S	I	H
Alemtuzumab z.B. Lemtrada® • Monoklonaler Antikörper • Second-Line-Therapeutikum bei hochaktiver schubförmig-remittierend verlaufender Multipler Sklerose (Mitteilung des BASG vom 26.04.2019)																											
Alendronsäure Syn. Alendronat																											
Alfacalcidol z.B. Etalpha Leo® = 1⊠-Hydroxy-Vitamin D_3, Prodrug-Charakter, rasche Umwandlung zu 1,25-Dihydroxy-Vitamin D_3																											
Alfentanil z.B. Rapifen®																						■					■
Alfuzosin																						■					
Alglucerase z.B. Ceredase®																											
Alglucosidase alpha Syn. ⊠-1,4-Glucosidase z.B. Myozyme® Enzymersatz-therapie bei Morbus Pompe (Akkumulierung von Glykogen in den Muskelzellen → Zellzerreißungen, Selbstverdauung, Muskeldystrophie)																											

Anticholinerge NW	Agranulozytose	Serotonin-Syndrom	QTc-Verlängerung	Na^+ ↓/ SIADH	Kalium-Dysbalance	Krampfschwelle ↓	Cave Licht ☼	Blutglucose ↓/↑	Achtung Niere	Achtung Leber	Besondere Anmerkungen
										■	• Umsetzung durch Proteasen • 5-Tages-Anwendung bei multipler Sklerose, Wiederholung an 3 Tagen 1 Jahr später • Vorbehandlung mit Glucocorticoiden, Antihistaminika, Antipyretika obligat, orale Herpes-Prophylaxe empfohlen • Alle typischen (schweren) UAW monoklonaler Antikörper, v.a. Infektionen, Blutdyskrasie, Schilddrüsen-Dysbalancen, Kopfschmerzen • Überwachung der Vitalparameter, z.B. Blutdruck, Entwicklung einer Tachykardie, EKG-Veränderungen) und gegebenenfalls Infusionsstopp • Keine Untersuchungen bei NI und LI, Überwachung der Leberfunktion • Kontrazeption bis 4 Monate nach Therapieende, zu Lebendvakzine 6 Wochen Abstand
						*			■		• Hauptumsetzung renal unverändert • *Beachte Einnahmehinweise Kap. 4.2* • Praxisrelevante UAW Hypocalcämie, Folgeschäden möglich, z.B. Kieferknochennekrosen (⟶ Zahnbehandlungen vermeiden bzw. Gebiss vor Therapiebeginn sanieren), atypische Femurfrakturen, Nekrosen des äußeren Gehörganges, Herzrhythmusstörungen, Hypästhesien und Tetanie(*) – Für ausreichende Ca^{2+}-Zufuhr sorgen – Cave Verstärkung einer Hypocalcämie durch Aminoglykosid-Antibiotika, Schleifendiuretika, Calcitonin • Weitere UAW dyspeptische Beschwerden, Entzündungen der Speiseröhre, muskuloskeletale Schmerzen, Hypophosphatämie, Hypomagnesiämie • Laut Fachinformation keine Veränderungen des Kalium-Spiegels, ebenso bei Clodron-, Ibandron- und Risedronsäure – Hypo- *oder* Hyperkaliämie aber bei Pamidron- und Zoledronsäure • **KI** andere Bisphosphonate, z.B. keine parenteralen Kuren und zusätzlich Tablettenbehandlung für zuhause • Q_0-Wert „niedrig", **KI** GFR <35-30 ml/min
											• ⟶ Cholecalciferol, ⟶ Calcitriol • WW mit Thiazid-Diuretika (Hypercalcämie), Antikonvulsiva (Enzyminduktion), Magnesium und/oder Aluminium enthaltenden Antacida (Erhöhung der Mg^{2+}- und Al^{3+}-Spiegel) • Cave Hypercalcämie, z.B. bei Komb. m. anderen Vitamin-D- und Ca^{2+}-Präparaten, Gefahr von Calciurie und Nierensteinen, weiters auf Hyperphosphatämie achten
											Vorsicht bei Komb. m. 3A4-Induktoren und -Inhibitoren, Alternative Sufentanil
			!							■	**KI** schwere LI
											• Aus humaner Placenta gewonnen • Indikation Morbus Gaucher Typ 1; seit 1994 nicht mehr in Verwendung
						*					• Enzymersatztherapie • Targets Glykogen und Mannose-6-phosphat-Rezeptor • Abbau durch Proteasen • Vorsicht bei der Komb. m. Immunsuppressiva (↑ Risiko für schwere Atemwegsinfektionen) • *) Häufig Muskelzuckungen, Muskelkrämpfe, Myalgie • UAW Tachykardie, Husten, Erbrechen, Hautreaktionen, Kreislaufbeschwerden, Fieber, nephrotisches Syndrom, Erregung • Keine Untersuchungen bei Patienten mit NI, LI, aber bisher auch keine Ausschlussgründe

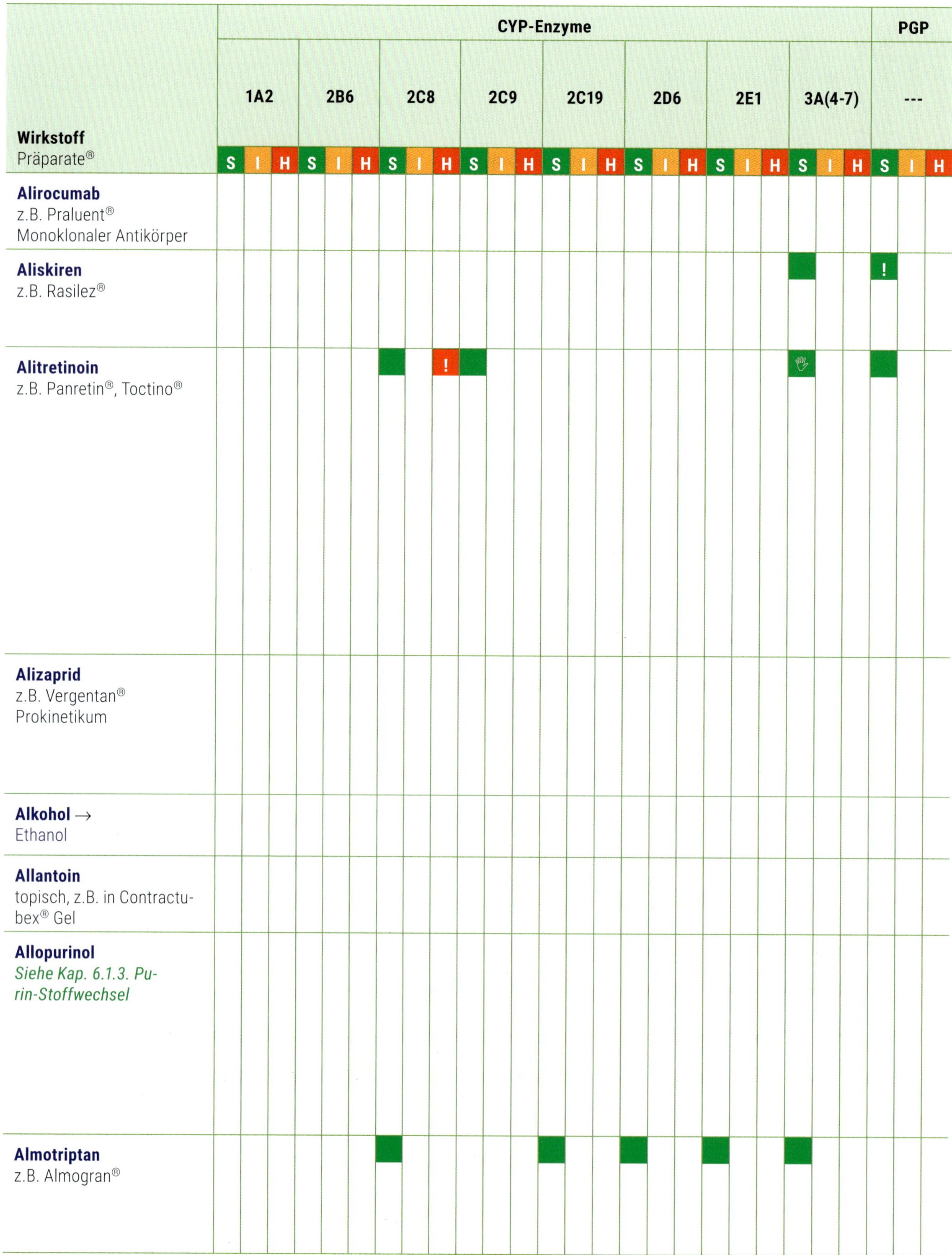

Wirkstoff Präparate®	CYP-Enzyme																								PGP		
	1A2			2B6			2C8			2C9			2C19			2D6			2E1			3A(4-7)			---		
	S	I	H	S	I	H	S	I	H	S	I	H	S	I	H	S	I	H	S	I	H	S	I	H	S	I	H
Alirocumab z.B. Praluent® Monoklonaler Antikörper																											
Aliskiren z.B. Rasilez®																						■			!		
Alitretinoin z.B. Panretin®, Toctino®							■		!	■												✋			■		
Alizaprid z.B. Vergentan® Prokinetikum																											
Alkohol → Ethanol																											
Allantoin topisch, z.B. in Contractubex® Gel																											
Allopurinol *Siehe Kap. 6.1.3. Purin-Stoffwechsel*																											
Almotriptan z.B. Almogran®							■						■			■			■			■					

Anticholinerge NW	Agranulozytose	Serotonin-Syndrom	QTc-Verlängerung	Na^+ ↓/ SIADH	Kalium-Dysbalance	Krampfschwelle ↓	Cave Licht ☼	Blutglucose ↓/↑	Achtung Niere	Achtung Leber	**Besondere Anmerkungen**
											• Hauptumsetzung über Proteasen • UAW grippeähnliche Reaktionen, Juckreiz • Bei Patienten mit stark eingeschränkter Nierenfunktion doppelt so hohe Exposition
					↑						• Umsetzung auch über OATP1B1 • Ausscheidung über Harn und Galle • Vorsicht bei der Komb. m. ACE-Hemmern und Sartanen • Dosisreduktion erst bei schwerer LI
											• Interaktion an CYP26C1 (DrugBank), ***vergleiche Acitretin, Isotretinoin*** (26A1); diese Interaktion von 2019 wurde aus dem Dossier genommen • Hauptweg nach Glucuronidierung renal, 30% über Stuhl • **KI** Tetracycline, andere Retinoide, Vitamin A, Johanniskraut • Nicht empfohlen Amiodaron (gleiche CYP-Interaktionen), starke 3A4-Hemmer, z.B. Ketoconazol), starke 2C9-Hemmer, z.B. Fluconazol, Miconazol, Oxandrolon, starke 2C8-Hemmer, z.B. Gemfibrozil, 2C8-Substrate, z.B. Paclitaxel, Repaglinid, Rosiglitazon • 25% Reduktion des Plasmaspiegels von Simvastatin • UAW Kopfschmerzen, Gesichtsröte, Transaminasen-Anstieg, trockene Augen, Visusbeeinträchtigung • Vorsicht bei Dyslipiämien und Hypothyreose • UV-Bestrahlung vermeiden, da zahlreiche Hautreaktionen möglich • **KI** LI, schwere NI • **KI** Schwangerschaft, striktes Schwangerschaftsschutzproramm
									0,2		• Hauptweg renal unverändert • Dopamin-Agonisten, Levodopa (jeweils ↓ Wirkung), ZNS-Depressiva (v.a. Phenothiazine, Alkohol), Dexamethason (↑ EPS), Antihypertensiva (↑ orthostatische Hypotension), Anticholinergika (↓ Wirkung) • Cave Frühdyskinesien, Torticollis, Gesichtsspasmen, Epilepsie • Dosisreduktion ab GFR <50 ml/min (Hälfte) und <10 ml/min (Viertel)
											• Umsetzung unverändert • Antithrombotikum zur Narbenpflege • Nicht auf offene Hautstellen bringen, extreme Kälte, UV-Licht vermeiden
								A	0,8	H	• Hypoglykämie-Gefahr bei Komb. m. Gliptinen oder Pioglitazon • Bei Monotherapie hingegen seltene UAW Diabetes mellitus • Bei Komb. m. Thiazid-Diuretika und nicht beachteter NI schwere Unverträglichkeitsreaktionen möglich • Bei Komb. m. ACE-Hemmern zu Beginn erhöhtes Risiko für immunologische Unverträglichkeitsreaktionen (Fieber beachten, Blutbild, Hautveränderungen) • Hautreaktionen bei Komb. m. Aminopenicillinen • Allopurinol-Medikation immer wieder hinterfragen, „Harnsäure-Kosmetikum", Therapieversuch mit nur 100 mg/Tag
						*					• Substrat ferner von MAO, FMO • Großer Anteil renal unverändert • Risiko für WW via CYP-Enzyme, MAO-A und -B gering (*In-vitro*-Daten) • ***UAW, WW, KI, * siehe Triptane*** • Bei schwerer NI max. 12,5 mg/24 Stunden, **KI** schwere LI

Wirkstoff Präparate®	**CYP-Enzyme**																								**PGP**		
	1A2			**2B6**			**2C8**			**2C9**			**2C19**			**2D6**			**2E1**			**3A(4-7)**			**---**		
	S	I	H	S	I	H	S	I	H	S	I	H	S	I	H	S	I	H	S	I	H	S	I	H	S	I	H
Alogliptin z.B. Vipidia®, in Incresync®, in Vipdomet®																■						■					
Alosetron Reizdarmsyndrom mit Leitsymptom Durchfall (USA)	■		■							■											■	■					
Alpelisib z.B. Piqray® • Phosphoinositid-3-Kinase-alpha-Inhibitor (PI3Kα, Enzym mit vier regulatorischen Unter-einheiten • Für Patienten mit PI3K-CA-Mutationen (PI3KCA = PI3K-kodie-rendes Gen)					■				■		■				■							■					■
Alpha-Blocker z.B. → Doxazosin → Prazosin → Silodosin → Terazosin																											
Alprazolam z.B. Xanor®										■			■									■					
Alprostadil z.B. Prostavasin®, Caver-ject®, Muse® Syn. Prostaglandin E1																											

Anticholinerge NW	Agranulozytose	Serotonin-Syndrom	QTc-Verlängerung	Na+ ↓/ SIADH	Kalium-Dysbalance	Krampfschwelle ↓	Cave Licht ☼	Blutglucose ↓/↑	Achtung Niere	Achtung Leber	Besondere Anmerkungen
								K			• CYP-Interaktionen *in vitro* • Hauptumsetzung über Niere • Geringes Interaktionspotenzial, selbst in Bezug auf Hypoglykämie • Dosisdeckelung bei NI: GFR 60-30 ml/min → TMD 12,5 mg, GFR >30 ml/min → TMD 6,25 mg
						*					• Schwacher Hemmer von NAT2 • Zulassung zunächst nur bei Frauen, später auch für Männer, ***Gender-Aspekte siehe Kap. 6.7.7*** • UAW schwere Obstipation, Übelkeit, Bauchschmerzen, ischämische Darmentzündung, *) Muskelkrämpfe • **KI** Fluvoxamin (1A2), Vorsicht bei der Komb. m. Ketoconazol (1A2), Hydralazin, Isoniazid, Procainamid (alle NAT2)
					↓	*					• Komb. m. Fulvestrant obligat • **Aktiver Metabolit BZG791** hemmt OAT3, PGP und Darm-BCRP • Vorsicht bei der Komb. m. Bisphosphonaten, BCRP-Inhibitoren (z.B. Eltrombopag, Lapatinib, Pantoprazol), Bupropion, Denosumab, Encorafinib, Ribociclib, Rifampicin, Warfarin (2C9) sowie allgemein PGP-Substraten • Neben Hypokaliämie auch Hypocalcämie, Hypomagnesiämie • *) Muskelspasmen • Verträglichkeit nicht besonders gut, z.B. Hyperglykämie bei >60% der Behandelten (mitunter aber auch Hypoglykämie), ferner schwere Hautreaktionen möglich (<50%), gastrointestinale Beschwerden (30-60%), Sehstörungen, Kiefernekrosen, verminderte Blutzellen, Hypertonie • Engmaschige Blutzuckerkontrollen und HbA1c-Wertbestimmungen • Einnahme mit Mahlzeit
											PRISCUS-Beurteilung/ältere Personen bei Verwendung als Antihypertensiva in Monotherapie: • UAW im Urogenitaltrakt und ZNS mit anticholinergem Gepräge • Erhöhtes Risiko für cerebrovaskuläre und kardiovaskuläre Erkrankungen
											• Angaben zum 2C9- (DrugBank) und 2C19- (MediQ) Substrat-Status divergierend • Wirkungsverstärkung durch starke CYP3A4-Inhibitoren • Dosisreduktion bei der Komb. m. Fluvoxamin notwendig (Oxidations-Hemmung) • Verstärkte Toxizität von Digoxin • Einsatz mit Hinblick auf den **PRISCUS-Status** mit großer Bedachtsamkeit • ***Gender-Aspekte siehe Kap. 6.7.6***
											• Hauptwege Oxidation und renale Ausscheidung • WW Sympathomimetika (↓ Wirkung), Alpha-Blocker sowie allgemein Antihypertensiva und Vasodilatatoren (beide ↑ Wirkung), Antikoagulanzien, TAH (↑ Wirkung, cave Blutung) • Keine gleichzeitige Verabreichung von Alprostadil mit anderen Mitteln zur Behandlung der erektilen Dysfunktion, z.B. Papaverin, Sildenafil, cave Priapismus (Erektion >4 Stunden)

Wirkstoff Präparate®	CYP-Enzyme																							PGP		
	1A2			2B6			2C8			2C9			2C19			2D6			2E1			3A(4-7)			---		
	S	I	H	S	I	H	S	I	H	S	I	H	S	I	H	S	I	H	S	I	H	S	I	H	S	I	H
Alteplase z.B. Actilyse® • Fibrinolytikum • Rekombinanter menschlicher Gewebeplasminogenaktivator, der Plasminogen direkt zu Plasmin aktiviert • Akuter Myokardinfarkt, Schlaganfall • *Vergleiche* → Tenecteplase																											
Amantadin Strukturell dem Memantin ähnlich																											
Ambrisentan z.B. Volibris®													■									*			■		
Ambroxol																						!					
Amfebutamon → Bupropion																											
Amfenac z.B. Nevanac® Augentropfen Aktive Komponente aus **Nepafenac**																											
Amfepramon Syn. Diethylpropion, Diethylcathinon Indirektes Sympathomimetikum z.B. Regenon® Prodrug von Ethcathinon, *siehe Kap. 6.3*																											

Anticholinerge NW	Agranulozytose	Serotonin-Syndrom	QTc-Verlängerung	Na^+ ↓/ SIADH	Kalium-Dysbalance	Krampfschwelle ↓	Cave Licht ☼	Blutglucose ↓/↑	Achtung Niere	Achtung Leber	**Besondere Anmerkungen**
						*					• Umsetzung ± unbekannt, rascher Abbau in der Leber • Wichtigste UAW Blutungen in allen Organen möglich (intracerebral gefürchtet), Blutdruckabfall, Angina-pectoris-Anfälle • Erhöhte Blutungsgefahr bei Komb. m. mit anderen Gerinnungshemmern, v.a. GPIIb/IIIa-Antagonisten • Besondere Vorsicht bei Bluthoch-druck (systolisch >160 mm Hg, cave Überempfindlichkeitsreaktionen bei Komb. m. ACE-Hemmern • *) In Zusammenhang mit cerebro-vaskulären Ereignissen
!			■			■			0,1		• Hauptweg renal unverändert • Keine Einnahme nach 16 Uhr → Unruhe, Schlafstörungen, Verwirrtheit • Regelmäßig Kontroll-EKG aufzeichnen • **KI** Memantin • Vorsicht bei Komb. m. Domperidon!
										■	• Viel wichtiger Glucuronidierung über UGT1A3+9 und UGT2B7, daher gute Leberfunktion notwendig • *) 3A5 besonders ausgewiesen • Bei Komb. m. Ciclosporin TMD Ambrisentan 5 mg, bei Komb. m. Rifampicin engmaschige Kontrollen • *Keine* WW z.B. mit Digoxin, Ethinylestradiol, Ketoconazol, Norethindron, Omeprazol, Sildenafil, Tadalafil, Warfarin • UAW Kopfschmerzen, Schleimhaut-schwellungen der oberen Atemwege, Transaminasen-Erhöhung • Sichere Kontrazeption erforderlich
									0,9	■	• Hauptumsetzung via UGT und renale Ausscheidung • Bei gleichzeitiger Verabreichung mit Amoxicillin, Cefuroxim, Doxcyclin, Erythromycin → erhöhte Antibiotika-Konzentrationen in broncho-pulmonalen Sekreten und Sputum • Bei allen Arten von Hautreaktionen unverzüglich absetzen • Bei NI belastende Anhäufung von Metaboliten in der Leber, Vorsicht auch bei schwerer Lebererkrankung
							*				• Aktivierung via Hydrolyse • Renale Ausscheidung nach Hydroxylierung des aromatischen Rings und Glucuronidierung • Verschiedene UAW am Auge, direktes Sonnenlicht vermeiden(*); Keratitis punctata bei Diabetikern; cave Epithelschäden der Hornhaut • Keine Untersuchungen zu NI, LI, jedoch auch keine Auffälligkeiten
	■										• Umsetzung via N-Dealkylierung • Hauptweg renal • Phenothiazine, Butyrophenone heben die zentral stimulierende und anorektische Wirkung auf • Bei Komb. m. Coffein → ↑ Wirkung → Missbrauchspotenzial beachten • Cave EKG-Veränderungen, Bluthochdruck, pulmonale Hypertonie • Cave Arrhythmien durch Anästhetika • *Vergleiche auch Bupropion*

Wirkstoff Präparate®	CYP-Enzyme																											PGP		
	1A2			2B6			2C8			2C9			2C19			2D6			2E1			3A(4-7)			---		
	S	I	H	S	I	H	S	I	H	S	I	H	S	I	H	S	I	H	S	I	H	S	I	H	S	I	H
Amifampridin z.B. Firdapse® Lambert-Eaton-Myastheni-sches Syndrom																											
Amikacin Aminoglykosid-Antibioti-kum																											
Amilorid																											
Aminoglutethimid		!												!									!				
Aminophyllin Syn. Theophyllin-Ethylendi-amin → Theophyllin																											
4-Aminosalicylsäure Syn. PAS z.B. PAS-Fatol®, Granupas®																											
Amiodaron z.B. Sedacoron®	■		■				!		■	■		!	■			■		!				✋		!			!

Anticholinerge NW	Agranulozytose	Serotonin-Syndrom	QTc-Verlängerung	Na^+ ↓/ SIADH	Kalium-Dysbalance	Krampfschwelle ↓	Cave Licht ☼	Blutglucose ↓/↑	Achtung Niere	Achtung Leber	Besondere Anmerkungen
			*								• Hauptumsetzung Acetylierung via NAT1+2, Ausscheidung renal • *) QT-Verlängerung gemäß www.compendium.ch, laut Fachinformation keine QT-Verlängerung, jedoch **KI** QT-Zeit verlängernde Wirkstoffe • Vorsicht bei der Komb. m. Cholinergika (↑ Wirkung), Anticholinergika (↓ Wirkung, betrifft auch „unerwünschte anticholinerge Wirkungen), Muskelrelaxanzien (↓ Wirkung, z.B. Mivacurium, Suxamethonium) • Vorsicht bei Nieren- und Leberschäden, Dosisanpassung bei LI
									0,04		• Hauptweg renal unverändert • Additiver nephrotoxischer und ototoxischer Effekt mit anderen potenziell nephrotoxischen oder ototoxischen Arzneimitteln, z.B. andere Aminoglykosid-Antibiotika, Amphotericin B, Ciclosporin, Etacrynsäure, Furosemid, Platin, Tacrolimus, Vancomycin • Cephalosporine → ↑ Kreatinin • Bisphosphonate → Hypocalcämie • WW mit Curare, Muskelrelaxanzien, Procainamid, Inhalationsnarkotika • Ab GFR <50 ml/min Tagesdosierung in mehreren Einzeldosen zuführen
					↑				0,5		• Hauptausscheidung unverändert • Komb. m. HCT zur Vermeidung von K^+-Verschiebungen
											Zusätzlich Hemmung der Aromatase (pharmakodynamische Hauptwirkung)
											Verbesserung der Löslichkeit von Theophyllin
									0,9		• Hemmstoff der Myeloperoxidase • Komb. m. Isoniazid, Phenytoin → ↑ Blutspiegel jeweils beider Wirkstoffe • Bei Komb. m. Diphenhydramin → ↓ PAS-Spiegel, daher nicht empfohlen • Vorsicht bei der Komb. b. Digoxin (Spiegel überwachen), Ethionamid (UAW verstärkt), Vitamin B_{12} (Resorption reduziert) • Additive Blutzelltoxizität bei Komb. m. Zytostatika • Schilddrüsenfunktion überwachen, Agranulozytose und Hypoglykämie sehr selten • Auf Leberzeichen achten (Ausschlag → Fieber), **KI** schwere NI
			!!							H	• Zusätzlich 1A1-, 2J2-Substrat sowie 2A6- und relevanter VMAT2-Blocker • 1A2-Interaktionen und 2C8-Hemmung jeweils *in vitro* • An PGP auch induzierende Wirkung beschrieben (DrugBank) • Für die Praxis CYP-Blockaden relevant – CYP3A4: Anstieg der Konzentration von Substanzen wie Ciclosporin, Fentanyl, Simvastatin (bei Gaben >20 mg/d), Lovastastin, Atorvastatin – CYP2D6: Reduzierte Wirkung von Tramadol, Tamoxifen, Codein – die genannten Wirkstoffe können in diesem Fall nicht in ihre aktiven Formen übergeführt werden! – CYP2C9: Verstärkte Effekte von Cumarinen, Rivaroxaban, Dabigatran (Dosisreduktion!), Phenytoin – Gegebenenfalls modulierende Wirkungen an 2C8 bedenken • Hemmung von PGP erst in höheren Dosierungen >600 mg, dann aber relevante Interaktionen, z.B. mit Metildigoxin • Photosensibilisierung bei bis zu 50% der Behandelten, graue Hautpigmentierung in den belichteten Hautarealen möglich, die jahrelang persistieren • Additive QT-Verlängerung bei Komb. m. Makrolid-Antibiotika und Fluorchinolonen bedenken • Rotschimmelreis vermeiden

	CYP-Enzyme																								PGP		
	1A2			2B6			2C8			2C9			2C19			2D6			2E1			3A(4-7)			---		
Wirkstoff Präparate®	S	I	H	S	I	H	S	I	H	S	I	H	S	I	H	S	I	H	S	I	H	S	I	H	S	I	H
Amisulprid z.B. Solian®																									!		
Amitriptylin z.B. Saroten® *Siehe Kap. 7.1* Aktiver Metabolit **10-Hydroxy-Nortriptylin**	■			■			■		■	■			!		■	!		■	■		■	■		■	■		
Amlodipin z.B. Norvasc®, in Triveram® (Komb. m. ASS, Atorvastatin)				■		■			■									■				!		■	■		■
Amodiaquin (Malaria-Mittel)							✋					!						!									!
Amorolfin z.B. Loceryl®																											
Amoxapin → Loxapin																											

Anticholinerge NW	Agranulozytose	Serotonin-Syndrom	QTc-Verlängerung	Na⁺ ↓/ SIADH	Kalium-Dysbalance	Krampfschwelle ↓	Cave Licht ☼	Blutglucose ↓/ ↑	Achtung Niere	Achtung Leber	**Besondere Anmerkungen**
									0,05		• Hauptausscheidung unverändert • **KI** Levodopa, Dopamin-Agonisten • Im Unterschied zu Sulpirid *keine* anticholinergen UAW angegeben • Dosisreduktion bei NI, ***siehe Sulpirid***, jedoch **KI** ab GFR <10 ml/min
!!							A				**PRISCUS-Beurteilung**/ältere Personen: • **KI** nicht seleketive und selektive MAO-Hemmer (14 Tage Abstand, nur 1 Tag Abstand zu Moclobemid, Gefahr eines Serotonin-Syndroms, QT-Additionen, Abbauhemmung) • Nicht empfohlen: Fluvoxamin, Anticholinergika, QT-verlängernde Arzneimittel, Sympathomimetika, Thioridazin, zentrale Blutdrucksenker • Vorsicht bei der Komb. m. 2D6-Hemmern (Bupropion, Calciumkanal-Blocker, Chinidin, Ethanol, Fluoxetin, Paroxetin), Cimetidin, Fluconazol, Furosemid, Methadon, Methylphenidat, Neuroleptika, Tramadol (Krämpfe), Valproinsäure, ZNS-Dämpfer • ***Siehe Tricyclische Antidepressiva*** • Zusätzlich Sehstörungen, Schwindel, Tremor • Ausweichtherapeutikum bei älteren Personen Mirtazapin • Ausweichtherapeutika in der Indikation neuropathischer Schmerz Gabapentin, Pregabalin • *Nur* bei dosing.de Dosisreduktion bei eingeschränkter Nierenfunktion angeregt (*nicht* MediQ, AC-FI)
											• Zusätzlich 1A1- und 2A6-Blockade • 3A-Hemmung nur an 3A5, 2B6-Hemmung *in vitro* • Lichtempfindlichkeit und Hyperglykämie selten • Cave ↑ Blutdruckabfall durch andere Antihypertonika, Psychopharmaka, z.B. TCA wie Nortriptylin und PDE5-Hemmer ↑ vermeiden • Starker Blutdruckabfall auch b. Komb. mit Erythromycin und Clarithromycin möglich, ***siehe Felodipin*** • Verringerte Amlodipin-Spiegel durch 3A4-Induktoren, z.B. Carbamazepin, Phenytoin, Barbiturate, Efavirenz, Nevirapin, Rifampicin, Johanniskraut → Anwendung vermeiden bzw. Rifampicin bei den meisten Vertretern **KI** • Starke 3A4-Hemmer, z.B. Azol-Antimykotika, Ciclosporin, Cimetidin, Grapefruitsaft, Makrolid-Antibiotika, Nefazodon, Protease-Hemmer, vermeiden • TMD Simvastatin 20 mg • ↑ Tacrolimus- und Digoxin-Spiegel • Dantrolen, Fluoxetin, Quinupristin/ Dalfopristin vermeiden • UAW Kopfschmerzen, Palpitationen, Flush, Ödeme, Knöchelschwellung, Dyspnoe, Seh- und Hörstörungen, Gingivahyperplasie, Angstzeichen
											• Das von der FDA bevorzugte 2C8-Substrat für *In-vitro*-Tests • Zusätzlich 1A1- und 1B1-Substrat
											• Sehr geringes systemisches Auftreten • Trotzdem UAW Überempfindlichkeit mit systemischen Zeichen oder Bild einer Kontaktdermatitis (Häufigkeit aber jeweils nicht abschätzbar), Nagelveränderungen nach spröde und brüchig • Kosmetische Nagellacke 10 Minuten Wartezeit
											N-Desmethylloxapin via 3A4, 2C19, 2C8

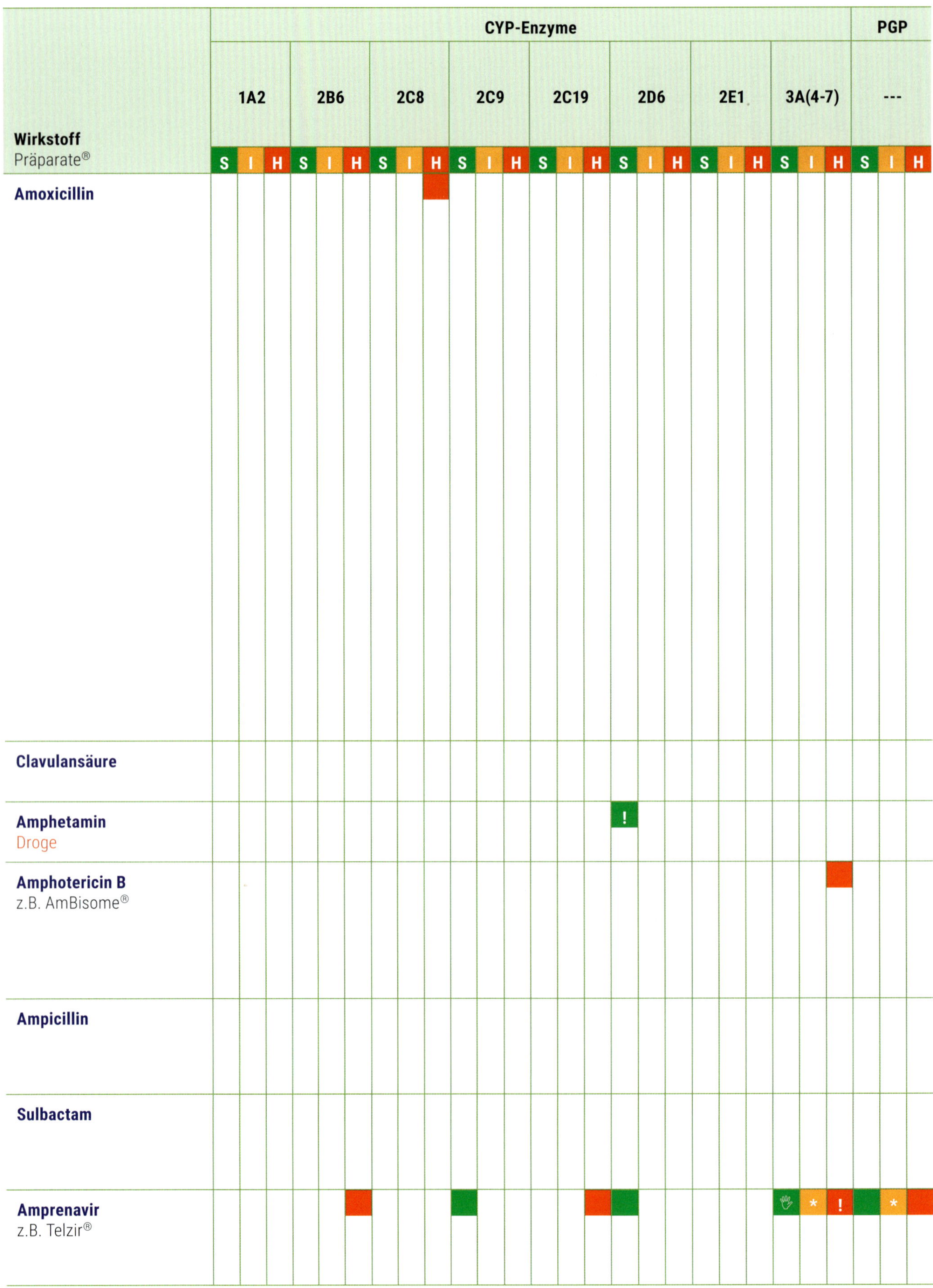

Wirkstoff Präparate®	CYP-Enzyme																									PGP		
	1A2			2B6			2C8			2C9			2C19			2D6			2E1			3A(4-7)			---		
	S	I	H	S	I	H	S	I	H	S	I	H	S	I	H	S	I	H	S	I	H	S	I	H	S	I	H
Amoxicillin									■																		
Clavulansäure																											
Amphetamin Droge																!											
Amphotericin B z.B. AmBisome®																								■			
Ampicillin																											
Sulbactam																											
Amprenavir z.B. Telzir®						■				■					■	■						✋	*	!	■	*	■

Anticholinerge NW	Agranulozytose	Serotonin-Syndrom	QTc-Verlängerung	Na^+ ↓/ SIADH	Kalium-Dysbalance	Krampfschwelle ↓	Cave Licht ☼	Blutglucose ↓/↑	Achtung Niere	Achtung Leber	Besondere Anmerkungen
	*								0,1		• Hauptweg renal unverändert • WW beachten mit – Probenecid (nicht empfohlen) → ↓ tubuläre Sekretion von Amoxicillin – Allopurinol → ↑ Exanthem-Risiko – Digitalis-Glykosiden, z.B. Digoxin → ↑ Resorption der Glykoside durch Schädigung der Darmflora – Oralen Kontrazeptiva→ ↓ von deren Wirksamkeit durch Schädigung der Darmflora und verminderte enterohepatische Zirkalution der Estrogene – Bakteriostatischen Antibiotika, z.B. Tetracyclinen → ↓ bakterizide Wirkung von Amoxicillin – Antacida → ↓ Resorption – Methotrexat → ↑ Toxizität – Antikoagulanzien → Gerinnungskontrollen – Mycophenolat → ↓ aktiver Metabolit → Überwachung auf Transplantat-Fehlfunktionen – Inaktivierung oraler Typhus-Impfstoffe • *) Risiko nicht abschätzbar, reversibel • UAW Ampicillin-Exanthem (masernartig, makulopapulös, bei erstmaliger Anwendung meist am 8.-10. Tag, bei Wiederholung bereits am 2.-3. Tag, häufiger in Zusammenhang mit Virusinfektionen und NI), mukokutane Candidose, Durchfall • Cave infektiöse Mononukleose (Pfeiffersches Drüsenfieber, Exanthem-Rate 100%), Cytomegalievirus, Allergie, Kreuzallergie mit Cephalosporinen, Antibiotika-assoziierte Colitis • Krampfanfälle bei NI, Vorsicht bei Krampfleiden in der Anamnese • Personen >40 kg: bei GFR 30-10 ml/min 500 mg/12 Stunden, GFR <10 ml/min 500 mg/24 Stunden • Kinder bis 40 kg: GFR 30-10 ml/min 15 mg/kg/12 Stunden, GFR <10 ml/min 15 mg/kg/24 Stunden
									0,5		• Hauptweg renal unverändert • Dosisanpassung ab GFR <30 ml/min, **KI** schwere LI
			S								• Zusätzlich 2A6-Blockade • MAO-Hemmer
					↓				0,95		• Hauptausscheidung renal • ↑ Risiko einer Hypokaliämie bei Komb. m. Kalium ausscheidenden Diuretika und Glucocorticoiden • Gelegentlich Krampfanfälle • Regelmäßige Kontrolle von Leber und Niere anzuraten, jedoch in der Regel keine Maßnahmen erforderlich
									0,06		• Hauptweg renal unverändert • Agranulozytose sehr selten • *WW, UAW siehe Amoxicillin* • Dosisanpassung ab GFR <30 ml/min
									0,2	*	• Hauptweg renal unverändert • Dosisanpassung ab GFR <30 ml/min • *) **KI** anamnestische Leberschäden durch Ampicillin • *Siehe auch Sultamicillin*
											• Bei akuter Gabe an 3A(4) und PGP hemmend, bei *) chronischer Medikation Umschwenken auf Induktion • **KI** für 3A4- und 2D6-Substrate mit geringer therapeutischer Breite, z.B. Amiodaron, Flecainid, aber auch Johanniskraut

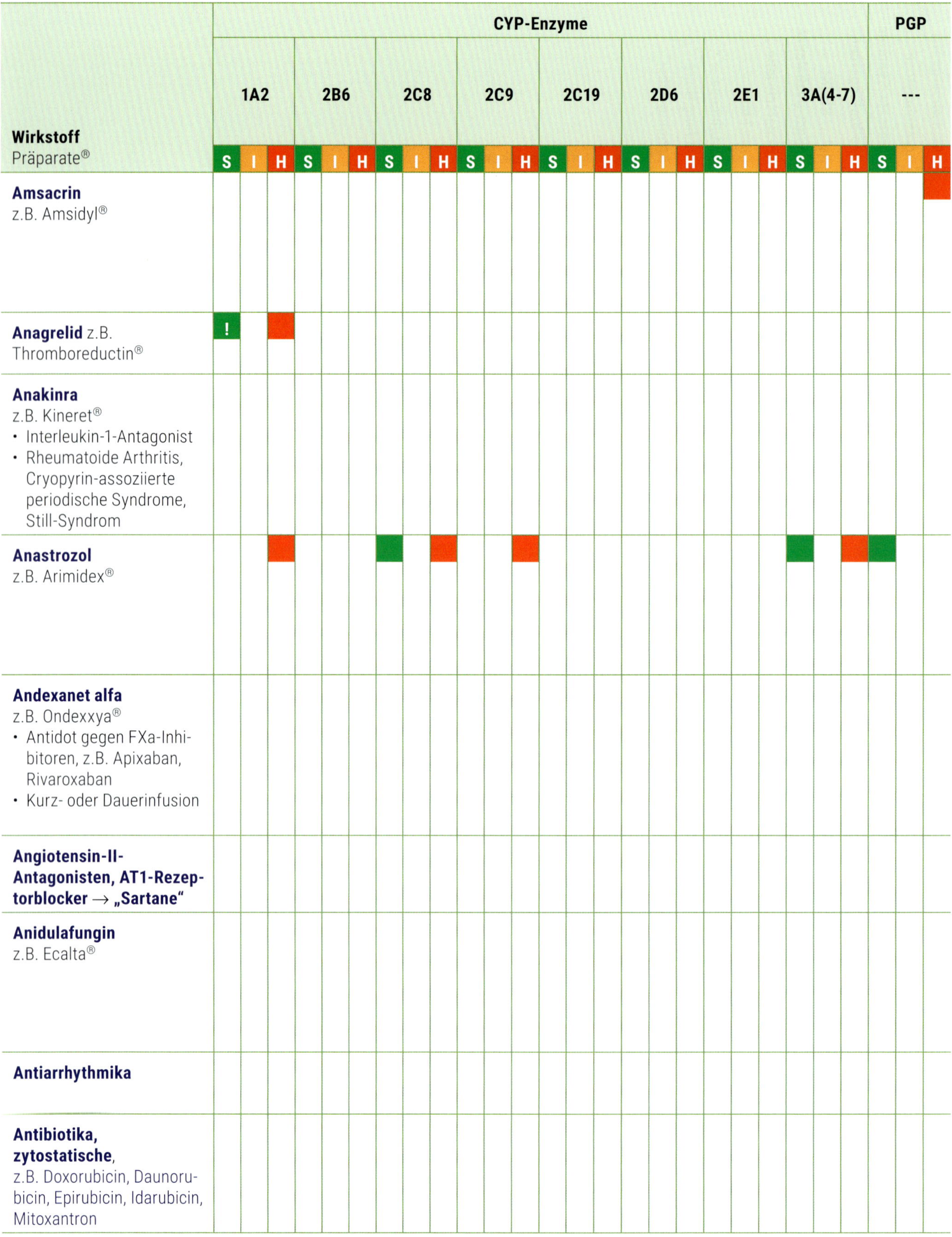

	CYP-Enzyme																								PGP		
	1A2			2B6			2C8			2C9			2C19			2D6			2E1			3A(4-7)			---		
Wirkstoff Präparate®	S	I	H	S	I	H	S	I	H	S	I	H	S	I	H	S	I	H	S	I	H	S	I	H	S	I	H
Amsacrin z.B. Amsidyl®																											
Anagrelid z.B. Thromboreductin®	!																										
Anakinra z.B. Kineret® • Interleukin-1-Antagonist • Rheumatoide Arthritis, Cryopyrin-assoziierte periodische Syndrome, Still-Syndrom																											
Anastrozol z.B. Arimidex®																											
Andexanet alfa z.B. Ondexxya® • Antidot gegen FXa-Inhibitoren, z.B. Apixaban, Rivaroxaban • Kurz- oder Dauerinfusion																											
Angiotensin-II-Antagonisten, AT1-Rezeptorblocker → „Sartane"																											
Anidulafungin z.B. Ecalta®																											
Antiarrhythmika																											
Antibiotika, zytostatische, z.B. Doxorubicin, Daunorubicin, Epirubicin, Idarubicin, Mitoxantron																											

Anticholinerge NW	Agranulozytose	Serotonin-Syndrom	QTc-Verlängerung	Na^+ ↓/ SIADH	Kalium-Dysbalance	Krampfschwelle ↓	Cave Licht ☼	Blutglucose ↓/↑	Achtung Niere	Achtung Leber	**Besondere Anmerkungen**
					↓				0,85		• Umsetzung biliär > renal • Typische (schwere) UAW von Zytostatika, v.a. Blutbild (Konserven verfügbar halten), Hämaturie, Purpura, Dyspnoe, Kardiotoxizität • Strikte Kontrazeption bei Frauen bis 3 Monate und bei Männern bis 6 Monate nach Therapieende • Lebendvakzine vermeiden
			!!								Vorsicht mit ASS
									0,25		• Umsetzung ± unbekannt • Erhöhtes Infektionsrisiko bei Komb. m. Abatacept, Adalimumab, Etanercept, Infiximab • Cave Tuberkulose, Hepatitiden, maligne Prozesse, Neutropenie, Makrophagenaktivierungssyndrom • Dosisreduktion ab GFR <50 ml/min, **KI** ab GFR <30 ml/min • Lebendvakzine vermeiden
											• Alle CYP-Interaktionen *in vitro* • Relevante Umsetzungen oxidative N-Dealkylierung, Oxidation sowie Konjugation an UGT, v.a. 1A4 • Knochendichte überprüfen • Ausscheidung großteils renal • Vorsicht bei schwerer NI und LI
											• Rekombinante Form des humanen FXa-Proteins mit fehlendem physiologischem Potenzial • UAW Unverträglichkeitszeichen, z.B. Fieber, Schwindel, Kopfschmerzen, Dyspnoe; Palpitationen, Hautreaktionen, thrombotische Ereignisse • **KI** Allergie gegen Hamsterproteine • Keine Studien zu WW • Nicht empfohlen/geeignet zur Aufhebung der Wirkung anderer Gerinnungshemmer, z.B. Edoxaban, Enoxaparin
					↓						• Hauptumsetzung via Peptidasen • Ausscheidung über Galle • Hypokaliämie häufig, andere Elektrolyt-Verschiebungen möglich (↑ Na^+, ↑ Ca^{2+}, ↓ Mg^{2+}) • Keine klinisch relevanten WW mit Amphotericin B, Ciclosporin, Rifampicin, Tacrolimus, Voriconazol • Leberenzym-Anstiege beachten, cave Gerinnungsstörungen
											Grapefruit/Pomelo sowie Kaffee/Schwarztee vermeiden
											• QT-Risiko unterschiedlich ausgeprägt, z.B. bei Mitoxantron häufig Herzrhythmusstörungen, kardiale UAW geringer bei Daunorubicin • Senkung der Krampfschwelle nur bei Idarubicin • Bei Komb. m. Ciclosporin → ↑ Plasmaspiegel wegen PGP-Hemmung • Bei Komb. m. Taxanen → ↑ Kardiotoxizität

Wirkstoff Präparate®	CYP-Enzyme																									PGP		
	1A2			2B6			2C8			2C9			2C19			2D6			2E1			3A(4-7)			---		
	S	I	H	S	I	H	S	I	H	S	I	H	S	I	H	S	I	H	S	I	H	S	I	H	S	I	H
Antihistaminika Syn. Antiallergika, Histamin-H_1-Rezeptor-Antagonisten																											
Antikoagulanzien																											
Apalutamid z.B. Erleada® • Aktiver Metabolit **Desmethylapalutamid**, entsteht in Leber • Antiandrogen bei nicht metastasiertem Prostata-karzinom					✋	!	✋		!		■			✋								✋	✋			!	
Apixaban z.B. Eliquis®	■						■			■			■									!			!		
Apomorphin																											
Apraclonidin z.B. Iopidine® Augentropfen																											

Anticholinerge NW	Agranulozytose	Serotonin-Syndrom	QTc-Verlängerung	Na^+ ↓/ SIADH	Kalium-Dysbalance	Krampfschwelle ↓	Cave Licht ☼	Blutglucose ↓/↑	Achtung Niere	Achtung Leber	**Besondere Anmerkungen**
											• Anticholinerge Wirkungen sowie QT-Risiko überaus nachteilig • Herabsetzung der Krampfschwelle eventuell bei den älteren Vertretern, z.B. **KI** Epilepsie für Diphenydramin; Studienlage in Summe spärlich • Alkohol, Grapefruit/Pomelo vermeiden **PRISCUS-Beurteilung**/ältere Personen für Clemastin, Chlorphenamin (Syn. Chlorpheniramin), Dimetinden, Hydroxyzin, Triprolidin: • Anticholinerge UAW, z.B. Mundtrockenheit, Obstipation • Schwindel • Kognitive Leistungsabnahme • EKG-Veränderungen (QT-Intervall) • Ersatz durch nicht-sedierende/nicht anticholinerg wirkende Antiallergika, v.a. Loratadin, Desloratadin, auch Cetirizin
											Alkohol, Chinin enthaltende Getränke, Goji-Produkte, Granatapfel vermeiden
			*								• Schwacher Induktor von BCRP, OATP1B1 sowie mittelstarker Induktor von UGT • 2C8-Interaktionen und PGP-Induktion *in vitro*, 2C19- und sehr starke 2C9- und 3A-Induktion *in vivo* • 2B6-Interaktion ***in vitro***, Induktion und Hemmung angegeben (MediQ) • Induktionen für Apalutamid selbst bestätigt, während der aktive Metabolit tendenziell Hemmwirkungen zu entfalten scheint • WW in Bezug auf die CYP- und PGP-Interaktionen möglich, z.B. Komb. m. Antikoagulanzien vom Cumarin-Typ nicht empfohlen (2C9) • Bei Komb. m. starken Inhibitoren UAW von Apalutamid im Auge behalten • *) QT-Verlängerung als Folge der Androgen-Deprivation (nicht so sehr von Apalutamid), QT-verlängernde Komb. vermeiden, hohes Risiko aber bei angeborener QT-Verlängerung • UAW Ermüdung, Hautreaktionen, Stürze, Frakturen, Hypothyreose • Vorsicht bei schwerer NI (GFR <29 ml/min, Dosisreduktion), **KI** schwere LI (Elimination primär hepatisch) • **KI** Frauen, die Kinder bekommen könnten bzw. Kontrazeption bei sexuell aktiven Männer bis 3 Monate nach Therapieende
									0,6		• 1A2-Substrat *in vitro*, ebenso an 2J2 • Hauptausscheidung unverändert über Galle • **KI** andere Antikoagulanzien • Vorsicht mit CYP-/PGP-Induktoren, z.B. Rifampicin, Johanniskraut und -Hemmern, v.a. Azol-Antimykotika, (ausgenommen Fluconazol), Protease-Inhibitoren, Diltiazem • Vorsicht bei der Komb. m. NSAR • TMD 2-mal 2,5 mg bei Personen >80 Jahre und Gewicht <60 kg • TMD 2-mal 2,5 mg ferner bei Serum-Kreatinin ≥ 1,5 mg/100 ml bzw. GFR <30 ml/min, bei GFR <15 ml/min nicht empfohlen; **KI** schwere LI, v.a. wenn diese mit Koagulopathie und Blutungsrisiko einhergeht
		?	!								• Relevante Umsetzung via Oxidation, N-Demethylierung und Sulfatierung • Cave Interaktionen infolge Dopamin-D_2-Blockade, z.B. Schlafattacken, Aufleben von Suchtverhalten
											• Geringes systemisches Auftreten • Trotzdem **KI** MAO-Hemmer, Sympathomimetika, TCA • Vorsicht bei Komb. m. Blutdruck-senkern (cave Bradykardie bei Komb. m. α_2-Blockern), Digitalis-Glykosiden, ZNS-Depressiva (Wirkung verstärkt) • Verschiedene UAW-Bilder am Auge

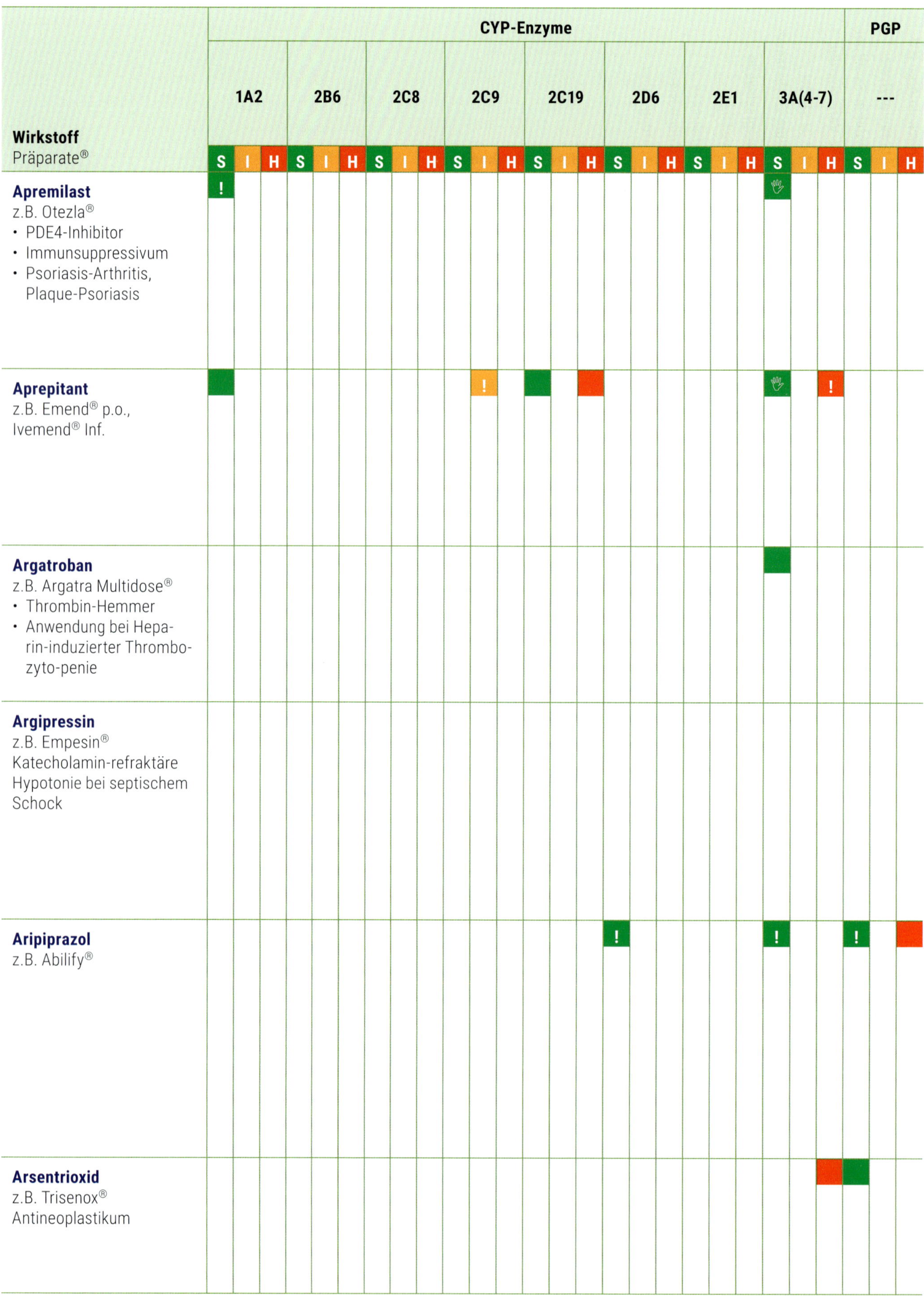

Wirkstoff Präparate®	CYP-Enzyme																									PGP		
	1A2			2B6			2C8			2C9			2C19			2D6			2E1			3A(4-7)			---		
	S	I	H	S	I	H	S	I	H	S	I	H	S	I	H	S	I	H	S	I	H	S	I	H	S	I	H
Apremilast z.B. Otezla® • PDE4-Inhibitor • Immunsuppressivum • Psoriasis-Arthritis, Plaque-Psoriasis	!																					✋					
Aprepitant z.B. Emend® p.o., Ivemend® Inf.	■										!		■		■							✋		!			
Argatroban z.B. Argatra Multidose® • Thrombin-Hemmer • Anwendung bei Heparin-induzierter Thrombozyto-penie																						■					
Argipressin z.B. Empesin® Katecholamin-refraktäre Hypotonie bei septischem Schock																											
Aripiprazol z.B. Abilify®																!						!			!		■
Arsentrioxid z.B. Trisenox® Antineoplastikum																								■	■		

Anticholinerge NW	Agranulozytose	Serotonin-Syndrom	QTc-Verlängerung	Na^+ ↓/ SIADH	Kalium-Dysbalance	Krampfschwelle ↓	Cave Licht ☼	Blutglucose ↓/↑	Achtung Niere	Achtung Leber	Besondere Anmerkungen
											• Zusätzlich 2A6-Substrat sowie *in vitro* schwacher Hemmer an mehreren OAT, OATP und OCT • Beziehung zu PGP unklar (*in vitro*) • **KI** Schwangerschaft, keine WW mit oralen Kontrazeptiva • Komb. m. starken CYP-Induktoren nicht empfohlen • Topische Glucocorticoide und UVB-Phototherapie in Komb. gut möglich • UAW Durchfall, ↑ Infektionsneigung der Atemwege, ↓ Gewicht, Kopfschmerzen • Elimination renal > biliär • Dosisdeckelung 30 mg/Tag bei GFR <30 ml/min
											• 1A2- und 2C19-Substrat *) *in vitro*, zusätzlich Interaktionen mit mehreren UGT ebenfalls *in vitro* • 2C9-Induktion stark, allerdings auch hemmende Wirkung angegeben (DrugBank) • Cave Komb. m. 3A4-Induktoren → Wirkungslosigkeit von Aprepitant, Johanniskraut vermeiden • Cave Aufschaukeln eines Serotonin-Syndroms innerhalb von drei Tagen bei der Komb. Apretitant mit Trazodon (Muskelschmerzen-, -zuckungen, Atembeschwerden, Ganzkörperschmerz, Folge der 3A4-Hemmung)
											• Umsetzung ± unbekannt • Vorsicht bei erhöhter Blutungsgefahr bzw. WW durch andere Gerinnungshemmer, alle parenteralen Antikoagulanzien vor Behandlungsbeginn absetzen • UAW Blutungskomplikationen, z.B. Thrombosen, punktförmige Hautblutungen, Anämie, Infektionen • Bei mäßiger Leberfunktionsstörung Anfangsdosis 0,5 mg/kg/min kontrolliert auftitrieren, **KI** bei schwerer Leberfunktionsstörung
			*								• Antidiuretikum, Vasokonstriktor • Verstärkung der Antidiurese durch Carbamazepin, Chlorpropamid, Clofibrat, Harnstoff, Fludrocortison, tricyclische Antidepressiva • Abschwächung der Antidiurese durch Demeclocyclin, Noradrenalin, Lithium, Heparin, Alkohol • Vorsicht bei der Komb. m. Ganglien-blockern, Tolvaptan, Blutdruck beeinflussenden Arzneimitteln • *) Häufig Arrhythmie, selten schwerwiegend bis Herzstillstand • UAW Ischämien (am Herzen – Angina pectoris, verminderte Herzleistung, peripher, intestinal), Nekrosen (Haut, Darm), selten Wasserintoxikation
			!								• PGP-Hemmung *in vitro* • → 3A4- und 2D6-Interaktionen beachten, z.B. bei Komb. m. 3A4-Induktoren wie Carbamazepin und Rifampicin Dosisverdopplung von Aripiprazol notwendig • Serotonin-Syndrom v.a. bei Komb. m. anderen serotonergen Wirkstoffen • QT-Verlängerung scheint bei peroraler Medikation klinisch nicht relevant zu sein, Vorsicht bei QT-Verlängerung in der Anamnese und Elektrolyt-Verschiebungen • Diabetogene Wirkung relevant, die Inzidenz anderer UAW einschließlich Blutbild-Veränderungen und Lichtunverträglichkeit scheint in Summe geringer zu sein, ***siehe Risperidon, Zuclopenthixol*** • Cave Enthemmungszeichen, z.B. Spielsucht, Suizidgedanken • Dosisreduktion erst bei schwerer LI
			!!		↓						• CYP-/PGP-Interaktion unbedeutend • Vormalige 1A1- und 1B1-Blockade nicht mehr angegeben (DrugBank) • Hauptumsetzung durch Methylierung • Typische schwere zytostatische UAW • Strikte Kontrazeption bei Frauen und Männern • Antidot Dimercaprol

Wirkstoff Präparate®	CYP-Enzyme																									PGP		
	1A2			2B6			2C8			2C9			2C19			2D6			2E1			3A(4-7)			---		
	S	I	H	S	I	H	S	I	H	S	I	H	S	I	H	S	I	H	S	I	H	S	I	H	S	I	H
Artemisinin, **Artenimol** (in Komb. m. → Piperaquin) **Artemether**, in Riamet® (halbsynthetisch)			!	✋	!									!								■		!		■	
Articain z.B. Ultracain® Präparate stets in Komb. m. → Epinephrin (Adrenalin)																											
Ascorbinsäure Syn. Acidum ascorbicum, Vitamin C																											
Asenapin z.B. Sycrest®, Saphis®	!															■		■				■					
Asfotase alfa z.B. Strensiq® • Phosphatase-Fc-Deca-Aspartat Fusionsprotein, fördert Skelettmineralisierung • Langzeit-Enzymersatztherapie bei Hypophosphatasie im Kindes- und Jugendalter																											
L-Asparaginase z.B. Erwinase® Ö), Oncaspar® (D) • Enzym aus Erwinia chrysanthemi • Teil zytostatischer Komb.-Therapien bei lymphatischer Leukämie • *Siehe auch Pegaspargase*																											

Anticholinerge NW	Agranulozytose	Serotonin-Syndrom	QTc-Verlängerung	Na^+ ↓/ SIADH	Kalium-Dysbalance	Krampfschwelle ↓	Cave Licht ☼	Blutglucose ↓/↑	Achtung Niere	Achtung Leber	Besondere Anmerkungen
			!								• Schwacher Induktor an 2A6 • Artenimol (Dihydroartemisinin) ist der aktive Hauptmetabolit von Artemisinin und dessen Derivaten (Artemether, Artesunat), bringt (wie auch Piperaquin) ein mittleres QT-Risiko ein, Umsetzung über UGT1A9+2B7, Vorsicht mit 3A4-Inhibitoren • Artemether wichtiges Substrat und Induktor an 3A4 und 2B6 sowie schwacher Induktor an 2C19, QT-Risiko
											• Umsetzung via Pseudocholinesterase • Ausscheidung renal, dabei nur geringe Kopplung an UGT • WW (bezogen auf Komb.-Präparate mit Articain und Epinephrin: • **KI** MAO-Hemmer, TCA, nicht-kardioselektive Beta-Blocker • Nicht empfohlen Phenothiazine • Vorsicht bei der Komb. m. anderen Lokalanästhetika (additive Wirkung), orale Antidiabetika (Wirkung abge-schwächt), Halothan (Arrhythmien), Gerinnungshemmern • Bei NI, LI geringste wirksame Dosen
									■		• Mittelstarker Esterasen-Hemmer • Hauptweg renal, dabei maßgeblich unverändert • Verschlechterter Vitamin-C-Status bei Einnahme von Barbituraten, Glucocorticoiden, oralen Kontrazeptiva, Tetracyclinen • Vorsicht bei Disposition zur Nierensteinbildung bzw. rezidivierender Nierensteinbildung (TMD 100 mg), hochgradige NI (TMD <100 mg), akute toxische Methämoglobinämie
■			!			■		■		■	• Hauptumsetzung über UGT1A4 und CYP1A2 • ↑ Plasmaspiegel nur bei Komb. m. mit 1A2-Hemmer Fluvoxamin, keine veränderte Pharmakokinetik mit anderen Pharmaka wie Carbamazepin, Cimetidin, Paroxetin, Valproinsäure
											• Umsetzung ± unbekannt • UAW infusionsbedingte Reaktionen, Hypocalcämie, Kopfschmerzen, gespannte Haut, Erythem, Kontusion • Auf Überempfindlichkeit, lokale Reaktionen, Kraniosynostosen (vorzeitige Verknöcherung der Schädelnähte), ektope Calcifizierungen, auf übermäßige Gewichtszunahme achten • Kontrollen von Parathormon und Calcium im Serum • Ernährung überwachen, ev. zusätzlich Calcium und Vitamin D substituieren • Keine Untersuchungen zu NI, LI, aber auch keine Ausschlussgründe
	*					■		■	■	■	• Umsetzung via Proteasen • Schwere UAW Gerinnungsstörungen aller Art, ZNS-Toxizität (daraus auch Krampfanfälle möglich), Hyperammonämie (Zusammenhang zu UAW Enzephalopathie?), *) Blutzellveränderungen infolge Knochenmarksdepression (Agranulozytose aber nicht angegeben), cave Pankreatitis • Nicht empfohlen Cytarabin, Methotrexat • Vorsicht bei der Komb. m. Cytarabin, Imatinib, Methotrexat, Vincristin (jeweils erhöhte Toxizität oder Anaphylaxie-Risiko) und allgemein lebertoxische Wirkstoffe sowie mit Antikoagulanzien (ASS, TAH, Cumarine, Dipyridamol, Heparine, NSAR; Veränderung der Blutgerinnung) und Prednison (Veränderungen der Blutgerinnung infolge Rückgangs der Fibrinogen- und ATIII-Spiegel) • Lebendvakzine 3 Monate Abstand • Nicht-hormonelle Kontrazeption für Frauen und Männer bis mindestens 3 Monate nach Therapieende

Wirkstoff Präparate®	CYP-Enzyme																								PGP		
	1A2			2B6			2C8			2C9			2C19			2D6			2E1			3A(4-7)			---		
	S	I	H	S	I	H	S	I	H	S	I	H	S	I	H	S	I	H	S	I	H	S	I	H	S	I	H
Ataluren z.B. Translarna® Duchenne-Muskeldys-trophie infolge einer Nonsense-Mutation im Dystrophin-Gen bei gehfähigen Patienten im Alter ab 2 Jahren																											
Atazanavir z.B. Reyataz®			■						■	■		!										✋		!	■		■
Atenolol																■											
Atezolizumab z.B. Tecentriq® Monoklonaler Antikörper																											
Atomoxetin z.B. Strattera® Zentrales Sympathomi-metikum													■			✋		■						■			
Atorvastatin z.B. Sortis®					■		■		■			■			■			■				✋		■	!		!
Atosiban z.B. Tractocile® Oxytocin-Antagonist																											

Anticholinerge NW	Agranulozytose	Serotonin-Syndrom	QTc-Verlängerung	Na+ ↓/ SIADH	Kalium-Dysbalance	Krampfschwelle ↓	Cave Licht ☼	Blutglucose ↓/↑	Achtung Niere	Achtung Leber	Besondere Anmerkungen
									■		• Substrat an UGT (Hauptweg, ✋) und an BCRP (*in vitro*, !) sowie mittelstarker Hemmer *in vitro* anionischen Transportproteinen, z.B. OAT1+3, OATB1B3 • **KI** Aminoglykosid-Antibiotika i.v. (↑ Nierentoxizität) • Vorsicht bei der Komb. m. OAT3-Substraten, z.B. Ciprofloxacin • UAW Veränderungen des Lipid-Profils (↑ Triglyceride, Cholesterin), erhöhter Blutdruck (v.a. bei der Komb. m. Glucocorticoiden), Kopfschmerzen, Erbrechen • Nierenkontrollen, Anwendung ab GFR <30 ml/min nicht empfohlen
			■							■	• Mittelstarker Hemmer von UGT1A1, bei Komb. m. anderen Substraten v.a. auf Gelbsucht-Zeichen achten • Wirkungsverstärkung durch Ritonavir[201] • Resorptionsbeeinträchtigung bei pH-Wert-Erhöhung, ***siehe Kap. 4.4.3***
■					↑			*	0,1		• Hauptweg renal unverändert • *) Demaskierung eines latenten Diabetes möglich
				■	↓			■		H	• Umsetzung via Proteasen • UAW verschiedene (schwere) Hautreaktionen, Schilddrüsen- und Lungenfunktionsstörungen, Nebenniereninsuffizienz, Pankreatitis • Hyperglykämie aufgrund von Hypoinsulinämie, kann selten zu diabetischer Ketoacidose führen • UAW Hyperlipidämie, Hyperurikämie • Cave Leberenzym-Veränderungen
			!	?		■				■	• 3A4-Blockade moderat • **KI** MAO-Hemmer (14 Tage Abstand), Engwinkelglaukom, kardio- oder cerebrovaskuläre Erkrankungen, Phäochromozytom • Vorsicht bei Komb. m. mit α-/β-Sympathomimetika (z.B. Salbutamol, Schleimhaut abschwellende Wirkstoffe) • Dosisreduktion bei Komb. mit 2D6-Hemmern, i.e.S. Fluoxetin, Paroxetin • UAW Blutdruck-Anstieg, epigastrische Beschwerden, Kopfschmerzen, verminderter Appetit mit Wachstumsverzögerung, cave depressive Stimmungslage und suizidale Verhaltensweisen
								■		■	• An 2C9 und 3A4 auch induzierende Wirkung beschrieben (DrugBank) • 2C9- und 2C19-Hemmung *in vitro* • Hauptumsetzung über 3A4, OATP1B1 und mehrere UGT • Cave Komb. m. 3A4-Hemmstoffen, i.e.S. Clarithromycin (!!), Diltiazem, Erythromycin (!), Grapefruit (!!!), Itraconazol (!!), Verapamil (!) oder Dosisreduktion 20-10 mg/d – Diesbezüglich weniger problematische Statine Pravastatin, Rosuvastatin, auch Fluvastatin • Vorsicht mit PGP-Hemmern wie Ciclosporin (max. 10 mg/Tag Atorvastatin) • Vorsicht bei der Komb. m. Phenprocoumon → ↑ OAK-Spiegel, ↑ Blutungsrisiko • Atorvastatin in Komb. m. Digitalis immer ein Problem, i.e.S. Digitoxin (CYP-Substrat!) • Ausscheidung über die Galle, daher unproblematisch bei Patienten mit Niereninsuffizienz • Grapefruit/Pomelo, Rotschimmelreis vermeiden, v.a. keine Mengen >250 ml Grapefruitsaft täglich
								■			• Umsetzung ± unbekannt, nicht über CYP-Enzyme, PGP • *Keine* WW mit Betamethason, Labetalol • Anwendung nur zwischen der 24. und 33. Schwangerschaftswoche

Wirkstoff Präparate®	CYP-Enzyme																								PGP		
	1A2			2B6			2C8			2C9			2C19			2D6			2E1			3A(4-7)			---		
	S	I	H	S	I	H	S	I	H	S	I	H	S	I	H	S	I	H	S	I	H	S	I	H	S	I	H
Atovaquon z.B. Wellvone®, in Malarone® *vergleiche Proguanil*												■										■					■
Atropin																											
Auranofin z.B. Ridaura®																											
Avanafil z.B. Spedra®										■												✋					
Avapritinib z.B. Ayvakyt® • Typ-1-Proteinkinase-Inhibitor • Gastrointestinale Stromatumore (GIST) mit Thrombozyten-Wachstumsfaktor- Rezeptor-alpha- D842V-Mutation im kodierenden Gen PDGFRA • Wirksamkeit bei Vorliegen einer anderen Mutation (KIT-D816V), die mit Resistenzen gegen Imatinib, Sumatinib und Regorafenib einhergeht										■												!	*	*			■
Avelumab z.B. Bavencio® Monoklonaler Antikörper																											
Avibactam → Ceftazidim																											

Anticholinerge NW	Agranulozytose	Serotonin-Syndrom	QTc-Verlängerung	Na^+ ↓/ SIADH	Kalium-Dysbalance	Krampfschwelle ↓	Cave Licht ☼	Blutglucose ↓/↑	Achtung Niere	Achtung Leber	Besondere Anmerkungen
						*	*				• Mittelstarker UGT2B7-Hemmer • Hauptweg biliäre Ausscheidung, dabei überwiegend unverändert • Hyponatriämie in Zusammenhang mit fortgeschrittener HIV-Infektion • *) Spontanberichte in der **Komb. m. Proguanil** nach Markteinführung • Stark reduzierte Plasmaspiegel bei Komb. m. Metaclopramid, Rifabutin, Rifamycin, Ritonavir-geboosterten Protease-Hemmern • Keine gleichzeitige Einnahme mit Tetracyclinen (↓ Atovaquon) • Gering reduzierte Spiegel in Komb. m. Aciclovir, Antidiarrhoika, Benzodiazepinen, Cephalosporinen, Laxanzien, Opiaten, Paracetamol • Weitere WW Etoposid, Zidovudin (jeweils ↑ Spiegel), Indinavir (↓) • Vorsicht bei schwerer NI oder LI
!!											• CYP-Interaktion wenig relevant • Hauptweg renal unverändert • Wirkungsverstärkung für Digoxin und Nitrofurantoin
											• Hauptausscheidung unverändert über Galle
											• **KI** Nitrate, Nicorandil, Riociguat → cave lebensbedrohliche Hypotonie • ***Weitere Hinweise siehe Sildenafil*** • **KI** frische schwere thromboembolische Ereignisse, *starke* 3A(4)-Inhibitoren • Cave starke 3A4-Induktoren und *mäßige* 3A4-Hemmer (Erythromycin) • Bis GFR 30 ml/min keine Dosisanpassung, darunter aber **KI** • **KI** ferner schwere LI (Child C)
					↓						• Umsetzung via Oxidation, oxidative Desaminierung, N-Dealkylierung • Bildung des Glucuronids M690 v.a. über UGT1A3 • Komb. m. starken CYP3A4-Inhibitoren sowie mit starken oder moderaten CYP3A4-Induktoren möglichst vermeiden bzw. **KI** • *) 3A(4)-Hemmer, jedoch ***in-vitro*** auch 3A-Induktor; klinische Bedeutung der Modulationen unklar • Inhibitor BCRP, MATE1, MATE2-K und BSEP WW mit anderen Substraten an diesen Transportern • UAW erhöhtes Blutungsrisiko (z.B. im Gastrointestinaltrakt, in den Augen, intrakraniell), Hypocalcämie, Hypophosphatämie, Hypomagnesiämie (alle häufig), Ödeme, Anämie • Bedeutende UAW für die Praxis kognitive Störungen, Gleichgewichts-störungen, Hypokinesie → große Vorsicht im Straßenverkehr, beim Bedienen von Maschinen • Sonnenexposition vermeiden bzw. Sonnenschutz mit hohem Lichtschutzfaktor verwenden • Mangels Untersuchungen keine Empfehlung bei schwerer NI, LI • Nüchterneinnahme
										H	• Umsetzung via Proteasen • UAW verschiedene (schwere) Hautreaktionen, Bluttoxizität (Anämie), Schilddrüsen-Dysbalancen (häufig Hypothyreose), Lungenfunktionsstörungen (Dyspnoe), Nebenniereninsuffizienz, Pankreatitis, Gewichtsverlust • Cave Leberenzym-Veränderungen • Prämedikation mit Antihistaminika und Paracetamol, da sehr häufig infusionsbedingte Reaktionen

Wirkstoff Präparate®	CYP-Enzyme																								PGP		
	1A2			2B6			2C8			2C9			2C19			2D6			2E1			3A(4-7)			---		
	S	I	H	S	I	H	S	I	H	S	I	H	S	I	H	S	I	H	S	I	H	S	I	H	S	I	H
Axicabtagen ciloleucel z.B. Yescarta® • CAR-Zell-Therapie • Großzellige B-Zell-Lymphome (DLBCL, PMBCL) • Antidot Tocilizumab (bei Zytokin-Freisetzungs-syndrom) • In Gruppe mit → Tisagenlecleucel, → Brexucabtagen autoleucel																											
Axitinib z.B. Inlyta® • Proteinkinase-Inhibitor, antineoplastisch • Nierenzellkarzinom	■												■									■ ✋			■		
Azacitidin z.B. Vidaza®																											
Azathioprin z.B. Imurek® Prodrug von Mercaptopurin	■																								■		
Azelainsäure z.B. Skinoren® topisch																											
Azelastin z.B. Allergodil®	■					■	■			■		■	■		■	■ !		■			■	■ !		■			■ !
Azilsartan z.B. Edarbi® Prodrug Azilsartan medoxomil, *siehe Kap. 6.3*										■ ✋																	
Azithromycin z.B. Zithromax®																						■		■	■ !		■

Anticholinerge NW	Agranulozytose	Serotonin-Syndrom	QTc-Verlängerung	Na⁺ ↓/ SIADH	Kalium-Dysbalance	Krampfschwelle ↓	Cave Licht ☼	Blutglucose ↓/↑	Achtung Niere	Achtung Leber	Besondere Anmerkungen
	*										• Vorbehandlung mit Cyclophosphamid sowie Prämedikation mit Paracetamol und Diphenhydramin • UAW *siehe Tisagenlecleucel*; *keine* Erwähnung von Hypokaliämie und Hyperglykämie/ Diabetes • *) Blutbildstörungen (Neutropenie, „Zytopenie", Agranulozytose aber nicht genannt) • Virale Lebendimpfstoffe mit mindestens 6 Wochen Abstand • Schwangerschaft und Stillzeit möglichst vermeiden • Bezüglich NI und LI mangels Studien noch keine Aussagen möglich, aber nach den bisherigen Erfahrungen keine Einschränkungen
											• Interaktionen an 1A2, 2C19 und PGP mäßig bis eher unbedeutend • Vorsicht aber mit 3A4-Induktoren und -Hemmern • UAW vielfältig und schwerwiegend, z.B. arterielle und venöse thromboembolische Ereignisse, Herzinsuffizienz, hypertensive Krise, Dysphonie, Veränderungen der Schilddrüse, Magen-Darm-Perforation, Proteinurie • Behandlung 24 Stunden vor einer geplanten Operation stoppen
					↓						• Umsetzung durch Cytidindeaminase und Hydrolyse, Ausscheidung renal • Alle typischen zytostatischen UAW, v.a. Infektionen (cave Sepsis), neutropenisches Fieber, Tumorlyse-Syndrom, Nieren- und Leberversagen, Blutungen (Haut, Mundbereich, Hämaturie) • Vor jedem Behandlungszyklus großes Blutbild • Strikte Kontrazeption bei Frauen und Männern bis 3 Monate nach Therapie
											• Relevantes Substrat der Xanthinoxidase sowie mehrerer Glutathion-S-Transferasen • Starke Dosisreduktion bei Komb. m. Allopurinol • ↓ der Leukozyten-Zahl bei Komb. m. Infliximab[202]
											• Wenig systemisches Auftreten • UAW Verschlechterung von Asthma bronchiale, lokale Hautreaktionen
									0,7		• 1A1-Substrat, 2A6-Hemmer • QT-Verlängerung geringfügig infolge Blockade eines bestimmten Kalium-Kanals am Herzen (HERG) → cave Komb. m. anderen Wirkstoffen, die das QT-Intervall verlängern • Vorsicht bei der Komb. m. 2D6-Blockern, z.B. Cimetidin (vermeiden) und bei 2D6-Poor-Metabolizer-Status • Alkohol und andere ZNS-depressive Pharmaka vermeiden
					↑				0,5		• Hydrolyse des Prodrug durch Esterasen • Keine Hinweise auf hypoglykämische Eigen- und Wechselwirkungen • Vorsicht bei schwerer NI, bei schwerer LI nicht empfohlen
			!!								• CYP- und PGP-Interaktionen gering bedeutend • Agranulozytose infolge Knochenmarkssuppression • Vorsicht bei Herzpatienten, steht im Verdacht Herzrhythmusstörungen auszulösen[203,204] • Bei schwerer LI nicht empfohlen, Vorsicht ab GFR <10 ml/min

Wirkstoff Präparate®	CYP-Enzyme																										PGP		
	1A2			2B6			2C8			2C9			2C19			2D6			2E1			3A(4-7)			---		
	S	I	H	S	I	H	S	I	H	S	I	H	S	I	H	S	I	H	S	I	H	S	I	H	S	I	H
Aztreonam z.B. Azactam®																											
Bacitracin Topisch																											
Baclofen z.B. Lioresal®																											
Baldrian																	■						■	■			■
Baloxavir marboxil z.B. Xofluza® Prodrug von → Baloxavir, *siehe Kap. 6.3*																						■					
Bambuterol Prodrug von → Terbutalin																											
Baricitinib z.B. Olumiant® • Janus-Kinasen-Inhibitor • Antirheumatikum • Meist in Komb. m. Methotrexat oder anderen DMARD • *Vergleiche* → Tofacitinib, → Upadacitinib																						■					
Basiliximab z.B. Simulect® Monoklonaler Antikörper																											

Anticholinerge NW	Agranulozytose	Serotonin-Syndrom	QTc-Verlängerung	Na^+ ↓/ SIADH	Kalium-Dysbalance	Krampfschwelle ↓	Cave Licht ☼	Blutglucose ↓/↑	Achtung Niere	Achtung Leber	Besondere Anmerkungen
						■			0,25	■	• Hauptweg renal unverändert, wenig hydrolytische Umsetzung • Komb. m. Cefazolin, Clindamycin, Gentamicin und Tobramycin möglich, bei Letzteren additive Nierentoxizität bedenken • Nicht kompatibel mit Cefadrin und Metronidazol • UAW Verlängerung der Prothrombin-Zeit → UAW Blutungen bzw. WW mit Antikoagulanzien bedenken • Bei UAW schwere Durchfälle an Clostridioides difficile denken • NI oder LI stellen keine wirklichen **KI** dar, jedoch Dosishalbierung ab GFR <30 ml/min
											• Hauptweg renal • Anwendung bis 7 Tage kleinflächig • Sensibilisierung, Kreuzallergie gegen andere Aminoglykosid-Antibiotika, bei großflächiger Anwendung systemische Effekte nicht ausgeschlossen (Oto-, Nephro-toxizität, neuromuskuläre Blockade)
!						■					• GABA-B-Agonist • Hauptweg renal unverändert • *Siehe Tetrazepam*
											• Hemmung auch an UGT1A1+2B7 • 3A4-Induktion in vivo, alle anderen Interaktionen in vitro • Für 3A4 Induktion und Hemmung angegeben (MediQ)
										■	• Target CAP-abhängige Endonuklease • Substrat von UGT1-3 • Keine Komb. m. polyvalenten Kationen, z.B. in Antazida, Laxantien, oder oralen Eisen-, Zink-, Selen-, Calcium- und Magnesium-Präparaten → Resorptionsverluste Baloxavir
			S		↓	*		■	0,45	■	• Carbaminsäure-Ester, Umsetzung via Cholinesterase und Oxidation • Hohe Affinität zum Lungengewebe • *) Häufig Muskelkrämpfe, Tremor • Wegen langer Halbwertszeiten von Bambuterol und Terbutalin Dosisreduktion ab GFR <60 ml/min • Beeinträchtigte Prodrug-Umwandlung bei (schwerer) LI → Dosisreduktion oder Terbutalin
									■	■	• Umsetzung ± unbekannt • 3A4-Substrat *in vitro*, Umsatz <10%, daher keine klinisch relevanten WW mit 3A4-Blockern und -Induktoren • Immunsuppressiva vermeiden, Vorsicht mit Leflunomid, Teriflunomid • UAW Infektionen, Dyslipidämien, Erhöhung der Transaminasen • Cave Tuberkulose, Hepatitiden, Herpes, Malignome • **KI** Schwangerschaft wegen teratogener Wirkung, Kontrazeption bis 1 Woche nach Therapieende • Dosisreduktion ab GFR <60 ml/min, ab GFR <30 ml/min oder bei schwerer LI nicht empfohlen • Lebendvakzine vermeiden
					↑						• Umsetzung ± unbekannt • Prophylaxe der akuten Transplantatabstoßung in Komb. m. Glucocorticoiden + Ciclosporin *oder* Dauertherapie mit *zusätzlich* Azathioprin oder Mycophenolat • Typische UAW einer Immunsuppressionstherapie • Lebendvakzine vermeiden • Vorsicht bei Menschen >65 Jahre • Verlässliche Kontrazeption bis 16 Wochen nach Therapieende

Wirkstoff Präparate®	CYP-Enzyme																								PGP		
	1A2			2B6			2C8			2C9			2C19			2D6			2E1			3A(4-7)			---		
	S	I	H	S	I	H	S	I	H	S	I	H	S	I	H	S	I	H	S	I	H	S	I	H	S	I	H
Bazedoxifen z.B. Conbriza® Postmenopausale Osteoporose mit erhöhtem Frakturrisiko																									■		
Beclometason																						■	■				
Bedaquilin z.B. Sirturo® Kombination mit anderen Tuberkulostatika obligat																						!					
Belantamab Mafodotin z.B. Blenrep® • Antikörper-Wirkstoff-Konjugat • Progressives multiples Myelom • Folgetherapeutikum von Immunsuppressiva, Proteasom-Inhibitoren, CD38-Antikörper-Präparaten • *Vergleiche* → Brentuximab Vedotin, → Polatuzumab Vedotin																											
Belatacept z.B. Nulojix® • Fusionsprotein, CD80+CD86-Antikörper • Prophylaxe einer Abstoßung bei Nierentransplantation																											
Belimumab z.B. Benlysta® • Monoklonaler Antikörper • Immunmodulator • Systemischer Lupus erythe-matodes																											

Anticholinerge NW	Agranulozytose	Serotonin-Syndrom	QTc-Verlängerung	Na+ ↓/ SIADH	Kalium-Dysbalance	Krampfschwelle ↓	Cave Licht ☼	Blutglucose ↓/↑	Achtung Niere	Achtung Leber	Besondere Anmerkungen
										■	• Hauptumsetzung via UGT, v.a. UGT1A1, -1A8, 1A10 • *UAW siehe Raloxifen*, zuzüglich Hypertriglyceridämie, Anstieg von Leberenzymen, beachte KI und Vorsichtsmaßnahmen bei Hormon-Therapien, v.a. thromboembolische Ereignisse in der Anamnese • Bei schwerer LI nicht empfohlen
					↓						• Hauptumsetzung via Hydrolyse • An 3A5 nur Induktion (DrugBank) • *Siehe Glucocorticoide* • Cave Hypokaliämie
			!								• Hauptausscheidung biliär • Cave Hypokaliämie sowie Dysbalancen bei Calcium und Magnesium • Nicht empfohlen 3A4-Induktoren und -Inhibitoren sowie Lopinavir/Ritonavir
							*		■	■	• Abbau durch Proteasen • Belantamab adressiert das B-Zell- Reifungsantigen, das auf der Oberfläche fast aller multiplen Myelom-Zellen vorhanden ist • Mafodotin = Maleido-caproyl-mono-methyl-auristatin F (McMMAF), über einen Linker an den AK gebunden • Nach der Bindung des AK an die Zielzelle Internalisierung des Konjugats, Freisetzung von McMMAF ⟶ zytotoxische Wirkungen • UAW an den Augen, z.B. degenerative Keratopathie, mikrozytenartige epitheliale Hornhautveränderungen, Veränderungen der Sehschärfe ⟶ regelmäßige augenärztliche Untersuchungen, Tränenersatzflüssigkeiten verwenden • *) Photophobie häufig • Regelmäßig Blutbild anfertigen, cave Thrombozytopenie und andere Blutzelldefizite; Dosisanpassung von Antikoagulanzien • Weitere UAW infusionsbedingte Reaktionen, häufig hohes Fieber • Schwangerschaftsverhütung für Frauen bis 4 und für Männer bis 6 Monate nach Therapieende • Dünne Datenlage bis mittelschwere NI und ab mittelschwerer LI, jedoch (bisher) keine Auffälligkeiten
	■				*			■			• Umsetzung ± unbekannt • Bei Komb. m. Mycophenolat ⟶ ↑ Mycophenolat • *) Hyper- oder Hypokaliämie möglich, außerdem Hyper- oder Hypocalcämie, Hypophosphatämie • Typische (schwere) UAW von Immunsuppressiva, z.B. Infektionen, (Cytomegalie-, Polyomavirus, Pilze cerebral, Tuberkulose), progressive multifokale Leukenzephalopathie, Neuropathie, Tumore (Haut), weiters ↑ Prostata-spezifisches Antigen, ↑ C-reaktives Protein, ↑ Parathormon • Cave diabetische Folgeerkrankungen (diabetischer Fuß, Neuropathie) • Keine Dosisanpassung bei NI oder unter Dialyse; mangels Studien keine Empfehlung zur Dosisreduktion bei LI
											• Umsetzung ± unbekannt • Typische UAW von Antikörpern, z.B. Infektionen (Lunge, Harnwege), Fieber, Migräne, verzögerte Überempfindlichkeitsreaktionen am Tag nach der Infusion, progressive multifokale Leukenzephalopathie • Cave UAW Depression mit Suizidgedanken, -verhalten und Selbstverletzungen (Post-Marketing Studie, Mitteilung des BASG vom 24.04.2019) • Komb. m. anderen Anti-B-Zell-Biologika und/oder Cyclophosphamid nicht empfohlen, bereits ab 30 Tagen vor und während Therapie keine Lebendvakzine • Kontrazeption bis 4 Monate nach Therapieende

Wirkstoff Präparate®	CYP-Enzyme																									PGP		
	1A2			2B6			2C8			2C9			2C19			2D6			2E1			3A(4-7)			---		
	S	I	H	S	I	H	S	I	H	S	I	H	S	I	H	S	I	H	S	I	H	S	I	H	S	I	H
Bemetizid Nur mehr in Komb. m. Triamteren, z.B. in dehydro sanol tri®																											
Bemiparin																											
Bempedoinsäure z.B. Nilemdo® • Hemmer der Adenosin-triphosphat- Citrat-Lyase (Enzym der hepatischen Cholesterin-Synthese) → Abnahme der Low-Density Lipoprotein (LDL)-Fraktion • Cholesterin-Senker • Komb. m. Statinen zulässig																											
Benazepril z.B. Cibacen® (D, in Ö nur in Vet.-Spez.) Prodrug von Benazeprilat, *siehe Kap. 6.3*																											
Bendamustin	!																										
Bendroflumethiazid																											
Benralizumab z.B. Fasenra® • Monoklonaler Antikörper • Interleukin-5-Rezeptor (α-Untereinheit) • Asthma, Zusatztherapie																											
Benserazid Schutzstoff für → Levodopa																											
Benzbromaron	■									!		!			■	■		■	■			!		■			

Anticholinerge NW	Agranulozytose	Serotonin-Syndrom	QTc-Verlängerung	Na^+ ↓/ SIADH	Kalium-Dysbalance	Krampfschwelle ↓	Cave Licht ☼	Blutglucose ↓/↑	Achtung Niere	Achtung Leber	Besondere Anmerkungen
	*			■	↓			■	0,8		• Hauptumsetzung renal, Chemismus der Umsetzung ± unbekannt • *) Knochenmarkschädigung bekannt • Hypomagnesiämie beachten • Hyperlipidämie
											Siehe Heparine
									■	■	• Aktiver Metabolit ESP15228 • Umsetzung via Glucuronidierung • Bempedoinsäure und Glucuronid beide Hemmer von OATP1B1+3 → Vorsicht bei der Komb. m. OATP1B-Substraten, z.B. Bosentan, Fimasartan, Virustatika „Previre", Statinen → **KI** Simvastatin >40 mg • P.-Glucuronid auch OAT3-Substrat • Vorsicht bei der Komb. m. Probenecid (↑ Bempedoinsäure) • Keine Auswirkungen auf Metformin oder die Pharmakokinetik der oralen Kontrazeptiva Norethindron/ Ethinylestradiol; zuverlässige Kontrazeption erforderlich • UAW Anämie (2,5%), Schmerzen in Extremitäten (3,1%), Hyperurikämie/ Gicht (3,8%), ↑ Lebertransaminasen • Wenige Daten bei schwerer NI, aber bisher keine Ausschlussgründe • Keine Daten bei schwerer LI, Leberfunktionstests anregen
	■			■	↑		*	A	0,3	■	• Hauptumsetzung durch Hydrolyse, UGT-Kopplung, renale Ausscheidung • *) Phototoxizität nicht abschätzbar • Spezielle UAW, z.B. ↑ Blutsenkungsgeschwindigkeit, Muskelkrämpfe oder Muskelschwäche bis Paresen
			!								Hauptausscheidung via Hydrolyse und Konjugation
			■	■	↓		■		0,7		Hydroxylierung bzw. Hauptweg renal unverändert
									■		• Abbau durch Proteasen • UAW Kopfschmerzen, Pharyngitis, Überempfindlichkeit, Fieber, lokale Reaktionen • Nicht zur Behandlung akuter Asthma-Exazerbationen • Nach Ansetzen Glucocorticoide nur stufenweise reduzieren, bei der Komb. m. anderen Asthmamitteln keine Auffälligkeiten • Anzahl der Eosinophilen im Blut einmal jährlich bestimmen • Helminthen-Infektionen vor Therapiebeginn entsprechend behandeln • Abbau intrazellulär und weder renal noch hepatobiliär, bei LI und GFR bis 30 ml/min keine Auffälligkeiten, darunter begrenzte Daten
											• Peripherer Decarboxylase-Hemmer • Ausscheidung nach Hydroxylierung renal
									1,0		• Zusätzlich 1A1-Substrat • Mit Ausnahme von 2C9 sämtliche CYP-Interaktionen *in vitro*[205] • Genetische 2C9-Polymorphismen bei Hyperurikämie-Therapien bedenken • Steigerung der Cumarin-Wirkung (via 2C9-Hemmung) • **KI** NI (trotz des hohen Q_0-Wertes, Herstellerangabe)

	CYP-Enzyme																								**PGP**		
	1A2			**2B6**			**2C8**			**2C9**			**2C19**			**2D6**			**2E1**			**3A(4-7)**			**---**		
Wirkstoff Präparate®	**S**	**I**	**H**	**S**	**I**	**H**	**S**	**I**	**H**	**S**	**I**	**H**	**S**	**I**	**H**	**S**	**I**	**H**	**S**	**I**	**H**	**S**	**I**	**H**	**S**	**I**	**H**
Benzocain Lokales Schmerztherapeutikum (Hals, Haut)																											
Benzodiazepine Langwirksame „Benzos" sowie Z-Substanzen oberhalb bestimmter Dosierungen auf der **PRISCUS-Liste** *Alternativen siehe Kap. 3*																											
Benz(a)tropin z.B. Cogentin®																											
Benzydamin z.B. Tantum®																											
Benzylpenicillin Syn. Penicillin G																											

Anticholinerge NW	Agranulozytose	Serotonin-Syndrom	QTc-Verlängerung	Na+ ↓/ SIADH	Kalium-Dysbalance	Krampfschwelle ↓	Cave Licht ☼	Blutglucose ↓/↑	Achtung Niere	Achtung Leber	**Besondere Anmerkungen**
											• Methämoglobin-Bildner • Methämoglobinämie selten auch nach lokaler Anwendung • Ausweichtherapeutikum Lidocain
*	*			?						*	• Alkohol, Grapefruit/Pomelo meiden • *) Nicht bei allen Vertretern relevant • SIADH: Benzodiazepine gelegentlich in Verbindung gebracht, Relevanz und Mechanismus unklar • *Gender-Aspekte siehe Kap. 6.7* **PRISCUS-Beurteilung**/ältere Personen für Bromazepam, Chlordiazepoxid, Clobazam, Diazepam, Dikaliumchlorazepat, Flunitrazepam, Flurazepam, Medazepam, Nitrazepam, Prazepam • Infolge muskelrelaxierender Wirkung Sturzgefahr mit Verletzungs- und erhöhtem Hüftfrakturrisiko • Verzögertes Reaktionsvermögen • Kognitive Funktionseinschränkungen • Paradoxe psychiatrische Reaktionen möglich (Unruhe, Reizbarkeit, Halluzinationen, Psychose) • Depression (*nicht* bei Z-Substanzen)
!!											CYP-Interaktionen wenig bedeutsam, früher Substratbeziehungen für 2C19 und 2D6 angegeben
											• UGT-Kopplung, Ausscheidung renal • Überempfindlichkeitsreaktionen, sehr selten Angioödem
	!					*			0,4		• Hauptweg renal unverändert • Agranulozytose laut AC-FI sehr selten (steht im Widerspruch zur Evidenz-Klassifizierung der WHO, *siehe Kap. 7.2.2*) • *) bei Dosen >20 Mega I.E., Vorsicht bei Epilepsie in der Anamnese und NI • Keine Komb. m. bakteriostatischen Antibiotika • Bei Komb. m. Probenecid und NSAR kompetitive Ausscheidungshemmung • Erhöhte Blutungsneigung bei Komb. m. Antikoagulanzien möglich, gilt i.e.S. für Acenocumarol und Warfarin • Wirkung von oralen Kontrazeptiva herabgesetzt • Vorsicht bei der Komb. m. Methotrexat bzw. nicht empfohlen • Inaktivierung oraler Typhus-Impfstoffe möglich • UAW Überempfindlichkeitsreaktion (Allergie abklären), Angioödem • Dosisanpassung ab GFR <45 ml/min (entweder herabgesetzte Erhaltungsdosen alle 4-5 Stunden oder Streckung der Gabeintervalle)

Wirkstoff Präparate®	CYP-Enzyme																								PGP		
	1A2			2B6			2C8			2C9			2C19			2D6			2E1			3A(4-7)			---		
	S	I	H	S	I	H	S	I	H	S	I	H	S	I	H	S	I	H	S	I	H	S	I	H	S	I	H
Beta-Blocker *siehe Einzelwirkstoffe*																■											
Betacaroten Syn. Provitamin A *vergleiche auch* → Retinol																											
Betahistin z.B. Betaserc®																											
Betalactam-Antibiotika																											

Anticholinerge NW	Agranulozytose	Serotonin-Syndrom	QTc-Verlängerung	Na^+ ↓/ SIADH	Kalium-Dysbalance	Krampfschwelle ↓	Cave Licht ☼	Blutglucose ↓/↑	Achtung Niere	Achtung Leber	Besondere Anmerkungen
					↑			■			• Wichtige 2D6-Substrate, Prototyp Bufuralol, Ausnahmen möglich • **KI** oder zumindest nicht empfohlen Calciumkanal-Blocker wie Diltiazem, Verapamil, MAO-Hemmer (selektive MAO B-Hemmer ausgenommen) • Nicht empfohlen bzw. Vorsicht bei Antiarrhythmika, z.B. Amiodaron, Disopyramid (beide negativ inotrop), Digitalis, Felodipin, Nifedipin, andere (zentrale) Blutdrucksenker (↑ Wirkung), Clonidin (hypertensive Krise beim Absetzen; zuerst Beta-Blocker absetzen), ZNS-Dämpfer, Alkohol, Baclofen, Narkotika (alle ↑ Hypotonie), Secale-Alkaloide, z.B. Ergotamin (cave Gefäßverengung), Alpha-Sympathomimetika (Bradykardie), Beta-2-Sympathomimetika (Antagonismus), Insulin und Antidiabetika (verstärkte Hypoglykämie), topische Beta-Blocker verstärkend, Wirkungsabschwächung durch NSAR • V.a. bei Komb. m. Digitalis oder Calciumkanal-Antagonisten additive Verlängerung der AV- Überleitungszeit → EKG-Kontrolle • Die Entwicklung einer Hyperkaliämie unter Beta-Blocker-Therapie wird in der Praxis nur bei Überdosierung gesehen; bei normaler Dosierung und keinen Elektrolyt-Dysbalancen ist sie eher theoretischer Natur und wird in den Fachinformationen der Arzneimittel gar nicht angeführt • Mitunter Hinweis, dass eine bestehende Hypokaliämie oder Hypomagnesiämie das Risiko für UAW erhöhen kann (z.B. → Sotalol) • Unselektive Beta-Blocker wirken via β_2-Rezeptoren Blutzucker senkend • → Diabetiker sollen kardioselektive $Beta_1$-Blocker erhalten → zwar werden Hypoglykämie-Warnzeichen wie Unruhe, Zittern und Herzklopfen maskiert, nicht jedoch die Zucker-Bereitstellung via β_2-Rezptoren (Glykogenolyse)[206] • Hyperglykämie unter Beta-Blocker-Therapie selten möglich, z.B. Vertreter mit *intrinsic activity*, ferner Atenolol, Landiolol, Metoprolol • Bei der Komb. von Beta-Blockern mit Hydrochlorothiazid hingegen immer tendenzielle Hyperglykämie • Kaum mit hypoglykämischen Eigenwirkungen belastet Bisoprolol, Esmolol, Nebivolol • „Kardioselektive" Beta-1-Blocker (mit und ohne *intrinsic activity*) verursachen weder Bronchokonstriktionen noch Verengungen der peripheren Gefäße – dennoch gilt Asthma bronchiale als Kontraindikation; Anwendung bei bestehender COPD möglich, sofern das Risiko durch die Herzerkrankung das Risiko der Atemwegserkrankung übertrifft • Unselektive Beta-Blocker mit intrinsischer sympathomimetischer Teilwirkung entfalten günstige Effekte in Bezug auf das Lipid-Profil; bei Patienten mit metabolischem Syndrom Wirkstoffe wie Pindolol und Acebutolol bevorzugen[207] • Verschlechterung einer Psoriasis und andere Hautreaktionen möglich, Phototoxizität aber nur bei Metoprolol angegeben
										■	• Substrat an mehreren Retinolbindenden Proteinen, Umwandlung zu Retinol bedarfsabhängig gesteuert • Therapeutisch als Lichtschutzmittel verwendet, erst nach Auftreten der Hauttönung vorsichtige Lichtexposition • UAW Stuhlunregelmäßigkeiten, bräunlich gelbe Verfärbung der Akren und Handinnenflächen • Betacaroten in (supplementierten) Mengen bis 6 mg/d gilt als unbedenklich, auch während der Schwangerschaft • Einnahme für starke Raucher nicht empfohlen (erhöhtes Lungenkrebs-risiko bei 20 mg Betacaroten pro Tag über 24 Monate)
											• Umsetzung ± unbekannt • Keine CYP-/PGP-Interaktionen zu erwarten • Cave MAO-Hemmer inklusive MAO-B-Hemmer (z.B. Selegilin) • Vorsicht bei Asthma sowie Magen-Darmulcera in der Anamnese • Kopfschmerzen, Hautreaktionen
						■			■		Krampfrisiko bei hoher Dosierung *i.v.* und/oder NI

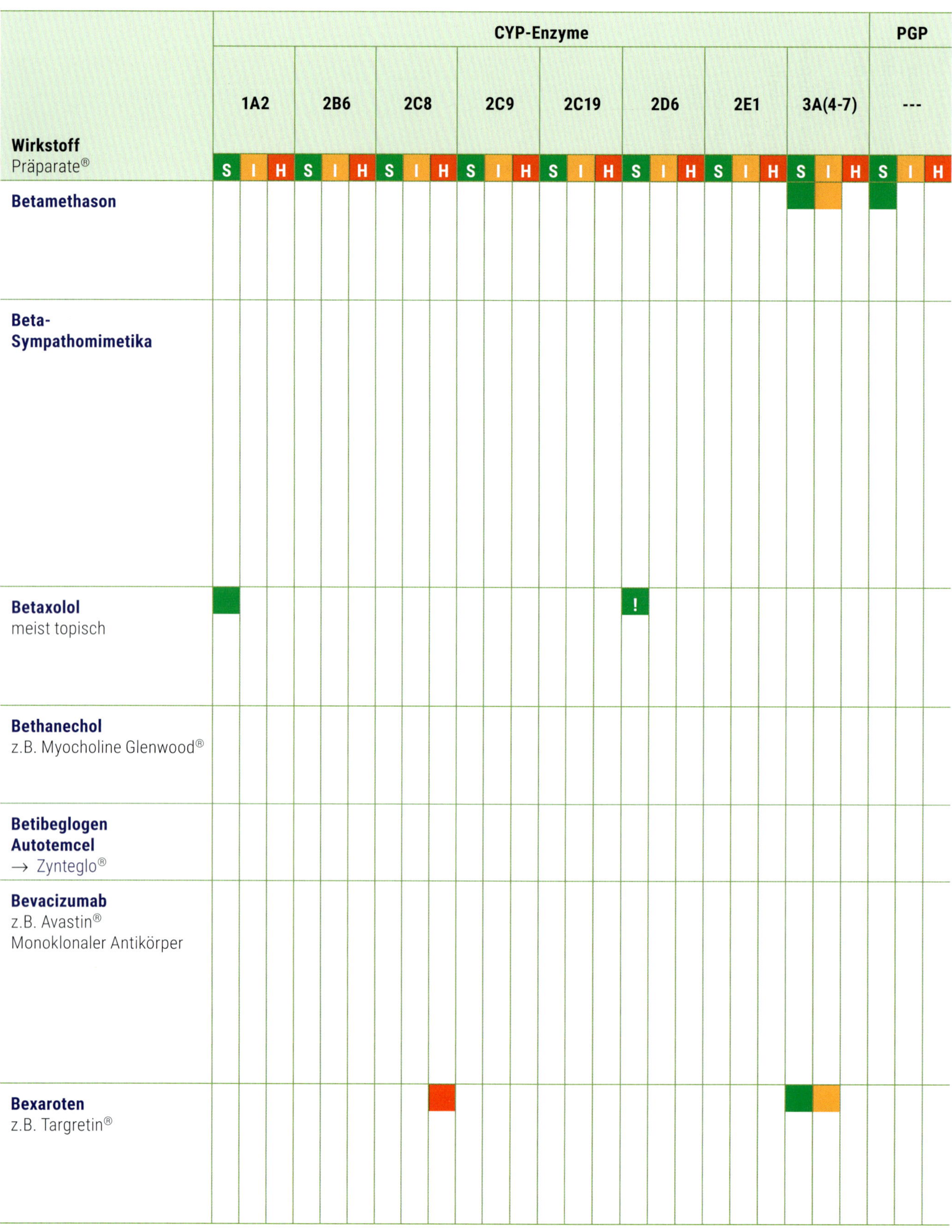

Wirkstoff Präparate®	CYP-Enzyme																								PGP		
	1A2			2B6			2C8			2C9			2C19			2D6			2E1			3A(4-7)			---		
	S	I	H	S	I	H	S	I	H	S	I	H	S	I	H	S	I	H	S	I	H	S	I	H	S	I	H
Betamethason																						■	■		■		
Beta-Sympathomimetika																											
Betaxolol meist topisch	■															!											
Bethanechol z.B. Myocholine Glenwood®																											
Betibeglogen Autotemcel → Zynteglo®																											
Bevacizumab z.B. Avastin® Monoklonaler Antikörper																											
Bexaroten z.B. Targretin®									■													■	■				

Anticholinerge NW	Agranulozytose	Serotonin-Syndrom	QTc-Verlängerung	Na^+ ↓/ SIADH	Kalium-Dysbalance	Krampfschwelle ↓	Cave Licht ☼	Blutglucose ↓/↑	Achtung Niere	Achtung Leber	Besondere Anmerkungen
					↓				0,95		• 3A4-Induktion *in vitro* (MediQ), für 3A4 aber auch hemmende Wirkung angegeben (DrugBank) • Substrat und Induktor an 19A1 • Maßgebliches Substrat an UGT • *Siehe Glucocorticoide*
			S		↓						• **KI** Tachyarrhythmien, AV-Block 3. Grad, Aortenstenose, hypertrophe Kardiomyopathie, Thyreotoxikose, QT-Verlängerungen >440 ms • UAW Tachykardie, Herzrhythmus-störungen, Tremor, ZNS-Stimulation, *selten* Dyspnoe und Bronchospasmus • Vorsicht bei der Komb. m. MAO-Hemmern, TCA, proarrhythmischen Wirkstoffen, z.B. halogenierte Kohlenwasserstoffe (Halothan) • Additive Kalium-Verluste bei Komb. m. Glucocorticoiden, Thiazid-/Schleifendiuretika und Theophyllin • KI und UAW gelten bedingt auch für die Inhalationstherapeutika zur Therapie von Asthma bronchiale und COPD • Keine gemeinsame Verabreichung mit Calcium- und Vitamin D enthaltenden Präparaten, Dihydrotachysterin und Secale-Alkaloiden • *Siehe auch Einzelwirkstoffe zuzüglich Amphetamin-artige Wirkstoffe*
					↑						• Hauptweg renal, z.T. unverändert • Auch bei Anwendung in Augen-Formulierungen systemische UAW möglich, z.B. Verstärkung von Blutdrucksenkern (orale Beta-Blocker, Calciumkanal-Blocker), Beeinflussung von Antiarrhythmika, Hypoglykämie • *Siehe Beta-Blocker*
											• Unspezifischer Muskarin-Rezeptor-Agonist M1-4, Harnwegs- und Gastrointestinaltrakt-Therapeutikum • Cave Komb. m. Anticholinergika und Cholinesterase-Hemmern • In therapeutischen Dosen keine Überwindung der Blut-Hirn-Schranke
											• Hauptumsetzung via Proteolyse • Keine Komb. m. EGFR-Antikörpern • Typische (schwere) UAW monoklonaler Antikörper, häufig ferner Anorexie, Gewichtsabnahme, Hypomagnesiämie, erhöhter Tränenfluss, Hypertonie • WW Irinotecan (Dosis anpassen), Platin, Taxane (jeweils ↑ Neutropenie), Sunitinib (mikroangiopathische hämolytische Anämie) • Cave Kardiomyopathie (Dyspnoe!), Kiefernekrosen, Magen-Darm-Perforation, Neutropenie, Leukenzephalopathie-Symptome, Tumor-assoziierte Blutungen • Strikte Kontrazeption bis 6 Monate nach Therapieende
								A			• Umsetzung durch Hydroxylierung und Oxidation (3A4), Ausscheidung biliär • Gemfibrozil vermeiden, Vorsicht bei der Komb. m. 3A4-Substraten und oralen Kontrazeptiva • Strikte Kontrazeption bis mindestens 1 Monat nach Therapieende • UAW u.a. Hypercholesterinämie, Hyperlipidämie, Hypo- (sehr häufig) oder Hyperthyreose, Kopfschmerzen, trockene Augen, ↑ Leberenzyme

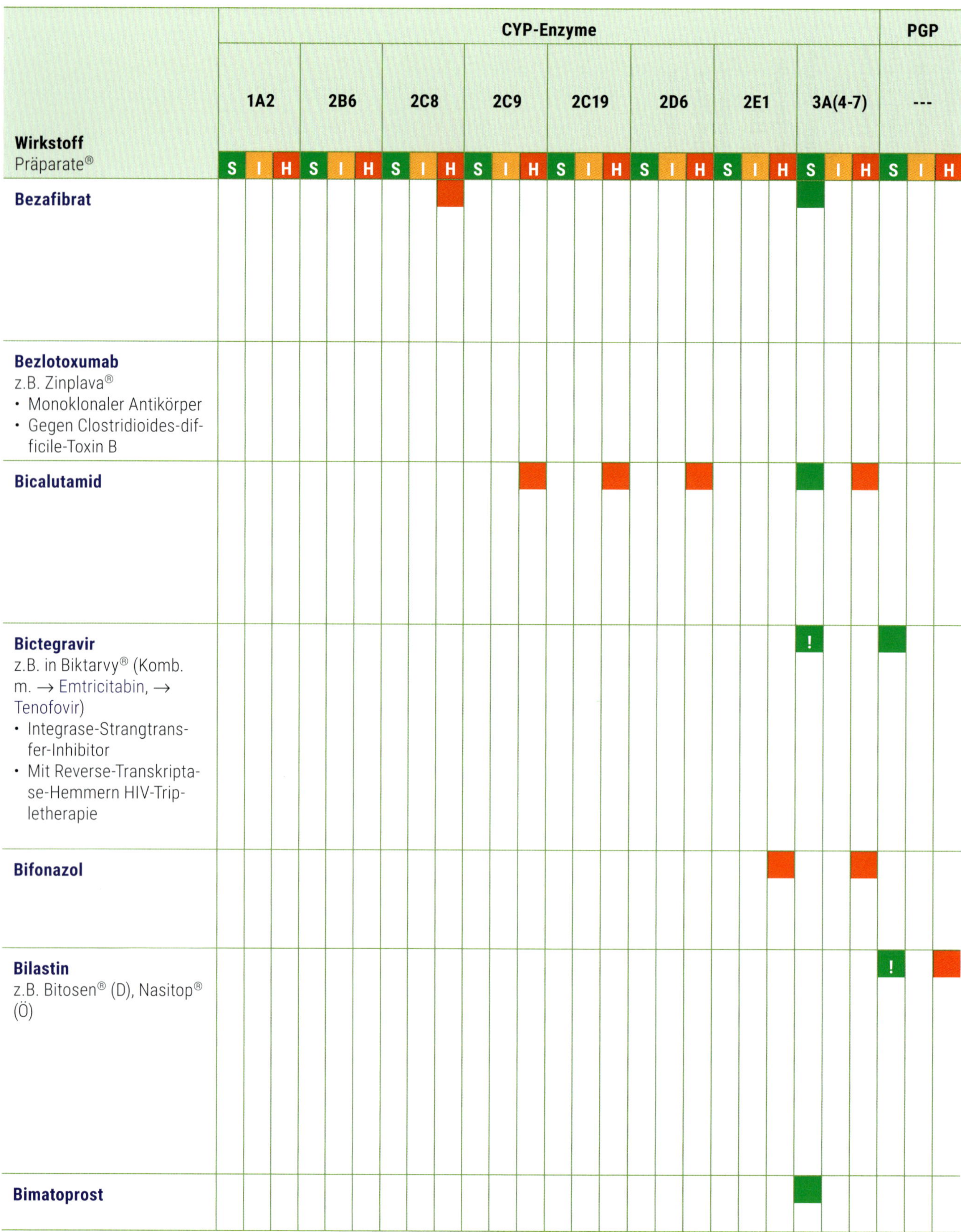

Wirkstoff Präparate®	CYP-Enzyme																									PGP		
	1A2			2B6			2C8			2C9			2C19			2D6			2E1			3A(4-7)			---		
	S	I	H	S	I	H	S	I	H	S	I	H	S	I	H	S	I	H	S	I	H	S	I	H	S	I	H
Bezafibrat									■													■					
Bezlotoxumab z.B. Zinplava® • Monoklonaler Antikörper • Gegen Clostridioides-difficile-Toxin B																											
Bicalutamid												■			■			■				■		■			
Bictegravir z.B. in Biktarvy® (Komb. m. → Emtricitabin, → Tenofovir) • Integrase-Strangtransfer-Inhibitor • Mit Reverse-Transkriptase-Hemmern HIV-Tripletherapie																						!			■		
Bifonazol																					■			■			
Bilastin z.B. Bitosen® (D), Nasitop® (Ö)																									!		■
Bimatoprost																						■					

Anticholinerge NW	Agranulozytose	Serotonin-Syndrom	QTc-Verlängerung	Na^+ ↓/ SIADH	Kalium-Dysbalance	Krampfschwelle ↓	Cave Licht ☼	Blutglucose ↓/↑	Achtung Niere	Achtung Leber	**Besondere Anmerkungen**
				?					0,5		• Zusätzlich Induktion an 1A1 (ähnlich Clofibrat) • 2C8-Hemmung *in vitro* • CYP-Interaktion jedoch weitgehend unbedeutend, ausgenommen bei Komb. m. Cumarinen → Dosis um ca. 30% senken und INR überwachen[48] • Komb. m. Statinen nur unter strenger Kontrolle • **KI** GFR <60 ml/min, Dialyse, Lebererkrankungen (ausgenommen Fettleber), Gallenblasenerkrankungen (erhöhte Gallenstein-Inzidenz
											• Abbau durch Proteasen • Keine Interaktionsstudien (MediQ), aber auch kein Interaktionspotenzial • UAW Kopfschmerzen, Übelkeit, Erbrechen, Fieber, infusionsbedingte Reaktionen • Anwendung bei NI, LI ohne Dosisreduktion, möglich, wenig Erfahrungen, keine Auffälligkeiten
											• Hauptweg UGT-Kopplung • Ausscheidung renal und über Galle • Gleichzeitige Behandlung mit LHRH-Analogon obligat oder chirurgische Kastration • **KI** Astemizol, Cisaprid, Terfenadin; Frauen • Cave Komb. m. QT-verlängernden Wirkstoffen, z.B. Antiarrhythmika der Klassen I+III • Vorsicht bei Komb. m. Calciumkanal-Blockern, Ciclosporin, Cimetidin, Ketoconazol • Vorsicht bei GFR <20 ml/min und schwerer LI, Kumulierung möglich
											• Substrat von UGT1A1, Hemmer des Multidrug and Toxin Extrusion Protein-1 • Bezüglich Bictegravir-UAW-Anteil UAW psychische Situation im Auge behalten (abnormale Träume, Angst, Depression, suizidales Verhalten) • Ausscheidung v.a. über die Leber • Angaben bezogen auf Biktavy® – 2 Stunden Abstand zu Antacida oder Eisen – Keine Studien bei GFR <30 ml/min und schwerer LI, daher bei diesen Patienten Anwendung nicht empfohlen – Tenofovir ist auch gegen HBV aktiv – Resistenzlage günstig
											• Ferner 19A1-Hemmer • Ausscheidung renal > biliär • Vorsicht bei der Komb. m. Warfarin (↑ INR), Sirolimus und Tacrolimus (erhöhte Spiegel), Sicherheit von Latex-Produkten beeinträchtigt
									0,5		• Umsetzung noch wenig bekannt, u.a. Substrat an OATP1A2 • Vorsicht bei der Komb. m. PGP-Substraten und -Hemmern, z.B. Ciclosporin, Diltiazem, Erythromycin, Ketoconazol → ↑ Bilastin bis zum Doppelten; klinische Relevanz allerdings fraglich • Grapefruitsaft → ↓ Bioverfügbarkeit von Bilastin (OATP1A2-Blockade), gilt auch für andere OATP1A2-Substrate/ -Blocker, z.B. Rifampicin, Ritonavir • In den klinischen Studien Sedierung auf Placeboniveau, trotzdem UAW Kopfschmerzen, Schwindel, Müdigkeit und Somnulenz nicht ausgeschlossen, v.a. bei Komb. m. ZNS-Depressiva und Alkohol • Ab GFR <30 ml/min deutliche Verlängerung der Halbwertszeit
											• Umsetzung via Hydroxylierung und Hydrolyse, UGT-Kopplung, Ausscheidung renal • *Siehe Latanoprost*

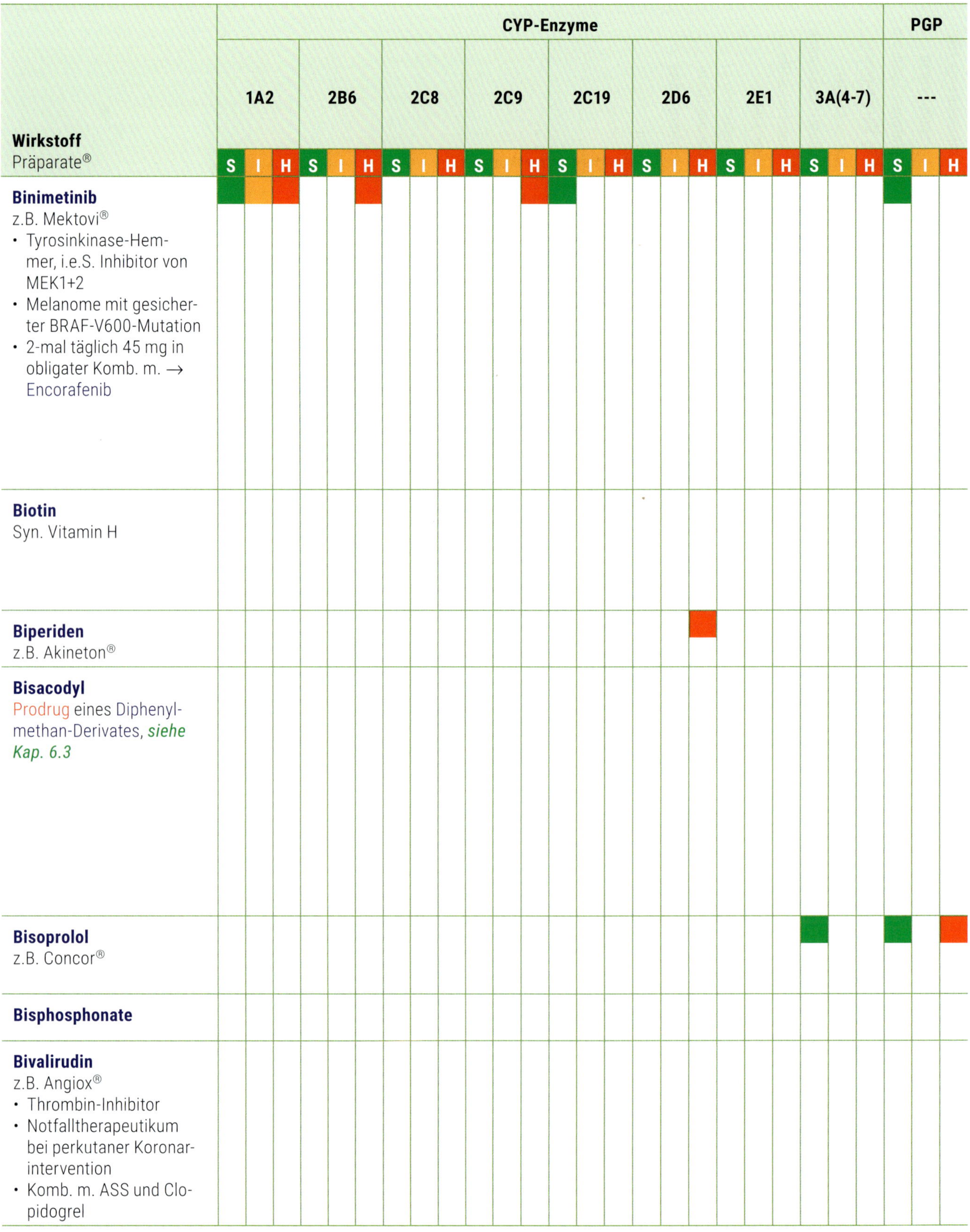

Wirkstoff Präparate®	CYP-Enzyme																									PGP		
	1A2			2B6			2C8			2C9			2C19			2D6			2E1			3A(4-7)			---		
	S	I	H	S	I	H	S	I	H	S	I	H	S	I	H	S	I	H	S	I	H	S	I	H	S	I	H
Binimetinib z.B. Mektovi® • Tyrosinkinase-Hemmer, i.e.S. Inhibitor von MEK1+2 • Melanome mit gesicherter BRAF-V600-Mutation • 2-mal täglich 45 mg in obligater Komb. m. → Encorafenib	■	■	■			■						■	■												■		
Biotin Syn. Vitamin H																											
Biperiden z.B. Akineton®																		■									
Bisacodyl Prodrug eines Diphenylmethan-Derivates, *siehe Kap. 6.3*																											
Bisoprolol z.B. Concor®																						■			■		■
Bisphosphonate																											
Bivalirudin z.B. Angiox® • Thrombin-Inhibitor • Notfalltherapeutikum bei perkutaner Koronarintervention • Komb. m. ASS und Clopidogrel																											

Anticholinerge NW	Agranulozytose	Serotonin-Syndrom	QTc-Verlängerung	Na^+ ↓/ SIADH	Kalium-Dysbalance	Krampfschwelle ↓	Cave Licht ☼	Blutglucose ↓/↑	Achtung Niere	Achtung Leber	Besondere Anmerkungen
			*				■			■	• Hauptumsetzung via UGT1A1-Glucuronidierung – Obwohl Encorafenib schwacher UGT1A1-Hemmer, trotzdem keine Beeinflussung der Binimetinib-Exposition • CYP1A2+2C19 katalysieren *in vitro* die Bildung des **aktiven Metaboliten AR00426032 (M3)** durch oxidative N-Demethylierung • 1A2-Modulation unklar (MediQ) • *) Cave linksventrikuläre Dysfunktion plus QT-Risiko bei Komb. m. Encorafenib • Vorsicht bei der Komb. m. den typischen 3A4-Induktoren (inklusive Johanniskraut) aber auch bezüglich WW via 1A2, z.B. Ciprofloxacin, Duloxetin, Theophyllin sowie infolge der schwachen OAT3-Blockade, z.B. Pravastatin, Ciprofloxacin • Alle Proteinkinase-typischen UAW, z.B. Fieber, Müdigkeit, Arthralgie, Myalgie, Rhabdomyolyse; cave Netzhautablösungen, venöse Thromboembolien, neue Neoplasien • Bei LI nicht empfohlen (v.a. wegen Encorafenib) • Kontrazeption bis 1 Monat nach Therapieende
											• Induktor an 1B1 • Gleichermaßen renale und biliäre Ausscheidung, Großteil unverändert • UAW Hautreaktionen, Allergie • Antiepileptika senken den Plasmaspiegel von Biotin • Selten Haut- und allergische Reaktion
!											• CYP- und PGP-Interaktionen wenig relevant • Hauptumsetzung via Hydroxylierung
			*		↓						• Ausscheidung renal nach • Glucuronidierung sowie biliär nach bakteriellem Abbau, Resorption und Konjugation • 30 min Einnahmeabstand zu Milch, Antacida, PPI • *) Cave Herzrhythmusstörungen und erhöhte Toxizität von Digitalis-Glykosiden infolge Elektrolyt-Verschiebungen – Verstärkung einer Hypokaliämie durch z.B. Amphotericin B, Glucocorticoide, Schleifendiuretika, Thiazide • Antibiotika → Verminderung bis Verlust der Abführwirkung • UAW Bauchschmerzen, Flatulenz, bei Überdosierung Wasser- und Elektrolyt-Verluste mit Schwindel und Synkopen • Missbrauchspotenzial, cave Gewöhnung und Dosissteigerung
					↑			A	0,5	■	• PGP-Interaktionen *in vitro* • Hauptweg renal unverändert • Dosisreduktion bei LI und NI
											Milch und Milchprodukte, Schwarztee, Kaffee, Mineralwasser vermeiden
			*						0,3		• Umsetzung renal, z.T. unverändert • *) keine Studien durchgeführt, jedoch UAW Herzrhythmusstörungen • Erhöhung der Blutungsgefahr durch Antikoagulanzien und andere Gerinnungshemmer → INR-Kontrolle • UAW leichte und schwere Blutungen, Thrombozytopenie, Anämie, akute Stentthrombosen, Dyspnoe, sehr selten allergische bis anaphylaktische Reaktionen • Dosisreduktion ab GFR <59 ml/min durch geringere Infusionsrate, **KI** GFR <30ml/min und Dialysepatienten

Wirkstoff Präparate®	CYP-Enzyme																									PGP		
	1A2			2B6			2C8			2C9			2C19			2D6			2E1			3A(4-7)			---		
	S	I	H	S	I	H	S	I	H	S	I	H	S	I	H	S	I	H	S	I	H	S	I	H	S	I	H
Bleomycin																											
Blinatumomab z.B. Blincyto® CD19- und CD3-Antagonist																											
Blutgerinnungs -faktoren z.B. Faktor VIII (Hämophilie A), IX (Hämophilie B), oft Kombinationen																											
Boceprevir Protease-Hemmstoff HCV																						!		✋			■
Bornaprin z.B. Sormodren®																											
Bortezomib z.B. Velcade®	■		■							■		■	■		■	■		■				✋		■			
Bosentan z.B. Tracleer® Endothelin-Rezeptor-Antagonist										■	!			■								!	!			■	

Anticholinerge NW	Agranulozytose	Serotonin-Syndrom	QTc-Verlängerung	Na⁺ ↓/ SIADH	Kalium-Dysbalance	Krampfschwelle ↓	Cave Licht ☼	Blutglucose ↓/↑	Achtung Niere	Achtung Leber	Besondere Anmerkungen
									0,4		• Umsetzung via Bleomycin-Hydrolase • Ausscheidung renal unverändert • Erhebliche Lungentoxizität bzw. additive Toxizität bei Komb. m. BCNU, Brentuximab, Cisplatin, Cyclophosphamid, Mitomycin, Methotrexat; gilt auch für Granulozyten-Kolonie-stimulierende Faktoren (↑ Sauerstoff-Radikale) • WW Vinca-Alkaloide → Raynaud-ähnliche Phänomene • WW Gentamicin, Amikacin, Ticarcillin → verminderte bakteriostatische Wirksamkeit • Dosisreduktion ab GFR <50 ml/min
					↓	■		■		■	• Hauptweg Proteolyse • Schwere zytostatische UAW, z.B. Zytokin-Freisetzungssyndrom (ca. 48 Stunden nach der Infusion Fieber, Asthenie, Kopfschmerzen, Hypotonie, Übelkeit, ↑ Bilirubin, potenziell lebensbedrohlich), Tumorlyse-Syndrom, Infektionen, Blutdyskrasie, ferner Transaminasen-Anstieg (vorübergehend), Hypomagnesiämie, Hypophosphatämie • Infolge der Zytokin-Freisetzung Veränderung der Aktivität von CYP-Enzymen → Überwachung von Wirkstoffen wie Ciclosporin, Warfarin • Im Falle von Krampfereignissen Prophylaxe mit Levetiracetam • Keine Untersuchungen bei schwerer NI und LI
									■	■	• Human, rekombinant • UAW vielfältig, z.B. Schwindelgefühl, Kopfschmerzen, orale Parästhesien → Dysgeusie, Übelkeit, Erbrechen, Reaktionen an der Einstichstelle (einschließlich Brennen und Stechen an der Infusionsstelle), Zellulitis, Phlebitis, selten Überempfindlichkeits- bis allergische Reaktionen (bei Kindern häufiger als bei Erwachsenen, können heftig ausfallen), Fieber, Tremor, Somnolenz, Leberenzym-Anstiege, Katheter-bezogene Komplikationen, Thromboembolie, obstruktive Uropathie • Auf neutralisierende Antikörper achten → Wirkungsverlust, Therapieumstellung nötig • Dosierung nach Präparat und Bedarf, Einstellung z.B. auf alle 2 Tage bis 3-mal wöchentlich, bei anderen Substanzen auf 1-mal wöchentlich bis 1-mal pro 10 Tage • Niere und Leber im Auge behalten
			*		↓			■			• Vorsicht bei Komb. m. anderen über 3A4+5 umgesetzten Arzneistoffen • Plasmaspiegel-Erniedrigung bei Komb. m. Ritonavir-geboosterten HIV-Protease-Inhibitoren • *) Cave Komb. m. QT-verlängernden Wirkstoffen
!!						■					• Umsetzung durch Hydroxylierung • und renale Ausscheidung • Krampfauslösende Wirkung im Sinne der zentralnervösen Atropin-Wirkung • Cave Komb. m. anderen Anticholinergika • Dyskinesien bei Komb. m. Levodopa und Neuroleptika (hier tardiv)
			!			■		A		■	• 2D6-Substratbeziehung sowie sämtliche CYP-*Hemmungen in vitro* • Starke CYP3A4-Induktoren, z.B. Rifampicin, nicht empfohlen • Unter Therapie häufig über Blutzucker-Schwankungen berichtet bzw. Blutzucker-Einstellung mit oralen Antidiabetika schwierig • Cave Komb. m. Flavonoiden, z.B. Quercetin → Wirkungsminderung[208], ebenso mit Epigallocatechingallat aus grünem Tee (3 Liter täglich)
										■	• Umsetzung auch über OATP • Hauptausscheidung biliär • **KI** Ciclosporin • Nicht empfohlen Fluconazol, Nevirapin, Rifampicin, Ritonavir • Vorsicht bei Komb. m. oralen Kontrazeptiva (abgeschwächt bis wirkungslos), Ritonavir-geboosterten Protease-Hemmern, ferner Glibenclamid, Sildenafil, Simvastatin, Sirolimus, Tacrolimus, Warfarin • Leberfunktion regelmäßig kontrollieren (Aminotransferasen) bzw. Dosisanpassung, **KI** ab mittelschwerer LI

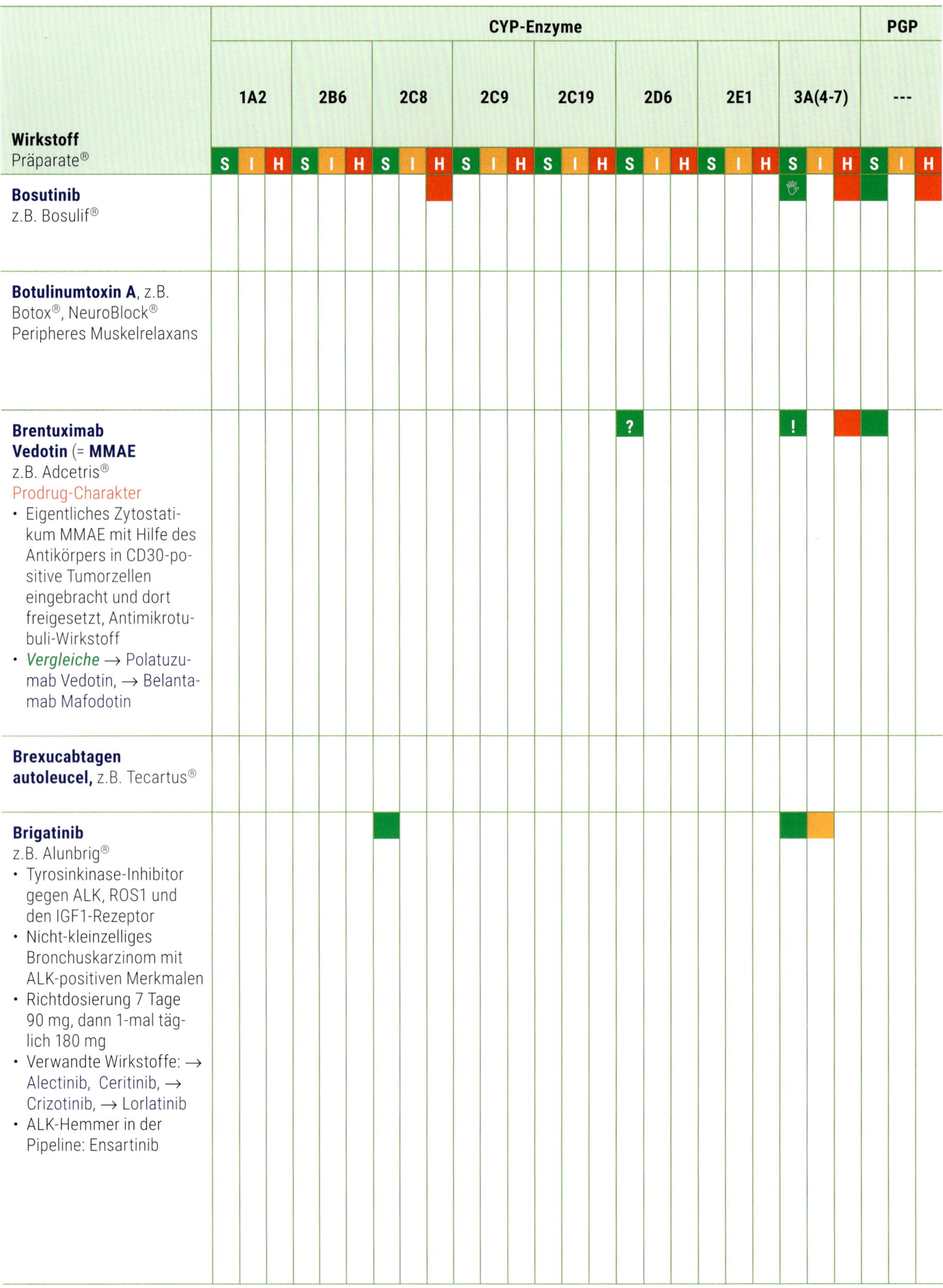

Wirkstoff Präparate®	CYP-Enzyme																								PGP		
	1A2			2B6			2C8			2C9			2C19			2D6			2E1			3A(4-7)			---		
	S	I	H	S	I	H	S	I	H	S	I	H	S	I	H	S	I	H	S	I	H	S	I	H	S	I	H
Bosutinib z.B. Bosulif®									■													■ ✋		■	■		■
Botulinumtoxin A, z.B. Botox®, NeuroBlock® Peripheres Muskelrelaxans																											
Brentuximab Vedotin (= **MMAE** z.B. Adcetris® Prodrug-Charakter • Eigentliches Zytostatikum MMAE mit Hilfe des Antikörpers in CD30-positive Tumorzellen eingebracht und dort freigesetzt, Antimikrotubuli-Wirkstoff • *Vergleiche* → Polatuzumab Vedotin, → Belantamab Mafodotin																?						!		■	■		
Brexucabtagen autoleucel, z.B. Tecartus®																											
Brigatinib z.B. Alunbrig® • Tyrosinkinase-Inhibitor gegen ALK, ROS1 und den IGF1-Rezeptor • Nicht-kleinzelliges Bronchuskarzinom mit ALK-positiven Merkmalen • Richtdosierung 7 Tage 90 mg, dann 1-mal täglich 180 mg • Verwandte Wirkstoffe: → Alectinib, Ceritinib, → Crizotinib, → Lorlatinib • ALK-Hemmer in der Pipeline: Ensartinib							■															■	■				

Anticholinerge NW	Agranulozytose	Serotonin-Syndrom	QTc-Verlängerung	Na^+ ↓/ SIADH	Kalium-Dysbalance	Krampfschwelle ↓	Cave Licht ☼	Blutglucose ↓/↑	Achtung Niere	Achtung Leber	Besondere Anmerkungen
			!								• PGP-Blockade *in vitro*, klinisch nicht relevant (Studie mit Dabigatran) • Hingegen 3A4-Hemmer oder -Induktoren meiden • Resorptionsbeeinträchtigung bei pH-Wert-Erhöhung, *siehe Kap. 4.4.3* • Sehr geringe renale Ausscheidung (3%)
							*				• Abbau durch Proteasen • Vorsicht mit Aminoglykosid-Antibiotika, Curare • **KI** Blasenfunktionsstörungen (akute Infektionen, Harnverhalt) • UAW Kopfschmerzen, Facialisparese, Lidödeme, trockenes Auge, Photophobie(*), *sehr selten* Systemtoxizität (generalisierte Muskelschwäche, Gangunsicherheit, Dysphagie, Aspirationspneumonie)
								*			• MMAE = Monomethylauristatin E • 3A4-Interaktion gilt für MMAE • Ausscheidung biliär > renal, dabei zu einem Gutteil unverändert • PGP-Substrat *in vitro* • **KI** Bleomycin (Lungentoxizität) • Erhöhtes Risiko für Neutropenie bei Komb. m. starken 3A4- und PGP-Hemmern, z.B. Ketoconazol, jedoch keine klinisch relevanten WW mit starken 3A4-Induktoren (Rifampicin) und mittelstarken 3A4-Hemmern (Midazolam) • *) Hyperglykämie sehr häufig, jedoch Hypoglykämien bei Kombinationstherapien möglich • Auf progressive multifokale Leukenzephalopathie, schwere Infektionen, infusionsbedingte Reaktionen, Tumorlyse-Syndrom, periphere Neuropathie, Hämatotoxizität achten • Q_0-Wert „hoch", Dosisreduktion bei schwerer NI und LI, Datenlage dünn • Strikte Kontrazeption bei Frauen bis 30 Tage, bei Männern bis 6 Monate nach Therapieende
	*				↓	#					• *Details siehe Tisagenlecleucel* • Keine Interaktionen mit CYP-Enzymen, PGP, Transportproteinen
	*				↓	#					• CYP- und PGP-Interaktionen *in vitro* • Ferner Substrat und tendenzieller Hemmer an Transportproteinen, z.B. Substrat am BCRP und Hemmer an Toxin-Extrusion-Proteinen • Weitere Elektrolyt-Verschiebungen ↓ Mg^{2+}, ↓ Phosphat, ↑ Ca^{2+} • Komb. m. starken 3A4-Hemmern, z.B. Azol-Antimykotika, Grapefruitsaft, vermeiden, bei zwingender Komb. Dosisreduktion Brigatinib auf 50% • Bei Komb. m. moderaten 3A4-Hemmern, z.B. Diltiazem, Verapamil, besonders auf Lungen-UAW achten • Bei Komb. m. Gemfibrozil keine relevante WW beobachtet (2C8) • Keine Dosisreduktion bei Komb. m. PGP- und BCRP-Hemmern, allerdings engmaschige Überwachung bei Komb. m. Digoxin, Dabigatran, Methotrexat • *) Neben QT-Verlängerung weitere Herzrhythmusstörungen, cave Elektrolyt-Verschiebungen • #) Muskuloskelettale Schmerzen, Muskelzuckungen und -krämpfe • Hyperglykämie bei bis zu 2/3 der Patienten(!), Hyperinsulinämie • UAW interstitielle Lungenerkrankungen (Pneumonitis, Dyspnoe, Husten, sehr häufig), verschiedene Blutbild-Veränderungen(*) (Agranulozytose jedoch nicht angegeben), erhöhte Leber- und Pankreasenzyme, ↑ CPK-Wert, Sehstörungen, Appetitmangel, Gewichtsverlust, Erschöpfung • Ab GFR <30 ml/min Startdosis 1. Woche 60 mg, Folgedosis 90 mg/d • Bei schwerer LI Startdosis 1. Woche 60 mg, Folgedosis 120 mg/d • Zuverlässige Kontrazeption für Frauen bis 4, für Männer bis 3 Monate nach Therapieende

Wirkstoff Präparate®	CYP-Enzyme																										PGP		
	1A2			2B6			2C8			2C9			2C19			2D6			2E1			3A(4-7)			---		
	S	I	H	S	I	H	S	I	H	S	I	H	S	I	H	S	I	H	S	I	H	S	I	H	S	I	H
Brimonidin z.B. Alphagan® topisch (Auge)																											
Brinzolamid z.B. Azopt® topisch																											
Brivaracetam z.B. Briviact®																											
Brivudin z.B. Mevir® Prodrug von Brivudin-Triphosphat, *siehe Kap. 6.3*																											
Broccoli → Kohlgemüse																											
Brodalumab z.B. Kyntheum® • Monoklonaler Antikörper • Interleukin-17- und -25-Inhibitor • Plaque-Psoriasis																											
Brolucizumab z.B. Beovu® • Vaskulärer, endothelialer Wachstumfaktor-Hemmer • Altersbedingte Maculadegeneration																											
Bromazepam z.B. Lexotanil®	!																										
Bromelain • Topisch zum Entfernen von Verbrennungsschorf • Peroral in entzündungshemmenden Produkten																											

Anticholinerge NW	Agranulozytose	Serotonin-Syndrom	QTc-Verlängerung	Na⁺ ↓/ SIADH	Kalium-Dysbalance	Krampfschwelle ↓	Cave Licht ☼	Blutglucose ↓/ ↑	Achtung Niere	Achtung Leber	Besondere Anmerkungen
											• Hauptumsatz via Aldehydoxidase • **KI** MAO-Hemmer, Mianserin, TCA • Vorsicht bei Komb. m. ZNS-Depressiva, Blutdrucksenkern, Digitalis-Glykosiden, oralen Carboanhydrase-Hemmern • Systemische UAW, z.B. Orthostase-Reaktionen, Mundtrockenheit, Kopfschmerzen, Überempfindlichkeit • Vorsicht bei NI und LI, keine Daten
									■	■	• Hauptweg renal unverändert • CYP-Interaktionen wenig bedeutsam • Dennoch Abbauhemmung durch CYP3A4-Inhibitoren wie Clotrimazol, Itraconazol, Ketoconazol, Ritonavir und Troleandomycin bedenken • **KI** ab GFR <30 ml/min, bei LI nicht empfohlen
									■	■	• Zusätzlich OAT3-Hemmer • Hauptweg Amid-Hydrolyse • Nicht empfohlen Alkohol, Vorsicht bei Komb. m. Johanniskraut, Rifampicin • 2B6-, 3A4-Induktion sowie 2C19-Hemmung *in vitro* • Keine Hinweise auf klinisch relevante WW mit 2C19-Hemmern, z.B. Fluconazol, Fluvoxamin; umgekehrt erhöhte Plasmaspiegel von Diazepam, Lansoprazol, Omeprazol • Erniedrigter Plasmaspiegel von 2B6-Substraten, z.B. Efavirenz • Keine Anwendung bei schwerer NI und Dialysepatienten, Dosis-reduktion bei allen Stadien von LI
											• Wird in der Wirtszelle phosphoryliert • Starker Hemmstoff der Dihydropyrimidindehydrogenase (DPYD) • **KI** Capecitabin, Floxuridin, Flucytosin, 5-Fluorouracil, Tegafur → lebensbedrohliche Toxizität durch Hemmung von deren Metabolismus
											• Abbau durch Proteasen • WW über CYP-Enzyme theoretisch durch veränderte Zytokin-Muster, z.B. 3A4+5, jedoch klinisch nicht relevant (Midazolam) • UAW Infektionen, Neutropenie Arthralgie, Kopfschmerzen, Ermüdung, Durchfall, Schmerzen im Oropharynx, lokale Reaktionen, Psyche (auf suizidales Verhalten achten) • Mangels Daten keine Empfehlungen bei NI und LI
											• Intravitreale Anwendung, in der Startphase alle 4 Wochen über 3 Monate, dann in Abhängigkeit von der Krankheitsaktivität alle 8-12 Wochen • Abbau durch Proteasen • UAW betreffen das primär Auge und sind schwerwiegend, z.B. „fliegende Mücken" (Mouches volantes), Anstieg des Augeninnendrucks, Endophthalmitis, traumatischer Katarakt, Netzhautablösung, Einblutungen, verminderte Sehschärfe, Erblindung • Systemische UAW, z.B. Immunreaktionen, arterielle thromboembolische Ereignisse • Kontrazeption und Stillverbot bis 1 Monat nach der letzten Injektion
				?						■	• Dosisreduktion bei Komb. m. Fluvoxamin sowie bei LI **PRISCUS-Beurteilung**/ältere Personen: • *Siehe Benzodiazepine*
											• Hauptumsetzung via Proteasen • Cave gerinnungshemmende Eigenwirkung bei Komb. m. Antikoagulanzien (↑ Blutungsrisiko) • Bei Komb. m. Tetracyclinen → ↑ Plasmaspiegel der Tetracycline • Wirkungsminderung durch topische antibakterielle Stoffe, z.B. Povidon-Iod, Sulfadiazin-Silber • Wirkungsverstärkung von ACE-Hemmern, Fluorouracil, Sedativa (® Benommenheit), Vincristin

Wirkstoff Präparate®	CYP-Enzyme																									PGP		
	1A2			2B6			2C8			2C9			2C19			2D6			2E1			3A(4-7)			---		
	S	I	H	S	I	H	S	I	H	S	I	H	S	I	H	S	I	H	S	I	H	S	I	H	S	I	H
Bromfenac z.B. Yellox® Augentropfen																											
Bromhexin Prodrug-Charakter																											
Bromocriptin																								!	!		
Brotizolam z.B. Lendorm®[209]																											
Budesonid z.B. Budu-San®, Entocort® • Ferner in Antiasthmatika und Rhinologika • Jorveza® Schmelztbl, Schluckbeschwerden bei eosinophiler Ösophagitis																											
Budipin z.B. Parkinsan® • Indirektes Dopaminomimetikum • NMDA-Antagonist • Morbus Parkinson																!		!									
Bulevirtid z.B. Hepcludex® • Lineares Lipoprotein • Target Blockade des Natriumtaurocholat-kotransportierenden Polypeptids (NTCP) • Hemmt das Eindringen von HBV und HDV in Hepatozyten																											
Bumetanid																											

Anticholinerge NW	Agranulozytose	Serotonin-Syndrom	QTc-Verlängerung	Na$^+$ ↓/ SIADH	Kalium-Dysbalance	Krampfschwelle ↓	Cave Licht ☼	Blutglucose ↓/↑	Achtung Niere	Achtung Leber	Besondere Anmerkungen
							*				• Hauptweg unbekannt • *) UAW Photophobie • Häufigste UAW betreffen Augen (Schädigung des Hornhautepithels, Japaner!), von Überempfindlichkeitsreaktionen abgesehen keine Hinweise auf systemische UAW • Cave Kreuzsensibilitäten mit NSAR • Keine Untersuchungen zu NI, LI
									■	■	• Hauptweg via UGT und renal • Metabolit → Ambroxol • Zum Vergleich Q_0-Wert Ambroxol 0,9
		■		■		■				■	Alkohol vermeiden
				?						■	• Dosisreduktion bei Komb. m. Fluvoxamin • Hauptausscheidung renal • Einsatz mit Hinblick auf den **PRISCUS-Status** mit großer Bedachtsamkeit, Dosierung ≤0,125 mg/Tag halten
											• Relevante Umsetzung über Sulfotransferase 2A1 • Induktion ferner an 1B1 und 2A6 • WW via 3A4-Umsetzung zu erwarten, z.B. ↑ Plasmaspiegel bei Komb. m. starken 3A4-Hemmern inklusive Grapefruitsaft; ↓ Wirkung durch Carbamazepin, Rifampicin • Bei Langzeitanwendung UAW wie bei Glucocorticoiden möglich, in der Praxis Hypokaliämie und Blutzucker-Veränderungen am wichtigsten
■			!!			*			■	■	• Ausscheidung z.T. renal unverändert • Bei Komb. m. maßgeblichen 2D6-Substraten Plasmaspiegel-Anstieg dieser, z.B. Metoprolol (70%) oder auch ↑ Budipin • Alle Vorsichtsmaßnahmen betreffend QT-Verlängerung beachten, bei Symptomen wie Palpitationen, Schwindel, Synkopen absetzen, cave QT-verlängernde Kombinationen – Verpflichtungserklärung des Arztes zur Beachtung der QT-Verlängerung bzw. Absetzen, wenn QT-Zeit >480 ms oder QT- Zunahme >60 ms seit Therapiebeginn • Vermehrtes Auftreten von Herzrhythmusstörungen bei Komb. m. Opioiden • *) Krämpfe bei Überdosierung • UAW spiegeln in Summe noradrenerge und serotonerge Überschuss-Bilder • Verstärkung von Antiparkinsonia in Kombination (Levodopa, Dopamin-Agonisten) und zentral stimulierenden Pharmaka • Bei schwerer NI oder LI Dosisdeckelung auf 30 mg/Tag
						*			■	■	• 3A-Interaktion klinisch nicht relevant • Trotzdem engmaschige Überwachung bei 3A4-Substraten mit geringer therapeutischer Breite, z.B. Ciclosporin, Carbamazepin, Simvastatin, Sirolimus und Tacrolimus • Hemmung von OATP1B1/3-Transportern (*in vitro*) • → Nicht empfohlen Komb. m. NTCP-Substraten, z.B. Ciclosporin, Ezetimib, Irbesartan, Ritonavir, Sulfasalazin • → Vorsicht bei der Komb. m. OATB1B1/3-Substraten, z. B. Atorvastatin, Bosentan, Docetaxel, Fexofenadin, Glecaprevir, Glyburid (Glibenclamid), Grazoprevir, Nateglinid, Paclitaxel, Paritaprevir, Pitavastatin, Pravastatin, Repaglinid, Rosuvastatin, Simeprevir, Simvastatin, Olmesartan, Telmisartan, Valsartan, Voxilaprevir) • *) Muskelspasmen • Nierenbelastung durch vermehrt anfallende Gallensalze, fragliche Wirksamkeit ab mittelschwerer LI
	■			■	↓						• Wichtige Interaktion mit OAT1-4 • Hauptweg renal unverändert • Komb. m. Gentamicin, Tobramycin → additive Innenohrtoxizität

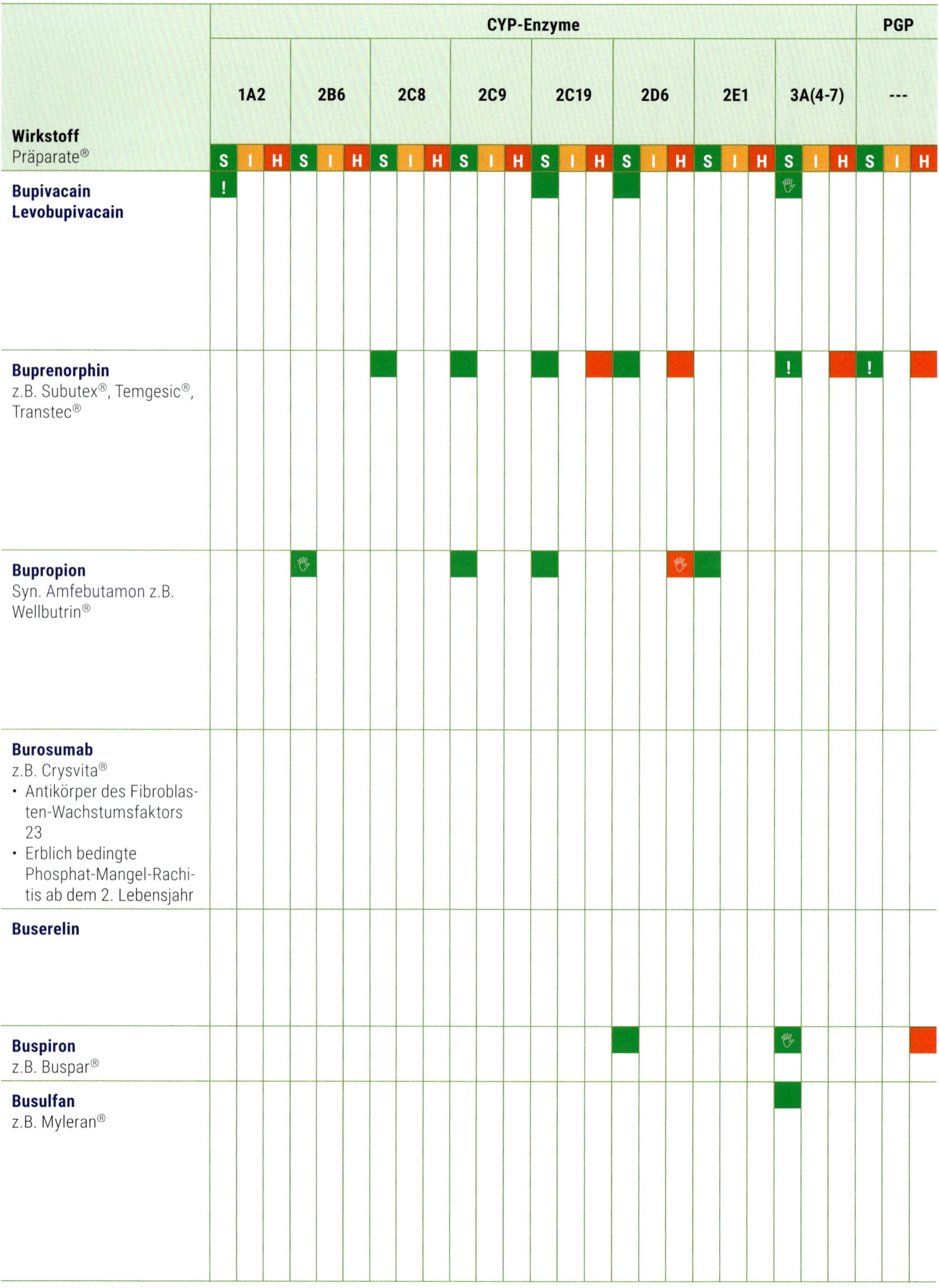

	CYP-Enzyme																									PGP		
	1A2			2B6			2C8			2C9			2C19			2D6			2E1			3A(4-7)			---		
Wirkstoff Präparate®	S	I	H	S	I	H	S	I	H	S	I	H	S	I	H	S	I	H	S	I	H	S	I	H	S	I	H
Bupivacain Levobupivacain	!												x			x						✋					
Buprenorphin z.B. Subutex®, Temgesic®, Transtec®							x			x			x		x	x		x				!		x	!		x
Bupropion Syn. Amfebutamon z.B. Wellbutrin®				✋						x			x					✋	x								
Burosumab z.B. Crysvita® • Antikörper des Fibroblasten-Wachstumsfaktors 23 • Erblich bedingte Phosphat-Mangel-Rachitis ab dem 2. Lebensjahr																											
Buserelin																											
Buspiron z.B. Buspar®																x						✋					x
Busulfan z.B. Myleran®																						x					

Anticholinerge NW	Agranulozytose	Serotonin-Syndrom	QTc-Verlängerung	Na$^+$ ↓/ SIADH	Kalium-Dysbalance	Krampfschwelle ↓	Cave Licht ☼	Blutglucose ↓/↑	Achtung Niere	Achtung Leber	Besondere Anmerkungen
									0,9		• Nebenweg Kopplung an UGT • 1A2-Substratbeziehung *nur für Levobupivacain* angegeben, 2C19 und 2D6 nur für Bupivacain • UAW, WW selten, korrelieren mit dem blockierten Nervenareal, z.B. additive Hemmung durch andere Antiarrhythmika (Aprindin), Beta-Blocker, Calciumkanal-Antagonisten, nicht depolarisierende Muskelrelaxanzien • Vasokonstriktoren verlängern Wirkdauer • Dosisreduktion bei NI, LI empfohlen
		#	!								• Zusätzlich 2A6-Hemmer sowie 2C18-Substrat • 2D6-Interaktionen und 3A4+5-Hemmung *in vitro* • Interaktionen mit UGT • Hauptausscheidung biliär • #) Obwohl in der Therapiepraxis keine Hinweise auf UAW Serotonin-Syndrom, **KI** MAO-Hemmer bzw. 2 Wochen Abstand;[210,211] allgemeine UAW Verstärkung von ZNS-Dämpfern • Bei Komb. m. Enzym-Induktoren verringerte Wirksamkeit → Alternativen Morphin, Oxycodon, Hydromorphon
				?					0,99		• Zusätzlich 2A6-Substrat • Hauptumsetzung über 2B6 sowie starke 2D6-Hemmung • **KI** irreversible MAO-Hemmer (14 Tage Abstand), reversible MAO-Hemmer (24 Stunden Abstand), Epilepsie • Nicht empfohlen Tamoxifen • Vorsicht bei der Komb. m. Carbamazepin, Digoxin, Levodopa, Valproinsäure sowie allgemein mit Wirkstoffen, die über 2D6 metabolisiert werden • Vorsicht mit Nikotin-Ersatztherapie in Kombination (Bluthochdruck)
											• Indirekte tubuläre Rückresorption von Phosphat in der Niere und Erhöhung der Serumkonzentration von 1,25-Dihydroxy-Vitamin D • Regelmäßige Kontrolle der Phosphat-Werte im Blut, da sonst überschießende Mineralisierung von Niere und Herz • UAW Kopf-, Zahnschmerzen, Schmerzen in den Extremitäten
											• Induktor an 19A1 • Umsetzung durch Endopeptidasen und Pyroglutamylpeptidase • Zu Beginn erhöhte Testosteron-Spiegel → Abfangen der UAW mittels Antiandrogen; ab der 3. Woche zügiges Absinken des Testosterons bis auf Kastrationsniveau • Abnahme der Knochendichte, cave Osteoporose
									1,0		• Bei Komb. m. 3A4-Hemmern starker Wirkspiegelanstieg • Wirkungsminderung bei Komb. m. Rifampicin
											• Substrat verschiedener Glutathion-S-Transferasen • Lebendvakzine nicht empfohlen • Vorsicht bei der Komb. m. Paracetamol (vermindert den Glutathion-Pool und die Busulfan-Clearance), Itraconazol, Metronidazol (vermindern beide die Busulfan-Clearance, Ausweg Fluconazol), Cyclophosphamid (24 h nach der letzten Busulfan-Dosis) • Krämpfe bei notwendiger Hochdosistherapie; Benzodiazepine als prophylaktische Antikonvulsiva (*nicht* Phenytoin, dieses vermindert die myeloablative Wirkung!) • Einnahme mit Mahlzeit • Sondenapplikation möglich

Wirkstoff Präparate®	CYP-Enzyme																								PGP		
	1A2			2B6			2C8			2C9			2C19			2D6			2E1			3A(4-7)			---		
	S	I	H	S	I	H	S	I	H	S	I	H	S	I	H	S	I	H	S	I	H	S	I	H	S	I	H
Butizid z.B. in Aldactone Saltucin forte®																											
Butylscopol-aminbromid Syn. Hyoscin-N-Butylbromid z.B. Buscopan®																											
C1-Esterase-Inhibitor z.B. Berinert® Therapie und perioperative Prophylaxe des hereditären Angioödems																											
Cabazitaxel z.B. Jevtana® • Anwendung in Komb. m. Prednison oder Prednisolon • Vorbehandlung mit H_2-Blocker (Ranitidin) und Antiallergikum (Diphenhydramin, Dexchlorphenira-min) 30 min vor der Infusion							■															✋			■		■
Cabergolin z.B. Cabaseril®, Dostinex®																						!		■	■		
Cabozantinib z.B. Cabometyx®, Cometriq®									■	■		!			■							!		■			■
Calcipotriol Topisch																											

Anticholinerge NW	Agranulozytose	Serotonin-Syndrom	QTc-Verlängerung	Na^+ ↓/ SIADH	Kalium-Dysbalance	Krampfschwelle ↓	Cave Licht ☼	Blutglucose ↓/ ↑	Achtung Niere	Achtung Leber	Besondere Anmerkungen
					↓		*				• Hauptumsetzung renal • Durch die Komb. m. Spironolacton jedoch Hyperkaliämie möglich und als UAW häufig gesehen • Cave Hypovolämie, Hypomagnesiämie (→ Vorsicht bezüglich der Empfindlichkeit auf Digitalis) • *) Lichtreaktionen in der Komb. m. Spironolacton • Abschwächung der Wirkung von Antidiabetika bzw. Verschlechterung einer prädiabetischen Stoffwechsellage
!!											• Hauptumsetzung durch Ester-Spaltung und Ausscheidung über Galle
											• Bei allergischer Diathese Antihistaminika und Glucocorticoide prophylaktisch • UAW Unverträglichkeitszeichen, allergische Reaktionen, Fieber, Thrombosen (Prophylaxe des Capillary-Leak-Syndroms im Zusammenhang mit Herz-OP keine zugelassene Indikation (Todesfälle!) • *Vergleiche Lanadelumab*
					↓						• Zusätzlich OATP1B1-Blocker → WW mit Repaglinid, Statinen und Valsartan beachten bzw. diese Pharmaka 12 Stunden vor bis 3 Stunden nach der Infusion aussetzen • Starke CYP3A4-Induktoren oder -Hemmer vermeiden • Auf Überempfindlichkeit, Hämaturie, Blutbildveränderungen (Neutropenie, Anämie), schwere Magen-Darm-Reaktionen, periphere Neuropathie, Lungenfunktionsstörungen und Herzrhythmusstörungen achten • Cave Lebendvakzine (Gefahr tödlich verlaufender Infektionen) • **KI** LI (Bilirubin ≥ oberer Normwert)
											• Hauptweg via Hydrolyse und Galle • **KI** Secale-Alkaloide (Ergotismus) • **KI** Komb. m. Makrolid-Antibiotika (deren Bioverfügbarkeit ist 2-4-fach gesteigert, bei Unverzichtbarkeit Ausweg eventuell Azithromycin) • UAW plötzliches Einschlafen, Zieldosierung langsam auftitrieren • Cave Fibrosierungen, z.B. Herzklappen (EKG), Pleura, Lunge (Atemstörungen, Husten)
			!								• Zusätzlich schwacher 1A1-Induktor • Sämtliche CYP-/PGP-Interaktionen *in vitro* angegeben (MediQ) • Vorsicht mit Gallensalze bindenden Wirkstoffen • Sicherheit oraler Kontrazeptiva nicht gewährleistet • Sowohl thromboembolische Ereignisse als auch Blutungen möglich • Ausscheidung 27% renal • Keine Anwendung bei schweren Nieren- und Leberschäden • Nüchterneinnahme
											• Wenig systemisches Auftreten • UAW betreffend Augen (Reizung) und v.a. Haut (Juckreiz, Brennen, Ausschlag) • Selten Hypercalcämie, Hypercalcurie

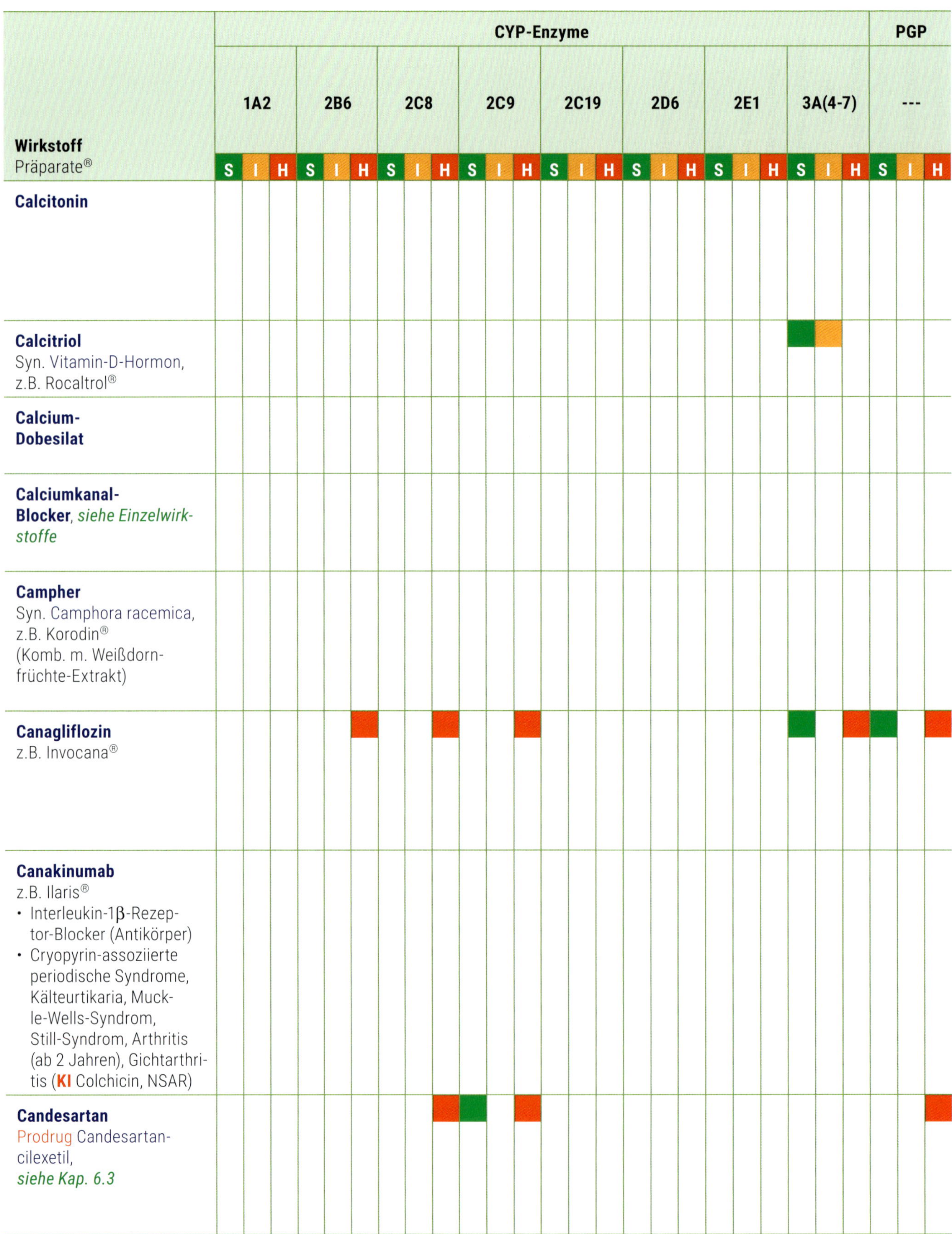

Wirkstoff Präparate®	CYP-Enzyme																								PGP		
	1A2			2B6			2C8			2C9			2C19			2D6			2E1			3A(4-7)			---		
	S	I	H	S	I	H	S	I	H	S	I	H	S	I	H	S	I	H	S	I	H	S	I	H	S	I	H
Calcitonin																											
Calcitriol Syn. Vitamin-D-Hormon, z.B. Rocaltrol®																						■	■				
Calcium-Dobesilat																											
Calciumkanal-Blocker, *siehe Einzelwirkstoffe*																											
Campher Syn. Camphora racemica, z.B. Korodin® (Komb. m. Weißdornfrüchte-Extrakt)																											
Canagliflozin z.B. Invocana®						■			■			■										■		■	■		■
Canakinumab z.B. Ilaris® • Interleukin-1β-Rezeptor-Blocker (Antikörper) • Cryopyrin-assoziierte periodische Syndrome, Kälteurtikaria, Muckle-Wells-Syndrom, Still-Syndrom, Arthritis (ab 2 Jahren), Gichtarthritis (**KI** Colchicin, NSAR)																											
Candesartan Prodrug Candesartancilexetil, *siehe Kap. 6.3*									■	■		■															■

Anticholinerge NW	Agranulozytose	Serotonin-Syndrom	QTc-Verlängerung	Na^+ ↓/ SIADH	Kalium-Dysbalance	Krampfschwelle ↓	Cave Licht ☼	Blutglucose ↓/↑	Achtung Niere	Achtung Leber	Besondere Anmerkungen
											• Hauptweg renal • WW Digitalis-Glykoside, Calciumkanal-Blocker, Bisphosphonate (additive Ca^{2+}-Senkung), Lithium (Dosisanpassung) • UAW Hautrötung von Gesicht und Oberkörper 10-20 min nach der Infusion, cave Hypocalcämie, neutralisierende Antikörper • Erhöhtes Krebsrisiko bei Langzeitanwendung (Mitteilung der EMA vom 20.07.2012)
											• Hauptumsetzung via CYP24A1 = C24-Hydroxylierung → Inaktivierung; für dieses mitochondriale Enzym auch Induktion angegeben (DrugBank) • ***UAW, WW siehe Cholecalciferol***
	!										• Hauptweg renal unverändert
											• Cave Komb. m. CYP3A4-Hemmern → Gefahr von Knöchelödemen bzw. **KI** Lercanidipin und Nisoldipin • Cave Induktion durch Rifampicin, Carbamazepin und Phenytoin → Dosis hinaufsetzen • Grapefruitsaft vermeiden, Dosis-reduktion kann erforderlich sein
											• Agonist am Transient receptor potential cation channel subfamily V member 1 = Capsaicin-Rezeptor = Vanillin-Rezeptor 1 • Perorale Anwendung bei • hypotonen und orthostatischen Kreislaufregulationsstörungen • UAW (Korodin®) Kopfschmerzen, Schwindel, Unruhe, Herzrhythmus-störungen, Angina-pectoris-Anfall, cave Alkohol-Krankheit
								K	0,99		• 3A4-Substratbeziehung *in vivo*, alle übrigen Interaktionen *in vitro* • Hauptumsetzung via UGT1A9, 2B4 • ***UAW, WW siehe Dapagliflozin*** • Renale und biliäre Ausscheidung gleichwertig • Wirksamkeit von der Nierenfunktion abhängig → Dosisdeckelung 100 mg/Tag bei GFR <60, Behandlungs-stopp bei GFR <45 ml/min
										■	• TNF-Blocker nicht empfohlen • UAW opportunistische Infektionen, Bilirubin- und Transaminasen-Anstieg, Magen/Darm, Blutbild, Makrophagenaktivierungssyndrom bei Still-Syndrom, Schwindel • 3 Monate Abstand zu Lebendvakzinen sowie keine Lebendimpfstoffe für Neugeborene bis 16 Wochen nach der letzten Ilaris-Dosis der Mutter
	■			■	↑				0,4	■	• Hauptweg Prodrug Esterspaltung • Wirkform überwiegend nicht metabolisiert und v.a. über die Galle ausgeschieden • Alle CYP- und PGP-Hemmwirkungen *in vitro*; zusätzlich mittelstarker Hemmer des BCRP *in vitro* • Keine Hinweise auf hypoglykämische Eigen- und Wechselwirkungen • **KI** schwere NI, LI und Cholestase

Wirkstoff Präparate®	**CYP-Enzyme**																								**PGP**		
	1A2			**2B6**			**2C8**			**2C9**			**2C19**			**2D6**			**2E1**			**3A(4-7)**			**---**		
	S	**I**	**H**	**S**	**I**	**H**	**S**	**I**	**H**	**S**	**I**	**H**	**S**	**I**	**H**	**S**	**I**	**H**	**S**	**I**	**H**	**S**	**I**	**H**	**S**	**I**	**H**
Cangrelor z.B. Kengrexal® • Thrombozytenaggregations-Hemmer zur Senkung von thrombotischen kardiovaskulären Ereignissen • Aktivierung des P2Y-Purin-Rezeptor 12																											
Cannabidiol Syn. **CBD** z.B. in Sativex® Oromukosal-spray (Komb. m. → Δ^9-THC)	■	!	!			!				■		!	!		!	■		!				✋		■			!
Cannabinol Syn. **CBN**																											
Canrenoinsäure Metabolit von → Spironolacton																											
Capecitabin z.B. Xeloda® Prodrug von 5-Fluorouracil, *siehe Kap. 6.3*												!															
Caplacizumab z.B. Cablivi® • Erworbene thrombotisch-thrombzyto-penische Purpura (aTTP) • 10 mg- Erstdosis i.v., 10 mg-Folgedosen s.c. über 30 Tage jeweils nach der täglichen Plasmapherese																											
Captopril z.B. Capozide®																											■

Anticholinerge NW	Agranulozytose	Serotonin-Syndrom	QTc-Verlängerung	Na^+ ↓/ SIADH	Kalium-Dysbalance	Krampfschwelle ↓	Cave Licht ☼	Blutglucose ↓/↑	Achtung Niere	Achtung Leber	Besondere Anmerkungen
											• Hauptweg Dephosphorylierung zu einem Nukleosid • *In-vitro*-Hemmung des BCRP durch den Metaboliten in-vitro-Hemmung von BCRP durch den Metaboliten **ARC-69712XX** → • Vorsicht bei der Komb. m. BCRP-Substraten, z.B. Irinotecan, Methotrexat, Mitoxantron, Rosuvastatin, Topotecan, wiewohl die klinische Relevanz fraglich ist • Keine Interaktionen, wenn nach der Cangrelor-Infusion auf Clopidogrel, Prasugrel oder Ticagrelor umgestellt wird • UAW in und aus allen Organen, Dyspnoe, Ekchymosen, Schockzeichen
											• Substrat und unklare Modulation an 1A1 (analog zu 1A2, MediQ), ferner Substrat und tendenzieller Hemmer an mehreren UGT • 1A1-, 1A2-, 2D6-Interaktionen, 2C9-Substrat-Beziehung, 2B6-, 3A4-, PGP- und UGT-Hemmungen *in vitro* • In niedriger Dosierung scheint die 2C19-Hemmung von geringer Bedeutung zu sein • Im Unterschied zu THC *antikonvulsive* Eigenschaften: Wirksamkeit bei Lennox-Gastaut- und Dravet-Syndrom belegt, insbesondere auch bei Kindern • Orphan-Drug-Status ferner bei perinataler Asphyxie • ***Vergleiche Dronabinol, Nabiximols***
											• CYP- und PGP-Interaktionen in Ausarbeitung (02/2021, DrugBank) • Derzeit für arzneiliche Zwecke nicht zugelassen, LI und NI könnten (bei Drogenkonsumenten) relevant sein
			!						1,0		• Hemmstoff von DPYD, ***siehe Tegafur*** • **KI** Brivudin (Hemmung der DPYD), Alternative bei Gürtelrose Valaciclovir • Vorsicht bei der Komb. m. Folinsäure und Folsäure → ↑ Toxizität • Cave Multivitamin-Präparate, die Folsäure enthalten • Häufige UAW Hand-Fuß-Syndrom (schweiß-assoziierte Toxizität) • Einnahme mit Mahlzeit
											• Humanisierter bivalenter Nanobody (= Nanokörper, bestehend aus zwei identischen Bausteinen PMP12A2hum1, die der variablen Domäne eines Antikörpers entsprechen, gentechnisch über einen 3-Alanin-Linker verbunden, hohe Gefäß- und Gewebsgängigkeit) • Zielmolekül von-Willebrand-Faktor • Wichtigste und häufigste UAW Blutungen, z.B. Nasen-, Zahnfleischbluten, Subarachnoidalblutung, Blutungen in das Auge, Hirninfarkt; weiters Fieber, Kopfschmerzen, Urtikaria • Cave WW mit Heparin, NMH, oralen Antikoagulanzien • 7 Tage vor geplanter OP absetzen, eventuell von-Willebrand-Faktor-Konzentrate geben • Wenig Daten zu NI, LI, Vorsicht bei Leberschäden generell und bei schwerer NI • Anwendung in Schwangerschaft und Stillzeit vermeiden
					↑		A		0,5	H	• Hauptweg renal unverändert • UAW Geschmacksstörungen

Wirkstoff Präparate®	CYP-Enzyme																								PGP		
	1A2			2B6			2C8			2C9			2C19			2D6			2E1			3A(4-7)			---		
	S	I	H	S	I	H	S	I	H	S	I	H	S	I	H	S	I	H	S	I	H	S	I	H	S	I	H
Carbamazepin z.B. Neurotop®, Tegretol®		!			!						!																
Carbetocin z.B. Pabal® Oxytocin-Analogon																											
Carbidopa Stets in Komb. m. → Levodopa																											
Carbimazol Prodrug von → Thiamazol, *siehe Kap. 6.3*																											
Carbinoxamin z.B. Arbinoxa®																											
Carboplatin																											

Anticholinerge NW	Agranulozytose	Serotonin-Syndrom	QTc-Verlängerung	Na^+ ↓/ SIADH	Kalium-Dysbalance	Krampfschwelle ↓	Cave Licht ☼	Blutglucose ↓/↑	Achtung Niere	Achtung Leber	**Besondere Anmerkungen**
!							A			H	• Zusätzlich mittelstarke 2A6-Induktion • Substratbeziehung 2B6 und 2C19-Blockade *in vitro* • Für 1A2 auch hemmende Wirkungen sowie für 2C19 induzierende Wirkungen angegeben (DrugBank) • Zahlreiche Interaktionen mit anderen Enzymen • Agranulozytose-Risiko infolge Knochenmarkssuppression • Infolge Induktion abfallender Wirk-spiegel besonders heikel bei Imatinib • Komb. m. Diltiazem, Verapamil; Erythromycin, Clarithromycin (*nicht:* Azithromycin, Roxithromycin, Josamycin bzw. Komb. Oxcarbazepin und Phenytoin als Alternative); Fluconazol, Posaconazol, Valproinsäure, Voriconazol (**KI**) → ↑ Carbamazepin-Spiegel • Bei Komb. m. Clozapin dessen Dosis erhöhen (Induktion), allerdings additive Knochenmarktoxizität Carbamazepin-Clozapin bedenken bzw. Ausweg Oxcarbazepin (interagiert nicht) • Bei Komb. m. Doxycyclin Gefahr reduzierter Doxycyclin-Spiegel • Bei Komb. m. Risperidon dessen Dosis erhöhen • Bei Komb. m. Aprepitant wird dieses unwirksam • Störung des Folsäure- und Vitamin-B_{12}-Haushaltes, ev. supplementieren • Vielfach Ersatz durch Gabapentin oder Pregabalin möglich
			*			*					• Abbau durch Proteasen • Bruchstücke Ausscheidung renal • Im Zuge der Anwendung keine WW mit den üblichen Analgetika, Spasmolytika und Mitteln zu epiduralen und spinalen Anästhesie • Nicht empfohlen Secale-Alkaloide (↑ Wirkung, ↑ Blutdruck), Inhalationsnarkotika (↓ Wirkung, Arrhythmien) • *) Nicht abschätzbare Risiken, ***siehe Oxytocin*** • → **KI** schwere Herzerkrankungen, Epilepsie • UAW Kopfschmerzen, Tremor, Schweißausbrüche, Juckreiz
											• Hemmstoff der Decarboxylasen • Ausscheidung renal, z.T. unverändert • UAW, WW von Levodopa beachten
	!									H	• Zusätzlich 19A1-Hemmer • CYP-Beziehungen gering bedeutsam • Umsetzung via Hydrolyse und Decarboxylierung
!!											Bei DrugBank keine Interaktionen mehr angegeben, Metabolismus laut MediQ unbekannt
					↓				0,15		• Interaktionen mit vielen Enzymen und Transportproteinen, z.B. CTR1+2 • Typische UAW von Zytostatika • Bei UAW Hyperurikämie Allopurinol • Cave Nephro- und Ototoxizität → Komb. m. Aminoglykosid-Antibiotika, Capreomycin, Ciclosporin, Vancomycin sowie (Schleifen-) Diuretika vermeiden • Vorsicht bei Komb. m. Warfarin (INR erhöht) und Phenytoin (↑ Phenytoin-Dosis bei Krampfereignissen), Komplexbildner nicht empfohlen • Dosisreduktion ab GFR < 60 ml/min und **KI** bei GFR < 30-20 ml/min, **KI** ferner schwere LI • **KI** Gelbfieber-Impfung, andere Lebendvakzine nicht empfohlen

Wirkstoff Präparate®	CYP-Enzyme 1A2			2B6			2C8			2C9			2C19			2D6			2E1			3A(4-7)			PGP ---		
	S	I	H	S	I	H	S	I	H	S	I	H	S	I	H	S	I	H	S	I	H	S	I	H	S	I	H
Carfilzomib z.B. Kyprolis® • Proteasomen-Hemmer • Anwendung in Komb. m. Dexa-methason ± Lenalidomid																									■		
Carglumsäure z.B. Carbaglu®, Ucedane® Hyperammonämie • Primärer N-Acetylglutamatsynthase-Mangel • Isovalerianazidämie • Methylmalonazidämie • Propionazidämie																											
Cariprazin z.B. Reagila® Atypisches Neuroleptikum																■						✋					■
Carisoprodol Muskelrelaxans													✋														
Carmustin z.B. Carmubris®																											
Caroverin z.B. Spasmium®																						■					

Anticholinerge NW	Agranulozytose	Serotonin-Syndrom	QTc-Verlängerung	Na^+ ↓/ SIADH	Kalium-Dysbalance	Krampfschwelle ↓	Cave Licht ☼	Blutglucose ↓/↑	Achtung Niere	Achtung Leber	Besondere Anmerkungen
					*						• Umsetzung durch Peptidasen und Epoxid-Hydrolase-Aktivitäten • Ferner *In-vitro*-Blocker von OATP1B1 • Vorsicht bei der Komb. m. Colchicin, Digoxin (beide PGP-Substrate) sowie oralen Kontrazeptiva (fragliche Induktion an mehreren CYP-Enzymen) • *) Hypokaliämie > Hyperkaliämie, ferner Hypomagnesiämie sowie Hyper- oder Hypocalcämie • Alle Zytostatika-typischen UAW, sehr häufig Dyspnoe, Husten, Hypertonie, cave Herzinsuffizienz bei Personen >75 Jahre • Regelmäßige Funktionskontrollen für Niere und Leber nötig
											• Target mitochondriale Carbamoylphosphatsynthase • z.T. bakterieller Aufschluss im Darm (→ Glutaminsäure im Stuhl), Endprodukt der Anteile im Plasma Kohlendioxid, das über die Lungen abgeatmet wird • UAW Schwitzen, Fieber, Bradykardie, Erhöhung der Transaminasen • Anwendung der Arzneimittel vor den Mahlzeiten oral, bei Bedarf nach dem Auflösen in 5-10 ml Wasser auch über eine Nasensonde
				*			*				• Verschiedene Interaktionen mit den klassischen Neurotransmittern (5-HT1A/2A+B-, D-, H_1-Rezeptoren) • Auch die beiden aktiven Hauptmetabolite **Desmethylcariprazin** (DCAR) und **Didesmethylcariprazin** (DDCAR) werden hauptsächlich über 3A4 umgesetzt • **KI** moderate und starke 3A4-Induktoren und -Hemmer, Grapefruit vermeiden • Vorsicht bei der Komb. m. Dabigatran, Digoxin (PGP) sowie hormonellen Kontrazeptiva (Barrieremethode zusätzlich empfohlen, da starke Einflussnahme auf den Cariprazin-Spiegel) • Alle für Neuroleptika bekannten UAW, z.B. tardive Dyskinesien, Verschlechterung eines Morbus Parkinson, malignes neuroleptisches Syndrom, Hypotonie oder Hypertonie, venöse Thromboembolie, suizidale Gedanken, Gewichtszunahme, Hypothyreose, Sehstörungen, *nur selten Blutbildveränderungen* • Als UAW auch andere Herzrhythmusstörungen bekannt, cave QT-verlängernde Kombinationen • *) Natriumspiegel-Verschiebungen und Photophobie möglich • PGP-Hemmung *in vitro*, weiters schwache Hemmwirkungen an 2D6 und 3A4 vermutet (MediQ) • Bis mittelschwere LI, NI keine Dosisanpassung notwendig, ab GFR 30 ml/min und schwerer LI mangels Untersuchungen nicht empfohlen • Zuverlässige Kontrazeption bis 10 Wochen nach Therapieende (extrapyramidale Symptome bei Neugeborenen)
!											
									0,35		• Umsetzung ± unbekannt • ↑ Myelotoxizität (Thrombozytopenie, Leukopenie) bei Komb. m. Actinomycin (Dactinomycin), Bleomycin, Chlormethin (Stickstofflost), Cyclophosphamid, Doxorubicin (Adriamycin), Fluorouracil, Methotrexat, Procarbazin, Vinblastin Vincristin • Cimetidin kann die myelosuppressive Wirkung von Carmustin verstärken • Kreuzresistenz mit anderen alkylierenden Substanzen wie Chlormethin, Cyclophosphamid • Alle Zytostatika-typischen UAW, cave Lungentoxizität (Infiltrate, Pneumonitis, Fibrosen als Spätfolge) • Dosisreduktion ab GFR 80 ml/min
											UAW geringe Blutdrucksenkung, Benommenheit, Schwindel, Hautrötung

Wirkstoff Präparate®	CYP-Enzyme																									PGP		
	1A2			2B6			2C8			2C9			2C19			2D6			2E1			3A(4-7)			---		
	S	I	H	S	I	H	S	I	H	S	I	H	S	I	H	S	I	H	S	I	H	S	I	H	S	I	H
Carteolol Systemisch																!											
Carvedilol z.B. Dilatrend®	■									!			■			✋			■			■			!		!
Caspofungin																								■			■
Catumaxomab z.B. Removab® • Monoklonaler Antikörper • Maligner Aszites bei EpCAM-positiven Karzinomen																											
Cefaclor																											
Cefalexin																											
Cefiderocol z.B. Fetcroja® • Bakterizides Siderophor- Cephalosporin (bindet Eisen und gelangt so über ein aktives Fe^{3+}-Transportsystem in Bakterienzellwand) • Sprunginovation für kritische Infektionen mit gram- Keimen								?			?			?									■			?	
Cefixim																											

Anticholinerge NW	Agranulozytose	Serotonin-Syndrom	QTc-Verlängerung	Na^+ ↓/ SIADH	Kalium-Dysbalance	Krampfschwelle ↓	Cave Licht ☼	Blutglucose ↓/↑	Achtung Niere	Achtung Leber	**Besondere Anmerkungen**
					↑				0,23		• Bei lokaler Anwendung in Augenformulierungen geringe systemische Verfügbarkeit • Bei systemischer Anwendung gelten alle Hinweise für nicht selektive Beta-Blocker, *siehe Beta-Blocker* • Hauptweg renal, davon zum Gutteil unverändert • Bei topischer Anwendung keine Dosisanpassung notwendig, bei systemischer Anwendung **KI** ab GFR < 10 ml/min
					↑						• Zusätzlich 1A1-Substrat • 1A2-Wirkung *in vitro*, ebenso mehrere Substratbeziehungen zu OCT und Hemmwirkungen an UGT • *Zum Hypoglykämie-Risiko siehe Beta-Blocker*
					↓						• Hauptwege Substrat an NAT2 sowie Hydrolyse, ferner Substrat von OATP1B1 • Hypomagnesiämie, Hypocalcämie, häufig Schüttelfrost, Fieber, Juckreiz, Hautausschlag, Kopfschmerzen • WW bei Komb. m. Ciclosporin (Leberenzyme überwachen), Tacrolimus (Spiegel-Bestimmungen), Enzyminduktoren wie Rifampicin (Caspofungin auf 70 mg/Tag erhöhen) • Dosishalbierung ab mittelschwerer LI empfohlen (25 bis max. 35 mg/Tag)
											• Reduktion der intraperitonealen Tumorlast, die als Ursache für die Entstehung des malignen Aszites gilt • Immunologisch determinierte UAW infolge Freisetzung von Zytokinen
									0,25		• Hauptweg renal unverändert • Dosisreduktion nur bei schwerer NI • *Siehe Cephalosporine und Kap. 4.4.3*
	*					*			0,04		• Hauptweg renal unverändert • Substrat und schwacher Hemmstoff des Peptidtransporter 1 (PEPT1) • *) Trotz Hinweisen in der Literatur keine Bestätigung in der Fachinformation; andere Blutbildveränderungen möglich (Leukopenie, Neutropenie) • Dosisreduktion ab GFR <30 ml/min • *Siehe Cephalosporine und Kap. 4.4.3*
											• Resistenzsituation derzeit günstig • 3A4-Induktion *in vitro*, die Konzentration von über 3A4-Substraten kann abnehmen • Fraglich relevante Induktion der 2C-Familie sowie von PGP, da der Pregnan-X-Rezeptor (PXR) auch die 3A4-Induktion vermittelt • Keine Beeinflussung von Transportproteinen (OAT1+3, Furosemid; OCT1+2, Metformin), klinisch nicht relevante Erhöhung von Rosuvastatin (OATP1B3) • UAW Übelkeit, Erbrechen, Durchfall, Überbesiedlung mit unempfindlichen Erregern, Clostridioides-difficile-assoziierte Diarrhö, Candidose, Husten, Hautauschlag (auch makulo-papulös), lokale Reaktionen, Leberenzym-Anstieg • Strikte Dosisreduktion in Abhängigkeit von der Nierenleistung; Wirkstoff begrenzt dialysierbar
									0,5		• Relevantes Sustrat an OATP sowie Peptidtransportern (PEPT1+2) • Hauptweg 50% renal unverändert, Rest biliär • WW mit Nifedipin (→ ↑ Cefixim-Konzentration um 70%) • Dosisdeckelung 50% (200 mg)/Tag ab GFR <20 ml/min

Wirkstoff Präparate®	CYP-Enzyme																									PGP		
	1A2			2B6			2C8			2C9			2C19			2D6			2E1			3A(4-7)			---		
	S	I	H	S	I	H	S	I	H	S	I	H	S	I	H	S	I	H	S	I	H	S	I	H	S	I	H
Cefpodoxim -proxetil Prodrug von Cefpodoxim, *siehe Kap. 6.3*																											
Ceftarolin fosamil z.B. Zinforo®																											
Ceftazidim /Avibactam z.B. Zavicefta® Fixkomb. aus Betalactam-Antibiotikum und Betalactamase-Hemmer																											
Ceftobiprol z.B. Zevtera®																											
Ceftolozan z.B. Zerbaxa® Komb. m. Tazobactam																											
Ceftriaxon z.B. Cefotrix®																											
Cefuroxim -axetil Prodrug von Cefuroxim, *siehe Kap. 6.3*																											
Celecoxib z.B. Celebrex®							■			■ ✋						■		!				■					
Celiprolol																■									■	■	

Anticholinerge NW	Agranulozytose	Serotonin-Syndrom	QTc-Verlängerung	Na^+ ↓/ SIADH	Kalium-Dysbalance	Krampfschwelle ↓	Cave Licht ☼	Blutglucose ↓/↑	Achtung Niere	Achtung Leber	Besondere Anmerkungen
	*					*			0,2		• Hauptweg renal unverändert • *) Laut Fachinformation keine Hinweise, jedoch andere Blutbild-veränderungen möglich (auch im Sinne einer Zunahme, z.B. Thrombozytose, Eosinophilie; ferner hämolytische Anämie) • Dosisreduktion ab GFR <40 ml/min • ***Siehe Cephalosporine und Kap. 4.4.3***
	■								■		• Hauptumsetzung via Phosphatase • Agranulozytose selten (AC-FI) • Erniedrigung der Krampfsschwelle nicht erwähnt • Dosisanpassung ab GFR <50 ml/min
	*					*			■		• Avibactam ist ein Substrat OAT1+3 • Ceftazidim Hauptweg renal unverändert, geringe Anteil biliär • *) Laut AC-FI Blutbildveränderungen häufig, Agranulozytose-Risiko unbestimmt; bezüglich Krampfrisiko in AC-FI kein Eintrag, ***siehe Monografie Cephalosporine*** • Dosisreduktion bei Nierenschäden
	■			■	↓	■			■		• Berichte über Agranulozytose nach der Markteinführung, daher Häufigkeitsangabe nicht möglich • Berichte über Krampfanfälle und Muskelkrämpfe nur aus Studien zur Behandlung von komplizierten Haut- und Weichteilinfektionen (cSSTI) • Dosisreduktion ab GFR <50 ml/min, Wirkstoff aber dialysierbar
					↓ *			■ *	■		• Nur Tazobactam Substrat für OAT1/3 • *) *Spezifische* UAW für die Indikationen komplizierte intraabdominelle Infektionen, akute Pyelonephritis und komplizierte Harnwegsinfektionen 3 g/1,5 g Zerbaxa® i.v./Tag über 14 Tage; ferner Hypomagnesiämie, Anämie, Thrombozytose, Hypotonie • Agranulozytose und Krämpfe in AC-FI nicht erwähnt • Ab GFR <50 ml/min und bei Dialysepatienten Dosisreduktion
	■								■	■	• Für die Angabe Agranulozytose keine Häufigkeit genannt, jedoch Auftreten nach 10-tägiger Therapie und einer Gesamtdosis von 20 g Ceftriaxon • Erniedrigung der Krampfschwelle in AC-FI nicht erwähnt • Nieren- und Lebergesundheit sind Voraussetzung für Volldosierung: – Bei Lebergesundheit Dosisreduktion erst ab GFR <10 ml/min – Bei Nierengesundheit *keine* Anpassung bei LI
	*								0,06		• Hauptweg renal unverändert • *) Trotz Hinweisen in der Literatur keine Bestätigung in der Fachinformation; andere Blutbildveränderungen möglich • Dosisreduktion ab GFR <20 ml/min • ***Siehe Cephalosporine und Kap. 4.4.3***
■				■	↑					■	• Hemmung des Abbaus durch 2C9-Hemmstoffe, z.B. Azol-Antimykotika (Fluconazol!) • 2D6-Hemmung → Verhinderung u.a. der Tramadol-Aktivierung sowie anderer Prozesse an 2D6 • Möglicherweise protektive Wirkung gegen Krampfereignisse • ***Siehe NSAR***
					↑			■	0,6	■	• Hauptweg unverändert • Ausscheidung renal und biliär • Substrat an OATP1A2+OATP2B1 • Starke Resorptionsverluste bei der Einnahme mit Grapefruit- oder Orangensaft • Bei NI, LI Erhaltungsdosen möglichst auf 100 mg/Tag beschränken, **KI** GFR <30 ml/min und schwere LI • ***Siehe Beta-Blocker***

Wirkstoff Präparate®	CYP-Enzyme																									PGP		
	1A2			2B6			2C8			2C9			2C19			2D6			2E1			3A(4-7)			---		
	S	I	H	S	I	H	S	I	H	S	I	H	S	I	H	S	I	H	S	I	H	S	I	H	S	I	H
Cemiplimab z.B. Libtayo® • Metastasiertes oder lokal fortgeschrittenes kutanes Plattenepithelkarzinom • Alle 3 Wochen 350 mg als Kurzinfusion • Verwandte Wirkstoffe, jedoch mit anderen Indikationen: → Pembrolizumab, → Nivolumab																											
Cenegermin z.B. Oxervate® Augentropfen Indikation neurotrophe Keratitis, Dosierung 6-mal 1 Tropfen																											
Cephalosporine																											
Ceritinib z.B. Zykadia®												!									■	✋		■	!		

Anticholinerge NW	Agranulozytose	Serotonin-Syndrom	QTc-Verlängerung	Na^+ ↓/ SIADH	Kalium-Dysbalance	Krampfschwelle ↓	Cave Licht ☼	Blutglucose ↓/↑	Achtung Niere	Achtung Leber	Besondere Anmerkungen
						*		#			• Abbau zu kleinen Peptiden und einzelnen Aminosäuren • *) Schmerzen des Muskel- und Skelettsystems eher als Folge einer *Muskelschwäche* • #) Immunvermittelter Diabetes mellitus • UAW Entzündungszeichen in Lunge, Leber, Darm, Gelenken, Hyperthyreose oder Hypothyreose (beides gleich häufig), Durchfall • Systemische Glucocorticoide und Immunsuppressiva vor Therapiebeginn vermeiden • Keine Dosisreduktion bei NI und LI, allerdings bei schwerer NI und ab mittelschwerer LI wenig Daten • Kontrazeption bis 4 Monate nach Therapieende, in dieser Zeit auch nicht stillen
											• Rekombinanter Nervenwachstums-Faktor, stimulierend an Rezeptoren • 15 min Abstand zu anderen Ophthalmika, Glucocorticoide und allgemein Augentropfen mit Konservierungsmitteln vermeiden • UAW Augenschmerzen, -entzündungen, Kopfschmerzen • Kontaktlinsen entfernen und erst 15 min nach der Instillation wieder einsetzen; cave Hornhauterweichung oder -perforation am Auge
											• Agranulozytose-Risiko bei Cefaclor, Cefalexin, Cefalotin, Cefepim, Cefixim, Cefotaxim(!), Cefradin, Ceftriaxon, Cefuroxim(!),Imipenem/Cilastin(!) • Erhöhtes Risiko für Krampfanfälle kann nicht ausgeschlossen werden – Auch neuere Kombinationen wie Ceftazidim/Avibactam (OAT1+3-Substrat) sind bezüglich Agranulozytose und der Auslösung von Krämpfen immer noch mit einem Restrisiko belastet • Keine Komb. m. bakteriostatischen Substanzen, z.B. Chloramphenicol, Sulfonamiden, Tetracyclinen • Vorsicht bei der Komb. m. Probenecid (↑ Cephalosporin) • Bei UAW schwerer Durchfall an pseudomembranöse Colitis denken • Kreuzallergie mit Penicillinen möglich • UAW im ZNS, z.B. Kopfschmerzen, Hyperaktivität, Schwindel, Verwirrung • Cave Wirkungsabschwächung oraler Kontrazeptiva • Bei einigen parenteralen Cephalosporinen additive Vitamin-K-antagonistische Wirkungen und verstärkte Blutungsneigung bei Komb. m. Cumarinen – *Keine* Interaktion bei Cefalexim, Cefalozin, Cefuroxim • Verstärkte Nephrotoxizität bei Komb. m. anderen potenziell nephrotoxischen Pharmaka wie Aminoglykosid-Antibiotika, Polymyxin, z.B. Cefalotin m. Gentamicin; gilt auch für die Komb. m. hochdosierten (Schleifen-) Diuretika, v.a. Furosemid • Resorptionsbeeinträchtigung von Cefpodoxim und Cefuroxim bei pH-Wert-Erhöhung, *siehe Kap. 4.4.3*
			!								• Zusätzlich 2A6-Hemmstoff • Mit Ausnahme der 3A4- und PGP-Hemmwirkungen alle übrigen Interaktionen *in vitro* • Nicht empfohlen starke CYP3A- und PGP-Induktoren • Vorsicht bei Komb. m. CYP3A- und PGP-Substraten und -Hemmern, Grapefruit-Produkte vermeiden • Vorsicht bei der Komb. m. 2C9-Substraten, v.a. Phenytoin, Warfarin • Auf eventuelle WW mit 2A6- und 2E1-Substraten achten • Cave QT-verlängernde Substanzen • Renale Ausscheidung 1,3% • **KI** starke NI und/oder LI • Nüchterneinnahme

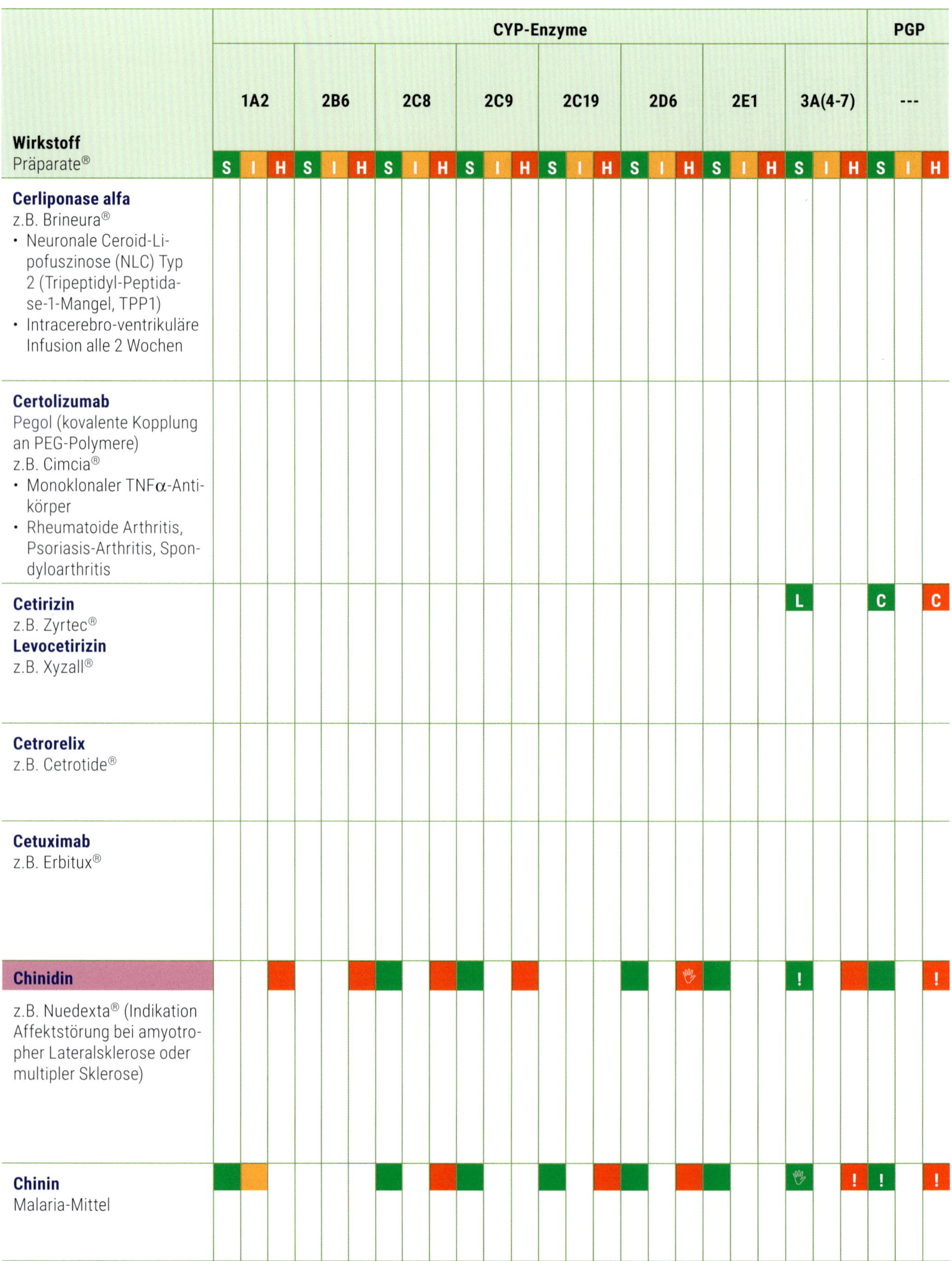

	CYP-Enzyme																									PGP		
	1A2			2B6			2C8			2C9			2C19			2D6			2E1			3A(4-7)			---		
Wirkstoff Präparate®	S	I	H	S	I	H	S	I	H	S	I	H	S	I	H	S	I	H	S	I	H	S	I	H	S	I	H
Cerliponase alfa z.B. Brineura® • Neuronale Ceroid-Lipofuszinose (NLC) Typ 2 (Tripeptidyl-Peptidase-1-Mangel, TPP1) • Intracerebro-ventrikuläre Infusion alle 2 Wochen																											
Certolizumab Pegol (kovalente Kopplung an PEG-Polymere) z.B. Cimcia® • Monoklonaler TNFα-Antikörper • Rheumatoide Arthritis, Psoriasis-Arthritis, Spondyloarthritis																											
Cetirizin z.B. Zyrtec® **Levocetirizin** z.B. Xyzall®																						L			C		C
Cetrorelix z.B. Cetrotide®																											
Cetuximab z.B. Erbitux®																											
Chinidin z.B. Nuedexta® (Indikation Affektstörung bei amyotropher Lateralsklerose oder multipler Sklerose)			■			■	■		■	■		■				■		✋	■			!		■	■		!
Chinin Malaria-Mittel	■	■					■		■	■			■		■	■		■	■			✋		!	!		!

Anticholinerge NW	Agranulozytose	Serotonin-Syndrom	QTc-Verlängerung	Na^+ ↓/ SIADH	Kalium-Dysbalance	Krampfschwelle ↓	Cave Licht ☼	Blutglucose ↓/↑	Achtung Niere	Achtung Leber	Besondere Anmerkungen
			*								• Proteolytisches Proenzym • *) UAW Bradykardie sowie EKG-Veränderungen; bei Kombinationen im Auge behalten • Alle Epilepsieformen bis zum Status epilepticus, sehr häufige UAW • UAW Fieber, erhöhtes oder erniedrigtes CSF-Protein, Atemwegs-infektionen, Reizbarkeit, Hautreaktionen, Blasenbildung auf Mundschleimhaut und Zunge, Überempfindlichkeits-zeichen • Aseptische Technik beachten, oft vorrichtungsbedingte Infektionen • Prämedikation mit Antihistaminika ± Antipyretika 30-60 min vor der Infusion empfohlen • Schwangerschaft vermeiden, nicht in Stillzeit
											• Umsetzung unbekannt • Cave Herzinsuffizienz NYHA III-IV, COPD, Tuberkulose, Hepatitis B, demyelinisierende Erkrankungen, erhöhtes Malignom-Risiko bei Kindern und jungen Erwachsenen • Keine Hinweise auf WW mit Azathioprin, Methotrexat, 6-Mercaptopurin • Alle Klassen-typischen UAW, v.a. opportunistische Infekte, Kopfschmerzen, Schwindel, Unterbauchschmerzen, Erbrechen, Hautexanthem, Pruritus, Pyrexie • Mangels Untersuchungen keine Empfehlungen bei NI und/oder NI
!									0,3		• Cetirizin mit fraglicher 3A4-Interaktion, aber Levocetirizin als klares Substrat; bei PGP umgekehrt • Hauptausscheidung jeweils renal unverändert • Anticholinerge Wirkung bei beiden Antipoden • Keine Herabsetzung der Krampfschwelle, dennoch Vorsicht bei Patienten mit Epilepsie (Loratadin bevorzugen)
											• Umsetzung unbekannt • UAW lokale Reaktionen, Übelkeit, Kopfschmerz, Pruritus, Überempfindlichkeit (auch schwere Reaktionen), ovarielle Hyperstimulation • Keine Untersuchungen bei NI und LI
											• Metabolisierungswege ± unbekannt • Häufig Hauttoxizität • Bei UAW Mukositis soll eine gesättigte Calciumphosphat-Lösung vorteilhaft sein (z.B. Caphasol®) • WW und Summentoxizitäten mit anderen Zytostatika, v.a. Platin-Derivaten und Fluoropy-rimidinen
	!		!!			*	A		0,8		• Zusätzlich 1A1-Hemmung • Bei Komb. m. Loperamid Übertritt ins ZNS möglich → cave Atemdepression durch Loperamid • *) Muskelspasmen, Myalgie • Keine Hinweise auf hypoglykämische Wirkungen/Wechselwirkungen **PRISCUS-Beurteilung**/ältere Personen: • Zentralnervöse UAW • Erhöhte Mortalitätsrate • Cave Komb. m. Verapamil bei Personen >75 Jahre
	!					*	A				• Zusätzlich 1A1-Induktion • Für 3A4 auch induzierende Wirkungen angegeben (DrugBank) • *) Muskelspasmen, Myalgie • Interaktionen an 2C8, 2C9, 2C19 und 2E von geringer Bedeutung

	CYP-Enzyme																								PGP		
	1A2			2B6			2C8			2C9			2C19			2D6			2E1			3A(4-7)			---		
Wirkstoff Präparate®	S	I	H	S	I	H	S	I	H	S	I	H	S	I	H	S	I	H	S	I	H	S	I	H	S	I	H
Chinolone Syn. Gyrase-Hemmer, Fluorchinolone *siehe Einzelwirkstoffe*																											
Chloralhydrat Prodrug von Trichlorethanol, *siehe Kap. 6.3*																											
Chlorambucil z.B. Leukeran®																											
Chloramphenicol												■			!									!			
Chlordiazepoxid z.B. Librium®																						!					
Chlormethin z.B. Ledaga® Gel • Kutanes T-Zell-Lymphom • Sofort nach Anwendung Hände waschen																											
Chloroquin z.B. Resochin®							!									■		!				!			■		!

Anticholinerge NW	Agranulozytose	Serotonin-Syndrom	QTc-Verlängerung	Na⁺ ↓/ SIADH	Kalium-Dysbalance	Krampfschwelle ↓	Cave Licht ☼	Blutglucose ↓/↑	Achtung Niere	Achtung Leber	Besondere Anmerkungen
				?							• 1A2-Blockade mäßig bis stark • Hauptvertreter Ciprofloxacin mit[212] zahlreichen UAW behaftet, die bei anderen Vertretern der Gruppe weniger ausgeprägt sind • Möglichst keine Komb. m. Antiepileptika • Hyponatriämie/SIADH mit Ciprofloxacin in Zusammenhang gebracht • Hypoglykämie bei Diabetikern und v.a. bei Ciprofloxacin; gilt aber für alle Vertreter der Gruppe • Erhöhtes Risiko für Aortenaneurysma und -dissektion insbesondere bei älteren Patienten nach systemisch und inhalativ angewendeten (Fluor)Chinolonen (Mitteilung des BASG vom 05.11.2018) • Bildung unlöslicher Chelate mit Antacida, Sucralfat, Sevelamer, oralen Eisen-Präparaten, daher Einnahmeabstände, *siehe Kap. 4.2* • Milch/Milchprodukte, Mineralwasser vermeiden
											• Starkes Substrat und zugleich schwacher Hemmer der Alkoholdehydrogenase sowie Substrat an UGT • **KI** schwere Leberschäden **PRISCUS-Beurteilung**/ältere Personen: • Einzustufen wie sedierende Antihistaminika, *siehe Doxylamin*
											• Fragliche 3A-Interaktion • Umsetzung via Beta-Oxidation • Hauptausscheidung renal • Nicht empfohlen Lebendvakzine • Komb. m. Fludarabin, Pentostatin, Phenylbutazon, Cladribin verstärkt Wirkung/Toxizität • Bei Komb. m. Theophyllin einerseits ↑ Krampfneigung beachten, andererseits synergistische Effekte in der Therapie der Chronischen Lymphatischen Leukämie (CLL) klinisch genutzt • Nüchterneinnahme • Sondenapplikation möglich
								A			• Substrat einiger UGT, v.a. 2B7 • Hauptausscheidung renal • Grey-Baby-Syndrom, *siehe Kap. 6.8*
				?							**PRISCUS-Beurteilung**/ältere Personen: • *Siehe Benzodiazepine* • Bei Kombinationspräparaten mit Amitriptylin (z.B. Limbitrol®) oder Clidinium (z.B. Librax®) cave Summentoxizitäten, v.a. verstärkte anticholinerge Wirkungen oder stark erhöhtes Agranulozytose-Risiko • *Gender-Aspekt siehe Kap. 6.7.6*
											• Bifunktionelles Alkylans, aber auch • Hemmstoff der Cholinesterase • UAW lokal, Dermatitis, Juckreiz, Blasenbildung, Ulcerationen, Hyperpigmentierung • Kontakt mit Schleimhäuten und vor allem am Auge vermeiden • **Keine systemische Verfügbarkeit**, daher keine Angaben zu NI, LI • Während Schwangerschaft und Stillzeit dennoch nicht empfohlen
			!!						0,3		• Zusätzlich 1A1-Substrat • 2D6-Substratbeziehung *in vitro* • Kann *per se* eine Hypoglykämie auslösen → besondere Vorsicht bei bestehender Medikation mit oralen Antidiabetika • Hauptausscheidung renal • Beachte: Provokation eines psoriatischen Schubes • Vorsicht bei der Komb. m. Ampicillin (↓, 2 Stunden Abstand), Antazida (Resorptionsverminderung, 4 Stunden Abstand), Bupropion (erhöhte Krampfneigung), Ciclosporin (↑), Digoxin (↑), Glucocorticoiden (Myopathien, Kardiomyopathien), Methotrexat (Wirkung verstärkt), Mefloquin (Krampfrisiko), Metronidazol (Dystonie), Penicillamin (Bluttoxizität), Proguanil (Mundulcera), QT-verlängernden Substanzen, Tollwutimpfung (Antikörperbildung reduziert)

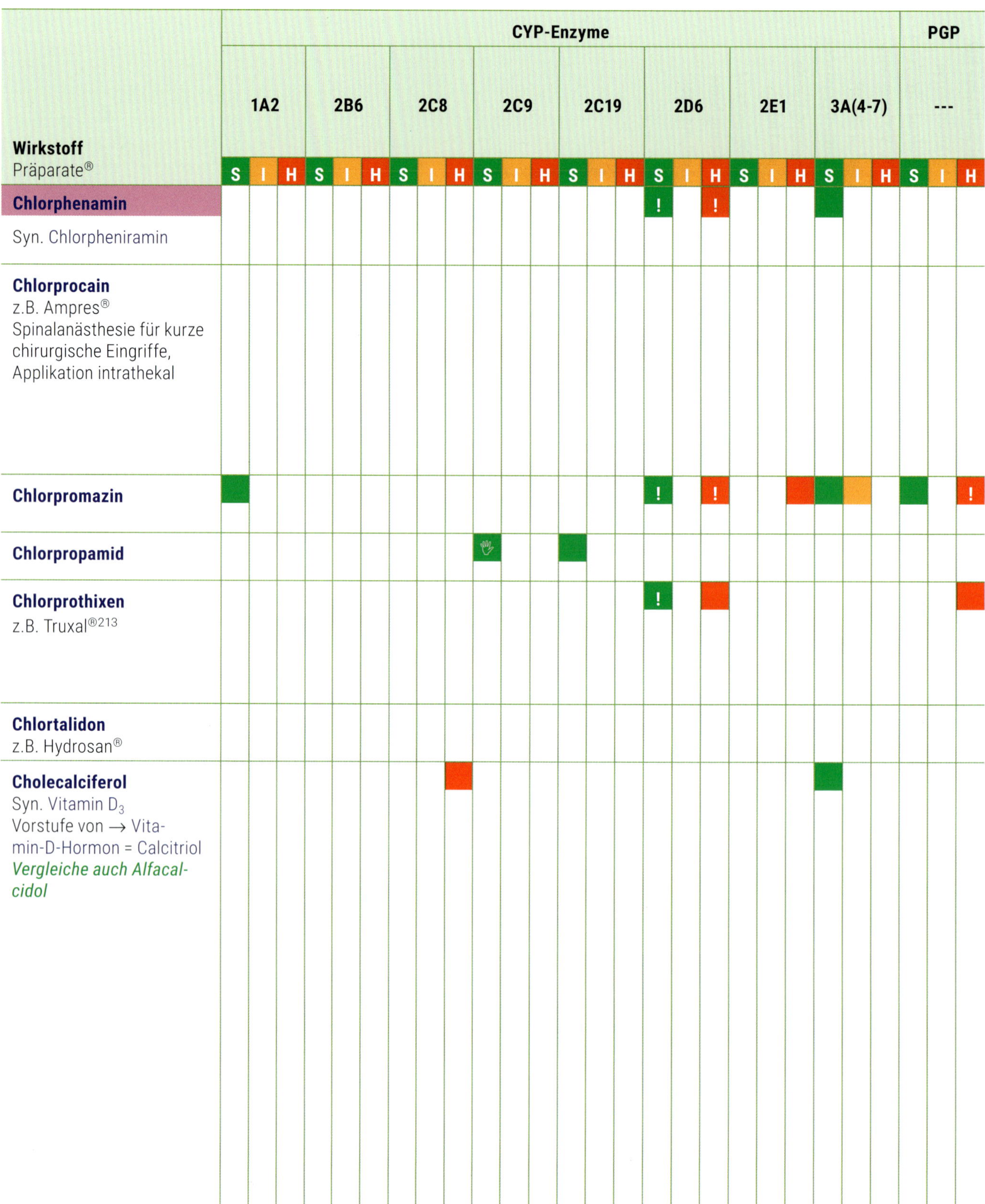

Wirkstoff Präparate®	CYP-Enzyme																								PGP		
	1A2			2B6			2C8			2C9			2C19			2D6			2E1			3A(4-7)			---		
	S	I	H	S	I	H	S	I	H	S	I	H	S	I	H	S	I	H	S	I	H	S	I	H	S	I	H
Chlorphenamin Syn. Chlorpheniramin																grün !		rot !				grün					
Chlorprocain z.B. Ampres® Spinalanästhesie für kurze chirurgische Eingriffe, Applikation intrathekal																											
Chlorpromazin	grün															grün !		rot !			rot	grün	orange		grün		rot !
Chlorpropamid										grün ✋			grün														
Chlorprothixen z.B. Truxal®[213]																grün !		rot									rot
Chlortalidon z.B. Hydrosan®																											
Cholecalciferol Syn. Vitamin D_3 Vorstufe von → Vitamin-D-Hormon = Calcitriol *Vergleiche auch Alfacalcidol*									rot													grün					

Anticholinerge NW	Agranulozytose	Serotonin-Syndrom	QTc-Verlängerung	Na^+ ↓/ SIADH	Kalium-Dysbalance	Krampfschwelle ↓	Cave Licht ☼	Blutglucose ↓/↑	Achtung Niere	Achtung Leber	Besondere Anmerkungen
!!									0,8		• **KI** schwere NI- und LI **PRISCUS-Beurteilung**/ältere Personen: • *Siehe Dimetinden*
											• Hauptweg Hydrolyse durch Enzym Pseudocholinesterase und Ausscheidung von 2-Diethylamino-ethanol und 2-Chlor-4-Aminobenzoe-säure über die Nieren • Nicht empfohlen Sulfonamide • Vorsicht bei der Komb. m. Vasopressoren, Secale-Alkaloiden (Hypertonie) sowie Amiodaron • Krämpfe, die ihren Ausgang von der UAW Tremor und anderen zentral-nervösen Einflüssen nehmen • Bekannte UAW von Lokalanästhetika Bradykardie, Hypotonie, postspinale Kopfschmerzen, Harnretention
!!			!!				A			H	• 1A2- und 2D6-Substratbeziehung *in vitro* • Wirkungsminderung von Levodopa
											Sulfonylharnstoff
			!						1,0		• Abbau mittels N-Demethylierung und Sulfoxidation • QT-Hinweis bei MediQ • Entzugssymtome bei abruptem Absetzen, z.B. Magen-Darm-Symptome, Schwitzen, Agitiertheit • Vorsichtige Anwendung bei NI, LI, *vergleiche Clomipramin*
					↓				0,4		• Hauptweg renal unverändert • Photosensibilisierung selten
											• Zusätzlich 2J2-Substrat, 1A1-Hemmer • Sämtliche CYP-Interaktionen nur bei DrugBank angeführt • Hauptumsetzung via Hydroxylierung, v.a. 25-Hydroxylase → Calcitriol • Cave Hypercalcämie (Schwäche, Schläfrigkeit, Verwirrung, Kopfschmerzen, Anorexie, gastro-intestinales Unwohlsein, Hyperphosphatämie) • Thiazid-Diuretika (Hypercalcämie, v.a. wenn zusätzlich Calcium-Supplementierung!), Magnesium (Hypermagnesiämie), Digitalis- Glykoside (Herzrhythmusstörungen), Phosphatbinder, Mineralöle (↓ Resorption, 4 Stunden Abstand), Glucocorticoide sowie starke Induktoren (↓ Wirkung) • Hauptausscheidung biliär • Erhöhung des enzymatischen Abbaus von Vitamin D durch Induktion der 24-Hydrolxylase durch Zytostatika, die auch Liganden des Pregnan-X-Rezeptors (PXR) sind, z.B. Cyclophosphamid, Paclitaxel, in der Folge Vitamin D-Unterversorgung gerade bei onkologischen Patient*innen – Mittels kurzzeitiger, hochdosierter Supplementierung 25-OH-Vitamin D-Spiegel (= Calcidiol = Calcifediol, Hydroxylierung in der Niere zum fertigen Vitamin-D-Hormon via CYP27B1 an C-1) auf 50-90 ng/ml bringen, z.B. 20.000 I.E. täglich Cholecalciferol über 7 Tage (Quelle: I. Senn, Der onkologische Patient an der Tara, Österr. Apoth. Ztg. 2021, 75 (7), 30-36) – *Zu PXR siehe auch Cefiderocol, Entrectinib, Larotrectinib*

Wirkstoff Präparate®	CYP-Enzyme																								PGP		
	1A2			2B6			2C8			2C9			2C19			2D6			2E1			3A(4-7)			---		
	S	I	H	S	I	H	S	I	H	S	I	H	S	I	H	S	I	H	S	I	H	S	I	H	S	I	H
Cholsäure z.B. Orphacol® Cholagogum bei angeborenen Störungen der Gallensäure-Synthese																										■	
Chondroitinsulfat																											
Choriongonado-tropin, Syn. Menotropin, Choriongonadotropin alfa																											
Ciclesonid																■						■ !					■
Ciclopirox Topisch																											
Ciclosporin z.B. Sandimmun®, Ikervis® Augentropfen															■			■				■		■	■		■ !

Anticholinerge NW	Agranulozytose	Serotonin-Syndrom	QTc-Verlängerung	Na^+ ↓/ SIADH	Kalium-Dysbalance	Krampfschwelle ↓	Cave Licht ☼	Blutglucose ↓/↑	Achtung Niere	Achtung Leber	Besondere Anmerkungen
											• Umsetzung ± unbekannt, Interaktion • mit verschiedenen Transportern, PGP-Induktion gemäß DrugBank • **KI** Phenobarbital (Antagonist) • Vorsicht bei der Komb. m. Ciclosporin • Antacida und Gallensäurebinder mit fünfstündigem Abstand einnehmen • UAW Transaminasen-Anstieg, Gallensteine, Pruritus, Diarrhö • Bei LI engmaschige Leberfunktionskontrollen
											• Substrat an diversen Enzymen • Hauptweg unverändert • Bei Komb. m. Cumarinen (Warfarin) INR kontrollieren • UAW Magen/Darm, Haut, sehr selten Ödeme (bei Patienten mit Herz- oder Niereninsuffizienz beachten)
											• Ausscheidung vorwiegend renal • UAW ovarielle Hyperstimulation, Kopfschmerzen, Schwindel, Magen/Darm, Rücken-, Beckenschmerzen, Hitzewallungen, lokale Reaktionen • Cave Neoplasmen (v.a. der Geschlechtsorgane und im ZNS), thromboembolische Ereignisse
											• Substrat von Esterasen und BCRP, diese Interaktionen sowie die PGP-Hemmung *in vitro* • Potente 3A4-Inhibitoren, z.B. Azol-Antimykotika, Nelfinavir, Ritonavir vermeiden
											• Absorption auf der äußeren Haut nur sehr gering, intravaginal jedoch fast vollständig • Umsetzung v.a. durch Glucuronidierung und Ausscheidung über die Nieren, z.T. unverändert • UAW sehr selten Rötung, Schuppung der Haut (ähnlich Kontaktdermatitis)
					↑				1,0		• Diverse Interaktionen an UGT sowie Hemmung von BCRP und OATP1B1 • Bei Komb. m. Enzym-Induktoren Dosiserhöhung nötig, sonst Gefahr der Transplantat-Abstoßung! • → Auswege: Andere Tuberkulostatika als Rifampicin und Rifabutin; ev. Ersatz von Ciclosporin durch Azathioprin plus Prednisolon (Letzteres 2-3-fach höher dosieren, solange Komb. m. Enzym-Induktoren) • Cave Komb. m. 3A4-Hemmern zuzüglich Nicardipin, Lercanidipin → Gefahr ↑ Nierentoxizität bzw. Dosisreduktion veranlassen • Als Makrolide Azithromycin, Spiramycin, Roxithromycin möglich, ***nicht jedoch*** Clarithromycin • Verdopplung des Plasmaspiegels bei Komb. m. Azol-Antimykotika (→ Tremor, Kopfschmerzen, cave NI), Alternative Terbinafin • Bei Komb. m. Ibrutinib → ↑ Ibrutinib • Bei Komb. m. Loperamid Übertritt ins ZNS möglich → cave Atemdepression durch Loperamid • Resorptionshemmer im Darm, z.B. Octreotid, Lauretid, Orlistat, vermeiden • Bis 3-fache Erhöhung des Ciclosporin-Spiegels durch Danazol • Aufgrund der starken Hemmung des Einwärtstransporters OATP1B1 (= SLCO1B1) → – Komb. m. Statinen möglichst vermeiden (v.a. Atorvastatin, Rosuvastatin; Pravastatin, Fluvastatin ev. möglich) – Vorsicht bei Komb. m. Ezetimib • **KI** Bosentan (erhöhte Lebertoxizität), Vorsicht auch bei Sitaxentan und Ambrisentan • Vermehrte Kalium-Zufuhr vermeiden • Eisen-Präparate 2 h zeitversetzt • Dosisreduktion bei NI nicht zwingend notwendig, jedoch additive Nierentoxizität bei entsprechenden Kombinationen beachten, z.B. Gentamicin • Möglichst keine Lebendvakzine • Rotschimmelreis vermeiden

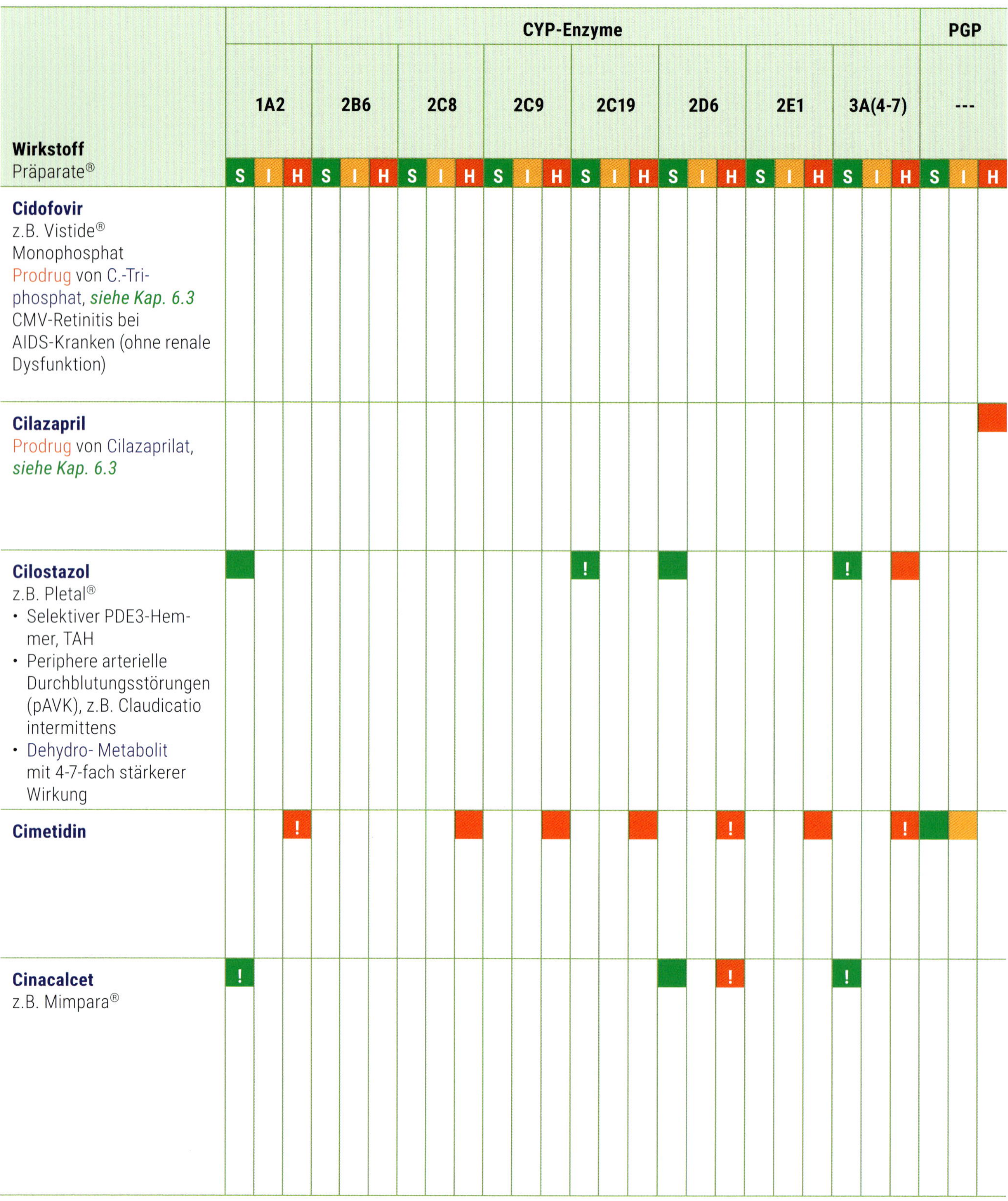

Wirkstoff Präparate®	CYP-Enzyme																								PGP		
	1A2			2B6			2C8			2C9			2C19			2D6			2E1			3A(4-7)			---		
	S	I	H	S	I	H	S	I	H	S	I	H	S	I	H	S	I	H	S	I	H	S	I	H	S	I	H
Cidofovir z.B. Vistide® Monophosphat Prodrug von C.-Tri-phosphat, *siehe Kap. 6.3* CMV-Retinitis bei AIDS-Kranken (ohne renale Dysfunktion)																											
Cilazapril Prodrug von Cilazaprilat, *siehe Kap. 6.3*																											■
Cilostazol z.B. Pletal® • Selektiver PDE3-Hemmer, TAH • Periphere arterielle Durchblutungsstörungen (pAVK), z.B. Claudicatio intermittens • Dehydro- Metabolit mit 4-7-fach stärkerer Wirkung	■												■ !			■						■ !		■			
Cimetidin			■ !						■			■			■			■ !			■			■ !	■	■	
Cinacalcet z.B. Mimpara®	■ !															■		■ !				■ !					

Anticholinerge NW	Agranulozytose	Serotonin-Syndrom	QTc-Verlängerung	Na^+ ↓/ SIADH	Kalium-Dysbalance	Krampfschwelle ↓	Cave Licht ☼	Blutglucose ↓/↑	Achtung Niere	Achtung Leber	Besondere Anmerkungen
											• Target Thymidinphosphorylase • Gewisse Umsetzung über OAT1+3 • Hauptausscheidung renal • Obligate Komb. m. Probenecid → Vorsicht bei Komb. m. Arzneistoffen, die ihrerseits mit Probenecid interagieren, z.B. ACE-Hemmer, NSAR, Paracetamol, Theophyllin • Bei Komb. m. Tenofovirdisoproxil erhöhtes Risiko für Fanconi-Syndrom (Resorptionsstörungen in der Niere, Glucose und Aminosäuren vermehrt im Harn, Erbkrankheit) • **KI** GFR <55 ml/min, bestehende Proteinurie, bei Unverträglichkeit von Probenecid und Sulfonamiden
					↑			A	0,2		• Hauptumsetzung renal unverändert • Hypoglykämie-Risiko bei Diabetikern mit Nierenfunktionsstörungen • Photosensitivität selten • Dosisdeckelung bei NI bei GFR 40-10 ml/min → 2,5 mg/d bzw. Initialdosierung 1 mg, bei GFR <10 ml/min nicht empfohlen • Bei LI 0,5 mg/d empfohlen, vorsichtige Auftitrierung möglich, cave Aszites
			!!						1		• Nur mehr 2. Wahl-Therapeutikum • UAW häufig Kopfschmerzen, Durchfall, cave Rhythmusstörungen des Herzens (**KI** Patienten mit verlängertem QT-Intervall) sowie Zeichen einer Herzinsuffizienz, Hyperglykämie selten • Einschränkungen in der Anwendung von Cilostazol seit einem „Rote-Hand-Brief" vom 01.03.2013 – Positive Wirkung ist nach 3 Therapiemonaten nachzuweisen (schmerzfreie Gehstrecke) – Keine Komb. m. anderen TAH – TMD 2-mal 50 mg bei Komb. m. starken 3A4- und 2C19-Hemmern • **KI** GFR <25 ml/min sowie mangels Daten ab mittelschwerer LI
!	!							A	0,3	H	• Auch 11B1-Hemmer (mitochondrial) • Trotz zahlreicher Interaktionen an CYP und PGP Hauptweg renal unverändert • PGP-Modulation unklar (DrugBank) • Alternativen in Bezug auf die anticholinerge Last PPI • Hypoglykämische Interaktionen v.a. mit Glipizid • Vorsicht bei der Komb. m. Aciclovir und Theophyllin (1A2)
					↑				0,95		• Ausscheidung überwiegend renal • Nicht empfohlen Etelcalcetid, andere den Serumcalcium-Spiegel senkende Arzneimittel, CYP3A4-Induktoren oder -Hemmer, CYP1A2-Hemmer, z.B. Ciprofloxacin, Fluvoxamin • Vorsicht bei der Komb. m. CYP2D6-metabolisierten Arzneimitteln, z.B. Clomipramin, Desipramin, Dextromethorphan, Flecainid, Metoprolol, Nortriptylin, Propafenon; hier auch den 2D6-Metabolisierungsstatus bedenken • Erniedrigte Spiegel bei Rauchern • UAW Schwindel, Hypocalcämie (4%, regelmäßige Kontrollen), cave Herzinsuffizienz, Krampfanfälle v.a. bei Dialysepatienten, verminderte Testosteron-Werte, Hypotonie • Dosisreduktion ab mittelschwerer LI, bei schwerer NI nicht anwenden

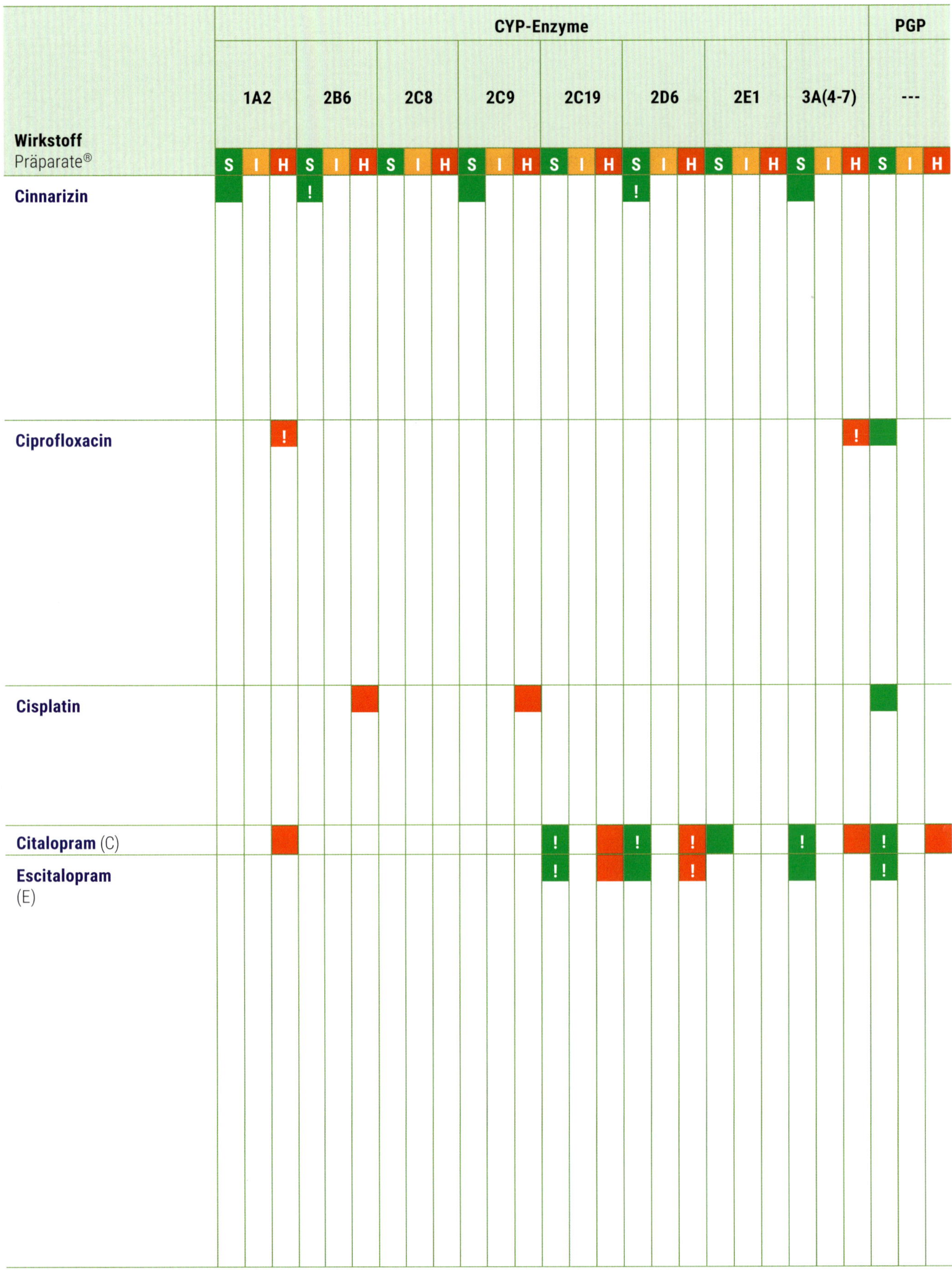

Wirkstoff Präparate®	CYP-Enzyme																									PGP		
	1A2			2B6			2C8			2C9			2C19			2D6			2E1			3A(4-7)			---		
	S	I	H	S	I	H	S	I	H	S	I	H	S	I	H	S	I	H	S	I	H	S	I	H	S	I	H
Cinnarizin				!												!											
Ciprofloxacin			!																					!			
Cisplatin																											
Citalopram (C)													!			!		!				!			!		
Escitalopram (E)													!					!							!		

Anticholinerge NW	Agranulozytose	Serotonin-Syndrom	QTc-Verlängerung	Na^+ ↓/ SIADH	Kalium-Dysbalance	Krampfschwelle ↓	Cave Licht ☼	Blutglucose ↓/↑	Achtung Niere	Achtung Leber	Besondere Anmerkungen
			*								• Zusätzlich 1A1- und 2A6-Substrat • Ausscheidung mit Stuhl >> Niere • Wirkungsverstärkung bei Komb. m. ZNS-Dämpfern (Alkohol!) und TCA • Mögliche Wirkverstärkung bei Komb. m. vasodilatierenden Arzneimitteln • Cave extrapyramidal-motorische Symptome, Entwicklung einer Parkinsonismus-Symptomatik oder einer Depression • UAW Somnolenz, Kopfschmerzen, Übelkeit, trockener Mund, Gewichtszunahme, Hautreaktionen • *) Bei Komb.-Präparaten, z.B. mit Diphenhydramin, dessen UAW/WW bedenken, in diesem Fall z.B. QT-verlängernde Substanzen vermeiden • Dosisreduktion bei LI
			!!						0,5		• Ferner relevantes Substrat an BCRP • PGP-Interaktion *in vitro* • Abstand zu Magnesium und Aluminium in Antacida von 2 Stunden vor bis 6 Stunden nach Ciprofloxacin einhalten, *siehe Kap. 4.2* • **KI** Tizanidin • Vorsicht bei der Komb. m. Clozapin, Duloxetin, Fluvoxamin, Rasagilin • Bei Komb. m. Theophyllin penibel auf Überdosierungszeichen achten • Alle angegebenen Interaktions-szenarien (v.a. QT-Verlängerung, SIADH und Hypoglykämie-Wirkung) *sehr* ernst nehmen – Die zusätzliche Verordnung von Ciprofloxacin bei einer soweit gut eingestellten antidiabetischen Medikation kann innerhalb von drei Tagen zu einer schweren hypoglykämischen Entgleisung führen (Sturzgefahr!)
									0,6		• Zusätzlich 4A11-Induktion • CYP- und PGP-Interaktionen gering bedeutsam, Umsetzung über zahlreiche andere Enzyme • Hauptweg renal unverändert • UAW Kälteempfindlichkeit bei Platin-Derivaten, v.a. Oxaliplatin • Mukositis häufig
			!!					*	0,7		• E mit hoher Affinität zu 2C19,
			!!					*	0,7		• 2C19-Hemmung durch E *in vitro* • **KI** MAO-Hemmer (ausgenommen Selegilin bis 10 mg/Tag), QT-verlängernde Wirkstoffe (siehe unten), Linezolid, Pimozid • Nicht empfohlen Komb. m. anderen serotonergen Arzneimitteln inklusive Tryptophan • Vorsicht bei der Komb. m. Cimetidin, Desipramin (Dosisreduktion), Johanniskraut, eine Hypokaliämie begünstigenden Arzneimitteln, konvulsiven Wirkstoffen, Selegilin • Bei Komb. 2C19-Hemmern, z.B. Omeprazol und anderen PPI → ↑ Wirkspiegel v.a. von E und ↑ des Risikos für kardiale UAW • Vorsicht bei Komb. m. Wirkstoffen, die über 2D6 metabolisiert werden, z.B. Cimetidin → ↑ Citalopram-Spiegel, jedoch bei Metoprolol → ↑ Metoprolol-Spiegel • Wirkungsverstärkung durch Lithium • Erhöhtes Blutungsrisiko bei Komb. m. Antikoagulanzien und TAH • Wegen des deutlichen Risikos d er QT-Verlängerung Dosishöchstgrenze 20 mg/Tag C bzw. 10 mg E bei Personen >65 Jahre • Natrium-Spiegel überwachen bzw. bei Gefahr von SIADH, (Versuch einer) Umstellung auf Mirtazapin • *) *Bezüglich Blutzucker siehe Sertralin* • Große Vorsicht ab GFR <30 ml/min, bei LI max. 20 mg/Tag C bzw. 10 mg E • Kein Alkohol

Wirkstoff Präparate®	CYP-Enzyme																								PGP		
	1A2			2B6			2C8			2C9			2C19			2D6			2E1			3A(4-7)			---		
	S	I	H	S	I	H	S	I	H	S	I	H	S	I	H	S	I	H	S	I	H	S	I	H	S	I	H
Cladribin z.B. Litak® z. Inf., Mavenclad®																											
Clarithromycin z.B. Klacid®																						✋		✋	■		✋
Clavulansäure → Amoxicillin																											
Clemastin																■		■									
Clenbuterol z.B. Spiropent®																											
Clevidipin z.B. Cleviprex® zur Injektion **Hauptmetabolit Dihydropyridin**												■			■	■			■			■	■	■			
Clindamycin																						✋		■			
Clobazam z.B. Frisium®				■									!					!				!	■		■		

Anticholinerge NW	Agranulozytose	Serotonin-Syndrom	QTc-Verlängerung	Na⁺ ↓/ SIADH	Kalium-Dysbalance	Krampfschwelle ↓	Cave Licht ☼	Blutglucose ↓/↑	Achtung Niere	Achtung Leber	Besondere Anmerkungen
									■		• Umsetzung via Deoxycytidinkinase, Ausscheidung renal • Substrat des BCRP, diesbezüglich WW denkbar, z.B. Erhöhung der Bioverfügbarkeit durch BCRP-Inhibitoren wie Eltrombopag, Reduktion der Bioverfügbarkeit durch Glucocorticoide sowie auch PGP-Induktoren wie Rifampicin und Johanniskraut • Substrat an Transportproteinen, z.B. ENT1 und CNT3 → Komb. m. starken Hemmstoffen dieser Transporter wie Cilostazol, Dilazep, Nifedipin, Nimodipin, Reserpin, Sulindac zumindest während der fünftägigen Behandlungszyklen mit Cladribin aussetzen • *Details zur Einnahme siehe Kap.4.3* • UAW Lymphopenie, Herpes Zoster, Alopezie, Hautausschlag, erhöhtes Malignomrisiko; Berichte über die Entwicklung von progressiver multifokaler Leukenzephalopathie (Mitteilung des BASG, 18.12.2017 → MRT vor Therapiebeginn empfohlen) • Strikte Verhütung bei Frauen (hormonelle Kontrazeptiva unsicher → zusätzlich Barrieremethode) und Männern bis 6 Monate nach Therapieende; mindestens 4 Wochen Abstand zu Lebendimpfungen • **KI** ab GFR <60 ml/min
	■		!!			■		A	0,7	H	• PGP-Substratbeziehung *in vitro* • Für 3A4 auch induzierende Wirkung angegeben (DrugBank) • Cave Komb. m. 3A4-Substraten und -Hemmern, insbesondere keine Komb. m. Ciclosporin, Tacrolimus • Schwacher Hemmer von OATP1B1+3 • → Cave Komb. m. OATP-Substraten, i.e.S. Statinen • Ausweg oft Azithromycin (Substrat weder an 3A4 noch an OATP) • QT-Addition bei Kombinationen bedenken • Vermehrte Blutungsneigung bei Komb. m. Antikoagulanzien, cave Komb. m. Colchicin • ↓ kontrazeptiver Schutz oraler Kontrazeptiva • *Detaillierte Beschreibung von WW siehe Kap. 5.1* • Dosisreduktion bei NI, **KI** schwere LI
!!											**PRISCUS-Beurteilung**/ältere Personen: *Siehe Antihistaminika*
			*		↓			■			• 1A1-Substrat, früher auch Substrat an 1A2 angegeben (DrugBank) • Hauptweg 87% renal, dabei weitgehend unverändert • *) Kein Eintrag zum QT-Risiko bei CredibleMeds (Sympathomimetikum, CLQTS), „keine Angaben" bei MediQ, cave Komb. m. Chinidin, MAO-Hemmern, Phenothiazinen, TCA[214] • Hypokaliämie verstärkt bei Komb. m. Diuretika, Xanthinen (Theophyllin) und Glucocorticoiden (was seinerseits wiederum die Toxizität von Digitalis-Glykosiden verstärkt) • Vorsicht bei der Komb. m. Levodopa, Schilddrüsen-Hormonen, kein Alkohol
											• CYP-Interaktionen unbedeutend • 3A4-Modulation unklar (DrugBank) • Hauptweg Hydrolyse via Enzym Cholinesterase • Keine pharmakokinetischen WW, pharmakodynamische WW mit anderen Antihypertensiva • UAW Vorhofflimmern, Sinustachykardie, Hypotonie, Hypoxie, Ödeme, Kopfschmerzen, Polyurie, Beschwerden im Brustraum, cave Linksschenkelblock
	■									■	• Hauptausscheidung biliär • ↓ kontrazeptiver Schutz oraler Kontrazeptiva
				?					1,0	■	• Zusätzlich 2C18-Substrat • Hauptausscheidung renal **PRISCUS-Beurteilung**/ältere Personen: • *Siehe Benzodiazepine*

Wirkstoff Präparate®	CYP-Enzyme 1A2			2B6			2C8			2C9			2C19			2D6			2E1			3A(4-7)			PGP ---		
	S	I	H	S	I	H	S	I	H	S	I	H	S	I	H	S	I	H	S	I	H	S	I	H	S	I	H
Clobetasol **Clobetason** jeweils topisch																						■	*				
Clobutinol z.B. vormals Silomat®																											
Clodronsäure Syn. Dinatriumclodronat																											
Clofarabin z.B. Evoltra® • Antimetabolit, Target Deoxycytidinkinase • Akute lymphoblastische Leukämie bei pädiatrischen Patienten bis 21 Jahre																											
Clofibrat Prodrug von Clofibrinsäure, *siehe Kap. 6.3*								■												■		!	■				
Clomifen z.B. Clomiphen Arcana®																!									■		
Clomipramin z.B. Anafranil® Aktiver Metabolit **Desmethyl-Clomipramin**	!												!			!		!				!		■			■
Clonazepam z.B. Rivotril®																					■	■					

Anticholinerge NW	Agranulozytose	Serotonin-Syndrom	QTc-Verlängerung	Na^+ ↓/ SIADH	Kalium-Dysbalance	Krampfschwelle ↓	Cave Licht ☼	Blutglucose ↓/↑	Achtung Niere	Achtung Leber	Besondere Anmerkungen
					↓						• Systemische Verfügbarkeit gering • *) Nur Clobetasol (DrugBank) • → Glucocorticoid-UAW nur bei Langzeitanwendung, z.B. Sehstörungen, ***siehe Glucocorticoide***
											• Keine Informationen mehr verfügbar • 2007 wegen QT-Verlängerung wegen vom Markt genommen
											• Keine Metabolisierung • Vorsicht bei der Komb. mit anderen Nieren belastenden Pharmaka, v.a. Diclofenac, Aminoglykosid-Antibiotika (↑ Hypocalcämie), Estramustin (↑ Serum-Konzentration um bis zu 80%) • ***UAW, WW siehe Alendronsäure, Einnahmehinweise Kap. 4.2*** • Dosisreduktion ab GFR 80 ml/min(!)
											• Umsetzung ± unbekannt, 60% einer Dosis renal unverändert • Cave nephrotoxische Kombinationen sowie Arzneimittel, die durch tubuläre Sekretion ausgeschieden werden, z.B. Amphotericin B, Methotrexat, NSAR • Alle Zytostatika-typischen UAW, häufig Hand-Fuß-Syndrom, zuzüglich Tachykardie, Hyperbilirubinämie • Häufigkeit für Hyponatriämie nicht bekannt • **KI** schwere NI (Vorsicht bereits ab leichter Nierenbeeinträchtigung), LI • Kontrazeption für Frauen und Männer zumindest während Therapie
									0,85		• Zusätzlich Induktion an 1A1, 4A11 (hier auch Substrat) • Substrat an mehreren UGT • Ausscheidung ausschließlich renal • Rotschimmelreis vermeiden
							*				• *) Gelegentlich Lichtempfindlichkeit • Bei Unterleibsschmerzen Ovarien überprüfen, häufig Sehstörungen
!!			!				A		1,0		• Hemmstoff des Norepinephrin-Transporters (NET) und des Serotonin-Transporters (SERT) • **KI** MAO-Hemmer bzw. Abstand 3 Wochen • Nicht empfohlen Antiarrhythmika (Chinidin, Propafenon, 2D6), Diuretika (cave Hypokaliämie), serotonerge Arzneimittel (SSRI allgemein, 2D6; Fluvoxamin, 1A2, 2C19, jeweils Hemmwirkungen) • Erhöhte Plasmaspiegel von Clomipramin bei Komb. m. Cimetidin, Methylphenidat, Estrogenen und oralen Kontrazeptiva mit hohem Estrogen-Anteil, Phenothiazinen (erhöhte Krampfneigung, cave Arrhythmien mit Thioridazin), Terbinafin • Erniedrigte Plasmaspiegel von Clomipramin bei Komb. m. Antikonvulsiva, Rifampicin sowie bei Rauchern • Wirkungsverstärkung, von Anticholinergika, Sympathomimetika • Wirkungsabschwächung von Clonidin, Guanethidin, α-Methyl-Dopa, Reserpin • Sorgfältige Gerinnungskontrollen bei Komb. m. Cumarinen • Vorsicht bei bekanntem Poor-Metabolizer-Status bezüglich 2D6 • Vorsichtige Anwendung bei NI, LI, ***vergleiche Chlorprothixen*** **PRISCUS-Beurteilung**/ältere Personen: • ***Siehe Tricyclische Antidepressiva***
				?							• Hauptumsetzung mittels NAT2 • Keine Daten bei NI und LI, Vorsicht bei Leberzirrhose

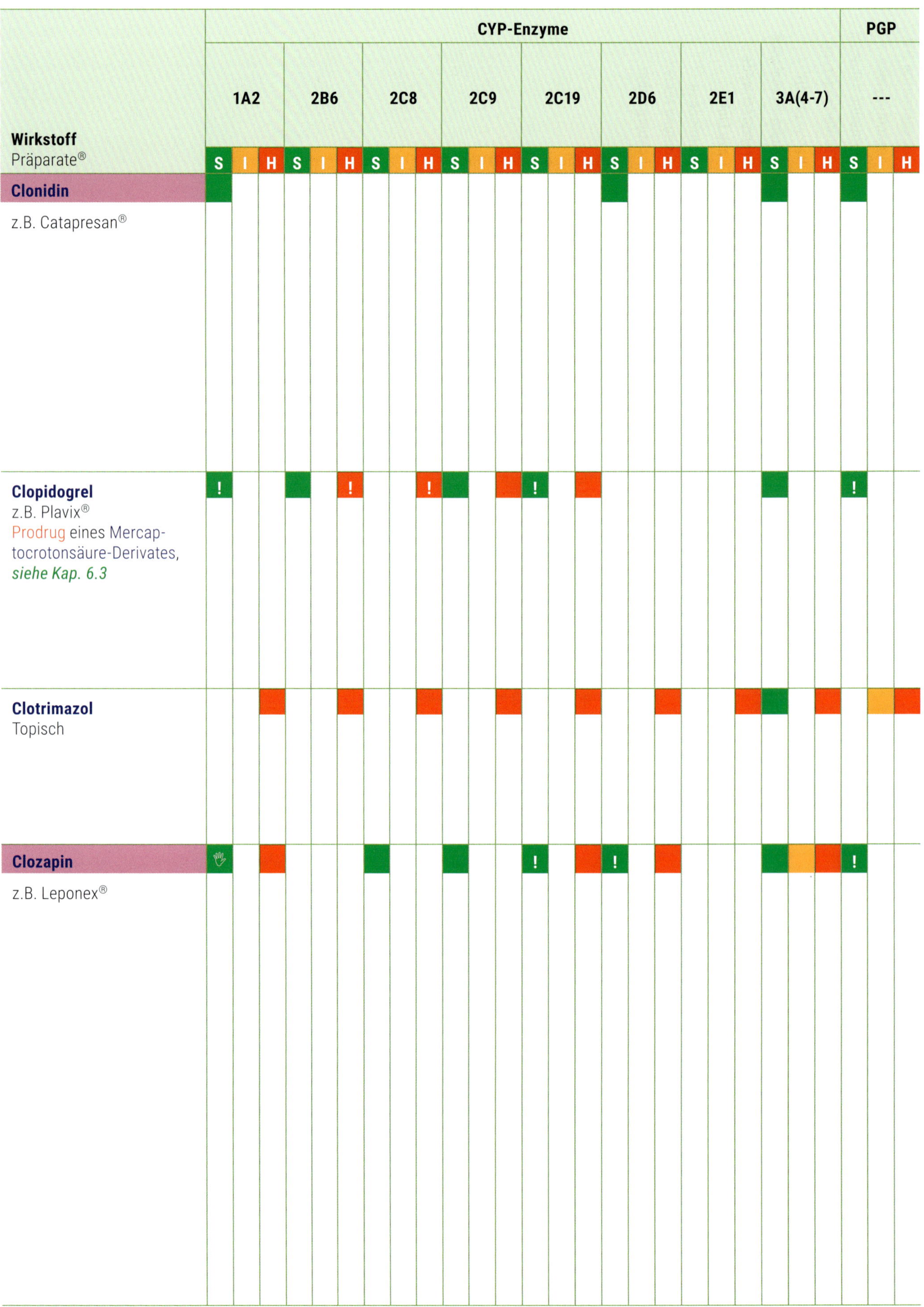

Wirkstoff Präparate®	CYP-Enzyme																									PGP		
	1A2			2B6			2C8			2C9			2C19			2D6			2E1			3A(4-7)			---		
	S	I	H	S	I	H	S	I	H	S	I	H	S	I	H	S	I	H	S	I	H	S	I	H	S	I	H
Clonidin z.B. Catapresan®	■															■						■			■		
Clopidogrel z.B. Plavix® Prodrug eines Mercap-tocrotonsäure-Derivates, *siehe Kap. 6.3*	■ !			■		■ !			■ !	■		■	■ !		■							■			■ !		
Clotrimazol Topisch			■			■			■			■			■			■			■	■		■		■	■
Clozapin z.B. Leponex®	■		■				■			■			■ !		■	■ !		■				■	■	■	■ !		

Anticholinerge NW	Agranulozytose	Serotonin-Syndrom	QTc-Verlängerung	Na^+ ↓/ SIADH	Kalium-Dysbalance	Krampfschwelle ↓	Cave Licht ☼	Blutglucose ↓/↑	Achtung Niere	Achtung Leber	Besondere Anmerkungen
								*	0,4		• Zusätzlich 1A1-Substrat • CYP-/PGP-Interaktionen gering bedeutsam • Hauptweg renal unverändert • Bei Komb. mit Beta-Blocker und dem Wunsch abzusetzen → zuerst Beta-Blocker absetzen, dann Clonidin (ansonsten Gefahr einer Rebound-Hypertonie); gilt sinngemäß auch für Moxonidin • Bei Komb. m. Trazodon (schwacher NA- und 5-HT-Wiederaufnahme-hemmer) Abschwächung von Clonidin (Mechanismus unklar) • Cave Komb. m. Methylphenidat • Wirkungsabschwächung durch NSAR • Wirkungsaufhebung durch ⊠$_2$-Blocker • *) Hypoglykämie oder Hyperglykämie möglich **PRISCUS-Beurteilung**/ältere Personen: • UAW Synkopen, Bradykardie, Sedierung, verschlechterte Kognition
	!										• Prodrug – hauptverantwortlich für *In-vivo*-Aktivierung CYP2C19 • 2B6-Substrat und 2C9-Hemmung *in vitro* angegeben (MediQ) • Vorsicht daher mit 2C19-Induktoren (Carbamazepin, Rifampicin) sowie -Hemmern (v.a. [Es]Omeprazol >20 mg, Fluoxetin); **Anmerkung**: Lansoprazol, Pantoprazol (1. Wahl) und Rabeprazol sind weniger starke 2C19-Hemmer • Komb. m. anderen 2C8-Substraten vermeiden, z.B. Paclitaxel, Repaglinid, Warfarin • Vorsicht bei der Komb. m. Arzneimitteln, die das Blutungsrisiko erhöhen, z.B. ASS, Fibrinolytika, Heparine, SNRI, SSRI • Nur begrenzte Erfahrungen bei NI und LI, **KI** schwere LI • Alkohol, Grapefruit/Pomelo vermeiden
											• Zusätzlich 2A6-Hemmung • Modulation von PGP unklar, bei topischem Clotrimazol überwiegt die Hemmung (MediQ); für 2B6 und 3A4 auch induzierende Wirkungen angegeben (DrugBank) • Wegen antagonisierender Wirkungen *keine* Komb. m. anderen lokalen Pilztherapeutika • Resorption über die Haut vernachlässigbar, nach vaginaler Applikation 3-10%; systemische Wirkungen und WW wie Hypoglykämie dennoch nicht zu erwarten • Ausscheidung der systemischen Anteile hauptsächlich über die Galle
!!	!		!						1,0		• Hauptabbauweg über 1A2, doch auch 2C19, 2D6 und 3A4 relevant • Modulierende Wirkung an 3A unklar (DrugBank) • Zusätzlich 2A6-Substrat sowie induzierende Wirkungen an 1A1, 1B1 • Vorsicht bei der Komb. m. 1A2-Induktoren (Rauchen, Carbamazepin, Ritonavir) und -Hemmern (Fluvoxamin, Coffein) • Vorsicht bei Komb. mit 2D6-Hemmern wie Fluoxetin, Fluvoxamin, Paroxetin → ↑ Clozapin-Spiegel(!) bzw. bewusste Dosisreduktion von Clozapin möglich; **Anmerkung**: Citalopram interagiert nicht • Vorsicht bei der Komb. m. 3A4-Hemmern (Ketoconazol, Makrolid-Antibiotika) und 2C19-Hemmern • Insbesondere keine Komb. m. Omeprazol → ↑ Wirkspiegel Clozapin und additive Knochenmarkssuppression → Ausweg Pantoprazol • Vorsicht bei der Komb. m. Lithium → ↑ Neurotoxizität • Bei Komb. m. Carbamazepin und Phenytoin Dosierung erhöhen (Induktion), cave allerdings additive Knochenmarkstoxizität Clozapin-Carbamazepin; Ausweg: Oxcarbazepin interagiert nicht • Agranulozytose-Risiko 2% • **KI** bei schwerer NI und akuten Lebererkrankungen (Ikterus) **PRISCUS-Beurteilung**/ältere Personen: • Gesamtrisiko vergleichbar Thioridazin, Agranulozytose-Risiko erhöht, außerdem Myokarditis-Risiko • *Siehe Neuroleptika*

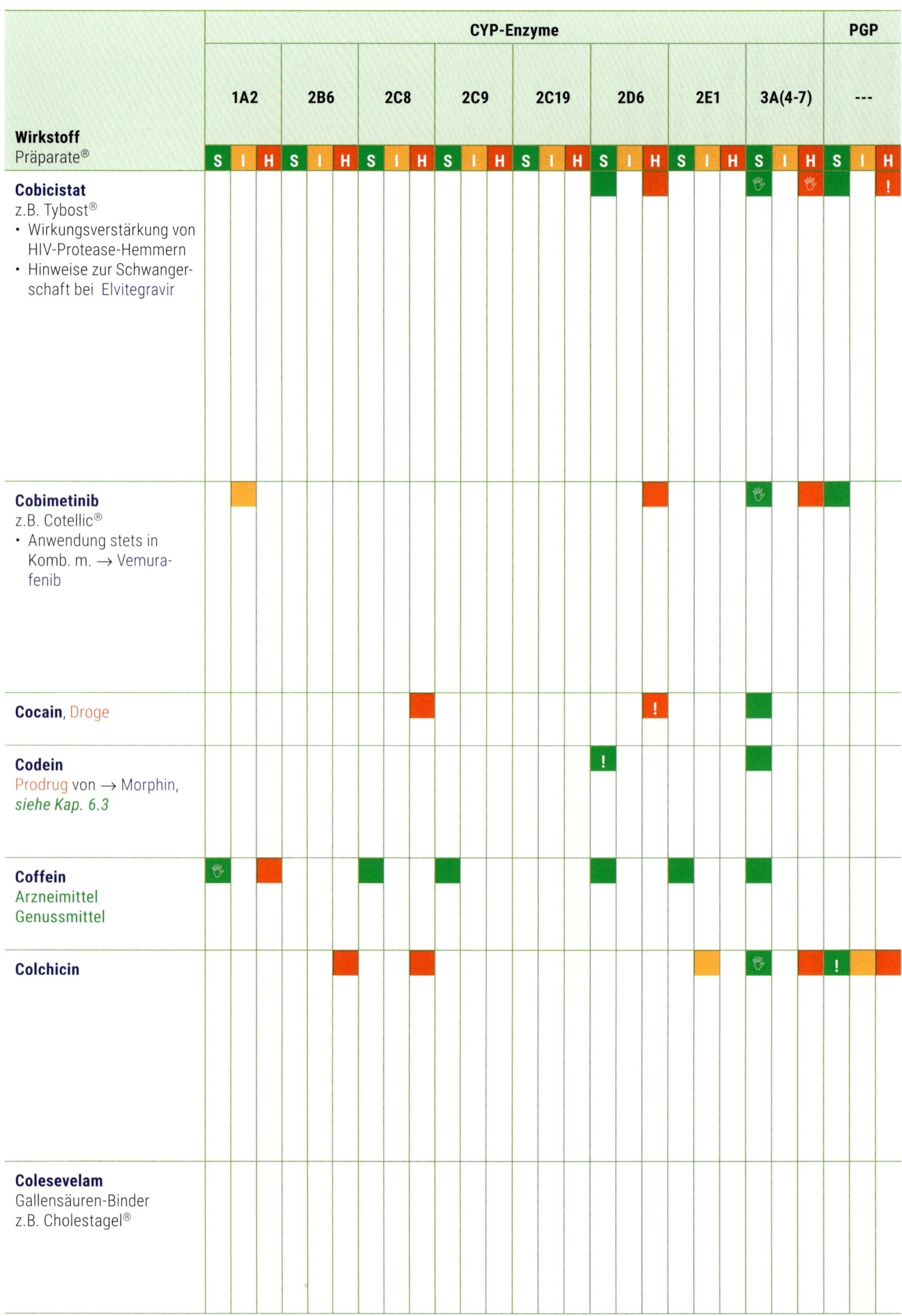

Wirkstoff Präparate®	CYP-Enzyme																								PGP		
	1A2			2B6			2C8			2C9			2C19			2D6			2E1			3A(4-7)			---		
	S	I	H	S	I	H	S	I	H	S	I	H	S	I	H	S	I	H	S	I	H	S	I	H	S	I	H
Cobicistat z.B. Tybost® • Wirkungsverstärkung von HIV-Protease-Hemmern • Hinweise zur Schwangerschaft bei Elvitegravir																■		■				✋		✋	■		!
Cobimetinib z.B. Cotellic® • Anwendung stets in Komb. m. → Vemurafenib		■																■				✋		■	■		
Cocain, Droge									■									!				■					
Codein Prodrug von → Morphin, *siehe Kap. 6.3*																!						■					
Coffein Arzneimittel Genussmittel	✋		■				■			■						■			■			■					
Colchicin						■			■											■		✋		■	!	■	■
Colesevelam Gallensäuren-Binder z.B. Cholestagel®																											

Anticholinerge NW	Agranulozytose	Serotonin-Syndrom	QTc-Verlängerung	Na$^+$ ↓/ SIADH	Kalium-Dysbalance	Krampfschwelle ↓	Cave Licht ☼	Blutglucose ↓/↑	Achtung Niere	Achtung Leber	Besondere Anmerkungen
								■		■	• Substrat und Inhibitor an 3A43 • Mittelstarke Hemmung von OATP1B1+3 • PGP-Substrat sowie BCRP-Substrat und -Hemmer *in vitro* • Ausscheidung über Stuhl (>80%) • **KI** starke 3A4-Induktoren und -Hemmer, z.B. Alfuzosin, Amiodaron, Carbamazepin, Chinidin, Cisaprid, Johanniskraut, Lovastatin, Midazolam oral, Secale-Alkaloide, Phenobarbital, Phenytoin, Pimozid, Rifampicin, Sildenafil, Simvastatin, Triazolam sowie Kombinationen mit Cobicistat • Nicht empfohlen Atorvastatin, Azol-Antimykotika, Boceprevir, Bosentan, Efavirenz, Etavirin, orale Kontrazeptiva, Nevirapin, andere Protease-Hemmer, Rifabutin, Rivaroxaban, Salmeterol, Telaprevir • Vorsicht mit Antiarrhythmika, Antineoplastika, Beta-Blockern, Calciumkanal-Blockern, Clarithromycin, Colchicin, Dabigatran, Digoxin, Hypnotika, Immunsuppressiva, Maraviroc, Metformin, Neuroleptika, Pitavastatin, Trazodon, Warfarin • **KI** mittelschwere LI
			*				*		■	■	• Schwacher BCRP- sowie OATP1B1+3-Inhibitor *in vitro* • Vorsicht bei Komb. m. 3A4-Induktoren und -Hemmern • 2D6- und 3A4-Hemmung *in vitro* • Vorsicht bei Komb. m. PGP-Induktoren und -Hemmern • 1A2-Induktion *in vitro* und klinisch noch nicht evaluiert, dennoch Vorsicht bei Komb. m. Theophyllin • *) Sowohl QT-Risiko als auch Lichtempfindlichkeit in Zusammenhang zu Vemurafenib zu sehen, Risiko für Cobimetinib allein eher gering • Auf Bluthochdruck und reduzierte Herzleistung achten • Vorsicht bei schwerer NI und bei allen Graden von LI
	*	■	!!			■				■	• 3A-Substratbeziehung *in vitro* • *) Agranulozytose-Risiko, wenn mit Levamisol gestreckt
■				■					1,0	■	• Cave 2D6-Ultrarapid-Metabolizer • Substrat ferner an UGT2B4+7 • Verringerte Aktivierung bei 2D6-Blockade durch andere Arzneimittel → „Therapieversager" • **KI** Kinder <14 Jahre
					↓			■			• Zusätzlich 1A1-Hemmer sowie 1B1-und 2A6-Substrat • 2E1- und 3A4-Substrat *in vitro* • Wirkung verstärkt und verändert bei Komb. m. Fluvoxamin • Hypokaliämie und Hyperglykämie bei starker Überdosierung/Vergiftung
	■								0,5	■	• Für PGP induzierende (DrugBank) und hemmende Wirkungen (MediQ) angegeben • Cave starke 3A4- sowie PGP-Hemmer v.a. bei NI, z.B. kann die Komb. m. Clarithromycin zu einer Colchicin-Vergiftung mit Todesfolge führen • Agranulozytose infolge Knochenmarkssuppression • Vorsicht bei der Komb. m. Antihypertensiva, antineoplastischen Substanzen, Ciclosporin, Cholesterol-Synthese-Hemmern, Diazoxid, Diuretika, Gerinnungshemmern, myelosuppressive Substanzen, NSAR, Tuberkulostatika • Alkohol und Grapefruitsaft erhöhen die Toxizität von Colchicin • Dosisreduktion bei GFR <50 ml/min (in Abhängigkeit eines auftretenden Durchfalls), **KI** bei GFR <10 ml/min
											• Keine Metabolisierung • Cave Veränderung der Bioverfügbarkeit anderer Arzneimittel, z.B. orale Antikoagulanzien (Vitamin K-Antagonisten), Ciclosporin (Spiegel überwachen), Glimepirid, Glipizid, orale Kontrazeptiva (Ethinylestradiol), Metformin in retardierter Form, Olmesartan, Schilddrüsen-Hormone (Thyroxin), fettlösliche Vitamine (A, D, E und K) – Jeweils 4 Stunden Abstand • *Vergleiche Colestyramin*

Wirkstoff Präparate®	CYP-Enzyme																										PGP		
	1A2			2B6			2C8			2C9			2C19			2D6			2E1			3A(4-7)			---		
	S	I	H	S	I	H	S	I	H	S	I	H	S	I	H	S	I	H	S	I	H	S	I	H	S	I	H
Colestyramin Gallensäure-Binder, Anionenaustauscher z.B. Quantalan®																											
Colistin Syn. Colistinmethat (Methansulfonsäure-Derivat) Anwendung i.v., intrathekal, intraventrikulär oder inhalativ im Vernebler (z.B. ColiFin® Verneblerlösung gegen chronische Lungeninfekte durch Pseudomonas aeruginosa bei Cystischer Fibrose)																											
Conestat alfa z.B. Ruconest® • C1-Esterase-Inhibitor																											
Corifollitropin alfa z.B. Elonva®																											
Corticotropin Syn. ACTH																						■	■				
Cotrimoxazol = Sulfamethoxazol (S) + Trimethoprim (T) im fixen Verhältnis 5:1							T		!	!		!										■					

Anticholinerge NW	Agranulozytose	Serotonin-Syndrom	QTc-Verlängerung	Na^+ ↓/ SIADH	Kalium-Dysbalance	Krampfschwelle ↓	Cave Licht ☼	Blutglucose ↓/↑	Achtung Niere	Achtung Leber	Besondere Anmerkungen
											• Keine Metabolisierung • Resorptionshemmung: Cumarine (Warfarin), Digitalis-Glykoside, Eisen, orale Kontrazeptiva, Loperamid, Penicillin G, Phenobarbital, Phenylbutazon, Tetracycline, Schilddrüsen-Hormone, Thiazid-Diuretika, Thyreostatika, fettlösliche Vitamine; eventuell auch Beta-Blocker – Jeweils 4 Stunden Abstand • Interaktion mit dem enterohepatischen Kreislauf von Substanzen auch bei Einhalten eines zeitlichen Einnahme-Abstandes, z.B. orale Antikoagulanzien, Digitoxin, Estrogene → Überwachung • Bindung von Thyroxin und fettlöslichen Vitaminen (A, D, E und K) → ↓ Plasmaspiegel
						■			■		• Umsetzung ± unbekannt 80% unverändert im Urin ausgeschieden, die restlichen 20% sind wahrscheinlich im Gewebe aktiv • UAW in den Atemwegen, z.B. Husten, Bronchospasmus, Parästhesien, Psychosen; cave Systemtoxizität bei Vorliegen schwerer Nierenschäden • Krampfanfälle v.a. bei intrathekaler Applikation • Nephrotoxische (Aminoglykosid-Antibiotika, Cephalosporine, Ciclosporin, Etacrynsäure, Furosemid), neuromuskulär blockierende Substanzen (Tubocurarin, Succinylcholin) oder Inhalationsnarkotika (Ether, Halothan) verstärkt • Vorsicht bei Porphyrie, Myasthenie (Reduktion des in der motorischen Endplatte freigesetzten Acetylcholins), Hämoptysis (Bluthusten), Bronchospasmus – Bei Aerosoltherapie erste Dosis unter Aufsicht anwenden (cave Bronchokonstriktion), Dornase-alfa zeitversetzt anwenden • Vorsicht weiters bei der Verwendung von Fluorchinolonen und Makrolid-Antibiotika bei gleichzeitigem Vorliegen einer Myasthenie • Dosisreduktion ab GFR 50 ml/min
											• Akute Angioödem-Anfälle bei hereditärem Angioödem aufgrund eines C1-Esterase-Inhibitor-Mangels • **KI** Kaninchenallergie • Übelkeit, Schwindel, Kopfschmerzen, Urticaria, Schwellung im Ohrbereich • Keine Einschränkung bei NI, auch LI nicht als klinisch relevant erachtet
									■		• Ausscheidung vorwiegend renal • Anwendung bei NI nicht empfohlen • *Siehe Follitropin*
					↓			■			• Substrat an Enzymen des Steroid- und Vitamin-D-Stoffwechsels • *Siehe Tetracosactid und Glucocorticoide*
	■		*	■	↑	■	A	■	■	H	• *Summenwirkung* aus beiden Stoffen • Substrat ferner an NAT und OAT2 (hier auch schwacher Hemmer) sowie schwacher Blocker von OCT1 *in vitro* • T mit Schwerpunkt an 2C8 (Substrat, mittelstarke Hemmung), geringe Wirkungen an 2C9 • S praktisch ausschließlich über 2C9 umgesetzt (Substrat, Hemmer, beides mittelstark) • *) QT-Risiko mit der Einstufung „S" (relevant nur für Personen mit CLQTS) und durch das Sulfonamid eingebracht • Methämoglobin-Bildner • Komb. m. Phenytoin → ↑ Phenytoin (2C9-Blockade) • Verstärkung eines Folsäure-Mangels, z.B. bei bestehender Methotrexat (MTX)-Therapie • Hemmung der Ausscheidung von MTX → additive Knochenmark-depression, Panzytopenie, Todesfälle • Erhöhung des Digoxin-Plasmaspiegels • Hauptweg renal unverändert, **KI** bei GFR <15-10 ml/min; Q_0-Werte *siehe Einzelkomponenten*

Wirkstoff Präparate®	CYP-Enzyme																								PGP		
	1A2			2B6			2C8			2C9			2C19			2D6			2E1			3A(4-7)			---		
	S	I	H	S	I	H	S	I	H	S	I	H	S	I	H	S	I	H	S	I	H	S	I	H	S	I	H
Crizanlizumab z.B. Adakveo® Prävention wiederkehrender vasookklusiver Krisen bei Sichelzellkrankheit ab 16 Jahren ± → Hydroxyurea																											
Crizotinib z.B. Xalkori®						■																✋		!	■		■
Cromoglicinsäure Anwendung inhalativ sowie in Augen- und Nasentropfen																											
Curcumin **Gelbwurzel** Gewürz, Teemischungen			■			■						■											■	■			■
Cyanocobalamin Syn. Cobalamin, Vitamin B_{12}																											
Cyclizin z.B. Echnatol®												■						■									
Cyclobenzaprin z.B. Flexeril® Muskelrelaxans	!															■						!					
Cyclopentolat • Parasym-patholytikum lokal • Wirkung rascher einsetzend aber kürzer als bei Atropin																											

Anticholinerge NW	Agranulozytose	Serotonin-Syndrom	QTc-Verlängerung	Na^+ ↓/ SIADH	Kalium-Dysbalance	Krampfschwelle ↓	Cave Licht	Blutglucose ↓/↑	Achtung Niere	Achtung Leber	Besondere Anmerkungen
											• Selektiver humanisierter monoklonaler IgG2-kappa-Antikörper, der mit hoher Affinität an P-Selektin bindet und die Interaktion mit dessen Liganden, einschließlich P-Selektin- Glykoprotein-Ligand-1, blockiert • Keine CYP-/PGP etc.-Umsetzung • UAW v.a. infusionsbedingte Reaktionen, z.B. Übelkeit, Abdominalschmerz, Arthralgie, Rückenschmerzen, Fieber • Während Schwangerschaft, Stillzeit mangels Daten vermeiden • Keine Daten bei schwerer NI
			!								• Vorsicht bei Komb. m. den bekannten 3A4-Induktoren und -Hemmern • Ausscheidung 22% renal
									0,6		• Ausscheidung zu gleichen Teilen renal und biliär unverändert • UAW lokale Reizerscheinungen am Applikationsort, z.B. Brennen am Auge, Husten, vorübergehende Atembeschwerden, selten eosinophile Pneumonie, Kopfschmerzen • **KI** schwere NI und LI
											• Relevantes Substrat an UGT • Weiters schwache Hemmwirkungen an 1A1, 2B1, BCRP, COX-2 sowie schwache Induktion an 2A6 • 2C9- und 3A4-Interaktionen *in vitro* • 3A-Modulation unklar (MediQ)
											• Hauptweg biliär unverändert • Für die Resorption wird der Intrinsic Factor im Magen benötigt (Mangel nach Magenteilresektion, bei chronischer Gastritis und deren Therapie) • Aufgrund der vielfältigen biochemischen Aufgaben zahlreiche Interaktionen mit Enzymen und Transportproteinen • Verminderung der B_{12}-Resorption durch übermäßigen Alkohol-Konsum Aminoglykosid-Antibiotika, Aminosalicylsäure, Antikonvulsiva, Colchicin, Kalium-Supplemente, Neomycin • Steigerung der B_{12}-Aufnahme durch Glucocorticoide • Antagonisierung der hämatopoetischen Wirkung von Vitamin B_{12} durch Chloramphenicol • *In-vitro*-Zerstörung von B_{12} durch Ascorbinsäure → einstündiges Zeitfenster einhalten (MediQ) • Cobalamin-Mangel (Zungenbrennen, Rotfärbung der Zunge, „beefy tongue", perniziöse Anämie, funikuläre Myelose); cave Folsäure-Substitution (Gefahr von neurologischen Dauerschäden) • Cobalamin-Mangel jedoch oft verschleiert, Differenzialblutbild)
!											Hauptumsetzung über UGT1A4
!		*									• Weiters Substrat an UGT1A4 • *) Bei Komb. m. Duloxetin
!!											• Umsetzung ± unbekannt • Verlängerte Wirkung bei Wirkstoffen mit antimuskarinischer Wirkung, z.B. Amantadin, Antihistaminika, Chinidin, Disopyramid, Metoclopramid, Phenothiazine, TCA • Gegenseitige Wirkungsverminderung bei Komb. m. Pilocarpin und Carbachol • Beachte alle Vorsichtsmaßnahmen und **KI** betreffend Anticholinergika beachten, cave Überdosierung → systemische Nebenwirkungen

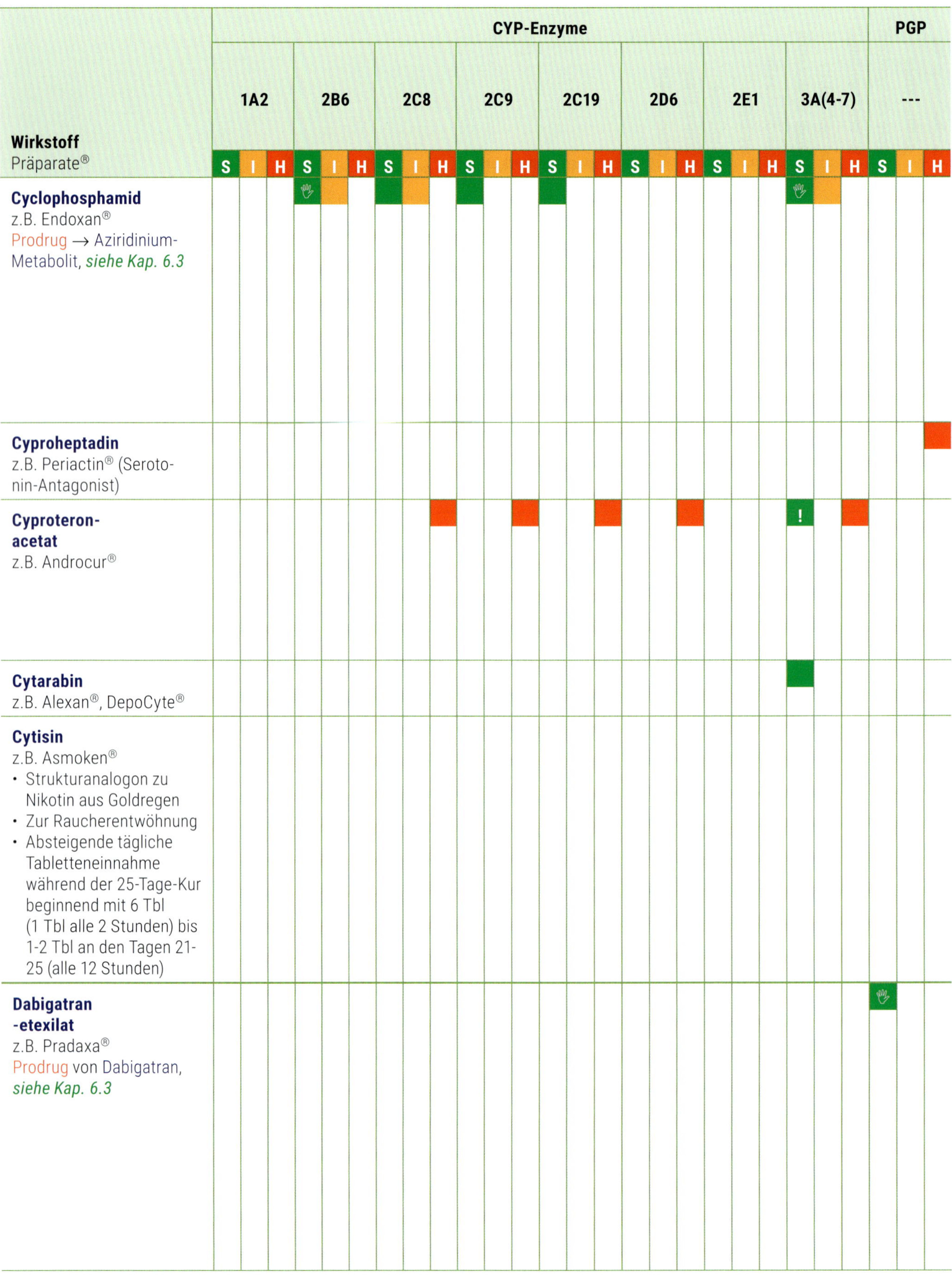

Wirkstoff Präparate®	CYP-Enzyme																								PGP		
	1A2			2B6			2C8			2C9			2C19			2D6			2E1			3A(4-7)			---		
	S	I	H	S	I	H	S	I	H	S	I	H	S	I	H	S	I	H	S	I	H	S	I	H	S	I	H
Cyclophosphamid z.B. Endoxan® Prodrug → Aziridinium-Metabolit, *siehe Kap. 6.3*																											
Cyproheptadin z.B. Periactin® (Serotonin-Antagonist)																											
Cyproteron-acetat z.B. Androcur®																						!					
Cytarabin z.B. Alexan®, DepoCyte®																											
Cytisin z.B. Asmoken® • Strukturanalogon zu Nikotin aus Goldregen • Zur Raucherentwöhnung • Absteigende tägliche Tabletteneinnahme während der 25-Tage-Kur beginnend mit 6 Tbl (1 Tbl alle 2 Stunden) bis 1-2 Tbl an den Tagen 21-25 (alle 12 Stunden)																											
Dabigatran -etexilat z.B. Pradaxa® Prodrug von Dabigatran, *siehe Kap. 6.3*																											

Anticholinerge NW	**Agranulozytose**	**Serotonin-Syndrom**	**QTc-Verlängerung**	**Na⁺ ↓/ SIADH**	**Kalium-Dysbalance**	**Krampfschwelle ↓**	**Cave Licht ☼**	**Blutglucose ↓/↑**	**Achtung Niere**	**Achtung Leber**	**Besondere Anmerkungen**
	■		■	■		■		A	0,9	■	• Zusätzlich 2A6- und 2C18-Substrat • 2B6- und 3A(4)-Induktion *in vitro* • Für 3A4 auch hemmende Wirkung angegeben (DrugBank) • Hemmung der Serum-Cholinesterase → Komb. m. Suxamethonium vermeiden (Gefahr der Apnoe) • ↑ Toxizität bei Komb. m. Induktoren, z.B. Dexamethason • Keine Grapefruit-Produkte • Agranulozytose infolge Knochenmarkssuppression • Kontrazeption für Frauen bis 12 und für Männer bis 6 Monate nach Behandlungsende • Auf Vitamin D-Spiegel achten und gegebenenfalls supplementieren, *siehe Cholecalciferol*
!							■				• Umsetzung über UGT1A3+4 • Anwendung bei Serotonin-Syndrom sowie zur Appetitanregung • UAW Hyperhidrosis
										■	• Zusätzlich 19A1-Hemmer sowie maßgebliche Umsetzung via Konjugation • Alle Hemmwirkungen *in vitro* • WW mit starken 3A4-Hemmern und -Induktoren zu erwarten, z.B. erhöhtes Myopathie-Risiko bei Komb. m. Statinen, die über 3A4 metabolisiert werden • Bei Diabetikern gelegentlich Anstieg des Blutzucker-Spiegels bzw. Dosisanpassung von Antidiabetika • Regelmäßige Leberkontrollen bzw. **KI** Lebererkrankungen
						■			0,9	■	• Hauptumsetzung über nukleosidische Enzyme • Nieren- und Lebertoxizität betrifft Hochdosis-Therapie
									■	■	• Nikotinerge Acetylcholin-Rezeptoren • Keine Studien zu WW, jedoch unter Annahme eines Rauchstopps Wegfall der Induktion von CYP1A2 und -1A1 durch polycyclische aromatische Kohlenwasserstoffe cave Konzentrationsanstieg und ↑ Toxizität von Clozapin, Tacrin, Theophyllin oder Ropinirol, aber auch Clomipramin, Fluvoxamin, Imipramin, Olanzapin; Vorsicht ferner bei Komb. m. Flecainid, Pentazocin • **KI** frischer Myokardinfarkt, Insult, instabile Angina pectoris • UAW wie bei Nikotin, z.B. Appetit- und Gewichtszunahme, Schlafstörungen, Tachykardie, Hypertonie, Myalgien, Mundtrockenheit, Magen-Darm-Beschwerden; cave depressive Stimmungslage (bis Suizidalität!) • Kleine klinischen Daten bei NI, LI; Anwendung daher nicht empfohlen
									0,2	■	• Substrat mehrerer UGT und anderer Enzyme (Esterasen), Hauptweg dennoch renal unverändert • PGP-Substrat → Vorsicht bzw. nicht empfehlenswert Komb. m. PGP-Induktoren und -Inhibitoren – → **KI** Ciclosporin, Cumarine, Dronedaron, Heparine, Itraconazol, Ketoconazol, Protease-Hemmer, Tacrolimus – Vorsicht bzw. Dosisreduktion bei Komb. m. Amiodaron, Chinidin, Verapamil (jeweils Deckelung auf 2-mal 110 mg/Tag), ferner Vorsicht bei Komb. m. Clarithromycin, Posaconazol; sonst Gefahr einer erhöhten Dabigatran-Konzentration, ↑ Blutungsrisiko – Vermeiden Carbamazepin, Johanniskraut, Phenytoin, Rifampicin • Erhöhung des Blutungsrisikos durch ASS, NSAR, SNRI, SSRI, TAH, Thrombolytika • Bei GFR 50-30 mg/ml → Tagesdosis 150 mg, **KI** ab GFR <30 mg/ml • Antidot Idarucizumab, z.B. Praxbind®

Wirkstoff Präparate®	**CYP-Enzyme**																									**PGP**		
	1A2			**2B6**			**2C8**			**2C9**			**2C19**			**2D6**			**2E1**			**3A(4-7)**			**---**		
	S	I	H	S	I	H	S	I	H	S	I	H	S	I	H	S	I	H	S	I	H	S	I	H	S	I	H
Dabrafenib z.B. Tafinlar®					■		!	■			■			■								!	!		■	■	
Dacarbazin Prodrug von Methyldiazonium, *siehe Kap. 6.3*	✋																		■								
Daclatasvir z.B. Daklinza® Anwendung bei chronischer Hepatitis C, jedoch nicht als Monotherapie																						✋			!		!
Daclizumab • Monoklonaler Antikörper • Abstoßungsreaktion nach Nierentransplantation (z.B. Zenapax®), multiple Sklerose (z.B. Zinbryta®)																											
Dacomitinib z.B. Vizimpro® • Irreversibler Kinase-Hemmer in der EGFR-Familie • Metastasiertes, nicht kleinzelliges Lungenkarzinom • In Gruppe mit → Afatinib, → Erlotinib, → Gefitinib										■						!		■				■			■		■
Dalbavancin z.B. Xydalba® Glykopeptid-Antbiotikum																											

Anticholinerge NW	Agranulozytose	Serotonin-Syndrom	QTc-Verlängerung	Na⁺ ↓/ SIADH	Kalium-Dysbalance	Krampfschwelle ↓	Cave Licht ☼	Blutglucose ↓/↑	Achtung Niere	Achtung Leber	Besondere Anmerkungen
			!						■	■	• Mehrfacher Induktor, daher viele WW von der Therapie ausgehend • PGP-Interaktion *in vitro* • *In-vitro*-Hemmwirkungen an OAT, OATP und BCRP (hier auch Substrat) • Vorsicht bei der Komb. m. 2C8-Substraten, -Induktoren (Antiepileptika, Johanniskraut) und -Inhibitoren (Gemfibrozil, klinische Relevanz hier allerdings fraglich, bei DrugBank für 2C8 auch hemmende Wirkung angegeben) • Genaue Überwachung der Komb. m. Digoxin, Warfarin • Resorptionsbeeinträchtigung bei pH-Wert-Erhöhung, ***siehe Kap. 4.4.3*** • Häufige UAW Hand-Fuß-Syndrom (vaskulärer Mechanismus) • Keine Daten bei schwerer NI, LI • Nüchterneinnahme
							A			H	• Zusätzlich wichtiges 1A1-Substrat • Xanthinoxidase-Hemmer • Photosensibilisierung v.a. bei Komb. m. Methoxsalen
									■		• Substrat an 3A3, 3A43 • Mittelstarker BCRP-Hemmer • Hemmer weiters von OATP1B1 sowie *in vitro* von OAT1+3 und OCT2 • Ausscheidung überwiegend mit den Fäzes, zum Gutteil unverändert • **KI** starke 3A4- und PGP-Induktoren, z.B. Carbamazepin, Dexamethason, Johanniskraut, Oxcarbazepin, Phenytoin, Phenobarbital, Rifabutin, Rifampicin, Rifapentin • Nicht empfohlen Darunavir, Etravirin, Lopinavir, Nevirapin, orale Kontrazeptiva • Vorsicht bei der Komb. m. Amiodaron (Herzblock, besondere Vorsicht in Kombination mit Sofosbuvir), Atazanavir/Ritonavir, Boceprevir, Buprenorphin (auf Opiat-Toxizität achten), Calciumkanal-Blocker, Clarithromycin, Cobicistat, Dabigatran, Digoxin, Efavirenz, Erythromycin, Ketoconazol, Statine, Telaprevir, Telithromycin, Vitamin K-Antagonisten (INR überwachen) • Dosisreduktion ab GFR <50 ml/min
										■	• Hauptumsetzung via Proteasen • Alle klassentypischen UAW, v.a. opportunistische Infektionen, Hautreaktionen, Anämie • **KI** vorbestehende LI, Vorsicht bei Komb. m. lebertoxischen Pharmaka, auf Leberfunktionsstörungen achten • Keine Lebendvakzine bis vier Monate nach der Therapie • 2018 Marktrücknahme
					↓				■	■	• Umsetzung via Oxidation (2D6!) und Glucuronidierung in der Leber, Ausscheidung im Stuhl > Niere • Komb. m. 2D6-Substraten vermeiden, z.B. >9-facher Anstieg von Dextromethorphan • Resorptionsbeeinträchtigung bei pH-Wert-Erhöhung, ***siehe Kap. 4.4.3*** • UAW im Gastrointestinaltrakt (cave schwere Durchfälle, die lebensbedrohlich werden können, Mittel der Wahl **Loperamid** in hoher Dosierung – unverzüglich einsetzen; orale oder i.v. Rehydratation!), juckende Hautausschläge, Stomatitis, interstitielle Lungenerkrankungen, Nagelbettentzündungen – Die UAW verschlechtern bei längerer Gesamtüberlebenszeit die Lebensqualität mitunter deutlich – Gefitinib schneidet bezüglich der Gesamtsicherheit besser ab • Zu NI, LI noch wenig Daten; bei GFR <30 ml/min Dosisreduktion auf 30 oder 15 mg/Tag, bei schwerer LI nicht empfohlen • Schwangerschaft bis 17 Tage nach der letzten Vizimpro®-Dosis vermeiden (embryo-fetale Toxizität!), nicht stillen
									■	■	• Keine CYP-/PGP- sowie Interaktionen mit den derzeit betrachteten anderen Transportproteinen • Bakterielle Haut- und Weichteilinfektionen bei Erwachsenen • Wöchentlich eine Infusion notwendig (Erstgabe 1000, Folgegaben 500 mg) • Im Vergleich mit Vancomcin steht die Hepatotoxizität im Vordergrund

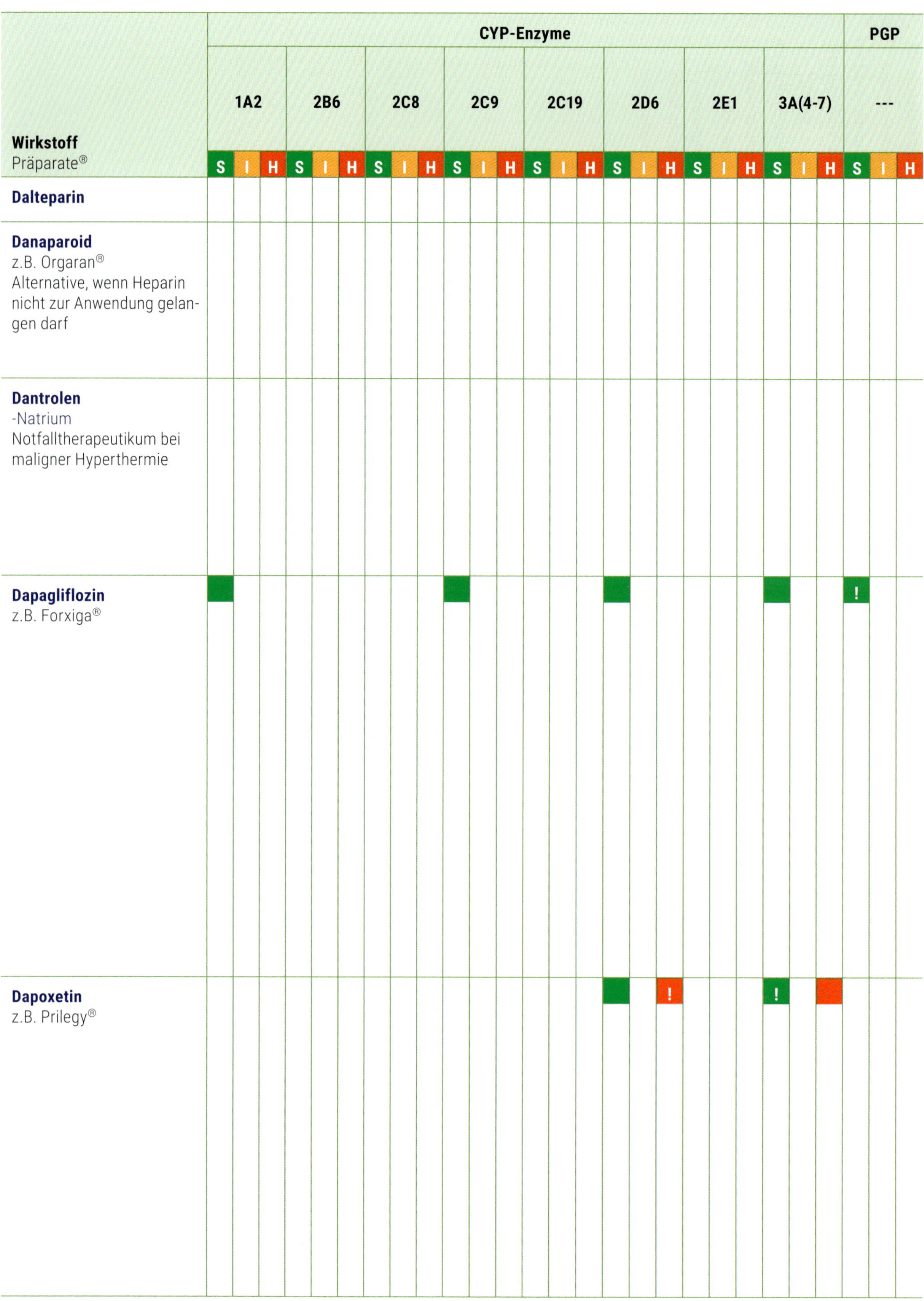

Wirkstoff Präparate®	CYP-Enzyme																									PGP		
	1A2			2B6			2C8			2C9			2C19			2D6			2E1			3A(4-7)			---		
	S	I	H	S	I	H	S	I	H	S	I	H	S	I	H	S	I	H	S	I	H	S	I	H	S	I	H
Dalteparin																											
Danaparoid z.B. Orgaran® Alternative, wenn Heparin nicht zur Anwendung gelangen darf																											
Dantrolen -Natrium Notfalltherapeutikum bei maligner Hyperthermie																											
Dapagliflozin z.B. Forxiga®	■									■						■						■			■ !		
Dapoxetin z.B. Prilegy®																■		■ !				■ !		■			

Anticholinerge NW	Agranulozytose	Serotonin-Syndrom	QTc-Verlängerung	Na^+ ↓/ SIADH	Kalium-Dysbalance	Krampfschwelle ↓	Cave Licht ☼	Blutglucose ↓/↑	Achtung Niere	Achtung Leber	Besondere Anmerkungen
											Siehe Heparine
									0,5	■	• Ausscheidung vorwiegend renal • Vorsicht bei der Komb. m. anderen Gerinnungshemmern einschließlich NSAR und Glucocorticoiden • UAW Blutungen, Blutbild, Haut, Überempfindlichkeit (Sulfit im Präparat!), (Antikörper-/Heparin-induzierte) Thrombozytopenie (obwohl grundsätzlich Indikation, Kreuzunverträglichkeiten möglich) • **KI** schwere NI, LI (vitale Indikation ausgenommen)
					↑	■	■			H	• Hauptweg Hydroxylierung, Nebenweg Nitroreduktase • Verapamil vermeiden (sowie auch andere Calciumkanal-Blocker) → Auslösung oder Verstärkung einer Hyperkaliämie • Vorsicht bei Hyperkaliämie bzw. trägt Dantrolen im Tierversuch zu einer Erhöhung des Serumkaliums bei • Cave Verstärkung von nicht depolarisierenden Muskelrelaxanzien (Vecuronium), ferner ZNS-Dämpfer und Alkohol verstärkt • UAW Muskelschwäche, Herzinsuffizienz, Sehstörungen, Blutdyskrasie, Hautreaktionen, sehr selten Lungenödem, Ateminsuffizienz (Pleuraerguss)
								K	■	■	• PGP-Substrat *in vitro* • Zusätzlich 1A1-, 2A6-Substrat • Umsetzung v.a. via Hydroxylierung (ebenfalls *in vitro*) und mehrere UGT, z.B. UGT1A9, 2B4+7 • Ausscheidung renal > biliär • Bisher keine klinisch relevanten CYP-Interaktionen bekannt, jedoch WW mit UGT1A9-Hemmer Mefenaminsäure bedenken (↑ Dapagliflozin) • Verstärkung der Diurese beachten, Vorsicht bei der Komb. m. Thiazid-/Schleifendiuretika, cave Volumenmangel, auf Durst achten • Erhöhte Anfälligkeit für Harnwegs-und Genitalinfektionen • UAW atypische Ketoacidose (bei nur leicht erhöhtem Blutzucker-Spiegel) • Seltene UAW Fournier Gangrän = nekrotisierende Fasziitis des Perineums, (schwerwiegende Infektion, der urogenitale Infektionen oder perianale Abszesse bahnend vorausgehen können; bei Warnzeichen wie Schmerzen und Schwellungen im Unterleibsbereich SGLT2-Inhibitor absetzen und antibiotische Therapie einleiten; Mitteilung des BASG vom 29.01.2019) • Q_0-Wert „unbekannt", Wirksamkeit jedoch von der Nierenfunktion abhängig bzw. ab GFR <60 ml/min nicht mehr empfohlen • Bei schwerer LI Dosisdeckelung auf 5 mg/Tag bzw. keine Anwendung
		■				■		*	1,0	■	• Relevante Umsetzung via FMO1 • Ausscheidung renal in Form von Glucuroniden und Sulfaten • **KI** MAO-Hemmer, Thioridazin (↑ QT-Verlängerung von Thioridazin), serotonerge Arzneimittel (bzw. mit 14 Tagen Abstand, potente 3A4-Hemmer • Nicht empfohlen PDE 5-Hemmer, z.B. Sildenafil (Verstärkung der orthostatischen Dysregulation) • Vorsicht bei Komb. m. ZNS-aktiven Arzneimitteln, potenten 2D6-Hemmern, Gerinnungshemmern, Alpha-Blockern; Alkohol meiden • Metabolisierungsstatus in Bezug auf 2D6 bedenken, cave Langsam-Metabolisierer, bei denen der Dapoxetin-Spiegel bei Komb. m. 2D6-Blockern stark ansteigt → Dosisdeckelung 30 mg/Tag • *) ***Bezüglich Blutzucker siehe Sertralin*** • UAW Synkopen, Angstzustände, erhöhter Blutdruck, Mydriasis • Ab GFR 30 ml/min nicht mehr empfohlen bzw. **KI** schwere NI • **KI** ab mittelgradiger LI wegen starker Kumulation

Wirkstoff Präparate®	CYP-Enzyme																								PGP		
	1A2			2B6			2C8			2C9			2C19			2D6			2E1			3A(4-7)			---		
	S	I	H	S	I	H	S	I	H	S	I	H	S	I	H	S	I	H	S	I	H	S	I	H	S	I	H
Dapson z.B. Dapson Fatol®							!			!	■		■						■			!					
Daptomycin z.B. Cubicin®																											
Daratumumab z.B. Darzalex®																											
Darbepoetin alfa z.B. Aranesp®																											
Darifenacin z.B. Enablex®																✋		!				✋		■	■		
Darolutamid z.B. Nubeqa® • Nicht-steroidales Antiandrogen • Kastrationsresistentes, nicht metastasiertes Prostatakarzinom																						■	■		■		
Darunavir z.B. Prezista® Komb. m. Ritonavir obligat																						✋		!	■	■	

Anticholinerge NW	Agranulozytose	Serotonin-Syndrom	QTc-Verlängerung	Na^+ ↓/ SIADH	Kalium-Dysbalance	Krampfschwelle ↓	Cave Licht ☼	Blutglucose ↓/↑	Achtung Niere	Achtung Leber	Besondere Anmerkungen
	!									■	• Zusätzlich 2C18- und NAT2-Substrat, Nebenwege über UGT1A4+9 • Vorsicht bei Komb. m. Omeprazol, Probenecid, Trimethoprim (erhöhen alle den Plasmaspiegel von Dapson)
								■	0,5	■	• Hauptweg renal unverändert • UAW u.a. Erhöhung der INR (Kombinationen bedenken), Anstieg der Kreatinphosphokinase und Myopathie, Rhabdomyolyse bei vorhandener Nierenfunktionsstörung oder belastender Begleitmedikation, Störungen des Elektrolyt-Haushaltes • Vorsichtige Anwendung ab GFR <80 ml/min und bei schwerer LI, Dosisreduktion bei GFR <30 ml/min obligat
											• Antineoplastischer monoklonaler CD38-Antikörper, Komb. m. Bortezomib, Melphalan und Prednisolon obligat, Komb. ferner mit Lenalidomid • UAW z.B. Müdigkeit, Atemwegsinfektionen (cave Pneumonie, Sepsis), Blutbild-Veränderungen, sensorische Neuropathien, Reaktivierung einer Hepatitis B nicht ausgeschlossen (BASG-Mitteilung vom 19.06.2019)
					*	■			0,98		• Hauptweg ± unbekannt • Vereinzelt Hyperkaliämie, Kalium-Spiegel überwachen • *Siehe Erythropoetin*
!!											• Selektiver M_3-Rezeptor-Antagonist mit geringer ZNS-Gängigkeit • Vorsicht bei 2D6-Poor-Metabolizer-Status
			*						■		• Substrat und Hemmer des BCRP • OATP1B1+3-Hemmer • Substrat von UGT1A9, hier aber keine klinisch relevanten WW zu erwarten • Nicht empfohlen starke 3A4-Induktoren und PGP-Induktoren (z.B. Carbamazepin, Johanniskraut, Phenobarbital, Phenytoin) • Vorsicht bei der Komb. m. kombinierten 3A4- und PGP-Inhibitoren (z.B. Itraconazol) • Wegen der starken kombinierten Hemmung des BCRP und von OAT1B1+3 sollte die Komb. m. Rosuvastatin vermieden werden, der Plasmaspiegel von anderen Substraten an diesen Enzymen, z.B. Atorvastatin, Fluvastatin, Methotrexat, Pitavastatin oder Sulfasalazin kann erhöht sein, die Kombinationen sind aber vertretbar • Komb. m. PGP-Substraten wie Dabigatranexilat, Digoxin, Nifedipin oder Verapamil ist möglich • Mit Bezug auf die schwache 3A4-Induktion kann Darolutamid mit Levothyroxin, Omeprazol oder Warfarin kombiniert werden • *) Risiko einer QT-Verlängerung durch die Androgen-Deprivationstherapie → auf QT-verlängernde Begleitmedikationen prüfen, EKG, Gesamtrisikobewertung • Dosisreduktion bei GFR <30-15 ml/min, keine Daten bei GFR <15 ml/min und schwerer LI • Einnahme mit Mahlzeit
						■		■		■	• Ausscheidung über Stuhl >> Niere • Bei Komb. m. Ritonavir Induktion an 2C9 und 2C19 sowie Hemmung von 2D6 und PGP sowie daraus mögliche resultierende WW bedenken; bei DrugBank auch für das ungeboosterte Darunavir hemmende Wirkung an PGP angegeben • **KI** Alfuzosin, Amiodaron, Astemizol, Avanafil, Bepridil, Chinidin, Cisaprid, Colchicin bei Nieren- oder Leberschäden, Dronedaron, Elbasvir/Grazoprevir, Johanniskraut, Lidocain systemisch, Lopinavir/Ritonavir, Lovastatin, Lurasidon, Midazolam oral, Secale-Alkaloide, Quetiapin, Pimozid, Ranolazin, Rifampicin, Sertindol, Terfenadin, Sildenafil bei pulmonaler Hypertonie, Simvastatin, Ticagrelor, Triazolam • Nicht empfohlen: Dreierkombination mit Everolimus und niedrig dosiertem Ritonavir • Viele weitere WW möglich! • Vorsicht bei Komb. m. Colchicin, Efavirenz, Midazolam parenteral, Paroxetin, Rosuvastatin, Sertralin • UAW Ageusie, Hyperlipidämien, Blutbildveränderungen, Ausschläge • **KI** schwere LI

Wirkstoff Präparate®	CYP-Enzyme																								PGP		
	1A2			2B6			2C8			2C9			2C19			2D6			2E1			3A(4-7)			---		
	S	I	H	S	I	H	S	I	H	S	I	H	S	I	H	S	I	H	S	I	H	S	I	H	S	I	H
Darvadstrocel z.B. Alofisel® • Expandierte, humane, allogene, mesenchymale, adulte Stammzellen aus Fettgewebe • Lokaltherapie komplexer perianaler Fisteln bei Morbus Crohn																											
Dasabuvir z.B. Exviera®							✋								!	■						!			■		
Dasatinib z.B. Sprycel®	■								■													✋		!	■		■
Daunorubicin	■																					■	■	■	!	■	■
Debrisoquin Antihypertensivum																✋									■		
Decitabin z.B. Dacogen®																											
Deferasirox z.B. Exjade®			!						!														■				
Deferipron z.B. Ferriprox®																											

Anticholinerge NW	Agranulozytose	Serotonin-Syndrom	QTc-Verlängerung	Na^+ ↓/ SIADH	Kalium-Dysbalance	Krampfschwelle ↓	Cave Licht ☼	Blutglucose ↓/↑	Achtung Niere	Achtung Leber	**Besondere Anmerkungen**
											• Allgemein- oder Regionalanästhesie • Lebensfähigkeit der injizierten Zellen durch Vorhandensein von Immunsuppressiva wie Azathioprin, Infliximab, Methotrexat nicht beeinträchtigt • UAW Analabszesse, Proktalgie, Analfistel, Schmerzen • Vorsicht bei bekannten anaphylaktischen Reaktionen auf Benzylpenicillin und Streptomycin (können in Spuren im Präparat enthalten sein)
										■	• Substrat und mittelstarker BCRP-Hemmer, mittelstarker UGT1A1-Hemmer, weitere UGT-Interaktionen *in vitro* • **KI** Ethinylestradiol enthaltende orale Kontrazeptiva, typische Enzyminduktoren, z.B. Carbamazepin, Efavirenz, Etravirin, Enzalutamid, Johanniskraut, Mitotan, Nevirapin, Phenobarbital, Phenytoin, Rifampicin, Lopinavir/Ritonavir, CYP2C8-Inhibitoren, z.B. Gemfibrozil • Nicht empfohlen Fluvastatin • Besondere Vorsicht bei Komb. m. Everolimus, Sirolimus, Tacrolimus • Vorsicht bei der Komb. m. Alprazolam, Amlodipin, Ciclosporin, Dabigatran, Deferasirox, Digoxin, Furosemid, Imatinib, Lansoprazol, Levothyroxin, S-Mephenytoin, (Es)Omeprazol, Pravastatin, Rilpivirin, Sulfasalazin, Teriflunomid, Warfarin • UAW durch die obligate Komb. m. anderen HCV-Therapeutika vielfältig • Anwendung ab mittelschwerer LI nicht empfohlen bzw. **KI** schwere LI
			!								• Substrat an 1A1-, 1B1- und OCT sowie Substrat und schwacher Hemmer *in vitro* an mehreren UGT • Hauptausscheidung über Galle, z.T. unverändert • Vorsicht mit 3A4-Induktoren und -Hemmern • Resorptionsbeeinträchtigung bei pH-Wert-Erhöhung, ***siehe Kap. 4.4.3***
									0,9	■	• 1A1-Substrat und 1B1-Hemmer • 3A4-Substrat und -Hemmer, 3A5-Induktor (DrugBank) • CYP-Interaktionen wenig bedeutsam, PGP-Modulation unklar (DrugBank) • Bedeutsam hingegen PGP-Substratbeziehung, Hauptumsetzung via Carbonylreduktase • Alle Zytostatika-typischen UAW, v.a Kardiomyopathie, EKG-Anomalien, Blutdyskrasie, Sepsis, Hautreaktionen • Dosisanpassung ab GFR <59 ml/min bzw. mäßiger LI (Halbierung), **KI** ab GFR <29 ml/min und schwere LI • Lebendvakzine vermeiden, strikte Kontrazeption bis 6 Monate nach Therapieende – wegen möglicher Chromosomenschäden an Spermatozoen insbesondere auch für Männer
											• Zur Phenotypisierung von 2D6-(Iso) Enzymen • Zusätzlich Substrat an 1A1
											• Hauptweg Desaminierung (*in vitro*) • Ausscheidung überwiegend renal • UAW Pyrexie, Blutbild, schwere Infektionen (Pneumonie, Harnwegsinfektionen, Sepsis), interstitielle Lungenerkrankungen, Kopfschmerzen, Blutungen • Wenig Daten bei NI und LI • Verlässliche Kontrazeption bis 3 Monate nach Therapieende
											• Hauptumsetzung über UGT1A1+3 • 3A4-Induktion schwach
	■										Substrat von mehreren UGT

Wirkstoff Präparate®	CYP-Enzyme																									PGP		
	1A2			2B6			2C8			2C9			2C19			2D6			2E1			3A(4-7)			---		
	S	I	H	S	I	H	S	I	H	S	I	H	S	I	H	S	I	H	S	I	H	S	I	H	S	I	H
Deferoxamin z.B. Desferal®																											
Defibrotid z.B. Defitelio® Antithrombotikum bei schwerer hepatischer venookklusiver Erkrankung im Zuge einer hämatopoetischen Stammzelltransplantation																											
Degarelix z.B. Firmagon®																											
Delafloxacin z.B. Baxdela® Fluorchinolon-Antibiotikum											■									■			■				
Delamanid z.B. Deltyba®																						■					
Delavirdin z.B. Rescriptor® (USA)[215] Komb. m. anderen HIV-Therapeutika obligat			■									■			■	■		■				✋		✋		!	
Denosumab z.B. Prolia®, Xgeva®																											
Dequalinium -chlorid																											

Anticholinerge NW	Agranulozytose	Serotonin-Syndrom	QTc-Verlängerung	Na^+ ↓/ SIADH	Kalium-Dysbalance	Krampfschwelle ↓	Cave Licht ☼	Blutglucose ↓/↑	Achtung Niere	Achtung Leber	Besondere Anmerkungen
						*			■		• Zahlreiche chemische Umsetzungen, z.B. Oxidation, Decarboxylierung, N-Hydroxylierung, Transaminierung • *) v.a. bei Dialysepatienten mit Aluminium-Überladung, cave Enzephalopathie, Antidot Clonazepam • Begleitende Vitamin C-Supplementierung bis 200 mg/Tag möglich, TD >500 mg vermeiden (Herzfunktion verschlechtert!) • Cave Komb. m. Prochlorperazin (Bewusstseinsstörungen), Alkohol und tierische Lebensmittel vermeiden • Kopfschmerzen, Reaktionen an der Injektionsstelle, Seh- und Hörstörungen nach höheren Dosen • Rot-braune Verfärbung des Urins
											• Target Adenosin-Rezeptoren (DrugBank), jedoch viele verschiede-ne Einflüsse auf das Gerinnungs-geschehen, z.B. Aktivierung des Gewebeplasminogen-Aktivators; Wirkungsmechanismus noch nicht präzise geklärt • Wirkstoff ist Mischung aus Oligonukleotiden, die unverändert renal ausgeschieden werden • **KI** fibrinolytische Therapie • Nicht empfohlen Arzneimittel, die das Blutungsrisiko erhöhen, 12-24 Stunden Abstand bzw. größte Vorsicht bei bestehender Medikation mit systemischen Antikoagulanzien und Thrombozytenaggregations-Hemmern • UAW Blutungen, Koagulopathie
			!								• Metabolismus über Peptidasen und andere Wege, z.T. renal unverändert
						*		#			• Ferner Substrat mehrerer UGT • Behandlung von gram+ Infektionen, v.a. MRSA, aber auch Milzbrand • *Einnahmehinweise siehe Kap. 4.2* • Derzeit noch keine ernsten WW beschrieben (1/2019), es gelten aber alle Vorsichtsmaßnahmen betreffend Chinolon-Antibiotika • *) Gruppen-UAW, Vorsicht bei Krampfereignissen in der Anamnese • #) Hypoglykämie zu erwarten, aber auch Hyperglykämie genannt • UAW <2%, gastrointestinal, Transaminasen-Anstieg, ZNS-Symptome, Sehnenbeschwerden, Muskelschwäche, ↑ neuromuskulärer Blockaden
			!						■	■	• Keine maßgebliche CYP-Interaktion • **KI** starke 3A4-Induktoren, v.a. Carbamazepin, Rifampicin • Vorsicht bei der Komb. m. starken 3A4-Hemmern, v.a. Lopinavir, Ritonavir • Vorsicht mit Chinolonen (QT-Verlängerung) • Anwendung bei schwerer NI und ab mittelschwerer LI nicht empfohlen
				■	↑			■			• Mittelstarker Hemmer des BCRP und weiterer ABC-Transportproteine • Vorsicht mit allen 3A4-Substraten, -induktoren und -inhibitoren bzw. nicht empfohlen z.B. Johanniskraut, Lovastatin, Simvastatin, Sildenafil • Wichtigste UAW Hautauschläge, die heftig sein können, Juckreiz, Triglycerid-Anstieg
											• Abbau zu Peptiden und Aminosäuren • UAW beachten, die für Antikörper typisch sind, v.a. Infektionen • Hypocalcämie, daher auf Versorgung mit Calcium und Vitamin D achten; Kieferosteonekrosen, Osteonekrosen des äußeren Gehörganges, atypische Femurfrakturen • Cave neue primäre Malignome bei 120 mg-Formulierungen (Xgeva®) • Keine Dosisanpassung bei NI, jedoch erhöhtes Risiko für Hypocalcämie bei GFR <30 ml/min und unter Dialyse
											• Systemische Resorption gering • UAW vaginal: lokale Reizung, Pilzbefall, Kopfschmerzen; HNO: Verfärbungen der Zähne

Wirkstoff Präparate®	CYP-Enzyme																								PGP		
	1A2			2B6			2C8			2C9			2C19			2D6			2E1			3A(4-7)			---		
	S	I	H	S	I	H	S	I	H	S	I	H	S	I	H	S	I	H	S	I	H	S	I	H	S	I	H
Desfesoterodin z.B. Tovedeso® primärer aktiver Metabolit und stärkerer Muskarin-Antagonist als → Fesoterodin																!						!					
Desipramin	■					■										✋		■			■	■		■			■
Desloratadin z.B. Aerius® Aktive Verbindung aus Loratadin							✋																		■		■
Desmopressin z.B. Minirin®, Octostim®																											
Desogestrel z.B. Cerazette® Prodrug von 3-Ketogestrel, *siehe Kap. 6.3*										■			■		■							!		■			
Desoxycholsäure z.B. Belkyra® „Bei Erwachsenen zur Behandlung von mittlerer bis schwerer Konvexizität oder Fülle aufgrund von submentalem Fett und den damit verbundenen psychologischen Belastungen"																											
Dexamethason z.B. Fortecortin®					■			■			■			■						■		!	■		!	■	
Dexamfetamin → Lisdexamfetamin																											
Dexfenfluramin Isomeride®, *R*-Enantiomer von Fenfluramin Ponderax®	■															✋		■			■						
Dexibuprofen → Ibuprofen																											
Dexketoprofen → Ketoprofen																											

Anticholinerge NW	Agranulozytose	Serotonin-Syndrom	QTc-Verlängerung	Na^+ ↓/ SIADH	Kalium-Dysbalance	Krampfschwelle ↓	Cave Licht ☼	Blutglucose ↓/↑	Achtung Niere	Achtung Leber	Besondere Anmerkungen
!!			*								• Komb. m. anderen Anticholinergika oder TCA vermeiden • Mögliche Zieldosierung von 7 mg/d verringert bei NI, LI und 3A4-hemmenden Kombinationen – 3,5 mg/d bei normaler NI, LI und Komb. m. starken 3A4-Hemmern – 3,5 mg/d bei leichter bis mäßiger NI, LI und Komb. m. mäßigen 3A4-Hemmern – Hingegen **KI** schwere NI, LI und Komb. m. starken 3A4-Hemmern • *) Vorsicht mit QT-verlängernden Kombinationen • UAW muskarinischer Natur (trockene Augen, Mundtrockenheit, Dyspepsie, Verstopfung, Harnverhalten), **KI** für Anticholinergika beachten (Engwinkelglaukom, Myasthenia gravis, Colitis ulcerosa, toxisches Megacolon, BPH)
!!			!								• Zusätzlich starker Hemmstoff des Norepinephrin-Transporters (NET) • 2D6-Hemmung *in vitro* • Vorsicht bei 2D6-Poor-Metabolizer-Status
											• Metabolit von Loratadin • 2C8-Substratbeziehung *in vitro* • Hauptumsetzung über mehrere UGT • Bisher keine relevanten WW bekannt
						*					• Hauptweg renal unverändert • *) v.a. bei Hyponatriämie • Cave alle Kombinationen, die auf den Wasser-Elektrolyt-Haushalt Einfluss nehmen
											• Hauptumsetzung über UGT mittels Sulfatierung • **KI** schwere LI
											• Interaktionen mit verschiedenen Gallensäure-Transportern, z.B. BSEP („Bile salt export pump") = ABCB11-Transportprotein, hier induzierend • Anwendung s.c. zwischen Dermis und Platysma in einem streng definierten Areal am Hals • UAW Kopfschmerzen, Missempfindungen und Verfärbungen der Injektionsstelle • Cave Nervenverletzungen • Risiko von Nekrosen an der Injektionsstelle (Mitteilung des BASG vom 29.01.2019)
					↓						• Weiters induzierende Wirkungen an 1A1, 2A6, 1B1, 3A43, 4A11, 11B1; einige Induktionen *in vitro*, z.B. 2A6, 2C8, 2C9, 2C19 • Für 1A1, 3A4 und PGP auch hemmende Wirkungen angegeben (DrugBank) • Enzym-Hemmer haben keinen nennenswerten Einfluss, noch stärkere Enzyminduktoren verringern aber die Corticoid-Konzentration • Relevante Ausscheidung renal unverändert • Hypokaliämie-Risiko bei systemischer Gabe • *Siehe Glucocorticoide*
			S								• Alle Produkte wegen tödlich verlaufender pulmonaler Hypertonien und Herzklappenschäden 1997 vom Markt genommen

Wirkstoff Präparate®	CYP-Enzyme																								PGP		
	1A2			2B6			2C8			2C9			2C19			2D6			2E1			3A(4-7)			---		
	S	I	H	S	I	H	S	I	H	S	I	H	S	I	H	S	I	H	S	I	H	S	I	H	S	I	H
Dexmedetomidin α_2-Rezeptor-Blocker, Syn. Medetomidin																											
Dexrazoxan Antagonisierung der Kardiotoxizität von Anthracyclinen																											
Dextromethorphan																✋											
Dextropropoxyphen																		!				✋		!			
Diacerein																											
Diazepam Prodrug von → Oxazepam, *siehe Kap. 6.3*													!									!					
Diazoxid																											
Dibenzepin z.B. Noveril®																											
Dibotermin alfa z.B. Inductos® Osteoinduktives Protein, das die Bildung von neuem Knochengewebe stimuliert																											

Anticholinerge NW	Agranulozytose	Serotonin-Syndrom	QTc-Verlängerung	Na^+ ↓/ SIADH	Kalium-Dysbalance	Krampfschwelle ↓	Cave Licht ☼	Blutglucose ↓/↑	Achtung Niere	Achtung Leber	**Besondere Anmerkungen**
			!							■	• Zusätzlich 1A1-Hemmer sowie wichtiges Substrat an 2A6 *in vivo* • Abgesehen von 2D6-Hemmung sämtliche CYP-Interaktionen in vitro • 1A2-Substrat und 1A2-Induktion laut MediQ, 1A2-Hemmung bei DrugBank • 2B6- und 2C9-Modulationen unklar (MediQ) • Relevante Umsetzung via UGT • Cave Komb. m. Diazepam
									0,3	■	• Umsetzung renal, zum Großteil unverändert • **KI** Gelbfieber-Impfung, auch andere Lebendvakzine nicht empfohlen, ferner Phenytoin • Vorsicht bei der Komb. m. Ciclosporin, Tacrolimus • Verstärkung der Hämatotoxizität von Chemo- oder Radiotherapie • Dosishalbierung ab GFR <40 ml/min, bei LI Dosis entsprechend dem Anthracyclin anpassen
		■							0,8		• 2D6-Blockade schwach, daher auf WW mit stärkeren 2D6-Hemmern achten, z.B. Amiodaron, Chinidin, Haloperidol, Propafenon, Thioridazin • Serotonerge Wirkungen nicht unterschätzen bzw. Vorsicht mit Serotonin fördernden Kombinationen • **KI** Dapoxetin, MAO-Hemmer (jeweils 14 Tage Abstand), Memantin (Delir) • Vorsicht bei der Komb. m. Bupropion • Vorsicht bei schwerer NI
	■		!							■	QT-Risiko für Propoxyphen angegeben (MediQ), bei Dextropropoxyphen kein Hinweis hinterlegt
					↓				■	H	• Interaktionen mit vielen Enzymen • Hauptumsetzung via Deacetylase → Rhein • UAW weiche Stühle (ev. initiale Dosis halbieren, cave Hypokaliämie), Dehydratation, Kopfschmerzen, Pruritus, Verfärbung des Urins • Nicht gleichzeitig Laxanzien einnehmen, Kalium-Überwachung bei der Einnahme von Diuretika • 1-2 Stunden Abstand zu Antacida (signifikante ↓ Resorption) • Cave erhöhte Toxizität von Digitalis-Glykosiden bei Hypokaliämie • **KI** aktuelle und/oder frühere Lebererkrankungen, Dosishalbierung ab GFR <30 ml/min
■	■			?						■	• Zusätzlich 2C18-Substrat • Wichtige Interaktionen an C19, 3A4 • 2B6- und 2C8-Substrat *in vitro* • Wirkungsverstärkung durch starke CYP3A4-Inhibitoren • Bei Komb. m. Omeprazol längere Wirkung des Schlafmittels (3A4- + 2C19-Hemmung) • *Gender-Aspekte siehe Kap. 6.7.6* **PRISCUS-Beurteilung**/ältere Personen: • *Siehe Benzodiazepine*
	■							■	0,5		• Umsetzung ± unbekannt • Diabetogene Wirkung sehr stark, Einsatz bei Krankheitsbildern, die mit Hypoglykämie einhergehen
	■	■		■		■			■	■	Hauptumsetzung Demethylierung
											• Nach Ausschwemmung aus dem Implantat rasche Clearance durch proteolytischen Abbau • Vorsicht bei der Komb. m. NSAR, sie könnten zu unerwünschten Ereignissen im Implantationsgebiet im zusammenhang mit der Wundheilung Anlass geben; Glucocorticoide verursachen keine UAW, könnten aber die Knochenreparatur unterdrücken • Dibotermin Hämostyptika auf Fibrin-Basis und Dichtungsmittel → unerwünschte Knochenbildung, wenn derartige Wirkstoffe zu nahe an der Knochenimplantationsstelle verwendet werden

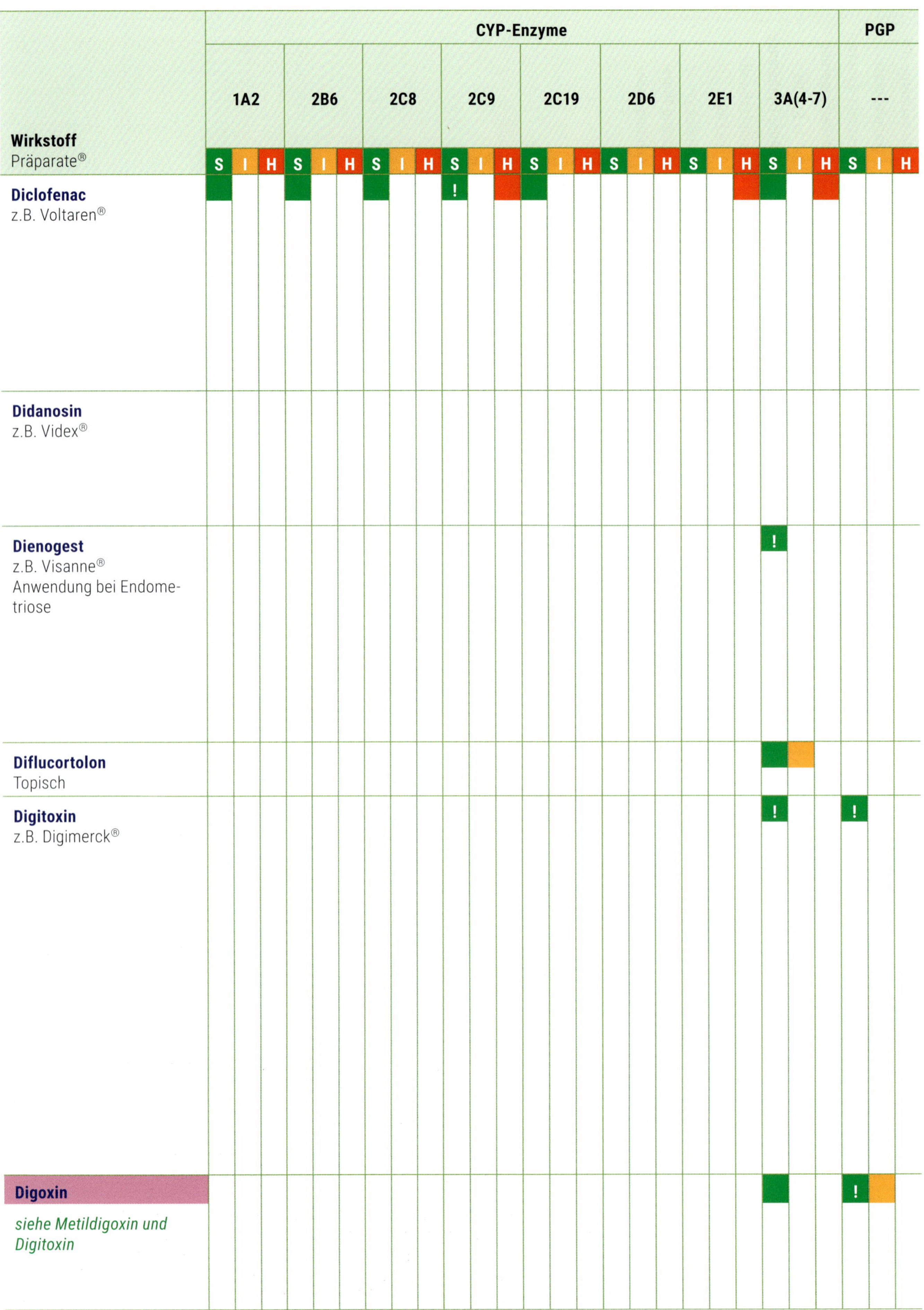

Wirkstoff Präparate®	CYP-Enzyme																								PGP		
	1A2			2B6			2C8			2C9			2C19			2D6			2E1			3A(4-7)			---		
	S	I	H	S	I	H	S	I	H	S	I	H	S	I	H	S	I	H	S	I	H	S	I	H	S	I	H
Diclofenac z.B. Voltaren®										!																	
Didanosin z.B. Videx®																											
Dienogest z.B. Visanne® Anwendung bei Endometriose																						!					
Diflucortolon Topisch																											
Digitoxin z.B. Digimerck®																						!			!		
Digoxin *siehe Metildigoxin und Digitoxin*																									!		

Anticholinerge NW	Agranulozytose	Serotonin-Syndrom	QTc-Verlängerung	Na+ ↓/ SIADH	Kalium-Dysbalance	Krampfschwelle ↓	Cave Licht ☼	Blutglucose ↓/↑	Achtung Niere	Achtung Leber	Besondere Anmerkungen
	!				*			#	1,0	H	• Zusätzlich 2C18-Substrat sowie Interaktionen mit mehreren UGT und weiteren Enzymen • Vorsicht bei der Komb. m. Digitalis, Lithium, Phenytoin (Erhöhung der Plasmaspiegel) • *) Hyperkaliämie bei NI oder Komb. m. K+-liefernden/-sparenden Pharmaka bzw. Verstärkung einer bestehenden Hyperkaliämie • #) Hyper- oder hypoglykämische Reaktionen bekannt; bei Komb. oralen Antidiabetika engmaschige Kontrollen • **KI** GFR <30 ml/min und schwere LI, eine nicht zu unterschätzende Hepatotoxizität von Diclofenac scheint mit genetischen Polymorphismen am UGT2B7, CYP2C8 sowie an einem Transportprotein verknüpft zu sein • Fulminant verlaufende Hepatitis nur sehr selten
								*	0,24		• Relevante Umsetzung via Purin-Nukleosid-Phosphorylase, OATP und renal • *) Sowohl Hypoglykämie als auch Hyperglykämie/Diabetes möglich • **KI** Stavudin; Allopurinol, Ribavirin und Tenofovir vermeiden; Vorsicht mit Ganciclovir und Methadon (klinisches Ansprechen fraglich) • Vorsicht mit Arzneimitteln, die eine periphere Neuropathie oder eine Pankreatitis auslösen können
						*		#			• Ausscheidung via Konjugation • Vorsicht bei der Komb. m. 3A4-Induktoren und -Hemmern • UAW Kopfschmerzen, depressive Verstimmung, Brustbeschwerden, Akne, Appetit-/Gewichtszunahme oder -abnahme, Muskelkrämpfe(*) • Photosensible Pigmentierungsstörungen, besonders bei Chloasma gravidarum in der Anamnese • #) Negative Auswirkung auf die Glucose-Toleranz möglich, Vorsicht bei Diabetes mellitus und nach Schwangerschaftsdiabetes • Alle gynäkologischen Ausschlussgründe für Hormon-Behandlungen bedenken • **KI** akute und vorausgegangene Lebererkrankungen
					↓						*Siehe Glucocorticoide*
					↑				0,7		• Im Vergleich mit anderen Digitalis-Glykosiden geringere Toxizitätsrate • Obwohl relevantes Substrat an PGP, scheint Digitoxin mit PGP-Induktoren und Hemmern wie Amiodaron, Dronedaron und Verapamil bzw. Rifampicin weniger zu interagieren • Cave additive negative Dromotropie bei Komb. m. Beta-Blockern (EKG-Kontrolle!) • Komb. m. Johanniskraut nicht empfohlen • 3A4-Substratbeziehung *in vitro*, trotzdem große Vorsicht bei Komb. m. 3A4-Hemmern, v.a. Ciclosporin, Clarithromycin, Diltiazem, Itraconazol, Posaconazol, Propafenon • Erniedrigte Digitoxin-/Digoxin-Spiegel bei Komb. m. 3A4-Induktoren, Phenylbutazon und Spironolacton • Hyperkaliämie v.a. bei akuter Überdosierung, bei chronischer Überdosierung Hypokaliämie möglich – Hyperkaliämie vermeiden (Kalium sparende Diuretika, Kalium-Salze) → Abfall der Digitalis-Wirkung – Hypokaliämie vermeiden → Sensibilisierung des Herzmuskels für und erhöhte Toxizität der Digitalis-Glykoside • Dosisreduktionen erst ab einer GFR <10 ml/min nötig • Bei kombinierter NI und LI Dosisreduktionen bereits früher erwägen • Chinin enthaltende Getränke vermeiden
					↑				0,3		• Für PGP auch hemmende Wirkung angegeben (DrugBank) • 3A4-Induktion *in vitro* • Hauptweg renal unverändert • Nachfolgepräparat Digitoxin, aber auch hier aufgrund der langen Halbwertszeit Probleme → „Wochenendpause" • Chinin enthaltende Getränke vermeiden

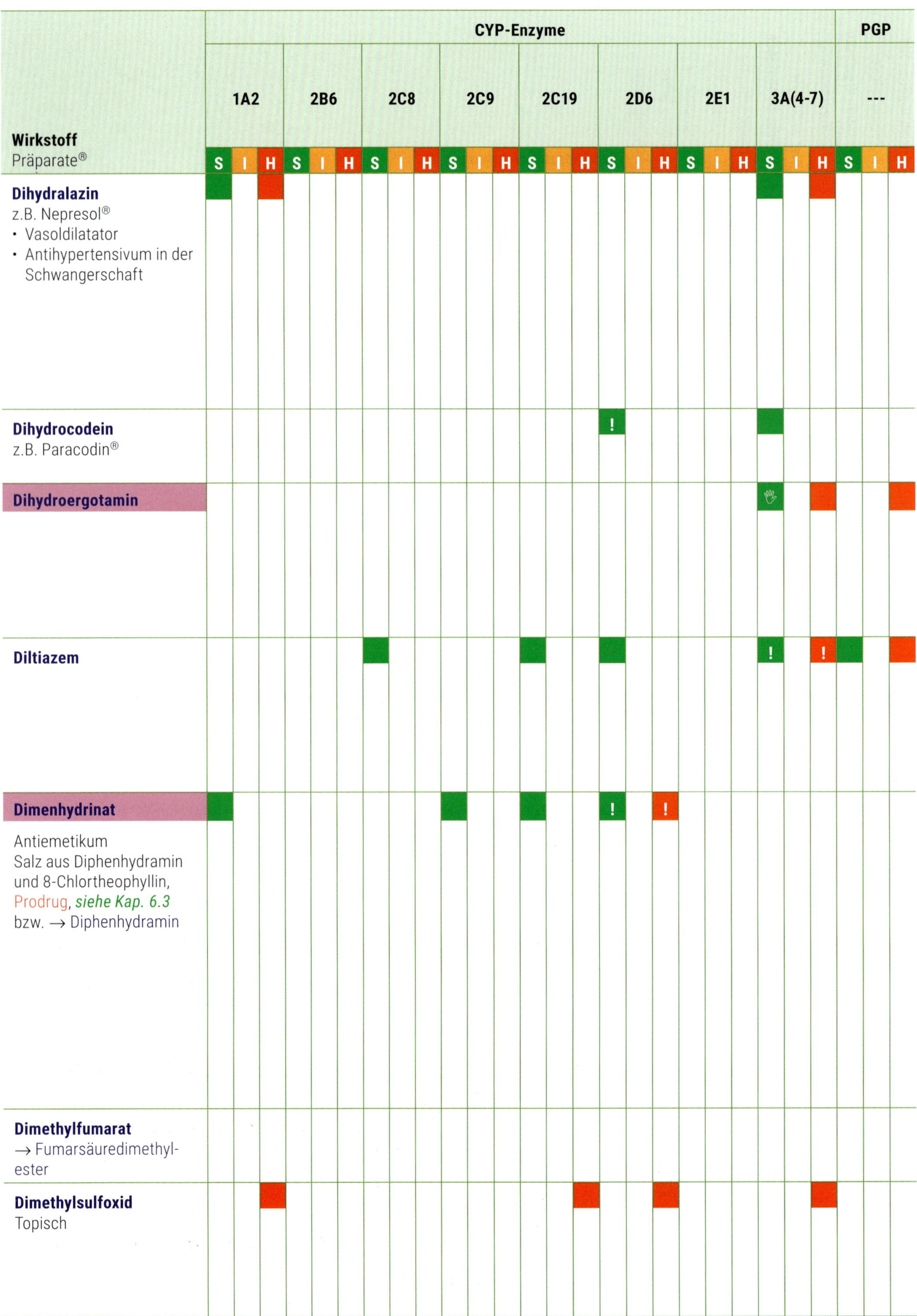

Wirkstoff Präparate®	CYP-Enzyme																									PGP		
	1A2			2B6			2C8			2C9			2C19			2D6			2E1			3A(4-7)			---		
	S	I	H	S	I	H	S	I	H	S	I	H	S	I	H	S	I	H	S	I	H	S	I	H	S	I	H
Dihydralazin z.B. Nepresol® • Vasoldilatator • Antihypertensivum in der Schwangerschaft	■		■																			■		■			
Dihydrocodein z.B. Paracodin®																!						■					
Dihydroergotamin																						✋		■			■
Diltiazem							■						■			■						!		!	■		■
Dimenhydrinat Antiemetikum Salz aus Diphenhydramin und 8-Chlortheophyllin, Prodrug, *siehe Kap. 6.3* bzw. → Diphenhydramin	■									■			■			!		!									
Dimethylfumarat → Fumarsäuredimethylester																											
Dimethylsulfoxid Topisch			■												■			■						■			

Anticholinerge NW	Agranulozytose	Serotonin-Syndrom	QTc-Verlängerung	Na^+ ↓/ SIADH	Kalium-Dysbalance	Krampfschwelle ↓	Cave Licht ☼	Blutglucose ↓/ ↑	Achtung Niere	Achtung Leber	Besondere Anmerkungen
						*		#			• Hauptumsetzung via Acetylierung • CYP-Interaktionen *in vitro* • *) selten Tremor, Muskelkrämpfe, die auf Pyridoxin ansprechen • #) Kein Hinweis auf Hypoglykämien • Verschiedene WW, die zu einer Wirkungsverstärkung mit Schwindel und starker Hypotonie führen können, z.B. Amlodipin, allgemein Blutdrucksenker, Azithromycin, Citalopram, Erythropoetin, Furosemid • Bei Komb. m. Buprenorphin verstärkte Überwachung auf Opioid-Nebenwirkungen (Erbrechen) • Abbaukonkurrenz um Acetylierung bei Komb. m. Isoniazid • Vorsicht bei schwerer NI, LI
											• Interaktion an 3A4 *in vitro* • Relevante Umsetzung über UGT2B7 • Hauptweg renal unverändert
									0,95		**PRISCUS-Status** gilt sinngemäß auch für • **Dihydroergotoxin (Gemisch aus Dihydroergocornin, -cryptin und -cristin)** • Bei Komb. m. Makrolid-Antibiotika aufgrund der 3A4-Hemmung Gefahr des Ergotismus (ischämische Schmerzen in Händen und Füßen) → Komb. vermeiden • **KI** Sibutramin, Posaconazol, Voriconazol wegen Gefahr des Ergotismus sowie eines Serotonin-Syndroms • In Summe ungünstiges Nutzen-Risiko-Verhältnis
							*				• 2D6-Substratbeziehung *in vitro* • **KI** Dantrolen i.v., Beta-Blocker i.v., Ivabradin • Die 3A4- sowie PGP-Hemmung lässt Plasmaspiegel von Carbamazepin, Ciclosporin, Digoxin, Midazolam und Simvastatin (TMD 20 mg) ansteigen! • Bei Komb. m. Midazolam, Triazolam, Zopiclon längere Wirkung der Schlafmittel • Vorsicht bei Komb. m. Antihypertensiva, z.B. Alpha$_1$-Blocker, Beta-Blocker, Nifedipin • *) Ganz selten (keine Angaben zur Häufigkeit des Auftretens)
!!					*	#	#		0,7		• Substrat an UGT • Bei Komb. m. 2D6 Substraten Erhöhung der Blutspiegel-Werte aller beteiligten Wirkstoffe • **KI** MAO-Hemmer • Nicht empfohlen QT-verlängernde Kombinationen bzw. Vorsicht mit ZNS-Dämpfern, Alkohol, Anticholinergika, Blutdrucksenkern • Ototoxische Effekte von Aminoglykosid-Antibiotika verstärkt • Einige Tage vor kutanen Allergietests absetzen • UAW Sedierung, Schwindelgefühl, Stimmungsschwankungen • Insbesondere bei Kindern paradoxe Reaktionen mit Erregung, Angst, Zittern, Schlaflosigkeit • *) Cave Hypokaliämie (und Hypomagnesiämie) • #) Jeweils nicht quantifizierbares Risiko; direkte Sonnenbestrahlung meiden • Antidot Physostigmin **PRISCUS-Beurteilung**/ältere Personen: • Anticholinerge UAW • Alternativen Domperidon, Metoclopramid (mit Vorbehalt)
											• Ausscheidung renal nach Oxidation • UAW lokale Reaktionen, knoblauchartiger Mundgeruch, vorübergehende veränderte Geschmackswahrnehmung; bei großflächiger Anwendung Magen-Darm-Beschwerden, Müdigkeit, Kopfschmerzen, Schüttelfrost • Vorsicht bei Herz- und Atembeschwerden in der Anamnese • WW Sulindac (→ periphere Neuropathie)

Wirkstoff Präparate®	CYP-Enzyme																								PGP		
	1A2			2B6			2C8			2C9			2C19			2D6			2E1			3A(4-7)			---		
	S	I	H	S	I	H	S	I	H	S	I	H	S	I	H	S	I	H	S	I	H	S	I	H	S	I	H
Dimeticon																											
Dimetinden z.B. Fenistil®																											
Diosmin Flavonoid-Fraktion												!															!
Diphenhydramin z.B. Calmaben®, Dibondrin®, Noctor®																!		!									
Dipyridamol z.B. in Asasantin®, Persantin® (i.v.)																											!
Disopyramid z.B. Rhytmodan®																						!					
Disulfiram z.B. Antabus® Prodrug von Diethylthiocarbamat, *siehe Kap. 6.3*																			!		!	!					
Dobutamin																											
Docetaxel z.B. Taxodere®																						!					
Docosanol Docosan-1-ol, z.B. Erazaban®, Muxan® Herpes simplex und labilalis																											
Dolasetron																!											

Anticholinerge NW	Agranulozytose	Serotonin-Syndrom	QTc-Verlängerung	Na⁺ ↓/ SIADH	Kalium-Dysbalance	Krampfschwelle ↓	Cave Licht ☼	Blutglucose ↓/↑	Achtung Niere	Achtung Leber	Besondere Anmerkungen
											• Kein systemisches Auftreten • Ausscheidung unverändert • Beeinträchtigung der einschäumenden Wirkung durch Antacida wie Aluminiumhydroxid, Magnesiumcarbonat
!											• Hydroxylierung und Umsetzung über UGT, Ausscheidung z.T. renal unverändert **PRISCUS-Beurteilung**/ältere Personen: • *Siehe Antihistaminika*
											• Mittelstarker Induktor an 1A1 • Ausscheidung biliär > renal • UAW Magen/Darm, Haut, selten lokale Schwellung im Gesicht (Quincke-Ödem); auf plötzlich auftretende starke Beschwerden an *nur einem* Bein achten (Thrombose) • Keine klinisch relevante Interaktion
!!			■			■	■			■	• 1A2-, 2C9-, 2C19-Substrat *in vitro* • Zusätzlich 2C18-Substrat, *in vitro* ferner an mehreren UGT • Hauptinteraktion an 2D6, übrige Substratbeziehungen untergeordnet • Alternativen in Bezug auf die anticholinerge Last in der Indikation Allergie Cetirizin, Loratadin • Alternative in Bezug auf die anticholinerge Last in der Indikation Schlafstörungen Trazodon • **KI** Epilepsie **PRISCUS-Beurteilung**/ältere Personen: • *Siehe Doxylamin*
■						■					• 3A(4)-Interaktionen *in vitro* • Hauptumsetzung via UGT • Bei Radionuklid-Myokard Monitoring Adenosin-Dosis auf ¼ reduzieren
!	■		!!				■	A	0,45	■	• Hauptweg renal unverändert • Seit 2013 in Mitteleuropa außer Verkehr
	■					■				H	• Vor allem Hemmstoff der Alkoholdehydrogenase, der Dopamin-beta-hydroxylase und anderer Enzyme • Intoxikationsgefahr bei Komb. m. Phenytoin • Begünstigung einer Lactat-Acidose bei Komb. m. oralen Antidiabetika
			S		↓						Hauptumsetzung über die Catechol-O-Methyltransferase und mehrere UGT
										■	• Zusätzlich Interaktionen an 1B1 • Vorsicht bei Komb. m. 3A4-Hemmern • Vorsicht bei der Komb. m. Wirkstoffen, die stark an Plasmaproteine gebunden sind, z.B. Dexamethason, Diphenhydramin, Salicylate • Mukositis häufig
											• Hauptmetabolit Docosansäure; beim Menschen beide Substanzen physio-logisch in Zellmembranen; mit Docosanol angereicherte Zellen werden resistent gegen lipidumhüllte Viren, z.B. HIV-1 • UAW im Placeboniveau (trockene Haut, Kopfschmerzen) • **KI** immunsupprimierte Personen
		■	!								• Umsetzung über diverse Enzyme • Großes proarrhythmisches Risiko • Seit 2011 nicht mehr in Verwendung

Wirkstoff Präparate®	CYP-Enzyme																										PGP		
	1A2			2B6			2C8			2C9			2C19			2D6			2E1			3A(4-7)			---		
	S	I	H	S	I	H	S	I	H	S	I	H	S	I	H	S	I	H	S	I	H	S	I	H	S	I	H
Dolutegravir z.B. Tivicay®, in Juluca® (Komb. m. → Rilpivirin), Triumeq® (Komb. m. → Abacavir, → Lamivudin)																						■			■		
Domagrozumab Muskeldystrophien																											
Domperidon z.B. Motilium®	■			■			■									■			■			✋			!		
Donepezil z.B. Aricept® Einnahme unmittelbar vor dem Schlafengehen (aber unabhängig von Mahlzeiten)										■						!						!			■		
Dopamin z.B. Giludop® Kliniktherapeutikum für Herz-Kreislauf-Notfälle																											
Doravirin z.B. Pifeltro® • Nicht-nukleosidischer HIV-1-Reverse-Transkriptase-Hemmer • Kombinationstherapie, z.B. in Delstrigo®, Komb. m. → Lamivudin, → Tenofovir disoproxil • Hepatitis-B-Ausschluss																						✋					
Dornase alfa z.B. Pulmozyme®																											

Anticholinerge NW	Agranulozytose	Serotonin-Syndrom	QTc-Verlängerung	Na+ ↓/ SIADH	Kalium-Dysbalance	Krampfschwelle ↓	Cave Licht ☼	Blutglucose ↓/ ↑	Achtung Niere	Achtung Leber	Besondere Anmerkungen
										■	• Hauptumsetzung via UGT1A1 • PGP-Interaktion *in vitro* • *In-vitro*-Substrat von UGT1A3+9, BCRP sowie *in vivo* schwacher Hemmer von OCT2 und mittelstarker Hemmer von MATE1 (Human Multidrug and Toxin Extrusion 1) • Cave 3A4-Induktoren inkl. Johanniskraut • Schlafstörungen, Angstträume, Depressionen, cave Suizid, Neuralrohrdefekte (Meldung des BASG vom 06.06.2018, daher **KI** Schwangerschaft) • **KI** Dofetilid, Dosisanpassung von Metformin, Vorsicht bei der Komb. m. Atazanavir, Etravirin • 2-6 Stunden Abstand zu Antacida, Calcium, Eisen, Multivitamin-Präparaten
											• Myostatin-Antagonist in der Pipeline • Erwähnung auf der WADA-Dopingverbotsliste seit 2019
			!!			■				■	• Bekanntes QT-Risiko ab >30 mg/Tag • Cave Komb. m. 3A4-Hemmern und QT-verlängernden Wirkstoffen • Mittel der Wahl bei Übelkeit sowie bei orthostatischer Hypotonie infolge dopaminomimetischer Therapie bei Morbus Parkinson • Grapefruit/Pomelo vermeiden
■			!!	?		■				■	• Dosis-abhängiges Bradykardie-Risiko (typisch für Acetylcholinesterase-Inhibitoren, Vorsicht bei Sinusknoten-Erkrankungen) • Hauptweg renal unverändert • Vorsicht bei der Komb. m. 3A4- und 2D6-Hemmern • Cave Komb. m. anderen die Herzreizleitung vermindernden Wirkstoffen wie Beta-Blockern, Digitalis-Glykosiden, Amiodaron und Dronedaron • Vorsicht bei Sick-Sinus-Syndrom und anderen Reizleitungserkrankungen des Herzens sowie bei Elektrolyt-Verschiebungen • Cave Komb. m. ZNS-wirksamen Anticholinergika
			S								• CYP-Interaktionen gering bedeutsam, v.a. Hemmstoff von COMT und MAO • WW beachten, z.B. Blutdruckanstieg (andere Beta-Sympathomimetika, TCA), Blutdruckkrisen (MAO-Hemmer), Herz-Rhythmusstörungen (Digitalis, halogenierte Anästhetika), Antagonismus (Alpha-, Beta-Blocker), Gangrän (Secale-Alkaloide); Verstärkung von Diuretika
										■	• Aktiver Metabolit **Doravirin M9** • Hauptausscheidung unverändert über Galle und Stuhl • **KI** starke 3A4-Induktoren wie Carbamazepin, Enzalutamid, Johanniskraut, Lumacaftor, Mitotan, Oxcarbazepin, Phenobarbital, Phenytoin, Rifapentin, Rifampicin • Besondere Aufmerksamkeit bei Komb. m. moderaten 3A4-Induktoren, z.B. Dosisverdopplung bei Rifabutin im Abstand von 12 Stunden, was auch für andere Vertreter gelten dürfte, z.B. Bosentan, Dabrafenib, Lesinurad, Modafinil, Nafcillin, Sirolimus, Tacrolimus, Telotristat, Thioridazin (oder Kombinationen vermeiden) • Komb. m. 3A4-Hemmern weniger problematisch, Dosisanpassungen von Doravirin nicht notwendig • UAW Schlaflosigkeit, abnorme Träume, Schwindel, Kopfschmerzen, Übelkeit, Erbrechen, Hautausschläge, Hypophosphatämie, Hypomagnesiämie • Vorsicht nur bei schwerer LI, **Nieren- und Leberhinweis** aber bei den **Kombinationspräparaten** relevant, z.B. Dosisanpassung bei Delstrigo®, wenn GFR <50 ml/min
											• Abbau durch Proteasen • UAW Pharyngitis, Laryngitis, Heiserkeit, Hautausschläge, Urticaria, Konjunktivitis, Brustschmerzen • Alle Standardtherapeutika gleichzeitig anwendbar, aber nicht im Inhaliergerät mischen

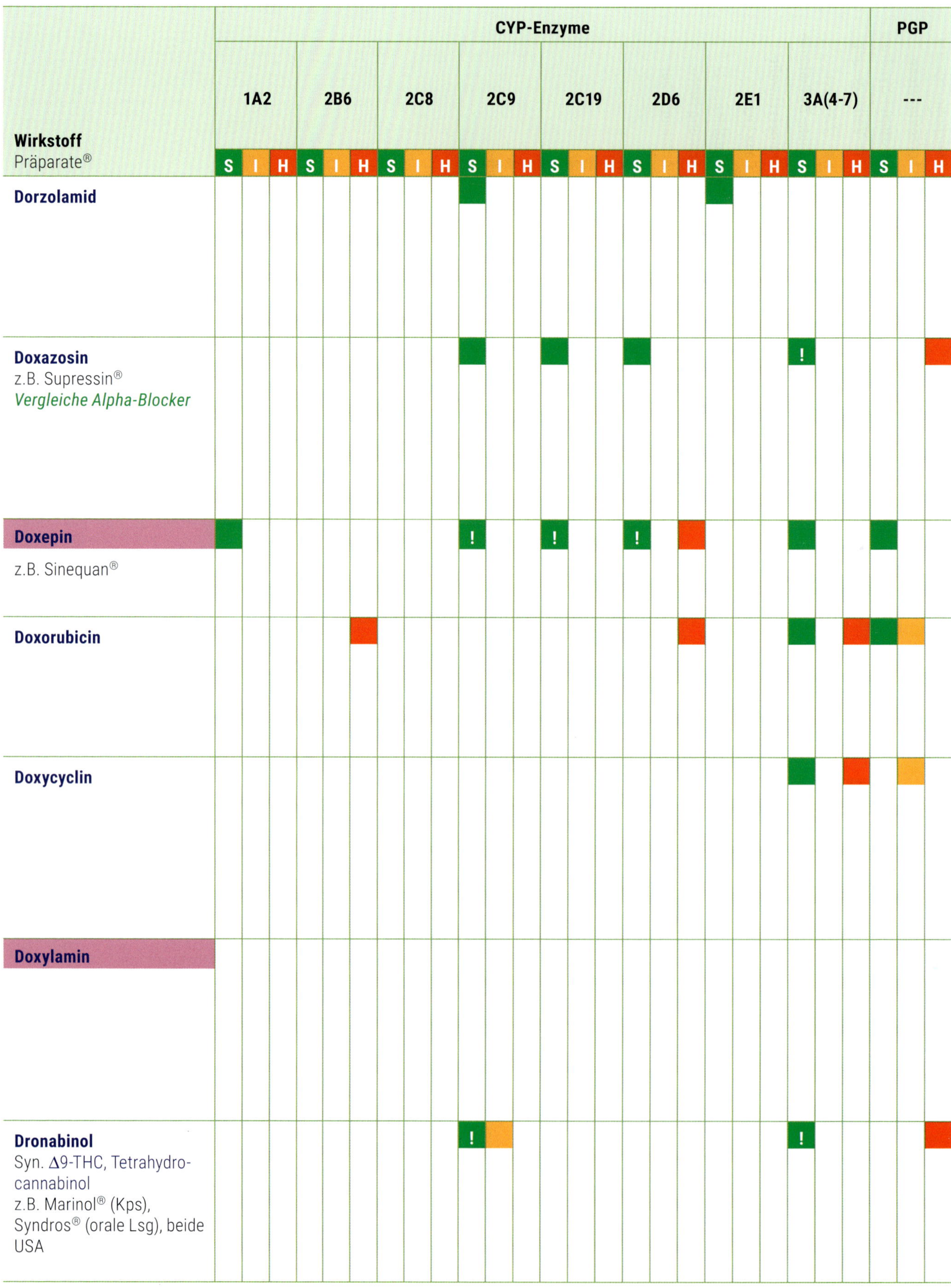

Wirkstoff Präparate®	CYP-Enzyme																									PGP		
	1A2			2B6			2C8			2C9			2C19			2D6			2E1			3A(4-7)			---		
	S	I	H	S	I	H	S	I	H	S	I	H	S	I	H	S	I	H	S	I	H	S	I	H	S	I	H
Dorzolamid										■									■								
Doxazosin z.B. Supressin® *Vergleiche Alpha-Blocker*										■			■			■						!					■
Doxepin z.B. Sinequan®	■									!			!			!		■				■			■		
Doxorubicin						■												■				■		■	■	■	
Doxycyclin																						■		■		■	
Doxylamin																											
Dronabinol Syn. Δ9-THC, Tetrahydro-cannabinol z.B. Marinol® (Kps), Syndros® (orale Lsg), beide USA										!	■											!					■

Anticholinerge NW	Agranulozytose	Serotonin-Syndrom	QTc-Verlängerung	Na⁺ ↓/ SIADH	Kalium-Dysbalance	Krampfschwelle ↓	Cave Licht ☼	Blutglucose ↓/ ↑	Achtung Niere	Achtung Leber	Besondere Anmerkungen
											• Carboanhydrase-Hemmer • Laut DrugBank weitere Substrat-beziehungen zu 2B1, 3A2, sind in der Praxis alle bedeutungslos • Ausscheidung großteils renal unverändert • UAW verschiedene Reizungen am Auge, Kopfschmerzen, Übelkeit, bittere Geschmacksempfindung • **KI** ab GFR <30 ml/min
						*	#				• 2C19- und 2D6-Interaktion *in vitro* • Vorsicht bei Komb. m. starken CYP3A-Modulatoren • Cave anamnestische Herzinsuffizienz • Cave verstärkte Blutdrucksenkung bei Komb. m. Antihypertonika und PDE5-Hemmern • *) selten Muskelsteifigkeit, Muskelzucken und -krämpfe • #) selten Photophobie • Hauptweg biliäre Ausscheidung • Anwendung bei schwerer LI nicht empfohlen
!!											• 1A2-Substrat *in vitro* • Vorsicht bei 2D6-Poor-Metabolizer-Status **PRISCUS-Beurteilung**/ältere Personen: • *Siehe Tricyclische Antidepressiva*
			*								• Fragliche 1B1-Modulation sowie Substrat an zahlreichen Enzymen • Für PGP auch hemmende Wirkung angegeben (DrugBank) • *) keine Angaben zum QT-Risiko, EKG jedoch obligatorisch, da verschiedene kardiale UAW • Häufige UAW Hand-Fuß-Syndrom (schweiß-assoziierte Toxizität) • Häufig Mukositis
	*							A			• CYP-/PGP-Beziehungen *in vitro* • Ausscheidung großteils unverändert zu gleichen Teilen biliär und renal • *) Agranulozytose in Literatur genannt, jedoch durch Fachinformation nicht bestätigt • *Siehe Tetracycline und Kap. 4.2* • Bei vitalen Indikationen wie Malaria tropica und Milzbrand auch für Kinder und Personen <45 kg KG zugelassen (2 mg/kg KG und Tag) • Bei Komb. m. Carbamazepin Gefahr reduzierter Doxycyclin-Spiegel • Vorsicht bei Lebererkrankungen, **KI** schwere Leberschäden
!											• Hauptweg renal unverändert • Fragliche Induktion an CYP2B-Proteinen (ohne Spezifizierung) • Bei Überdosierung kardiotoxische Effekte bekannt (QT-Verlängerung) **PRISCUS-Beurteilung**/ältere Personen: • Anticholinerge Effekte • Schwindel • EKG-Veränderungen • Alternativen: Kurz- bis mittellang wirksame Benzodiazepine
											• Zusätzlich 1A1- und 2A6-Substrat • Hauptweg biliär unverändert • Auf zentrale sympathomimetische Effekte achten, weitere UAW Schwindel, Sturz, Sehstörungen • Milderung bei Spastizität bei multipler Sklerose, Antiemese im Rahmen von Krebstherapien, Appetitsteigerung sowie chronische Schmerzlinderung klinisch belegt • *Vergleiche Cannabidiol, Nabiximols*

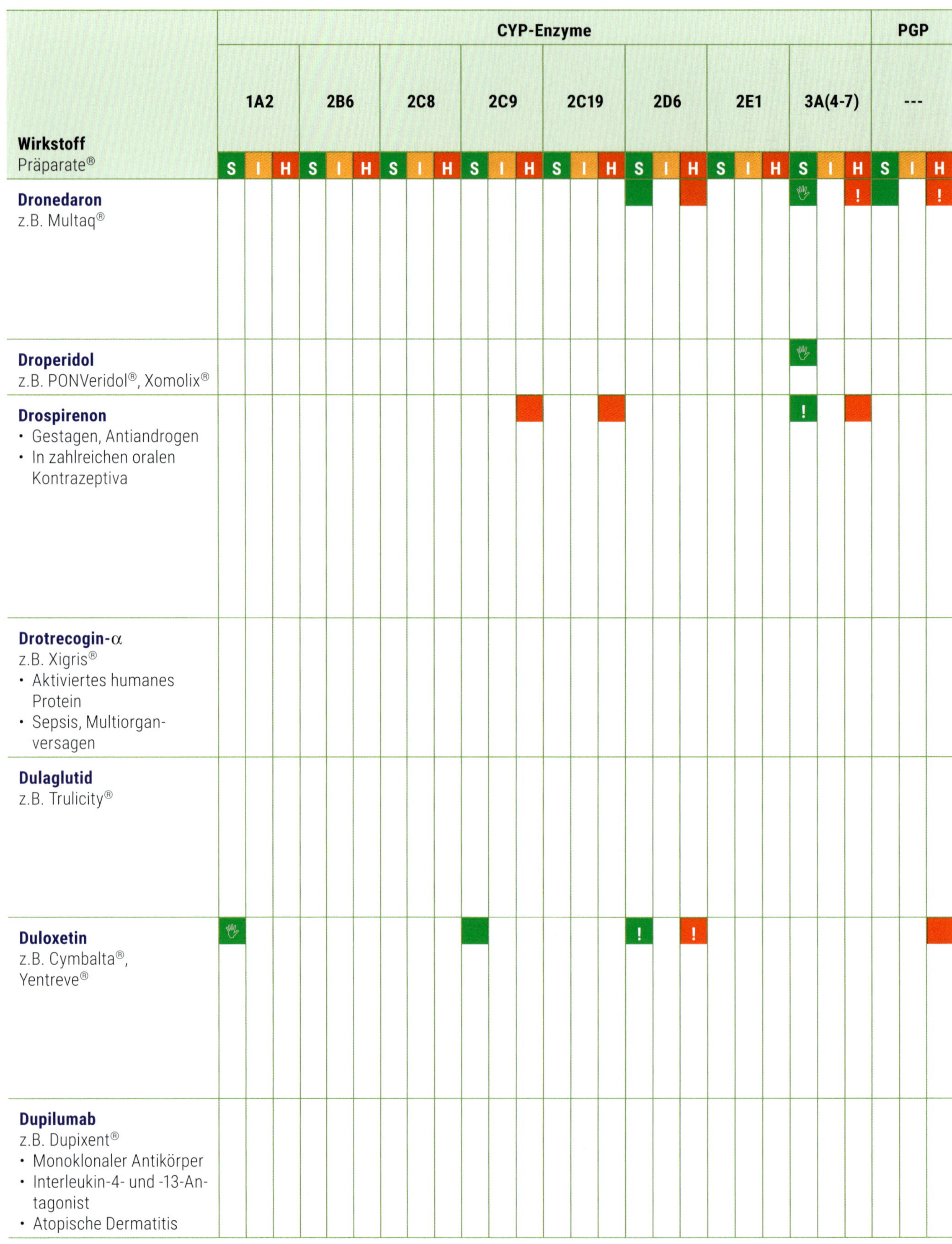

Wirkstoff Präparate®	CYP-Enzyme																								PGP		
	1A2			2B6			2C8			2C9			2C19			2D6			2E1			3A(4-7)			---		
	S	I	H	S	I	H	S	I	H	S	I	H	S	I	H	S	I	H	S	I	H	S	I	H	S	I	H
Dronedaron z.B. Multaq®																■		■				✋		!	■		!
Droperidol z.B. PONVeridol®, Xomolix®																						✋					
Drospirenon • Gestagen, Antiandrogen • In zahlreichen oralen Kontrazeptiva												■			■							!		■			
Drotrecogin-α z.B. Xigris® • Aktiviertes humanes Protein • Sepsis, Multiorganversagen																											
Dulaglutid z.B. Trulicity®																											
Duloxetin z.B. Cymbalta®, Yentreve®	✋									■						!		!									■
Dupilumab z.B. Dupixent® • Monoklonaler Antikörper • Interleukin-4- und -13-Antagonist • Atopische Dermatitis																											

Anticholinerge NW	Agranulozytose	Serotonin-Syndrom	QTc-Verlängerung	Na^+ ↓/ SIADH	Kalium-Dysbalance	Krampfschwelle ↓	Cave Licht ☼	Blutglucose ↓/↑	Achtung Niere	Achtung Leber	Besondere Anmerkungen
			!!								• Hauptausscheidung biliär • Zusätzlich 2J2-Hemmer • **KI** Dabigatran (Pradaxa®) • Komb. m. Cumarinen hingegen besser möglich (cave Amiodaron) • Größte Vorsicht bei Komb. m. 3A4-Induktoren und -Hemmstoffen • Keine Grapefruit-Produkte • **KI** schwere LI
			!!	?							• Cave 3A4-Substrate und -Hemmer inklusive Grapefruit-Produkten • Vorsicht bei Komb. mit Wirkstoffen, die eine Hypokaliämie begünstigen
					↑	*	*	*			• Ferner schwacher 1A1-Hemmer, alle • Hemmwirkungen *in vitro* • Relevante Stoffwechselwege aber unbekannt • Hyperkaliämie aufgrund einer ***anti***mineralocorticoiden (ähnlich Spironolacton) Teilwirkung → Cave Kalium-Supplementierung bzw. Vorsicht bei der Komb. m. ACE-Hemmern, Sartanen, Kalium sparenden Diuretika, Aldosteron-Antagonisten und Renin-Inhibitoren • In Kombination mit Estrogenen gelten alle Vorsichtsmaßnahmen, wie Interaktionen mit Modulatoren von 3A4 und die Einnahme von Antibiotika • **KI** schwere NI und LI • *) *Vergleiche Progesteron*
											• Umsetzung durch Protein-Abbau • Bei septischen Patienten besteht ein Ungleichgewicht zwischen gerinnungshemmenden und -fördernden Einflüssen • Präparat jedoch mangels klinisch gesicherter Wirksamkeit wieder zurückgezogen
								K			• Abbau durch Proteasen • UAW Erschöpfung, Sinustachykardie, AV-Block 1. Grades, Magen-Darm-Beschwerden, lokale Reaktionen • Verzögerung der Magenentleerung → Beeinflussung der Absorption anderer Arzneistoffe bzw. Vorsicht bei Komb. m. Arzneistoffen, deren schnelle Resorption gewünscht ist • Erhöhung der Bioverfügbarkeit durch Sitagliptin • Bei GFR <30 ml/min nicht empfohlen
						*			0,99		• **KI** nicht-selektive irreversible MAO-Hemmer, z.B. Tranylcypromin, 1A2-Hemmer, z.B. Ciprofloxacin, Enoxacin, Fluvoxamin • Cave Linezolid, Moclobemid • Vorsicht bei Komb. m. SSRI (Serotonin-Syndrom), anderen Antidepressiva, Gerinnungshemmern • *) Vorsicht bei Personen mit Epilepsie oder Manien bzw. bipolaren Störungen in der Anamnese • **KI** GFR <30 ml/min sowie Lebererkrankungen, die die Leberfunktion einschränken
											• Abbau durch Proteasen • Bisher keine Hinweise auf CYP-/PGP-Interaktionen, daher auch keine WW zu erwarten • UAW Konjunktivitis, Blepharitis, oraler Herpes, Kopfschmerzen, Eosinophilie, lokale Reaktionen • Keine Untersuchungen zu NI, LI, bisher keine Auffälligkeiten

Wirkstoff Präparate®	CYP-Enzyme																								PGP		
	1A2			2B6			2C8			2C9			2C19			2D6			2E1			3A(4-7)			---		
	S	I	H	S	I	H	S	I	H	S	I	H	S	I	H	S	I	H	S	I	H	S	I	H	S	I	H
Durvalumab z.B. Imfinzi® • Monoklonaler Antikörper • Checkpoint-Hemmer beim inoperablen, nicht kleinzelligen Lungenkarzinomen, wenn >1% der Tumorzellen den Liganden PD-L1 exprimieren • Aufhebung einer vom Tumor ausgehenden Bremse des Immunsystems																											
Dutasterid																						■ ✋					
Dydrogesteron																						■					
Ebastin z.B. Ebastel® • Chemisch mit Terfenadin verwandt • *Vergleiche* → Fexofenadin																						■ !			■ !		
Echinacea purpurea, z.B. Echinacin Madaus® Immunstimulans			■																				■	■			
Econazol Dermal, vaginal																					■			■			
Ecstasy Syn. MDMA Droge	■ !			■												■ !		■ !				■		■			

Anticholinerge NW	Agranulozytose	Serotonin-Syndrom	QTc-Verlängerung	Na^+ ↓/ SIADH	Kalium-Dysbalance	Krampfschwelle ↓	Cave Licht ☼	Blutglucose ↓/↑	Achtung Niere	Achtung Leber	Besondere Anmerkungen
								*			• Hauptumsetzung Protein-Abbau • Der Antikörper blockiert die Bindung des Liganden PD-1 mit dem PD-1- (sowie CD80-) Rezeptor und hebt so die immunsuppressive Wirkung auf zytotoxische T Zellen auf • Systemische Glucocorticoide und Immunsuppressiva zu Behandlungsbeginn vermeiden • UAW vor allem immunvermittelte Reaktionen, die in verschiedenen Organsystemen und Kompartimenten durchschlagen können, z.B. Lunge (Husten, Pneumonie – häufiger Grund zum Absetzen), Haut (Ausschläge, Schilddrüse (Hypo- oder Hyperthyreose möglich), Diabetes mellitus(*) mit Insulin-Pflicht • Davon infusionsbedingte Reaktionen mit Nierensymptomatik, Fieber und Ödemen abgrenzen • Kontrazeption bis 3 Monate nach Therapieende
											• Ausscheidung bevorzugt im Stuhl • Einzeldosen mit schneller Clearance zwischen 3 und 9 Tagen, bei chronischer Gabe langsamerer Abbau mit Halbwertszeit 3-5 Wochen • Erhöhte Dutasterid-Spiegel bei Komb. m. 3A4- (und/oder PGP-) Inhibitoren, z.B. Azol-Antimykotika, Diltiazem, Nefazodon, Protease-Hemmer (Indinavir, Ritonavir) • UAW Gynäkomastie, Vergrößerung und Druckempfindlichkeit der Brust, verringerte Libido, Impotenz, Ejakulationsstörungen, Hautreaktion • *Keine* WW mit Tamsulosin, Terazosin • Senkung von PSA um ca. 50% (bei Prostata-Diagnostik beachten, gilt auch bei Prostata-Karzinom!) • **KI** schwere LI, Vorsicht aber bereits ab leichten Leberfunktionsstörungen
											• Hauptweg Glucuronidierung • Gabe je nach Indikation vom 5. oder 11. bis zum 25. Zyklustag, bei Komb. m. Estrogenen angepasst an diese während der letzten 12-14 Tage des gedachten Zyklus • Alle Vorsichtsmaßnahmen und **KI** einer Hormon-Therapie beachten
											• Zusätzlich 4F12- und 2J2-Substrat • Wird von CYP3A4 in den aktiven Metaboliten **Carebastin** übergeführt • Keine anticholinergen Wirkungen, kaum Übertritt ins ZNS → Sedierung gering • QT-Hinweis bei MediQ, d.h. cave CLQTS, Komb. m. QT-verlängernden Wirkstoffen, Hypokaliämie und 3A4-Hemmer, v.a. Azol-Antimykotika, Makrolid-Antibiotika • Ausscheidung zu 2/3 renal • **KI** schwere NI, LI, Kinder <12 Jahre
											• Extrakt als Wirkstoff • Modulation an 3A4 unklar (Induktion gemäß DrugBank, Hemmung gemäß MediQ) • Interaktion an 1A2 könnte relevant sein, ein Fallbericht zu transfusionspflichtiger Thrombozytopenie nach Komb. m. Etoposid
											• Ferner 19A1-Inhibitor • Vorsicht bei gleichzeitiger Einnahme von Antikoagulanzien (INR)
											• Cave 2D6-Hemmer, z.B. Fluoxetin, Paroxetin, Cocain • Ritonavir → ↑ Wirkung bzw. Toxizität

Wirkstoff Präparate®	CYP-Enzyme																										PGP		
	1A2			2B6			2C8			2C9			2C19			2D6			2E1			3A(4-7)			---		
	S	I	H	S	I	H	S	I	H	S	I	H	S	I	H	S	I	H	S	I	H	S	I	H	S	I	H
Eculizumab z.B. Soliris® • Monoklonaler Antikörper (humanisiert) • Immunmodulator z.B. bei nächtlicher Hämoglobinurie, atypischem hämolytisch-urämischem Syndrom, refraktärer Myasthenia gravis mit Acetylcholin-Rezeptor-Antikörpern																											
Edoxaban z.B. Savaysa® (EU), Lixiana® (Ö)																						■			✋		
Efalizumab z.B. Raptiva®																											
Efavirenz			■	✋	!				■			■		*	*	■		■				!	*	*		■	
Eflornithin z.B. Vaniqua® Creme Hirsutismus im Gesicht bei Frauen																											
Efmoroctocog alfa, F VIII																											
Eftrenonacog alfa, F IX																											
Eisen-Präparate																											
Elbasvir → Grazoprevir (Zepatier®)																						✋			!		■

Anticholinerge NW	Agranulozytose	Serotonin-Syndrom	QTc-Verlängerung	Na+ ↓/ SIADH	Kalium-Dysbalance	Krampfschwelle ↓	Cave Licht ☼	Blutglucose ↓/↑	Achtung Niere	Achtung Leber	**Besondere Anmerkungen**
											• Umsetzung via lysosomale Enzyme • Vorsicht bei aktiven systemischen Infektionen, cave intravaskuläre Hämolyse (Veränderung des Geisteszustandes) und thrombotische Mikroangiopathie (Bestimmung von Thrombozyten, Lactatdehydrogenase, Kreatinin) • Meningokokken-Impfung für alle und Haemophilus-influenzae-Impfung für Personen <18 Jahre verpflichtend • UAW opportunistische Infektionen, grippeartiges Bild, (Kopf)Schmerzen, Schlaflosigkeit, Husten, Leukopenie • Keine Veränderung der bestehenden Therapie mit Antikoagulanzien • Datenlage bei NI und LI dünn, aber bisher keine Einschränkungen • Folgetherapeutikum → Ravulizumab
									0,5	■	• 3A4-Interaktion wenig relevant, *aber* – Große Vorsicht mit PGP-Induktoren (i.e.S. Rifampicin, Johanniskraut) und -Hemmern – 50%-Dosisreduktion Ciclosporin, Dronedaron, Erythromycin, Ketoconazol bzw. Dosis 1-mal 30 mg/d Edoxaban – Plasmaspiegel-Anstieg bei Komb. m. Amiodaron, Chinidin und Verapamil hingegen als klinisch nicht relevant erachtet, d.h. Dosisreduktion nicht zwingend notwendig – Vorsicht mit Azol-Antimykotika (Ausweg Fluconazol) • Wechselwirkungen in Bezug auf Blutungen beachten, v.a. keine Langzeitmedikation mit NSAR • Dosisdeckelung 30 mg/Tag ab GFR <50 ml/min, ab GFR <15 ml/min und bei Dialysepatienten nicht empfohlen; **KI** schwere LI und allgemein Lebererkrankungen, wenn diese mit Koagulopathie und Blutungsrisiko einhergehen
											• Antipsoriatikum • Seit 2009 vom Markt genommen
			!					■		■	• Zusätzlich relevantes Substrat an 2A6 • *) Hemmende Wirkung bei akuter Gabe, **induzierende** Effekte bei **chronischer** Medikation, z.B. können Antiepileptika mit der Zeit unwirksam werden • 2C9-Interaktion *in vitro* (MediQ) • Vorsicht bei Komb. m. 3A4-Substraten • **KI** Johanniskraut (Hypericin)
									■		• Hemmstoff der Ornithin-Decarboxylase, wichtig bei der Bildung des Haarschafts durch den Haarfollikel • UAW Akne, andere Hautreaktionen • Vorsicht bei Nierenschäden (mangels Untersuchungen)
											Siehe Blutgerinnungsfaktoren
											Siehe Blutgerinnungsfaktoren
											• Kaffee/Schwarztee, Milch/Milchprodukte, Mineralwasser vermeiden • *Einnahmehinweise siehe Kap. 4.2* • Dunkel-/Schwarzfärbung des Stuhls unbedenklich • Flüssige Formulierungen nicht länger im Mund belassen (Zahnverfärbungen, Trinkhalm!), (Film)Tabletten nicht kauen oder lutschen (Mundgeruch, Mundulzera), Vorsicht bei Schluckbeschwerden (Bronchialschleimhautnekrose nach Aspiration möglich), Durchfall oder Verstopfung als häufige UAW, nur selten ernste UAW im Gastrointestinaltrakt (Entzündungen, Geschwüre, Melanose, Ileus) • Antidot bei chronischer Überdosierung/Vergiftung (gastrointestinale Reizung, Erbrechen, Bauchschmerzen, rektale Blutung, Lethargie) Deferoxamin i.v.
										■	• Ferner 3A43-Substrat • *UAW, WW siehe Grazoprevir*

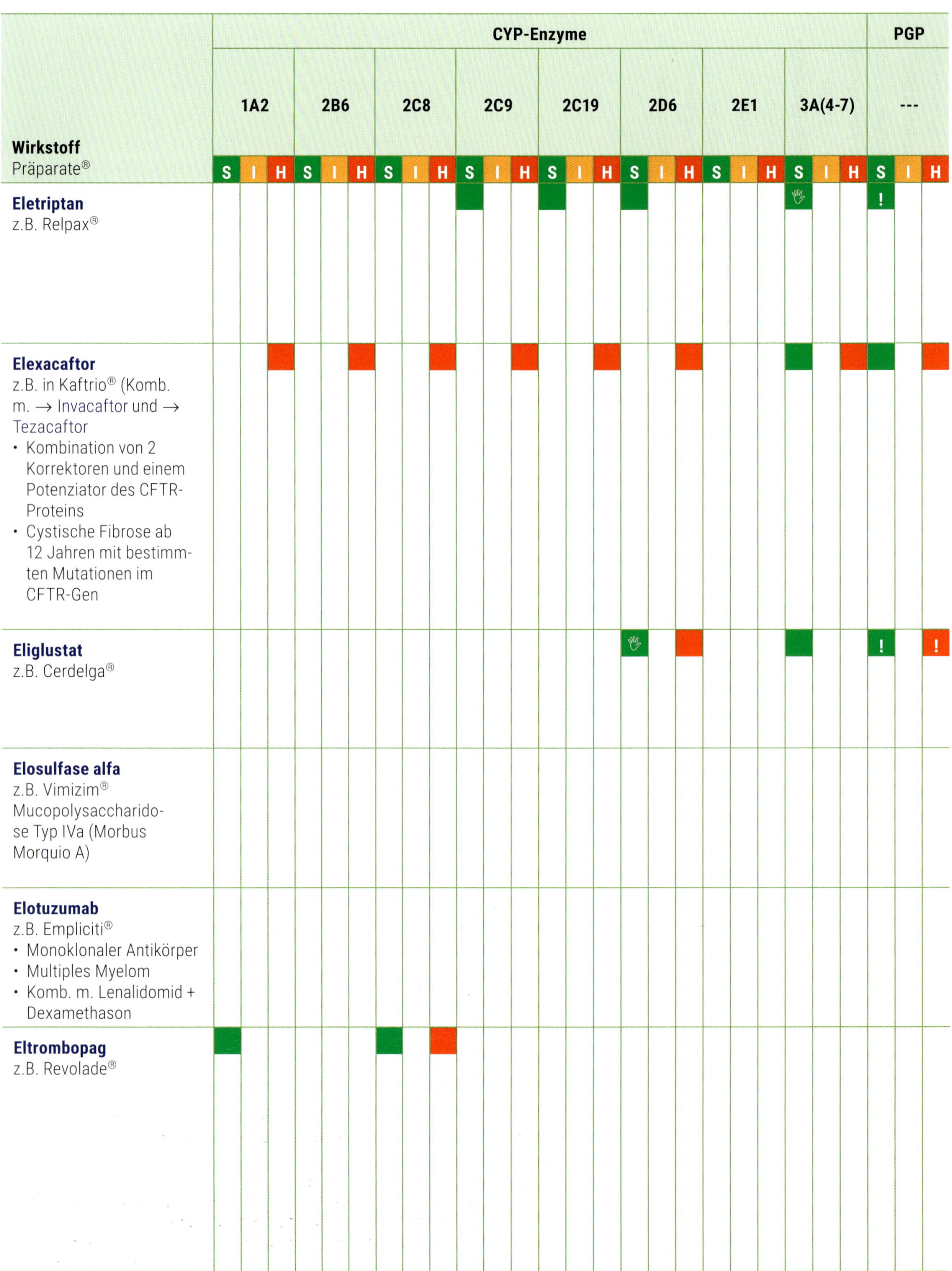

Wirkstoff Präparate®	CYP-Enzyme																									PGP		
	1A2			2B6			2C8			2C9			2C19			2D6			2E1			3A(4-7)			---		
	S	I	H	S	I	H	S	I	H	S	I	H	S	I	H	S	I	H	S	I	H	S	I	H	S	I	H
Eletriptan z.B. Relpax®										■			■			■						✋			!		
Elexacaftor z.B. in Kaftrio® (Komb. m. → Invacaftor und → Tezacaftor • Kombination von 2 Korrektoren und einem Potenziator des CFTR-Proteins • Cystische Fibrose ab 12 Jahren mit bestimmten Mutationen im CFTR-Gen			■			■			■			■			■			■				■		■	■		■
Eliglustat z.B. Cerdelga®																✋		■				■			!		!
Elosulfase alfa z.B. Vimizim® Mucopolysaccharidose Typ IVa (Morbus Morquio A)																											
Elotuzumab z.B. Empliciti® • Monoklonaler Antikörper • Multiples Myelom • Komb. m. Lenalidomid + Dexamethason																											
Eltrombopag z.B. Revolade®	■						■		■																		

Anticholinerge NW	Agranulozytose	Serotonin-Syndrom	QTc-Verlängerung	Na^+ ↓/ SIADH	Kalium-Dysbalance	Krampfschwelle ↓	Cave Licht ☼	Blutglucose ↓/↑	Achtung Niere	Achtung Leber	**Besondere Anmerkungen**
						*			0,9		• Zusätzlich Induktion an 2A6 • 2D6-Beziehung *in vitro* • Plasmaspiegel steigen bei Komb. m. den typischen 3A4-Hemmern bis zum Dreifachen an – Ausweg andere Triptane • *UAW, WW, KI, * siehe Triptane* • Dosisdeckelung ab mäßiger NI 40 mg/d, **KI** schwere NI und LI
											• Ferner Substrat des BCRP, jedoch keine Interaktionen mit OATP1B1+3 • **KI** Grapefruit(saft, 3A4) • Nicht empfohlen 3A4-Induktoren (Verlust der Wirksamkeit) • Vorsicht bei Komb. m. mäßigen 3A4-Hemmern wie Erythromycin, Fluconazol, Verapamil sowie starken 3A4-Inhibitoren wie die übrigen Azol-Antimykotika, Clarithromycin, Telithromycin bzw. Dosisreduktion • Bei Komb. m. Warfarin INR kontrollieren, Vorsicht ferner bei der Komb. m. Ciclosporin, Digoxin, Sirolimus, Tacrolimus, Statinen • Aufgrund der hypoglykämischen Wirkung (insbesondere in Komb. m. Ivacaftor) Kontrolle einer antidiabetischen Therapie • (Noch) keine Erfahrungen bei stark eingeschränkter NI • Ab mittelschwerer LI nur mit Vorsicht anwenden (Dosisreduktion), bei stark eingeschränkter Leberfunktion Anwendung derzeit nicht empfohlen
	!										• Indikation Morbus Gaucher • 2D6- und PGP-Hemmung *in vitro* • Cave alle 2D6- und 3A4-Interaktionen durch Arzneimittelkombinationen, keine Grapefruit-Produkte • Keine Untersuchungen bei NI, LI
											• Umsetzung via Proteasen • UAW Infusionsreaktionen inklusive Schüttelfrost und Pyrexie, Schwindel, Kopfschmerzen, Dyspnoe
											• Umsetzung via Proteasen • UAW opportunistische Infektionen (Nasopharyngitis, Husten, Pneumonie, Herpes zoster), Durchfall, Fieber, Kopfschmerzen, Gewichtsverlust, Lymphopenie, erhöhtes Malignom-Risiko
											• Zusätzlich Substrat und schwacher Hemmer des BCRP sowie mittel- starker Hemmer des OATP1B1 • Substrat und Hemmer an UGT1A1+3 sowie Hemmer an mehreren weiteren UGT • Abstand zu polyvalenten Kationen (*siehe Kap. 4.2*), Vorsicht bei der Komb. m. Ciclosporin (Thrombozytenzahl kontrollieren), Lopinavir/Ritonavir, Methotrexat, Statinen (50% Dosisreduktion), Topotecan • Leberfunktionsprüfungen (Enzyme, Bilirubin) zu Therapiebeginn und in der Einstellungsphase • Cave thromboembolische Ereignisse • Bei Child-Plugh-Klassifikation >5 mit 25 mg/d beginnen, individuelles Vorgehen bei chronischer HCV

Wirkstoff Präparate®	CYP-Enzyme																								PGP		
	1A2			2B6			2C8			2C9			2C19			2D6			2E1			3A(4-7)			---		
	S	I	H	S	I	H	S	I	H	S	I	H	S	I	H	S	I	H	S	I	H	S	I	H	S	I	H
Eluxadolin z.B. Truberzi®																							■	■			
Elvitegravir In Komb.-Präparaten mit → Cobicistat, → Embricitabin und → Tenofovir z.B. Genvoya®, Stribild®											■											■	■	■			
Emedastin z.B. Emadine® Augentropfen																											
Emicizumab z.B. Hemlibra® • Monoklonaler Antikörper • Blutungsprophylaxe bei Hämophilie A und Vorhandensein von F VIII-Hemmkörpern																											
Empagliflozin z.B. Jardiance®, in Synjardy® (Komb. m. Metformin)																									■		

Anticholinerge NW	Agranulozytose	Serotonin-Syndrom	QTc-Verlängerung	Na⁺ ↓/ SIADH	Kalium-Dysbalance	Krampfschwelle ↓	Cave Licht ☼	Blutglucose ↓/↑	Achtung Niere	Achtung Leber	Besondere Anmerkungen
										■	• Opioid-μ+κ-Agonist, -δ-Antagonist, 3A4-Hemmer in Darmmikrosomen, jedoch kann die Exposition begleitend angewendeter 3A4- Substrate aufgrund schwacher 3A4-Induktion sinken, ***siehe unten*** • Substrat und Hemmer an OATP1B1 sowie Hemmer des hepatischen Effluxtransporters MRP2 • **KI** OATP1B1-Inhibitoren Ciclosporin (im Zusammenspiel mit MRP2-Blockade und LI stark), Gemfibrozil, Protease-Hemmer (Atazanavir, Lopinavir, Ritonavir, Saquinavir, Tripranavir), Rifampicin • Nicht empfohlen Obstipation verursachende Pharmaka, z.B. Anticholinergika, andere Opioide inkl. Loperamid • Vorsicht bei der Komb. m. 3A4-Substraten (Erythromycin, Midazolam, Nifedipin und mit enger therapeutischer Breite Alfentanil, Chinidin, [Dihydro]Ergotamin, Fentanyl, Pimozid, Sirolimus, Tacrolimus) • Vorsicht bei der Komb. m. OATP1B1-Substraten, z.B. Sartanen (Olmesartan, Valsartan), Statinen (v.a. Atorvastatin, Simvastatin; Rosuvastatin weniger betroffen) • Abdominalschmerzen, Anstieg von Leberenzymen (AKT, AST), Sphincter-oddi-Spasmus, Pankreatitis, Schwindel, Somnulenz • **KI** akute und anamnestische Lebererkrankungen
									■	■	• Glucuronidierung via UGT1A1+3 • CYP-Induktionen *in vitro* (MediQ), für 3A4 hemmende Wirkung angegeben (DrugBank) • Ausscheidung über Leber/Galle >90% • Interaktionen bezogen auf Kombinationen: – 3A4-Substrate → erhöhte Plasmaspiegel von Elvitegravir – 3A4-Induktoren → erhöhte Clearance und verminderte Plasmaspiegel von Elvitegravir und Cobicistat – 3A4-Hemmer → verminderte Clearance und erhöhte Plasmaspiegel von Cobicistat • Nicht empfohlen gleichzeitige Anwendung von Adefovirdipivoxil, Didanosin, Lamivudin und anderen Cytidin-Analoga, Ritonavir sowie nephrotoxischen Arzneimitteln, v.a. Aminoglykosid-Antibiotika, Amphotericin, Foscarnet • **KI** GFR <30 ml/min und schwere LI • Kein Therapiebeginn während einer Schwangerschaft in der Komb. m. Cobicistat aufgrund deutlich reduzierter Exposition ab dem 2. Trimester → Therapieversagen und erhöhtes HIV-Infektionsrisiko für das Kind (Mitteilung des BASG vom 01.04.2019)
											• Umsetzung unbekannt • Allgemeine Vorsichtsmaßnahmen keine Anwendung bei Patienten >65 Jahre, keine Prüfungen bei NI, LI
											• Abbau durch Proteasen • UAW thrombotische Mikroangiopathie, thrombotische Ereignisse (Thrombose des Sinus cavernosus), lokale Reaktionen, Durchfall, Fieber, Kopfschmerzen, Arthralgie • Aktiviertes Prothrombinkomplex-Konzentrat (aPCC) vermeiden • Dosisanpassung bei NI nicht nötig; wenig Daten, jedoch keine Auffälligkeiten auch bei LI
								K	■		• Substrat an BCRP, OAT, OATP sowie *in vitro* an mehreren UGT, darunter UGT1A9 • ***UAW, WW siehe Dapagliflozin*** • Wirksamkeit von der Nierenfunktion abhängig → Dosisdeckelung 10 mg/Tag bei GFR <60 ml/min, bei GFR <45 ml/min absetzen

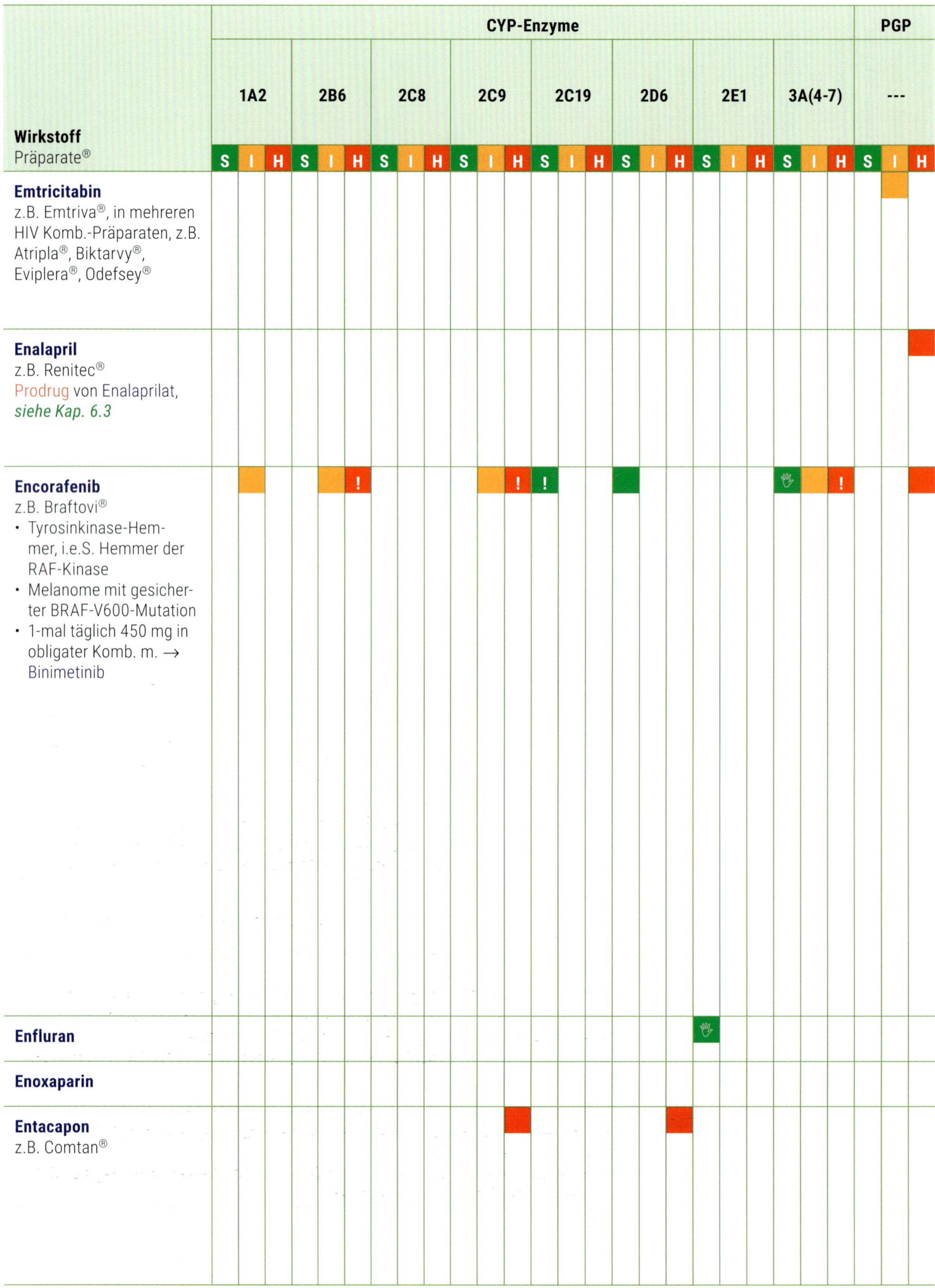

Wirkstoff Präparate®	CYP-Enzyme																									PGP		
	1A2			2B6			2C8			2C9			2C19			2D6			2E1			3A(4-7)			---		
	S	I	H	S	I	H	S	I	H	S	I	H	S	I	H	S	I	H	S	I	H	S	I	H	S	I	H
Emtricitabin z.B. Emtriva®, in mehreren HIV Komb.-Präparaten, z.B. Atripla®, Biktarvy®, Eviplera®, Odefsey®																										■	
Enalapril z.B. Renitec® Prodrug von Enalaprilat, *siehe Kap. 6.3*																											■
Encorafenib z.B. Braftovi® • Tyrosinkinase-Hemmer, i.e.S. Hemmer der RAF-Kinase • Melanome mit gesicherter BRAF-V600-Mutation • 1-mal täglich 450 mg in obligater Komb. m. → Binimetinib		■			■	!					■	!	!			■						✋	■	!			■
Enfluran																			✋								
Enoxaparin																											
Entacapon z.B. Comtan®												■						■									

Anticholinerge NW	Agranulozytose	Serotonin-Syndrom	QTc-Verlängerung	Na^+ ↓/ SIADH	Kalium-Dysbalance	Krampfschwelle ↓	Cave Licht ☼	Blutglucose ↓/↑	Achtung Niere	Achtung Leber	Besondere Anmerkungen
								■	■	■	• Substrat an MRP1, außerdem mittelstarker Hemmer an MRP1-3 • CYP-Interaktionen nicht zu erwarten • Hypertriglyceridämie, Blutbild-Veränderungen (Kinder, Anämie), Hautausschlag, Hyperpigmentierung • Keine Komb. m. Lamivudin, Zalcitabin • Relevante Ausscheidung renal unverändert, Dosisreduktion bei GFR <50 ml/min, Q_0-Wert „unbekannt"
	■			■	↑		A	■	0,1	■	• CYP-/PGP-Interaktionen von geringer Bedeutung, zusätzlich OATP1B1+3-Substrat *in vitro* • Umsetzung via Hydrolyse und renale Ausscheidung • Verstärkung der Photosensibilisierung durch Komb. m. Hydrochlorothiazid • Cave Hyperkaliämie bei Komb. mit Kalium sparenden Wirkstoffen • Erhöhte Lithium-Toxizität
			■				■		■	■	• Alle CYP-Interaktionen *in vitro* • Hemmwirkungen an zahlreichen Transport-Proteinen zwar auch *in vitro* jedoch erhöhte Exposition bei Komb. m. Encorafenib möglich via: – Renale OAT1-3: Furosemid, Penicillin – Hepatische OATP1B1+3, OCT: Atorvastatin, Bosentan – BCRP: Methotrexat, Rosuvastatin – PGP (*in vivo*): Posaconazol – UGT1A1: ***siehe Binimetinib*** • Ausscheidung via N-Dealkylierung, Hydroxylierung, Glucuronidierung • Angaben zu induzierenden und hemmenden Modulationen an 2B6, 2C9 und 3A4 sämtlich bei MediQ • Gilt insbesondere für 3A4: gleichzeitige Anwendung von 3A4-Substraten kann sowohl zum Wirkungsverlust als auch erhöhter Toxizität dieser führen, z.B. unsicherer Schutz bei oralen Kontrazeptiva • → **KI** starke 3A4-Hemmer, z.B. Posaconazol, auch Grapefruitsaft • Vorsicht mit 3A4-Induktoren • Vorsicht bei der Komb. m. mittelstarken 3A4-Hemmern, z.B. Diltiazem • Schwaches QT-Potenzial, wichtig gegebenenfalls Korrektur von Kalium und Magnesium sowie EKG-Überwachung, cave Herzinsuffizienz, Bradyarrhythmien • In Bezug auf UAW am Herzen Elektrolyt-Kontrollen (K^+, Mg^{2+}) im Auge behalten, cave Bradyarrhythmien • ***Weitere UAW siehe Binimetinib*** • Vorsicht bei schwerer NI, jedoch derzeit noch keine klaren Dosis-empfehlungen möglich, hingegen Dosisreduktion auf 300 mg/d bereits ab leichter LI • Zuverlässige Kontrazeption bis 1 Monat nach Therapieende, Wirksamkeit oraler Kontrazeptiva herabgesetzt, ***siehe oben***
										H	Fragliches Risiko für QT-Verlängerung
											Siehe Heparine
										■	• CYP-Interaktionen gering bedeutsam • Hauptwirkung Hemmung der Catechol-O-Methyltransferase (COMT), *daher*: – Cave Komb. m. inotropen und allgemein über COMT metabolisierten Wirkstoffen, v.a. Adrenalin, Dobutamin → ↑ Kardiotoxizität – Cave Komb. m. Noradrenalin-Wiederaufnahme-Hemmern • Weiters Substrat an verschiedenen UGT, z.T. *in vitro* • **KI** nicht-selektive MAO-Hemmer, z.B. Phenelzin (Herstellerangabe) • Komb. m. 10 mg Selegilin/Tag möglich, nicht mit anderen MAO-Hemmern

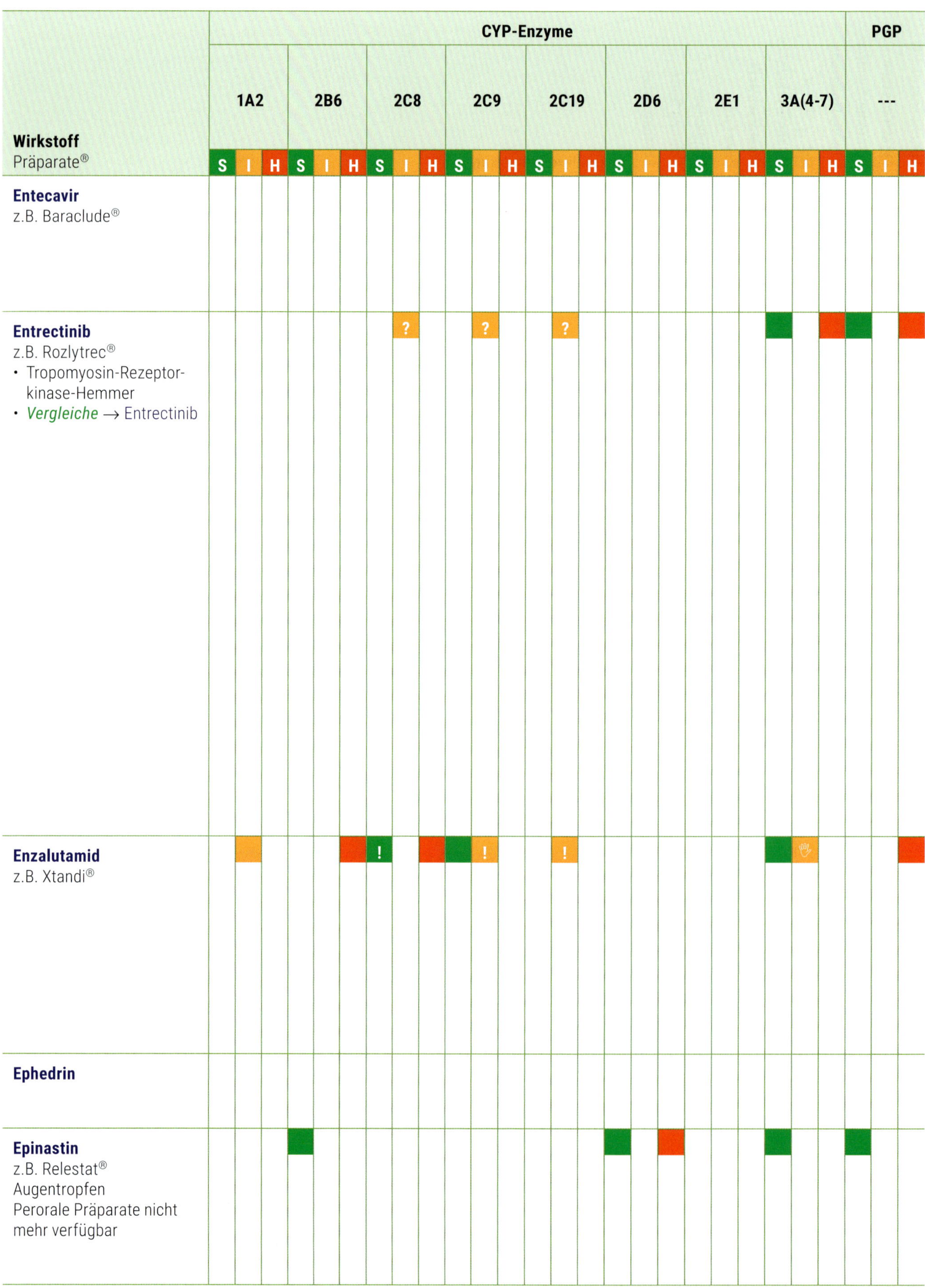

Wirkstoff Präparate®	**CYP-Enzyme**																									**PGP**		
	1A2			**2B6**			**2C8**			**2C9**			**2C19**			**2D6**			**2E1**			**3A(4-7)**			**---**		
	S	I	H	S	I	H	S	I	H	S	I	H	S	I	H	S	I	H	S	I	H	S	I	H	S	I	H
Entecavir z.B. Baraclude®																											
Entrectinib z.B. Rozlytrec® • Tropomyosin-Rezeptor-kinase-Hemmer • *Vergleiche* → Entrectinib								?			?			?								■		■	■		■
Enzalutamid z.B. Xtandi®		■				■	!		■	■	!			!								■	■				■
Ephedrin																											
Epinastin z.B. Relestat® Augentropfen Perorale Präparate nicht mehr verfügbar				■												■		■				■			■		

Anticholinerge NW	Agranulozytose	Serotonin-Syndrom	QTc-Verlängerung	Na⁺ ↓/ SIADH	Kalium-Dysbalance	Krampfschwelle ↓	Cave Licht ☼	Blutglucose ↓/↑	Achtung Niere	Achtung Leber	Besondere Anmerkungen
									0,25		• Hauptumsetzung renal unverändert • Nebenweg Sulfat-Konjugation • Kopfschmerzen, Schlaflosigkeit, Erschöpfung • Dosisanpassung ab GFR <50 ml/min • In Zusammenhang mit hepatischer Dekompensation Lactat-Acidosen, auf Leberenzym-Anstieg achten
											• BCRP- und OATP1B1-Hemmer *in vitro* • *In-vitro*-Daten deuten darauf hin, dass Entrectinib Enzyme induziert, die über den Pregnan-X-Rezeptor (PXR) reguliert werden, i.e.S. CYP2C8, -2C9, -2C29 und UGT • Komb. m. 3A(4)-/PGP-Induktoren wie z.B. Apalutamid, Carbamazepin, Johanniskraut, Phenobarbital, Phenytoin, Rifampicin, Ritonavir) und starken 3A(4)-Inhibitoren wie z.B. Azol-Antimykotika, Bitterorange, Grapefruit, Ritonavir, Saquinavir) vermeiden • Vorsicht bei der Komb. m. 3A4-Substraten mit enger therapeutischer Breite wie Alfentanil, Chinidin, Cisaprid, Cyclosporin, Ergotamin, Fentanyl, Pimozid, Sirolimus, Tacrolimus • Vorsicht mit sensitiven BCRP-Substraten wie Lapatinib, Methotrexat, Mitoxantron, Topotecan • Vorsicht mit sensitiven OATPB1B1-Substraten wie Atorvastatin, Bosentan, Pravastatin, Repaglinid, Rosuvastatin • Vorsicht mit PGP-Inhibitoren wie Felodipin, Fluvoxamin, Nifedipin, Paroxetin, Verapamil • Die gleichzeitige Awendung von 2C8/9/19-Substraten wie Omeprazol, Repaglinid, Tolbutamid oder Warfarin kann deren Exposition verringern • WW mit oralen Kontrazeptiva noch nicht abschätzbar → andere Verhütungsmethoden benützen • Alle gruppentypischen UAW • Mögliche Dehydratation und Elektrolytstörungen im Hinblick auf QT-Verlängerung und kognitive Störungen im Auge behalten • Dosisreduktion bei Herzinsuffizienz, Hyperurikämie • Derzeit noch keine Untersuchungen bei schwerer NI und ab mittelschwerer LI (erhöhte Transaminase-Werte ernst nehmen) • Sichere Verhütung für Frauen bis 5 Wochen und für Männer bis 3 Monate nach Therapieende
			*								• PGP-Hemmung *in vitro* • Für 3A5 und PGP auch hemmende Wirkungen angegeben (DrugBank) • *) Risiko für QT-Verlängerung aufgrund der Androgen-Deprivation; Vorsicht bei der Komb. m. Arzneimitteln, die nachweislich das QT-Intervall verlängern, z.B. Klasse-I+III-Antiarrhythmika, Antipsychotika • Cave starke 2C8-Hemmstoffe (Gemfibrozil) und -Induktoren (Rifampicin) • Bei Komb. mit einem Antikoagulans, das über 2C9 metabolisiert wird, z.B. Acenocoumarol, Warfarin, Kontrolle des INR-Wertes • Vorsicht bei schwerer NI, bei LI keine Dosisreduktion erforderlich, jedoch längere Halbwertszeiten beobachtet
			S		↓						• Verschiedene Abbaureaktionen, z.B. Hydroxylierung, oxidative Desaminierung, N-Demethylierung), aber Hauptweg renal unverändert • Vorsicht bezüglich additiver serotonerger Wirkungen
											• Hauptweg renal unverändert • Trotz einiger Interaktionen an CYP-Enzymen und PGP WW mit anderen Arzneimitteln nicht zu erwarten • Keine Affinität zu cholinergen Rezeptoren, keine Überwindung der Blut-Hirn-Schranke • UAW Lokalreaktionen am Auge, Kopfschmerzen, Mundtrockenheit, asthmaartiger Husten, Juckreiz • Weiche Kontaktlinsen erst 15 Minuten nach der Augentropfen-Anwendung einsetzen

Wirkstoff Präparate®	CYP-Enzyme																										PGP		
	1A2			2B6			2C8			2C9			2C19			2D6			2E1			3A(4-7)			---		
	S	I	H	S	I	H	S	I	H	S	I	H	S	I	H	S	I	H	S	I	H	S	I	H	S	I	H
Epinephrin Syn. Adrenalin, z.B. Epipen®												■												■			
Epirubicin																									■		
Eplerenon z.B. Inspra®																						■					
Epoprostenol • TAH • Anwendung bei pulmonaler arterieller Hypertonie																											
Eprosartan z.B. Teveten®												■															
Eptifibatid z.B. Integrilin® • Klinisches Notfalltherapeutikum • Prävention eines akuten Myokardinfarkts • Komb. m. ASS und Heparin (unfraktioniert)																											

Anticholinerge NW	Agranulozytose	Serotonin-Syndrom	QTc-Verlängerung	Na$^+$ ↓/ SIADH	Kalium-Dysbalance	Krampfschwelle ↓	Cave Licht ☼	Blutglucose ↓/↑	Achtung Niere	Achtung Leber	Besondere Anmerkungen
			S		↓						• CYP-Interaktionen gering bedeutsam • Hauptabbau-Enzyme MAO, COMT • *Bezüglich QT-Risiko siehe Kap. 7.4.*
			!						0,99		• Hauptweg via UGT2B7, Substrat des BCRP, Interaktionen mit MRP1+2 • **KI** Gelbfieber-Impfung, auch andere Lebendvakzine vermeiden • Cave kardiotoxische Kombinationen, z.B. Trastuzumab (bis zu 27 Wochen Wartezeit, cave Herzinsuffizienz) • WW Cimetidin → ↑ Epirubicin • Cave Erhöhung der Gesamt- Myelo- und Kardiotoxizität besondere Vorsicht bei der Komb. m. Chinin, Paclitaxel (24 Stunden Abstand), Interferon alpha-2b, (Dex)Verapamil • Alle Zytostatika-typischen UAW, z.B. Mukositis, Stomatitis, akute oder verzögerte Herztoxizität • Rotfärbung des Urins; bei intravesikaler Anwendung Brennen, Pollakisurie, Zystitis (auch bakteriell) • Strikte Kontrazeption bis 6 Monate nach Therapieende • Lichtempfindlichkeitsreaktionen seit Markteinführung bekannt geworden • Epirubicin-Clearance bei hochgradiger NI verringert, Dosisreduktion ab GFR <30 ml/min erwägen, ab Serumkreatinin-Wert >5 mg/100 ml obligat, **KI** schwere LI
					↑	*			0,98		• Hemmer des mitochondrialen 11B2 • Vorteile im Vergleich zu Spironolacton: Gynäkomastie, Hirsutismus, Stimm- und Hautveränderungen nur selten • Bei Hyperaldosteronismus (Conn-Syndrom) kann eine wesentlich höhere TD als die laut Fachinformation zugelassenen 50 mg erforderlich sein (bis 400 mg, *off-label*) • Strikte Kontrolle der Kalium-Werte (dürfen 5 mmol/l nicht übersteigen) • Vorsicht mit 3A4-Substraten, -Induktoren und -Hemmern • *) Muskelkrämpfe häufig • Keine Dosisreduktion bei NI, aber **KI** bei GFR <50 ml/min und schwerer LI
											• Abbau durch Hydrolyse • Verstärkung der Wirkung von Antikoagulanzien und Vasodilatatoren, Vorsicht bei der Komb. m. Digoxin (Beeinflussung kardiovaskulärer Reflexe) • Antagonismus der thrombolytischen Wirkung des Gewebeplasminogen-Aktivators • UAW Hypotonie (kann stark sein, Gabe von Plasmaexpandern), Tachykardie oder Bradykardie, Flush, Thrombozytopenie, Blutungen
					↑						• An 2C9 Blocker, aber kein Substrat • Hauptweg Ausscheidung über Galle, Nebenweg Glucuronidierung • Keine Hinweise auf hypoglykämische Eigen- und Wechselwirkungen • Dosisdeckelung 600 mg/d bei GFR <60 ml/min erwägen, Dosisreduktion ab GFR <30 ml/min obligat, **KI** schwere LI
											• Cyclisches Heptapeptid mit Schwefel enthaltenden funktionellen Gruppen • TAH mit Sonderstatus: RDG- (Arginin-Glycin-Asparatat-) Mimetikum • Über Umsetzung wenig bekannt • Hauptumsetzung renal, großteils unverändert • Vorsicht bei Komb. m. allen anderen gerinnungshemmenden Pharmaka • **KI** schwere NI (GFR <30 ml/min), LI, ferner keine Anwendung an Personen <18 Jahre

Wirkstoff Präparate®	CYP-Enzyme																								PGP		
	1A2			2B6			2C8			2C9			2C19			2D6			2E1			3A(4-7)			---		
	S	I	H	S	I	H	S	I	H	S	I	H	S	I	H	S	I	H	S	I	H	S	I	H	S	I	H
Erenumab z.B. Aimovig®, s.c. Selbst-injektion • Migräne-Prophylaxe • Anwendung 1-mal pro Monat 225 mg oder 675 mg alle 3 Monate • Erster Vertreter von Antikörpern gegen das Neuropeptid Calcitonin Gene-Related Peptide (CGRP)																											
Ergotamin																						✋		!			■
Eribulin z.B. Halaven®																						■		■			
Erlotinib z.B. Tarceva®	!						■		■							■						✋	■	■	!		
Ertapenem z.B. Invanz® Carbapenem																											

Anticholinerge NW	Agranulozytose	Serotonin-Syndrom	QTc-Verlängerung	Na$^+$ ↓/ SIADH	Kalium-Dysbalance	Krampfschwelle ↓	Cave Licht ☼	Blutglucose ↓/↑	Achtung Niere	Achtung Leber	Besondere Anmerkungen
						*					• Abbau durch Proteasen • CGRP ist ein potenter Vasodilatator, seine Blockade könnte das bei Migräne ohnedies schon erhöhte Risiko kardiovaskulärer Erkrankungen noch weiter steigern → cave erhöhte diastolische Blutdruckwerte • Weitere Vertreter → Galcanezumab, → Fremanezumab • UAW Schmerzen und Reizungen an der Injektionsstelle, Obstipation, Muskelkrämpfe(*), Juckreiz, Bildung von Antikörpern gegen Erenumab (Bedeutung noch unklar)[216] • Keine Untersuchungen zu schwerer NI (GFR <30 ml/min) und schwerer LI, Eliminationsprobleme aufgrund des intrazellulären Proteinabbaus nicht zu erwarten, bisher weder Auffälligkeiten noch Einschränkungen
		■									• Maximaldosierung 2-mal 6 mg/Tag • *Siehe Dihydroergotamin*
			!							■	• Hauptweg biliär unverändert • CYP-Interaktionen unbedeutend → WW nur mit starken 3A4-Substraten, -Induktoren und -Hemmern zu erwarten • Allerdings Hemmung der Umsetzung von Nifedipin, Testosteron und *R*-Warfarin → hier UAW bedenken[217]
											• Zusätzlich 1A1-/1B1-Substrat • Bezüglich CYP3A v.a. wichtige Substratbeziehung mit 3A5 • Bezüglich 3A-Modulation schwache Induktion (MediQ) und Hemmung (DrugBank) angegeben • Hemmstoff von UGT1A1 sowie relevantes Substrat von BCRP • Vorsicht bei der Komb. m. 1A2-Hemmern, v.a. Ciprofloxacin, Fluvoxamin • Bei Rauchern bis zu 50% höhere Dosierung notwendig bzw. Rauchstopp anpeilen, ***siehe Kap. 6.6*** • Mit Cumarinen erhöhtes Blutungs-Risiko • Mit Statinen erhöhtes Myopathie-Risiko • Fragliches Risiko für QT-Verlängerung • Resorptionsbeeinträchtigung bei pH-Wert-Erhöhung, ***siehe Kap. 4.4.3*** • Häufig Hauttoxizität • Möglichst frühzeitige Behandlung einer Erlotinib-induzierten Diarrhoe mit Loperamid • Nüchterneinnahme • Keine Untersuchungen bei schwerer LI, aber auch keine Auffälligkeiten
	*					■		■	■		• Ausscheidung renal, davon zum größten Teil unverändert • Agranulozytose in AC-FI nicht erwähnt, Blutbildveränderungen möglich, ***siehe Breitspektrum-Penicilline, Cephalosporine*** • Hypoglykämie selten • Krampfanfälle bei Dosierung 1 g/Tag über 14 Tage • Komb. m. Valproinsäure vermeiden, da Abfall der *wirksamen* Plasmaspiegel von Valproinsäure möglich • **KI** GFR <30 ml/min

Wirkstoff Präparate®	CYP-Enzyme																								PGP		
	1A2			2B6			2C8			2C9			2C19			2D6			2E1			3A(4-7)			---		
	S	I	H	S	I	H	S	I	H	S	I	H	S	I	H	S	I	H	S	I	H	S	I	H	S	I	H
Ertugliflozin z.B. Steglarto®																									■		
Erythromycin z.B. Erythrocin®																						!		✋	■		!
Erythropoetin Syn. Epoetin alfa, beta, theta																											
Escitalopram ® Citalopram																											
Esketamin → Ketamin																											
Eslicarbazepin-acetat → Oxcarbazepin																											
Esmolol Notfall-Beta-Blocker (Klinik)																■											
Esomeprazol ® Omeprazol																											

Anticholinerge NW	Agranulozytose	Serotonin-Syndrom	QTc-Verlängerung	Na^+ ↓/ SIADH	Kalium-Dysbalance	Krampfschwelle ↓	Cave Licht ☼	Blutglucose ↓/↑	Achtung Niere	Achtung Leber	Besondere Anmerkungen
								K	■		• Substrat *oder* Hemmer an mehreren UGT, v.a. UGT1A9 und -2B7, ferner am BCRP • Ausscheidung im Stuhl (davon 1/3 unverändert) > renal • Risiko für Hypoglykämie auch bei Monotherapie geringfügig erhöht, Risiko für Ketoacidosen gering • WW Insulin und Insulin-Sekretagoga • Keine relevante wechselseitige Beeinflussung der Pharmakokinetik von Simvastatin, ferner von Glimepirid, Metformin, Sitagliptin (alle UGT) • UAW vulvovaginale Pilzinfektionen bei Frauen und Candida-Balantitis bei Männern, Hypovolämie (Ertugliflozin induziert eine osmotische Diurese), erhöhter Harndrang, Durst • Cave Kreislaufschwäche, Herzinsuffizienz • Ab GFR <60 ml/min nicht mehr empfohlen bzw. **KI** bei GFR <45 ml/min und Dialysepatienten, bei schwerer LI mangels Studien ebenfalls nicht empfohlen
	■		!!			■			0,9	H	• 1A2-Hemmung nicht länger genannt • Zusätzlich schwach bis mittelstarker Hemmstoff von mehreren OATP, darunter OATP1B1+3 • Cave Interaktionen mit 3A4-Substraten, -Induktoren und -Hemmern, z.B. **KI** Atorvastatin, Lovastatin (cave NEM!), Simvastatin (Rhabdomyolyse), Antikoagulanzien (Blutungsgefahr), **KI** Secale-Alkaloide (Ischämie-Gefahr), cave additive Einflüsse auf QT-Intervall • Vorsicht bei der Komb. m. Theophyllin, Hinweise auf erhöhte Colchicin-Toxizität • Toxische Wirkung auf die Darmschleimhaut, Hemmung der Darmmotilität • ***Detaillierte Beschreibung von WW siehe Kap. 5.1*** • TMD 2,0 g bei GFR <30 ml/min bzw. Serumkreatinin >2 mg/100 ml TMD; auf Zeichen von Ototoxizität achten • Dosisreduktion bei LI, **KI** schwere LI
					↑	■			■		• Umsetzung ± unbekannt • Hyperkaliämie häufig unter Dialyse • UAW Verschlechterung einer bestehenden Hypertonie (v.a. bei *zu schneller* Hämatokrit-Anhebung bei renaler Anämie), *De-novo*-Bluthochdruck, Hautreaktionen(!), thromboembolische Ereignisse, Erythroblastopenien durch neutralisierende Antikörper (oft in Verbindung mit chronischer NI) • Dosierung nach Hämoglobin-Ausgangswert und -Anstieg • Zusätzlich Eisen-Gabe bei Serumferritin-Wert <100 mg/l bzw. Transferrin-Sättigung <20 %, gegebenenfalls zusätzlich Substitution von Folsäure und Vitamin B_{12} • Q_0-Wert hoch, dennoch vorsichtige Dosierung bei NI
					↑			A	0,99		• Hauptumsetzung via Esterasen in Erythrozyten (weniger in der Leber) • **KI** Verapamil (48 Stunden Abstand) • Vorsicht bei der Komb. m. Amisulprid, Clonidin, Floctafenin, Insulin (Hypoglykämie), Secale-Alkaloiden (Vasokonstriktion), Reserpin, Sulfonylharnstoffen (Hypoglykämie), Succinylcholin (Blockade verlängert) • Verstärkung der Wirkung von Blutdrucksenkern und Kardiodepressiva • ***Siehe Beta-Blocker*** • Trotz hohen Q_0-Wertes Dosisreduktion ab GFR <30 ml/min

Wirkstoff Präparate®	CYP-Enzyme																									PGP		
	1A2			2B6			2C8			2C9			2C19			2D6			2E1			3A(4-7)			---		
	S	I	H	S	I	H	S	I	H	S	I	H	S	I	H	S	I	H	S	I	H	S	I	H	S	I	H
Estradiol																						!					
Estramustin z.B. Estrazyt® Prodrug von Norstick-stoff-Lost und Estradiol, *siehe Kap. 6.3*																											
Estriol																											
Etacrynsäure z.B. Edecrin®																											
Etanercept z.B. Enbrel® • Fusionsprotein • Hemmt die Bindung von TNFα an Zielrezeptoren • Rheumatoide Arthritis, Psoriasis-Arthritis, Plaque-Psoriasis, Spondyloarthritis, Morbus Bechterew																											
Etelcalcetid z.B. Parsabiv®																											

Anticholinerge NW	Agranulozytose	Serotonin-Syndrom	QTc-Verlängerung	Na⁺ ↓/ SIADH	Kalium-Dysbalance	Krampfschwelle ↓	Cave Licht ☼	Blutglucose ↓/↑	Achtung Niere	Achtung Leber	Besondere Anmerkungen
						*	#	†			• Zusätzlich 1A1-, 1B1-Substrat sowie relevante Umsetzung über OATP1B1 und UGT1A1 • Vorsicht bei der Komb. m. Enzyminduktoren → ↓ Estradiol-Wirksamkeit • Hemmung des Metabolismus oraler Antikoagulanzien → ↑ Blutungsrisiko • Erhöhung des Wirkspiegels von Theophyllin und Tizanidin • *) UAW Muskelkrämpfe in den Beinen, Vorsicht bei Epilepsie bzw. **KI** vorausgegangene Migräne mit fokalen neurologischen Symptomen • #) Lichttoxizität in Zusammenhang mit Porphyrien zu sehen (**KI** für Estradiol und Estrogene) • †) Glucose-Toleranz verschlechtert, Vorsicht bei Diabetes, Insulin-Bedarf kann größer werden • **KI** alle Formen von Störungen der Blutgerinnung, arterielle oder venöse Thromboembolie oder Prädisposition dafür; Antikoagulanzien-Bedarf kann vergrößert sein • **KI** Lebererkrankungen in der Anamnese bzw. Leberwerte außerhalb der Norm
								*			• Antigonadotropes Zytostatikum • UAW Blutbildveränderungen, Ödeme, stauungsbedingte Herzerkrankung, Gynäkomastie; Blutzucker-Einstellung bei Diabetikern prüfen(*) • Zu NI und LI keine Studien, Nierenbelastung infolge UAW • Hypercalcämie möglich
						*	*	*			• Relevanter Weg via Glucuronidierung • Schwacher UGT1A1-Hemmer • Interaktionen mit PGP-Induktoren wie Barbituraten, Carbamazepin, Hydantoinen, Johanniskraut möglich • Kann die pharmakologischen Eigenschaften von Glucocorticoiden, Succinylcholin, Theophyllin und Troleandomycin verstärken • Alle Vorsichtsmaßnahmen und **KI** einer Hormon-Therapie beachten • *) *Vergleiche Estradiol*
					↓				0,35	H	• Glutathion-S-Transferase A2-Blocker • Hyperurikämie, Gichtanfälle möglich • Cave Hypomagnesiämie • Metabolismus vorwiegend über Leber, daher große Vorsicht bei Lebererkrankungen
	*							A			• Umsetzung ± unbekannt • Ausscheidung renal • *) Schwere Blutdyskrasien, z.B. Panzytopenie, aplastische Anämie • Hypoglykämie v.a. bei Diabetikern unter antidiabetischer Therapie • Nicht empfohlen Abatacept (↑ UAW), Anakinra (↑ schwere Infektionen, Leukopenie) • Vorsicht bei der Komb. m. Sulfasalazin (Neutropenie), Clozapin, Immunsuppressiva, Glucocorticoide hochdosiert, Zidovudin (alle ↑ Infektionsrisiko, Agranulozytose) • Methotrexat, NSAR, Salicylate sowie Glucocorticoide gleichzeitig möglich • Alle UAW von Immunsuppressiva, z.B. opportunistische Infektionen, Neoplasmen (Hautkrebs, Malignome), demyelinisierende Prozesse; cave (Reaktivierung von) Tuberkulose oder Hepatitiden • Lebendvakzine vermeiden, auch bei Säuglingen bis 16 Wochen nach der letzten Etanercept-Dosis bei der Mutter • Kontrazeption bis 3 Wochen nach Therapieende empfohlen
											• Für chronisch nierenkranke Personen (CKD) sowie Hämodialyse-Patienten • Umsetzung durch Disulfid-Austausch und Albumin-Bindung, dialysierbar • Dosierung in Abhängigkeit von Parathormon- und Calcium-Spiegel • Komb. m. anderen den Calcium-Spiegeln senkenden vermeiden, insbesondere Cinacalcet Substanzen • UAW Hypocalcämie (Ca^{2+} < 2,08 mmol/l), Muskelkrämpfe, Hypotonie

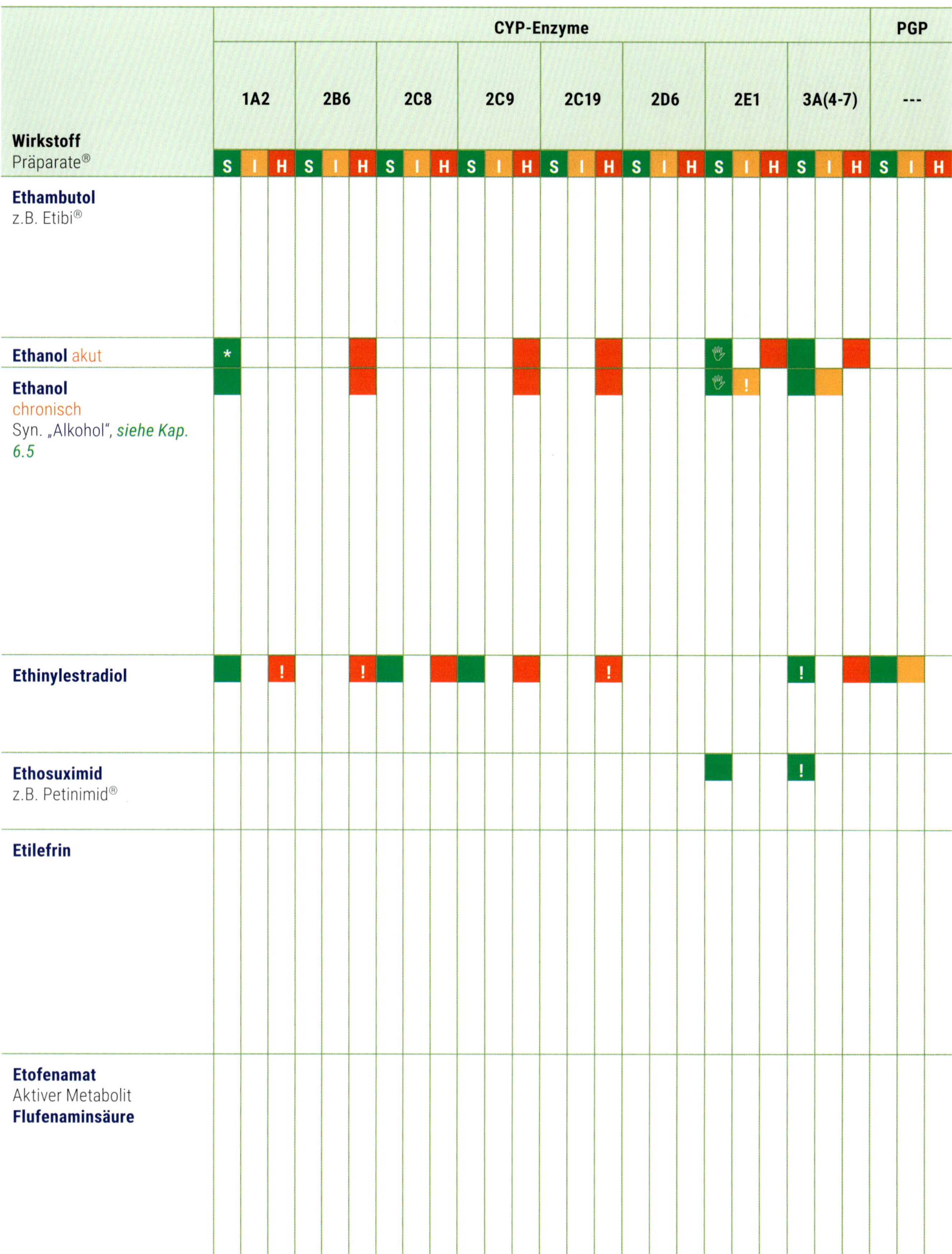

Wirkstoff Präparate®	CYP-Enzyme																									PGP		
	1A2			2B6			2C8			2C9			2C19			2D6			2E1			3A(4-7)			---		
	S	I	H	S	I	H	S	I	H	S	I	H	S	I	H	S	I	H	S	I	H	S	I	H	S	I	H
Ethambutol z.B. Etibi®																											
Ethanol akut	*																										
Ethanol chronisch Syn. „Alkohol“, *siehe Kap. 6.5*																				!							
Ethinylestradiol			!			!									!							!					
Ethosuximid z.B. Petinimid®																						!					
Etilefrin																											
Etofenamat Aktiver Metabolit **Flufenaminsäure**																											

Anticholinerge NW	Agranulozytose	Serotonin-Syndrom	QTc-Verlängerung	Na^+ ↓/ SIADH	Kalium-Dysbalance	Krampfschwelle ↓	Cave Licht ☼	Blutglucose ↓/↑	Achtung Niere	Achtung Leber	Besondere Anmerkungen
									0,35		• Relevanter Weg renal unverändert • WW Aluminium, Magnesium (↓ Aufnahme von Ethambutol, 1 Stunde danach einnehmen), Disulfiram (↑ Neurotoxizität, Sehschäden) • UAW Opticus-Schäden (Erblindungsgefahr, augenärztliche Kontrollen!), Neuropathie • Urikosurika eventuell aufdosieren • Dosisreduktion bzw. größere Intervalle ab GFR <75 ml/min (sonst ↑ Risiko für Opticus-Neuritis)
											• Auch 1A1-Hemmer, 4A11-Induktor
											• *) *in vitro* und nur bei „akut" (MediQ) • Induzierende Wirkungen bei chronischer bzw. missbräuchlicher Zufuhr • **Akut und chronisch**: – Hauptabbauenzym „akut" Alkoholdehydrogenase, bei „chronisch" v.a. über 2E1 – Verstärkung der Sedierung anderer ZNS-aktiver Wirkstoffe – **KI** Metformin (Risiko für Lactat-Acidose erhöht) – Gastrointestinale Blutungs- und Ulcusneigung in Komb. mit NSAR – Erhöhte Lebertoxizität bei vorgeschädigter Leber in Komb. mit leberschädigenden Medikamenten (z.B. Methotrexat), verminderter Abbau von Substanzen, die über Leber metabolisiert werden (z.B. Theophyllin) – Erhöhte Krampfanfälligkeit beim Entzug in Kombination mit Medikamenten, die die Krampfschwelle senken • Substratbeziehung 3A4 bei „akut" und „chronisch" vernachlässigbar
						*	*	*			• Zusätzlich Induktor an UGT1A4 • ***WW, UAW, * siehe Estradiol*** • Unterschiedliche Beeinflussung der Pharmakokinetik und Biotransformation von Pharmaka bei Frauen und Männern, ***Gender-Aspekte siehe Kap. 6.7***
									0,8		• Substrat an 2A43 • Dosisreduktion erst ab GFR <10 ml/min und bei schwerer LI • Ethosuximid ist dialysierbar → Extradosis nach Dialyse
									0,7		• Umsetzung via Sulfatierung und renale Ausscheidung • **KI** MAO-Hemmer • Verstärkung der Wirkung von Antihistaminika, Digitalis-Glykosiden, Guanethidin, Halothan, Mineralocorticoiden, anderen Sympathomimetika, Schilddrüsen-Hormonen • Verstärkung der Etilefrin-Wirkung durch Atropin, Dihydroergotamin • Abschwächung der Wirkung von Antidiabetika, Alpha-, Beta-Blockern • Abschwächung der Etilefrin-Wirkung durch Chinidin • Bei Hypokaliämie und Hypercalcämie nicht empfohlen, Vorsicht bei Diabetes und Hyperthyreose • Bei NI und LI möglichst niedrige Dosis
					↑		*	A			• Ausscheidung biliär > renal • Flufenaminsäure hingegen bevorzugt im Urin • Verzögerte Ausscheidung durch Probenecid und Sulfinpyrazon • Cave Blutungsrisiko bei Komb. m. Antikoagulanzien sowie gastrointestinale UAW bei Komb. m. Glucocorticoiden und Alkohol • Wirkungsabschwächung durch Diuretika und Beta-Blocker • *) Bei topischer Behandlung Hautareal 2 Wochen lang keiner UV-Bestrahlung aussetzen • ***Siehe NSAR*** • **KI** NI und NI

Wirkstoff Präparate®	CYP-Enzyme																									PGP		
	1A2			2B6			2C8			2C9			2C19			2D6			2E1			3A(4-7)			---		
	S	I	H	S	I	H	S	I	H	S	I	H	S	I	H	S	I	H	S	I	H	S	I	H	S	I	H
Etomidat																											
Etonogestrel z.B. Implanon®															■							✋		■			
Etoposid z.B. Vepesid®	■																		■			!	■		!		■
Etoricoxib z.B. Arcoxia®	■		■							■		■	■		■	■		■			■	✋		■			
Etravirin z.B. Intelence®										!		■	!		■							!	■				■
Everolimus z.B. Afinitor®, Certican®, Votubia® **Anmerkung**: Präparate mit unterschiedlichen Zulassungen							■											■				✋		■	!		
Evolocumab z.B. Repatha®																											

Anticholinerge NW	Agranulozytose	Serotonin-Syndrom	QTc-Verlängerung	Na^+ ↓/ SIADH	Kalium-Dysbalance	Krampfschwelle ↓	Cave Licht ☼	Blutglucose ↓/↑	Achtung Niere	Achtung Leber	Besondere Anmerkungen
											• 19A1- sowie mitochondrialer 11B1- und 11B2-Hemmer (DrugBank) • Umsetzung durch Hydrolyse (Hauptweg), oxidative N-Dealkylierung und Glucuronidierung • WW Alfentanil, Fentanyl, Blutdrucksenker (verstärkt), ZNS-Depressiva • UAW Herzrhythmusstörungen, Laryngospasmus, spontane Bewegungen, Venenschmerzen • Antidot im Falle einer Überdosierung 50-100 mg Hydrocortison • LI führt zu einer längeren Halbwertszeit, hat aber keinen Einfluss auf die Narkosedauer, Infusionsgeschwindigkeit reduzieren
								*			• Ausscheidung via Sulfatierung und UGT-Kopplung • *) Periphere Insulin-Resistenz und Glucose-Toleranz können herabgesetzt sein → engmaschige Überwachung von Diabetikerinnen • Wirkungsminderung durch 3A4-Induktoren wie Barbiturate, Carbamazepin, Felbamat, Griseofulvin, Johanniskraut, Nelfinavir, Oxcarbazepin, Phenytoin, Primidon, Rifampicin, Ritonavir, Topiramat • Veränderungen des Blutungsmusters sowie vaskuläre Ereignisse beachten, geringfügig erhöhtes Mammakarzinom-Risiko, Implantat bei Hypertonie und Thrombose entfernen • **KI** Lebererkrankungen, Leberwerte außerhalb der Norm
									0,65		• Induzierend v.a. an 3A5, für 3A(4) auch Hemmung angegeben • Substrat mehrerer MRP und am BCRP • Bei Komb. m. Antiepileptika Wirkungsverlust (Induktion) • Verstärkte Toxizität bei Komb. m. Ciclosporin, Cisplatin (erhöhen beide den Wirkspiegel von Etoposid), NSAR (i.e.S. Salicylate), Cumarine (Verdrängung von Etoposid aus der Plasmaeiweiß-Bindung), Komb. m. Echinacea purpurea vermeiden • Myelotoxizität bei Komb. m. anderen Zytostatika potenziert • Keine Lebendvakzine
					↑				1,0		• Relevante Ausscheidung renal • Hyperkaliämie bei NI oder Komb. m. K^+ liefernden/sparenden Pharmaka **PRISCUS-Beurteilung**/ältere Personen: • *Siehe NSAR* • Zusätzlich kardiovaskuläre Risiken (selektive COX-2-Blockade)
											• Hauptweg Methylhydroxylierung • Bei DrugBank für 2C9 auch und für PGP nur induzierende Wirkungen angegeben, was aber im Widerspruch zu den Empfehlungen laut Fachinformation steht (AC-FI) • Hyperglykämie meist vergesellschaftet mit Anstieg der Blutfette bzw. Dyslipidämien • Bei schwerer LI nicht empfohlen
					↓						• Nur 3A4-Substratbeziehung *in vivo* • *In-vitro*-Hemmer mehrerer OATP • *Bezüglich Interaktionen an 3A4 und PGP siehe auch Ciclosporin* • Bei Komb. m. ACE-Hemmern verstärktes Angioödem-Risiko • Aus den Tuberkulostatika Rifabutin in der Komb. günstig • Alle typischen UAW der Proteinkinase-Hemmer, z.B. Infektionen, Blutdyskrasie, Dyslipidämien • Dosisdeckelung bei schwerer LI (2,5 mg/Tag) • Kontrazeption bis 8 Wochen nach Therapieende • Keine Lebendvakzine
											• Hauptumsetzung via Proteolyse • Bei Komb. m. Statinen Erhöhung der Clearance von Evolocumab (20%) • Infektionen der Atemwege, Rückenschmerzen, Arthralgie, Übelkeit, lokale Hautreaktionen • Vorsicht bei Patienten mit GFR <30 ml/min und/oder schwerer LI

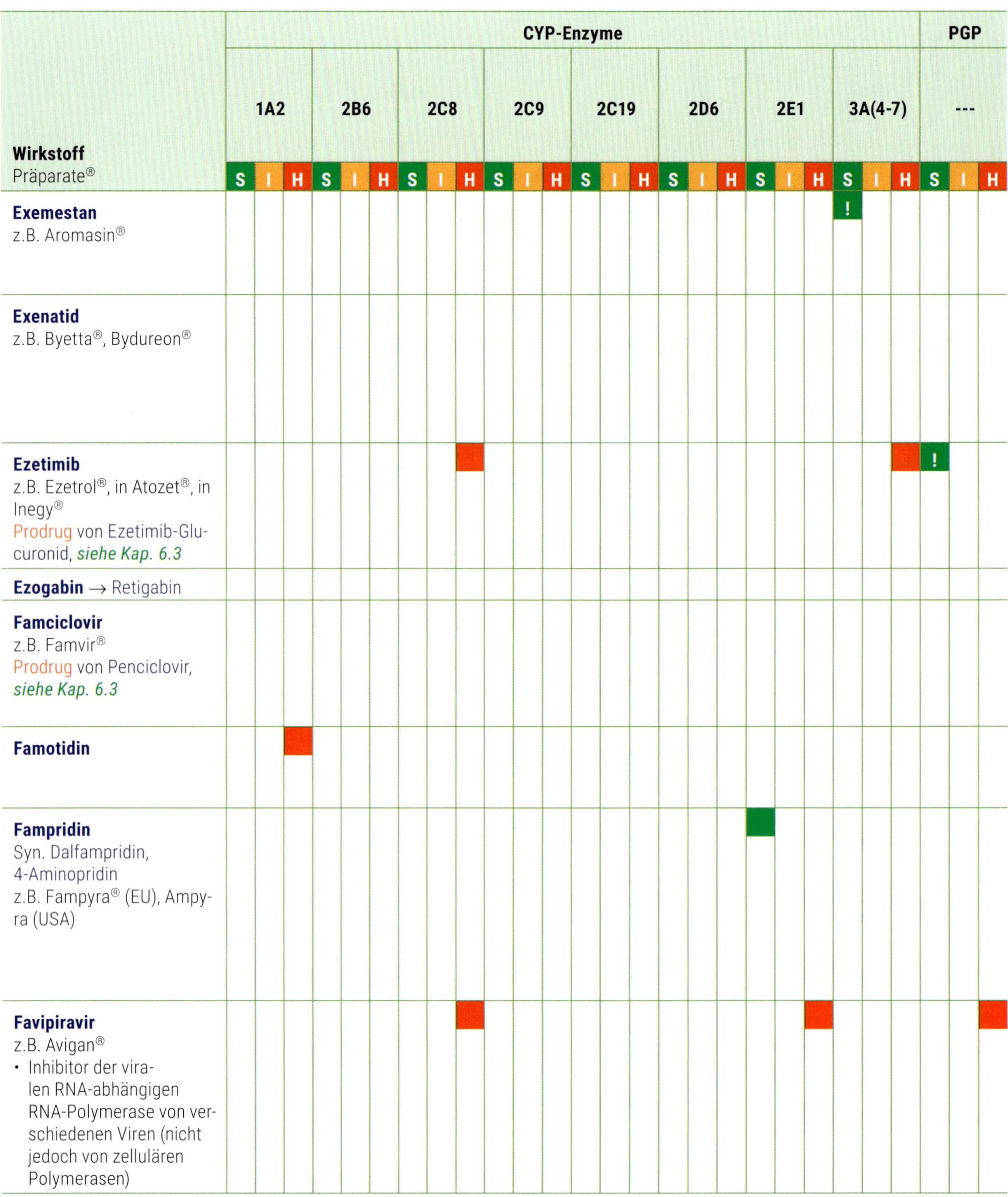

Wirkstoff Präparate®	CYP-Enzyme																									PGP	
	1A2			2B6			2C8			2C9			2C19			2D6			2E1			3A(4-7)			---		
	S	I	H	S	I	H	S	I	H	S	I	H	S	I	H	S	I	H	S	I	H	S	I	H	S	I	H
Exemestan z.B. Aromasin®																						!					
Exenatid z.B. Byetta®, Bydureon®																											
Ezetimib z.B. Ezetrol®, in Atozet®, in Inegy® Prodrug von Ezetimib-Glucuronid, *siehe Kap. 6.3*									■															■	!		
Ezogabin → Retigabin																											
Famciclovir z.B. Famvir® Prodrug von Penciclovir, *siehe Kap. 6.3*																											
Famotidin			■																								
Fampridin Syn. Dalfampridin, 4-Aminopridin z.B. Fampyra® (EU), Ampyra (USA)																			■								
Favipiravir z.B. Avigan® • Inhibitor der viralen RNA-abhängigen RNA-Polymerase von verschiedenen Viren (nicht jedoch von zellulären Polymerasen)									■												■						■

Anticholinerge NW	Agranulozytose	Serotonin-Syndrom	QTc-Verlängerung	Na^+ ↓/ SIADH	Kalium-Dysbalance	Krampfschwelle ↓	Cave Licht ☼	Blutglucose ↓/↑	Achtung Niere	Achtung Leber	Besondere Anmerkungen
											• Zusätzlich schwacher 19A1-Hemmer • 3A4-Induktion nicht mehr angegeben • Hauptumsetzung über die Aldo-Keto-Reduktase 1C1 • Trotz Interaktionen an 3A4 keine klinisch relevanten WW
								K	0,2		• Hauptumsetzung renal • Verlangsamung der Magenentleerung, Vorsicht bei der Komb. m. Wirkstoffen, die eine Schwellen-konzentration benötigen, z.B. Antibiotika, orale Kontrazeptiva → Einnahmeintervall 1 Stunde • UAW Kopfschmerzen, akute Pankreatitis, Antikörperbildung • Ab GFR <30 ml/min nicht anwenden
										■	• Hauptumsetzung via mehrere UGT und OATP1B1 (hier auch Hemmer) • ↓ Spiegel bei Komb. m. Colestyramin • ↑ bei Komb. m. Ciclosporin • UAW Cholelithiasis bei Komb. m. Fibraten
									0,2		• Hauptumsetzung via Aldehydoxidase • Ausscheidung renal • Vorsicht bei der Komb. m. Probenecid (Veränderung der renalen Physiologie, Hinweis zentralnervöse Störungen) und Raloxifen (Aldehydoxidase-Hemmer, Verhinderung der Aktivierung)
■	■		■			■			0,2	■	• CYP-Interaktion gering bedeutsam • Hauptumsetzung via OAT und renale Ausscheidung • Keine Hinweise auf Blutzucker-Dysbalancen
						■			■		• Hauptwege OCT2 und renal unverändert • **KI** OCT-Inhibitoren, v.a. Cimetidin, sowie OCT-Substrate, z.B. Carvedilol, Propranolol, Metformin • Vorsicht bei Herzrhythmusstörungen, cave Krampfanfälle bzw. allergische und Überempfindlichkeitsreaktionen • UAW Schwindel, Kopfschmerz, Krämpfe, Harnweginfekte, Dyspnoe, Rückenschmerzen, Asthenie • **KI** ab GFR <80 ml/min
											• Substrat und Hemmer der Aldehydoxidase sowie der Xanthinoxidase (DrugBank) • Japanische Entwicklung, Patentierung bereits 1999 • Wirksam bzw. Erfahrungen bei Influenzavirus, West-Nil-Virus, Gelbfieber-Virus, Maul-und-Klauenseuche-Virus, verschiedenen Flaviviren, Arenaviren, Bunyaviren, Alphaviren, manchen Enteroviren, Ebolavirus, Rifttalfieber-Virus (Quelle Wikipedia)

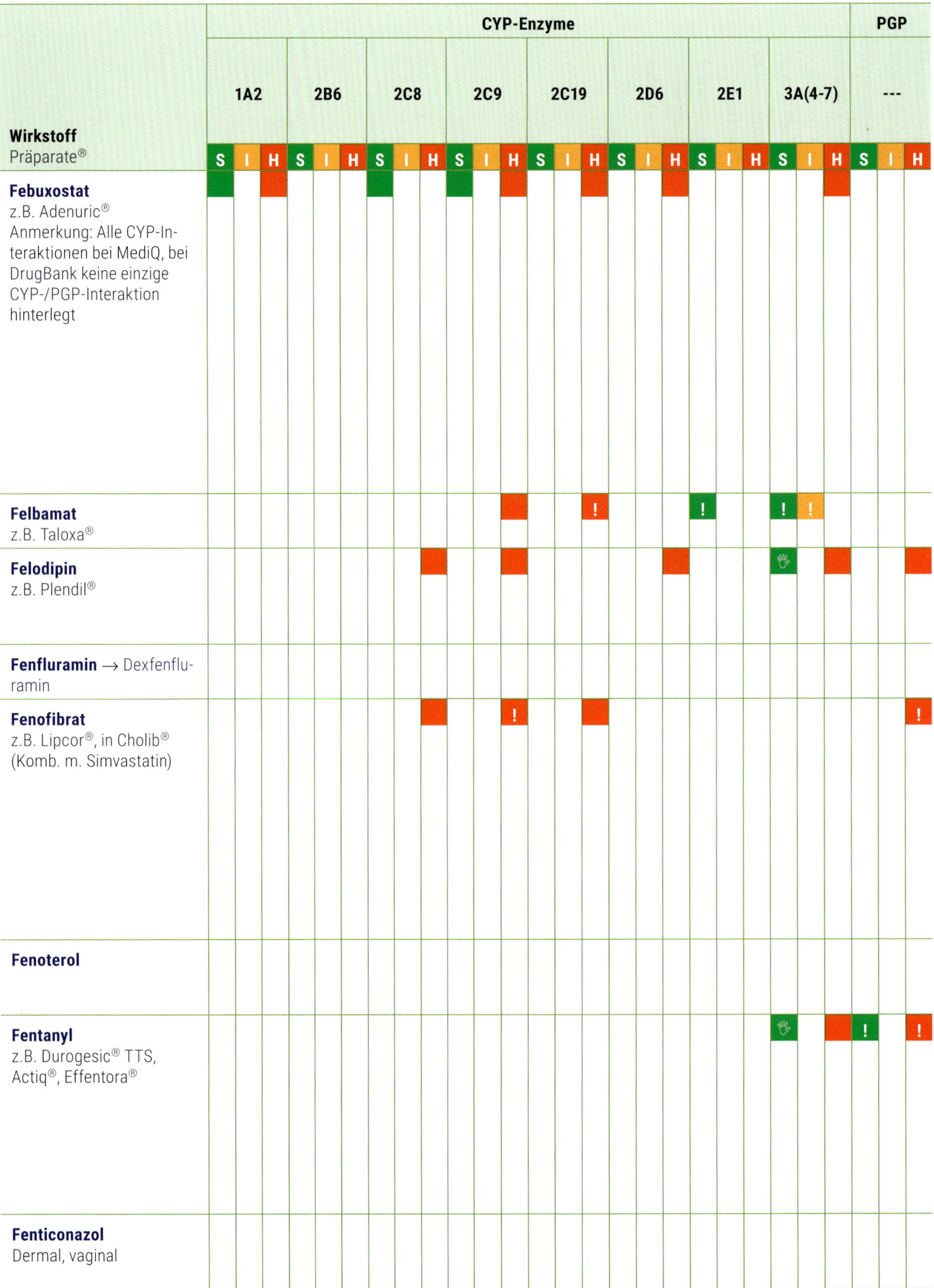

Wirkstoff Präparate®	CYP-Enzyme																							PGP		
	1A2			2B6			2C8			2C9			2C19			2D6			2E1			3A(4-7)			---		
	S	I	H	S	I	H	S	I	H	S	I	H	S	I	H	S	I	H	S	I	H	S	I	H	S	I	H
Febuxostat z.B. Adenuric® Anmerkung: Alle CYP-Interaktionen bei MediQ, bei DrugBank keine einzige CYP-/PGP-Interaktion hinterlegt																											
Felbamat z.B. Taloxa®															!				!			!	!				
Felodipin z.B. Plendil®																						✋					
Fenfluramin → Dexfenfluramin																											
Fenofibrat z.B. Lipcor®, in Cholib® (Komb. m. Simvastatin)												!															!
Fenoterol																											
Fentanyl z.B. Durogesic® TTS, Actiq®, Effentora®																						✋			!		!
Fenticonazol Dermal, vaginal																											

Anticholinerge NW	Agranulozytose	Serotonin-Syndrom	QTc-Verlängerung	Na^+ ↓/ SIADH	Kalium-Dysbalance	Krampfschwelle ↓	Cave Licht ☼	Blutglucose ↓/↑	Achtung Niere	Achtung Leber	Besondere Anmerkungen
					↑	*					• Zusätzlich 1A1-Substrat • 3A(4)-Hemmung *in vitro* • Substrat an mehreren UGT, mittel-starker Hemmer der Xanthinoxidase • ↑ Febuxostat bei Komb. m. UGT-Hemmern, z.B. Naproxen • ↑ Azathioprin, Mercaptopurin (beide nicht empfohlen), Theophyllin (Vorsicht) bei Komb. m. Febuxostat • Agranulozytose in Studien nach Markteinführung beobachtet • *) Gelegentlich Muskelverspannung bis Muskelkrampf • Vielzahl von (fleckigen, papulösen, schuppigen) Hautreaktionen → bei Unverträglichkeitszeichen Behandlung sofort abbrechen; Lichtunverträglichkeit jedoch nicht explizit angegeben • EKG-Veränderungen, Hyperlipidämie, akute Gichtanfälle möglich • Cave erhöhtes Todesrisiko bei kardiovaskulären Erkrankungen in der Anamnese (CARES-Studie, Mitteilung vom 13.06.2019) • Bei LI Dosisdeckelung 80 mg/Tag
			!						0,5		Wechselseitige Beeinflussungen der Plasmaspiegel anderer Antiepileptika
											• Schwerer Blutdruckabfall bis Kreislaufschock bei Komb. m. Erythromycin, Clarithromycin[218,219] • Photosensibilität sehr selten • *WW, UAW siehe Amlodipin*
									1,0		• Zusätzlich 2A6-Hemmer sowie Substrat an mehreren UGT • Hauptumsetzung über Esterasen, Ausscheidung renal • Nur bei *ausgeprägter* Hypertriglyceridämie den Statinen vorzuziehen • Bei Komb. m. Statinen erhöhte Wachsamkeit bezüglich Muskelveränderungen und Rhabdomyolyse (dunkler Urin!) • Bei Komb. m. Cumarinen 30% Dosisreduktion und Überwachung der INR • Komb. m. Ciclosporin vermeiden bzw. penibles Ciclosporin-Monitoring • UAW Transaminasen-Anstieg, Vorsicht bei LI! • Hypoglykämie-Risiko gering, jedoch Verstärkung der antidiabetischen Wirkung von Sulfonylharnstoffen • Rotschimmelreis vermeiden
			S		↓						• Hauptumsetzung via Sulfatierung • *Siehe Beta-Sympathomimetika* • Bezüglich QT-Risiko *siehe Kap. 7.4.*, cave Hypokaliämie
				?							• Bei Komb. m. 3A4-Induktoren verringerte Wirksamkeit infolge zu raschen Abbaus → Alternativen Morphin, Oxycodon, Hydromorphon • **KI** MAO-Hemmer (2 Wochen Abstand) • Nicht empfohlen partielle Opiod-Agonisten/Antagonisten → Entzugserscheinungen • Vorsicht bei der Komb. m. 3A4-Hemmern, z.B. Makrolid-Antibiotika, Ritonavir, Grapefruitsaft ↑ erhöhen Fentanyl-Spiegel • Wirkungsverstärkung allgemein durch ZNS-Dämpfer, Alkohol • 3A4-Induktoren → ↓ Fentanyl-Wirkung • Cave Serotonin-Syndrom bei Komb. m. serotonergen Pharmaka, *siehe Kap. 7.3*
											Weder bei dermaler noch bei vaginaler Anwendung systemische Nachweisbarkeit, daher keine CYP- oder PGP-Interaktionen bekannt • UAW lokale Reaktionen

Wirkstoff Präparate®	CYP-Enzyme																										PGP		
	1A2			2B6			2C8			2C9			2C19			2D6			2E1			3A(4-7)			---		
	S	I	H	S	I	H	S	I	H	S	I	H	S	I	H	S	I	H	S	I	H	S	I	H	S	I	H
Fesoterodin z.B. Toviaz®																!						!			■		
Fexofenadin z.B. Allegra®																		■				■			!		
Fidaxomicin z.B. Dificlir® Makrocyclin-Antibiotikum																								■	✋		■
Filgotinib z.B. Jyseleca® • Tyrosinkinase-Hemmer, i.e.S. Adenosintriphosphat (ATP)-kompetitiver, reversibler Inhibitor der JAK-Familie • Antirheumatikum • Quelle AC-FI		?	?		?																				■		?
Filgrastim **Lipegfilgrastim** **Pegfilgrastim** z.B. Lonquex®, Neulasta®, Zarzio®																											
Finasterid z.B. Propecia®, Proscar®																						✋					
Fingolimod z.B. Gilenya® Prodrug von Fingolimod-Phosphat, *siehe Kap. 6.3* • Multiple Sklerose • *Vergleiche* → Ozanimod, → Siponimod																■			■			■					

Anticholinerge NW	Agranulozytose	Serotonin-Syndrom	QTc-Verlängerung	Na^+ ↓/ SIADH	Kalium-Dysbalance	Krampfschwelle ↓	Cave Licht ☼	Blutglucose ↓/↑	Achtung Niere	Achtung Leber	Besondere Anmerkungen
!!									■	■	• Hauptweg Hydrolyse • Bei notwendiger Komb. m. starken 3A4-Hemmern Dosislimitierung 4 mg • Ausscheidung zu 70% renal • *Vergleiche Desfesoterodin* (aktiver Metabolit)
									■		• Substrat an mehreren OAT und OATP • Hauptweg dennoch unverändert • Aktiver Metabolit von Terfenadin (das wegen schwerwiegender QT-Verlängerung und Auftreten von Torsades-de-pointes-Tachykardien vom Markt genommen wurde) • Wirkspiegel können bei Vorhandensein von 2D6- oder 3A4-Inhibitoren ansteigen, klinische Relevanz allerdings fraglich bzw. nicht erhebbar, z.B. bei Komb. m. Cimetidin, Itraconazol, Erythromycin
									1,0	■	• Relevanter Abbau mittels Hydrolyse zum aktiven Metaboliten **OP-1118** • Ausscheidung über Stuhl • *In-vitro*-Substrate von BCRP, MRP2 und OATP2B1 • Nicht empfohlen starke PGP-Hemmer, v.a. Amiodaron, Ciclosporin (→ 4-facher Wirkspiegel von Fidaxomicin), Dronedaron, Clarithromycin, Erythromycin, Ketoconazol, Verapamil • UAW Schwindel, Kopfschmerz, Transaminasen-Anstieg, cave anamnestische Unverträglichkeit von Makrolid-Antibiotika • Mangels Daten Vorsicht bei schwerer NI und ab mittelschwerer LI
									■	■	• Esterase-Hemmer, z.B. Cocainesterase (Carboxylesterase 2, *In-vitro*- Hemmstoffe Carvedilol, Diltiazem, Fenofibrat, Simvastatin, klinische Relevanz noch unbekannt) sowie Lebercarboxylesterase 1 • Primärer aktiver, möglicherweise wirksamkeitsbestimmender Metabolit **GS-829845** • Fragliche bzw. *keine relevanten* CYP-/PGP-Interaktionen, Hemmung von PGP, des BCRP (beides durch GS-829845) sowie von OATP1B1+3 (Filgotinib + GS-829845) umstritten, aber Interaktionen mit Substraten wie z.B. Digoxin, Statinen, Valsartan nicht ausgeschlossen • **KI** Tuberkulose, aktive schwere Infektionen; nicht empfohlen Lebendimpfstoffe und andere Immunsuppressiva; cave maligne Veränderungen • Seltene UAW tiefe Venenthrombosen, Lungenembolie • Normaldosis 200 mg; Dosisreduktion ab mittelschwerer NI bzw. GFR 60-15 ml/min sowie generell bei Personen >75 Jahre auf 100 mg 1-mal täglich • Keine Daten bei schwerer LI, Anwendung daher nicht empfohlen
								■			• Hauptweg ± unbekannt • WW mit Myelosuppressiva (z.B. 5-Fluorouracil, 24 Stunden Abstand) und anderen hämatopoetischen Wachstumsfaktoren wahrscheinlich • Cave Überempfindlichkeits-reaktionen, pulmonale UAW, Kapillarleck-Syndrom, kutane Vaskulitis, Hyperurikämie, Pseudogicht (Chondrocalcinose), Sweet-Syndrom (akute febrile neutrophile Dermatose) • Regelmäßige Kontrollen von Blutbild, (UAW Anämie, Thrombozytopenie), Milzgröße, Knochendichte (bei Kindern und Jugendlichen sowie Patienten mit bestehender Osteoporose)
										■	Dosisreduktion bei Leberfunktionsstörungen jedoch nicht notwendig
			!			■				■	• Hauptumsetzung über CYP4F2 (✋), ferner Substrat an 4F12 • 3A4-Substrat *in vitro* • UAW Bradyarrhythmien bei Kombinationen mitbedenken, **EKG-Kontrollen** • Schwere UAW möglich, z.B. Infektionen, erhöhtes Risiko für Lymphome und andere Malignome (besonders der Haut), progressive multifokale Leukenzephalopathie, *siehe auch Ozanimod* • KI schwere LI

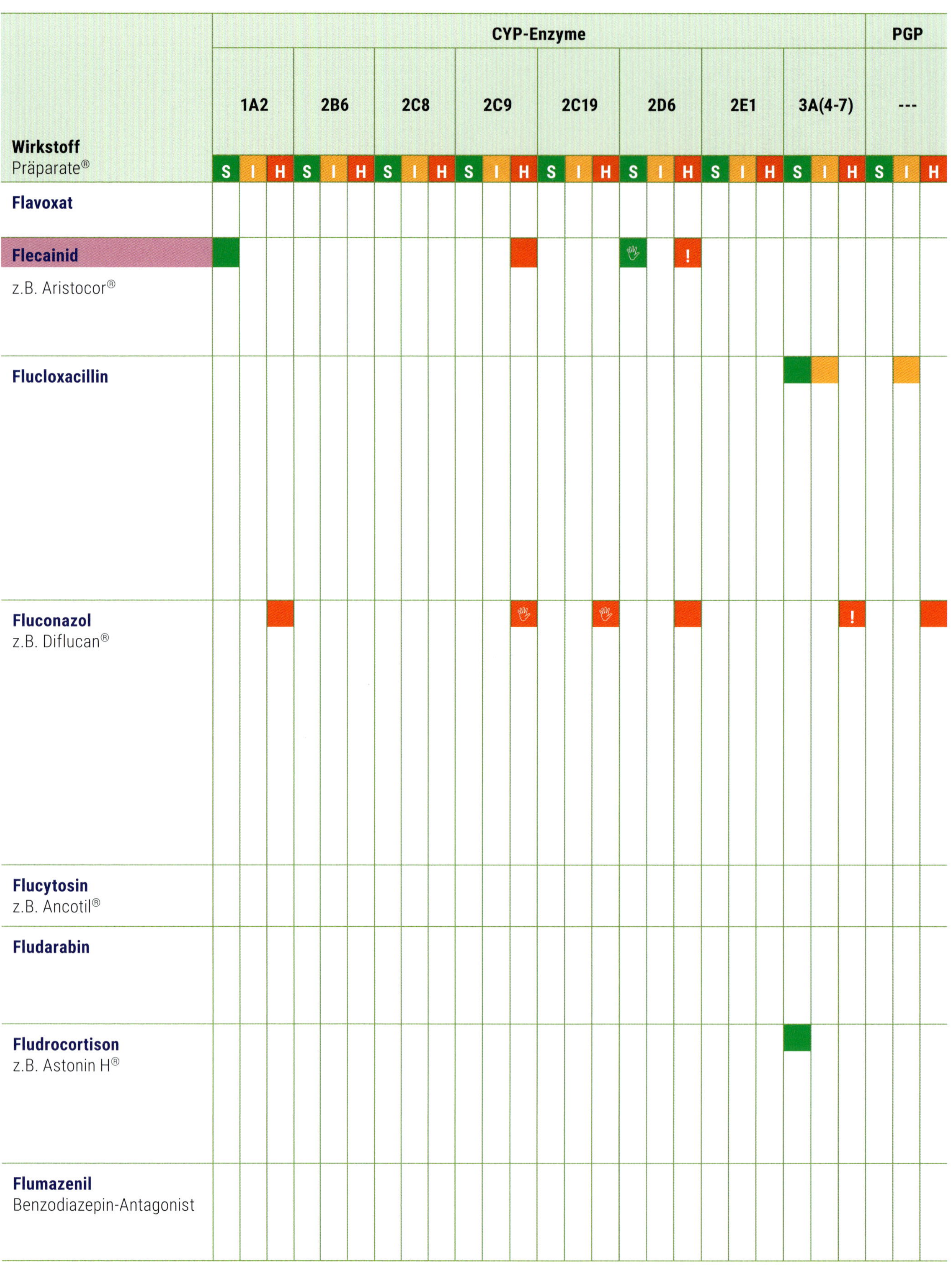

Wirkstoff Präparate®	CYP-Enzyme																										PGP		
	1A2			2B6			2C8			2C9			2C19			2D6			2E1			3A(4-7)			---		
	S	I	H	S	I	H	S	I	H	S	I	H	S	I	H	S	I	H	S	I	H	S	I	H	S	I	H
Flavoxat																											
Flecainid z.B. Aristocor®	■											■				■		■ !									
Flucloxacillin																						■	■			■	
Fluconazol z.B. Diflucan®			■									■			■			■						■ !			■
Flucytosin z.B. Ancotil®																											
Fludarabin																											
Fludrocortison z.B. Astonin H®																						■					
Flumazenil Benzodiazepin-Antagonist																											

Anticholinerge NW	Agranulozytose	Serotonin-Syndrom	QTc-Verlängerung	Na^+ ↓/ SIADH	Kalium-Dysbalance	Krampfschwelle ↓	Cave Licht ☼	Blutglucose ↓/↑	Achtung Niere	Achtung Leber	Besondere Anmerkungen
!!											• Umsetzung noch nicht beschrieben • Antagonist am Muskarin-M1- und M2-Rezeptor
	■		!!			■	■		0,6		• Hauptweg renal unverändert • Cave Interaktionen an 2D6 (z.B. Amiodaron, Cimetidin, Paroxetin) • Lichtempfindlichkeit sehr selten PRISCUS-Beurteilung/ältere Personen: • UAW-Rate bei älteren Personen unverhältnismäßig zum Nutzen
						■			0,3	■	• 3A(4)-Induktion *in vitro* • Relevanter Weg renal unverändert • Krämpfe unter sehr hohen Dosen • Nicht gleichzeitig mit bakteriostatischen Medikamenten (cave Antagonismus) • Vorsicht bei der Komb. m. Indometacin, Phenylbutazon, Piperacillin, Probenecid, Salicylate, Sulfinpyraxon (→ ↑ Flucloxacillin-Spiegel und größere Veweildauer), Chinidin (↓ Chinidin-Spiegel), Methotrexat (selten Ausscheidungshemmung, ↑ Toxizität), Paracetamol (Risiko einer metabolischen Acidose), Warfarin (INR überprüfen) • Orale Kontrazeptiva zusätzliche Verhütungsmaßnahmen erforderlich • Dosisreduktion bei GRF <10 ml/min auf 500 mg/12 Stunden • *Siehe Amoxicillin, Breitspektrum-Penicilline*
	■		!!		↓	■		A	0,2	■	• Zusätzlich 11B1-Blockade (mitochondrial) • Hauptweg renal unverändert • Lebertoxisch • Vorsicht bei der Komb. m. Celecoxib, Parecoxib wegen 2C9-Hemmung → Anstieg des kardiotoxischen Risikos • Keine Resorptionsbehinderung bei Komb. m. Antacida • Cave Theophyllin-Anstieg (1A2) • Allgemein Anstieg der Serum-Spiegel von Wirkstoffen, die über 2D6- und 3A4 metabolisiert werden • **Fluconazol** von allen Azol-Antimykotika in Summe am besten verträglich und daher **oft therapeutischer Ausweg** • Rotschimmelreis vermeiden
	!									■	Hauptweg unverändert
						■			■	■	• Hauptreaktion Dephosphorylierung • Bei Komb. m. Pentostatin erhöhte Lungentoxizität • Wirkungsverminderung durch Adenosin-Antagonisten, i.e.S. Dipyridamol • Keine Lebendvakzine
					↓			■		■	• Wichtige Umsetzung Hydrolyse • CYP3A4-Hemmer inkl. Cobicistat sowie Komb. m. hormonellen Kontrazeptiva erhöhen UAW-Risiko, z.B. Ödeme, Gewichtszunahme • Cave Kalium-Mangel (Saluretika) → ↑ Toxizität Digitalis-Glykoside • Vorsicht bei der Komb. m. CYP3A4-Induktoren und Cumarinen • Ausscheidung v.a. renal, wenig biliär
						■				■	• Umsetzung via N-Demethylierung, Hydrolyse und UGT-Kopplung • Krampfereignisse bei anamnestischer Epilepsie und/oder schwerer LI • UAW Doppeltsehen, Schielen, Tränenfluss, Palpitationen, Furcht, Schwitzen, Hörstörung • Clearance und Elimination ab mäßiger LI deutlich verlängert

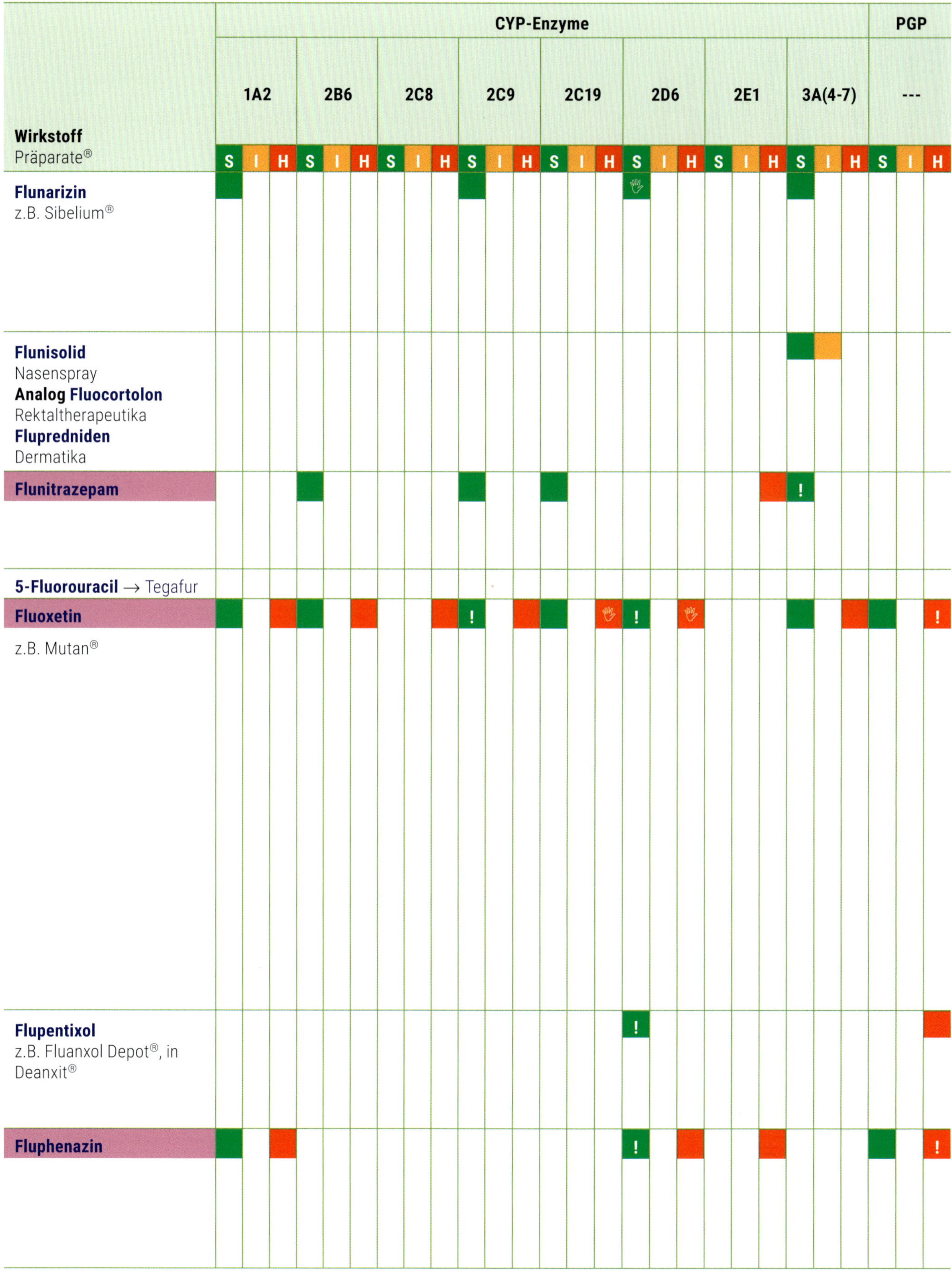

Wirkstoff Präparate®	CYP-Enzyme																								PGP		
	1A2			2B6			2C8			2C9			2C19			2D6			2E1			3A(4-7)			---		
	S	I	H	S	I	H	S	I	H	S	I	H	S	I	H	S	I	H	S	I	H	S	I	H	S	I	H
Flunarizin z.B. Sibelium®	■									■						■ ✋						■					
Flunisolid Nasenspray **Analog Fluocortolon** Rektaltherapeutika **Flupredniden** Dermatika																						■	■				
Flunitrazepam				■						■			■								■	■ !					
5-Fluorouracil → Tegafur																											
Fluoxetin z.B. Mutan®	■		■	■		■			■	■ !		■	■		■ ✋	■ !		■ ✋				■		■	■		■ !
Flupentixol z.B. Fluanxol Depot®, in Deanxit®																■ !											■
Fluphenazin	■		■													■ !		■			■				■		■ !

Anticholinerge NW	Agranulozytose	Serotonin-Syndrom	QTc-Verlängerung	Na^+ ↓/ SIADH	Kalium-Dysbalance	Krampfschwelle ↓	Cave Licht ☼	Blutglucose ↓/↑	Achtung Niere	Achtung Leber	Besondere Anmerkungen
											• Zusätzlich 1A1- und 2A6-Substrat • In der Praxis nur die Interaktion an 2D6 wichtig – Cave 2D6-Hemmer (Bupropion, Cimetidin), Poor-Metabolizer-Status • UAW Magen/Darm, Gewichtszunahme, Müdigkeit, depressive Stimmungslage, Verschlechterung eines Restless-Legs-Syndroms (RLS) • **KI** Morbus Parkinson und extra-pyramidal motorische Störungen in der Anamnese, Depression
					↓						• 3A4-Induktion früher nur für Flunisolid angegeben (DrugBank) • Vorsicht bei der Komb. m. 3A4-Hemmern inklusive Cobicistat • UAW veränderter Geruchs- und Geschmackssinn, cave systemische UAW bei zu hochdosierter und zu langer Anwendung • ***Siehe Glucocorticoide***
				?					1,0		• Zusätzlich 2A6-Substrat • Schwacher Hemmstoff einiger UGT **PRISCUS-Beurteilung**/ältere Personen: • ***Siehe Benzodiazepine***
	!							*	0,9		• 2C9-Hemmung *in vitro* • Metabolisierung zunächst zu aktivem **Norfluoxetin** → Gesamthalbwertszeit 2-4 Tage(!) • Starker Hemmstoff von CYP2D6 – → Hemmung der Prodrug-Aktivierung bzw. bei Wirkstoffen, die über 2D6 aktiviert werden → Gefahr von Therapieversagen, v.a. Tamoxifen, Tramadol, ***siehe auch Paroxetin*** – Abbauhemmung, z.B. Komb. m. Metoprolol → starkes Ansteigen des Metoprolol-Spiegels – Hemmung der Aktivierung von Tramadol zum analgetisch wirksamen O-Desmethyltramadol – Beeinträchtigung der analgetischen Wirkung von Codein • Bei Komb. m. Risperidon dessen Dosis reduzieren • Cave Serotonin-Syndrom bei Poor Metabolizer-Status (2C9, 2D6) • Vorsicht bei Krampfereignissen in der Anamnese • *) ***Bezüglich Blutzucker siehe Sertralin*** **PRISCUS-Beurteilung**/ältere Personen: • Zentralnervöse UAW, v.a. Übelkeit, Schlafstörungen, Schwindel, Verwirrtheit • Hyponatriämie • Alternativen andere SSRI, i.e.S. (Es)Citalopram/Sertralin, Mirtazapin, Trazodon, Verhaltenstherapie
			!								• PGP-Hemmung *in vitro* • Hauptumsetzung via Sulfoxidation und Glucuronidierung (UGT-Substrat) • Verminderte Aktivierung von Codein und Oxycodon durch 2D6-Blockade • Dopamin-Agonisten abgeschwächt • ***WW, UAW, Entzugszeichen siehe Zuclopenthixol***
!								*			• Hauptausscheidung über Galle • Dopamin-Agonisten abgeschwächt • *) Einstellungskontrolle bei Diabetikern • ***WW, UAW, Entzugszeichen siehe Zuclopenthixol*** **PRISCUS-Beurteilung**/ältere Personen: • ***Siehe Neuroleptika***

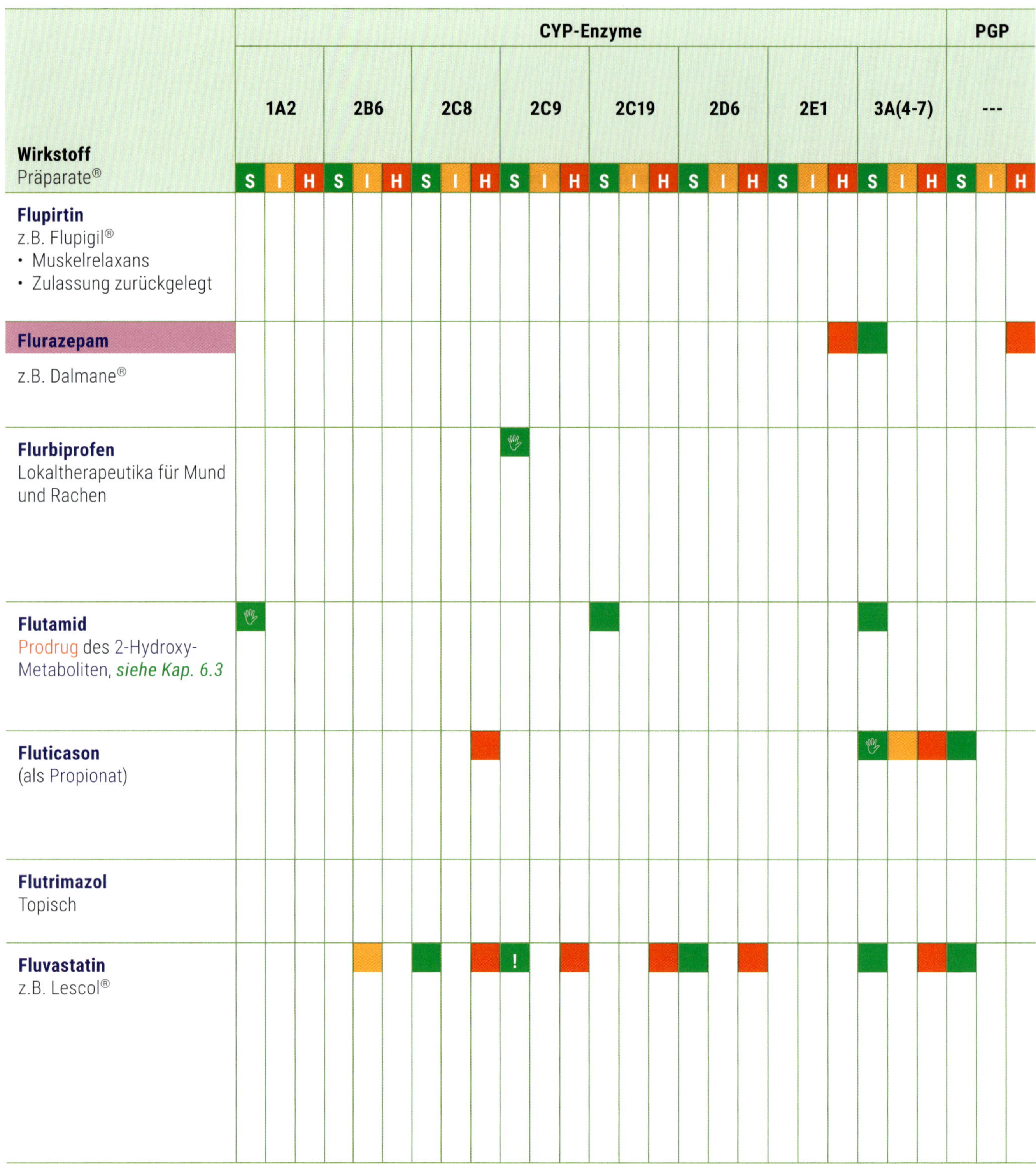

	CYP-Enzyme																								PGP		
	1A2			2B6			2C8			2C9			2C19			2D6			2E1			3A(4-7)			---		
Wirkstoff Präparate®	S	I	H	S	I	H	S	I	H	S	I	H	S	I	H	S	I	H	S	I	H	S	I	H	S	I	H
Flupirtin z.B. Flupigil® • Muskelrelaxans • Zulassung zurückgelegt																											
Flurazepam z.B. Dalmane®																											
Flurbiprofen Lokaltherapeutika für Mund und Rachen																											
Flutamid Prodrug des 2-Hydroxy-Metaboliten, *siehe Kap. 6.3*																											
Fluticason (als Propionat)																											
Flutrimazol Topisch																											
Fluvastatin z.B. Lescol®										!																	

Anticholinerge NW	Agranulozytose	Serotonin-Syndrom	QTc-Verlängerung	Na^+ ↓/ SIADH	Kalium-Dysbalance	Krampfschwelle ↓	Cave Licht ☼	Blutglucose ↓/↑	Achtung Niere	Achtung Leber	Besondere Anmerkungen
									■	■	• Keine CYP-/PGP-Interaktionen • Umsetzung via Acetylierung und Hydrolyse in der Leber • UGT-Kopplung, Ausscheidung vorwiegend renal, z.T. unverändert • Bei NI maximale Tagesdosis 300 mg, Vorsicht bei LI, bei Alkohol-Abusus nicht anwenden • **KI** Schwangerschaft, Stillzeit
■				?						■	• Substrat an 2A6 • Vielfacher chemischer Um- und Abbau, Hauptausscheidung renal **PRISCUS-Beurteilung**/ältere Personen: • *Siehe Benzodiazepine*
				?	*			A	0,85	■	• Substrat und mittelstarker Hemmer von OAT1, Kopplung an mehrere UGT, darunter relevant an UGT2B7 Hauptweg renal, z.T. unverändert • *) In der Fachinformation kein Hinweis auf Hyperkaliämie, cave Kalium aufkonzentrierende WW • Alle UAW und Vorsichtsmaßnahmen betreffend NSAR bedenken, v.a Blutungskomplikationen, *siehe NSAR* • **KI** schwere NI und LI
	■						■	■		■	• Substrat an 1A1, 1B1 • Relevante Umsetzung über UGT1A1+6 • Interaktionen über 1A2 bedenken • Verschlechterung der Glucose-Toleranz und Verschlechterung eines Diabetes mellitus sehr selten
					↓			■			• 3A4- Modulation unklar (DrugBank) • Nicht empfohlen Ritonavir (erhöhte systemische Exposition von Fluticason) • Vorsicht bei Komb. m. starken 3A4-Inhibitoren einschließlich Cobicistat, obwohl die WW bei Erythromycin und Ketoconazol klinisch nicht relevant zu sein scheint • Keine Anwendung bei akut auftretender Atemnot
											• Wenig systemische Verfügbarkeit • UAW lokale Unverträglichkeit
								■		■	• Zusätzlich 1A1-Substrat und -Induktor sowie Interaktionen an OAT1+3 und OATP1B1+3 • Umsetzung v.a. über 2C8 und 2C9 • Klinisch relevant ist die Hemmung von 2C9 → Cave Komb. m. 2C9-Substraten, -Induktoren und -Hemmern, z.B. NSAR, Sartane, Sulfonylharnstoffe • Einnahme immer abends • Vorsicht bei Komedikation mit Fluconazol oder Ciclosporin, Dosisreduktion auf 20 mg/Tag erwägen • Dosisabfall bei Komb. m. Rifampicin beachten bzw. Dosis erhöhen • Grapefruit/Pomelo, Rotschimmelreis vermeiden

Wirkstoff Präparate®	CYP-Enzyme																									PGP		
	1A2			2B6			2C8			2C9			2C19			2D6			2E1			3A(4-7)			---		
	S	I	H	S	I	H	S	I	H	S	I	H	S	I	H	S	I	H	S	I	H	S	I	H	S	I	H
Fluvoxamin z.B. Floxyfral®	!		✋			■						!			✋	!		■	■			■		!			■
Folinsäure Syn. Citrovorumfaktor, Leukovorin, 5-Formyltetrahydrofolsäure, 5-Formyl-THF																											
Follitropin Syn. Follikelstimulierendes Hormon																											
Folsäure Syn. Vitamin B_9, Acidum folicum																											
Fomepizol z.B. Fomepizole Opi®, F. Serb® • Antagonist der Alkoholdehydrogenase • Ethylenglykol-Vergiftung (metabolische Azidose, Krämpfe, Koma, NI)																			■	■							

Anticholinerge NW	Agranulozytose	Serotonin-Syndrom	QTc-Verlängerung	Na+ ↓/ SIADH	Kalium-Dysbalance	Krampfschwelle ↓	Cave Licht ☼	Blutglucose ↓/↑	Achtung Niere	Achtung Leber	Besondere Anmerkungen
■		■	■	■		■		*	1,0	■	• Zusätzlich 1A1-Blockade • Klinisch relevante starke Hemmung von 1A2 und 2C19 • **KI** Agomelatin, (beträchtlicher Wirkspiegel-Anstieg von Agomelatin bei der Komb. m. Fluvoxamin; allerdings keine klinische Konsequenz, da Agomelatin bereits in der Normaldosierung alle Rezeptoren sättigt), Ciprofloxacin, Clozapin (hier kann allerdings die den Wirkspiegel erhöhende Blockade zur Dosisreduktion und besseren Verträglichkeit von Clozapin genutzt werden), MAO-Hemmer (Linezolid, Moclobemid, Selegilin), Tizanidin • Weitere zu vermeidende Kombinationen SNRI (Venlafaxin), Clomipramin, Tramadol, Triptane, andere SSRI, Pimozid, Grapefruit • Vorsicht bei der Komb. m. Coffein und Theophyllin (1A2) • Bei Komb. m. Risperidon und Olanzapin deren Dosis reduzieren • Beträchtliche Wirkungsverlängerung von Diazepam, Nitrazepam, Alprazolam, Bromazepam; nicht betroffen Lorazepam, Oxazepam, Midazolam • *) *Bezüglich Blutzucker siehe Sertralin*
											• Abbau durch intestinale Bakterien • Ausscheidung renal • Leucovorin-Rescue = Aufhebung der Folsäure-antagonistischen Wirkung von Methotrexat (15 mg 12-24 Stunden nach Methotrexat, Fortsetzung mit 15 mg alle 6 Stunden über 3 Tage) • Antidot auch für Pyrimethamin, Trimetrexat, Trimethoprim • In Komb. m. 5-Fluorouracil und Prodrugs davon (Capecitabin, Tegafur) gezielte zytotoxische Therapie, cave andererseits additive Toxizität (Blutbild, Mucositis) • *Weitere Hinweise siehe Folsäure*
											• 1/8 der Dosis unverändert im Urin • UAW ovarielle Überstimulation (ungewollte Mehrlingsschwangerschaften, cave extrauterine Einnistung), Ovarialtorsion, Gynäkomastie bei Männern, sehr selten Thromboembolien (tiefe Venenthrombosen) oder Verschlechterung von Asthma, Kopfschmerzen, Übelkeit, Erschöpfung, Brustbeschwerden
											• In vielen biochemischen Prozessen • Ausscheidung renal • Zum Ausgleich von Folsäure-Mangel, bei Homocysteinämie – Für Leucovorin-Rescue ungeeignet • Verminderung der Resorption durch Aluminium- oder Magnesium enthaltende Antacida, Colestyramin, Zink, ferner Ethanol, der auch den enterohepatischen Kreislauf unterbricht • Sulfonamide reduzieren die bakterielle Folsäure-Synthese im Darm → Mangel möglich • Bedarf bei Analgetika-Medikation vergrößert • Höhere Folsäure-Dosen können die antikonvulsive Wirkung von Antiepileptika herabsetzen, z.B. von Barbituraten, Carbamazepin, Phenytoin, Primidon • WW mit therapeutisch eingesetzten Folsäure-Antagonisten bedenken, deren Wirkung herabgesetzt wird, z.B. Aminopterin, Cotrimoxazol, Methotrexat, Pyrimethamin, Sulfonamide, Triamteren, Trimethoprim • Vor Therapiebeginn Vitamin-B_{12}-Mangel ausschließen, ***siehe Cyanocobalamin***, gilt auch bei Homocysteinämie, ansonsten Gefahr von neurologischen Dauerschäden • *Weitere Hinweise siehe Folinsäure*
						■			■		• Zusätzlich 2A6-Inhibitor (DrugBank) • Abbau von Ethylenglykol (EG) zum toxischen Glykolaldehyd soll verhindert und EG unverändert renal ausgeschieden werden • Alkohol-Konsum verlangsamt die Elimination von EG (und von sich selbst); Komb. nicht empfohlen (wenn auch klinische Effizienz in Summe nicht beeinträchtigt) • Bei NI systematische Dosisreduktion in den alle 12 Stunden verabreichten Infusionen; bei sehr schwerer NI (Serum-Kreatinin > 265 mol/l) zusätzlich Dialyse

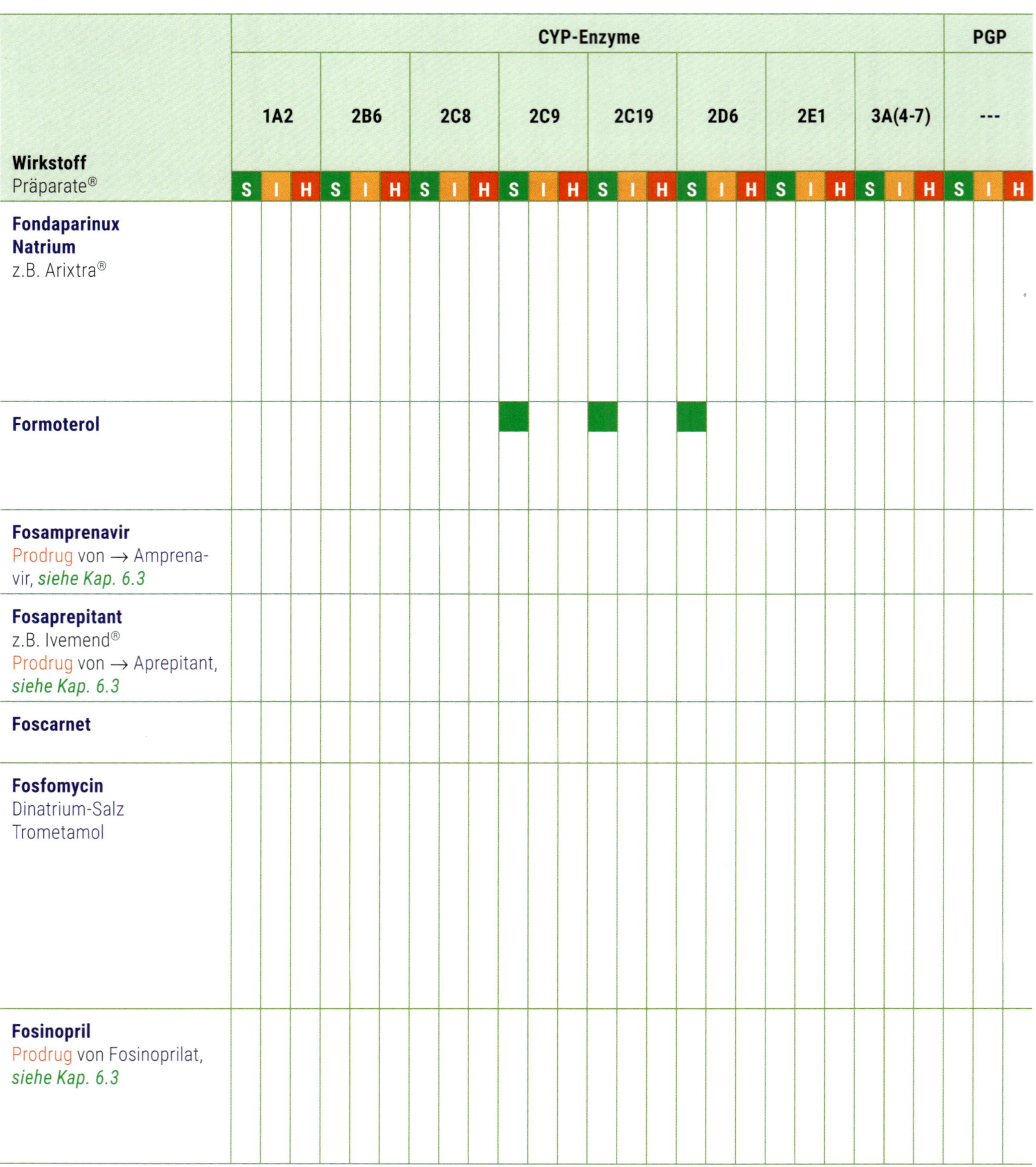

Wirkstoff Präparate®	CYP-Enzyme																								PGP		
	1A2			2B6			2C8			2C9			2C19			2D6			2E1			3A(4-7)			---		
	S	I	H	S	I	H	S	I	H	S	I	H	S	I	H	S	I	H	S	I	H	S	I	H	S	I	H
Fondaparinux Natrium z.B. Arixtra®																											
Formoterol										■			■			■											
Fosamprenavir Prodrug von → Amprenavir, *siehe Kap. 6.3*																											
Fosaprepitant z.B. Ivemend® Prodrug von → Aprepitant, *siehe Kap. 6.3*																											
Foscarnet																											
Fosfomycin Dinatrium-Salz Trometamol																											
Fosinopril Prodrug von Fosinoprilat, *siehe Kap. 6.3*																											

Anticholinerge NW	Agranulozytose	Serotonin-Syndrom	QTc-Verlängerung	Na^+ ↓/ SIADH	Kalium-Dysbalance	Krampfschwelle ↓	Cave Licht ☼	Blutglucose ↓/↑	Achtung Niere	Achtung Leber	Besondere Anmerkungen
									0,2	■	• Hauptweg renal unverändert • Vorsicht bei Patienten mit Heparin-induzierter Thrombozytopenie (HIT, Thrombozyten-Kontrolle), älteren Personen, Personen <50 kg • Cave erhöhtes Blutungsrisiko durch WW • **KI** GFR <30 ml/min bei hoher Dosierung (z.B. bei tiefen Beinvenenthrombosen), GFR <20 ml/min bei niedriger Dosierung (z.B. Prophylaxe venöser thromboembolischer Ereignisse) • Vorsicht bei schwerer LI, da infolge Gerinnungsfaktoren-Mangels erhöhtes Blutungsrisiko
			S		↓						• Zusätzlich 2A6-Substrat • Substrat an zahlreichen UGT • Systemisches Erscheinen gering, dennoch Vorsicht mit allen adrenergen Wirkstoffen und solchen, die die QT-Zeit verlängern
			*						0,2		• Hauptweg renal unverändert • *) Per 17.05.2017 Rückstufung von Stufe 1 auf 0 (CredibleMeds, referiert bei MediQ)
					↓				0,1		• Hauptweg renal unverändert • WW Calcium-Salze und Nahrung (verzögerte Aufnahme von Fosfomycin), Metoclopramid (Hemmstoff der gastrointestinalen Motilität, 2-3 Stunden Abstand), Vitamin-K-Antagonisten (Cumarine, INR-Kontrolle) • Nicht empfohlen bei rezidivierenden Harnwegsinfekten, Diabetikern, Patienten über 65 Jahre oder mit Immundefekten; bei UAW schwere Durchfälle an Clostridioides-difficile-assoziierte Diarrhoe denken; cave Hypernatriämie bei Präparaten zur Infusion und Hypokaliämie bei digitalisierten Patienten • Dosisanpassung ab GFR <45 ml/min, **KI** Trometamol ab GFR <20 ml/min, Dinatrium-Salz auch darunter und bei Dialyse möglich (2000-4000 mg/Tag)
	■			■	↑		*	A	0,5	■	• Hauptumsetzung durch Hydrolyse in Gastrointestinaltrakt und Leber • Substrat von Peptidtransportern und UGT → Glucuronidierung • *) Photosensitivität nicht abschätzbar bzw. im Zuge von fiebrigen Entzündungsreaktionen der Gefäße, Muskeln oder Gelenke • Bei LI und NI keine Dosisreduktion erforderlich, da bei Funktionsstörungen des einen Organs jeweils kompensatorische Mehrumsetzung über das andere Organ

Wirkstoff Präparate®	CYP-Enzyme																								PGP		
	1A2			2B6			2C8			2C9			2C19			2D6			2E1			3A(4-7)			---		
	S	I	H	S	I	H	S	I	H	S	I	H	S	I	H	S	I	H	S	I	H	S	I	H	S	I	H
Fostamatinib z.B. Tavlesse® • Tyrosinkinase-Hemmer mit antihämorrhagischer Wirkung • Therapie-resistente chronische Immunthrombozytopenie								R														■		R	■		
Fotemustin z.B. Muphoran® Nitrosoharnstoff-Derivat																											
Fremanezumab z.B. Ajovy®																											
Frovatriptan z.B. Eumitan®	■																										
Fulvestrant z.B. Faslodex®																						■					

Anticholinerge NW	Agranulozytose	Serotonin-Syndrom	QTc-Verlängerung	Na^+ ↓/ SIADH	Kalium-Dysbalance	Krampfschwelle ↓	Cave Licht ☼	Blutglucose ↓/↑	Achtung Niere	Achtung Leber	Besondere Anmerkungen
										■	• Wichtiges Substrat an UGT, v.a. 1A9, sowie an 3A4 und PGP • Aktiver Hauptmetabolit **R406** (R) ebenfalls Substrat von PGP sowie Hemmer von UGT1A1, jedoch nicht von anderen Transportern wie OAT, OCT, MRP2, BCRP, schließlich 2C8-Induktor *in vitro* – Anmerkung: Die Hemmung von UGT1A1 kann zu erhöhtem unkonjugiertem Bilirubin führen, wobei die Leberwerte unauffällig bleiben; dies ist bei der Komb. m. anderen Wirkstoffen, die über UGT1A1 verstoffwechselt werden, zu beachten, z.B. Paracetamol • Komb. m. starken 3A4- bzw. allgemeinen CYP-Induktoren nicht empfohlen (z.B. Rifampicin → beträchtliche ↓ der Fostamatinib-Exposition) • Komb. m. mittelstarken und starken 3A4-Hemmern wegen möglicher erhöhter Exposition penibel auf Toxizitäten überwachen, z.B. Azol-Antimykotika, Cobicistat, Diltiazem, Grapefruit(saft), Idelalisib, Makrolid-Antibiotika, Proteasehemmer, Verapamil • Umgekehrt kann Fostamatinib die AUC anderer 3A4-Substrate wie Midazolam, Simvastatin oder von PGP-Substraten wie Digoxin und BCRP-Substraten wie Rosuvastatin erhöhen • UAW Leberfunktionsstörungen, Schwindel, Infektionen der oberen Atemwege, Abfall der Neutrophilen • Verlässliche Überwachung der Leberfunktion ab mittelschwerer LI, bei schwerer LI nicht empfohlen • Thrombozytenzahl als 2. Parameter für Dosisanpassungen
	*								■	■	• Ausscheidung hochgradig renal • **KI** Gelbfieber-Impfung, auch andere Lebendvakzine nicht empfohlen • Nicht empfohlen Phenytoin, Fosphenytoin • Vorsicht bei Komb. m. Dacarbazin (erhöhtes Risiko für ARDS = Adult Respiratory Distress Syndrome), Immunsuppressiva, anderen Zytostatika bzw. Strahlentherapie (additive Myelotoxizität) • Alle Zytostatika-typischen UAW, z.B. schwere dosislimitierende Knochenmarkssuppression(*), Reaktionen Haut und in Lunge, selten Neoplasien • Engmaschige Kontrollen von Niere und Leber, Dosierung in Abhängigkeit von Thrombozyten und Granulozyten • Kontrazeption bis 6 Monate nach Therapie bei Frauen und Männern
											• Initial 2-mal 120 mg s.c., dann 1-mal monatlich 120 mg • ***Weitere Angaben siehe Erenumab***
		■				*				■	• Hauptausscheidung renal • Nicht empfohlen Fluvoxamin (1A2-Hemmer → ↑ Frovatriptan), Johanniskraut (Serotonin-Syndrom), MAO-Hemmer (obwohl kein MAO-A-Substrat); bei Komb. m. oralen Kontrazeptiva Frovatriptan-Spiegel um bis zu 30% höher (aber ohne klinische Relevanz) • ***UAW, WW, KI, * siehe Triptane*** • **KI** schwere LI
									0,99	■	• Relevante Umsetzung über mehrere UGT, v.a. 1A1+3+4+8 • Leberenzyme häufig erhöht • Vorsicht bei GFR <30 ml/min, **KI** schwere LI

Wirkstoff Präparate®	CYP-Enzyme																								PGP		
	1A2			2B6			2C8			2C9			2C19			2D6			2E1			3A(4-7)			---		
	S	I	H	S	I	H	S	I	H	S	I	H	S	I	H	S	I	H	S	I	H	S	I	H	S	I	H
Fumarsäure-dimethylester • Dermatikum • Immunmodulator z.B. Skilarence® (Psoriasis vulgaris) z.B. Tecfidera® (schubförmig remittierende multiple Sklerose)																											
Furosemid z.B. Lasix®																											
Fusidinsäure z.B. Fucidin®		■			■						■					■		■				!		!			
Gabapentin z.B. Neurontin®																											
Galantamin z.B. Reminyl® • Einnahme retardierter Arzneiformen 1-mal täglich, bevorzugt morgens • Nicht retardierte Arzneimittel, Lösungen 2-mal täglich halbe TD möglich • Startdosis 8 mg, Zieldosis 24 mg/d																!						!					
Galcanezumab z.B. Emgality®																											
Gallopamil z.B. Procorum®							■									■						!					

Anticholinerge NW	Agranulozytose	Serotonin-Syndrom	QTc-Verlängerung	Na^+ ↓/ SIADH	Kalium-Dysbalance	Krampfschwelle ↓	Cave Licht ☼	Blutglucose ↓/↑	Achtung Niere	Achtung Leber	Besondere Anmerkungen
											• Hauptweg Hydrolyse, Ausscheidung 60% über Atemwege und 16% renal • Vorsichtige Komb. m. Ciclosporin, Methotrexat und anderen Immunsuppressiva, Psoralen, Retinoiden, Zytostatika • Additive Nephrotoxizität bei Komb. m. Aminoglykosid-Antibiotika, Ciclosporin, Diuretika, Lithium, NSAR • Substanzen vermeiden, die ebenfalls zu Leuko- oder Lymphozytopenie führen können, Lebendvakzine vermeiden, kein Alkohol • UAW Hitzegefühl (ASS bedingt geeignet), Flush, Durchfall (cave Wirkungsverlust oraler Kontrazeptiva), Asthenie, progressive multifokale Leukenzephalopathie; regelmäßige Kontrollen von Blutbild, Nieren- sowie Leberfunktion veranlassen, Ketonkörper im Harn • **KI** schwere NI, LI (mangels Daten)
					↓				0,3		• Umsetzung v.a. über OAT und UGT • Beträchtliche tubuläre Sezernierung ⟶ Verringerte Elimination von Methotrexat, Probenecid • In Bezug auf QT-Risiko cave Elektrolyt-Verschiebungen, insbesondere Hypokaliämie, aber auch Hypomagnesiämie – Vorsicht, wenn Glucocorticoide, Laxanzien, Salicylate verwendet werden • Bei K^+-Mangel Empfindlichkeit gegen Digitalis-Glykoside ↑ • Komb. m. Gentamicin, Tobramycin ⟶ additive Innenohr- und Nephrotoxizität; Komb. m. Cisplatin ⟶ Ototoxizität • Verstärkung der Wirkung von Antikoagulanzien (Dosisanpassung), Blutdrucksenkern (ACE-Hemmern), Theophyllin • Abschwächung der Wirkung durch Aliskiren, NSAR, Phenytoin, Sucralfat (Hemmung der Furosemid-Aufnahme, 2 Stunden Abstand) • WW mit Ciclosporin (Artritis urica), Lithium (↑ Kardio- und Neurotoxizität), Levothyroxin (Freisetzung aus der Plasmaeiweiß-Bindung), Risperidon (Vorsicht) • Verschlechterte Glucose-Toleranz, Demaskierung eines latenten Diabetes mellitus • Dosiserhöhung bei NI, **KI** Anurie
	!										• Starke Hemmung von OATP1B1+3 *in vitro* • Hauptausscheidung biliär • **KI** Komb. m. Statinen, Vorsicht bei Komb. m. HIV-Protease-Hemmern
								*	0,08		• Relevantes Substrat am OCTN1 • Hauptweg renal unverändert • Ersatz für Carbamazepin • *) Verschiebungen in beide Richtungen (meist bei Diabetikern) • ↓ Resorption bei Komb. m. Ca^{2+} und Mg^{2+} enthaltenden Antacida, 2 Stunden Abstand • Dosisreduktion ab GFR <80 ml/min, Anwendung aber selbst bei Dialysepatienten möglich • *Gender-Aspekte siehe Kap. 6.7.5*
				?					0,8		• Hemmstoff der Acetylcholinesterase • Bei ungeklärten Stürzen oder Synkopen (= plötzliche, kurze Ohnmachten) EKG in Hinblick auf QT-Verlängerung veranlassen[220] • Bezüglich weiterer kardiotoxischer Wirkungen *siehe Donepezil* • Cave Komb. m. ZNS-wirksamen Anticholinergika • Verstärkung der Wirkung von Muskelrelaxanzien ⟶ Absetzen bei Anästhesien • TMD bei schwerer LI 16 mg, **KI** schwere NI bei gleichzeitiger LI oder GFR <9 ml/min (bis GFR 9 ml/min aber keine Dosisanpassung notwendig, cave Dehydratation)
											• 225 mg s.c. 1-mal monatlich oder 675 mg (entsprechend 3 Injektionen) alle 3 Monate • *Weitere Angaben siehe Erenumab*
											Quelle Pubmed[221]

Wirkstoff Präparate®	CYP-Enzyme																									PGP		
	1A2			2B6			2C8			2C9			2C19			2D6			2E1			3A(4-7)			---		
	S	I	H	S	I	H	S	I	H	S	I	H	S	I	H	S	I	H	S	I	H	S	I	H	S	I	H
Galsulfase z.B. Naglazyme® Enzymersatztherapie bei Mukopolysaccharidose VI, v.a. Kindern <5 a) (Maroteaux-Lamy-Syndrom)																											
Gamma-Hydroxybuttersäure, Syn. **GHB**, z.B. Alcover®, Xyrem®																											
Ganciclovir z.B. Cymevene® Prodrug von G.-Triphosphat, *siehe Kap. 6.3*																											
Ganirelix z.B. Orgalutran® Gonadorelin-Inhibitor																											
Gedatolisib (PF-05212384)																											
Gefitinib z.B. Iressa® Nicht-kleinzelliges Bronchialkarzinom mit aktivierenden Mutationen der EGFR-TK												■			■	■ !		■ !				■ !			■		■
Gemcitabin z.B. Gemsol®																									■		
Gemfibrozil z.B. Gevilon®			■						✋			■			■							■					

Anticholinerge NW	Agranulozytose	Serotonin-Syndrom	QTc-Verlängerung	Na⁺ ↓/ SIADH	Kalium-Dysbalance	Krampfschwelle ↓	Cave Licht ☼	Blutglucose ↓/↑	Achtung Niere	Achtung Leber	Besondere Anmerkungen
											• Abbau durch Proteasen • Mangels Umsetzung über CYP-Enzyme, PGP und Transportproteine keine WW zu erwarten • UAW vielfach infusionsbedingt, auf Zeichen einer Rückenmarkskompression achten • Vorbehandlung mit Antihistaminika ± Antipyretika empfehlenswert • Keine Daten zu NI, LI, aber auch keine Einschränkungen
										■	• Hauptumsetzung via Dehydrogenase • Interaktionen mit zentral depressiven Wirkstoffen und TCA zu erwarten
	*					■			0,05		• Mittelstarker Induktor von UGT2B7 • Hauptweg renal unverändert • Krampfanfälle besonders bei Komb. m. Imipenem/Cilastin, häufig auch Muskelkrämpfe • Verlängerung der Halbwertszeit durch Probenecid • *) Infolge Knochenmarkssuppression
									■	■	• Ausscheidung unverändert im Harn und von Peptid-Fragmenten im Stuhl • UAW sehr häufig lokale Reaktionen, Übelkeit, Kopfschmerzen • **KI** bereits ab mittelschwerer NI, LI
											• PI3K/mTOR-Inhibitor • Klinische Studien bei Endometrium- und kolorektalen Karzinomen sowie bei myeloider Leukämie • Monografie in Bearbeitung (DrugBank, 02/2020)
										■	• Substrat + Hemmer an 1A1 • Hauptausscheidung über Galle • Bei Komb. m. Induktoren Dosiserhöhung (Phenobarbital, Phenytoin, Primidon, Carbamazepin) • Resorptionsbeeinträchtigung bei pH-Wert-Erhöhung, *siehe Kap. 4.4.3* • Vorsicht bei anderen 2D6-Substraten, z.B. Metoprolol (dessen Bioverfügbarkeit ist um 1/3 erhöht) • Häufig Hauttoxizität • **KI** bereits ab leichter LI • In Gruppe mit → Afatinib, → Dacomitinib, → Erlotinib • Sondenapplikation möglich
									0,9	■	• Hauptabbau durch Cytidindeaminase • Ausscheidung renal, z.T. unverändert • UAW grippeähnliche Symptome, juckende, schuppende Hautaus-schläge, auch mit Blasenbildung • Cave Herztoxizität (supraventrikuläre Arrhythmien), Dyspnoe, interstitielle Pneumonie • Summentoxizitäten und -WW bei Komb. m. Paclitaxel und Cisplatin
								A	1,0	■	• Substrat und Hemmer an UGT • Relevanter Hemmer am NTCP • Für 2C8 und 3A4 auch induzierende Wirkungen angegeben (DrugBank) • Klinisch relevant ist aber die sehr starke 2C8-Hemmung • **KI** Repaglinid, Vorsicht mit Nateglinind • Relevante Hemmung des Einwärtstransporters OATP1B1 → Komb. m. Statinen möglichst vermeiden[222] • UAW Magen-Darm-Beschwerden, Schwindel, Müdigkeit, Hautausschlag • **KI** Lebererkrankungen, GFR <30 ml/min[48]

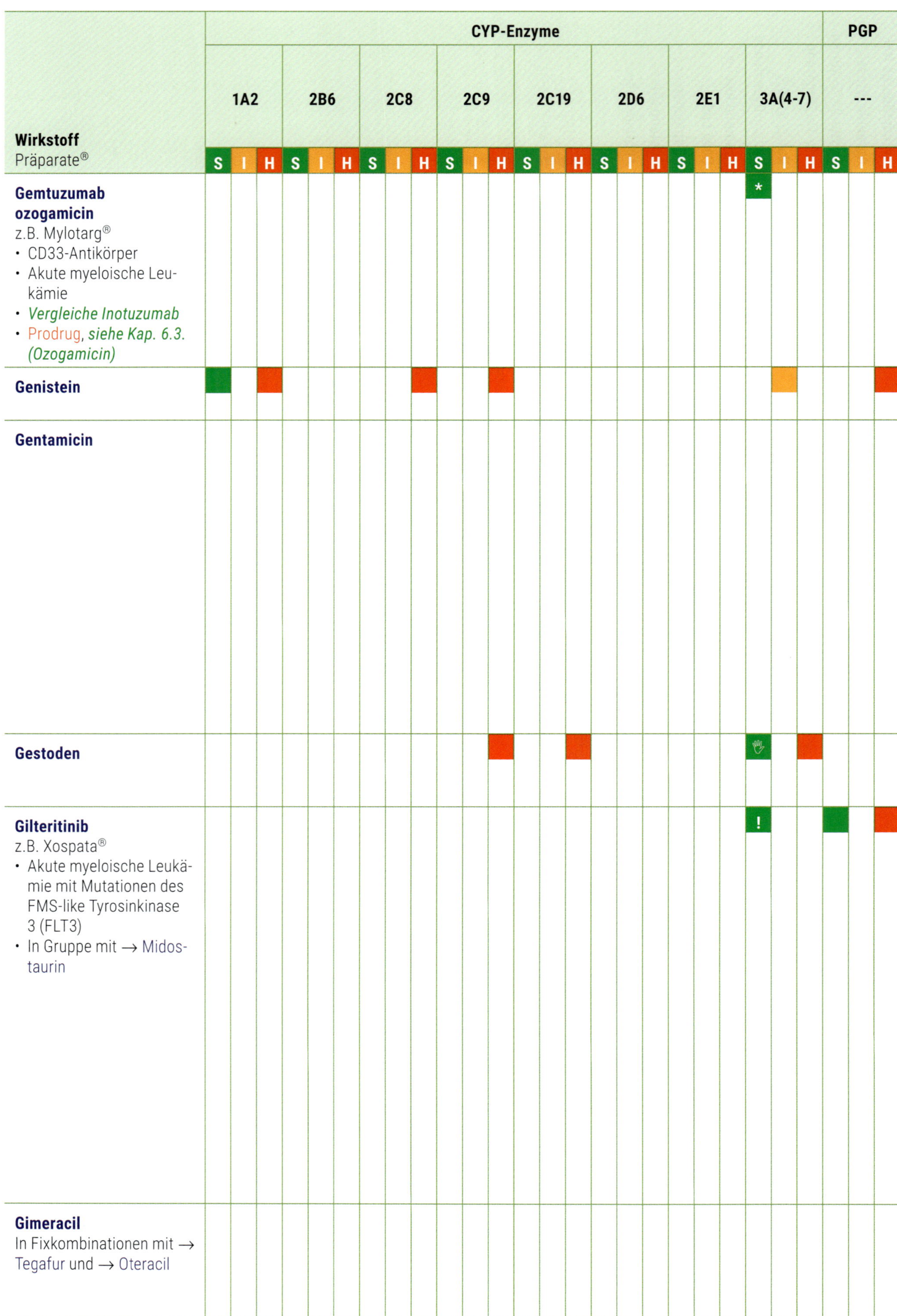

Wirkstoff Präparate®	CYP-Enzyme 1A2			2B6			2C8			2C9			2C19			2D6			2E1			3A(4-7)			PGP ---		
	S	I	H	S	I	H	S	I	H	S	I	H	S	I	H	S	I	H	S	I	H	S	I	H	S	I	H
Gemtuzumab ozogamicin z.B. Mylotarg® • CD33-Antikörper • Akute myeloische Leukämie • *Vergleiche Inotuzumab* • Prodrug, *siehe Kap. 6.3. (Ozogamicin)*																						■ *					
Genistein	■		■						■			■											■				■
Gentamicin																											
Gestoden												■			■							■ ✋		■			
Gilteritinib z.B. Xospata® • Akute myeloische Leukämie mit Mutationen des FMS-like Tyrosinkinase 3 (FLT3) • In Gruppe mit → Midostaurin																						■ !			■		■
Gimeracil In Fixkombinationen mit → Tegafur und → Oteracil																											

Anticholinerge NW	Agranulozytose	Serotonin-Syndrom	QTc-Verlängerung	Na^+ ↓/ SIADH	Kalium-Dysbalance	Krampfschwelle ↓	Cave Licht ☼	Blutglucose ↓/↑	Achtung Niere	Achtung Leber	Besondere Anmerkungen
											• *) Wirksames Prinzip **N-Acetyl-γ-Calicheamicin-dimethylhydrazin** (*in vitro*) • Viele biologische Targets, u.a. Hemmung mehrerer UGT vom Subtyp 1A und 2B7 • *In vitro* Interaktionen mit vielen CYP-Enzymen, jedoch ohne klinische Relevanz; bisher weder Studien noch Auffälligkeiten bezüglich WW • UAW ähnlich Inotuzumab • Bei Anstieg von Leberenzymen und Bilirubin etwa zum Doppelten der oberen Grenzwerte Behandlung bis zur Erholung aussetzen • Clearance bei leichter und mittelschwerer NI nicht auffällig reduziert, keine Untersuchungen bei schwerer NI
											Keine Anwendung bei Tumoren der weiblichen Geschlechtsorgane
	*						*		0,04		• Hauptweg renal unverändert • *) Agranulozytose und Lichtunverträglichkeit in Literatur angegeben, jedoch durch die Fachinformation nicht bestätigt; Blutdyskrasien aber bekannte UAW • Hypokaliämie bei Gabe >4 Wochen, außerdem Hypomagnesiämie und Hypocalcämie • Oto- und Neurotoxizität, Störungen der neuromuskulären Übertragung, bei sehr hohen Dosen Atemlähmung • Komb. m. Cephalosporinen nur in Infektionsnotfällen, Schleifendiuretika vermeiden (jeweils ↑ Nephrotoxizität) • Ototoxische Kombinationen vermeiden (**KI** [Vor]Schädigung des 8. Hirnnervs) • Wirkungsverstärkung von Inhalationsnarkotika (inklusive Ether, z.B. auch Nephropathie nach Methoxyfluran) und Muskelrelaxanzien (↑ neuromuskuläre Blockade) • Bei schwerer NI Halbwertszeit eklatant verlängert, Dosisreduktion ab GFR <72 ml/min oder in Abhängigkeit von Serumkreatinin • Cave systemische Resorption bei Lokalformulierungen über verletzte Haut und Schleimhaut, die selbst bei kleinflächiger Anwendung relevant sein kann
						*	*	*			• Hemmung an 3A5 und 3A7 *in vitro* • 2C19-Hemmung *in vitro* • *) *Siehe Progesteron*
						*					• PGP-Substrat *in vitro*, ebenfalls *in vitro* BCRP-/PGP-Hemmung im Darm und OCT1-Hemmung in der Leber • Überwiegende Metabolisierung über 3A4 → Herabgesetzte Exposition bei Anwesenheit von 3A4-Induktoren, z.B. Phenytoin, Rifampicin, Johanniskraut, umgekehrt Erhöhung der Gilteritinib-Konzentration bei Komb. m. starken 3A4- und/oder PGP-Inhibitoren, z.B. Clarithromycin, Itraconazol, Posaconazol, Voriconazol • *) Schmerzen des Muskel- und Skelettsystems, Myalgien • Ausscheidung überwiegend im Stuhl • UAW anaphylaktische Reaktionen, Ermüdung, Husten, Dyspnoe, Ödeme, posteriores reversibles Enzephalopathiesyndrom, Pankreatitis • Spezielle UAW **Differenzierungssyndrom**: Rasche Proliferation und Differenzierung von myeloischen Zellen → Fieber, Dyspnoe, Pleura-, Peridcarderguss, Lungenödem, Hypotonie, *rasche* Gewichtszunahme, Ausschlag, Nierenfunktionsstörung, **lebensbedrohlich** → Glucocorticoide bzw. Xospata® aussetzen, wenn Symptome > 48 Stunden trotz Glucocorticoiden • Bis mittelschwere NI und LI keine Einschränkungen, (noch) keine Untersuchungen bei schwerer NI, bei schwerer LI nicht empfohlen • Zuverlässige Kontrazeption für Frauen bis 6 Monate, für Männer bis 4 Monate nach Therapieende
											• Hemmstoff der Dihydropyrimidin-Dehydrogenase → Hemmung der Metabolisierung von 5-FU • Relevanter Weg renal unverändert • *Siehe Tegafur* • **KI** schwere NI

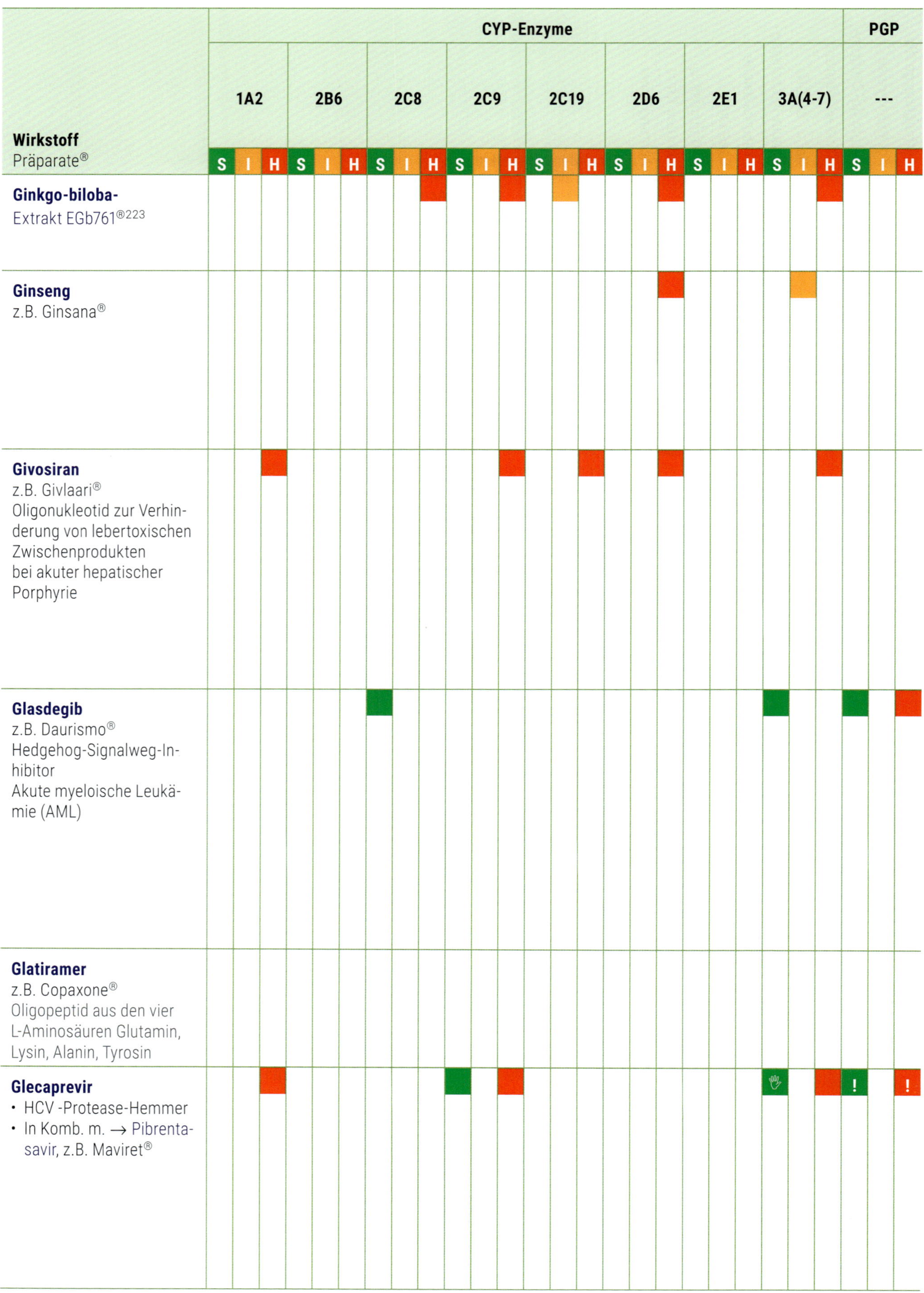

Wirkstoff Präparate®	CYP-Enzyme																								PGP		
	1A2			2B6			2C8			2C9			2C19			2D6			2E1			3A(4-7)			---		
	S	I	H	S	I	H	S	I	H	S	I	H	S	I	H	S	I	H	S	I	H	S	I	H	S	I	H
Ginkgo-biloba- Extrakt EGb761®[223]									■			■		■				■						■			
Ginseng z.B. Ginsana®																		■					■				
Givosiran z.B. Givlaari® Oligonukleotid zur Verhinderung von lebertoxischen Zwischenprodukten bei akuter hepatischer Porphyrie			■									■			■			■						■			
Glasdegib z.B. Daurismo® Hedgehog-Signalweg-Inhibitor Akute myeloische Leukämie (AML)							■															■			■		■
Glatiramer z.B. Copaxone® Oligopeptid aus den vier L-Aminosäuren Glutamin, Lysin, Alanin, Tyrosin																											
Glecaprevir • HCV -Protease-Hemmer • In Komb. m. → Pibrentasavir, z.B. Maviret®			■							■		■										■		■	!		!

Anticholinerge NW	Agranulozytose	Serotonin-Syndrom	QTc-Verlängerung	Na+ ↓/ SIADH	Kalium-Dysbalance	Krampfschwelle ↓	Cave Licht ☼	Blutglucose ↓/ ↑	Achtung Niere	Achtung Leber	Besondere Anmerkungen
											• Kein direkter Einfluss auf die Blutgerinnung, aber Verbesserung der Fließeigenschaften des Blutes → Vorsicht bei Komb. m. die Blutgerinnung hemmenden Arzneimitteln • Interaktionen an den CYP-Enzymen geringwertig, daher keine relevanten WW zu erwarten
		?									• Wegen des induzierenden Effekts an 3A4 Vorsicht mit Wirkstoffen mit geringer therapeutischer Breite, z.B. Ciclosporin, Tacrolimus, Irinotecan, Sildenafil, Sirolimus • Interaktionen an den CYP-Enzymen aber geringwertig, daher keine konkreten WW in der Fachinformation genannt • Keine Interaktion mit Wirkstoffen zu erwarten, die über PGP oder OATP umgesetzt werden, z.B. Digoxin, Fexofenadin[224] • UAW Übelkeit, Magenschmerzen, Durchfall bei PharmaWiki als Serotonin-Syndrom angegeben
									■	■	• „Target" ALAS1 mRNA • Leichte bis mäßige Hemmung der genannten CYP-Enzyme und Anstiege der AUC von typischen Substraten, z.B. Coffein, (1A2, 3,1-fach), Omeprazol (2C19, 1,6-fach), Dextromethorphan (2D6, 2,4-fach), Midazolam (3A4, 1,5-fach); Ausnahme Losartan (2C9, *keine* Beeinflussung der Pharmakokinetik) • Vorsicht bei der Komb. m. Substraten an 1A2 und/oder 2D6 bzw. Dosisreduktion von Givosiran • UAW Erschöpfung, Hautauschläge, Überempfindlichkeitsreaktionen • UAW Verringerung der GFR → regelmäßige Messungen des Blutkreatinins; Dosisreduktion bei GFR >15 ml/min nicht notwendig • Regelmäßige Leberfunktionstests; keine Studien ab mittelschwerer LI
			■			*					• Kopplung an mehrere UGT, v.a. 1A9 • Nicht empfohlen Komb. m. starken 3A4-Induktoren inklusive Johanniskraut bzw. mäßige 3A4-Induktoren vermeiden (↓ Glasdegib) • Vorsicht bei Komb. m. starken 3A4-Hemmern inklusive Grapefruitprodukten • *) Häufig unerwünschte muskuläre Ereignisse, v.a. Muskelspasmen bei der Komb. m. Cytarabin – Beobachtung von Muskelempfindlichkeit und -schmerzen (Myalgie) bzw. Muskelschwäche – CK-Werte regelmäßig bestimmen • Verminderte Blutzellzahlen, Fatigue, Pneumonie, Harnwegsinfektionen, Hautreaktionen, ventrikuläre Tachykardie (als Hinweis auf Veränderungen des Herz-Reizleitungssystems, QT-Intervall!)
						■					• Umsetzung durch Hydrolyse • UAW lokale Reizungen an der Injektionsstelle, grippale Symptome, selten Postinjektionsreaktionen (Flush, Herzklopfen, Dyspnoe), Magen-Darm-Symptome (Übelkeit, Verstopfung, Gallensteine), Angst, Depression, Arthralgien
										■	• Mittelstarkes Substrat und mittelstarker Hemmer an BCRP, OATP1B1+3 sowie UGT1A1-Hemmer • WW (bezogen auf Maviret®) – **KI** Atazanavir, Atorvastatin, Dabigatran, Ethinylestradiol, Simvastatin, starke 3A4- und PGP-Induktoren – Nicht empfohlen mittelstarke 3A4- und PGP-Induktoren, Omeprazol – Vorsicht bei der Komb. m. Ciclosporin, Digoxin, Lovastatin, Pravastatin (TMD 20 mg), Rosuvastatin (TMD 5 mg), Tacrolimus, Vitamin-K-Antagonisten (Cumarinen) – Cave Heptatitis-B-Reaktivierung – **KI** schwere LI

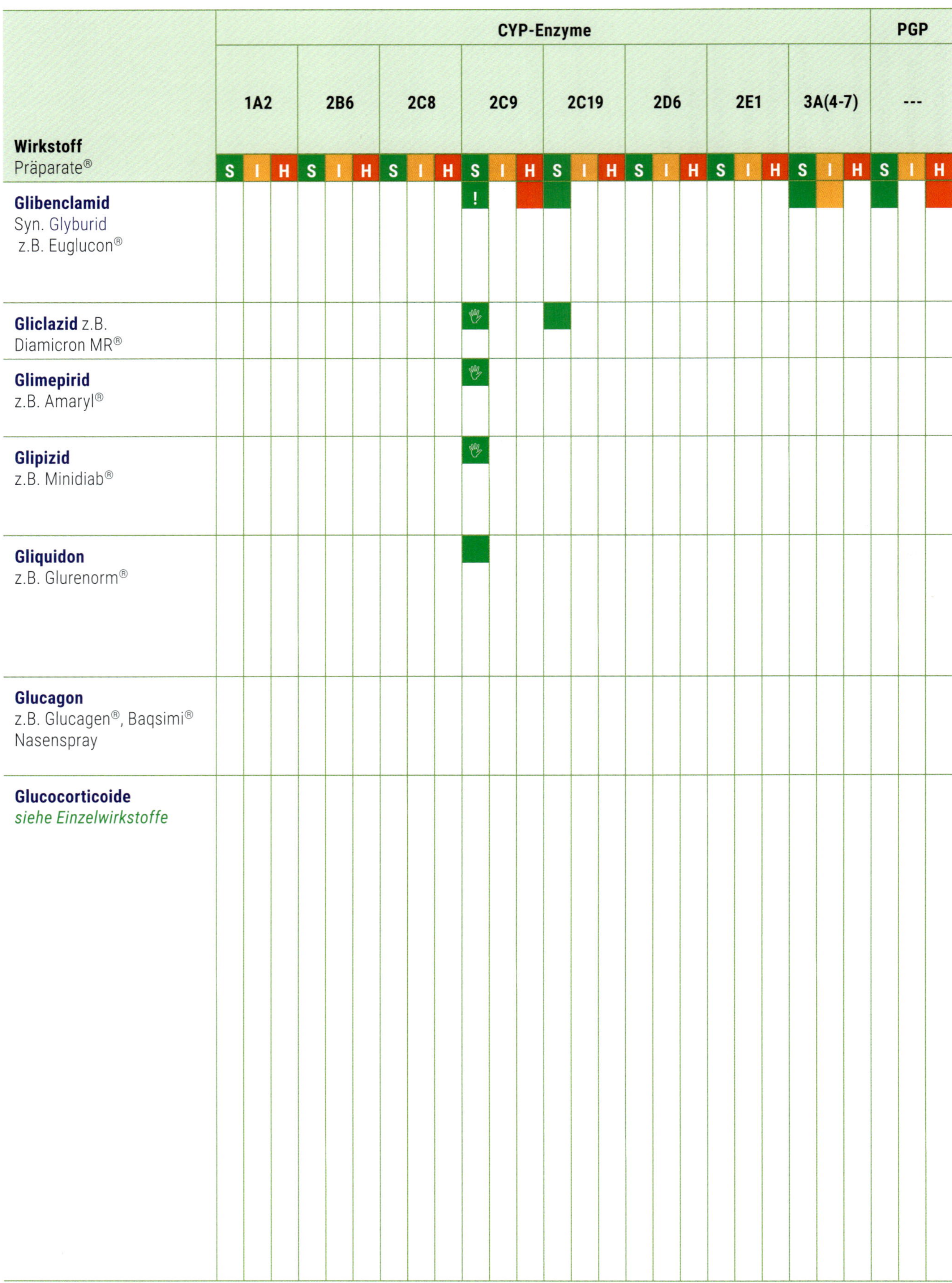

Wirkstoff Präparate®	CYP-Enzyme																								PGP		
	1A2			2B6			2C8			2C9			2C19			2D6			2E1			3A(4-7)			---		
	S	I	H	S	I	H	S	I	H	S	I	H	S	I	H	S	I	H	S	I	H	S	I	H	S	I	H
Glibenclamid Syn. Glyburid z.B. Euglucon®										■ !		■	■									■	■		■		■
Gliclazid z.B. Diamicron MR®										■ ✋			■														
Glimepirid z.B. Amaryl®										■ ✋																	
Glipizid z.B. Minidiab®										■ ✋																	
Gliquidon z.B. Glurenorm®										■																	
Glucagon z.B. Glucagen®, Baqsimi® Nasenspray																											
Glucocorticoide *siehe Einzelwirkstoffe*																											

Anticholinerge NW	Agranulozytose	Serotonin-Syndrom	QTc-Verlängerung	Na⁺ ↓/ SIADH	Kalium-Dysbalance	Krampfschwelle ↓	Cave Licht ☼	Blutglucose ↓/↑	Achtung Niere	Achtung Leber	Besondere Anmerkungen
									1,0		• 3A4+5+7-Substrat *in vitro* • Für 3A4 auch hemmende Wirkung angegeben (DrugBank) • Mehrere Interaktionen mit Transport-Proteinen, darunter BCRP • Hypoglykämien bei eingeschränkter Nieren- und Leberleistung • **KI** Bosentan (Inzidenz für Transaminasen-Anstieg)
	*								0,8		• **KI** schwere NI und LI • Blutbild-Störungen bekannt, aber reversibel, Agranulozytose nicht angegeben (AC-FI)
									1,0		• Hypoglykämien bei bestehender eingeschränkter Nieren- und Leberleistung • Unempfindlich gegen Enzym-Induktion durch Rifampicin • **KI** bei GFR <30 ml/min (Richtwert)
									0,95		• Hypoglykämie bei bestehender eingeschränkter Nierenleistung • Ausscheidung vorzugsweise renal • Unempfindlich gegen Enzym-Induktion durch Rifampicin • **KI** schwere NI, LI
	*			?			*				• CYP-Interaktionen gering bedeutsam, am wichtigsten 3A4[225] • Hauptausscheidung via Galle nach Hydroxylierung und Demethylierung • Renal ausgeschiedene Anteile geringer → Hypoglykämie-Risiko weniger gegeben • *) Nicht in klinischen Studien beobachtet, sondern Spontanberichte seit der Markteinführung • Keine Dosisreduktion bei NI nötig
											• Umsetzung via Proteasen • WW Antikoagulanzien (z.B. Warfarin, Wirkung verstärkt), Beta-Blocker (Anstieg von Blutdruck und Herzfrequenz), Indometacin (paradoxe Hypoglykämie), Insulin (Antagonismus), Warfarin (verstärkt wirksam)
*					↓						• An CYP/PGP tendenziell Induktoren • *) Geringgradige anticholinerge Wirkungen in der Magellan-Liste nur für Prednison angegeben • Hypokaliämie-Risiko bei systemischer Gabe (cave ↑ Wirkung/Toxizität von Digitalis-Glykosiden) • Additive K⁺-Verluste bei Komb. m. kaliuretischen Diuretika oder Laxanzien bedenken • Wirkungsabschwächung von oralen Antidiabetika • Können eine Epilepsie verschlimmern (v.a. infolge zu starker Dosiserhöhung unter Komb. m. Enzym-Induktoren) • Erhöhte Blutungsneigung bei Komb. m. NSAR, hingegen Antikoagulanzien abgeschwächt • Bei Komb. m. 3A4-Induktoren reduzierte Glucocorticoid-Wirkung • Bei Komb. m. 3A4-Inhibitoren einschließlich Cobicistat erhöhtes UAW-Risiko • ACE-Hemmer (verstärktes Auftreten von Blutbildveränderungen), Ephedrin (beschleunigte Metabolisierung), Fluorchinolone (erhöhtes Risiko für Sehnenbeschwerden), Ciclosporin (↑ Blutspiegel, Krampfanfälle) • Cave bakterielle und virale Infektionen (v.a. Hepatitis), Thrombosen, erhöhter Augeninnendruck, Osteoporose • Bei lokaler Anwendung Hautatrophie, Teleangiektasien, Striae, akneartige Veränderungen, selten Follikulitis, Hypertrichose, Verfärbung der Haut; Veränderungen des Geruchs- und Geschmackssinnes bei Nasensprays; cave systemische Wirkungen durch (zu) lange und großflächige Behandlung • Lebendvakzine bis 3 Monate nach einer Hochdosis-Therapie vermeiden, gilt auch für Leflunomid

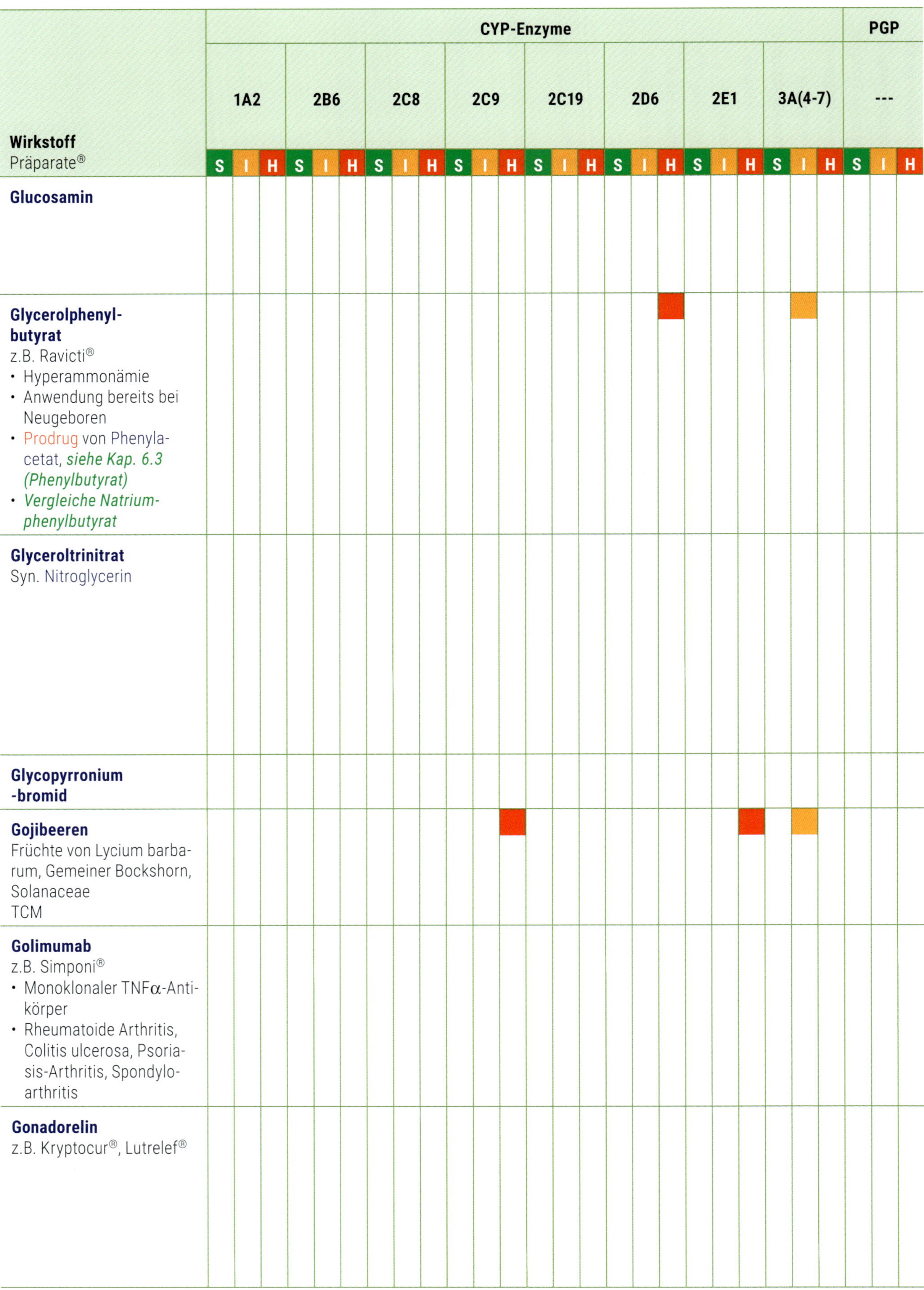

Wirkstoff Präparate®	CYP-Enzyme																								PGP		
	1A2			2B6			2C8			2C9			2C19			2D6			2E1			3A(4-7)			---		
	S	I	H	S	I	H	S	I	H	S	I	H	S	I	H	S	I	H	S	I	H	S	I	H	S	I	H
Glucosamin																											
Glycerolphenyl-butyrat z.B. Ravicti® • Hyperammonämie • Anwendung bereits bei Neugeboren • Prodrug von Phenyla-cetat, *siehe Kap. 6.3 (Phenylbutyrat)* • *Vergleiche Natrium-phenylbutyrat*																		■					■				
Glyceroltrinitrat Syn. Nitroglycerin																											
Glycopyrronium-bromid																											
Gojibeeren Früchte von Lycium barba-rum, Gemeiner Bockshorn, Solanaceae TCM												■									■		■				
Golimumab z.B. Simponi® • Monoklonaler TNFα-Anti-körper • Rheumatoide Arthritis, Colitis ulcerosa, Psoria-sis-Arthritis, Spondylo-arthritis																											
Gonadorelin z.B. Kryptocur®, Lutrelef®																											

Anticholinerge NW	Agranulozytose	Serotonin-Syndrom	QTc-Verlängerung	Na+ ↓/ SIADH	Kalium-Dysbalance	Krampfschwelle ↓	Cave Licht ☼	Blutglucose ↓/ ↑	Achtung Niere	Achtung Leber	**Besondere Anmerkungen**
								*	■	■	• Umsetzung ± unbekannt • *) Wirkung auf Insulin umstritten, Vorsicht bei eingeschränkter Glucose-Toleranz • Wirkung von Cumarinen verstärkt • UAW Magenunverträglichkeit, Hypercholesterinämie, Nagelverhärtung, Schlaflosigkeit • Vorsicht bei schwerer NI oder LI
					*				■	■	• Erstumsetzung via pankreatische Triglyceridlipase und Beta-Oxidation • Bindung von Stickstoff in Form von Phenylacetatglutamin • Vorsicht bei der Komb. m. 2D6-Substraten • Infolge 3A4-Induktion herabgesetzte Plasmaspiegel von Midazolam und Anstieg von 1-OH-Midazolam – Vorsicht bei der Komb. m. über 3A4 maßgeblich umgesetzten Pharmaka, v.a. oralen Kontrazeptiva • *) Hypo- (wie Natriumphenylbuyrat) oder Hyperkaliämie möglich • ***Weitere WW (z.B. Probenecid) und UAW siehe Natriumphenylbutyrat*** • Vorsichtige Anwendung bei schwerer NI und allen Formen von LI
											• Umsetzung via Nitratreduktase • **KI** Phosphodiesterase-5-Hemmer • Vorsicht bei der Komb. m. Blutdrucksenkern und Kreislaufdepressiva (z.B. Beta-Blocker, Calciumkanal-Blocker, Diuretika, Neuroleptika, TCA), Dihydroergotamin (Blutdrucksteigerung verstärkt), N-Acetylcystein (verstärkt blutdrucksenkend), Heparin (Wirkung herabgesetzt); kein Alkohol • Wirkung von Nitroglycerin durch NSAR inklusive Acetylsalicylsäure abgeschwächt • UAW Hypotonie, Kopfschmerzen, Schwindelgefühl, Hautrötung, Tachykardie oder paradoxe Bradykardie, Abnahme der Koronarperfusion, Asthenie • Methämoglobin-Bildner, Antidot Methylenblau (1-2 mg/kg KG i.v.)
!!											• Umsetzung noch nicht beschrieben • Keine relevanten WW bekannt
											• Umsetzung aufgrund der Vielzahl der Inhaltsstoffe ± unbekannt • Alle CYP-Interaktionen *in vitro* • Berichte über INR-Erhöhung, verstärkte Blutungsneigung und Blutungskomplikationen unter Warfarin-Therapie • Mögliche UAW anlassbezogen im Auge behalten
										■	• Hauptumsetzung durch Proteolyse • **KI** aktive Tuberkulose und andere schwere Infektionen wie Hepatitis B, Herzinsuffizienz NYHA III+IV • Vermeiden Anakinra, Abatacept, Lebendvakzine – alle Impfungen vor Behandlungsbeginn auffrischen • UAW grippeähnliche Symptome, Knochenbrüche; auf Autoimmunreaktionen, Blutbildveränderungen und neoplastische Prozesse achten • Schwangerschaftsverhütung und Stillverbot bis 6 Monate nach beendeter Behandlung
									■		• Umsetzung ± unbekannt • Ausscheidung renal • Stimulation von Gonadotropinen durch Levodopa, Spironolacton • Hemmung der Gonadotropin-Inkretion durch Digoxin, Sexualhormone • Dopamin-Antagonisten, Phenothazine setzen die Gonadorelin-Wirkung herab • Bei Komb. m. Protirelin neurologische Symptome bei Hypophysenadenomen (Hypophysenapoplexie) • ***In Bezug auf NI siehe Goserelin***

Wirkstoff Präparate®	CYP-Enzyme																								PGP		
	1A2			2B6			2C8			2C9			2C19			2D6			2E1			3A(4-7)			---		
	S	I	H	S	I	H	S	I	H	S	I	H	S	I	H	S	I	H	S	I	H	S	I	H	S	I	H
Goserelin z.B. Zoladex®																											
Granisetron z.B. Kytril®																						!					
Grapefruit, Grapefruitsaft Lebensmittel, in NEM[226] • Komponenten Naring(en) in (jedoch keine relevante Interaktion mit CYP3A4), Bergamottin, Dihydroxybergamottin • Orangensaft *nicht* betroffen, aber **Pomelos und Pomeranzen** (Bitterorangen)			■			■						*			■			*			■			!			!
Grazoprevir z.B. in Zepatier® (Komb. m. → Elbasvir)																						✋		■	!		
Griffonia simplicifolia																											
Grillgut → Polycyclische aromatische Kohlenwasserstoffe																											
Griseofulvin z.B. Fulcin®		!									■												!				

Anticholinerge NW	Agranulozytose	Serotonin-Syndrom	QTc-Verlängerung	Na^+ ↓/ SIADH	Kalium-Dysbalance	Krampfschwelle ↓	Cave Licht ☼	Blutglucose ↓/ ↑	Achtung Niere	Achtung Leber	Besondere Anmerkungen
								*	0,4		• Umsetzung ± unbekannt, relevant Hydrolyse • Ausscheidung renal • QT-Verlängerung auch durch Androgen-Entzugstherapie, daher Serumtestosteron-Spiegel kontrollieren; Vorsicht bei der Komb. m. QT-verlängernden Pharmaka; gilt auch z.B. für Komb. m. Methadon, Moxifloxacin, Neuroleptika • *) UAW Verringerung der Glucose-Toleranz bei Männern, cave Diabetes • UAW v.a. Kastrationssymptome (z.B. Abnahme der Libido, Hitzewallungen, Entzugsblutungen, Haarausfall), Myokardinfarkt (Männer), verstärkte Tumorschmerzen („Flare-up", Frauen), Hypercalcämie (Brustkrebspatientinnen mit Knochenmetastasen zu Therapiebeginn), cave Osteoporose (Knochendichte-Verlust 1% pro Monat, andere Risikofaktoren ausschließen), Depression (jeweils Frauen und Männer), Harnleiterobstruktion, Rückenmarkskompression, Herzinsuffizienz (jeweils Männer) • Halbwertszeit bei NI und LI verlängert und Gonadotropin-Freisetzung verstärkt, Dosisreduktion nach klinischer Maßgabe
			!								• Relevante Umsetzung auch via 1A1 • Hauptweg renal, z.T. unverändert • QT-Einfluss in Komb. m. anderen Arzneimitteln nicht unterschätzen • WW mit Paracetamol ⟶ Abschwächung bzw. ev. sogar Aufhebung von dessen Schmerz stillender Wirkung
											• 3A4-Blockade irreversibel • Zusätzlich mittelstarke Blockaden an 2A6 sowie Transport-Proteinen, z.B. OATP1A2 • *) *in vitro*, an 2D6 unbedeutend • *Relevante* Menge ab 200-300 ml/Tag • Grundsätzlich mit allen Wirkstoffen WW zu erwarten, die über 3A4 metabolisiert werden • Werden die Pharmaka zusätzlich über PGP umgesetzt (z.B. wieder ausgeschleust), ergibt sich durch die PGP-Blockade ein zusätzliches Potenzial für WW • Indirekter Einfluss auf QT-Zeit-Verlängerung, wenn Substanzen mit QT-Risiko *per se* durch Enzymhemmung kumulieren • **Anmerkung**: Die Begriffe Grapefruit(s), Grapefruit/Pomelo, Grapefruit-Produkte und Grapefruitsaft werden synonym verwendet
											• Relevantes Substrat und Hemmer an OATP1B • **KI** OATP1B-Hemmer, z.B. Atazanavir, Ciclosporin, Cobicistat, Darunavir, Lopinavir, Rifampicin, Saquinavir, Tipranavir • **KI** CYP3A4- und/oder PGP-Induktoren, z.B. Bosentan, Efavirenz, Carbamazepin, Etravirin, Johanniskraut, Modafinil, Phenytoin • Nicht empfohlen starke CYP3A4-Hemmer, z.B. Azol-Antimykotika • Vorsicht bei Komb. m. Dabigatran (Anstieg von dessen Konzentration), Sunitinib, Tacrolimus; Atorvastatin, Fluvastatin, Lovastatin, Simvastatin (TMD 20 mg), Rosuvastatin (TMD 10 mg); Vitamin K-Antagonisten (INR kontrollieren, Beeinflussung der Leberfunktion!) • Hemmung von BCRP ⟶ ↑ BCRP-Substrate • Verminderter Appetit, Müdigkeit • **KI** ab mittelschwerer LI
											• Afrikanische Schwarzbohne • ⟶ Tryptophan, 5-Hydroxytryptophan • Auch geläufig unter Oxitriptan (*kein* „Triptan"!)
											Hauptausscheidung renal

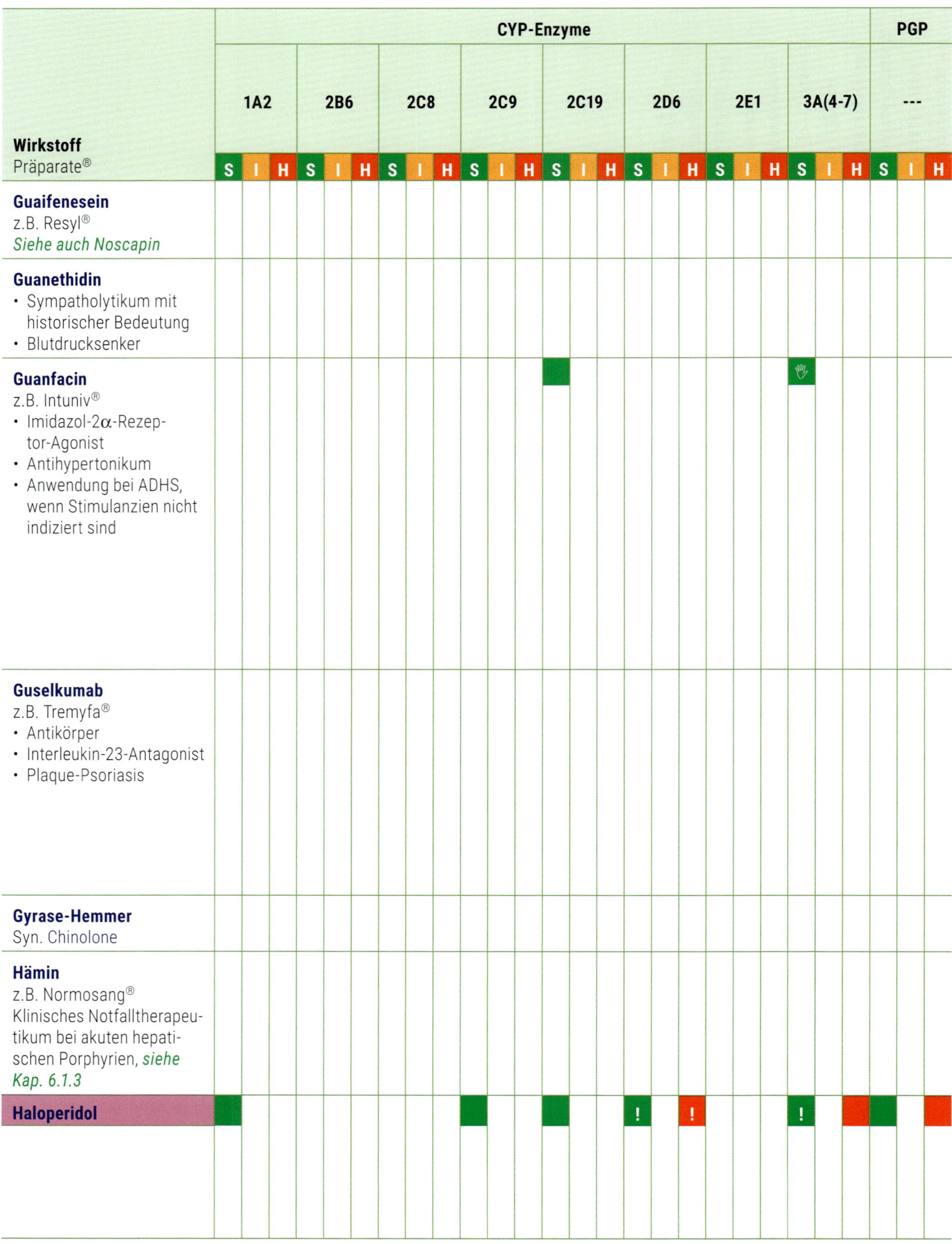

Wirkstoff Präparate®	CYP-Enzyme																								PGP		
	1A2			2B6			2C8			2C9			2C19			2D6			2E1			3A(4-7)			---		
	S	I	H	S	I	H	S	I	H	S	I	H	S	I	H	S	I	H	S	I	H	S	I	H	S	I	H
Guaifenesein z.B. Resyl® *Siehe auch Noscapin*																											
Guanethidin • Sympatholytikum mit historischer Bedeutung • Blutdrucksenker																											
Guanfacin z.B. Intuniv® • Imidazol-2α-Rezeptor-Agonist • Antihypertonikum • Anwendung bei ADHS, wenn Stimulanzien nicht indiziert sind													■									✋					
Guselkumab z.B. Tremyfa® • Antikörper • Interleukin-23-Antagonist • Plaque-Psoriasis																											
Gyrase-Hemmer Syn. Chinolone																											
Hämin z.B. Normosang® Klinisches Notfalltherapeutikum bei akuten hepatischen Porphyrien, *siehe Kap. 6.1.3*																											
Haloperidol	■									■			■			■ !		■ !				■ !		■	■		■

Anticholinerge NW	Agranulozytose	Serotonin-Syndrom	QTc-Verlängerung	Na^+ ↓/ SIADH	Kalium-Dysbalance	Krampfschwelle ↓	Cave Licht ☼	Blutglucose ↓/ ↑	Achtung Niere	Achtung Leber	Besondere Anmerkungen
											• Ausscheidung renal • Verstärkung von Sedativa, Muskelrelaxanzien, Vorsicht bei Myasthenie
											• Umsetzung ± unbekannt • Könnte ähnlich wie Beta-Blocker, Clonidin und Reserpin die Anzeichen einer adrenergen Hypoglykämie-Gegenregulation abschwächen
											• Substrat an OCT1+2, z.T. *in vitro* • Ausscheidung renal nach Sulfatierung und Glucuronidierung • Einnahme mit fettreicher Mahlzeit erhöht die Bioverfügbarkeit, Ernährungsgewohnheiten daher konstant halten • Guanfacin hemmt MATE1, Syn. SLC47A1, d.h. Spiegel von Substanzen, die über MATE1 metabolisiert werden, können erhöht sein, z.B. Aciclovir, Fexofenadin, Metformin • Nicht empfohlen QT-verlängernde Substanzen, Alkohol, Grapefruitsaft • Vorsicht bei der Komb. m. 3A4-Induktoren und -Hemmern, Blutdrucksenkern, Sedativa, Valproinsäure (↑ Valproinsäure) • UAW Synkopen, Schläfrigkeit, Bradykardie, Hypotonie, Gewichtszunahme (BMI-Kontrolle); auf suizidales Verhalten achten • Nach dem Absetzen Reboundphänomene möglich (Anstieg von Blutdruck und Puls) → Ausschleichen mit halber Dosis • Dosisreduktion ab GFR <30 ml/min
											• Intrazellulärer Abbau (Proteasen) • Keine Interaktionen an CYP-/PGP-Enzymen, daher keine diesbezüglichen WW zu erwarten • Derzeit keine Untersuchungen zur Komb. m. Immunsuppressiva • UAW erhöhtes Infektionsrisiko (viral obere Atemwege, Herpes, Tinea), Kopfschmerzen, Gastroenteritis, Diarrhoe, Urtikaria, Arthralgie, lokale Reaktionen, Überempfindlichkeit • Vor Behandlungsbeginn Tuberkulose ausschließen • Keine Untersuchungen zu NI, LI, bisher keine Auffälligkeiten • Lebendvakzine frühestens 12 Wochen nach dem Absetzen von Guselkumab und Therapie frühestens 2 Wochen nach der Impfung wieder aufnehmen
											Siehe Kap. 4.2 Chinolone und Einzelwirkstoffe
											• Erhöhte Aktivität der P450-Enzyme → Metabolismus bei gleichzeitig bestehenden Medikationen intensiviert → geringere systemische Exposition von z.B. Estrogenen, Barbituraten, Glucocorticoiden • Vorübergehendes Absinken der Blutgerinnungsfaktoren IX und X
			!!								• Zusätzlich 1A1-Substrat • Für 2D6 auch induzierende Wirkung angegeben (DrugBank) • Bei Komb. mit den üblichen Enzyminduktoren Dosierungsintervall verkürzen • Genetische Polymorphismen in Bezug auf 2D6 bedenken **PRISCUS-Beurteilung**/ältere Personen: • *Siehe Neuroleptika*

Wirkstoff Präparate®	CYP-Enzyme																								PGP		
	1A2			2B6			2C8			2C9			2C19			2D6			2E1			3A(4-7)			---		
	S	I	H	S	I	H	S	I	H	S	I	H	S	I	H	S	I	H	S	I	H	S	I	H	S	I	H
Heparine i.e.S. Niedermolekular-Heparine (NMH), z.B. Bemiparin, Dalteparin, Enoxaparin, Nadroparin, Reviparin																											
Heroin, Droge „Prodrug" von → Morphin, *siehe Kap. 6.3*																											
Hesperidin → Diosmin																											
Hexetidin Topisch																											
Hexoprenalin z.B. Gynipral®																											
Histamin z.B. Ceplene® • Bei der 1. Remission einer akuten myeloischen Leukämie • Komb. m. Interleukin-2 obligat																											
Hyaluronsäure Intraartikulär																											
Hydralazin z.B. in Pertenso®																								■			

Anticholinerge NW	Agranulozytose	Serotonin-Syndrom	QTc-Verlängerung	Na^+ ↓/ SIADH	Kalium-Dysbalance	Krampfschwelle ↓	Cave Licht ☼	Blutglucose ↓/↑	Achtung Niere	Achtung Leber	Besondere Anmerkungen
					↑						• Ausscheidung nach Desulfatierung und Depolymerisation renal • Wirkungsverstärkung möglich durch Antithrombin III, Acetylsalicylsäure, Dextrane, Dipyridamol, Etacrynsäure (i.v.), GPIIb/IIIa-Rezeptorantagonisten (z.B. Abciximab, Eptifibatid, Tirofiban), Indometacin, NSAR, Penicillin i.v., Phenylbutazon, Probenecid, Sulfinpyrazon, Vitamin-K-Antagonisten (Cumarine), Zytostatika – Absetzen dieser Medikamente ca. 5 Tage vor Beginn einer Heparin-Therapie • Verdrängung aus der Plasmaeiweiß-Bindung Benzodiazepine, Chinidin, Phenytoin, Propranolol, ferner Bilirubin → ↑ Wirkung • Bindung basischer Medikamente, z.B. Chinin, TCA → ↓ Wirkung • Wirkungsabschwächung durch Ascorbinsäure, Antihistaminika, Digitalis, Nikotin, Glyceroltrinitrat i.v., Tetracycline, Phenothiazine • Umstellung von Antikoagulanzien, i.e.S. von Cumarinen, auf Heparinoide im Falle von zahnärztlichen und chirurgischen Eingriffen; Richtwartezeit 24 Stunden • UAW Hyperaldosteronismus, Hypotonie, Bradykardie, Blutungen, subkutane Hämatome, lokale Reaktionen, z.B. Haarausfall, Osteoporose bei Langzeittherapie nicht ausgeschlossen • Cave Heparin-induzierte Thrombozytopenie durch Antikörper → **KI** und sofortiges Absetzen, Antidot Protamin • Dosierungsanpassungen bei NI in Abhängigkeit der Faktor Xa-Aktivität und des Serumkreatinins, **KI** bei schwerer LI
	*										• Rasches Anfluten im ZNS erzeugt Heroin-Rausch, der praktisch sofort zur Abhängigkeit führen kann • Wirksames Agens Morphin • *) Agranulozytose-Risiko, wenn mit Levamisol gestreckt
											• Kaum systemische Verfügbarkeit • Inaktivierung durch Seifen und Alkali • Bei längerfristiger Anwendung im Mund → Zahnverfärbung (gelb, braun, durch intensive Reinigung reversibel), außerdem Geschmacksstörungen (v.a. bei süß)
			S		↓						• Metabolisierung via COMT • Ausscheidung bevorzugt renal • *Siehe Beta-Sympathomimetika*
											• Metabolisierungsenzyme Histamin-N-Methyltransferase, Diaminoxidase • **KI** H_2-Blocker (v.a. Cimetidin), Clonidin, Glucocorticoide systemisch • Vermeiden H_1-Blocker, MAO-Hemmer, Neuroleptika, TCA, Wirkstoffe gegen Malaria oder Trypanosomen • Vorsicht bei der Komb. m. Beta-Blockern, anderen Antihypertonika, neuromuskulären Blockern, narkotischen Analgetika, Kontrastmitteln • UAW Infektionen der oberen Atemwege, Neutropenie, Leukopenie • Dosisreduktion bei NI oder LI (hier häufig Tachykardie und Hypotonie 30-60 min nach IL-2 und Histamin)
											• Elimination aus Synovialflüssigkeit → • Abbau durch Depolymerisation in der Leber • WW Lokalanästhetika (Anästhesie verlängert), keine weiteren Arzneimittel in das Gelenk injizieren • UAW lokale Schmerzen, Schwellungen, Fieber, systemische allergische Reaktionen, sehr selten septische Arthritis
										H	• 3A(4)-Hemmung *in vitro* • Hauptumsetzung über NAT2, mittelstarker Hemmer der DNA-Methyltransferase • Als Auslöser von Hypoglykämien wird das Insulin-Autoimmun-Syndrom diskutiert

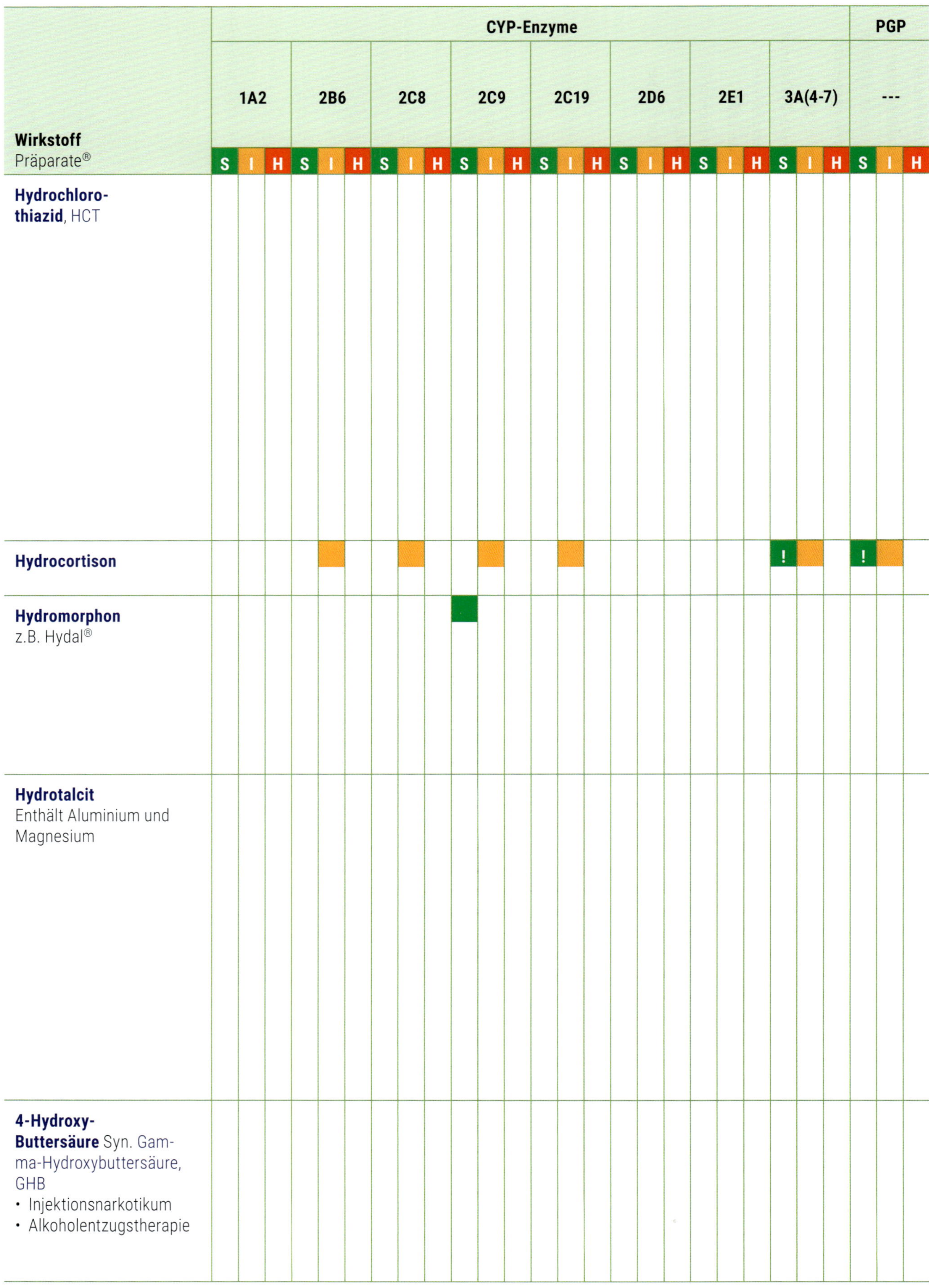

Wirkstoff Präparate®	CYP-Enzyme																									PGP		
	1A2			2B6			2C8			2C9			2C19			2D6			2E1			3A(4-7)			---		
	S	I	H	S	I	H	S	I	H	S	I	H	S	I	H	S	I	H	S	I	H	S	I	H	S	I	H
Hydrochloro-thiazid, HCT																											
Hydrocortison					■			■			■			■								!	■		!	■	
Hydromorphon z.B. Hydal®										■																	
Hydrotalcit Enthält Aluminium und Magnesium																											
4-Hydroxy-Buttersäure Syn. Gamma-Hydroxybuttersäure, GHB • Injektionsnarkotikum • Alkoholentzugstherapie																											

Anticholinerge NW	Agranulozytose	Serotonin-Syndrom	QTc-Verlängerung	Na^+ ↓/ SIADH	Kalium-Dysbalance	Krampfschwelle ↓	Cave Licht ☼	Blutglucose ↓/ ↑	Achtung Niere	Achtung Leber	Besondere Anmerkungen
	■		■	■	↓		A	■	0,05	■	• Umsetzung durch Hydrolyse • Hauptweg renal unverändert • Nicht empfohlen kaliuretische Diuretika, Lithium (↑ Toxizität) • Erhöhtes Risiko für Hypomagnesiämie (Schwäche, Reizbarkeit, Arrhythmien) • Vorsicht bei der Komb. m. ACE-Hemmern (↓ Nierenleistung), Insulin/oralen Antidiabetika (↓ Wirksamkeit), Digitalis-Glykosiden (K^+, Mg^{2+}!), (Nor)Adrenalin (↓ Wirksamkeit), Zytostatika (Cyclophosphamid, Fluorouracil, Methotrexat → ↑ Knochenmarkstoxizität) • Verstärkung der Wirkung durch andere Blutdrucksenker, Barbiturate, Phenothiazine, tricyclische Antidepressiva, Vasodilatatoren, Alkohol sowie Curare-artige Muskelrelaxanzien (wichtige Information für Anästhesisten) • Abschwächung der Wirkung durch NSAR/Salicylate (cave Hypovolämie mit Nierenversagen), Colestyramin/ Colestipol (Resorptionshemmung) • WW mit Beta-Blockern: erhöhtes Risiko für Hyperglykämie • WW mit α-Methyldopa Hämolysen infolge Antikörper-Bildung • Erhöhtes Risiko für nicht-melanozytären Hautkrebs (Basalzellkarzinom = Basaliom = weißer Hautkrebs) und Plattenepithelkarzinom der Haut (Spinaliom) bei Exposition mit steigenden kumulativen Dosen (BASG-Mitteilung vom 17.10.2018)
					↓			■			• Substrat an mitochondrialen CYP-Enzymen 11B1+2, an 2A6 sowie Induktor an 1B1 • Hypokaliämie-Risiko bei systemischer Gabe
				?		*			0,23	■	• CYP-Interaktionen gering bedeutsam, fraglicher (Substrat)Status an 1A2, 2A6, 2C8, 2D6 und 3A4 • Hauptumsetzung via UGT1A3+2B7 • **KI** MAO-Hemmer (2 Wochen Abstand) • Besondere Vorsicht bei der Komb. m. Benzodiazepinen und anderen ZNS-Dämpfern, Alkohol sowie Anticholinergika • *) Gelegentlich Tremor, Myoklonus sowie nicht quantifizierbares Risiko für Dyskinesien und Konvulsionen
									■		• Hauptweg renal unverändert • Verminderte Resorption bei *gleichzeitiger* Einnahme von Benzodiazepinen, Cheno-/ Ursodeoxycholsäure, Chlorpromazin, Eisen-Präparaten, Chinolon-Antibiotika, Cimetidin, Cumarin-Derivaten, Digitalis-Glykosiden, H_2-Rezeptor-Inhibitoren, Indometacin, Natriumfluorid und Tetracyclinen → 2 Stunden Abstand • Veränderte Ausscheidung von gleichzeitig eingenommenen Substanzen, die den Urin alkalisieren, z.B. Chinidin (verminderte Ausscheidung), Salicylate (vermehrte Ausscheidung) • Erhöhte intestinale Aluminium-Resorption durch säurehaltige Getränke (Obstsäfte, Wein), Zitronensäure, Weinsäure (Hilfsstoffe in Brausetabletten) • UAW weiche Stühle, Hypermagnesiämie, Einlagerung von Aluminium in Nerven- und Knochengewebe, Störungen des Calcium- und Phosphat-Haushalts, Dauereinnahme vermeiden • Vorsicht bei NI bzw. **KI** schwere NI • *Siehe auch Magaldrat*
						■				■	• Umsetzung mittels Dehydrogenase • WW andere ZNS-Dämpfer verstärkt, z.B. sedative Hypnotika, Tramadol, Antidepressiva, striktes Alkohol-Verbot • UAW Schwindel, Diarrhoe, Euphorie bei niedrigen Dosen, Sedation bei höheren Dosen, Psychosen, Myoklonien, Krämpfe, Koma, beim Absetzen Entzugserscheinungen • Natrium-Gehalt von ca. 2 g/Tag in Fertigarzneimitteln berücksichtigen (kochsalzarme Diät, Hypertonie, NI) • Bei LI mit halber Dosis beginnen

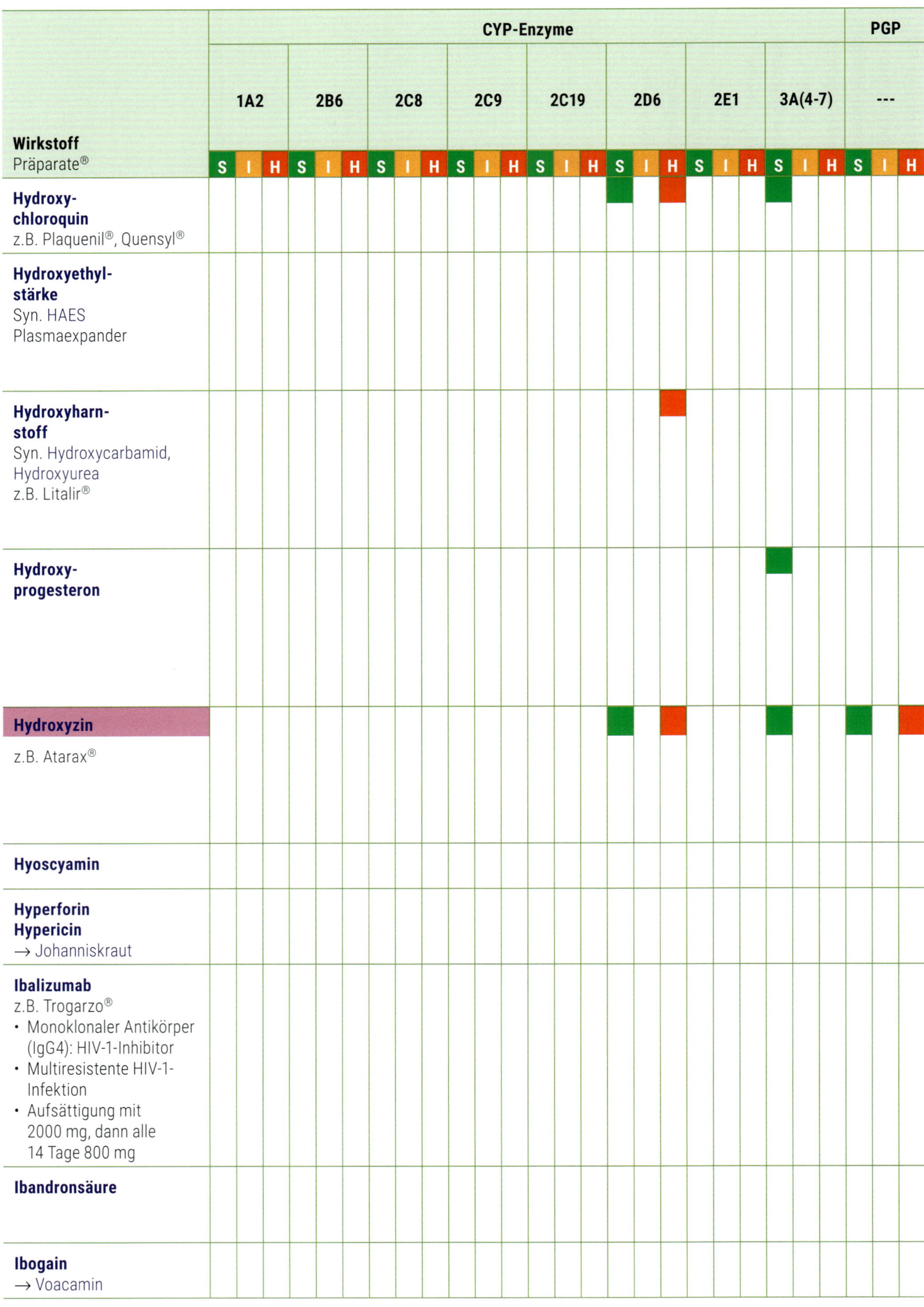

Wirkstoff Präparate®	CYP-Enzyme																								PGP		
	1A2			2B6			2C8			2C9			2C19			2D6			2E1			3A(4-7)			---		
	S	I	H	S	I	H	S	I	H	S	I	H	S	I	H	S	I	H	S	I	H	S	I	H	S	I	H
Hydroxy-chloroquin z.B. Plaquenil®, Quensyl®																■		■				■					
Hydroxyethyl-stärke Syn. HAES Plasmaexpander																											
Hydroxyharn-stoff Syn. Hydroxycarbamid, Hydroxyurea z.B. Litalir®																		■									
Hydroxy-progesteron																						■					
Hydroxyzin z.B. Atarax®																■		■				■			■		■
Hyoscyamin																											
Hyperforin **Hypericin** → Johanniskraut																											
Ibalizumab z.B. Trogarzo® • Monoklonaler Antikörper (IgG4): HIV-1-Inhibitor • Multiresistente HIV-1-Infektion • Aufsättigung mit 2000 mg, dann alle 14 Tage 800 mg																											
Ibandronsäure																											
Ibogain → Voacamin																											

Anticholinerge NW	Agranulozytose	Serotonin-Syndrom	QTc-Verlängerung	Na^+ ↓/ SIADH	Kalium-Dysbalance	Krampfschwelle ↓	Cave Licht ☼	Blutglucose ↓/↑	Achtung Niere	Achtung Leber	**Besondere Anmerkungen**
											• Hauptweg renal unverändert • *Details siehe Chloroquin*
											• Abbau durch enzymatische Spaltung → Metabolisierung oder Entfernung aus dem Gefäßbett durch das retikuloendotheliale System (RES) • Vorsicht bei der Komb. m. Aminoglykosid-Antibiotika, Kalium- oder Natrium-retinierenden Arzneimitteln, Digitalis-Glykosiden • UAW Hämatokrit-Abfall, Verdünnung von Gerinnungsfaktoren, Juckreiz, Anaphylaxie • **KI** alle Nierenfunktionsstörungen und schwere LI
									0,54		• Metabolisierung ± unbekannt • Hauptweg renal unverändert • Vorsicht Interferone (Vaskulitis), Didanosin, Stavudin und andere Reverse-Transkriptase-Hemmer (Pankreatitis, Leberschädigung, periphere Neuropathie) • Lebendvakzine 6 Monate Abstand • Zuverlässige Verhütung bis 1 Jahr nach Therapieende • Wirkstoff ist dialysierbar, daher Gabe unmittelbar nach Hämodialyse
						*	*	*			• Ausscheidung über Galle >> Niere • *) Besondere Überwachung bei bestehendem Diabetes veranlassen, geänderter Bedarf an Insulin oder oralen Antidiabetika möglich • WW Wirkungsminderung durch viele Enzyminduktoren • Alle UAW und **KI** einer Hormon-Therapie bedenken, z.B. Chloasma, Lebertumore, thromboembolische Erkrankungen, genitale Blutungen • *) *Siehe Progesteron*
!!											• Hauptmetabolit Cetirizin (45%) • 2D6-Hemmung *in vitro*, trotzdem Interaktionen über 2D6 bedenken, z.B. Fluoxetin • Umsetzung über Alkoholdehydro-genase • Ausscheidung Hydroxyzin 70% biliär, Cetirizin renal unverändert **PRISCUS-Beurteilung**/ältere Personen: • *Siehe Dimetinden*
!!											Metabolisierung unbekannt
											• Zielstrukturen CD4-Glykoprotein auf der Oberfläche von T-Zellen, C-C und C-X-C Chemokin-Rezeptoren • WW sind nicht zu erwarten • Hautausschläge, gastrointestinale Beschwerden, Kopfschmerzen, Tremor, Ermüdung, ventrikuläre Extrasystolen, Hypertonie oder orthostatische Hypotonie, Immunrekonstitutionssyndrom (→ Patienten nach der Infusion für 1 Stunde überwachen) • Keine Studien zu NI oder LI, bisher keine schädigenden Anhaltspunkte
									0,5		• Hauptumsetzung unmetabolisiert • *WW, UAW siehe Alendronsäure* • Dosisreduktion bei NI, **KI** GFR <30 ml/min

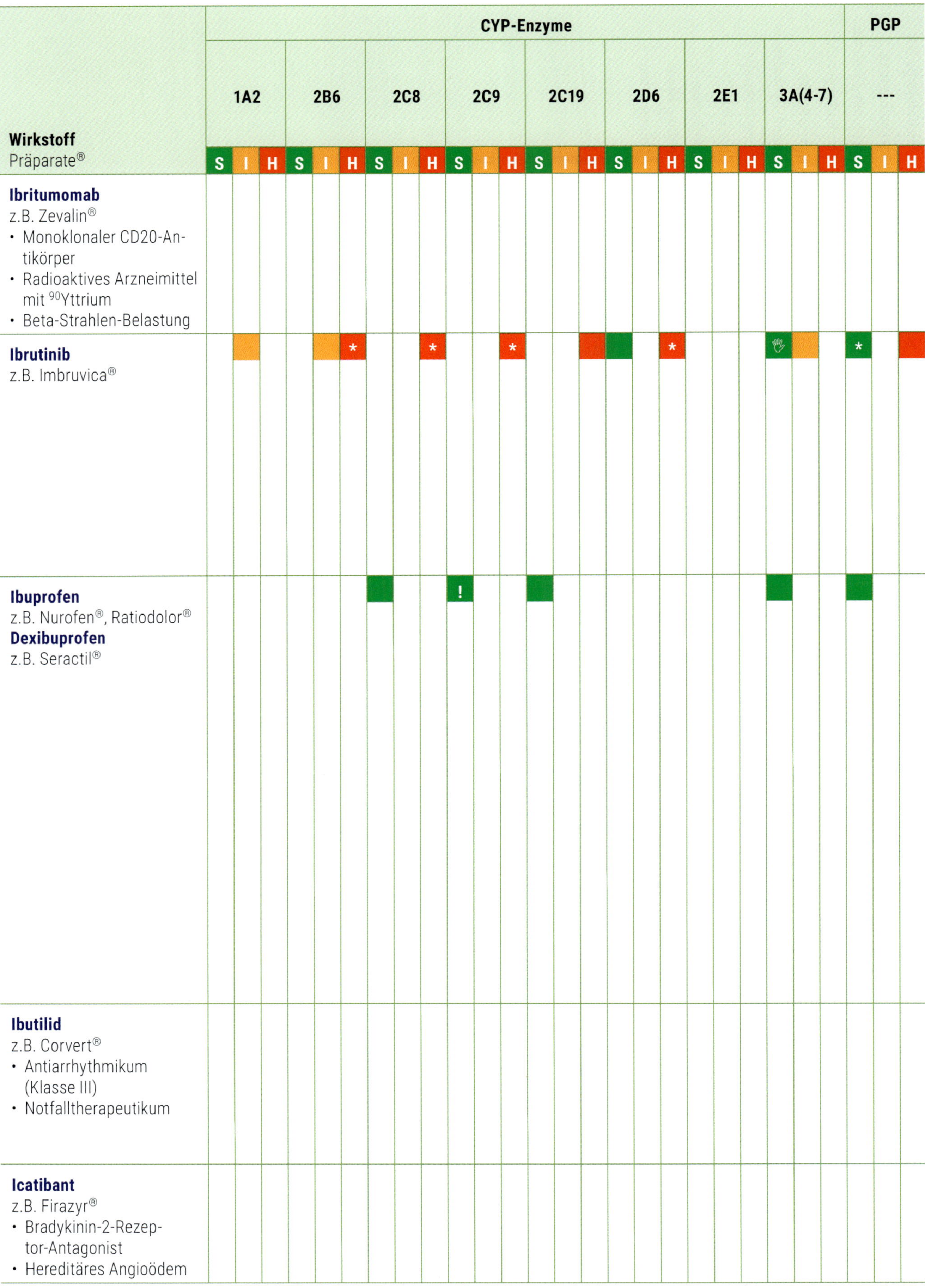

Wirkstoff Präparate®	CYP-Enzyme																								PGP		
	1A2			2B6			2C8			2C9			2C19			2D6			2E1			3A(4-7)			---		
	S	I	H	S	I	H	S	I	H	S	I	H	S	I	H	S	I	H	S	I	H	S	I	H	S	I	H
Ibritumomab z.B. Zevalin® • Monoklonaler CD20-Antikörper • Radioaktives Arzneimittel mit ^{90}Yttrium • Beta-Strahlen-Belastung																											
Ibrutinib z.B. Imbruvica®		■			■	■ *			■ *			■ *			■	■		■ *				■ ✋	■		■ *		■
Ibuprofen z.B. Nurofen®, Ratiodolor® **Dexibuprofen** z.B. Seractil®							■			■ !			■									■			■		
Ibutilid z.B. Corvert® • Antiarrhythmikum (Klasse III) • Notfalltherapeutikum																											
Icatibant z.B. Firazyr® • Bradykinin-2-Rezeptor-Antagonist • Hereditäres Angioödem																											

Anticholinerge NW	Agranulozytose	Serotonin-Syndrom	QTc-Verlängerung	Na^+ ↓/ SIADH	Kalium-Dysbalance	Krampfschwelle ↓	Cave Licht ☼	Blutglucose ↓/↑	Achtung Niere	Achtung Leber	Besondere Anmerkungen
											• Umsetzung ± unbekannt • Vorbehandlung mit → Rituximab zur Entfernung zirkulierender B-Zellen • Überempfindlichkeit/Anaphylaxie, Thrombozytopenie, Neutropenie, Infektionen, erhöhtes Risiko für sekundäre Malignome (myelodysplastisches Syndrom/akute myeloische Leukämie), Reaktionen an vielen Organsystemen möglich; selten Extravasation, schwere Schleimhautreaktionen • Kontrazeption bei Frauen und Männern bis 12 Monate nach Therapieende
										■	• *) Schwache Hemmung durch den Dihydrodiol-Metaboliten, außerdem Substrat an PGP • Ibrutinib ferner schwacher Hemmer von BCRP[227] • Mit Ausnahme der 3A4-Substratbeziehung alle CYP-Interaktionen klinisch wenig relevant und *in vitro* • Für 2B6 scheint aber die Induktion relevant zu sein → Vorsicht mit 2B6-Substraten, deren Verfügbarkeit reduziert sein kann, z.B. Bupropion, Efavirenz • PGP-Hemmung → zu PGP-Substraten mit geringer therapeutischer Breite 6 Stunden Abstand (Digoxin, Methotrexat) einhalten • Keine Grapefruit-Produkte und Bitterorangensaft • Cave 3A4-Induktoren und -hemmer (TMD 140 mg) • Verkürzung(!) der QT-Zeit → regelmäßige Kontrolle auf Vorhofflimmern und -flattern
	!						■	*	1,0	■	• Substrat mehrerer UGT sowie Hemmer verschiedener Transport-Proteine, die meisten Interaktionen *in vitro* • Hauptausscheidung renal • Wechselwirkung mit Acetylsalicylsäure → ASS 30 min vorlegen • Nicht empfohlen Antikoagulanzien, Methotrexat >15 mg/Woche (gilt für alle NSAR bei MTX-Dosis >15 mg/ Woche), andere NSAR, Lithium, Digoxin (↑ Plasmaspiegel infolge verschlechterter Nierenleistung) • Vorsicht bei weiteren Komb., die ein Blutungsrisiko begünstigen können, z.B. Glucocorticoide (Magen-Darm), SSRI, TAH, andere Salicylate, NSAR • Steigerung der Nephrotoxizität bei Komb. m. ACE-Hemmern/ Angiotensin-II-Rezeptorantagonisten, Diuretika, Immunsuppressiva (Ciclosporin, Tacrolimus) • In Fachinformation Veränderungen des Kalium-Spiegels nicht erwähnt, dennoch Vorsicht mit K^+-erhöhenden Arzneimitteln • Bei Komb. m. Zidovudin Gefahr von Hämarthrose und Hämatomen bei HIV-positiven Patienten mit Hämophilie • Vorsicht bei bestehender Medikation mit oralen Antidiabetika (Blutzucker-Schwankungen*), Phenytoin (2C8+9), Pemetrexed (Wirkungsverstärkung) • Kein Alkohol • **KI** GFR <30 ml/min und schwere LI • ***Gender-Aspekte siehe Kap. 6.7.2***
	!!								0,95		• Umsetzung ± unbekannt • Ausscheidung renal • Nicht mit anderen Antiarrhythmika der Klassen IA oder III kombinieren • Vorsicht bei Arzneimitteln, die die QT-Dauer verlängern, Digoxin • UAW promorphe ventrikuläre Tachykardien und andere Herzrhythmusstörungen, cave Hypokaliämie, Hypomagnesiämie • Vorsicht bei NI
											• Umsetzung mittels proteolytischer Enzyme, Ausscheidung überwiegend im Harn • **KI** ACE-Hemmer • UAW Übelkeit, Schwindel, Kopfschmerzen, lokale Reaktionen, Fieber, Transaminasen-Anstiege

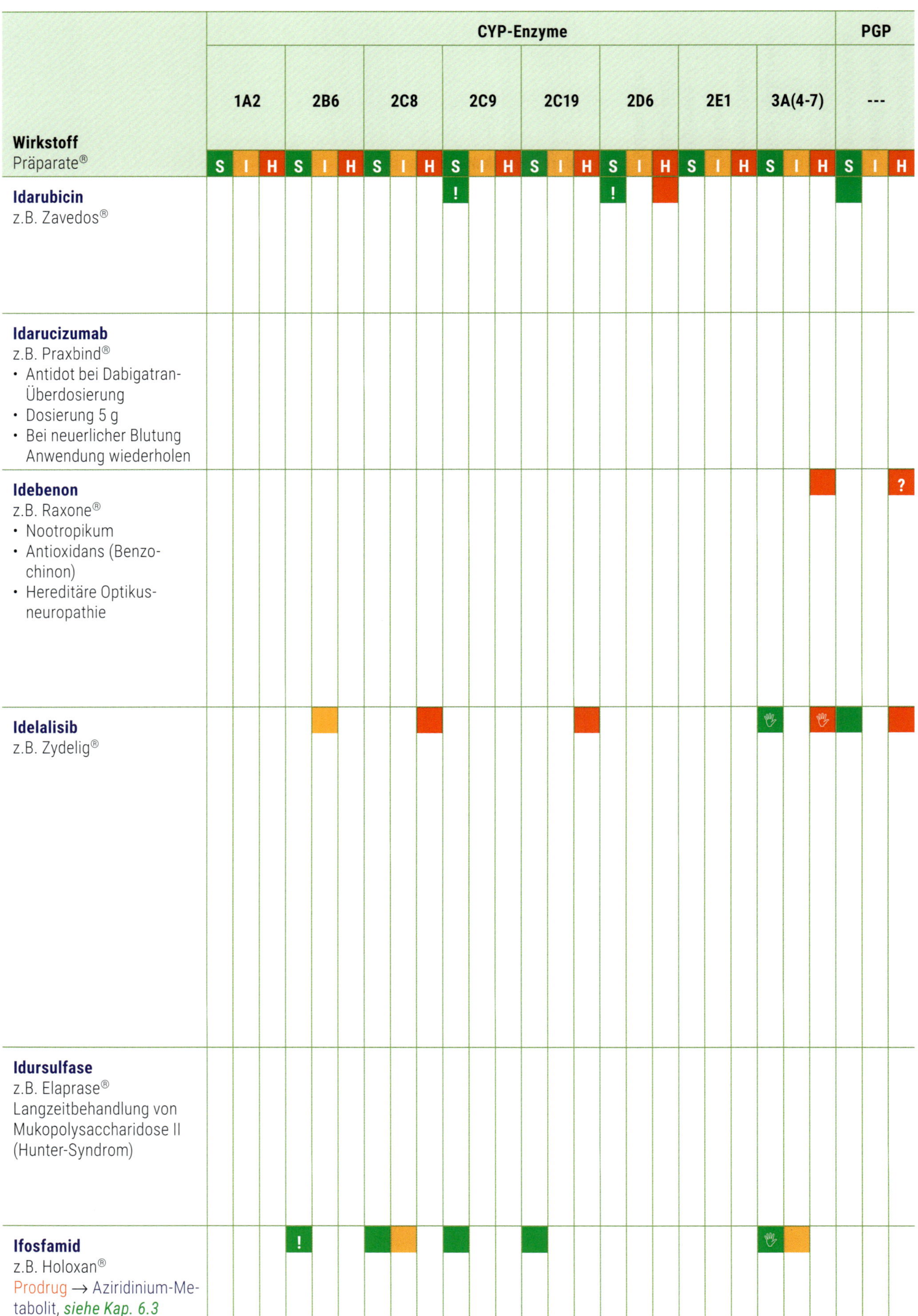

Wirkstoff Präparate®	CYP-Enzyme																								PGP		
	1A2			2B6			2C8			2C9			2C19			2D6			2E1			3A(4-7)			---		
	S	I	H	S	I	H	S	I	H	S	I	H	S	I	H	S	I	H	S	I	H	S	I	H	S	I	H
Idarubicin z.B. Zavedos®										!						!		■							■		
Idarucizumab z.B. Praxbind® • Antidot bei Dabigatran-Überdosierung • Dosierung 5 g • Bei neuerlicher Blutung Anwendung wiederholen																											
Idebenon z.B. Raxone® • Nootropikum • Antioxidans (Benzochinon) • Hereditäre Optikusneuropathie																								■			?
Idelalisib z.B. Zydelig®					■				■						■							✋		✋	■		■
Idursulfase z.B. Elaprase® Langzeitbehandlung von Mukopolysaccharidose II (Hunter-Syndrom)																											
Ifosfamid z.B. Holoxan® Prodrug → Aziridinium-Metabolit, *siehe Kap. 6.3*				!			■	■		■			■									✋	■				

Anticholinerge NW	Agranulozytose	Serotonin-Syndrom	QTc-Verlängerung	Na+ ↓/ SIADH	Kalium-Dysbalance	Krampfschwelle ↓	Cave Licht ☼	Blutglucose ↓/↑	Achtung Niere	Achtung Leber	Besondere Anmerkungen
									0,9		• CYP-/PGP-Interaktion klinisch wenig relevant • Überwachung der Herzfunktion bei Komb. m. Calcium-Antagonisten • **KI** bei Kreatinin >2,5 mg/100 ml und bei schwerer LI • Häufig Mukositis • Lebendvakzine nicht empfohlen • Einnahme mit Mahlzeit
											• Abbau durch Proteasen • Keine WW mit Volumenexpandern, Gerinnungsfaktor-Konzentraten wie Prothrombinkomplex-Konzentraten und rekombinantem Faktor VIIa, Heparinen, direktem Faktor Xa, anderen Thrombin-Hemmern oder Plättchenaggregationshemmern wie Clopidogrel oder Ticagrelor • = Keine Aufhebung der Wirkung anderer Antikoagulanzien • UAW Proteinurie → Nierenkontrolle
											• Umsetzung durch Oxidation, Sulfatierung und Glucuronidierung • Ausscheidung überwiegend renal • Schwacher 3A4-Hemmer *in vivo*, PGP-Interaktion noch unklar • Vorsicht mit 3A4-Substraten, z.B. Astemizol, Atorvastatin, Bepridil, Chinidin, Cisaprid, (Dihydro-) Ergotamin, Dofetilid, Eletriptan, Lovastatin, Levacetylmethadol, (Methyl-)Ergometrin, Midazolam, Mizolastin, Nisoldipin, Pimozid, Ranolazin, Sertindol, Simvastatin, Terfenadin, Triazolam • Gesteigerte Exposition von PGP-Substraten wie Aliskiren, Dabigatran, Digoxin • UAW Hypercholesterinämie, Hypertriglyceridämie, Unruhe, Schlafstörungen, ↑ Leberenzyme, Bilirubin, grippeähnliche Symptome • Mangels Daten Vorsicht bei NI, LI
											• Für 3A4 auch Induktion angegeben (DrugBank), ferner Substrat und Hemmer an 3A43 • Wichtige Umsetzung über Aldehydoxidase • Ausgenommen 3A4+5+7 alle CYP-/PGP-Interaktionen *in vitro*, *In-vitro*-Substrat ferner BCRP, Interaktionen an UGT1A1+4, hier z.T. *in vivo* • Nicht empfohlen 3A4-Induktoren (z.B. Johanniskraut, Phenytoin, Rifampicin), Alfuzosin, Amiodaron, Cisaprid, Chinidin, Pimozid, Lovastatin, Midazolam oral, Secale-Alkaloide, Quetiapin, Salmeterol, Sildenafil (Lungenhochdruck), Simvastatin, Triazolam • Vorsicht bei der Komb. m. zentral wirksamen Analgetika, Antihypertensiva, Antikoagulanzien, Atorvastatin, Azol-Antimykotika, Bepridil, Boceprevir, Bosentan, Carbamazepin, Colchicin, Disopyramid, Glucocorticoiden, Immunsuppressiva, Lidocain, Makrolid-Antibiotika, Quetiapin, Rifabutin, Pimozid, Sedativa/ Hypnotika, Tadalafil, Telaprevir, Trazodon, Tyrosinkinase-Hemmern • UAW Infektionen, Neutropenie, Diarrhoe/Colitis, Transaminasen-Anstieg, Haut (auch schwere Reaktionen), Pyrexie, erhöhte Triglyceride, Pneumonitis, organisierende Pneumonie • Vorsicht bei Leberschäden, v.a. bei aktiver Hepatitis
											• Targets Dermatansulfat, Heparansulfat, Perilipin-3 • Mangel an dem lysosomalen Enzym Iduronat-2-Sulfatase → Akkumulierung und Zellschädigung durch Glykosaminglykane • Verstoffwechselung durch zelluläre Lysosomen → keine WW via CYP-/PGP-Transportproteine zu erwarten • UAW infusionsbedingt • Vorsicht bei schweren Atemwegserkrankungen, auf anaphylaktoide Reaktionen achten • Keine Daten zu NI, LI, jedoch auch keine Einschränkungen
								A	0,5		• Zusätzlich 2A6- und 2C18-Substrat • Für 3A4 auch hemmende Wirkung angegeben (DrugBank)

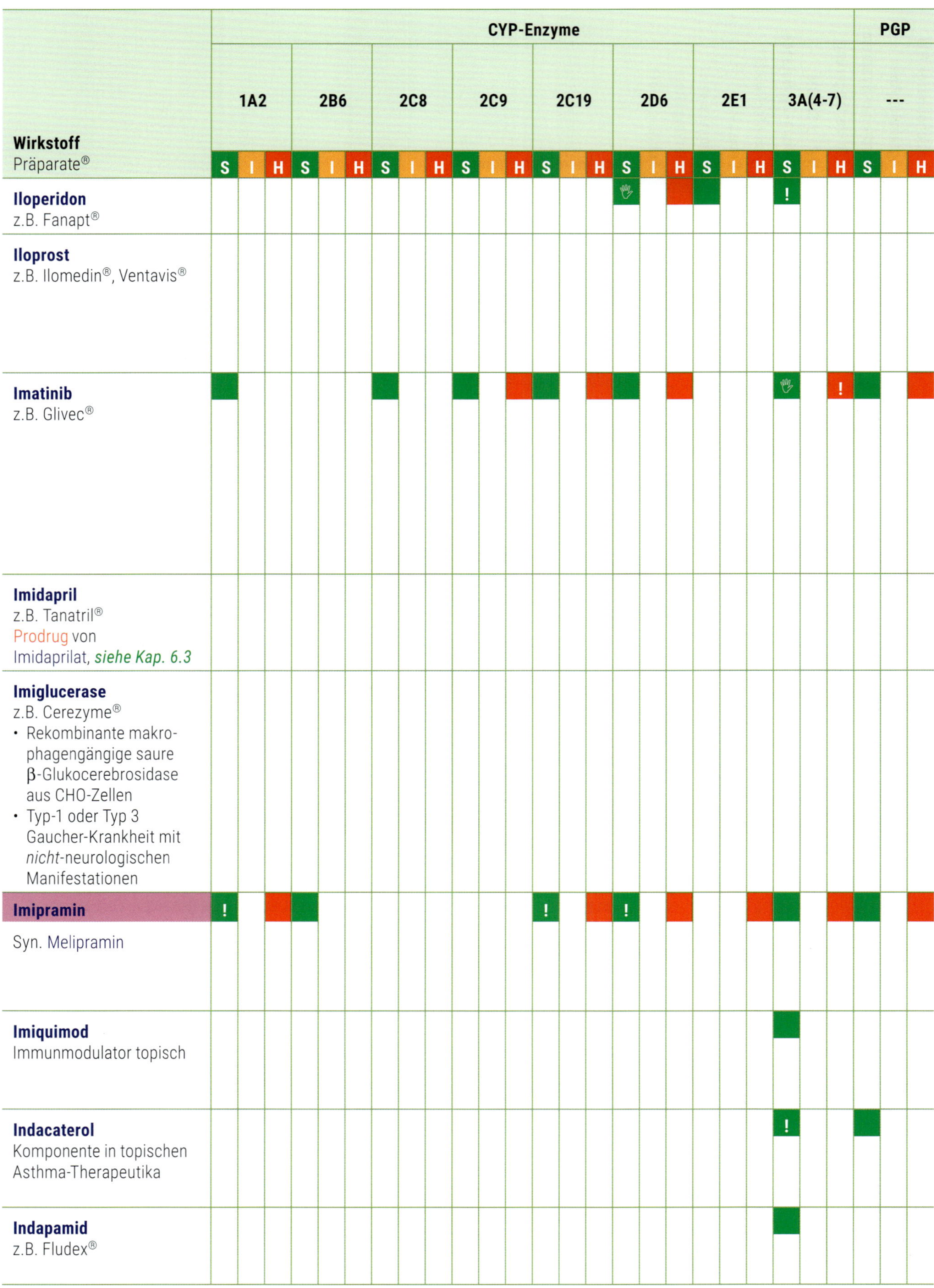

Wirkstoff Präparate®	CYP-Enzyme 1A2			2B6			2C8			2C9			2C19			2D6			2E1			3A(4-7)			PGP ---		
	S	I	H	S	I	H	S	I	H	S	I	H	S	I	H	S	I	H	S	I	H	S	I	H	S	I	H
Iloperidon z.B. Fanapt®																✋		■	■			!					
Iloprost z.B. Ilomedin®, Ventavis®																											
Imatinib z.B. Glivec®	■						■			■		■	■		■	■		■				✋		!	■		■
Imidapril z.B. Tanatril® Prodrug von Imidaprilat, *siehe Kap. 6.3*																											
Imiglucerase z.B. Cerezyme® • Rekombinante makrophagengängige saure β-Glukocerebrosidase aus CHO-Zellen • Typ-1 oder Typ 3 Gaucher-Krankheit mit *nicht*-neurologischen Manifestationen																											
Imipramin Syn. Melipramin	!		■	■									!		■	!		■			■	■		■	■		■
Imiquimod Immunmodulator topisch																						■					
Indacaterol Komponente in topischen Asthma-Therapeutika																						!			■		
Indapamid z.B. Fludex®																						■					

Anticholinerge NW	Agranulozytose	Serotonin-Syndrom	QTc-Verlängerung	Na^+ ↓/ SIADH	Kalium-Dysbalance	Krampfschwelle ↓	Cave Licht ☼	Blutglucose ↓/↑	Achtung Niere	Achtung Leber	Besondere Anmerkungen
■			!								• *) Hemmung nur an 3A4 • Dosisreduktion bei Komb. m. starken 2D6- und 3A4-Hemmern
						■			■	■	• Umsetzung durch Beta-Oxidation • Antikoagulanzien und TAH verstärkt, ferner WW mit Blutdrucksenkern → Dosisreduktion • UAW Kopfschmerzen, Flush, Nausea, Krämpfe, Tenesmen, Asthma, Lungenödem, Pulmonalembolie, lokale Reaktionen an der Haut, Fieber, Schmerzgefühl, starker Blutdruckabfall, Angina pectoris, Herzversagen, Myokardinfarkt • Dosishalbierung bei Dialysepatienten und bei Leberzirrhose
	■									■	• Substrat und Hemmer von BCRP • Hauptausscheidung biliär • Massive Dosiserhöhung bis 70% erforderlich bei Komb. m. Rifampicin, Phenytoin, Carbamazepin, Johanniskraut (Hypericin) • Bei Kombination ↑ Plasmaspiegel z.B. von Ciclosporin, Cumarinen (möglichst durch NMH ersetzen), Metoprolol, Paracetamol (Dosierungen >2 g/Tag vermeiden), Simvastatin • Hingegen ↓ Spiegel von Levothyroxin • Einnahme mit Mahlzeit • Sondenapplikation möglich (obwohl in AC-FI nicht ausdrücklich erwähnt)
	■			■	↑		*	A	■	■	• Aktivierung via Carboxylesterase, zugleich wichtigstes Umsetzungsenzym • *) Keine gesicherten Hinweise • Dosisanpassung ab GFR <80 ml/min
											• Enzym **spaltet Glucocerebrosid** → Glucose und Ceramid • Keine Studien zu WW; WW sind aber auch nicht zu erwarten • UAW lokale Reaktionen, Atemwegsbeschwerden, Überempfindlichkeit, – Untersuchung auf pulmonale Hypertonie bei fortgesetzten Atemwegsbeschwerden • Bei Patienten mit vermindertem Ansprechen auf IgG-Antikörper untersuchen
!!	■	■	!	■		■	■			H	• Zusätzlich 2C18-Substrat sowie Substrat und tendenzieller Hemmer mehrerer UGT sowie Hemmer von Transport-Proteinen • Wechselwirkungen infolge 2D6- und 3A4-Interaktionen **PRISCUS-Beurteilung**/ältere Personen: • *Siehe Tricyclische Antidepressiva*
											• Wenig systemische Verfügbarkeit • Dennoch UAW wie grippeähnliche Symptome, Kopf-, Muskelschmerzen möglich; weitere UAW lokale Reaktionen, z.B. Reizung, Infektion, Veränderung der Hautfarbe • Vorsicht bei Patienten unter immunsuppressiver Therapie
			!		↓			■			• Kopplung an UGT1A1 • Nicht empfohlen Anticholinergika, Beta-Blocker, Sympathomimetika • Vorsicht bei der Komb. m. Kalium-senkenden Arzneimitteln • *Siehe Beta-Sympathomietika*
			■	■	↓				0,95	■	• Hauptumsetzung über OAT1 • Im Unterschied zu den anderen Thiazid-Diuretika Photosensibilisierung *nicht* bekannt • **KI** GFR <30 ml/min, schwere LI

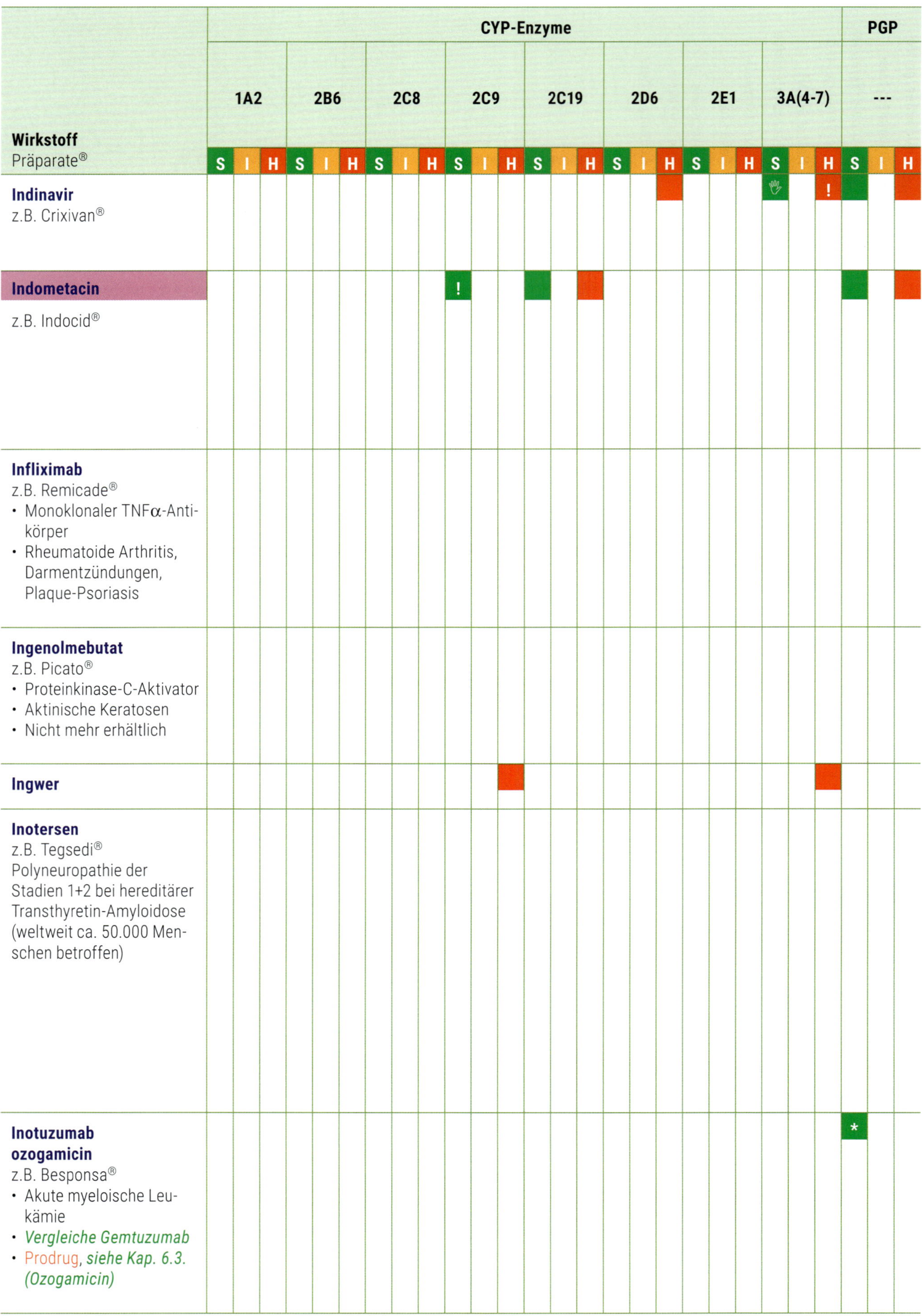

Wirkstoff Präparate®	CYP-Enzyme																								PGP		
	1A2			2B6			2C8			2C9			2C19			2D6			2E1			3A(4-7)			---		
	S	I	H	S	I	H	S	I	H	S	I	H	S	I	H	S	I	H	S	I	H	S	I	H	S	I	H
Indinavir z.B. Crixivan®																		■				■ ✋		■ !	■		■
Indometacin z.B. Indocid®										■ !			■		■										■		■
Infliximab z.B. Remicade® • Monoklonaler TNFα-Antikörper • Rheumatoide Arthritis, Darmentzündungen, Plaque-Psoriasis																											
Ingenolmebutat z.B. Picato® • Proteinkinase-C-Aktivator • Aktinische Keratosen • Nicht mehr erhältlich																											
Ingwer												■												■			
Inotersen z.B. Tegsedi® Polyneuropathie der Stadien 1+2 bei hereditärer Transthyretin-Amyloidose (weltweit ca. 50.000 Menschen betroffen)																											
Inotuzumab ozogamicin z.B. Besponsa® • Akute myeloische Leukämie • *Vergleiche Gemtuzumab* • Prodrug, *siehe Kap. 6.3. (Ozogamicin)*																									■ *		

Anticholinerge NW	Agranulozytose	Serotonin-Syndrom	QTc-Verlängerung	Na⁺ ↓/ SIADH	Kalium-Dysbalance	Krampfschwelle ↓	Cave Licht ☼	Blutglucose ↓/ ↑	Achtung Niere	Achtung Leber	Besondere Anmerkungen
	■							■		■	• Für PGP auch induzierende Wirkung angegeben (DrugBank) • Hemmstoff von UGT1A1 und OATP • Bei Komb. m. anderen UGT-Substraten auf Hepatitis achten (Gelbsucht-Zeichen!) • Cave 3A4-Interaktionen
				?	↑	■	■	A*	0,85	H	• Substrat an mehreren UGT und Transport-Proteinen sowie überall tendenzieller Hemmer • Ausscheidung zu einem Gutteil renal unverändert • Hyperkaliämie bei NI oder Komb. m. K^+ liefernden/sparenden Pharmaka • Verstärkung der hypoglykämischen Wirkung von Sulfonylharnstoffen • *) Selten auch Hyperglykämie und Glucosurie (AC-FI) **PRISCUS-Beurteilung**/ältere Personen: • *Siehe NSAR* • Zusätzlich zentralnervöse Störungen
	!					■					• Umsetzung ± unbekannt • **KI** Tuberkulose, Infektionen allgemein (Pilze invasiv!), Herzinsuffizienz (≥ NYHA III), cave Reaktivierung einer Hepatitis-B-Infektion, demyelinisierende Erkrankungen, Dysplasien • Keine Studien zu NI, LI, aber bisher auch keine Auffälligkeiten • Komb. m. anderen immunsuppressiven Biologika nicht empfohlen (Abatacept, Anakinra) • Keine Lebendimpfstoffe, keine attenuierten Bakterien-Präparate • Keine Studien zu NI, LI, aber bisher auch keine Auffälligkeiten • Kontrazeption bis 6 Monate nach Behandlungsende
											• Keine systemische Verfügbarkeit • Daher keine WW bei immunsupprimierten Personen zu erwarten • UAW lokale Hautreaktionen (häufig), Infektionen, Keratoakanthome, Lidödeme, Kopfschmerz • Cave Augenkontakt (Verätzungsgefahr), aufgrund der Erkrankung (nicht wegen Ingenol) Sonnen- und UV-Bestrahlung meiden
											Klinische Relevanz der CYP-Interaktionen fraglich[228]
									■	■	• Hemmt Transthyretin-Synthese (TTR) • → TTR ↑ → Kumulation von Amyloid-Proteinen v.a. in peripheren Nerven und im Herzen, TTR ferner Träger für Vitamin A • UAW Hypotonie, Orthostase-Syndrom, Kopfschmerzen, Fieber, Schüttelfrost, periphere Ödeme, Thrombozytopenie, Glomerulonephritis • Vorsicht mit Arzneimitteln, die die Thrombozytenzahl/-funktion verringern, z.B. orale Antikoagulanzien (Warfarin), ASS, Clopidogrel, Heparin, NMH, Thrombin-Inhibitoren (Dabigatran), Faktor-Xa-Inhibitoren (Apixaban, Rivaroxaban) • Vorsicht mit nephrotoxischen Komb., z.B. Aldosteron-Antagonisten, Opium-Alkaloiden, Sulfonamiden • Ab mittelschwerer NI nicht anwenden, z.B. GFR <45 ml/min, Patienten mit Protein/Kreatinin-Quotient >1g/l (113 mg/mmol), **KI** ferner schwere LI • Kontrazeption erforderlich, weiters Kontrolle von Niere (alle 3 Monate), Leber, Thrombozyten (alle 14 Tage)
			■							■	• *) Wirksames Prinzip **N-Acetyl-γ-Calicheamicin-dimethylhydrazin** • Nicht empfohlen Lebendimpfstoffe (2 Wochen Abstand) • Cave QT-verlängernde Substanzen • UAW Blutdyskrasie, gastrointestinale Blutungen, Infektionen (Atemwege), Hyperurikämie, Tumorlyse-Syndrom, Lebertoxizität einschließlich venookklusive Lebererkrankung, Fieber, Schüttelfrost, Fatigue • Dosisreduktion in Abhängigkeit von Bilirubin- und Aminotransferasen-Anstiegen • Keine Dosisreduktion bis mittelschwere NI, weder Studien noch Auffälligkeiten bei schwerer NI

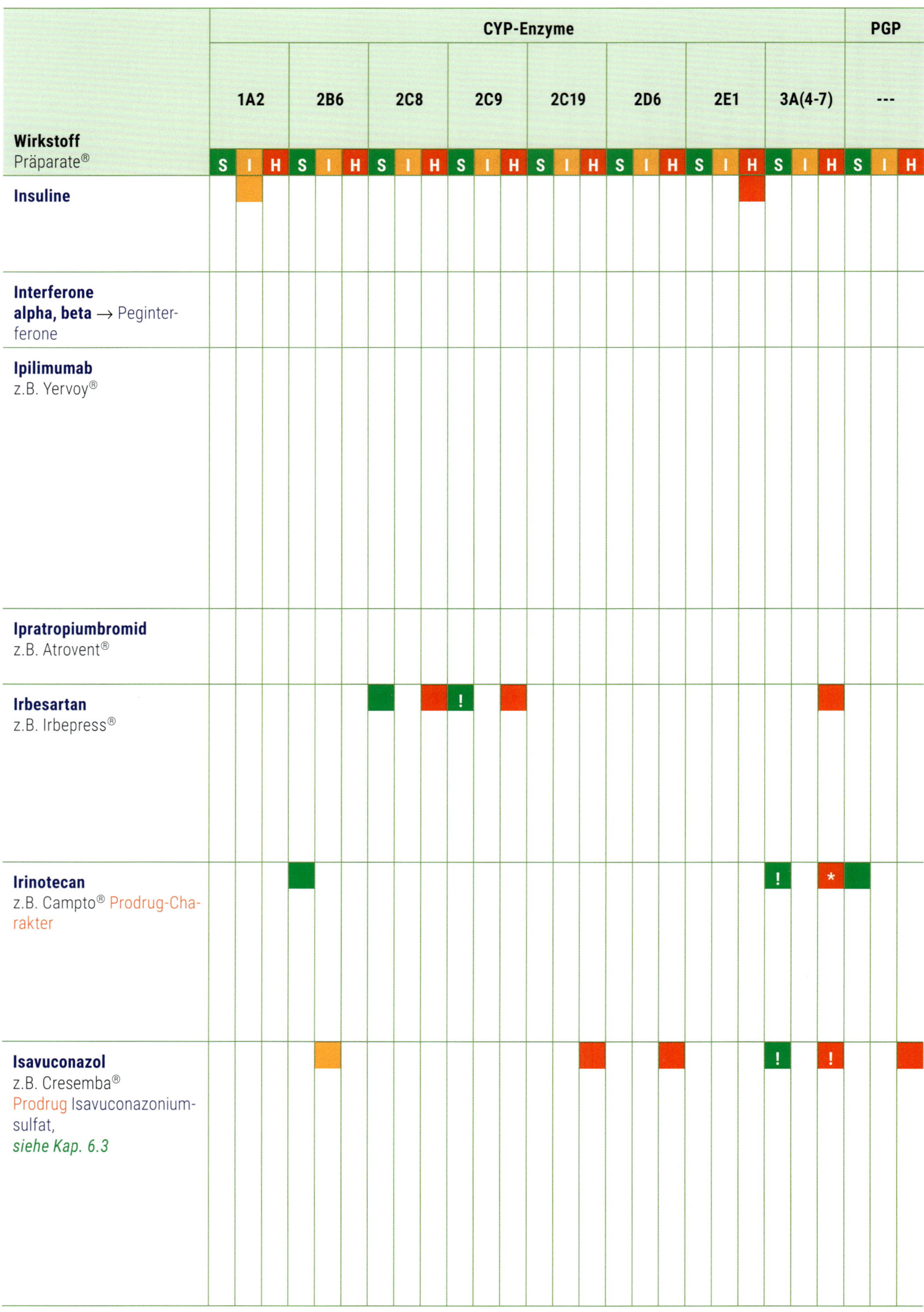

Wirkstoff Präparate®	CYP-Enzyme																								PGP		
	1A2			2B6			2C8			2C9			2C19			2D6			2E1			3A(4-7)			---		
	S	I	H	S	I	H	S	I	H	S	I	H	S	I	H	S	I	H	S	I	H	S	I	H	S	I	H
Insuline		■																			■						
Interferone alpha, beta → Peginterferone																											
Ipilimumab z.B. Yervoy®																											
Ipratropiumbromid z.B. Atrovent®																											
Irbesartan z.B. Irbepress®							■		■	!		■												■			
Irinotecan z.B. Campto® Prodrug-Charakter				■																		!		*	■		
Isavuconazol z.B. Cresemba® Prodrug Isavuconazoniumsulfat, *siehe Kap. 6.3*					■										■			■				!		!			■

Anticholinerge NW	Agranulozytose	Serotonin-Syndrom	QTc-Verlängerung	Na^+ ↓/ SIADH	Kalium-Dysbalance	Krampfschwelle ↓	Cave Licht ☼	Blutglucose ↓/↑	Achtung Niere	Achtung Leber	Besondere Anmerkungen
											• Hauptabbau durch Insulin-degradierende Enzyme • Hypoglykämie-Risiko *per se* (vergessene Mahlzeit!) • **KI** Herzinsuffizienz bei Komb. m. Glitazonen • Octreotid hemmt Glukagon und Glucose-Absorption ⟶ Insulin-Dosis massiv verringern
					↓						• Umsetzung unbekannt • Nicht empfohlen Vemurafenib • Systemische Glucocorticoide vor Behandlungsbeginn vermeiden • Vorsicht bei Komb. m. Dacarbazin (Lebertoxizität) • Bei Komb. m. Antikoagulanzien engmaschige Überwachung (cave gastrointestinale Blutungen) • Elektrolyt-Defizite aufgrund von vermindertem Appetit und Dehydratation; ferner Hypocalcämie und Hypophosphatämie, Alkalose • Typische UAW antineoplastischer Antikörper zuzüglich Hormon-Defizite (Hypophyse, Schilddrüse, Nebenniere) und verschiedene (entzündliche) Augenkomplikationen • Vorsichtiger Einsatz bei Leberenzym-Erhöhung >5-fach und Bilirubin >3-fach verglichen mit Normwerten
!!											• Umsetzung über diverse OCT • Früher Substratbeziehungen zu 2D6 und 3A4 angegeben • Hauptausscheidung renal
					↑						• 2C9-Hemmung *in vitro*, auch alle übrigen CYP-Blockaden ohne klinische Relevanz • Hauptausscheidung über Leber, jedoch auch relevanter Anteil renal nach Glucuronidierung • Gewisse Blutzell-Toxizität beschrieben (Thrombozytopenie, jedoch keine Agranulozytose) • Keine Hinweise auf hypoglykämische Eigen- und Wechselwirkungen • Q_0-Wert 1,0, daher keine Dosisanpassung bei NI erforderlich bzw. Wirkstoff zur Behandlung von niereninsuffizienten Hypertonikern und Typ-2-Diabetikern geeignet – Allerdings Einschränkungen betreffend Komb. m. ACE-Hemmern und Aliskiren beachten – Dosisdeckelung auf 75 mg/d bei Hämodialyse-Patienten
									0,78		• Hauptenzym Carboxylesterase ⟶ stärker wirksamer Metabolit **SN-38** • Substrat an mehreren UGT sowie Hemmer an OATP1B1 und OCT1 • *) SN-38 und nur an 3A4 • Bei Induktion durch Antiepileptika weniger aktiver Metabolit gebildet • Bei Komb. mit Azol-Antimykotika, Protease-Inhibitoren und anderen CYP3A4-Hemmern wird mehr aktiver Metabolit gebildet • **KI** Johanniskraut • Niere und Leberfunktion beachten
			*		↓			A			• Ferner Hemmer von OCT2 und BCRP (*in vitro*) sowie von UGT • An 3A4 auch induzierende Wirkung sowie für 2C8 und 2C9 jeweils induzierende und hemmende Wirkungen angegeben (DrugBank) • **KI** Ketoconazol, 3A4+5-Induktoren, z.B. Carbamazepin, Efavirenz, Etravirin, Johanniskraut, Nafcillin, Rifabutin, Rifampicin, Phenobarbital, Phenytoin, Ritonavir hoch dosiert • Nicht empfohlen schwache 3A4+5-Induktoren, z.B. Aprepitant, Prednison, Pioglitazon • Vorsicht bei der Komb. m. starken 3A4-Inhibitoren, z.B. Clarithromycin, Colchicin, Lopinavir/Ritonavir und anderen Protease-Hemmern, Midazolam • *) *Verkürzung* des QT-Intervalls(!) und UAW Herzrhythmusstörungen • UAW lokale Reaktionen, Thrombophlebitis, Kopfschmerzen, Verwirrungszustände, Hypomagnesiämie, Blutbildschäden • Bei schwerer LI nicht empfohlen (jedoch möglich, wenn Nutzen erwartet)

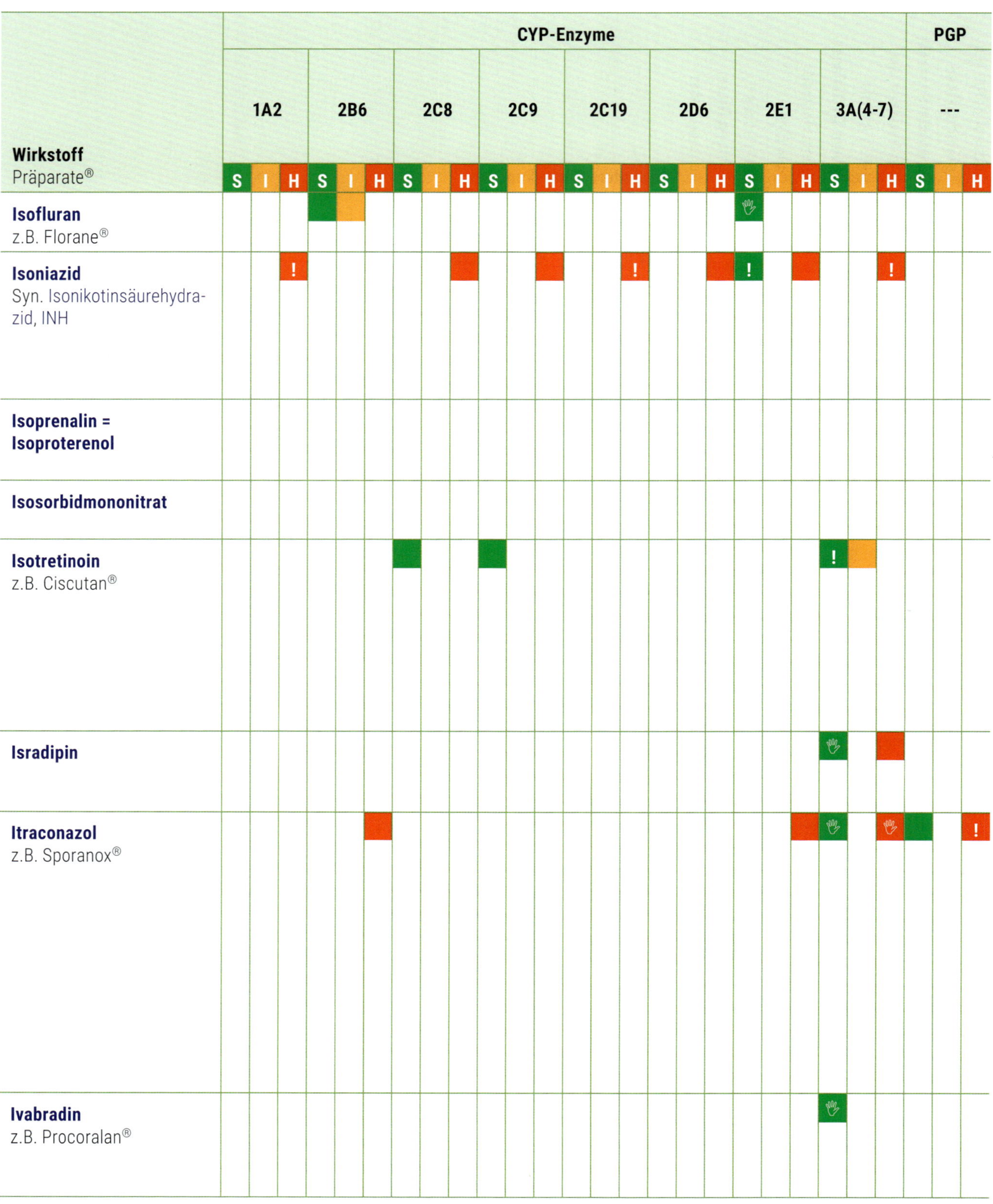

Wirkstoff Präparate®	CYP-Enzyme																									PGP		
	1A2			2B6			2C8			2C9			2C19			2D6			2E1			3A(4-7)			---		
	S	I	H	S	I	H	S	I	H	S	I	H	S	I	H	S	I	H	S	I	H	S	I	H	S	I	H
Isofluran z.B. Florane®				■	■														✋								
Isoniazid Syn. Isonikotinsäurehydrazid, INH			!						■			■			!			■	!		■			!			
Isoprenalin = Isoproterenol																											
Isosorbidmononitrat																											
Isotretinoin z.B. Ciscutan®							■			■												!	■				
Isradipin																						✋		■			
Itraconazol z.B. Sporanox®						■															■	✋		✋	■		!
Ivabradin z.B. Procoralan®																						✋					

Anticholinerge NW	Agranulozytose	Serotonin-Syndrom	QTc-Verlängerung	Na⁺ ↓/ SIADH	Kalium-Dysbalance	Krampfschwelle ↓	Cave Licht ☼	Blutglucose ↓/↑	Achtung Niere	Achtung Leber	**Besondere Anmerkungen**
											• Für 2B6 auch hemmende Wirkung angegeben (DrugBank) • Maßgebliche Anteile unverändert
										H	• *) Blockade an 1A2 und 2C19 *in vitro* • Zusätzlich relevante 2A6-Blockade • Für 2E1 auch induzierende Wirkung angegeben (DrugBank) • Wichtiges Substrat von NAT2 • Hauptweg renal, z.T. unverändert • Relevanter MAO-Hemmer, daher Alkohol, Tyramin enthaltende Lebensmittel vermeiden
			S		↓						1A1-Blockade als einzige CYP-Interaktion, Umsetzung ± unbekannt
											• Hauptreaktion Denitrierung • Relevantes Substrat von UGT
											• Relevantes Substrat an CYP26 = Familie der Retinoinsäure-Hydroxylasen, z.B. CYP26A1 • Teratogene Wirkung → Schwanger-schaftsververhütungsprogramme! – Aufgrund des induktiven Potenzials keine niedrig dosierten Gestagen-Präparate verwenden • Bei Komb. m. Tetracyclinen intrakranielle Drucksteigerung (= Pseudotumor cerebri) möglich • Verstärkung der Toxizität von Methotrexat • Stimmungsschwankungen bei psychiatrischen Patienten
			!						1,0		• Ausscheidung hauptsächlich renal, z.T. auch über Galle • Erhöhung des Blutzuckers v.a. bei Diabetikern • *WW, UAW siehe Amlodipin*
					↓				1,0		• Zusätzlich 1A1-Induktion sowie schwacher Hemmer des BCRP • 2B6-Hemmung *in vitro* • Komb. m. Cumarinen vorsichtig möglich • Cave Fluconazol, Miconazol (lokal), Voriconazol • Resorptionsbeeinträchtigung bei pH-Wert-Erhöhung, ***siehe Kap. 4.4.3*** • Erhöhte Toxizität bei Komb. m. Vincristin → Itraconazol vorübergehend absetzen • WW mit Ciclosporin, ***siehe dort***, Alternative Terbinafin • Komb. m. Loperamid vermeiden • Cave Beeinträchtigungen des Hörvermögens (v.a. bei Komb. m. Chinidin) → sofortiges Absetzen, dauerhafter Hörverlust möglich • Wirkstoff in Bezug auf UAW Krampfereignisse und Hypoglykämie günstig; Agranulozytose in der Literatur, jedoch nicht in der Fachinformation angegeben; dafür Photosensitivität
											• 3A4-Hemmung klinisch weniger relevant, trotzdem Vorsicht bei der Komb. m. 3A4-Induktoren und -Hemmern, keine Grapefruit-Produkte • **KI** Diltiazem und Verapamil • Vorsicht mit Kalium senkenden Diuretika

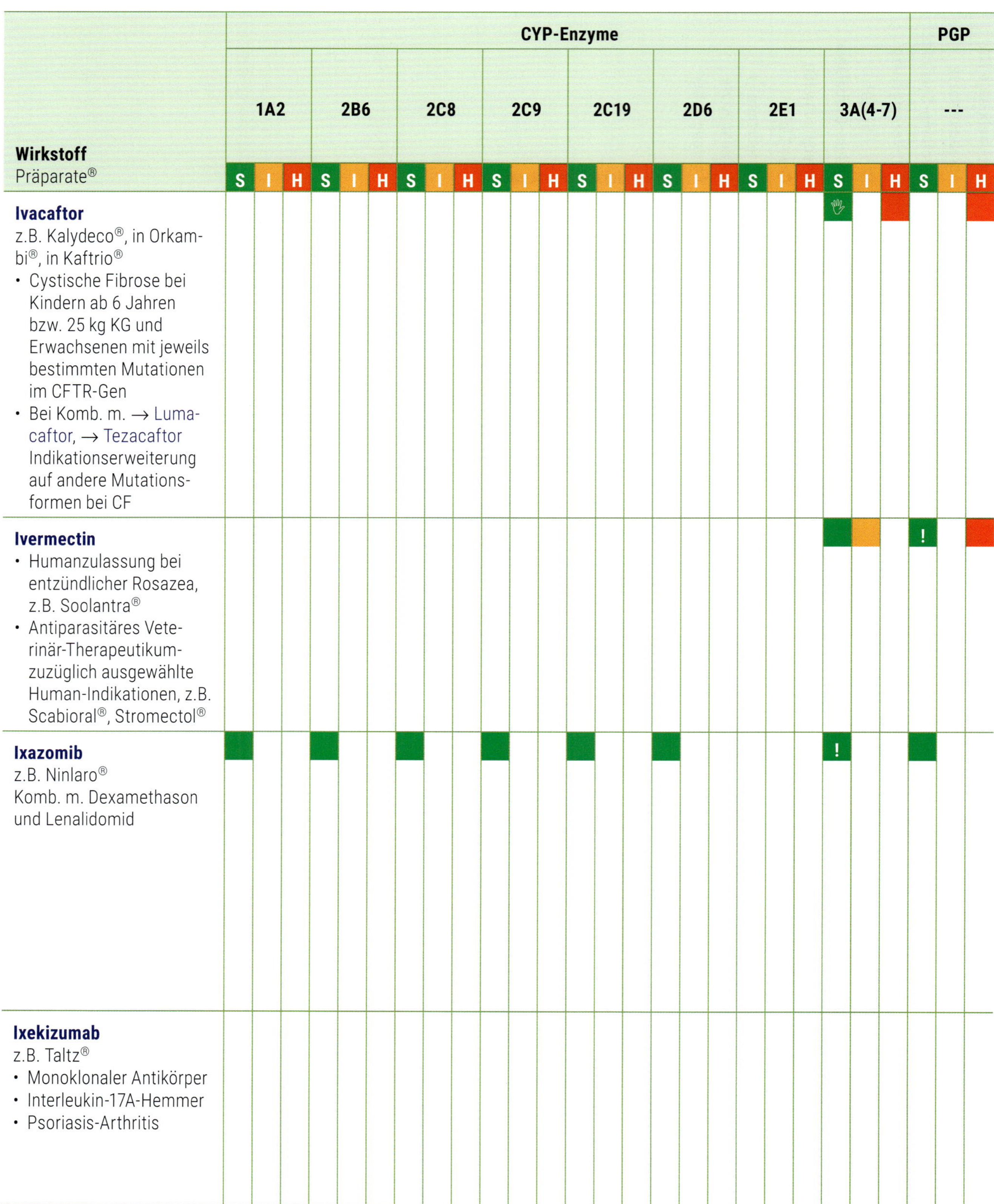

Wirkstoff Präparate®	CYP-Enzyme																								PGP		
	1A2			2B6			2C8			2C9			2C19			2D6			2E1			3A(4-7)			---		
	S	I	H	S	I	H	S	I	H	S	I	H	S	I	H	S	I	H	S	I	H	S	I	H	S	I	H
Ivacaftor z.B. Kalydeco®, in Orkambi®, in Kaftrio® • Cystische Fibrose bei Kindern ab 6 Jahren bzw. 25 kg KG und Erwachsenen mit jeweils bestimmten Mutationen im CFTR-Gen • Bei Komb. m. → Lumacaftor, → Tezacaftor Indikationserweiterung auf andere Mutationsformen bei CF																						✋					
Ivermectin • Humanzulassung bei entzündlicher Rosazea, z.B. Soolantra® • Antiparasitäres Veterinär-Therapeutikum-zuzüglich ausgewählte Human-Indikationen, z.B. Scabioral®, Stromectol®																									!		
Ixazomib z.B. Ninlaro® Komb. m. Dexamethason und Lenalidomid																						!					
Ixekizumab z.B. Taltz® • Monoklonaler Antikörper • Interleukin-17A-Hemmer • Psoriasis-Arthritis																											

Anticholinerge NW	Agranulozytose	Serotonin-Syndrom	QTc-Verlängerung	Na^+ ↓/ SIADH	Kalium-Dysbalance	Krampfschwelle ↓	Cave Licht ☼	Blutglucose ↓/↑	Achtung Niere	Achtung Leber	**Besondere Anmerkungen**
											• Verstärker des CFTR-Proteins (Cystic Fibrosis Transmembrane Contuctance Regulator) • Umsetzung v.a. über die Leber, UAW Transaminasen-Anstieg • Häufig Beschwerden im Ohr, z.B. Schmerzen, Tinnitus, Trommelfellhyperämie, Gleichgewichtsstörungen sowie Hautausschläge • Dosisreduktion bei Komb. m. starken CYP3A-Inhibitoren, z.B. Ketoconazol, Itraconazol, Posaconazol, Voriconazol; ferner Clarithromycin, Telithromycin auf zweimal 150 mg pro Woche • Dosisreduktion bei Komb. m. mittelstarken CYP3A-Inhibitoren, z.B. Erythromycin, Fluconazol, auf 150 mg einmal täglich • Dosisreduktion bei GFR <30 ml/min • Dosisreduktion ab mittelstarker LI auf 150 mg/d
											• BCRP-Hemmer, Substrat an MRP1-3 • Hauptweg resorbierter Anteile biliär • Aufgrund der PGP-Interaktionen gleichzeitige Behandlung mit Ciclosporin und Digoxin vermeiden • UAW brennendes Gefühl auf der Haut, Trockenheit, Juckreiz, Erythem • 10 mg = 1 g Creme 1-mal täglich über Zeitraum bis zu vier Monaten • Richtdosierung Peroralia bei Erwachsenen einmalig 4 Tabletten à 3 mg bzw. Wiederholung in Endemiegebieten alle 6 Monate • Vorsicht bei schwerer LI
					↓						• Alle CYP-/PGP-Interaktionen *in vitro* • Ausscheidung bevorzugt renal • Starke 3A4-Induktoren vermeiden (z.B. relevanter Wirkungsverlust bei Komb. m. Rifampicin, AUC von Ixazomib um 74% verringert) • Wirksamkeit oraler Kontrazeptiva in der Komb. m. Dexamethason und Ixazomib unsicher • Keine klinisch relevanten WW mit 3A4- und PGP-Hemmern, z.B. Clarithromycin • UAW Erbrechen, Diarrhoe, Infektionen (v.a. der Augen), Blutzellschäden, periphere Neuropathie, Ödeme • Deckelung auf 3 mg/Tag ab GFR <30 ml/min oder ab mittelschwerer LI • Kontrazeption plus Barrieremethode bis 90 Tage nach Therapieende • Wirkungsverminderung durch WW mit Gerbstoffen, z.B. Epigallocatechingallat aus grünem Tee (3 Liter täglich)
											• Abbau durch Proteasen • Aktivität von CYP3A, 1A2 und 2C9 wird durch Zytokine, die bei Entzündungen vorhanden sind, gesenkt, z.B. 17A. → Normalisierung der Aktivität und Einfluss auf Wirkstoffe, die maßgeblich durch diese Enzyme abgebaut werden → Dosiserhöhung v.a. bei jenen mit geringer therapeutischer Breite • UAW Übelkeit, lokale Reaktionen, Infektionen (Nasopharyngitis), oropharyngeale Schmerzen • Keine Daten zu NI und LI

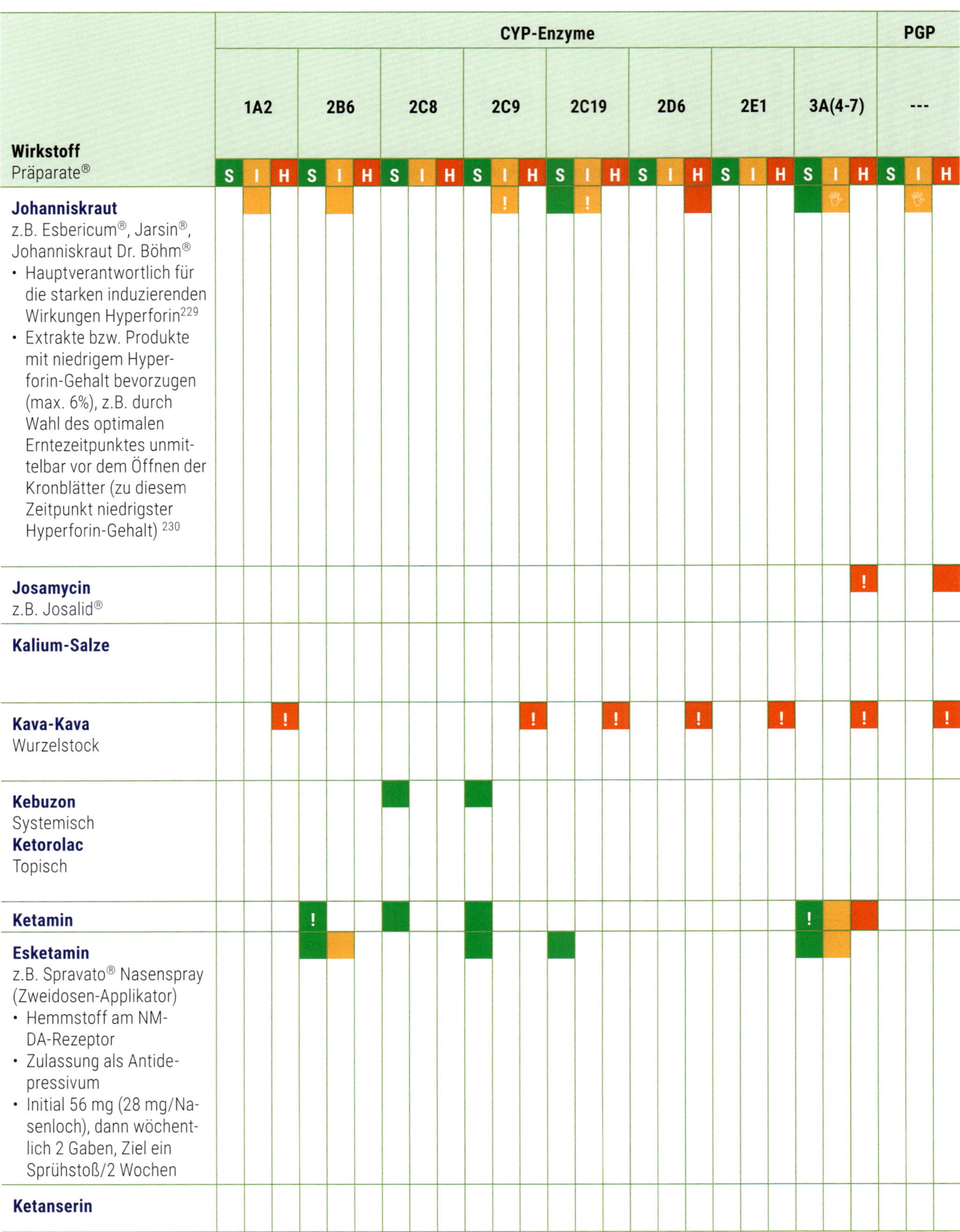

Wirkstoff Präparate®	CYP-Enzyme																								PGP		
	1A2			2B6			2C8			2C9			2C19			2D6			2E1			3A(4-7)			---		
	S	I	H	S	I	H	S	I	H	S	I	H	S	I	H	S	I	H	S	I	H	S	I	H	S	I	H
Johanniskraut z.B. Esbericum®, Jarsin®, Johanniskraut Dr. Böhm® • Hauptverantwortlich für die starken induzierenden Wirkungen Hyperforin[229] • Extrakte bzw. Produkte mit niedrigem Hyperforin-Gehalt bevorzugen (max. 6%), z.B. durch Wahl des optimalen Erntezeitpunktes unmittelbar vor dem Öffnen der Kronblätter (zu diesem Zeitpunkt niedrigster Hyperforin-Gehalt) [230]		I			I						I !		S	I !				H				S	I ✋			I ✋	
Josamycin z.B. Josalid®																								H !			H
Kalium-Salze																											
Kava-Kava Wurzelstock			H !									H !			H !			H !			H !			H !			H !
Kebuzon Systemisch **Ketorolac** Topisch							S			S																	
Ketamin				S !			S			S												S !	I	H			
Esketamin z.B. Spravato® Nasenspray (Zweidosen-Applikator) • Hemmstoff am NMDA-Rezeptor • Zulassung als Antidepressivum • Initial 56 mg (28 mg/Nasenloch), dann wöchentlich 2 Gaben, Ziel ein Sprühstoß/2 Wochen				S	I					S			S									S	I				
Ketanserin																											

Anticholinerge NW	Agranulozytose	Serotonin-Syndrom	QTc-Verlängerung	Na^+ ↓/ SIADH	Kalium-Dysbalance	Krampfschwelle ↓	Cave Licht ☼	Blutglucose ↓/↑	Achtung Niere	Achtung Leber	**Besondere Anmerkungen**
		■					■			■	• Schwacher Hemmer von MAO-A und COMT sowie mittelstarker Induktor von UGT1A1 • Bei MediQ ausschließlich Induktions-modulationen angegeben, 2C19- und 3A4-Substratbeziehung sowie 2D6-Hemmwirkung bei DrugBank • **KI** Cumarine, direkte (neue) Antikoagulanzien; Ciclosporin, Tacrolimus; HIV-Protease-Hemmer, v.a. Amprenavir, Indinavir; Imatinib, Irinotecan (Komb. besonders heikel) • Infolge Induktion abfallender Wirkspiegel besonders heikel bei Imatinib, Vorsicht bei Komb. m. Rifampicin • Verringerung der Wirkung von Amlodipin, bei Komb. m. Aprepitant wird dieses unwirksam, Reduktion des Plasmaspiegels von Digitoxin • Wirkungsminderung bei oralen Kontrazeptiva diskutiert, Durchbruchsblutungen praktisch obligat, zusätzliche Verhütungsmaßnahmen empfohlen[231] • Cave Photosensibilisierung – relevant unter HIV-Therapie, ansonsten nur bei Überdosierung; Sonnenbäder, Höhensonne, Solarien vermeiden • Lösungsansatz für zukünftige Studien: Klinische Neubewertung *eines* Hyperforin-reduzierten und hinsichtlich der die Wirksamkeit bestimmenden Inhaltsstoffe standardisierten Johanniskraut-Extraktes (wie bei Ginkgo EGb761); die Handelsprodukte sind nicht vergleichbar und keinesfalls untereinander austauschbar[232]
	■										• Antibakterielles Spektrum ähnlich Erythromycin • Alternative bei Penicillin-Unverträglichkeit
					↑						• Cave additive K^+-Verluste bei Komb. von Glucocorticoiden mit kaliuretischen Diuretika oder Laxanzien • Cave K^+-Abfall bei COPD-Patienten unter Beta-Mimetika- und Theophyllin-Medikation
										■	• Zusätzlich schwacher MAO-B-Blocker • Wegen unberechenbarer Lebertoxizität in vielen Ländern vom Markt genommen
	*			*	↑			A	*	■	• CYP-Interaktionen nur für Ketorolac hinterlegt (DrugBank) • Kebuzon *nur mehr in Komb.-Präparaten*, UAW-Angaben schwierig • *) möglich, *siehe NSAR* • Auch mit Augenformulierungen Vorsicht bei Blutungsneigung und Analgetika-induziertem Asthma
						■				■	• Hauptweg über Niere
						■				■	• Ketamin mit unklarer 3A4-Modulation: laut DrugBank (wie auch Esketamin) Induktion, laut MediQ Hemmung • Vorsicht bei der Komb. m. ZNS-Dämpfern (Wirkung verstärkt), Psychostimulanzien (Amphetamine, Methylphenidat, Modafinil), Vasopressoren (Xanthinderivate, Ergometrin, Schilddrüsenhormone, Vasopressin oder MAO-Hemmer wie Tranylcypromin, Selegilin, Phenelzin) ⟶ Blutdruckkontrolle, schwerwiegendes Risiko Steigerung des intrakraniellen Drucks) • Cave UAW suizidale Gedanken, Dissoziation, Halluzinationen • Cave Missbrauch und Abhängigkeit • 1 Stunde Abstand zu anderen Nasensprays • Bei LI Dosisreduktion erwägen, auch beim Nasenspray
			!								Keine relevante CYP-/PGP-Interaktion

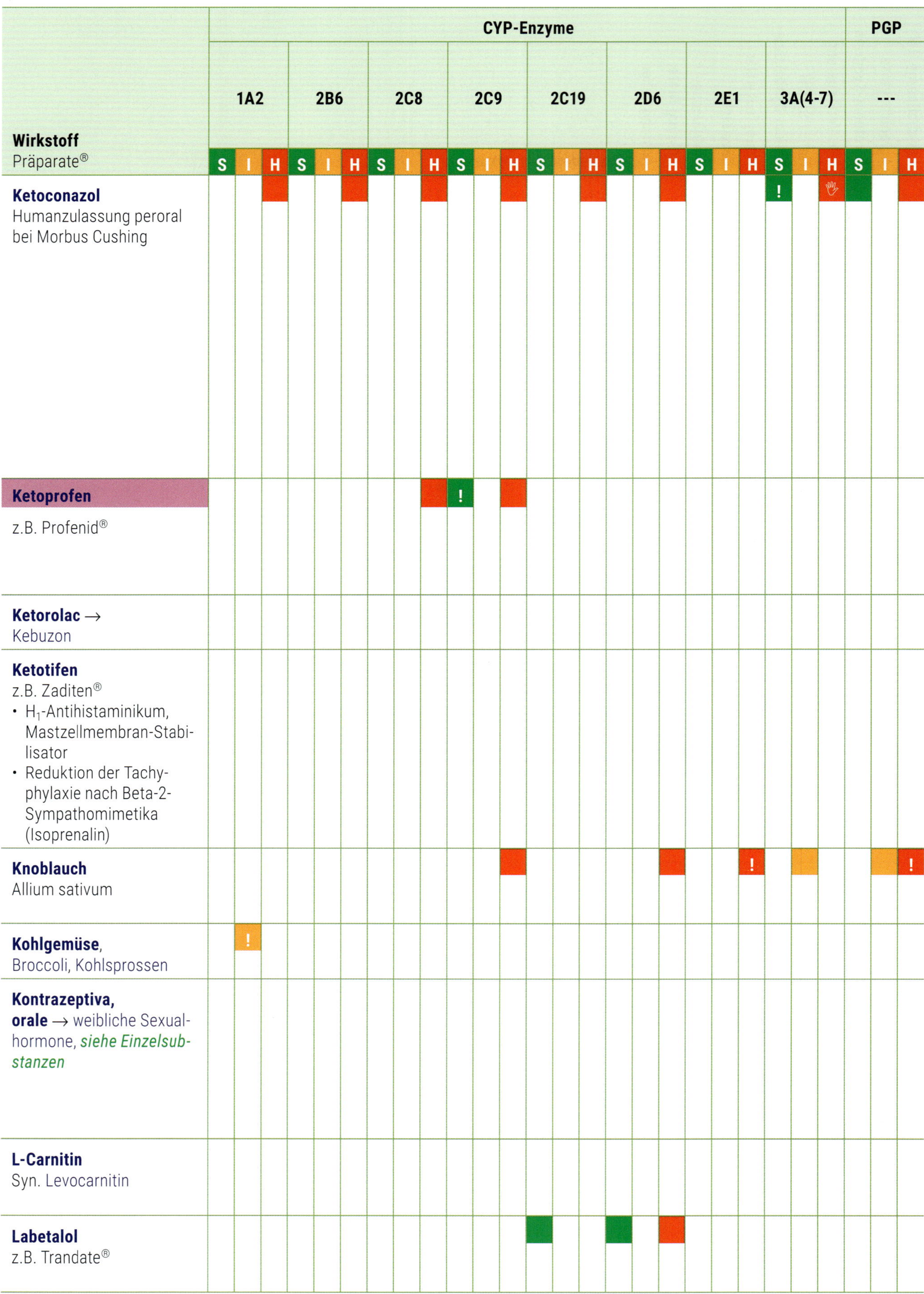

Wirkstoff Präparate®	CYP-Enzyme																										PGP		
	1A2			2B6			2C8			2C9			2C19			2D6			2E1			3A(4-7)			---		
	S	I	H	S	I	H	S	I	H	S	I	H	S	I	H	S	I	H	S	I	H	S	I	H	S	I	H
Ketoconazol Humanzulassung peroral bei Morbus Cushing			x			x			x			x			x			x				!		✋	x		x
Ketoprofen z.B. Profenid®									x	!		x															
Ketorolac → Kebuzon																											
Ketotifen z.B. Zaditen® • H_1-Antihistaminikum, Mastzellmembran-Stabilisator • Reduktion der Tachyphylaxie nach Beta-2-Sympathomimetika (Isoprenalin)																											
Knoblauch Allium sativum												x						x			!		x			x	!
Kohlgemüse, Broccoli, Kohlsprossen		!																									
Kontrazeptiva, orale → weibliche Sexualhormone, *siehe Einzelsubstanzen*																											
L-Carnitin Syn. Levocarnitin																											
Labetalol z.B. Trandate®													x			x		x									

Anticholinerge NW	Agranulozytose	Serotonin-Syndrom	QTc-Verlängerung	Na^+ ↓/ SIADH	Kalium-Dysbalance	Krampfschwelle ↓	Cave Licht ☼	Blutglucose ↓/↑	Achtung Niere	Achtung Leber	Besondere Anmerkungen
			■				■	A		H	• Zusätzlich Blockade von 1A1, 2A6, 26A1, 1B1, 11B1, 19A1, 4F2 (hier mittelstark) sowie BCRP und mehreren UGT (z.T. relevant) • 2B6- und PGP-Hemmung *in vitro* • Hauptausscheidungsweg über Galle • Anstieg der AUC von Repaglinid, Saxagliptin, Tolbutamid • Aufgrund der Lebertoxizität für systemische Anwendung nicht mehr empfohlen, außerdem zahlreiche WW und **KI** • Bei topischer Gabe ist keine systemische Toxizität zu erwarten • Aufgrund der antiandrogenen und antiglucocorticoiden Teilwirkung keine Verschiebungen des K^+-Spiegels (im Unterschied zu anderen Azol-Antimykotika • Photophobie oder echte Photosensibilität sehr selten • Auf Symptome einer (relevanten) Nebennierenrinden-Insuffizienz achten (generelle Schwäche, Hyperkaliämie, Hyponatriämie) • Alkohol vermeiden
	■			?	↑		■			■	• Substrat an mehreren OAT und UGT, an einigen OAT auch Hemmer • Ausscheidung renal > biliär • Hyperkaliämie bei NI oder Komb. m. K^+ liefernden/sparenden Pharmaka **PRISCUS-Beurteilung**/ältere Personen: • *Siehe NSAR*
■						■			1,0		• Umsetzung via Demethylierung und UGT1A3+4, Hauptausscheidung renal • Zu Beginn häufig Sedierung, WW mit anderen zentral depressiven Pharmaka beachten • Bei Kindern oft gesteigerte Stimulierung des ZNS (körperliche Unruhe, Nervosität, Reizbarkeit und Schlaflosigkeit) • Anticholinerge Symptome bei Überdosierung; Antidot Physostigmin • **KI** orale Antidiabetika (selten Abfall der Thrombozyten, reversibel)
											• Induktor an mehreren Transport-Proteinen, darunter BCRP und OATP • Für PGP sowohl Induktion (MediQ) als auch relevante Hemmung (Kardiolab) angegeben • 2D6-Hemmung und 3A-Induktion bei Kardiolab angegeben
											Zusätzlich mittelstarke Induktion an 2A6
					*	#	#	#		■	• Cave CYP-Induktoren → Empfängnisschutz unsicher • Bei Komb. m. Bosentan → Reduktion des Estrogen-Spiegels → Ausweichen auf Sixaxentan, Ambrisentan • *) Hyperkaliämie z.B. durch Drospirenon in Komb. m. Kalium sparenden Diuretika • #) *Siehe Estradiol, Progesteron* • Unterschiedliche Beeinflussung der Pharmakokinetik und Biotransformation von Pharmaka bei Frauen und Männern, *Gender-Aspekte siehe Kap. 6.7*
											• Mangel bei Therapie mit Zytostatika möglich, z.B. Cisplatin, Ifosfamid, mit Fatigue als Folge, daher rechtzeitig Supplementierung erwägen
					↑			■		■	• Relevante Umsetzung auch via UGT • Ausscheidung über Harn und Galle • *Zum Hypoglykämie-Risiko siehe Beta-Blocker*

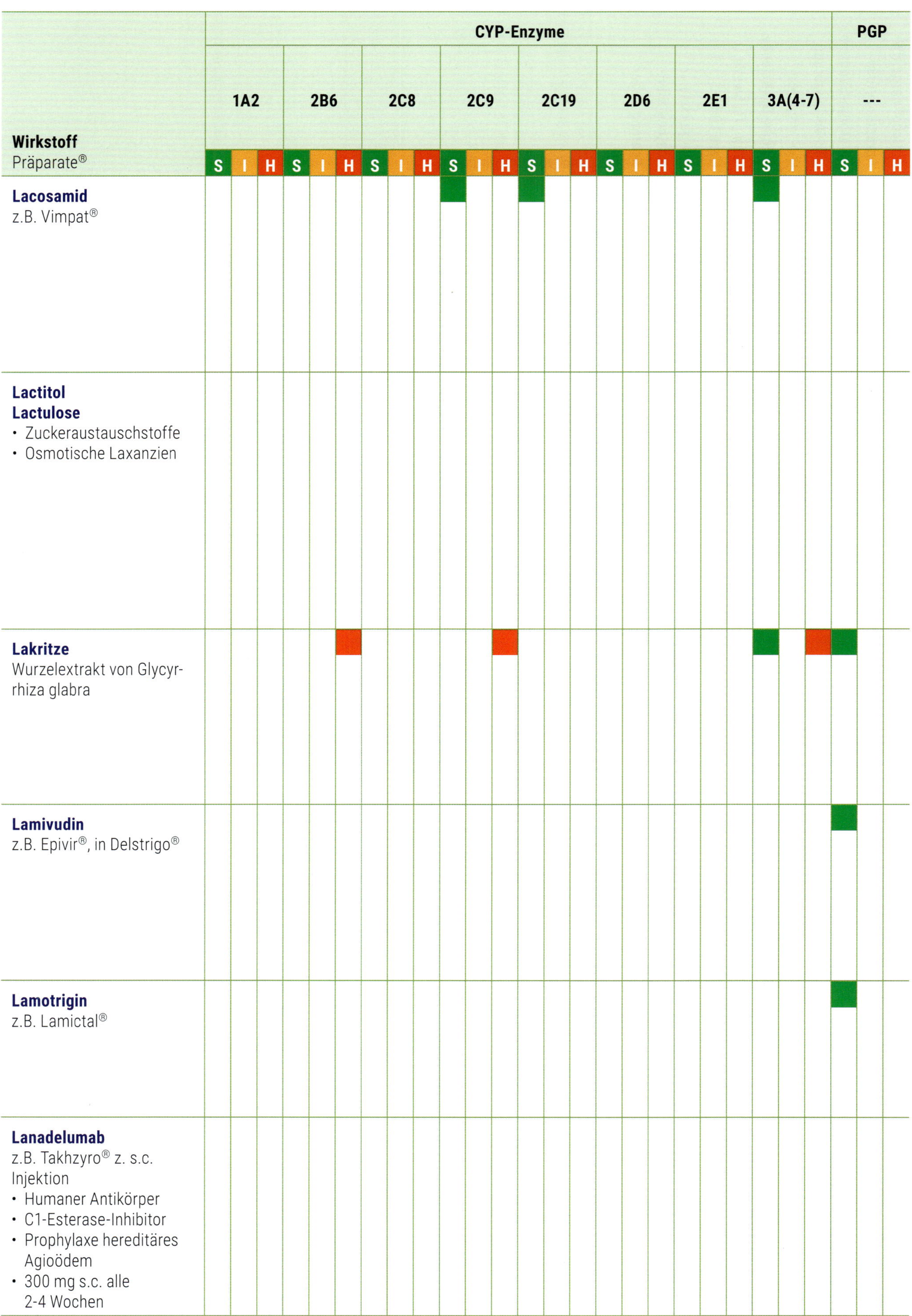

Wirkstoff Präparate®	CYP-Enzyme																									PGP		
	1A2			2B6			2C8			2C9			2C19			2D6			2E1			3A(4-7)			---		
	S	I	H	S	I	H	S	I	H	S	I	H	S	I	H	S	I	H	S	I	H	S	I	H	S	I	H
Lacosamid z.B. Vimpat®										■			■									■					
Lactitol **Lactulose** • Zuckeraustauschstoffe • Osmotische Laxanzien																											
Lakritze Wurzelextrakt von Glycyrrhiza glabra						■						■										■		■	■		
Lamivudin z.B. Epivir®, in Delstrigo®																									■		
Lamotrigin z.B. Lamictal®																									■		
Lanadelumab z.B. Takhzyro® z. s.c. Injektion • Humaner Antikörper • C1-Esterase-Inhibitor • Prophylaxe hereditäres Agioödem • 300 mg s.c. alle 2-4 Wochen																											

Anticholinerge NW	Agranulozytose	Serotonin-Syndrom	QTc-Verlängerung	Na^+ ↓/ SIADH	Kalium-Dysbalance	Krampfschwelle ↓	Cave Licht ☼	Blutglucose ↓/↑	Achtung Niere	Achtung Leber	**Besondere Anmerkungen**
			*						0,6	■	• Hauptumsetzung renal und dabei maßgeblich unverändert • Cave 3A4-Induktoren (Carbamazepin, Johanniskraut) sowie starke 2C9-, 3A4-Inhibitoren • *) EKG-Veränderungen aufgrund der Na-Kanalblockade möglich, z.B. AV-Block, Zunahme der PR-Zeit, QRS-Verbreiterung → cave Substanzen, die die Überleitungszeiten im Herzen vergrößern, z.B. Pregabalin, Klasse-I-Antiarrhythmika, ev. auch Carbamazepin, Lamotrigin • UAW Schwindel (→ Sturzgefahr!), Sehstörungen (Diplopie) • Bis mittelgradige NI keine Dosisanpassung, ab GFR <30 ml/min TMD 250 mg • Ab bereits leichten Leberfunktions-störungen TMD 300 mg
			*		↓						• Geringe systemische Verfügbarkeit • Hauptweg bakterieller Abbau zu Säuren • Cave Verstärkung der hypokaliämischen Wirkung durch Kalium ausscheidende Arzneimittel, z.B. Amphotericin B, Carbenoxolon, Glucocorticoide, Thiazid-Diuretika – Cave Erhöhung der Digitalis-Toxizität – *) Cave Herzrhythmusstörungen infolge Elektrolyt-Verschiebungen • Beeinträchtigung der pH-abhängigen Freisetzung von Wirkstoffen im Colon, z.B. 5-Aminosalicylsäure • Umgekehrt Wirkungsminderung durch starke Obstipanzien, z.B. Anticholinergika, Opiate, Psychopharmaka (TCA) • Durch die Alkalisierung des Stuhls keine Komb. von Antacida und Lactitol/Lactulose bei Patienten mit Hepato-Enzephalopathie
					↓			*			• Umsetzung ferner über mehrere UGT, außerdem schwach antagonistisch am 5-HT3-Rezeptor • Hypokaliämie-Gefahr ab Mengen >40 g Süßholzsaft täglich entsprechend 4 g Glycyrrhicinsäure • *) Hyperglykämie ist zu erwarten (Cortison-artige Wirkung), in der Laienpresse wird Süßholz mitunter gerade gegen Diabetes empfohlen • Weitere UAW Kochsalz/Natrium-Retention, Hypertonie, Ödeme, Kopfschmerzen, bradykarde Herzrhythmusstörungen
								■	0,1	■	• Hauptweg renal unverändert (✋) • Maßgebliche Umsetzung über OCT1+2, Nebenweg Sulfoxidation, Substrat an zahlreichen weiteren Enzymen und Transportern • Erhöhung von Blutzucker und Blutfetten, Gewichtszunahme, sehr selten Lactat-Acidose • Cave Pankreatitis und Reaktivierung von Autoimmunerkrankungen • WW mit anderen via aktive tubuläre Sekretion ausgeschiedenen Wirk-stoffen möglich, z.B. Trimethoprim • Komb. m. Cladribin, Emcitabin, Foscarnet, Ganciclovir (i.v.) und Zalcitabin nicht empfohlen
	■			■			■			■	• Umsetzung/Ausscheidung hauptsächlich über UGT (z.T. *in vitro*) • Komb. m. Valproinsäure → verminderte Lamotrigin-Clearance • Komb. m. Carbamazepin → beschleunigte Lamotrigin-Clearance • UAW schwere Hautreaktionen, bei toxischen Plasmaspiegeln Kopfschmerzen, kardiale Reizleitungsstörungen, Somnulenz • Mittel der Wahl in der Schwangerschaft, meist sogar Dosiserhöhung notwendig
											• Bindung an Plasma-Kallikrein → Normalisierung des Bradykinin-Spiegels • Abbau durch Proteasen • UAW sehr häufig Lokalreaktionen an Spritzstelle, weiters Schwindel, Unverträglichkeitszeichen, Anstieg von Leberenzymen • Bisher keine Daten und trotzdem keine Einschränkungen bei LI und NI • Während Schwangerschaft und in den ersten Tagen nach der Entbindung vermeiden, Anwendung in Stillzeit dann möglich

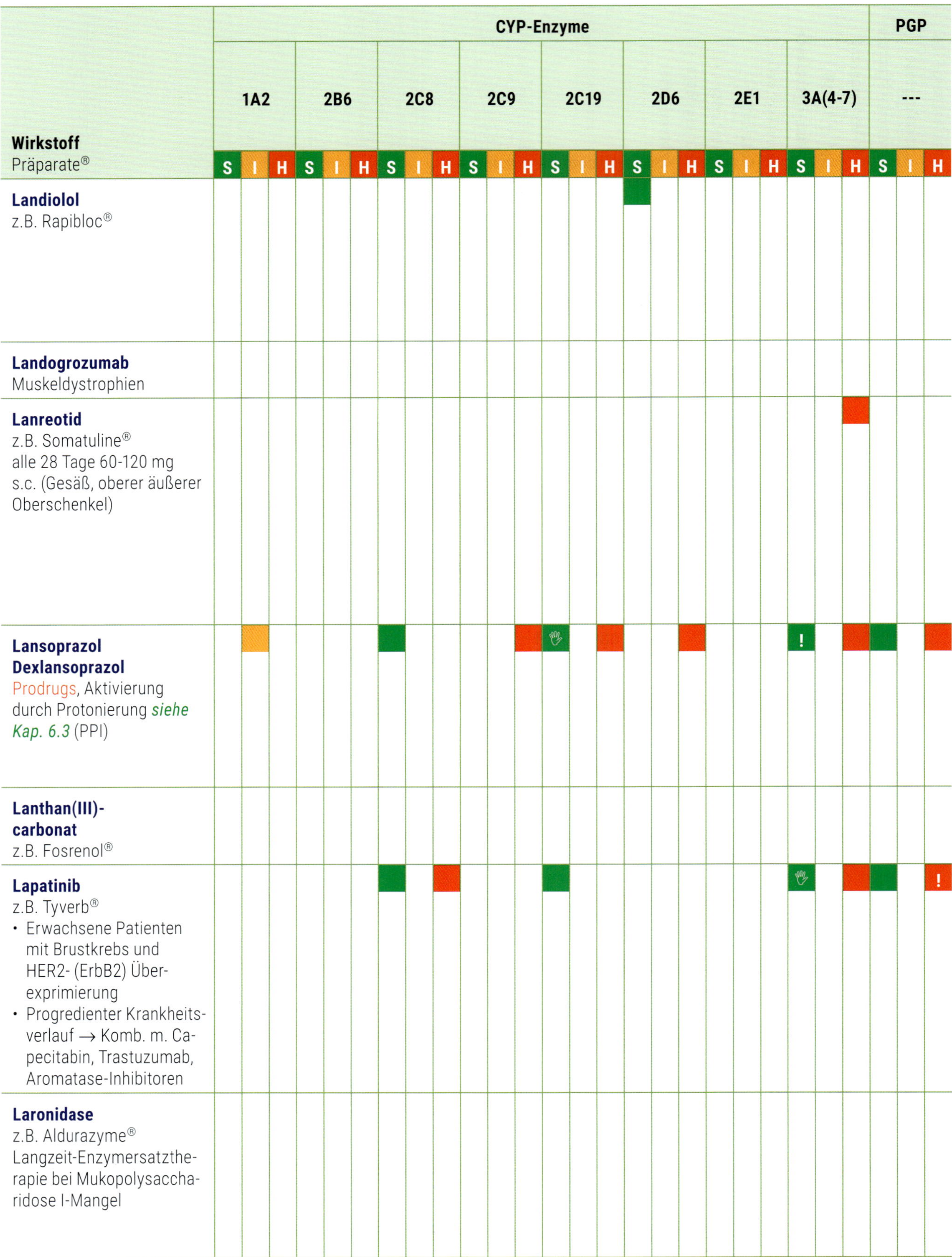

Wirkstoff Präparate®	CYP-Enzyme																								PGP		
	1A2			2B6			2C8			2C9			2C19			2D6			2E1			3A(4-7)			---		
	S	I	H	S	I	H	S	I	H	S	I	H	S	I	H	S	I	H	S	I	H	S	I	H	S	I	H
Landiolol z.B. Rapibloc®																■											
Landogrozumab Muskeldystrophien																											
Lanreotid z.B. Somatuline® alle 28 Tage 60-120 mg s.c. (Gesäß, oberer äußerer Oberschenkel)																								■			
Lansoprazol **Dexlansoprazol** Prodrugs, Aktivierung durch Protonierung *siehe Kap. 6.3* (PPI)		■					■					■	✋		■			■				!		■	■		■
Lanthan(III)-carbonat z.B. Fosrenol®																											
Lapatinib z.B. Tyverb® • Erwachsene Patienten mit Brustkrebs und HER2- (ErbB2) Überexprimierung • Progredienter Krankheitsverlauf → Komb. m. Capecitabin, Trastuzumab, Aromatase-Inhibitoren							■		■				■									✋		■	■		!
Laronidase z.B. Aldurazyme® Langzeit-Enzymersatztherapie bei Mukopolysaccharidose I-Mangel																											

Anticholinerge NW	Agranulozytose	Serotonin-Syndrom	QTc-Verlängerung	Na^+ ↓/ SIADH	Kalium-Dysbalance	Krampfschwelle ↓	Cave Licht ☼	Blutglucose ↓/↑	Achtung Niere	Achtung Leber	**Besondere Anmerkungen**
					*			#			• Umsetzung via Hydrolyse durch Pseudocholinesterasen und Carboxylesterasen • Hauptausscheidung renal • *) In Fachinformation keine Hinweise auf Hyperkaliämie, jedoch Hyponatriämie angegeben • #) Hypoglykämie zu erwarten, jedoch in Fachinformation auch UAW „gelegentlich" Hyperglykämie • *Siehe Beta-Blocker*
											• Myostatin-Antagonist in der Pipeline • Erwähnung auf der WADA-Dopingverbotsliste seit 2019
			*					#			• Umsetzung weitgehend unbekannt • *) Verstärkung von bradykardisierenden Wirkstoffen, Vorsicht bei Komb. m. Wirkstoffen, die das QT-Intervall verlängern • #) Hypoglykämie oder Hyperglykämie /Diabetes mellitus möglich → engmaschige Kontrollen und Nachjustierung von Medikationen • Veränderung der Resorption/Bioverfügbarkeit von anderen Pharmaka, z.B. Bromocriptin (↑), Ciclosporin (↓) • Vorsicht mit Beta-Blockern (Bradykardie), Chinidin, Terfenadin (beide v.a. über 3A4 metabolisiert, geringe therapeutische Breite) • UAW Anstieg von Leberenzymen, Cholelithiasis, Alopezie
											• Induktion weiters an 1A1, 1B1 sowie Substrat an 2C18 • Für 2C9 und 3A4 auch induzierende Wirkungen angegeben (DrugBank) • 2C19-Hemmung *in vitro* • Ausscheidung über Galle • Für die Praxis 2C19-Induktoren und -Hemmer in Kombination beachten • Für **Dexlansoprazol** derzeit nur die gleichsinnigen Interaktionen an 2C19 und 3A4, allerdings alle *in vivo*, angegeben (MediQ)
											• Einnahme zu Mahlzeiten, jedoch 2 Stunden Abstand zu Chinolon-Antibiotika, Schilddrüsen-Hormonen, Tetracyclinen • Cave Hypocalcämie (Kontrollen), jedoch selten auch Hypercalcämie
			!								• Mittelstarker Hemmer von BCRP • Cave starke CYP-Induktoren und -Hemmer • Keine Grapefruit-Produkte • Substrate an 2C8 mit geringer therapeutischer Breite vermeiden, z.B. Repaglinid • Vorsicht Paclitaxel (Neuropathie, Diarrhö) • Häufig Hauttoxizität (Akne-artig, eigentlich Zeichen für Ansprechen) • Mukositis häufig • Cave Herzinsuffizienz • Dosisreduktion bei schwerer NI und bereits ab mittelschwerer LI • Nüchterneinnahme
											• Abbau durch Proteasen • Vorbehandlung mit Paracetamol/ Ibuprofen und H_1-Antihistaminika empfehlenswert bzw. Infusionsrate bei infusionsbedingten Reaktionen auf die Hälfte reduzieren • Nicht gemeinsam mit Chloroquin oder Procain anwenden (potenzielle intrazelluläre Aufnahmehemmung von Laronidase) • UAW infusionsbedingte Reaktionen • Keine Daten bei NI, LI

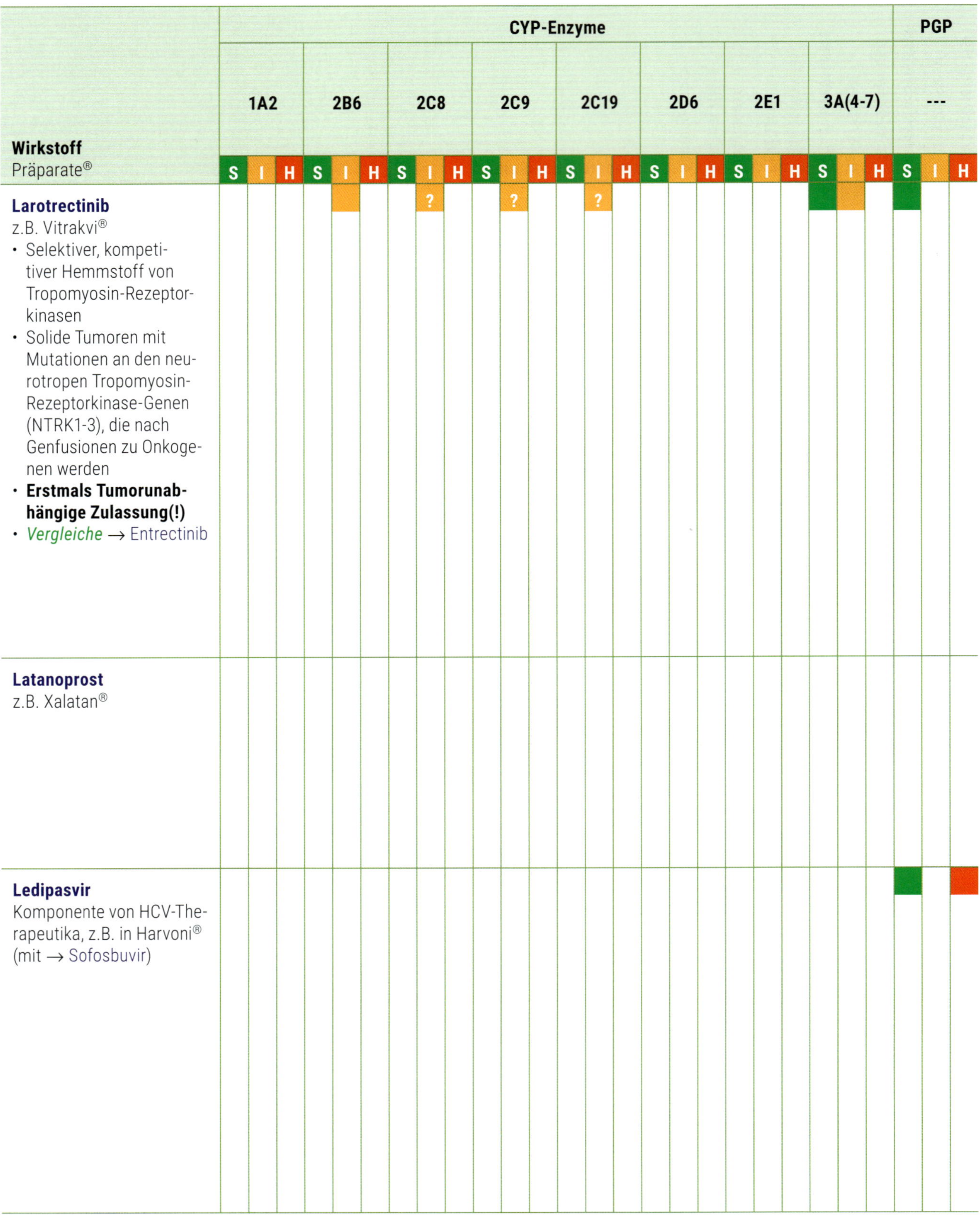

Wirkstoff Präparate®	CYP-Enzyme																								PGP		
	1A2			2B6			2C8			2C9			2C19			2D6			2E1			3A(4-7)			---		
	S	I	H	S	I	H	S	I	H	S	I	H	S	I	H	S	I	H	S	I	H	S	I	H	S	I	H
Larotrectinib z.B. Vitrakvi® • Selektiver, kompetitiver Hemmstoff von Tropomyosin-Rezeptorkinasen • Solide Tumoren mit Mutationen an den neurotropen Tropomyosin-Rezeptorkinase-Genen (NTRK1-3), die nach Genfusionen zu Onkogenen werden • **Erstmals Tumorunabhängige Zulassung(!)** • *Vergleiche* → Entrectinib								?			?			?													
Latanoprost z.B. Xalatan®																											
Ledipasvir Komponente von HCV-Therapeutika, z.B. in Harvoni® (mit → Sofosbuvir)																											

Anticholinerge NW	Agranulozytose	Serotonin-Syndrom	QTc-Verlängerung	Na^+ ↓/ SIADH	Kalium-Dysbalance	Krampfschwelle ↓	Cave Licht ☼	Blutglucose ↓/ ↑	Achtung Niere	Achtung Leber	Besondere Anmerkungen
										■	• Substrat des BCRP, Induktor von Pregnan-X-regulierten Enzymen (PXR), was Auswirkungen auf die CYP2C-Familie haben könnte, ferner Hemmer von OAT1B1 • Vermeidung der Komb. m. starken oder moderaten CYP3A- und PGP-Induktoren, z. B. Carbamazepin, Phenobarbital, Phenytoin, Rifabutin, Rifampicin oder Johanniskraut, da ↓ der Exposition von Larotrectinib • Vorsicht bei Komb. m. starken CYP3A-Inhibitoren sowie PGP- und BCRP-Inhibitoren, z. B. Atazanavir, Clarithromycin, Indinavir, Itraconazol, Ketoconazol, Nefazodon, Nelfinavir, Ritonavir, Saquinavir, Telithromycin, Troleandomycin, Voriconazol oder Grapefruit → ↑ Konzentration von Larotrectinib • Vorsicht bei der Komb. m. CYP3A-Substraten mit engem therapeutischem Bereich, z. B. Alfentanil, Ciclosporin, Dihydroergotamin, Ergotamin, Fentanyl, Pimozid, Chinidin, Sirolimus oder Tacrolimus • WW und klinische Relevanz bezüglich 2B6, 2C8/9/19 (→ ↓ andere Substrate) oder OAT1B1 (→ ↑ andere Substrate) noch unklar • UAW in Summe mild, Fatigue, ↑ von Leberenzymen (ALT, AST), Schwindel, Verstopfung, Anämie, Neutropenie, Übelkeit, Erbrechen • Keine Maßnahmen bei NI, aber Dosishalbierung ab mittelschwerer LI • Sichere Verhütung bei Frauen und Männern bis einen Monat nach Behandlungsende • Da die Wirksamkeit oraler Kontrazeptiva herabgesetzt sein könnte, zusätzlich Barrieremethode • Applikation über Nasen- und Magensonden möglich
											• Abbau durch Hydrolyse • Ausscheidung renal > biliär • Vorsicht bei eingeschränkter Atemfunktion (Asthma, COPD), Herzinsuffizienz (Dyspnoe), Hypotonie • UAW Wimpernwachstum, Dunkelfärbung des Lidrandes, Hyperpigmentierung der Iris, Hyperämie der Bindehaut • Bei Veränderungen des Visus augenärztliche Kontrollen (Maculaödem, Virusinfektion) • Weiche Kontaktlinsen heraus-nehmen und erst 15 min nach dem Eintropfen erneut einsetzen
									■	■	• Über Umsetzung wenig bekannt • BCRP-Substrat und Hemmer • PGP- und BCRP-Hemmung *in vitro* • WW (bezogen auf Harvoni®) – **KI** Rosuvastatin, starke PGP-Induktoren, v.a. Carbamazepin, Phenobarbital, Phenytoin, Rifabutin, Rifampicin – Nicht empfohlen mittelstarke PGP-Induktoren, z.B. Oxcarbazepin, ferner Simeprevir, Tipranavir – Vorsicht bei der Komb. m. Amiodaron (Herzblock), Dabigatran, Darunavir/Ritonavir, Digoxin, Vitamin K-Antagonisten (INR überwachen) – 4 Stunden Abstand zu Antacida, PPI nicht vor Harvoni® einnehmen, H_2-Blocker bevorzugen, *siehe Kap. 4.4.3* – Dosisreduktionen bei NI, LI nicht notwendig, allerdings wenig Daten bei GFR <30 ml/min, bei Patienten mit dekompensierter Leberzirrhose, bei zusätzlicher Hepatitis-B-Infektion und nach Lebertransplantation

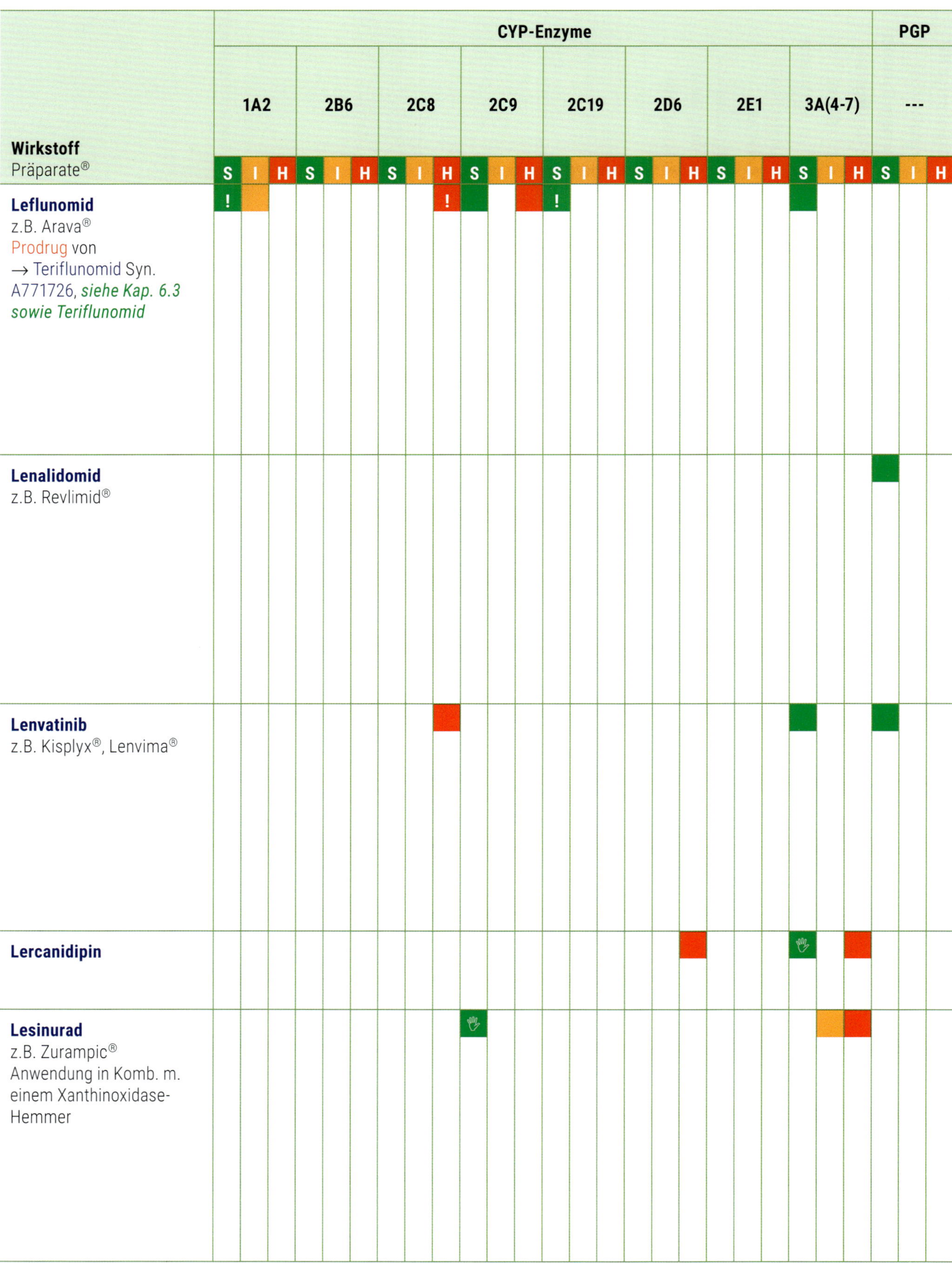

Wirkstoff Präparate®	CYP-Enzyme																								PGP		
	1A2			2B6			2C8			2C9			2C19			2D6			2E1			3A(4-7)			---		
	S	I	H	S	I	H	S	I	H	S	I	H	S	I	H	S	I	H	S	I	H	S	I	H	S	I	H
Leflunomid z.B. Arava® Prodrug von → Teriflunomid Syn. A771726, *siehe Kap. 6.3 sowie Teriflunomid*	■ !	■							■ !	■		■	■ !									■					
Lenalidomid z.B. Revlimid®																									■		
Lenvatinib z.B. Kisplyx®, Lenvima®									■													■			■		
Lercanidipin																		■				✋		■			
Lesinurad z.B. Zurampic® Anwendung in Komb. m. einem Xanthinoxidase-Hemmer										✋													■	■			

Anticholinerge NW	Agranulozytose	Serotonin-Syndrom	QTc-Verlängerung	Na⁺ ↓/ SIADH	Kalium-Dysbalance	Krampfschwelle ↓	Cave Licht ☼	Blutglucose ↓/↑	Achtung Niere	Achtung Leber	Besondere Anmerkungen
									1,0		• Mittelstarker Hemmer an 17A1 • 1A2-Induktion durch → Teriflunomid • 2C8-Hemmung ebenfalls maßgeblich durch Teriflunomid getragen • Ausscheidung über Galle und renal unverändert • Durchläuft einen enterohepatischen Kreislauf, der durch Adsorbenzien wie medizinische Kohle (auch bei zeitlich versetzter Einnahme) unterbunden wird → Gefahr des Therapieversagens • Verlässlicher Konzeptionsschutz • Vorsicht bei Komb. m. Wirkstoffen mit geringer therapeutischer Breite, die über 2C9 metabolisiert werden, z.B. Phenprocoumon, Phenytoin, Tolbutamid, Warfarin – Gilt weniger in Bezug auf NSAR • **KI** schwere NI und LI
					↓	*			0,15		• Vorsicht mit das Thrombose-Risiko erhöhenden Substanzen, z.B. Erythropoetin, Dexamethason, oralen Kontrazeptiva • Umgekehrt Vorsicht mit Warfarin • Bei Komb. m. Statinen → ↑ Rhabdomyolyse-Risiko • Vorsicht mit PGP-Substrat Digoxin und PGP-Inhibitoren, v.a. Ciclosporin, Clarithromycin, Chinidin, Itraconazol, Ketoconazol, Verapamil • *⁾ Muskelkrämpfe (cave Dehydratation → Flüssigkeitsbilanz beachten, UAW Hypocalcämie, Hypomagnesiämie) • Risiko für Malignome erhöht • Strikte Empfängnisverhütung • Hauptumsatz renal unverändert, Dosisreduktion ab GFR <50 ml/min
			!								• Substrat an BCRP, Aldehydoxidase • Möglicherweise induzierende Wirkungen (MediQ), 2C8-Hemmung bei DrugBank • Vorsicht mit 3A4- und PGP-Substraten, die induzierenden Wirkungen bereits im Darm können die Bioverfügbarkeit von Pharmaka mit geringem therapeutischem Index reduzieren, z.B. Chinidin, Cisaprid, Secale-Alkaloide, Pimozid[233] • Bluthochdruck einstellen, auf Herzinfarkt-Symptomatik achten • Auf Hirndruckzeichen achten (Taubheitsgefühl bis neurologische Ausfälle, starke Kopfschmerzen) • Strikter Empfängnisschutz • Ausscheidung 25% renal, 66% biliär
									1,0		• **KI** 3A4-Hemmstoffe → UAW z.B. Knöchelödeme • **KI** (schwere) LI • *WW, UAW siehe Amlodipin*
											• Mehrere Hemmwirkungen an OAT und OCT (meist *in vitro*); *in vitro* auch Substrat der Epoxidhydrolase und Hemmstoff der Gallensäuren-Sekretion (BSEP-Blockade) • Für 3A induzierende (DrugBank) und mittelstarke hemmende Wirkungen (MediQ) angegeben • Verglichen mit ASS, Salicylaten und Benzbromaron stärkster renaler Urat-Transportblocker • Nicht empfohlen Salicylate über 325 mg/d (→ ↓ Lesinurad-Wirkung), Valproinsäure (Hemmstoff der Epoxidhydrolase) • Vorsicht bei der Komb. m. oralen Kontrazeptiva (3A), Warfarin sowie Bupropion und Efavirenz (2B6) • **KI** ab GFR <30 ml/min, keine Untersuchungen bei schwerer LI

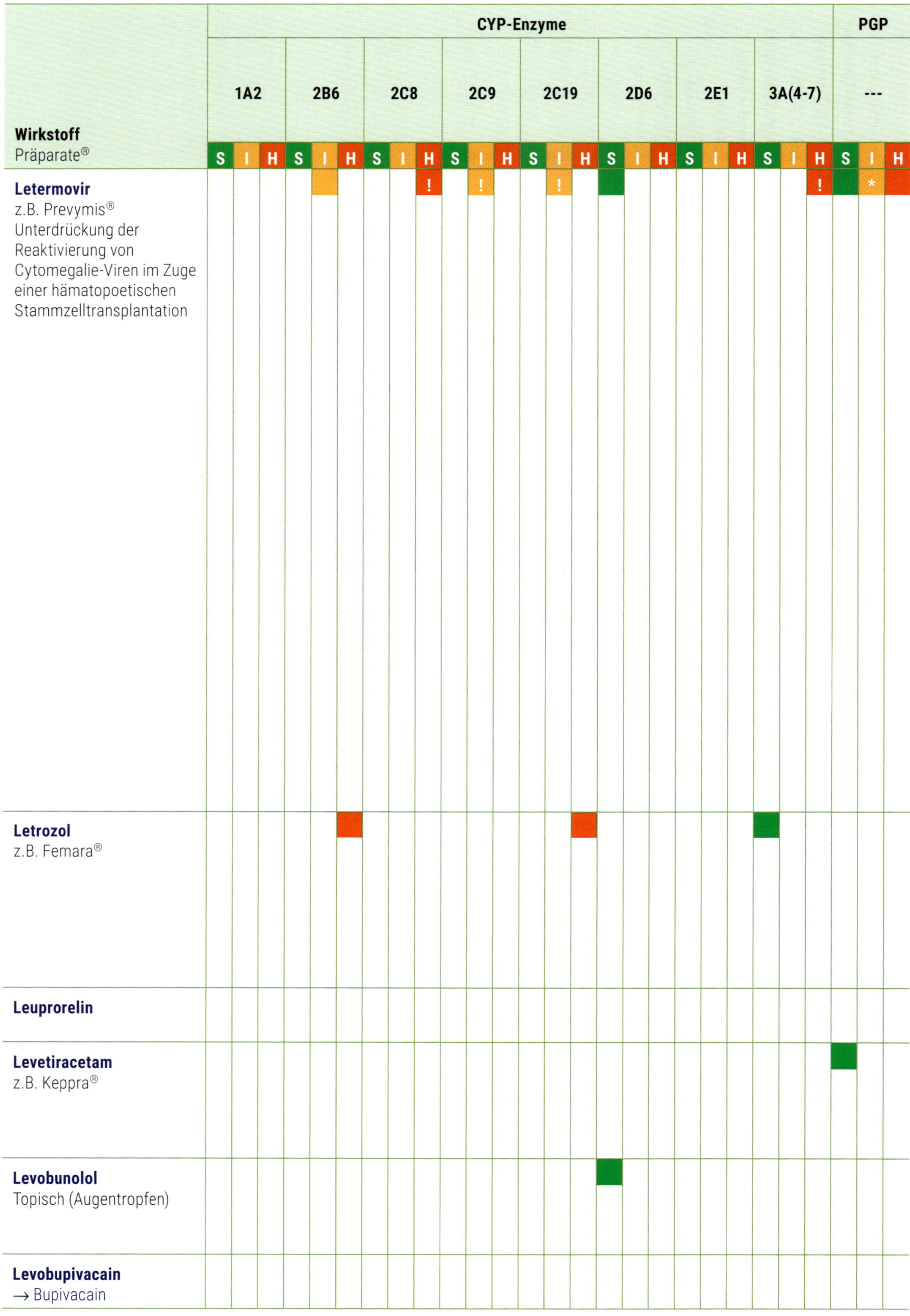

Wirkstoff Präparate®	CYP-Enzyme 1A2 S	I	H	2B6 S	I	H	2C8 S	I	H	2C9 S	I	H	2C19 S	I	H	2D6 S	I	H	2E1 S	I	H	3A(4-7) S	I	H	PGP --- S	I	H
Letermovir z.B. Prevymis® Unterdrückung der Reaktivierung von Cytomegalie-Viren im Zuge einer hämatopoetischen Stammzelltransplantation					■				!		!			!		■								!	■	*	■
Letrozol z.B. Femara®						■									■							■					
Leuprorelin																											
Levetiracetam z.B. Keppra®																									■		
Levobunolol Topisch (Augentropfen)																■											
Levobupivacain → Bupivacain																											

Anticholinerge NW	Agranulozytose	Serotonin-Syndrom	QTc-Verlängerung	Na$^+$ ↓/ SIADH	Kalium-Dysbalance	Krampfschwelle ↓	Cave Licht ☼	Blutglucose ↓/↑	Achtung Niere	Achtung Leber	Besondere Anmerkungen
						#					• 3A43- + BSEP- und OAT3-Hemmer, Substrat und Hemmer von BCRP • **KI** Pimozid, Secale-Alkaloide • Nicht empfohlen Regalinid (2C8) • Vorsicht bei der Komb. m. 3A4-Substraten mit geringer therapeutischer Breite, z.B. Alfentanil, Chinidin, Fentanyl • Starke CYP-Induktoren ⟶ Gefahr subtherapeutischer Wirkspiegel. – 2C9/2C19: Diazepam, Lansoprazol, (Es)Omeprazol, Pantoprazol, Phenytoin, Tilidin, Tolbutamid, Voriconazol, Warfarin • Vorsicht bei Komb. m. Pharmaka, die über den renalen OAT3-Transporter transportiert werden, z.B. Cilastin, Ciprofloxacin, Imipenem, Tenofovir (alle Plasmaspiegel-Anstieg) • *) Intestinales PGP induziert, betrifft Dabigatran, Sofosbuvir • **Sonderfall Komb. m. Ciclosporin,** Letermovir-Wirkungen im Sinne einer Verstärkung – v.a. in Bezug auf WW mit anderen Pharmaka – beeinflusst, daher besonders sorgfältige Einstellung – Weitere **KI**: Dabigatran sowie die Statine Atorvastatin, Pitavastatin, Rosuvastatin, Simvastatin – Vorsicht bei der Komb. Letemovir/Ciclosporin m. PGP-/BCRP-Hemmern, z.B. Azithromycin, Clarithromycin, Chinidn, Erythromycin, Fluvoxamin, HIV-Protease-Hemmer, Itraconazol, Ketoconazol, Ranolazin, Verapamil • *In vivo* in der Regel ein Induktor (Zeit bis zum Anfluten der Induktion 10-14 Tage), jedoch andere Modulationen, wenn gleichzeitig ein bestimmtes anderes Enzym gehemmt wird oder auch bei *Komb. m. In-vitro-Hemmern* ⟶ Nettoeffekte *in vivo* schwierig abzuschätzen: – 2B6: Bupropion, Efavirenz – UGT1A1: Dolutegravir, Raltegravir – BCRP: Rosuvastatin, Sulfasalazin – OATP2B1: Celiprolol • UAW Kopfschmerzen, Schwindel, Überempfindlichkeitsreaktionen, gelegentlich Muskelspasmen(#) • **KI** schwere LI bzw. bereits ab mittelschwerer LI, wenn gleichzeitig eine mäßige bis schwere NI besteht; bei NI keine Dosis-Reduktion nötig
									0,95		• Substrat und Hemmer an 2A6, Hemmer an 19A1 • Umsetzungen über 2A6 und UGT relevant • 2A6- und 2C19-Hemmung *in vitro*, trotzdem Vorsicht bei der Komb. m. Wirkstoffen mit geringer therapeutischer Breite wie Clopidogrel und Phenytoin • Cave Komb. m. Tamoxifen und andere Estrogene/Antiestrogene • Erhöhtes Fraktur-Risiko, UAW klimakterische Beschwerden, Hypercholesterinämie, auf Thrombophlebitis-Zeichen achten • Dosisanpassungen erst bei GFR <10 ml/min und/oder Leberzirrhose
			!								• Hauptumsetzung via Peptidasen • *WW, UAW Buserelin, Triptorelin*
						*			0,34		• PGP-Interaktion *in vitro* • Hauptausscheidung renal nach Hydroxylierung und Hydrolyse • *) Laut MediQ keine Senkung der Krampfschwelle, UAW Konvulsionen, Tremor laut AC-FI • Keine relevanten Interaktionen mit anderen Antiepileptika • Mittel der Wahl in der Schwangerschaft, meist sogar Dosiserhöhung notwendig
					↑						• Substrat und Hemmer der Carbonylreduktase, Ausscheidung renal nach Sulfatierung und Glucuronidierung • Systemische Resorption bei topischer Anwendung kann erheblich sein ⟶ *siehe Beta-Blocker*

Wirkstoff Präparate®	CYP-Enzyme																								PGP		
	1A2			2B6			2C8			2C9			2C19			2D6			2E1			3A(4-7)			---		
	S	I	H	S	I	H	S	I	H	S	I	H	S	I	H	S	I	H	S	I	H	S	I	H	S	I	H
Levocabastin Topisch																											
Levocetirizin → Cetirizin																											
Levodopa Syn. L-Dopa • Fixkombination mit Benserazid oder Carbidopa • bzw. Dreierkombinationen mit Tolcapon • Prodrug, *siehe Kap. 6.3*																											
Levodropropizin z.B. Quimbo® Antitussivum																											
Levofloxacin z.B. Tavanic®			■									■													■		■
Levomepromazin z.B. Nozinan®	■		■													■		■ !			■	■		■			
Levomethadon → Methadon																											
Levonorgestrel z.B. Postinor®, Vikela®, in Intrauterin-Pessaren						■ !																■ ✋					
Levosimendan z.B. Simdax® Stationäre Kurzzeit-Anwendung																											
Levothyroxin Syn. L-Thyroxin									■																	■	

Anticholinerge NW	Agranulozytose	Serotonin-Syndrom	QTc-Verlängerung	Na+ ↓/ SIADH	Kalium-Dysbalance	Krampfschwelle ↓	Cave Licht ☼	Blutglucose ↓/ ↑	Achtung Niere	Achtung Leber	Besondere Anmerkungen
											• UAW am Auge • Sehr selten Unverträglichkeit, z.B. angioneurotisches Ödem, Kontaktdermatitis, Palpitationen
											• Umsetzung v.a. via Decarboxylase und COMT, z.T. über MAO • Einnahme ½ Stunde vor oder 1 h nach Mahlzeiten • Bei Übelkeit zu Behandlungsbeginn Domperidon (Metoclopramid vermeiden) – Keine Komb. m. höher dosierten Vitamin B_6-Präparaten • **KI** nicht-selektive MAO-Hemmer (i.e.S. Tranylcypromin) und Reserpin – **Anmerkung**: Keine **KI** für selektive MAO-Hemmer wie Moclobemid, Rasagilin, Selegilin • Zeitliche Komb. m. Spiramycin → Carbidopa-Komplexbildung → anderes Makrolid-Antibiotikum • Zeitliche Komb. m. Eisensulfat → Levodopa-Komplexbildung → 2 Stunden Intervall • Proteinreiche Lebensmittel vermeiden
											• Umsetzung durch N-Hydroxylierung und Hydroxylierung; Ausscheidung renal, z.T. unverändert • In den klinischen Studien keine relevanten WW gefunden, jedoch mit zentraldepressiven Pharmaka, z.B. Benzodiazepinen • Strenge Nutzen-Risiko-Abwägung bei schwerer NI
			!!						0,23		• Hauptweg renal unverändert • **KI** Epilepsie bzw. große Vorsicht bei Krampfereignissen in der Anamnese
!			!!								• 1A2- und 3A(4)-Substrat *in vitro* • Bei anticholinergen Reaktionen Physostigmin, bei extrapyramidalen Störungen Biperiden • **KI** alle Dopamin-Agonisten, ausgenommen bei Morbus Parkinson **PRISCUS-Beurteilung**/ältere Personen: • *Siehe Neuroleptika*
											• Ausscheidung via Sulfatierung und Glucuronidierung • Bei Einnahme von Enzym-Induktoren wie Barbituraten, Carbamazepin, Efavirenz, Felbamat, Griseofulvin, Johanniskraut, Nelfinavir, Nevirapin, Oxcarbazepin, Phenytoin, Primidon, Rifabutin, Rifampicin, Ritonavir, Topiramat innerhalb der letzten 4 Wochen entweder Kupferspirale verwenden oder 2 Tabletten Levonorgestrel einnehmen • Erhöhung der Ciclosporin-Toxizität (Abbauhemmung) • UAW Übelkeit, Erbrechen (wenn im Rahmen der Notfallkontrazeption innerhalb von 4 Stunden → Ersatztablette), Kopfschmerzen, Brustspannen, Schmier-, Zwischenblutungen
			!		↓						• Umsetzung und Ausscheidung zu gleichen Teilen über Galle und renal nach Konjugation • UAW Schwindel, Erbrechen, Kopfschmerzen • Q_0-Wert „hoch", trotzdem Vorsicht bei leichter bis mittlerer NI oder LI, **KI** bei GFR <30 ml/min und schwerer LI
					↓						• 2C8- und PGP-Interaktionen *in vitro* • Hauptweg Deiodierung • U.a. am Abbau der Vitamin K-abhängigen Gerinnungsfaktoren II, VII, IX und X beteiligt → Neueinstellung oder Dosisänderung erfordern Revision der INR • Tendenzielle Erhöhung des Blutzucker-Spiegels, Kontrollen bei Diabetikern • Ballaststoff-reiche Lebensmittel, Kaffee/Schwarztee, Milch/Milchprodukte, Mineralwasser, Soja vermeiden • Nüchterneinnahme

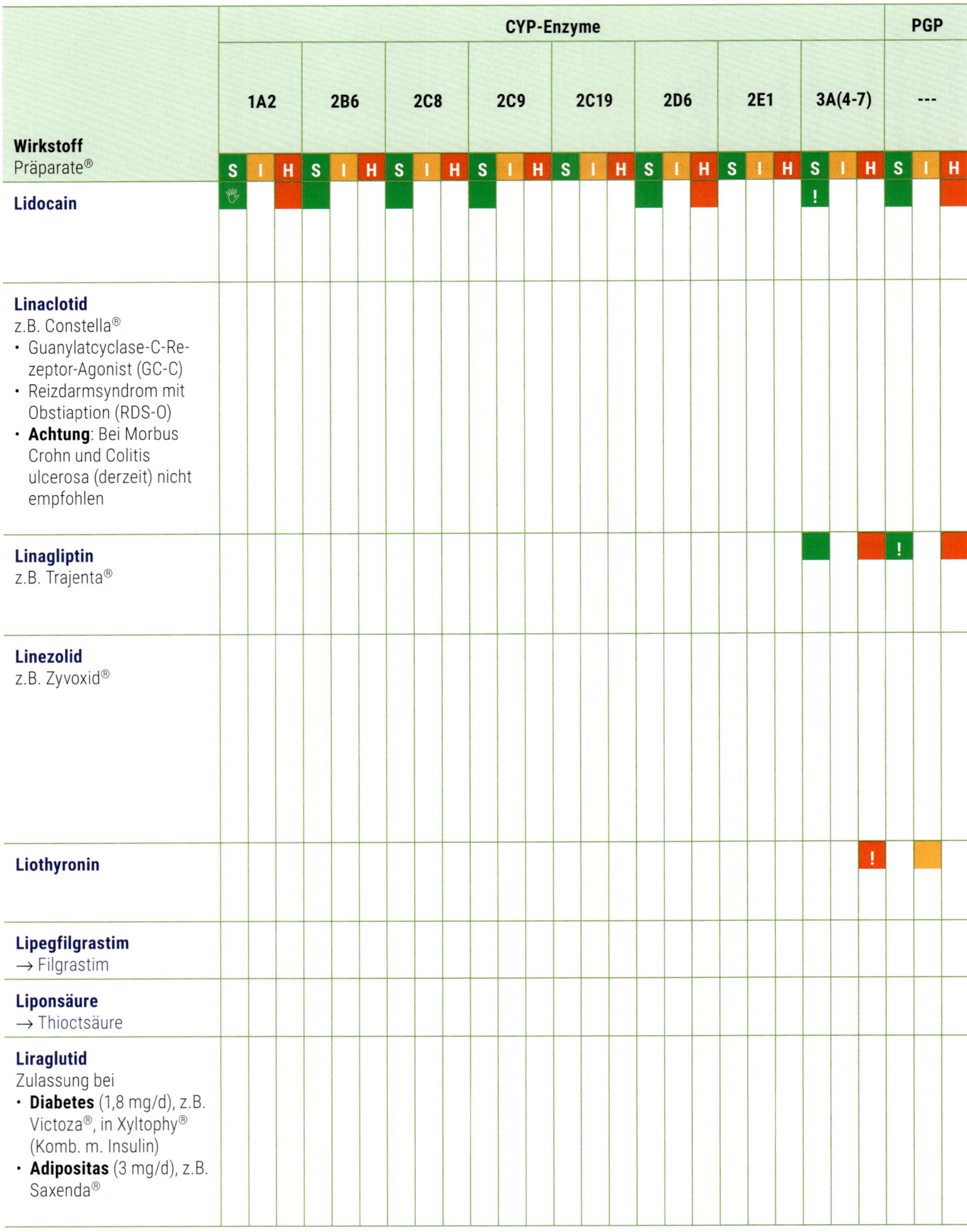

Wirkstoff Präparate®	CYP-Enzyme																								PGP		
	1A2			2B6			2C8			2C9			2C19			2D6			2E1			3A(4-7)			---		
	S	I	H	S	I	H	S	I	H	S	I	H	S	I	H	S	I	H	S	I	H	S	I	H	S	I	H
Lidocain	■ ✋		■	■			■			■						■		■				■ !			■		■
Linaclotid z.B. Constella® • Guanylatcyclase-C-Rezeptor-Agonist (GC-C) • Reizdarmsyndrom mit Obstiaption (RDS-O) • **Achtung**: Bei Morbus Crohn und Colitis ulcerosa (derzeit) nicht empfohlen																											
Linagliptin z.B. Trajenta®																						■		■	■ !		■
Linezolid z.B. Zyvoxid®																											
Liothyronin																								■ !		■	
Lipegfilgrastim → Filgrastim																											
Liponsäure → Thioctsäure																											
Liraglutid Zulassung bei • **Diabetes** (1,8 mg/d), z.B. Victoza®, in Xyltophy® (Komb. m. Insulin) • **Adipositas** (3 mg/d), z.B. Saxenda®																											

Anticholinerge NW	Agranulozytose	Serotonin-Syndrom	QTc-Verlängerung	Na^+ ↓/ SIADH	Kalium-Dysbalance	Krampfschwelle ↓	Cave Licht ☼	Blutglucose ↓/ ↑	Achtung Niere	Achtung Leber	Besondere Anmerkungen
									0,95	■	• Zusätzlich 2A6-Substrat sowie schwacher Hemmer von OCT • QT-Zeit tendenziell verkürzt • Cave Interaktionen an 1A2 und 3A4 • Vorsicht bei der Komb. m. anderen Antiarrhythmika, v.a. Amiodaron
					↓						• Peptid aus 14 Aminosäuren • Umsetzung zum aktiven Primär-Metaboliten **MM-419447** (Des-Tyrosin) und weitere Proteolyse • Praktisch keine systemische Verfügbarkeit, daher auch keine WW zu erwarten • Häufige UAW Durchfall (kann Anlass zum Behandlungsabbruch sein), daraus folgend Elektrolyt-Störungen, Dehydration • WW jedoch im Darm möglich – Erhöhtes Diarrhoe-Risiko bei Komb. m. Laxanzien, PPI, NSAR – Herabgesetzte Resorption und daher reduzierte Wirksamkeit von Arzneistoffen mit enger therapeutischer Breite, z.B. orale Kontrazeptiva, Levothyroxin • Bei Durchfall >1 Woche und Blutungen im unteren Gastrointestinaltrakt Arzt aufsuchen
								K			• Hauptweg renal unverändert • 3A4-Hemmung *in vitro* • Hypoglykämie-Risiko bei Komb. m. Allopurinol • Derzeit Mittel der Wahl bei Nieren- und/oder Leberfunktionsstörungen
		■		■		■		*			• Ausscheidung gleichermaßen über Galle und renal unverändert • MAO-hemmende Aktivität(!) – Verabreichung kann sich bei Parkinson-Patienten mit Selegilin-Medikation sehr rasch zu einem Serotonin-Syndrom aufschaukeln – Gilt auch für Komb. m. SSRI, SNRI, TCA, Pethidin, Sympathomimetika – Häufigkeitsangabe 3%! • Tyramin enthaltende Nahrungsmittel vermeiden • *) Abnahme der postprandialen Glucose-Spiegel • Schwere Blutbildstörungen möglich, cave periphere und optische Neuropathie
											• Hauptumsetzung via Deiodierung, Nebenweg Sulfatierung • Ausscheidung via Glucuronidierung • Komponente von Schilddrüsen-Präparaten, *siehe Levothyroxin*
								K	■		• Umsetzung über Peptidasen, u.a. Neprilysin (Neutrale Endopeptidase, Membran-Metallo-Endopeptidase) • Verzögerung der Magenentleerung, jedoch keine klinisch relevanten WW; Einnahmeintervalle! • UAW Pankreatitis, cave erhöhte Calcitonin-Konzentrationen und Schilddrüsen-Erkrankungen (Struma) • Bei NI keine Dosiseinschränkungen, jedoch keine Erfahrungen und keine Empfehlung bei terminaler NI

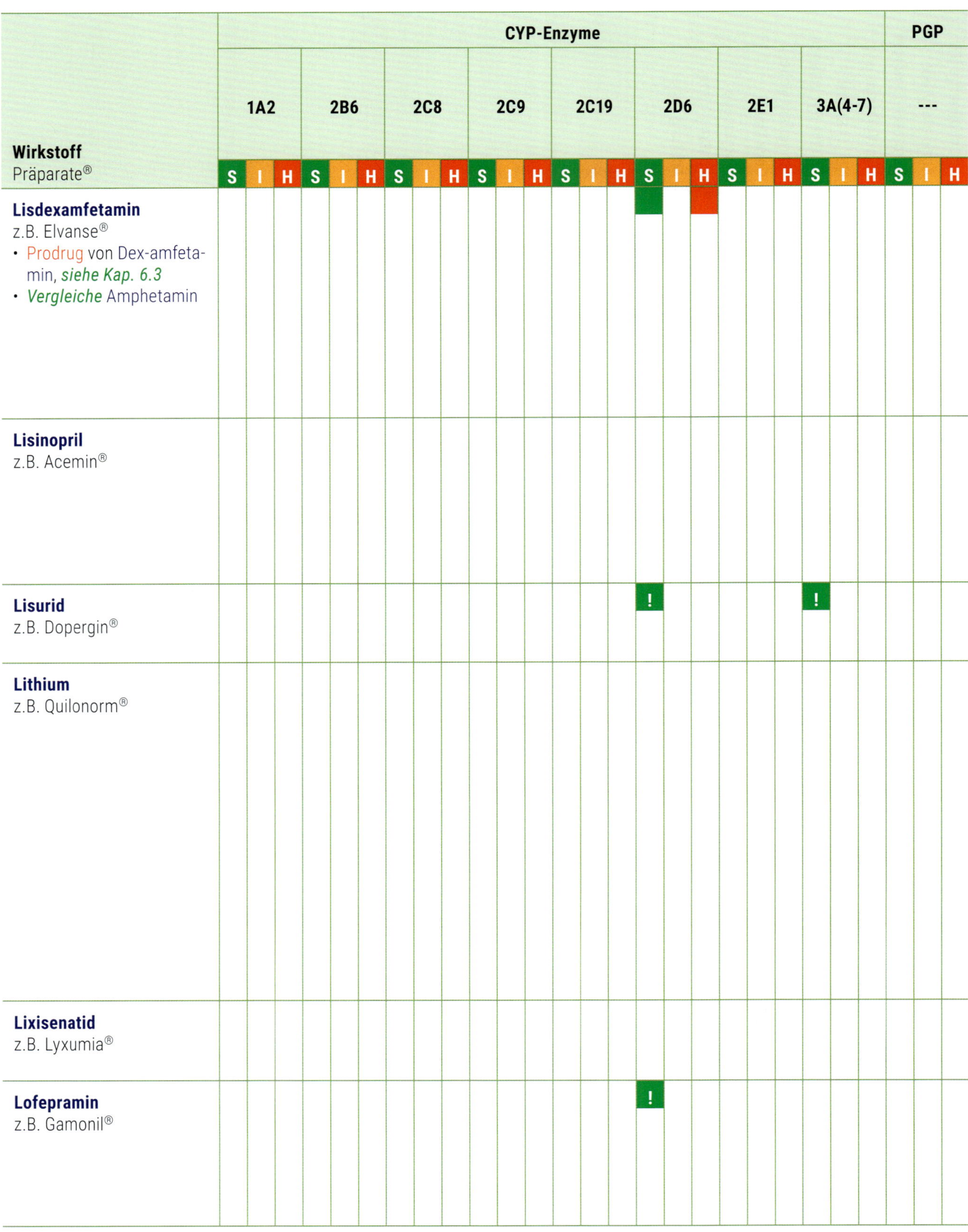

Wirkstoff Präparate®	CYP-Enzyme																								PGP		
	1A2			2B6			2C8			2C9			2C19			2D6			2E1			3A(4-7)			---		
	S	I	H	S	I	H	S	I	H	S	I	H	S	I	H	S	I	H	S	I	H	S	I	H	S	I	H
Lisdexamfetamin z.B. Elvanse® • Prodrug von Dex-amfetamin, *siehe Kap. 6.3* • *Vergleiche* Amphetamin																■		■									
Lisinopril z.B. Acemin®																											
Lisurid z.B. Dopergin®																!						!					
Lithium z.B. Quilonorm®																											
Lixisenatid z.B. Lyxumia®																											
Lofepramin z.B. Gamonil®																!											

Anticholinerge NW	Agranulozytose	Serotonin-Syndrom	QTc-Verlängerung	Na$^+$ ↓/ SIADH	Kalium-Dysbalance	Krampfschwelle ↓	Cave Licht ☼	Blutglucose ↓/↑	Achtung Niere	Achtung Leber	Besondere Anmerkungen
		■	S	■		■			■		• Freisetzung von Dexamfetamin durch Hydrolyse ohne CYP-Enzyme, weitere Umsetzung u.a. unter Beteiligung von 2D6 • Ausscheidung aller Metaboliten v.a. renal; Verlängerung der Halbwertszeit bei Alkalisierung und Verkürzung der Halbwertszeit bei Herabsetzung des Harn-pH (Prinzip der Maskierung im Doping) • Wirkungsabschwächung durch Chlorpromazin, Haloperidol, Lithium • **KI** bzw. 14 Tage Abstand zu MAO-Hemmern (cave hypertensive Krise) • UAW mit sympathomimetischem Gepräge, vor Therapiebeginn kardiologische Kontrolle, Gewichtsprotokoll führen • Bei GFR <30-15 ml/min Dosisdeckelung auf 50 mg/d
	■			■	↑		*	■	0,2	■	• Hauptweg renal unverändert • Agranulozytose selten, in der Regel bei Vorhandensein weiterer Risikofaktoren, z.B. NI, Gefäßkollagenosen, immunsuppressive Therapie, Komb. m. Allopurinol, Procainamid • *) Photosensitivität nicht abschätzbar bzw. Auftreten im Zuge von fiebrigen Entzündungsreaktionen der Gefäße, Muskeln oder Gelenke • Initiale Dosisdeckelung bei NI: GFR <80 → 10, <30 → 5, <10 ml/min → 2,5 mg/d; in der Folgezeit vorsichtige Dosiserhöhung in Abhängigkeit von Kreatinin- und Kalium-Anstieg
		■									• Cave Komb. m. klassischen Secale-Alkaloiden (Ergotamin) → additive Vasokonstriktion, Ergotismus • Cave Fibrosierungen, z.B. Herzklappen (EKG), Pleura, Lunge (Atemstörungen, Husten)
		■	!	■		■		■	0,02		• Hauptweg renal unverändert • Lithium-Konzentration erhöht durch ACE-Hemmer, Angiotensin II-Antagonisten, Diuretika, Metronidazol, NASR • → Cave Neurotoxizität (z.B. Tremor, Nystagmus, Krampfanfälle oder auch Lethargie) – Bei Natrium-Mangel verstärkte (kompensatorische) Reabsorption von Li$^+$ im proximalen Tubulus der Niere – Reduzierte renale Ausscheidung – Adaptive Vorgänge • Lithium-Konzentration vermindert durch Carboanhydrase-Hemmer, Harnstoffe, Natriumbicarbonat und vergleichbare alkalisierende Mittel, Osmodiuretika, Xanthine • Neurotoxizität erhöht durch Komb. m. Calciumkanal-Blockern, Carbamazepin, Methyldopa, Neuroleptika (Clozapin!), Serotonin-Wiederaufnahmehemmern, tricyclischen Antidepressiva; Wirkung von neuromuskulären Blockern verlängert • Beachte: Provokation eines psoriatischen Schubes sowie lichenoide Hautreaktionen
								K	■		• Umsetzung noch nicht beschrieben • Keine Anwendung ab GFR <30 ml/min (sowie bei terminaler NI) • *Vergleiche Exenatid, Liraglutid*
!	■		■	■		■				■	• Maßgebliche Umwandlung zu → **Desipramin** (>70%) • Weitere Umwandlungen 2-O-Hydroxylierung, Glucuronidierung, N-Dealkylierung • Wirkungsverstärkung von Desipramin durch CYP2D6-Inhibitoren, z.B. Cimetidin, SSRI und andere Antidepressiva, Neuroleptika, Antiarrhythmika, Antihypertensiva, Dextromethorphan • Anticholinerge UAW/**KI** beachten

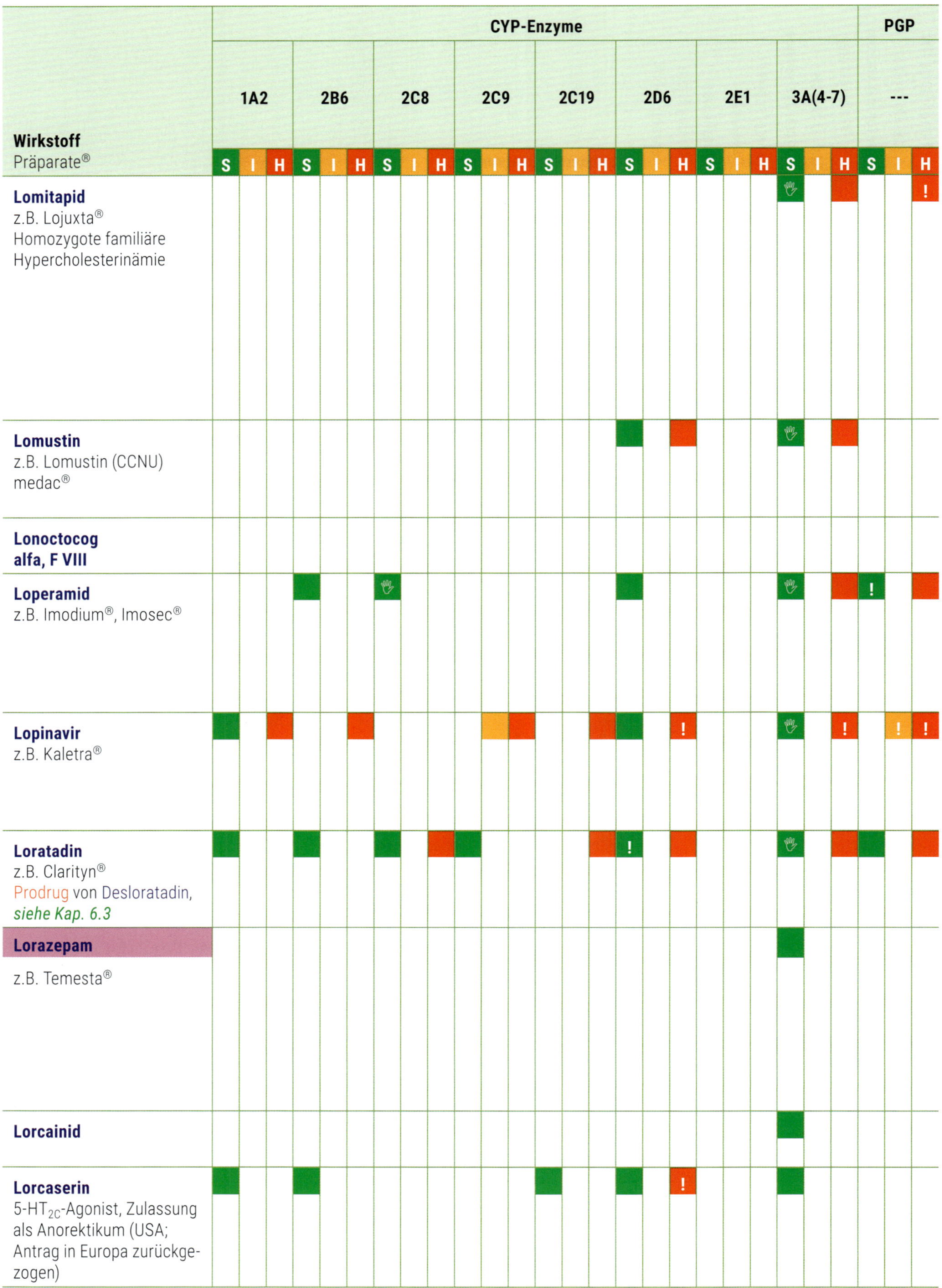

Wirkstoff Präparate®	CYP-Enzyme																								PGP		
	1A2			2B6			2C8			2C9			2C19			2D6			2E1			3A(4-7)			---		
	S	I	H	S	I	H	S	I	H	S	I	H	S	I	H	S	I	H	S	I	H	S	I	H	S	I	H
Lomitapid z.B. Lojuxta® Homozygote familiäre Hypercholesterinämie																						✋		■			!
Lomustin z.B. Lomustin (CCNU) medac®																■		■				✋		■			
Lonoctocog alfa, F VIII																											
Loperamid z.B. Imodium®, Imosec®				■			✋									■						✋		■	!		■
Lopinavir z.B. Kaletra®	■		■			■					■	■			■	■		!				✋		!		!	!
Loratadin z.B. Clarityn® Prodrug von Desloratadin, *siehe Kap. 6.3*	■			■			■		■	■					■	!		■				✋		■	■		■
Lorazepam z.B. Temesta®																						■					
Lorcainid																						■					
Lorcaserin 5-HT$_{2C}$-Agonist, Zulassung als Anorektikum (USA; Antrag in Europa zurückgezogen)	■			■									■			■		!				■					

Anticholinerge NW	Agranulozytose	Serotonin-Syndrom	QTc-Verlängerung	Na+ ↓/ SIADH	Kalium-Dysbalance	Krampfschwelle ↓	Cave Licht ☼	Blutglucose ↓/ ↑	Achtung Niere	Achtung Leber	Besondere Anmerkungen
									■	■	• Ausscheidung über Stuhl > renal • **KI** Simvastatin ab 40 mg/d, mittelstarke oder starke CYP3A4-Hemmer, z.B. Azol-Antimykotika, Makrolid-Antibiotika, Diltiazem, Dronedaron, Protease-Hemmer, Verapamil, Grapefruitsaft vermeiden • Nicht empfohlen Johanniskraut, Alkohol vermeiden • Vorsicht bei der Komb. m. 3A4-Induktoren (Wirkungsabschwächung von Lomitapid bzw. Dosis erhöhen), lebertoxischen Substanzen, Antikoagulanzien, Gallensäure-Bindern (4 Stunden Abstand), Atorvastatin und anderen schwachen CYP3A4-Hemmern (12 Stunden Abstand empfohlen oder Lomitapid-Dosis halbieren) • Cave Fettleber und andere Lebererkrankungen, Dehydratation • Bei dialysepflichtiger NI und leichter LI TMD 40 mg/Tag, **KI** ab mittelschwerer LI
											• Hauptumsetzung über „CYP450" (MediQ), Ausscheidung renal • Alle Zytostatika-assoziierten UAW, *zuzüglich* unverständliche Sprache, Stottern, Hyperurikämie, Sehnervenschädigung (in Zusammenhang mit Strahlentherapie) • Nüchterneinnahme, vorzugsweise abends vor dem Schlafengehen
											Siehe Blutgerinnungsfaktoren
!			■							■	• 3A4- und PGP-Hemmung *in vitro* • Substrat des PGP → Wirkstoff tritt normalerweise weder vom Darmlumen ins Blut über, noch überwindet er die Blut-Hirn-Schranke – ausgenommen bei Komb. m. starken PGP-Hemmern, z.B. Ciclosporin, Chinidin, Itraconazol, Verapamil → cave atemdepressive Wirkung • Mittel der Wahl bei Erlotinib-induzierter Diarrhö
								■			• PGP bei akuter Zufuhr gehemmt, bei chronischer Medikation induziert • Gilt analog für CYP2C9, nicht aber für 3A4 (MediQ) – hier so wie bei den übrigen CYP-Enzymen Hemmung • Auch am BCRP immer Blockade • Hauptausscheidung über Galle
!							■				• Zusätzlich Substrat an 1A1 • Wirkspiegel können bei Vorhanden-sein von 2D6- oder 3A4-Inhibitoren ansteigen, klinische Relevanz fraglich, z.B. bei Komb. m. Cimetidin, Erythromycin, Itraconazol
				■						■	• Umsetzung über UGT, u.a. UGT2B15 • 1 dokumentierter Fall von SIADH[234] • → Natrium-Spiegel überwachen bzw. bei Gefahr von SIADH Umstellung auf Mirtazapin • Einsatz mit Hinblick auf den **PRISCUS-Status** mit großer Bedachtsamkeit, Dosierung ≤2 mg/Tag halten • Wirkungsverstärkung bei Komb. m. Valproinsäure (UGT-Blocker) • Vorsicht bzw. Dosisreduktion bereits ab leichter LI, **KI** schwere LI • *Gender-Aspekte siehe Kap. 6.7.6*
			!!	■							• Klasse-1C-Antiarrhythmikum • Quellen[235,236]
		■						■	■	■	• Zusätzlich Substrat von 1A1, 2A6, mehreren UGT sowie von FMO1 • Von der 2D6-Blockade abgesehen alle Interaktionen *in vitro* • WW mit Pharmaka zu erwarten, die über 2D6 umgesetzt werden • Hypoglykämie bei Typ-2-Diabetikern infolge des Gewichtsverlustes • Nicht empfohlen bei schwerer NI, LI

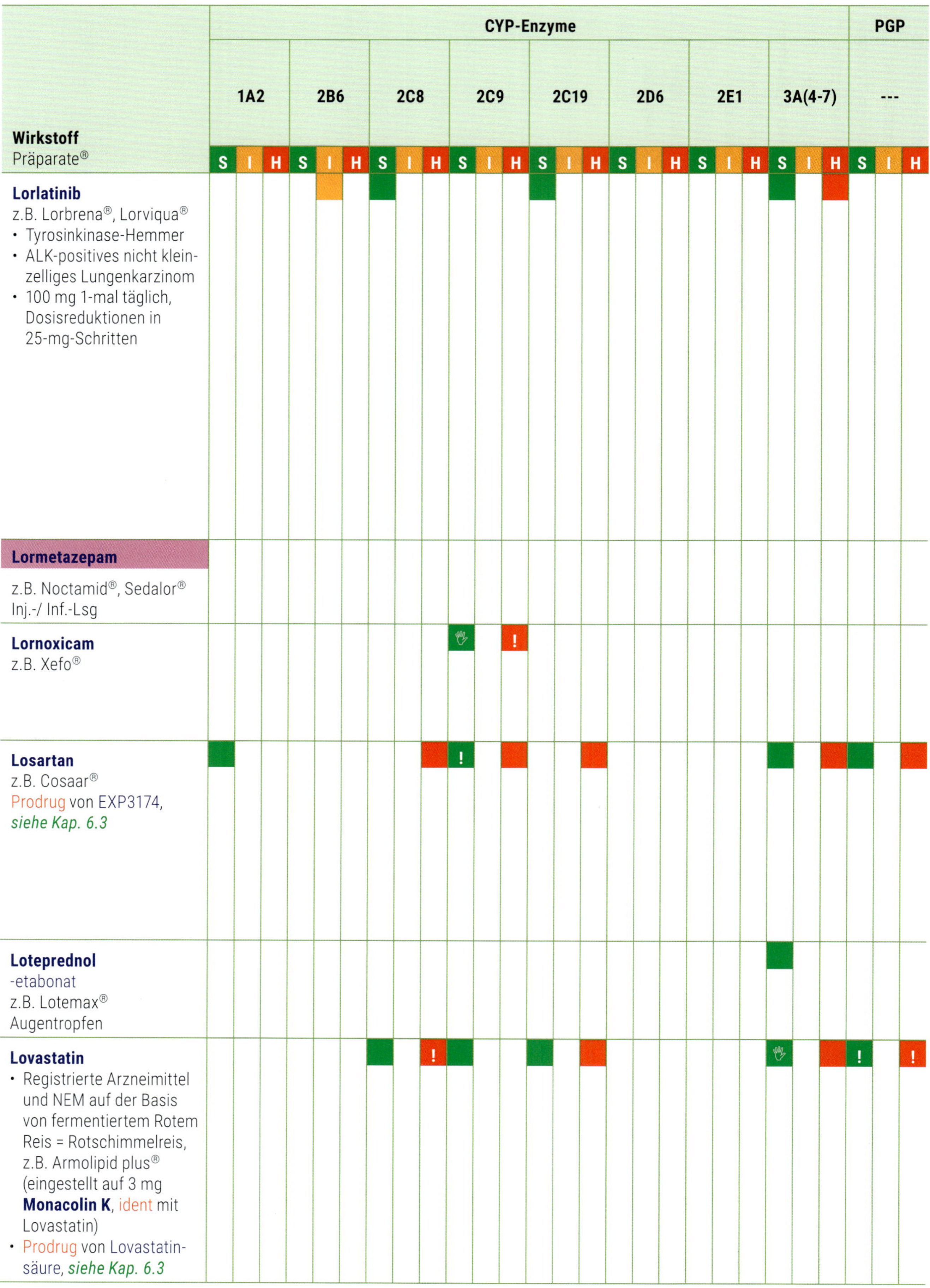

Wirkstoff Präparate®	CYP-Enzyme																								PGP		
	1A2			2B6			2C8			2C9			2C19			2D6			2E1			3A(4-7)			---		
	S	I	H	S	I	H	S	I	H	S	I	H	S	I	H	S	I	H	S	I	H	S	I	H	S	I	H
Lorlatinib z.B. Lorbrena®, Lorviqua® • Tyrosinkinase-Hemmer • ALK-positives nicht kleinzelliges Lungenkarzinom • 100 mg 1-mal täglich, Dosisreduktionen in 25-mg-Schritten																											
Lormetazepam z.B. Noctamid®, Sedalor® Inj.-/ Inf.-Lsg																											
Lornoxicam z.B. Xefo®												!															
Losartan z.B. Cosaar® Prodrug von EXP3174, *siehe Kap. 6.3*										!																	
Loteprednol -etabonat z.B. Lotemax® Augentropfen																											
Lovastatin • Registrierte Arzneimittel und NEM auf der Basis von fermentiertem Rotem Reis = Rotschimmelreis, z.B. Armolipid plus® (eingestellt auf 3 mg **Monacolin K**, ident mit Lovastatin) • Prodrug von Lovastatinsäure, *siehe Kap. 6.3*									!																!		!

Anticholinerge NW	Agranulozytose	Serotonin-Syndrom	QTc-Verlängerung	Na^+ ↓/ SIADH	Kalium-Dysbalance	Krampfschwelle ↓	Cave Licht ☼	Blutglucose ↓/↑	Achtung Niere	Achtung Leber	Besondere Anmerkungen
							*				• Umsetzung über UGT1A4, jedoch Hemmung von UGT1A1-3 • Substrat-Beziehung zu 3A4+5, Modulation nur an 3A4 sowohl Hemmung (DrugBank) als auch Induktion (AC-FI, ↓ Midazolam) • 1A2-Induktion *in vitro*, PGP-Hemmung möglicherweise klinisch relevant (AC-FI) • **KI** starke 3A4+5-Induktoren → ↓ Lorlatinib, z.B. Carbamazepin, Phenytoin, Rifampicin, Johanniskraut • Vorsicht bzw. Vermeidung von Komb. m. moderaten 3A4+5-Induktoren sowie 3A4+5-Substraten mit enger therapeutischer Breite, z.B. Ciclosporin, Fentanyl, orale Kontrazeptiva, Sirolimus, Tacrolimus • Dosisanpassung bei starken 3A4+5-Hemmern (→ ↑ Lorlatinib), Grapefruitsaft vermeiden • UAW klassentypisch, schwerwiegend z.B. Dyspnoe, Lungenentzündung, Atemversagen, Pyrexie, psychische Störungen (Verwirrung, Amnesie, Halluzinationen), Kopfschmerzen, periphere Neuropathie, Anämie; ferner Hypercholesterin-/Hypertriglyceridämie • *) Photophobie, UAW Sehstörungen inkl. Photopsie (Lichtempfindungen, -blitze ohne Auslöser) • Wirkungsverlust hormoneller Kontrazeptiva • Zu NI, LI noch keine Daten, bei schwerer NI und ab mittelschwerer LI nicht empfohlen
											• Umsetzung via UGT und Niere • Einsatz mit Hinblick auf den **PRISCUS-Status** mit großer Bedachtsamkeit, Dosierung ≤0,5 mg/Tag halten bzw. Dosishalbierung bei NI, LI
									1,0		• Einstufung ähnlich Coxibe, ***siehe auch Meloxicam und allgemein NSAR*** • UAW-Spektrum erscheint im Vergleich mit Meloxicam und NSAR allgemein günstig • Trotz des hohen Q_0-Wertes unterschiedliche Angaben zur Gefährdung bei NI: Laut dosing.de keine Dosisanpassung notwendig, hingegen bei GFR 60-30 ml/min TMD 8 mg, **KI** ab GFR <30 ml/min (MediQ)
	*				↑						• 2C9-Hemmung *in vitro* • Substrat mehrerer UGT • *) Anämie bei chronisch Herzinsuffizienten • Leicht urikosurische Wirkung → bei bestehender Harnsäure-Erkrankung oder akuten Gichtanfällen Losartan den Vorzug gegenüber ACE-Hemmern geben • Hypoglykämie bei Hypertonikern mit Typ-2-Diabetes und NI; in diesem Kollektiv auch häufig Hyperkaliämie • Berichte über Lichtüberempfindlichkeit nach der Markteinführung, Häufigkeit unbekannt • Keine Dosisreduktion bei NI und Dialysepatienten, jedoch **KI** schwere LI
											• ***Siehe Flunisolid, Glucocorticoide*** • Vorsicht bei der Komb. m. 3A4-Hemmern einschließlich Cobicistat sowie Arzneimitteln mit Wirkung auf den Augeninnendruck
									1,0		• Hauptmetabolisierung über 3A4, außerdem Substrat und Hemmer an PGP (Interaktionen jeweils mittelstark) • Vorsicht mit 3A4-Hemmern, dies v.a. bei der Abgabe von NEM bedenken! • Substrat und Hemmer an OATP • Cave Komb. m. 3A4-Hemmern (Gefahr der Rhabdomyolyse) • Wichtige Substrat- und Hemmbeziehung am OATP • Bei GFR <30 ml/min TD >20 mg vermeiden • Grapefruit/Pomelo, Rotschimmelreis vermeiden, v.a. keine Mengen >250 ml Grapefruitsaft täglich

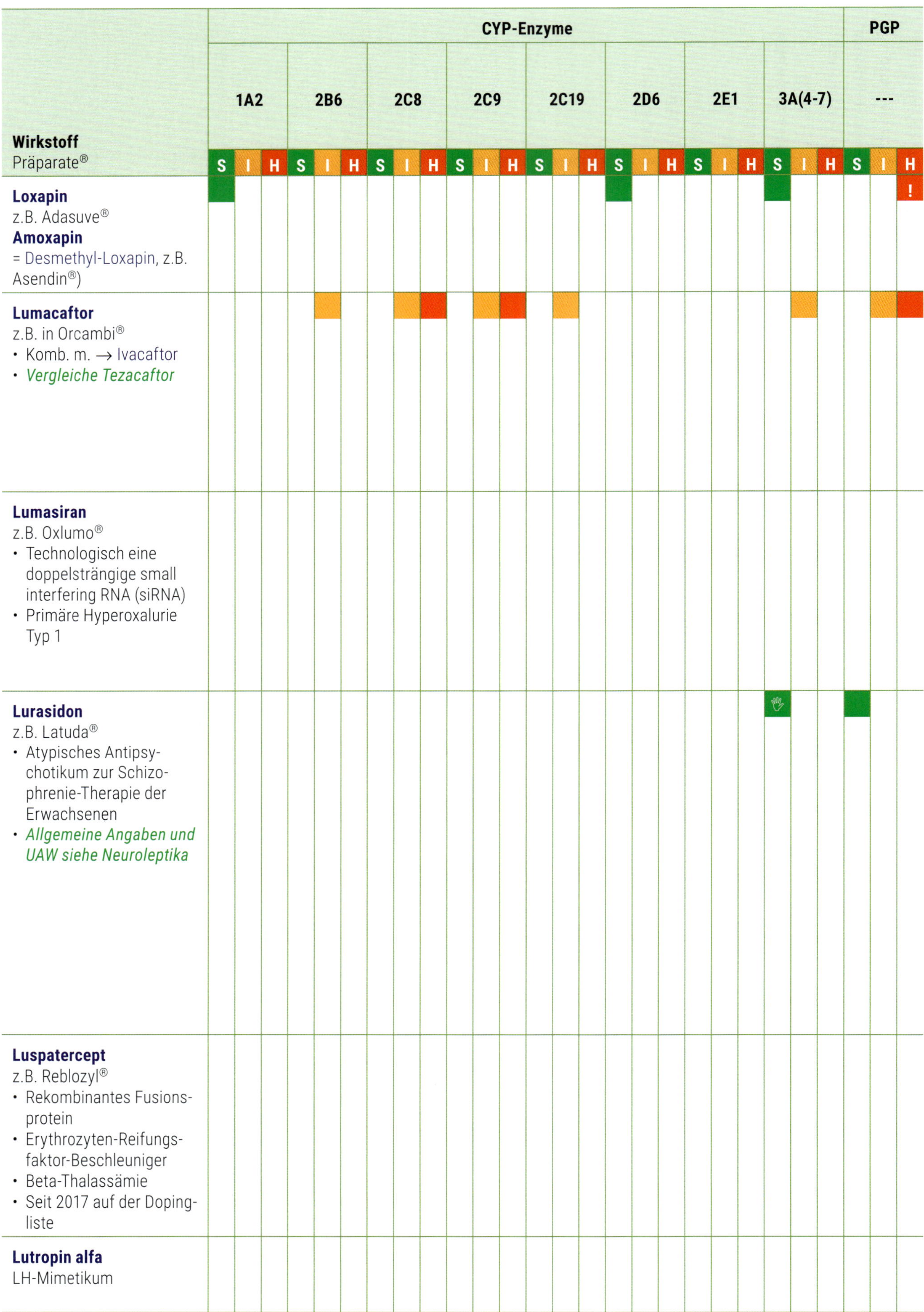

Wirkstoff Präparate®	CYP-Enzyme																								PGP		
	1A2			2B6			2C8			2C9			2C19			2D6			2E1			3A(4-7)			---		
	S	I	H	S	I	H	S	I	H	S	I	H	S	I	H	S	I	H	S	I	H	S	I	H	S	I	H
Loxapin z.B. Adasuve® **Amoxapin** = Desmethyl-Loxapin, z.B. Asendin®)																											!
Lumacaftor z.B. in Orcambi® • Komb. m. → Ivacaftor • *Vergleiche Tezacaftor*																											
Lumasiran z.B. Oxlumo® • Technologisch eine doppelsträngige small interfering RNA (siRNA) • Primäre Hyperoxalurie Typ 1																											
Lurasidon z.B. Latuda® • Atypisches Antipsychotikum zur Schizophrenie-Therapie der Erwachsenen • *Allgemeine Angaben und UAW siehe Neuroleptika*																											
Luspatercept z.B. Reblozyl® • Rekombinantes Fusionsprotein • Erythrozyten-Reifungsfaktor-Beschleuniger • Beta-Thalassämie • Seit 2017 auf der Dopingliste																											
Lutropin alfa LH-Mimetikum																											

Anticholinerge NW	Agranulozytose	Serotonin-Syndrom	QTc-Verlängerung	Na^+ ↓/ SIADH	Kalium-Dysbalance	Krampfschwelle ↓	Cave Licht ☼	Blutglucose ↓/↑	Achtung Niere	Achtung Leber	**Besondere Anmerkungen**
!											• Alle CYP- und PGP-Interaktionen von geringer Bedeutung und *in vitro* • Umsetzungsreaktionen Hydroxylierung, Demethylierung, Oxidation • Anticholinerge Wirkung Amoxapin > Loxapin • Anwendung bei NI und LI bisher nicht verbindlich untersucht
											• Modulierende Wirkungen an 2C8, 2C9 und PGP unklar (DrugBank), induzierende Wirkungen scheinen in Summe zu überwiegen • Nicht empfohlen starke CYP3A4-Induktoren, z.B. Carbamazepin, Immunsuppressiva, Johanniskraut, Midazolam, Phenobarbital, Phenytoin, Rifampicin, Triazolam • Vorsicht mit starken CYP3A4-Hemmern, z.B. Antidepressiva, Azol-Antimykotika, Clarithromycin, Dabigatran, Digoxin, Fexofenadin, Glucocorticoiden systemisch, Ibuprofen, Protonenpumpen-Hemmern, Ranitidin, Repaglinid, Telithromycin, Warfarin • Wirksamkeit hormonaler Kontrazeptiva verringert bzw. UAW Menstruationsstörungen • Dosisreduktion ab GFR <30 ml/min bzw. mittelschwerer LI
											• Target Glykolat-Oxidase • Abbau zu kürzeren Oligonukleotiden durch Endo- und Exonukleasen; keine Biotransformation via CYP-Enzyme/PGP), Eliminierung primär durch Leber • Keine WW-Studien, keine klinische relevante Interaktion mit Pyridoxin • UAW Abdominalschmerzen, Reaktionen an der Injektionsstelle • Cave acidotische Stoffwechsellagen infolge der Erhöhung des Plasmaglykolat-Spiegels (Niere!) • Keine Dosisreduktionen, jedoch Kontrollen bei schwerer NI (Acidose!) und Vorsicht ab mittlerer LI (verminderte Wirksamkeit)
*	#										• Wie viele Neuroleptika Affinität zu verschiedenen Rezeptoren, z.B. D_2, 5-HT_{2A}, α_2, ferner BCRP-Substrat • Aktiver Metabolit **ID-14283** • **KI** starke 3A4-Hemmer, z.B. Azol-Antimykotika, und starke 3A4-Induktoren, z.B. Barbiturate, Johanniskraut, Rifampicin • Vorsicht bei der Komb. m. anderen ZNS-wirksamen/-depressiven Substanzen, Midazolam (↑), Alkohol, QT-verlängernden Arzneimitteln (Amiodaron, Antiarrhythmika) • Grapefruit(saft) vermeiden • *) UAW verschwommenes Sehen, Tachykardie, Agitiertheit, trockener Mund (aber Hypersalivation) • #) Blutbildveränderungen • Bei mittlerer bis schwerer NI (GFR <50 ml/min) Anfangsdosis 18,5 mg, max. Tagesdosis bei mittlerer NI 74 mg, bei terminaler NI Dosierung gemäß laufenden Kontrollen • Ab mittelschwerer LI Anfangsdosis 18,5 mg, max. Dosis bei mittlerer LI 74 mg, bei schwerer LI 37 mg • Einnahme mit Mahlzeiten
											• Abbau durch Proteasen • Therapeutisches Ziel Verringerung der Erythrozyten-Transfusionen, die die Gefahr einer Eisenüberladung des Organismus einbringen • Cave thromboembolische Ereignisse, Blutdruckanstieg, Hyperurikämie • Verlässliche Kontrazeption bis 3 Monate nach Therapieende • Dünne Datenlage bei Patienten mit GFR <30 ml/min und schwerer LI → engmaschige Kontrollen
											• Umsetzung ± unbekannt • Häufig Lokalreaktionen (Reizung, Hämatom), cave ovarielles Überstimulationssyndrom, Überempfindlichkeitsreaktionen

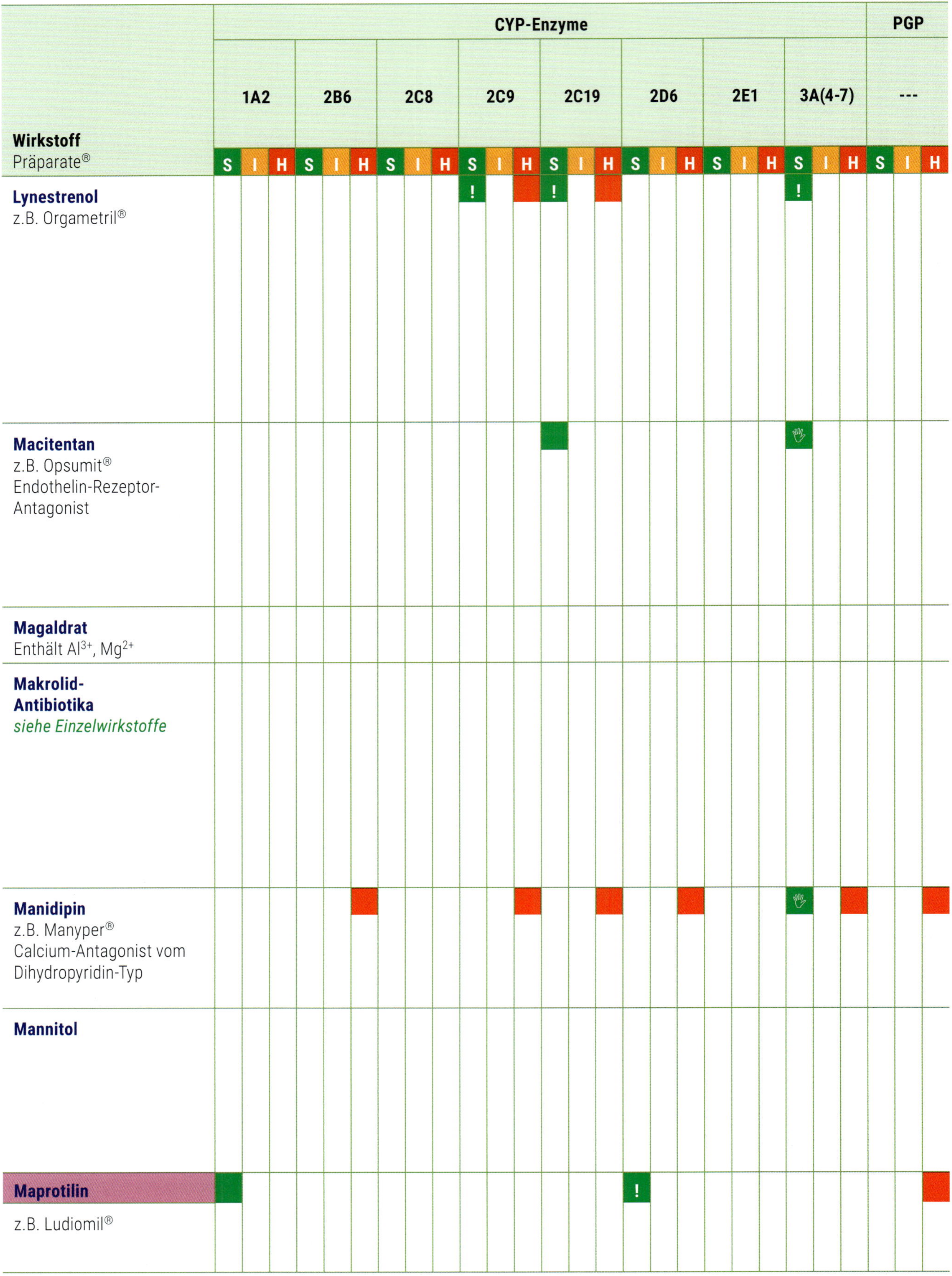

Wirkstoff Präparate®	CYP-Enzyme 1A2			2B6			2C8			2C9			2C19			2D6			2E1			3A(4-7)			PGP ---		
	S	I	H	S	I	H	S	I	H	S	I	H	S	I	H	S	I	H	S	I	H	S	I	H	S	I	H
Lynestrenol z.B. Orgametril®										!			!									!					
Macitentan z.B. Opsumit® Endothelin-Rezeptor-Antagonist																											
Magaldrat Enthält Al^{3+}, Mg^{2+}																											
Makrolid-Antibiotika *siehe Einzelwirkstoffe*																											
Manidipin z.B. Manyper® Calcium-Antagonist vom Dihydropyridin-Typ																											
Mannitol																											
Maprotilin z.B. Ludiomil®																!											

Anticholinerge NW	Agranulozytose	Serotonin-Syndrom	QTc-Verlängerung	Na⁺ ↓/ SIADH	Kalium-Dysbalance	Krampfschwelle ↓	Cave Licht ☼	Blutglucose ↓/ ↑	Achtung Niere	Achtung Leber	Besondere Anmerkungen
						*	#				• Alle Interaktionen *in vitro* • Ausscheidung renal • *) häufige UAW Krämpfe in Beinen • #) Keine ausgewiesene Phototoxizität, jedoch Hypersensitivität, Chloasma • Im Unterschied zu den übrigen Gestagenen verminderte Glucose-Toleranz sehr häufig • ↓ Wirkung von Lynestrenol durch Aminoglutethimid, Carbamazepin, Barbiturate, Hydantoine, Primidon, Rifamycin, Tetracycline • Umgekehrt ↓ Wirkung von Insulin durch Lynestrenol • ↑ Wirkung von Ciclosporin, Theophyllin, Troleandromycin und einigen Beta-Blockern • Cave Lebererkrankungen und UAW betreffend die Leber; alle Vorsichtsmaßnahmen betreffend Hormon-Therapien beachten
									1,0		• Starke CYP3A4-Induktoren, z.B. Carbamazepin, Johanniskraut, Phenytoin, Rifampicin vermeiden • Vorsicht mit starken CYP3A4-Inhibitoren, z.B. Azol-Antimykotika, Clarithromycin, Nefazodon, Ritonavir und Saquinavir, Telithromycin • UAW Infektionen, Anämie, Abfall von Leukozyten und Thrombozyten • Dosisreduktionen selbst bei schwerer NI und LI nicht notwendig, jedoch *keine Neueinstellung* bei klinisch signifikant erhöhten Aminotransferase-Werten, schwerer LI oder bei Dialysepatienten
											• Hauptweg renal • ***Siehe Hydrotalcit***
											• Infolge CYP3A4-Hemmung verstärkte Toxizität bei Komb. m. Zytostatika, z.B. Erlotinib, Gefitinib • Bei Komb. m. Midazolam, Triazolam, Zopiclon längere Wirkung der Schlafmittel; Ausweg: Azithromycin interagiert nicht • Bei Komb. m. Secale-Alkaloiden aufgrund der 3A4-Hemmung Gefahr des Ergotismus → Komb. vermeiden • Meist bei NI und/oder LI Schädigungen des Hör- und Gleichgewichtorgans, z.B. Tinnitus, (meist vorübergehender) Hörverlust; auf additive Ototoxizität achten • Cave Durchbruchsinfektionen, z.B. Clostridioides difficile, Candidosen • Rotschimmelreis vermeiden (evtl. ausgenommen Azithromycin)
											• Zusätzlich 1A1-Inhibitor • Vorsicht bei der Komb. m. 3A4-Induktoren und -Inhibitoren inklusive Grapefruit(saft) • Ausgeprägter First-Pass-Metabolismus, daher Vorsicht bei Patienten mit LI bzw. Dosisreduktion • ***WW, UAW siehe auch Amlodipin***
					*						• Osmotisches Laxans → Lactidol • Osmotisches Diuretikum, Notfalltherapeutikum • Zur Sputum-Clearance bei cystischer Fibrose • *) Cave Digitalis-UAW bei Hypokaliämie, andere Diuretika verstärkt, Spiegelkontrolle bei Lithium-Medikation • UAW Dehydratation bei Inhalation, akute Volumenbelastung bei Infusion, Allergie, Elektrolyt-Störungen, Tachykardie, Husten (auch mit Blutauswurf), Dyspnoe
!											• Ausscheidung über Harn und Galle • Starker H_1-Antagonismus **PRISCUS-Beurteilung**/ältere Personen: • ***Siehe Tricyclische Antidepressiva***

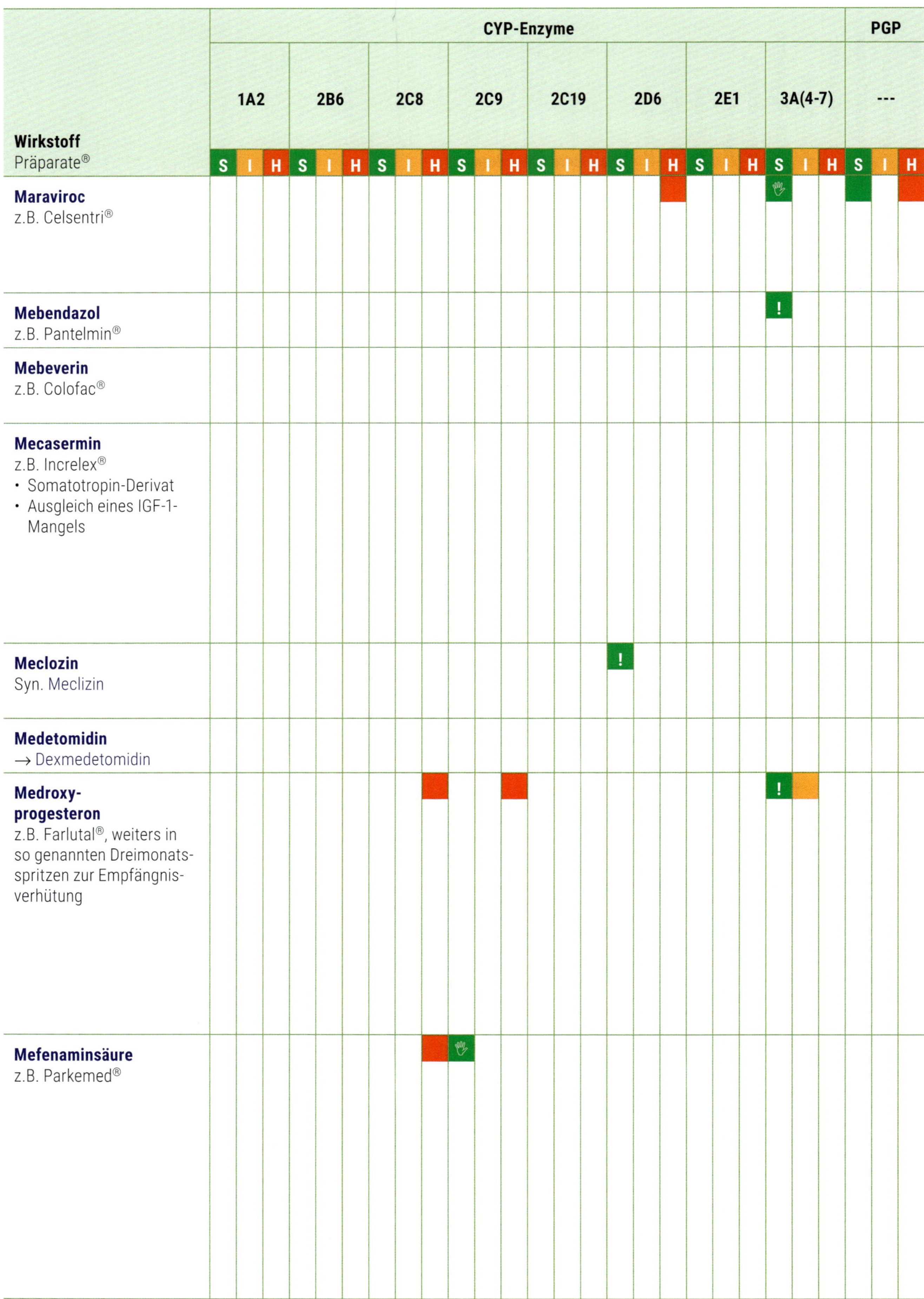

Wirkstoff Präparate®	CYP-Enzyme																									PGP		
	1A2			2B6			2C8			2C9			2C19			2D6			2E1			3A(4-7)			---		
	S	I	H	S	I	H	S	I	H	S	I	H	S	I	H	S	I	H	S	I	H	S	I	H	S	I	H
Maraviroc z.B. Celsentri®																		■				✋			■		■
Mebendazol z.B. Pantelmin®																						!					
Mebeverin z.B. Colofac®																											
Mecasermin z.B. Increlex® • Somatotropin-Derivat • Ausgleich eines IGF-1-Mangels																											
Meclozin Syn. Meclizin																!											
Medetomidin → Dexmedetomidin																											
Medroxy-progesteron z.B. Farlutal®, weiters in so genannten Dreimonats-spritzen zur Empfängnis-verhütung									■			■										!	■				
Mefenaminsäure z.B. Parkemed®									■	✋																	

Anticholinerge NW	**Agranulozytose**	**Serotonin-Syndrom**	**QTc-Verlängerung**	**Na⁺ ↓/ SIADH**	**Kalium-Dysbalance**	**Krampfschwelle ↓**	**Cave Licht ☼**	**Blutglucose ↓/↑**	**Achtung Niere**	**Achtung Leber**	**Besondere Anmerkungen**
									0,78		• PGP-Hemmung *in vitro*, WW mit Dabigatran *in vivo* aber nicht ausgeschlossen • Ausscheidung über Galle und renal unverändert • Vorsicht mit 3A4-Induktoren und -Hemmern, v.a. Komb. m. Efavirenz, Johanniskraut Rifampicin, sowie Fosamprenavir/Ritonavir vermeiden • 2D6-Hemmung erst bei hoher Dosierung relevant
											• Zusätzlich Induktion an 1A1 • Bei Diabetikern sinkt der Insulin-Bedarf → engmaschige Kontrollen
											• Zahlreiche Umsetzungsreaktionen (Hydrolyse, Demethylierung, Sulfatierung), Umsetzung über UGT • In Summe wenig bekannt, Vorsicht bei NI und LI, Kindern bis 18 Jahre
											• Abbau durch Proteasen • **KI** fehlende Nahrungsaufnahme(!); zur Vermeidung einer Hypoglykämie Injektion kurz vor oder nach einer Mahlzeit • Anpassung der Dosierung von Insulin und oralen Antidiabetika • Kein Ersatz für Wachstumshormon, vor Therapie Schilddrüsenhormon-Haushalt und eventuelle Mangelernährung beheben, Echokardiogramm aufzeichnen • UAW tonsilläre Hypertrophie, Schnarchen, Schlafapnoe, intrakranieller Hochdruck, Kopf- und Extremitätenschmerzen • Bei fortlaufender Überdosierung Akromegalie oder Gigantismus • Dosierung in Abhängigkeit von der Verträglichkeit, gilt auch bei NI, LI
!!											Cave Komb. m. 2D6-Hemmern
						*					• 2C9-Blockade *in vitro* • Enzym-Induktoren beschleunigen den Abbau von Steroiden in der Leber, z.B. Aminoglutethimid, Ampicillin (MediQ), Carbamazepin, Phenobarbital, Phenytoin, Primidon, Rifampicin; fraglich Felbamat, Griseofulvin, Johanniskraut, Nelfinavir, Oxcarbazepin, Ritonavir, Topiramat • Vorsicht weiters mit Ciclosporin, Flüssigkeit retinierenden Substanzen (NSAR, Vasodilatatoren) • Beginn des Klimakteriums kann verdeckt werden, Vorsicht bei Flüssigkeitsretention, Depressionen, Diabetes, Herzinsuffizienz, bei Sehstörungen Therapie unterbrechen, Gerinnungskontrollen, auf ausreichende Calcium- und Vitamin-D-Zufuhr achten • *) Sehr selten, eher im Sinne von Muskelkrämpfen, ***vergleiche Progesteron*** • **KI** Lebererkrankungen
				*				A#	0,95		• Hauptausscheidung renal • Substrat und schwacher bis mittelstarker Hemmer von UGT, z.B. UGT1A9 (WW mit Dapagliflozin) • Gleichzeitige Gabe anderer NSAR (einschließlich ASS oder COX-2-Hemmern) vermeiden • Vorsicht bei der Komb. m. Antikoagulanzien (allgemein erhöhtes Blutungsrisiko), Glucocorticoiden (Magen-Darm-Blutungen), Methotrexat (↑ Toxizität), Chinolonen, Lithium, (jeweils Krampfrisiko erhöht), Blutdrucksenkern (Wirkung abgeschwächt) • Erhöhte Nephrotoxizität bis Nierenschäden bei Komb. m. ACE-Hemmern, AT-II-Antagonisten, Ciclosporin/Tacrolimus, Diuretika • *) Bei Nierenschäden auch Natrium- und Wasser-Retention möglich • #) Verstärkung der antidiabetischen Wirkung oraler Antidiabetika, jedoch *Glucose-Intoleranz bei Diabetikern*

Wirkstoff Präparate®	CYP-Enzyme																									PGP		
	1A2			2B6			2C8			2C9			2C19			2D6			2E1			3A(4-7)			---		
	S	I	H	S	I	H	S	I	H	S	I	H	S	I	H	S	I	H	S	I	H	S	I	H	S	I	H
Mefloquin z.B. Lariam®																						✋		■	!		!
Melatonin z.B. Circadin®, in vielen NEM (z.T. mit höheren Dosierungen als im zugelassenen rezeptpflichtigen Arzneimittel)	✋		■							■			■										■				
Melitracen z.B. in Deanxit® (Komb. m. → Flupentixol)																											
Meloxicam z.B. Movalis®							■			!												■					
Melperon z.B. Buronil®[237]																		!									
Melphalan z.B. Alkeran®																											

Anticholinerge NW	Agranulozytose	Serotonin-Syndrom	QTc-Verlängerung	Na^+ ↓/ SIADH	Kalium-Dysbalance	Krampfschwelle ↓	Cave Licht ☼	Blutglucose ↓/↑	Achtung Niere	Achtung Leber	**Besondere Anmerkungen**
											• Zusätzlich 19A1-Hemmer sowie Hemmer von Cholinesterasen • QT-Verlängerungen in der Monotherapie vermutlich ohne Bedeutung, jedoch Vorsicht bei Kombinationen, z.B. m. Halofantrin • Hypoglykämische Wirkungen bekannt, Vorsicht bei angeborener hyperinsulinämischer Hypoglykämie • **KI** schwere LI
											• Substrat und Hemmer an 1A1, 1B1 sowie Hemmer an 19A1 • 1A2-Hemmung und 3A-Induktion *in vitro* • Stark agonistisch an Melatonin-Rezeptoren MT1-3 • Komb. m. 1A2-Inhibitoren, v.a. Fluvoxamin vermeiden, Vorsicht mit Chinolon-Antibiotika, Cimetidin, Estrogenen, Methoxypsoralenen, Propranolol, Warfarin • Cave Komb. m. anderen zentral-depressiven Wirkstoffen • Anwendung nur kurzfristig, UAW Reizbarkeit, Albträume, Angst, oder auch Benommenheit, Lethargie, Gewichtszunahme, Hypertonie
											• Umsetzung durch Hydroxylierung • Ausscheidung renal >> Stuhl • **KI** MAO-Hemmer • ↑ der kardiovaskulären Wirkungen von (Nor)Adrenalin, Ephedrin, Isoprenalin, Methylphenidat, Phenylephrin, Phenylpropanolamin • ↑ von Zentraldepressiva, z.B. Anxiolytika, Anästhetika, Antihistaminika, Barbiturate, Hypnotika, Opioide, SSRI • Cave WW mit Anticholinergika, Blutdrucksenkern (Calciumkanal-Blocker, Thiazid-Diuretika), Cimetidin, Disulfiram, Dopamin-Agonisten und -Antagonisten, Gonadorelin, Lithium, QT-verlängernden Wirkstoffen, Vitamin-K-Antagonisten (Cumarinen) • UAW orthostatische Hypotension, Tachykardie, Schwitzen, Mundtrockenheit, Tremor • **KI** NI, LI
					↑				1,0		**PRISCUS-Beurteilung**/ältere Personen: • *Siehe NSAR* • Hyperkaliämie bei NI oder Komb. m. K^+ liefernden/sparenden Pharmaka
			!								• 5-HT_2-, α_1- und D_2-Rezeptorblocker • 2D6-Interaktionen in beide Richtungen möglich: Melperon steigert den Spiegel z.B. von Beta-Blockern und Fluvoxamin, jedoch ↑ von Melperon durch noch stärkere Hemmer wie Cimetidin, Fluoxetin und orale Kontrazeptiva • Setzt als eines der wenigen Neuroleptika die Krampfschwelle nicht herab, sondern hebt sie – im Gegenteil – sogar etwas an • **KI** schwere NI, LI • Gelegentlich beruhigende Teilwirkung genutzt, Benzodiazepin-Ersatz bei Älteren
									0,9		• Umsetzung via Hydroxylierung bzw. Ausscheidung renal unverändert • ↑ Toxizität durch Busulfan, v.a. bei Kindern und Jugendlichen • Cave Nalidixinsäure (tödliche Enterokolitiden), Cimetidin • Keine oralen Kontrazeptiva in Komb., trotzdem verlässlicher Empfängnisschutz für Frauen und Männer bis 6 Monate nach Therapieende • Keine Lebendvakzine • Nüchterneinnahme

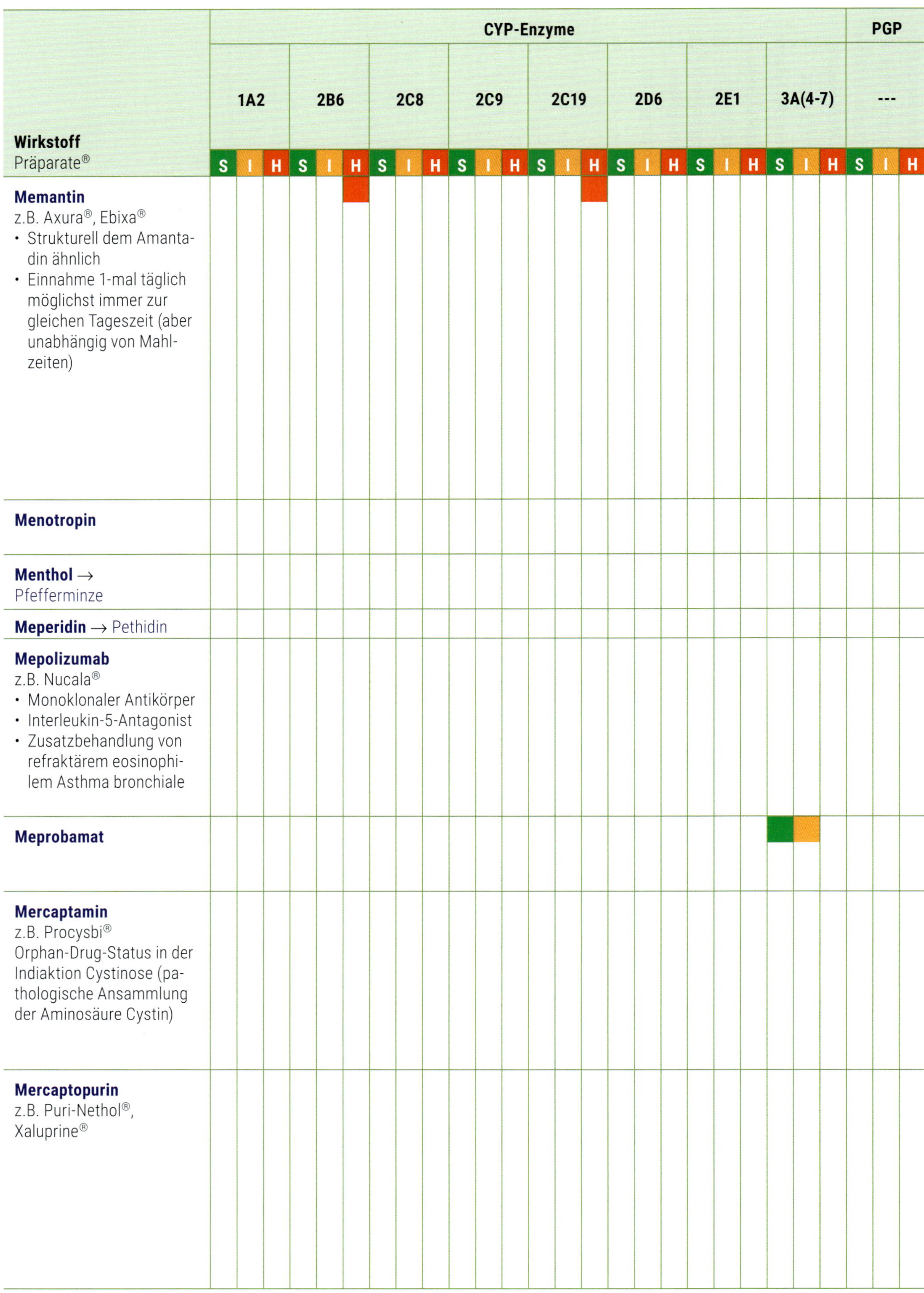

	CYP-Enzyme																								PGP		
	1A2			2B6			2C8			2C9			2C19			2D6			2E1			3A(4-7)			---		
Wirkstoff Präparate®	S	I	H	S	I	H	S	I	H	S	I	H	S	I	H	S	I	H	S	I	H	S	I	H	S	I	H
Memantin z.B. Axura®, Ebixa® • Strukturell dem Amantadin ähnlich • Einnahme 1-mal täglich möglichst immer zur gleichen Tageszeit (aber unabhängig von Mahlzeiten)						■									■												
Menotropin																											
Menthol → Pfefferminze																											
Meperidin → Pethidin																											
Mepolizumab z.B. Nucala® • Monoklonaler Antikörper • Interleukin-5-Antagonist • Zusatzbehandlung von refraktärem eosinophilem Asthma bronchiale																											
Meprobamat																						■	■				
Mercaptamin z.B. Procysbi® Orphan-Drug-Status in der Indiaktion Cystinose (pathologische Ansammlung der Aminosäure Cystin)																											
Mercaptopurin z.B. Puri-Nethol®, Xaluprine®																											

Anticholinerge NW	Agranulozytose	Serotonin-Syndrom	QTc-Verlängerung	Na⁺ ↓/ SIADH	Kalium-Dysbalance	Krampfschwelle ↓	Cave Licht ☼	Blutglucose ↓/↑	Achtung Niere	Achtung Leber	Besondere Anmerkungen
						■			0,5		• Zusätzlich 2A6-Hemmung • 2B6-Hemmung *in vitro* • Substrat und Hemmer von OCT • Zieldosis 1-2-mal 10 mg täglich, möglichst konstant zur gleichen Zeit und 2. Dosis nicht nach 14 Uhr • Hauptausscheidung renal, cave NI: – Kreatinin-Clearance 45-30 ml/min 10 mg und nur bei guter Verträglichkeit 20 mg/Tag – 29-9 ml/min → 10 mg/Tag – **KI** GFR <9 ml/min • Cave Komb. m. Arzneistoffen, die die tubuläre Sekretion von Memantin hemmen, z.B. Cimetidin, Nikotin, Ranitidin • Alkalisierung des Harns vermeiden (verhindert Memantin-Elimination) • **KI** Amantadin (toxische Psychose), Dextromethorphan (Halluzinationen, Delir, Wahn) • Problematisch Levodopa, Dopamin-Agonisten, zentrale Anticholinergika, Ketamin (zentralnervöse Symptome)
											• Umsetzung ± unbekannt • *Siehe Follitropin*
											• Umsetzung durch Proteasen • UAW Kopfschmerzen (sehr häufig), Schmerzen im Oberbauch, Fieber, Reaktionen an der Injektionsstelle, Pharyngitis, Infektionen der unteren Atemwege, Harnwegsinfekte, Rückenschmerzen, verstopfte Nase, Ekzem, selten Hypersensitivitätsreaktionen inklusive Anaphylaxie • Nicht zur Behandlung akuter Anfälle, Anpassung von Glucocorticoid-Behandlungen, diese aber nicht abrupt absetzen • Cave bestehende Wurminfektionen → diese vor Therapie eradizieren
	■					■					• Umsetzung via Hydrolyse und Konjugation, Ausscheidung renal • Schlechte Verträglichkeit bei älteren Personen (Verwirrungszustände, Bewusstseinsverlust, Entzugsbild)
						■					• Mit Stand August 2019 keine Interaktionen an CYP-Enzymen, am PGP, BCRP und anderen Aufnahmetransportern bekannt (OATB1B, OCT1), jedoch auch nicht auszuschließen • 1 Stunde Abstand zu Bicarbonat • Die Hartkapseln dürfen geöffnet und die Pellets mit Apfelmus, Beerengelee oder Fruchtsäften eingenommen werden; Milch und Milchprodukte jedoch vermeiden • Gabe mittels Magensonde möglich • UAW Appetitlosigkeit, benigne intrakranielle Hypertonie, Körpergeruch, Hautreaktionen, Magengeschwür, Entwicklung von X-Beinen, Osteopenie, Lethargie
									0,9	■	• Substrat v.a. der Xanthinoxidase • Abbau durch Allopurinol, Febuxostat verlangsamt → ↓ Dosis auf 25% (Knochenmarksaplasie) • Bei Komb. m. Methotrexat → ↑ der Mercaptopurin-AUC • Bei Komb. m. Antikoagulanzien → Gerinnungskontrollen und oft ↑ der Antikoagulanzien-Dosis nötig • Wichtiges Substrat ferner der Thiopurin-S-Methyltransferase (TPMT) • Nüchterneinnahme zu empfehlen, obwohl Einnahme mit kleiner Mahlzeit möglich, allerdings Milch und Milchprodukte mit Zeitabstand wie bei Nüchterneinnahme • *Siehe Prodrug Azathioprin*

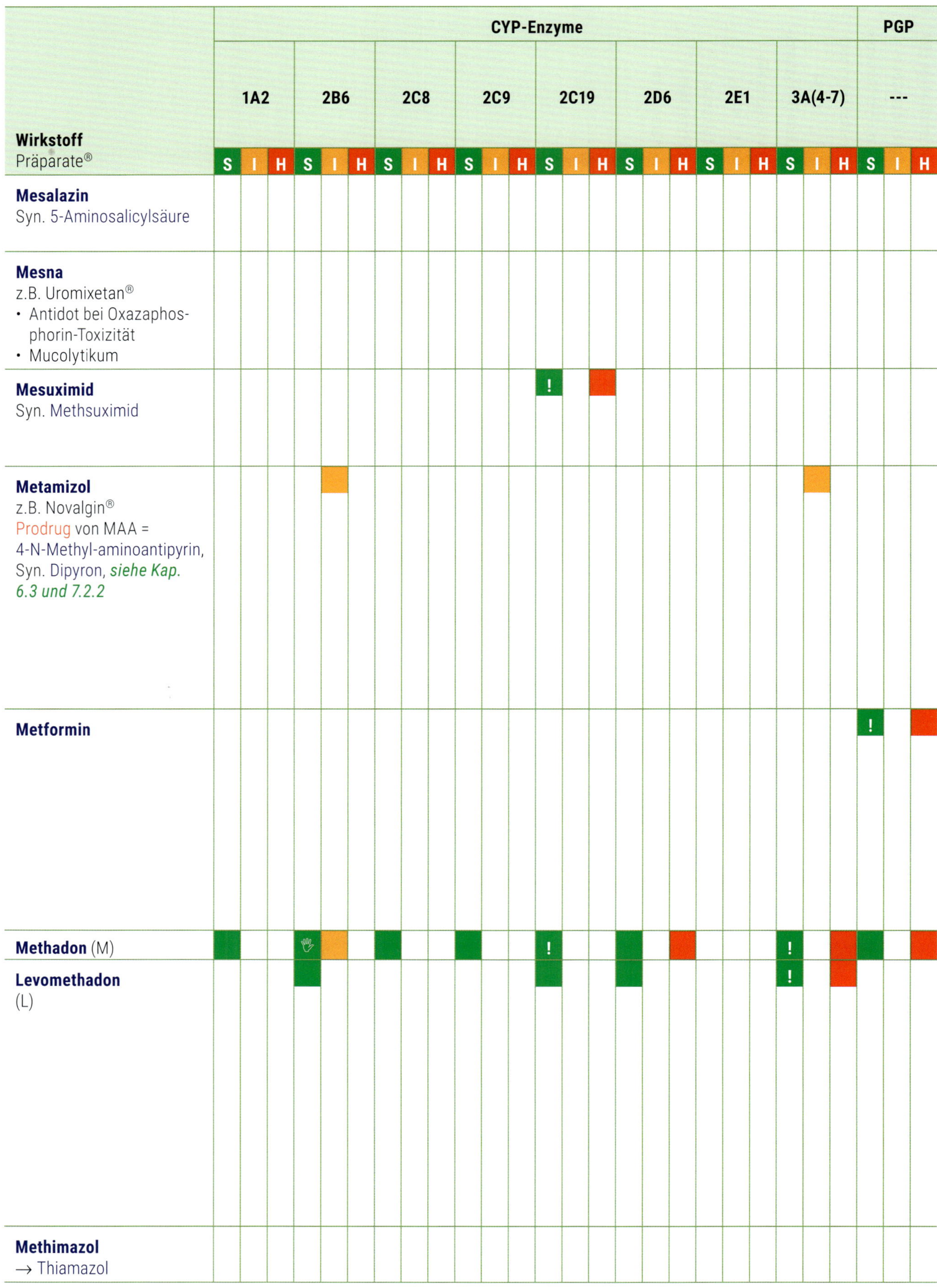

Wirkstoff Präparate®	CYP-Enzyme																								PGP		
	1A2			2B6			2C8			2C9			2C19			2D6			2E1			3A(4-7)			---		
	S	I	H	S	I	H	S	I	H	S	I	H	S	I	H	S	I	H	S	I	H	S	I	H	S	I	H
Mesalazin Syn. 5-Aminosalicylsäure																											
Mesna z.B. Uromixetan® • Antidot bei Oxazaphosphorin-Toxizität • Mucolytikum																											
Mesuximid Syn. Methsuximid													S !		H												
Metamizol z.B. Novalgin® Prodrug von MAA = 4-N-Methyl-aminoantipyrin, Syn. Dipyron, *siehe Kap. 6.3 und 7.2.2*					I																		I				
Metformin																									S !		H
Methadon (M)	S			✋	I		S			S			S !			S		H				S !		H	S		H
Levomethadon (L)				S									S			S						S !		H			
Methimazol → Thiamazol																											

Anticholinerge NW	Agranulozytose	Serotonin-Syndrom	QTc-Verlängerung	Na^+ ↓/ SIADH	Kalium-Dysbalance	Krampfschwelle ↓	Cave Licht ☼	Blutglucose ↓/ ↑	Achtung Niere	Achtung Leber	Besondere Anmerkungen
	■							■		■	• Bakterieller Aufschluss im Darm • Hemmer der TPMT • Hypoglykämie-Risiko ab 2-3 g/Tag
											• Substrat der mitochondrialen Glutathionreduktase • Ausscheidung renal • Auf ausreichende Urinausscheidung und Überempfindlichkeitsreaktionen achten, Vorsicht bei Autoimmunerkrankungen
									1,0	■	• 2C19-Hemmung *in vitro* • An der Umsetzung UGT beteiligt, die auch mittelstark induziert werden • Gegenseitige Beeinflussung der Plasmaspiegel anderer Antiepileptika • Keine akute Toxizität, aber Vorsicht bei Nieren- und Lebererkrankungen
	!								0,8	■	• 3A4-Induktion *in vitro* • Hemmer der NAT2 • Hauptweg renal nach Hydrolyse • Nicht empfohlen Komb. m. Methotrexat (Hämatotoxizität) • Vorsicht bei der Komb. m. Ciclosporin (Serumspiegel überwachen), Chlorpromazin (Hyperthermie), Acetylsalicylsäure (Verminderung der Plättchen-Aggregation, u.U. relevant bei niedrig dosierter ASS), Bupropion (↓ Bupropion-Plasmaspiegel) • Kein Alkohol • Veränderung des Kalium-Spiegels in der Fachinformation nicht erwähnt • Agranulozytose-Risiko hoch, Metamizol in vielen Ländern deshalb nicht mehr zugelassen, Angaben zur Häufigkeit allerdings sehr unterschiedlich[238]
								K	0,1	■	• Umsetzung u.a. über OCT, v.a. OCT1 • Außerdem Substrat an BCRP und anderen Enzymen • Hauptweg aber renal unverändert • Dosisdeckelung ab GFR <45 ml/min auf 2-mal 500 mg, **KI** bei GFR <30 ml/min (Gefahr der Lactat-Acidose) • Hypoglykämie-Risiko bei Komb. m. ACE-Hemmern (Verstärkung der hypoglykämischen Reaktion, Begünstigung einer Lactat-Acidose) • Cave Lactat-Acidose infolge Hypoxie, d.h. Vorsicht bei respiratorisch eingeschränkten Patienten • **KI** Alkohol-Abhängigkeit bzw. Alkohol vermeiden
■		■	!!						0,7	■	• Zusätzlich 19A1- und 2C18-Substrat
■		■	!!						0,7	■	• 3A- sowie 19A1-Substratbeziehung für M und L bedeutsam • UGT2B4+7-Hemmung nur bei M, ferner für 3A4 auch Induktion angegeben (DrugBank) • Für Levomethadon geringere Einstufung des QT-Risikos (MediQ) • Cave Komedikation mit zentral dämpfenden Arzneimitteln • Vorsicht bei Komb. m. 3A4-Hemmern • Die Komb. m. CYP-Induktoren wie Antiepileptika, Barbituraten, Rifampicin, HIV-Therapeutika kann eine 2-mal-tägliche Gabe von Methadon erforderlich machen • Obstipation und vermehrtes Schwitzen als persistierende UAW, Gewichtszunahme • Q_0-Wert „unbekannt", da pH- abhängig (dosing.de)[178], in Memorix mit 0,7 bei höherem Harn-pH angegeben[177] • Ausscheidung renal und über Galle • *Gender-Aspekte siehe Kap. 6.7.4*

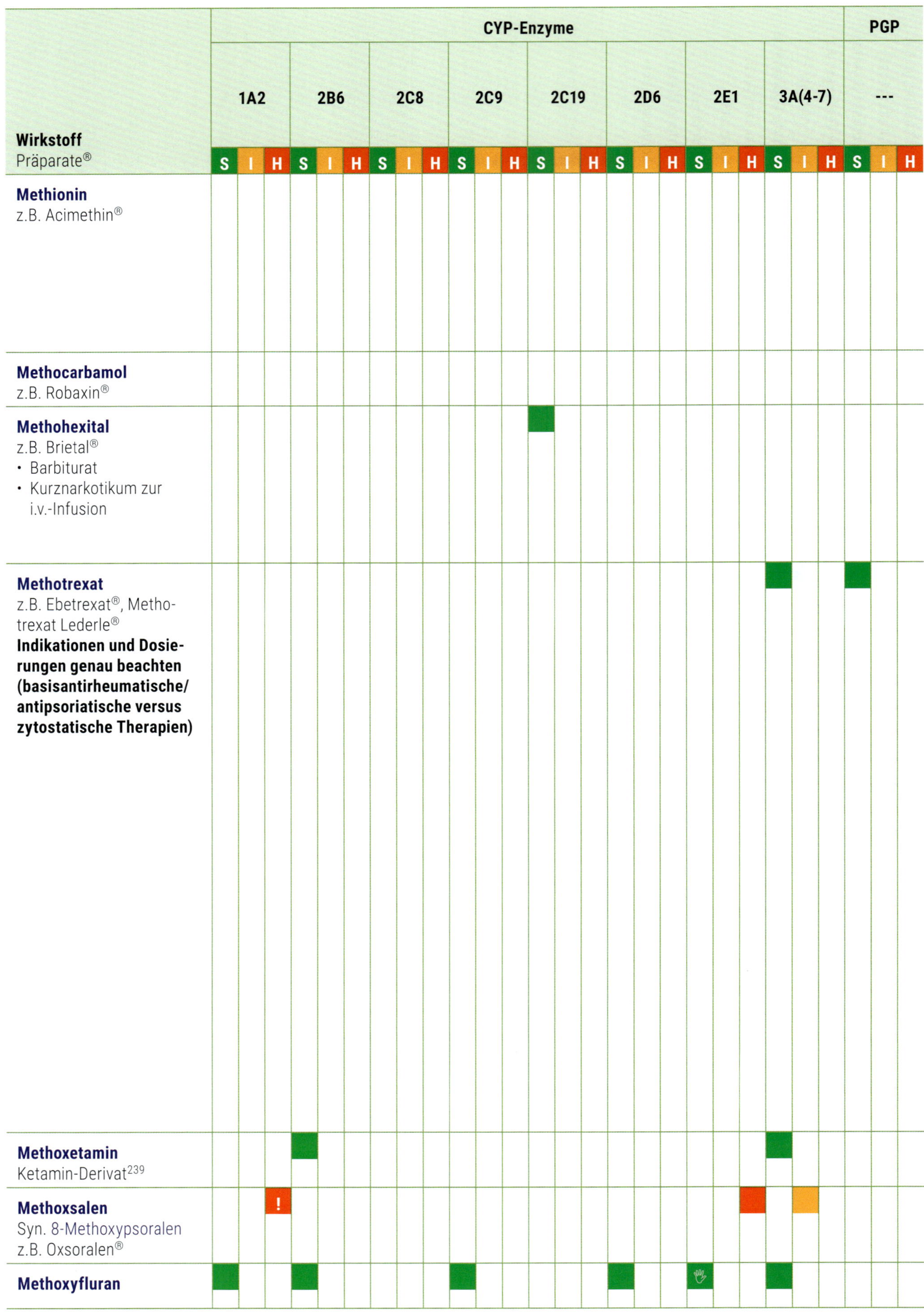

Wirkstoff Präparate®	CYP-Enzyme 1A2			2B6			2C8			2C9			2C19			2D6			2E1			3A(4-7)			PGP ---		
	S	I	H	S	I	H	S	I	H	S	I	H	S	I	H	S	I	H	S	I	H	S	I	H	S	I	H
Methionin z.B. Acimethin®																											
Methocarbamol z.B. Robaxin®																											
Methohexital z.B. Brietal® • Barbiturat • Kurznarkotikum zur i.v.-Infusion													■														
Methotrexat z.B. Ebetrexat®, Methotrexat Lederle® **Indikationen und Dosierungen genau beachten (basisantirheumatische/ antipsoriatische versus zytostatische Therapien)**																						■			■		
Methoxetamin Ketamin-Derivat[239]				■																		■					
Methoxsalen Syn. 8-Methoxypsoralen z.B. Oxsoralen®			!																		■		■				
Methoxyfluran	■			■						■						■			■			■					

Anticholinerge NW	Agranulozytose	Serotonin-Syndrom	QTc-Verlängerung	Na^+ ↓/ SIADH	Kalium-Dysbalance	Krampfschwelle ↓	Cave Licht ☼	Blutglucose ↓/↑	Achtung Niere	Achtung Leber	**Besondere Anmerkungen**
											• In viele biochemische Prozesse eingebunden, Methylgruppen-Überträger via *S*-Adenosylmethionin • Wirkungsverstärkung von verstärkt rückresorbierten Substanzen, z.B. Ampicillin und anderen Penicillinen, Nalidixinsäure, Nitrofurantoin, Sulfonamiden • Wirkungsminderung von Levodopa • UAW Verschiebung des pH-Wertes in den sauren Bereich, Schläfrigkeit, Reizbarkeit, Mundgeruch • Vorsicht bei NI, Gefahr der metabolischen Acidose erhöht, **KI** LI
!											Hauptausscheidung renal via UGT nach Hydroxylierung oder Sulfatierung
											• CYP- oder PGP-Interaktionen (im Vergleich mit anderen Barbituraten wider Erwarten) nicht bedeutsam • Umsetzung durch Demethylierung und Oxidation • Verstärkung allgemein von ZNS-Dämpfern zuzüglich Valproinsäure, cave erhöhte Methotrexat-Toxizität • Abschwächung von Griseofulvin und oralen Kontrazeptiva • *Vergleiche Phenobarbital*
									0,1		• Keine maßgebliche CYP-Interaktion • Substrat zahlreicher OAT, OATP und anderer Enzyme (u.a. BCRP); schwacher Induktor von SULT2A1 im Hochdosisbereich (MediQ) • Hauptweg aber renal unverändert • Agranulozytose als Folge der Knochenmarkssuppression • **KI** Lebendimpfstoffe, wegen des erhöhten Infektionsrisikos auch Komplikationen nach anderen Impfungen • Nicht empfohlen Lachgas bzw. Anästhetika auf Stickstoff-Basis, ferner Cytarabin i.v. in Komb. m. Methotrexat intrathekal (jeweils schwere neurologische NW, Myelosuppression) • Vorsicht bezüglich der Hemmung der renalen Ausscheidung durch viele Pharmaka, z.B. Penicilline, Cefalotin, Glycopeptide, Sulfonamide • Lebertoxische, nephro- oder myelotoxische Arzneimittel verstärkt toxisch • Cave Verdrängung von Methotrexat aus der Plasmaeiweiß-Bindung, z.B. Salicylate, Phenytoin, orale Kontrazeptiva, Tranquillanzien • Additiver Folsäure-Mangel bei Komb. m. Folsäure-Antagonisten, z.B. Sulfonamide, Trimethoprim • Umgekehrt beeinträchtigen Vitamin-Präparate mit Folsäure die Methotrexat-Wirkung • Addition der immunsuppressiven Wirkung bei Komb. m. Glucocorticoiden (Herpes zoster!) • Cumarine verstärkt • Bei Komb. mit NSAR inkl. hoher Dosen ASS ↑ Knochenmarkstoxizität wegen ↓ Clearance • PPI verzögern die Elimination von Methotrexat • Komb. m. Retinoiden → toxische Hepatitis • Alkohol, Kaffee und Schwarztee vermeiden • Dosisanpassung bis GFR 50 ml/min nicht notwendig, aber ab GFR <80 ml/min zu überlegen; bei GFR <50 ml/min Dosishalbierung, KI bei GFR < 20 ml/min • **KI** schwere LI bzw. Bilirubin-Wert >5 mg/100 ml
											• NMDA-Antagonist und Dopamin-Reuptake-Hemmer • Missbrauchspotenzial
							A				• Zusätzlich hemmende Wirkungen an 1A1, 2A6, 2A13 und 2B1, z.T. bis mittelstark
											Substrat auch an 2A6, am wichtigsten aber Umsetzung über 2E1

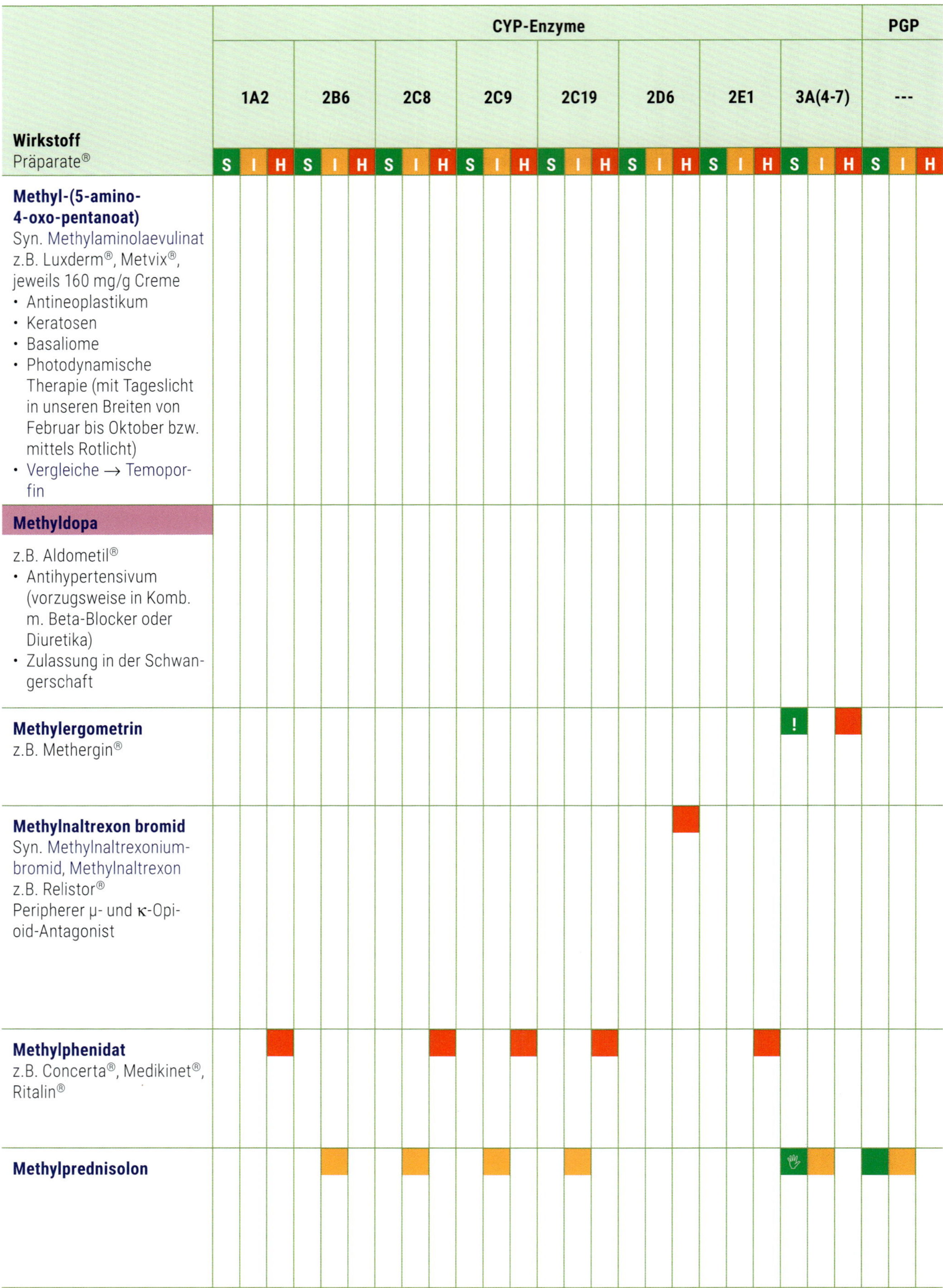

Wirkstoff Präparate®	CYP-Enzyme																								PGP		
	1A2			2B6			2C8			2C9			2C19			2D6			2E1			3A(4-7)			---		
	S	I	H	S	I	H	S	I	H	S	I	H	S	I	H	S	I	H	S	I	H	S	I	H	S	I	H
Methyl-(5-amino-4-oxo-pentanoat) Syn. Methylaminolaevulinat z.B. Luxderm®, Metvix®, jeweils 160 mg/g Creme • Antineoplastikum • Keratosen • Basaliome • Photodynamische Therapie (mit Tageslicht in unseren Breiten von Februar bis Oktober bzw. mittels Rotlicht) • Vergleiche → Temoporfin																											
Methyldopa z.B. Aldometil® • Antihypertensivum (vorzugsweise in Komb. m. Beta-Blocker oder Diuretika) • Zulassung in der Schwangerschaft																											
Methylergometrin z.B. Methergin®																						!		■			
Methylnaltrexon bromid Syn. Methylnaltrexoniumbromid, Methylnaltrexon z.B. Relistor® Peripherer μ- und κ-Opioid-Antagonist																		■									
Methylphenidat z.B. Concerta®, Medikinet®, Ritalin®			■						■			■			■						■						
Methylprednisolon					■			■			■			■								■	■		■	■	

Anticholinerge NW	Agranulozytose	Serotonin-Syndrom	QTc-Verlängerung	Na⁺ ↓/ SIADH	Kalium-Dysbalance	Krampfschwelle ↓	Cave Licht ☼	Blutglucose ↓/ ↑	Achtung Niere	Achtung Leber	Besondere Anmerkungen
											• Dünne Schicht Creme auf die betroffenen Areale auftragen und dann zwei Stunden bei Tageslicht im Freien verbringen; alternativ 2 Stunden Rotlichtbestrahlung (570-670 nm, Gesamtlichtdosis 75 J/cm²), z.B. mit Lampe Aktilite® • In den Hautläsionen Bildung von intrazellulären Porphyrinen, i.e.S. Protoporphyrin IX (PPIX), die als starke Photosensibilisatoren unter Licht- und Sauerstoff-Aktivierung Singulett-Sauerstoff freisetzen, der die zellulären Bestandteile in den (prä)kanzerösen Geweben, v.a. Mitochondrien schädigt • Gleichzeitig Photobleichung • Vor der Behandlung Sonnenschutz-mittel auf alle dem Tageslicht ausgesetzten Bereiche auftragen • UAW Brennen, Erytheme, Krusten-bildung, Parästhesien, Kopfschmerz
	!									H	• Zentrales α-Sympathomimetikum • Substrat von COMT (am wichtigsten), Hauptweg renal unverändert • Komb. m. Clozapin vermeiden (myelotoxisches Potenzial) • Hypoglykämische Wirkungsverstärkung (nur) von Tolbutamid beschrieben • **KI** MAO-Hemmer, Verstärkung durch COMT-Hemmer; bei Komb. m. Haloperidol Ausbildung einer Demenz möglich • Vorsicht bei LI, **KI** schwere NI **PRISCUS-Beurteilung**/ältere Personen: • UAW orthostatische Hypotonie, Bradykardie, Sedierung
									0,95		• Hauptausscheidung über Galle • Komb. m. starken 3A4-Hemmern vermeiden (Gefahr von Vasospasmen), ferner Bromocriptin, Prostaglandinen • Bei GFR <30 ml/min nicht anwenden
									0,5		• Über Umsetzung wenig bekannt • Hauptweg renal unverändert • Opioid-induzierte Obstipation (bei gleichzeitig bestehenden chronischen Schmerzen, Palliativbehandlung) – Nicht bei anderen Formen von Verstopfung • UAW ähneln Symptomen bei Opiat-Entzug, z.B. Rhinorrhoe, abdominale Schmerzen, Schüttelfrost, Piloerektion • Ab GFR <30 ml/min Reduktion von 12 auf 8 mg/Tag bei Personen zwischen 62 und 114 kg KG oder Dosishalbierung bei Personen <62 und >114 kg; bei Dialysepflicht nicht empfohlen; **KI** schwere LI
			S						0,95		• Maßgebliche Umsetzung über Carboxylesterase • Bei Komb. m. Risperidon vermehrt Dyskinesien • Cave MAO-Hemmer • Trotz des hohen Q_0-Wertes Kumulierungsgefahr des Hauptmetaboliten Ritalinsäure bei eingeschränkter Nierenleistung
			*		↓						• Ausscheidung renal >> biliär • Darüber hinaus induzierende Wirkungen an 2A6 und 1B1, allesamt jedoch von geringer Bedeutung • *) bei rascher i.v.-Gabe Gefahr von Bradyarrhythmien • Diltiazem → ↑ Methylprednisolon • *Siehe Glucocorticoide*

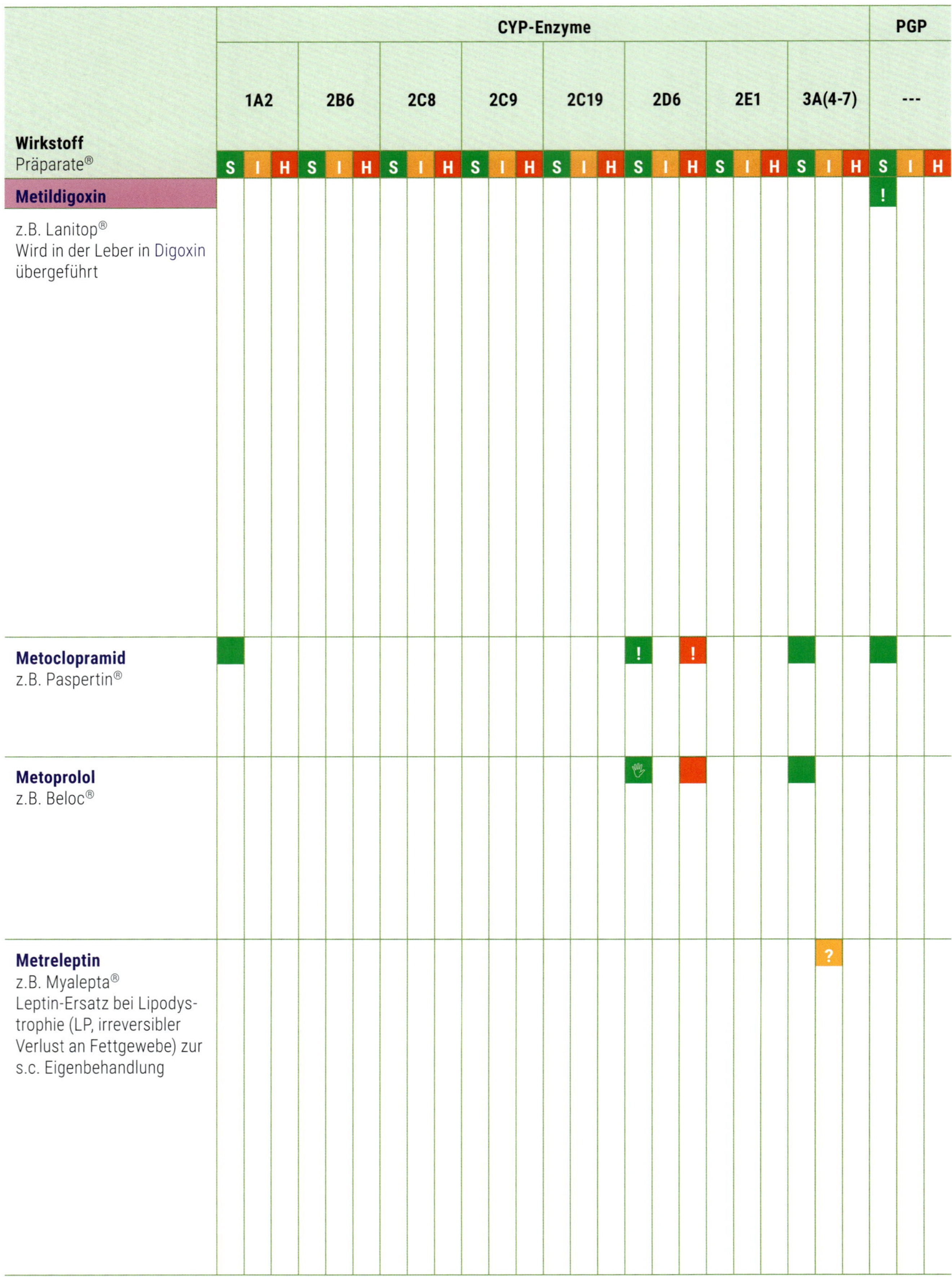

Wirkstoff Präparate®	CYP-Enzyme 1A2			2B6			2C8			2C9			2C19			2D6			2E1			3A(4-7)			PGP ---		
	S	I	H	S	I	H	S	I	H	S	I	H	S	I	H	S	I	H	S	I	H	S	I	H	S	I	H
Metildigoxin z.B. Lanitop® Wird in der Leber in Digoxin übergeführt																									!		
Metoclopramid z.B. Paspertin®	■															!		!				■			■		
Metoprolol z.B. Beloc®																✋		■				■					
Metreleptin z.B. Myalepta® Leptin-Ersatz bei Lipodystrophie (LP, irreversibler Verlust an Fettgewebe) zur s.c. Eigenbehandlung																							?				

Anticholinerge NW	Agranulozytose	Serotonin-Syndrom	QTc-Verlängerung	Na⁺ ↓/ SIADH	Kalium-Dysbalance	Krampfschwelle ↓	Cave Licht ☼	Blutglucose ↓/↑	Achtung Niere	Achtung Leber	Besondere Anmerkungen
					↑				0,6		• Hauptweg Demethylierung • Ausscheidung über Harn und Galle • Bei chronischer Überdosierung auch Hypokaliämie möglich • WW nur infolge PGP-WW, v.a. mit – PGP-Hemmern, z.B. Amiodaron (in höherer Dosierung von 600 mg aufwärts pro Tag), Dronedaron, Verapamil (240 mg/Tag) → Digoxin-Spiegel steigen – PGP-Induktoren, z.B. Rifampicin → Digoxin-Spiegel fallen – Weitere Wirkstoffe, bei denen in der Komb. mit Digoxin größte Vorsicht am Platz ist: Clarithromycin, Ciclosporin, Diltiazem, Itraconazol, Posaconazol, Propafenon • Einstufung des Symptoms „Dyspnoe" (Atemnot): Diese ist vielfach durch chronisch-obstruktive Erkrankungen der Atemwege (COPD) bedingt, umgekehrt kann sich aber auch eine Herzinsuffizienz als Folge einer langjährigen COPD herausbilden.[240] • Dosisreduktion bei NI, d.h. bei GFR <70 ml/min Erhaltungsdosen halbieren, bei GFR 45-30 dritteln und bei GFR <30 ml/min vierteln • Chinin enthaltende Getränke vermeiden PRISCUS-Beurteilung/ältere Personen: • Empfindlichkeit auf Digitalis-Glykoside steigt mit dem Alter, Frauen mehr betroffen als Männer, erhöhtes Toxizitätsrisiko • Alternativen – Bei Tachykardie/Vorhofflimmern Beta-Blocker – Bei Herzinsuffizienz Diuretika ± ACE-Hemmer
■	!		■	■		■			0,8	■	• Extrapyramidal-motorische UAW • Komb. m. Levodopa vermeiden (möglich Domperidon) • ↓ Bioverfügbarkeit, z.B. Cimetidin, Digoxin • ↑ Bioverfügbarkeit, z.B. Ciclosporin, Diazepam, Lithium, Mexiletin, Paracetamol, Salicylate, Tetracycline
					↑			*		■	• Hauptweg renal • Vorsicht mit 2D6-Induktoren und -Hemmern • Vorsicht bei der Komb. m. Wirkstoffen, die maßgeblich über 2D6 metabolisiert werden, die Bioverfügbarkeit des schwächeren Substrats würde gesteigert sein, z.B. – + (Es)Citalopram, Paroxetin → Gefahr von Bradykardie, AV-Block, Blutdrucksenkung – + Gefitinib, Venlafaxin → ↑ Metoprolol um 30-40% • *) Demaskierung eines latenten Diabetes möglich • *Gender-Aspekte siehe Kap. 6.7.8*
								*			• Leptin = Hormon des Unterhautfett-gewebes; fehlt bei LP → multiple Stoffwechsel-entgleisungen, z.B. hohe Insulin-Resistenz → schwer einstellbarer Diabetes mellitus, Hypertriglyceridämie → Pankreatitis • Leptin in seiner Eigenschaft als Zytokin könnte die Aktivität von CYP-Enzymen verändern/induzieren → Vorsicht bei der Komb. m. Wirkstoffen, die über 3A4 umgesetzt werden bzw. eine enge therapeutische Breite haben, z.B. Ciclosporin, orale Kontrazeptiva, Theophyllin, Warfarin • Positive Veränderungen des HbA_{1C}-Werts und der Triglyceride als therapeutische Ziele • *) Hypoglykämie durchaus als Zeichen des Ansprechens auf die Therapie zu werten, weitere UAW Gesichtsabnahme, Entwicklung von Antikörpern; selten Fortschreiten/Aufflackern von Autoimmunprozessen einschließlich Hepatitis, Zusammenhang zu T-Zell-Lymphomen? • Deutliche Dosisreduktion (-50%) bei bestehender Diabetes-Behandlung • Zur länger/langfristigen Wirksamkeit, UAW, Nieren- und Leberstatus noch nichts bekannt (Zulassungsstudie weltweit über 14 Jahre!)

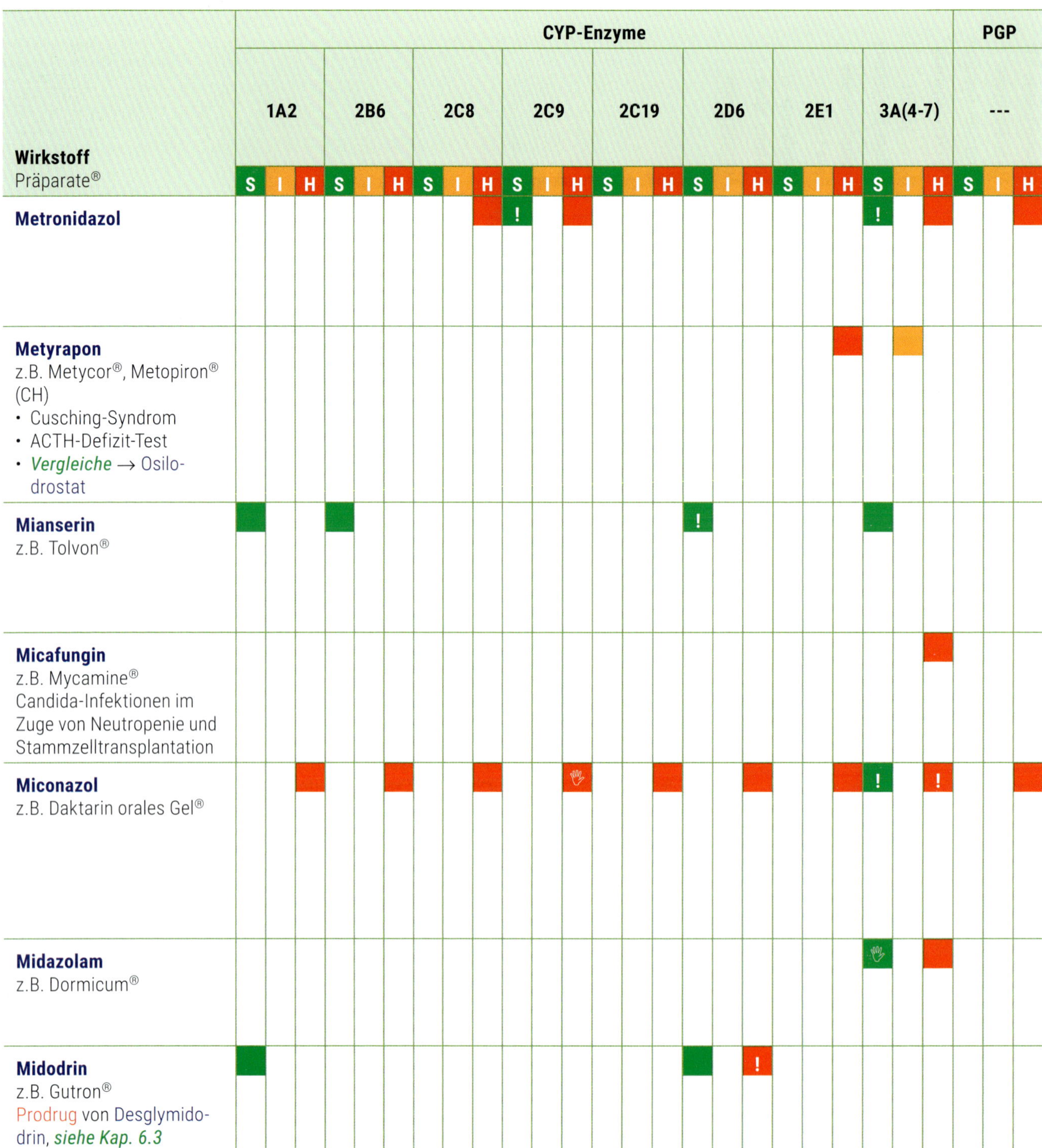

Wirkstoff Präparate®	CYP-Enzyme																								PGP		
	1A2			2B6			2C8			2C9			2C19			2D6			2E1			3A(4-7)			---		
	S	I	H	S	I	H	S	I	H	S	I	H	S	I	H	S	I	H	S	I	H	S	I	H	S	I	H
Metronidazol									■	!		■										!		■			■
Metyrapon z.B. Metycor®, Metopiron® (CH) • Cusching-Syndrom • ACTH-Defizit-Test • *Vergleiche* → Osilo-drostat																					■		■				
Mianserin z.B. Tolvon®	■			■												!						■					
Micafungin z.B. Mycamine® Candida-Infektionen im Zuge von Neutropenie und Stammzelltransplantation																								■			
Miconazol z.B. Daktarin orales Gel®			■			■			■			✋			■			■			■	!		!			■
Midazolam z.B. Dormicum®																						✋		■			
Midodrin z.B. Gutron® Prodrug von Desglymido-drin, *siehe Kap. 6.3*	■															■		!									

Anticholinerge NW	Agranulozytose	Serotonin-Syndrom	QTc-Verlängerung	Na⁺ ↓/ SIADH	Kalium-Dysbalance	Krampfschwelle ↓	Cave Licht ☼	Blutglucose ↓/ ↑	Achtung Niere	Achtung Leber	Besondere Anmerkungen
	■		■			■				■	• Hauptausscheidung renal • Interaktionen mit (starken) CYP-Induktoren und -Hemmern bedenken • Vorsicht bei der Komb. m. Disulfiram, Lithium (↑ Plasmaspiegel) bzw. nicht empfohlen Busulfan und 5-FU • Geschmacksstörungen, Alkohol-Unverträglichkeit, Harnverfärbung
											• 3A(4)-Induktion *in vitro* (bei DrugBank auch 3A4-Hemmung angegeben), weiters 2A6-Hemmer • Hemmstoff der mitochondrialen 11β-Hydroxylasen = CYP11B1+2 • Hauptausscheidung renal • Paracetamol vermeiden (↑ Toxizität von Paracetamol) • Wegen zahlreicher WW mit bestehenden Arzneitherapien Diagnosetests nur in Spezialeinrichtungen
	■		!			■		■		■	• Relevante Umsetzung über UGT • QT-Hinweis bei MediQ • **KI** bzw. 2 Wochen Abstand MAO-Hemmer • Veränderungen der Glucose-Toleranz, Kontrollen bei Diabetikern • Entzugssymptome bei *plötzlichem* Absetzen (Schwindel, Angst, Kopfschmerzen)
										■	• 3A4-Hemmung in vitro • Hauptumsetzung via Arylsulfatase und COMT, Ausscheidung renal • WW leicht erhöhte Spiegel von Itraconazol, Nifedipin und Sirolimus bei Komb. m. Micafungin • Bei Komb. m. Amphotericin B → ↑ Toxizität durch Amphotericin-B-Anstieg bis 30% • Leberfunktion sorgfältig kontrollieren (hepatokanzerogenes Potenzial), **KI** schwere LI
								A		■	• 2B6- und 2C19-Hemmung *in vitro* • Zusätzlich 2A6-, 19A1- und 11B1 (mitochondrial)-Hemmer • Hauptausscheidung biliär • Anwendung vorzugsweise lokal • Bei oraler Anwendung cave Antikoagulanzien, Carbamazepin, QT-Zeit-verlängernde Stoffe, Secale-Alkaloide, Statine, Triazolam • **KI** Leberinsuffizienz, laut AC-FI sogar Hepatitis-Risiko
	■			■		*				■	• Substrat an 4B1 und mehreren UGT • PGP-Modulation unklar (DrugBank) • Interaktionen mit 3A4-Induktoren und -Hemmern bedenken • *) Krampfschwelle kann im Entzug erniedrigt sein
			S		↓				0,98		• Substratbeziehungen *in vitro* • Ausscheidung renal • 2D6-Hemmung relevant, mögliche Interaktionen bedenken • Mittel (der Wahl) bei orthostatischer Hypotonie bei M. Parkinson

Wirkstoff Präparate®	CYP-Enzyme																								PGP		
	1A2			2B6			2C8			2C9			2C19			2D6			2E1			3A(4-7)			---		
	S	I	H	S	I	H	S	I	H	S	I	H	S	I	H	S	I	H	S	I	H	S	I	H	S	I	H
Midostaurin z.B. Rydapt® • Aktive Metaboliten **CGP62221** (O-Demethylierung), **CGP52421** (Hydroxylierung) • FLT3-Kinase-Hemmer ähnlich → Gilteritinib																						✋					
Mifamurtid z.B. Mepact®																											
Mifepriston z.B. Mifegyne®						!																✋		!			
Migalastat z.B. Galafold® Dauerbehandlung des Morbus Fabry (α-Galaktosidase A-Mangel) bei auf die Behandlung ansprechenden Mutationen																											
Milnacipran z.B. Dalcipran®, Ixel® bzw. Levomilnacipran (DrugBank)																											
Milrinon z.B. Asicor®, Corotrop® Notfalltherapeutikum (Klinik)																											
Minocyclin																											

Anticholinerge NW	Agranulozytose	Serotonin-Syndrom	QTc-Verlängerung	Na^+ ↓/ SIADH	Kalium-Dysbalance	Krampfschwelle ↓	Cave Licht ☼	Blutglucose ↓/↑	Achtung Niere	Achtung Leber	Besondere Anmerkungen
			*		↓						• Ausscheidung im Stuhl >> renal • Mit Ausnahme der starken 3A4-Substrat-Beziehung sämtliche CYP- und PGP-Interaktionen *in vitro* • An 3A4 überwiegt die Hemmung, 3A5+7 werden induziert (DrugBank) • Zusätzlich 1A1-, 2J2-, 3A43-, MRP2- und UGT1A1-Induktion sowie BCRP- und OAT-P1B1+3-Hemmung • Viele CYP-Modulationen noch unklar • *) „Kardiale Dysfunktion" (QT- verlängerndes Potenzial, Hypotonie), auf Elektrolyt-Störungen und Begleitmedikation achten • **KI** starke 3A4-Induktoren, z.B. Carbamazepin, Rifampicin, wegen Verringerung der Exposition von Midostaurin • Vorsicht bei der Komb. m. starken CYP3A4- Hemmern, z.B. Ketoconazol wegen Erhöhung der Midostaurin- Blutkonzentration • Vorsicht mit 2B6- (z.B. Efavirenz) und 2D6-Substraten (z.B. Codein) • UAW Neutropenie, Fieber, schwere Infektionen, Pneumonitis, Dyspnoe, interstitielle Lungenerkrankungen, Magen-Darm-Symptome, Hypernatriämie, Hypercalcämie, Leberenzym-Anstiege • Keine Dosisreduktion bis mittelschwere NI, LI, bei schwerer NI, LI noch keine Daten, vorsichtige Anwendung möglich
											• Umsetzung ± unbekannt • **KI** Ciclosporin und andere Calcineurin-Hemmer, NSAR hoch dosiert • Glucocorticoide längerfristig oder als Dauertherapie vermeiden • Toxizität von Substanzen mit bekannter renaler (Cisplatin, Ifosfamid) oder hepatischer (Methotrexat hoch dosiert, Ifosfamid) Toxizität durch Mifamurtid nicht verstärkt • **KI** schwere NI, LI
			!								• Für 3A4 und PGP auch induzierende Wirkungen angegeben (DrugBank)
						*					• Keinerlei Interaktionen mit CYP-Enzymen, PGP und anderen Transportproteinen • *) Muskelspasmen, Myalgie • UAW Kopfschmerzen, Schwindel, Dyspnoe, Depression, Herzklopfen • Bei schwerer NI nicht empfohlen • Nüchterneinnahme
											• Zusätzlich Substrat an 2J2, CYP-/PGP-Interaktionen aber unbedeutend • 2C8-, 2C9-, 2C19- und 2J2-Substratbeziehung nur für Levomilnacipran angegeben (DrugBank) • Hauptweg renal unverändert (50%) • Alternative bei Depression und gleichzeitig bestehendem Diabetes Typ 2 (bei guter Nierenfunktion)
					↓						• Furosemid und Bumetanid nicht über den gleichen Zugang • Verstärkung positiv inotroper Wirkstoffe (Dobutamin, Diuretika) • UAW/**KI** Hypovolämie, Arrhythmien • Dosisreduktion bei NI
								A		H	• Hemmer von OAT1+2, ansonsten wenig bekannt, Hauptweg biliär • *Siehe Tetracycline und Kap. 4.2*

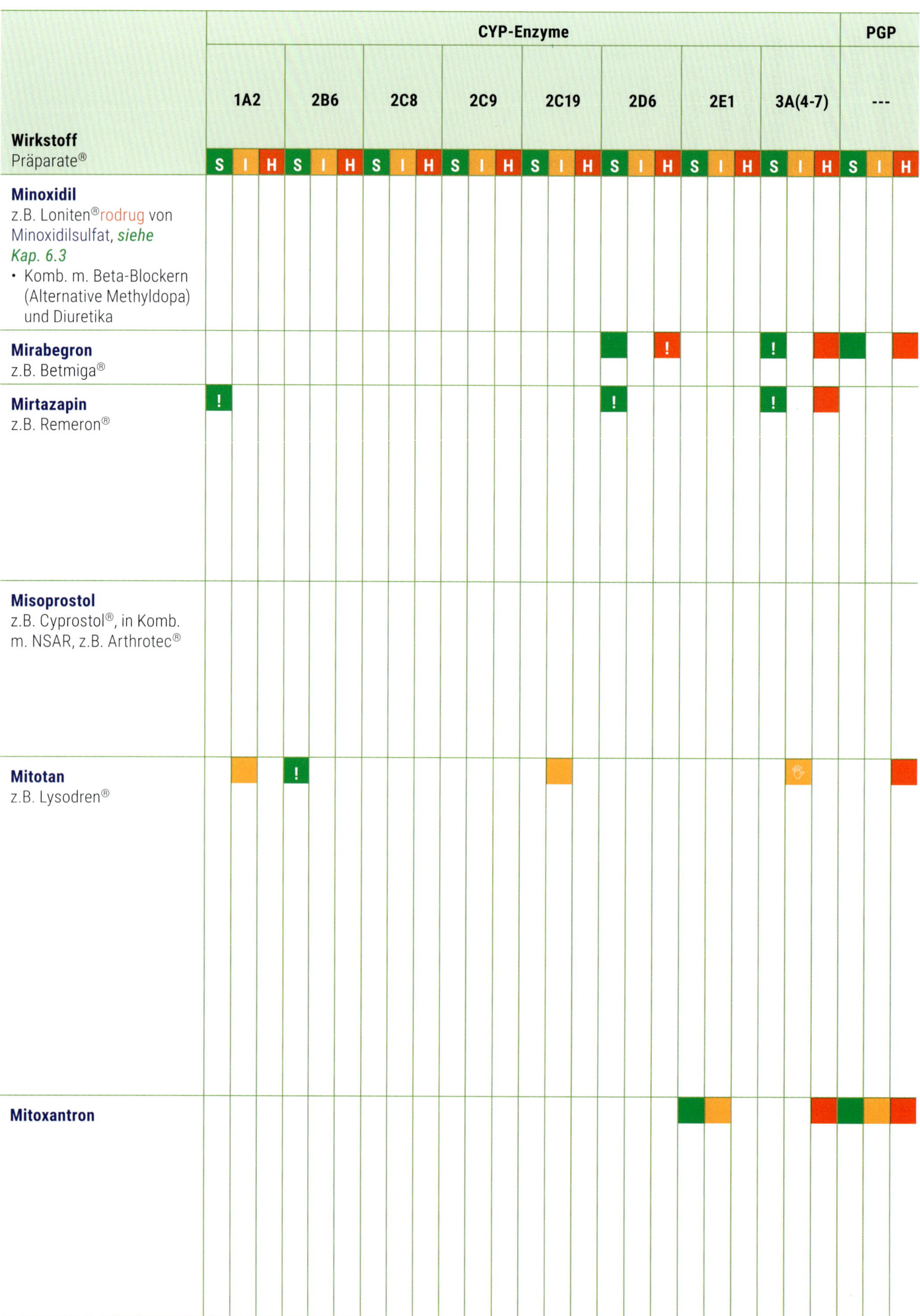

Wirkstoff Präparate®	CYP-Enzyme																								PGP		
	1A2			2B6			2C8			2C9			2C19			2D6			2E1			3A(4-7)			---		
	S	I	H	S	I	H	S	I	H	S	I	H	S	I	H	S	I	H	S	I	H	S	I	H	S	I	H
Minoxidil z.B. Loniten®rodrug von Minoxidilsulfat, *siehe Kap. 6.3* • Komb. m. Beta-Blockern (Alternative Methyldopa) und Diuretika																											
Mirabegron z.B. Betmiga®																■		!				!		■	■		■
Mirtazapin z.B. Remeron®	!															!						!		■			
Misoprostol z.B. Cyprostol®, in Komb. m. NSAR, z.B. Arthrotec®																											
Mitotan z.B. Lysodren®		■		!										■									✋				■
Mitoxantron																			■	■				■	■	■	■

Anticholinerge NW	Agranulozytose	Serotonin-Syndrom	QTc-Verlängerung	Na^+ ↓/ SIADH	Kalium-Dysbalance	Krampfschwelle ↓	Cave Licht ☼	Blutglucose ↓/↑	Achtung Niere	Achtung Leber	Besondere Anmerkungen
	*								0,9		• Glucuronidierung, z.T. Sulfatierung, Ausscheidung renal • *) Blutbildveränderungen möglich • UAW Salz- und Wasserretention, Ödeme, Pericard-, Pleuraerguss, orthostatische Dysregulation (z.B. bei Komb. m. Guanethidin) • Die UAW abnorme Behaarung (Hypertrichinose des Rückens) wird zur topischen Behandlung der Alopezia androgenetica ausgenutzt • **KI** Phäochromozytom
			!								• Substrat an mehreren OCT • Interaktionspotenzial mit 2D6- sowie 3A4-Induktoren und -Hemmern
			!						0,5		• Substrat an UGT • 2D6-Modulation unklar (DrugBank) • Interaktionspotenzial mit 2D6- und 3A4-Induktoren und -Hemmern • **KI** MAO-Hemmer (2 Wochen Abstand) • Vorsicht bei der Komb. m. Benzodiazepinen und anderen ZNS-Depressiva, Cimetidin (↑ Mirtazapin um bis zu 50%), Cumarinen (erhöhte INR-Werte, sorgfältige Gerinnungsüberprüfung), QT-verlängernden und serotonergen Substanzen • Hyponatriämie/SIADH sehr selten, Kombinationen im Auge behalten • Kein Alkohol
									1,0		• Umsetzung durch Ester-Spaltung > Beta-Oxidation > Oxidation • Ausscheidung überwiegend renal • Krämpfe bei Überdosierung • **KI** nicht eingestellte Epilepsie, Darmentzündungen, Schwangerschaft und Frauen mit Kinderwunsch • Weitere UAW gastrointestinale Beschwerden (Durchfälle!), Störungen der Menstruation, vaginale Blutungen • Dosisreduktion bei NI nur bei Unverträglichkeit der üblichen Dosen
									1,0		• 1A2- und 2C19-Induktion *in vitro*, ebenso BCRP-Induktion, 3A4 *in vivo* • PGP-Hemmung ebenso *in vitro* • Bei Zufuhr mit fetthaltiger Nahrung Bioverfügbarkeit um 40% größer • **KI** Spironolacton (Wirkungsaufhebung) • Durch die starke 3A4-Induktion beschleunigter Metabolismus von Antikoagulanzien vom Cumarin-Typ, Midazolam oder Sunitinib sowie Beeinflussung anderer Wirkstoffe, die ihrerseits zu den Induktoren zählen, z.B. Antikonvulsiva, Griseofulvin, Johanniskraut, Rifabutin, Rifampicin → engmaschige Kontrollen in alle Richtungen • ↑ Wirkung von Zentraldepressiva • ↑ Plasmaspiegel von Hormonbindungsproteinen, z.B. des Sexualhormon-bindenden Globulins (SHBG), Corticosteroid-bindenden Globulins (CBG) • Zytostatika-typische UAW, *zusätzlich* verschiedene Sehstörungen, Gynäkomastie, Makrozysten in den Eierstöcken postmenopausaler Frauen, Hypercholesterin- und Hypertriglyceridämie • Vorsicht bei allen Nieren- und Leberfunktionsstörungen, nicht empfohlen bei schwerer NI, LI
			*						0,94		• Hemmer an 1B1, Substrat an BCRP • PGP-Modulation unklar (DrugBank) • Weitere Substratbeziehungen zu den Transportproteinen MRP1+2, OCTN1 • Ausscheidung über Galle > Niere (nach Glucuronidierung) • *) Hohes Arrhythmie-Risiko und UAW Herzinsuffizienz • Vorsicht bei der Komb. m. Antikoagulanzien • Alle Zytostatika-typischen UAW, v.a. dosislimitierende Myelosuppression, schwere (tödliche) Infektionen, *zusätzlich* blaugrüne Urinverfärbung, sekundäre maligne Erkrankungen • Trotz des hohen Q_0-Wertes Vorsicht bei NI, Kumulationsgefahr bei LI • Lebendvakzine 3 Monate Abstand

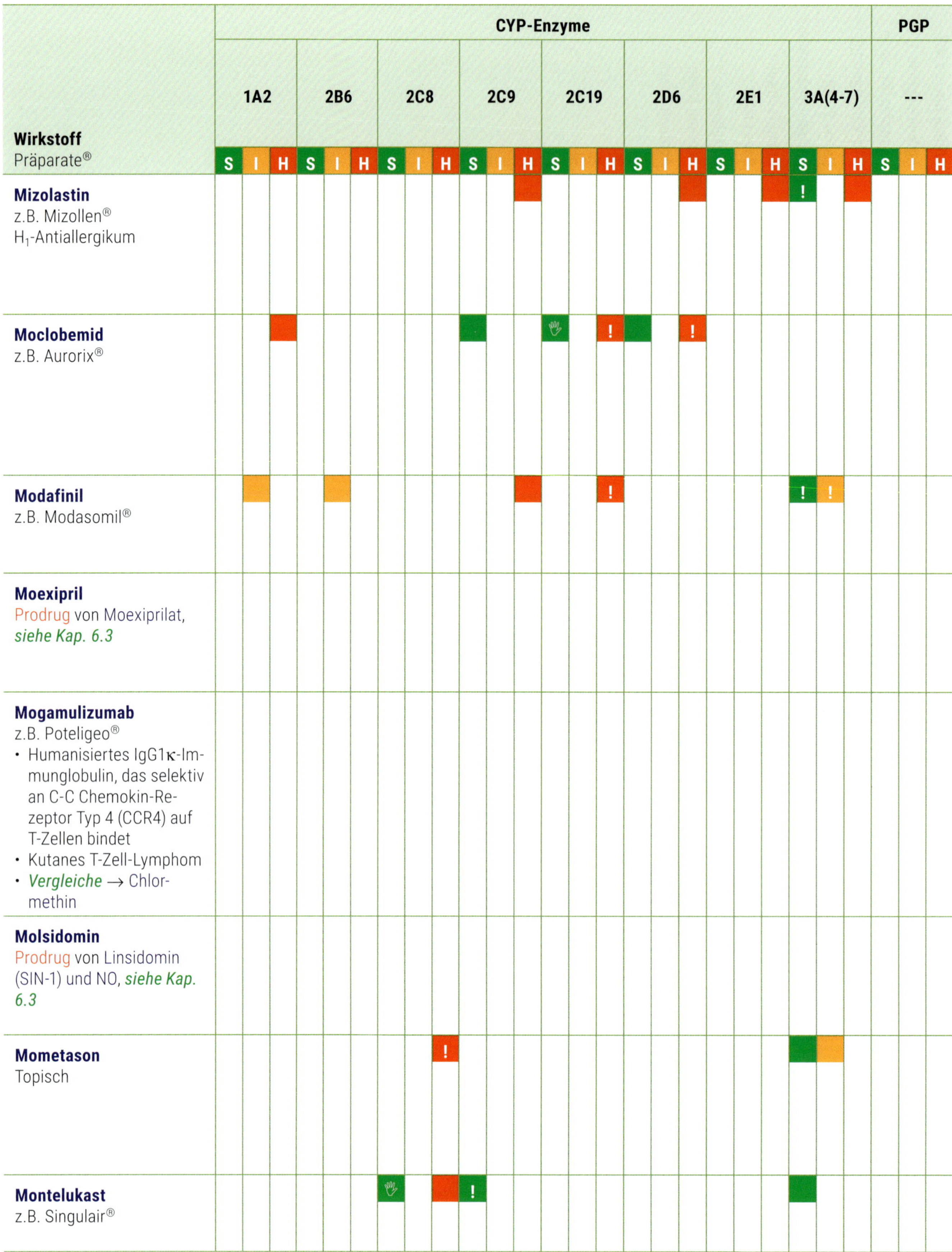

Wirkstoff Präparate®	CYP-Enzyme																								PGP		
	1A2			2B6			2C8			2C9			2C19			2D6			2E1			3A(4-7)			---		
	S	I	H	S	I	H	S	I	H	S	I	H	S	I	H	S	I	H	S	I	H	S	I	H	S	I	H
Mizolastin z.B. Mizollen® H_1-Antiallergikum												■						■			■	■ !		■			
Moclobemid z.B. Aurorix®			■							■			■ ✋		■ !	■		■ !									
Modafinil z.B. Modasomil®		■			■							■			■ !							■ !	■ !				
Moexipril Prodrug von Moexiprilat, *siehe Kap. 6.3*																											
Mogamulizumab z.B. Poteligeo® • Humanisiertes IgG1κ-Immunglobulin, das selektiv an C-C Chemokin-Rezeptor Typ 4 (CCR4) auf T-Zellen bindet • Kutanes T-Zell-Lymphom • *Vergleiche* → Chlormethin																											
Molsidomin Prodrug von Linsidomin (SIN-1) und NO, *siehe Kap. 6.3*																											
Mometason Topisch									■ !													■	■				
Montelukast z.B. Singulair®							■ ✋		■	■ !												■					

Anticholinerge NW	Agranulozytose	Serotonin-Syndrom	QTc-Verlängerung	Na⁺ ↓/ SIADH	Kalium-Dysbalance	Krampfschwelle ↓	Cave Licht ☼	Blutglucose ↓/ ↑	Achtung Niere	Achtung Leber	Besondere Anmerkungen
											• Ausscheidung nach Sulfatierung und Glucuronidierung • Vorsicht bei der Komb. m. Wirkstoffen, die über 3A(4) umgesetzt werden, z.B. Ciclosporin, Cimetidin, Nifedipin • **KI** systemische Azol-Antimykotika, Makrolid-Antibiotika • Größte Vorsicht mit Arzneimitteln, die das QT-Intervall verlängern, z.B. Antiarrhythmika • Cave Elektrolytstörungen, insbesondere Hypokaliämie, klinisch relevante Bradykardien
											• Mittelstarker MAO-Hemmer • Additive Serotonin-Anhäufung z.B. bei Komb. m. anderen MAO-Hemmern (Rasagilin, Selegilin), indirekten Sympathomimetika (Ephedrin, Atomoxetin, Methylphenidat), Amitriptylin, Johanniskraut, Dextromethorphan, Pethidin, SSRI, SNRI, Tramadol, Triptanen, Tryptophan • QT-Risiko v.a. bei Überdosierung (MediQ) • 2C19- + 2D6-Hemmung → Abbauhemmung von Amitriptylin
											• Relevanter Weg Amid-Hydrolyse • Für 2B6 auch hemmende und für 2C19 induzierende Wirkungen angegeben (DrugBank) • Cave 3A4- und 2C19-Interaktionen • Ausscheidung vorwiegend renal
			!		↑		*	A	0,4		• Umsetzung weitgehend unbekannt • Ausscheidung gleichermaßen über Niere und Galle • Maßgebliche QT-Verlängerung (MediQ) • *) Pemphigoide Hautreaktionen (z.B. bullöses Pemphigoid) als Folge einer Autoimmunreaktion, die selbst durch UV-Bestrahlung ausgelöst sein kann
											• Abbau durch Proteasen • Vor Therapiebeginn auf Hepatitis B testen, cave Virus-Reaktivierung • UAW allgemein erhöhtes Infektionsrisiko, Infusionsreaktionen, Pneumonie, Blutbildveränderungen, Tumorlyse-Syndrom, Hypothyreose • Vorsicht bei Herzerkrankungen, cave Stress-Kardiomyopathie, Herzinfarkt • Noch keine Daten bei schwerer LI, jedoch keine Hinweise auf Lebertoxizität
											• Wirksames Prinzip Stickstoffmonoxid • Keine enzymatischen Aufbereitungen nötig → Nitrat-Toleranz geringer • Ausscheidung >90% renal • Cave verstärkte Blutdrucksenkung bei Komb. m. Antihypertonika • **KI** PDE-5-Hemmer und NO-Donatoren (Stimulatoren der löslichen Guanylatcyclase)
					↓						• Wenig systemische Aufnahme • Induzierende Wirkung für 3A4+5 angegeben (DrugBank) • Ausscheidung vorzugsweise renal • ↑ Risiko für systemische Wirkungen bei Komb. m. 3A4-Hemmern inklusive Cobicistat bedenken • *Siehe Glucocorticoide*
											• Zusätzlich 2A6-Substrat (DrugBank) • Hauptweg über OATP2B1 und biliäre Ausscheidung • Keine auffälligen Interaktionen bei Komb. m. klassischen Antiasthmatika

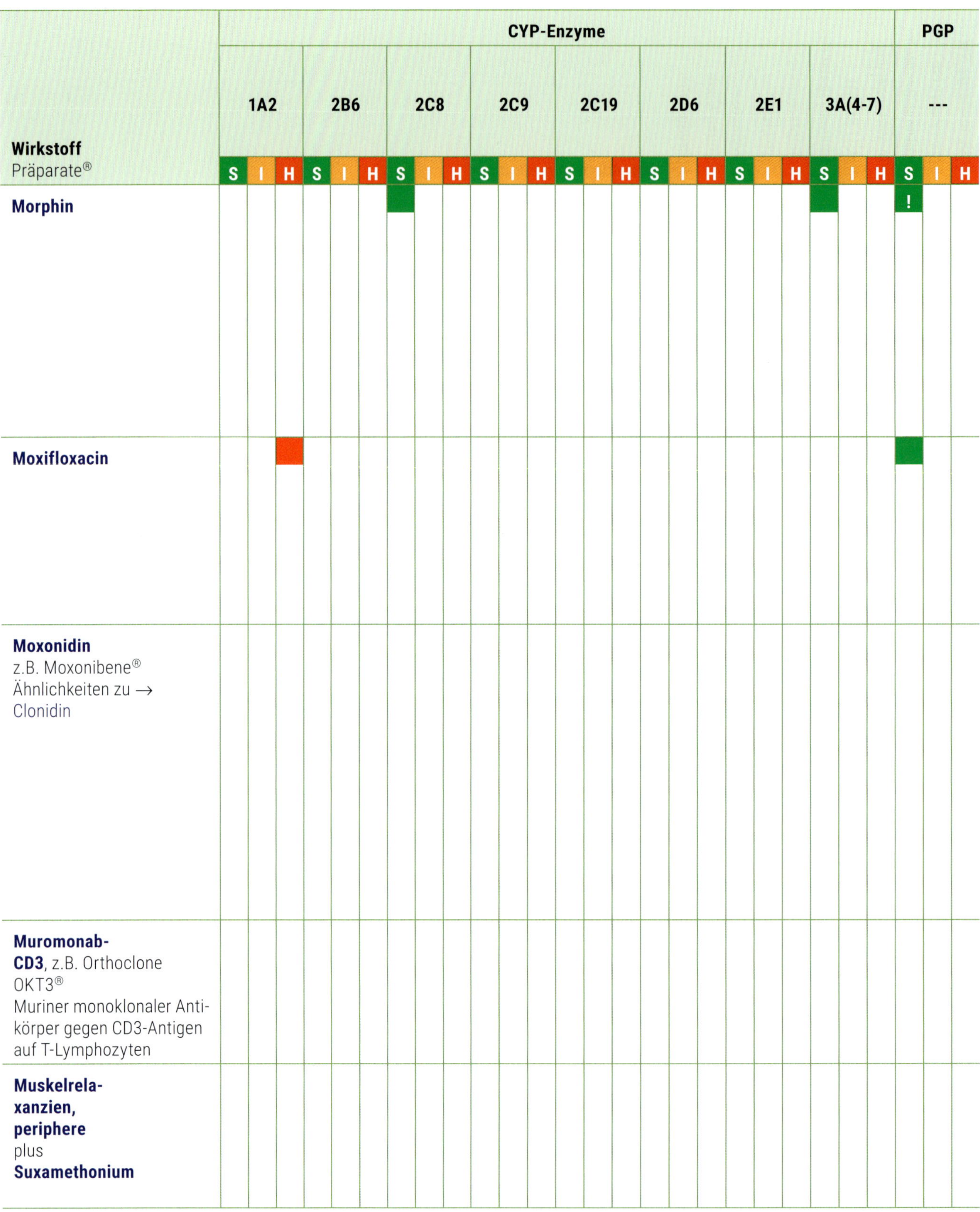

Wirkstoff Präparate®	CYP-Enzyme																								PGP		
	1A2			2B6			2C8			2C9			2C19			2D6			2E1			3A(4-7)			---		
	S	I	H	S	I	H	S	I	H	S	I	H	S	I	H	S	I	H	S	I	H	S	I	H	S	I	H
Morphin							■															■			■ !		
Moxifloxacin			■																						■		
Moxonidin z.B. Moxonibene® Ähnlichkeiten zu → Clonidin																											
Muromonab-CD3, z.B. Orthoclone OKT3® Muriner monoklonaler Antikörper gegen CD3-Antigen auf T-Lymphozyten																											
Muskelrelaxanzien, periphere plus **Suxamethonium**																											

Anticholinerge NW	Agranulozytose	Serotonin-Syndrom	QTc-Verlängerung	Na+ ↓/ SIADH	Kalium-Dysbalance	Krampfschwelle ↓	Cave Licht ☼	Blutglucose ↓/↑	Achtung Niere	Achtung Leber	Besondere Anmerkungen
				?					0,9		• CYP-Substrat *in vitro* • Substrat an mehreren UGT, z.B. UGT1A1, -3, -8 ⟶ Morphin-6-Glucuronid, Schmerz stillend, was einer Verlängerung der Halbwertszeit entspricht • **KI** Alkohol, MAO-Hemmer (2 Wochen Abstand) • Nicht empfohlen Komb. m. gemischten Agonisten/Antagonisten, z.B. Buprenorphin, Nalbuphin, Pentzocin sowie Vorsicht bei der Komb. m. Anticholinergika, Cimetidin, Rifampicin • Cave Atemdepression/Atemstillstand bei der Komb. m. Benzodiazepinen und allgemein ZNS-Dämpfern • Hauptausscheidung renal • *Gender-Aspekte siehe Kap. 6.7.4*
			!!						0,8		• *Allgemeine Einnahmehinweise 4.2* • Relevante Wege über SULT2A1 • Insbesondere Abstand zu Magnesium 2 Stunden vor bis 6 Stunden nach Moxifloxacin • Lichtreaktionen selten • Interaktion an 1A2 nicht relevant bei Komb. m. Theophyllin, wohl aber mit Rifampicin • Bei Komb. m. Digoxin ⟶ ↑ Digoxin, klinische Relevanz fraglich • Ausscheidung >60% über die Galle, daher keine Dosisreduktion bis mittelschwere NI • **KI** GFR <30 ml/min und schwere LI
			*			#			0,4		• Hauptweg renal unverändert • *) Bradykarde Wirkungen am Herzen, cave Sick-Sinus-Syndrom, AV-Block sowie Herzinsuffizienz • #) Herabsetzung der Krampfschwelle nicht explizit angegeben, jedoch **KI**, wenn Epilepsie in der Anamnese • Weitere **KI** Claudicatio intermittens, Morbus Raynaud, Morbus Parkinson, Glaukom, Depression • Häufigste UAW Mundtrockenheit, Benommenheit, Schläfrigkeit, Schwäche; bei Überdosierung Kopfschmerzen • Komb. m. TCA und Benzodiazepinen vermeiden (starke Sedierung!) • Bei Absetzen einer Komb. m. Beta-Blockern zuerst Beta-Blocker und einige Tage später Moxonidin • **KI** GFR <30 ml/min bzw. schwere LI
											• Abbau durch Proteasen • UAW infolge T-Zell-Aktivierung und Zytokin-Freisetzung, v.a. Krampfanfälle, aseptische Meningitis, Enzephalopathie, ferner erhöhte Infektionsneigung, erhöhtes Risiko für bösartige Neubildungen, Antikörper-Bildung
											• Magnesium hemmt die Freisetzung von Acetylcholin ⟶ additiver Effekt – Ausweg: Suxamethonium interagiert nicht • Bei notwendiger Therapie mit Antikonvulsiva Atracurium und Mivacurium einsetzen (beide wenig empfindlich auf Enzym-Induktion) • Interaktion Bambuterol – Mivacurium/Suxamethonium: die bei der Aktivierung abgespaltenen Carbamat-Gruppen sind Hemmstoffe der Plasma-Cholinesterase

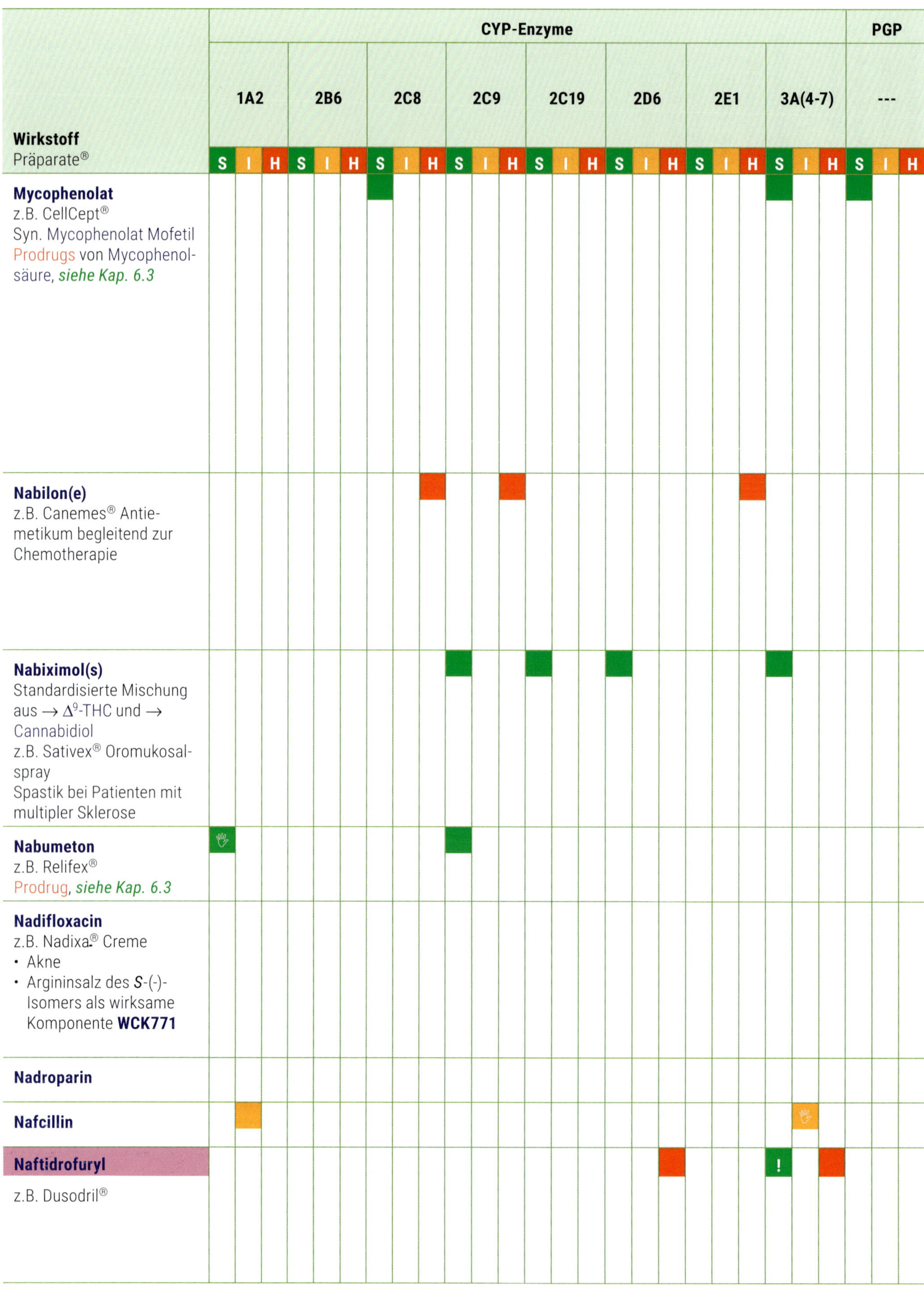

Wirkstoff Präparate®	CYP-Enzyme																								PGP		
	1A2			2B6			2C8			2C9			2C19			2D6			2E1			3A(4-7)			---		
	S	I	H	S	I	H	S	I	H	S	I	H	S	I	H	S	I	H	S	I	H	S	I	H	S	I	H
Mycophenolat z.B. CellCept® Syn. Mycophenolat Mofetil Prodrugs von Mycophenolsäure, *siehe Kap. 6.3*							x															x			x		
Nabilon(e) z.B. Canemes® Antiemetikum begleitend zur Chemotherapie									x			x									x						
Nabiximol(s) Standardisierte Mischung aus → Δ⁹-THC und → Cannabidiol z.B. Sativex® Oromukosalspray Spastik bei Patienten mit multipler Sklerose										x			x			x						x					
Nabumeton z.B. Relifex® Prodrug, *siehe Kap. 6.3*	✋									x																	
Nadifloxacin z.B. Nadixa® Creme • Akne • Argininsalz des *S*-(-)-Isomers als wirksame Komponente **WCK771**																											
Nadroparin																											
Nafcillin		x																					✋				
Naftidrofuryl z.B. Dusodril®																		x				!		x			

Anticholinerge NW	Agranulozytose	Serotonin-Syndrom	QTc-Verlängerung	Na$^+$ ↓/ SIADH	Kalium-Dysbalance	Krampfschwelle ↓	Cave Licht ☼	Blutglucose ↓/↑	Achtung Niere	Achtung Leber	**Besondere Anmerkungen**
					*				0,7		• Hauptumsetzung über UGT, OAT und OATP, an OAT1+3 mittelstarker Hemmer • CYP- und PGP-Interaktionen (nur) bei DrugBank • *) Hyper- oder Hypokaliämie möglich • UAW erhöhte Infektionsanfälligkeit, Blutbild-Veränderungen, Dyslipidämien, Hyperurikämie, Gicht • Erhöhtes Malignom-Risiko beachten • Aciclovir, Azathioprin, Ciclosporin, Lebendvakzine vermeiden – Tacrolimus möglich • Geringere Bioverfügbarkeit durch Antacida und PPI, jedoch offenbar ohne klinische Konsequenz, *siehe Kap. 4.4.3*; Kombinationen dennoch möglichst vermeiden • Dosisdeckelung 2-mal 1 g bei nierentransplantierten Patienten • Verlässlicher Verhütungsschutz bei männlichen Patienten während und bis 90 Tage nach Behandlung und bei Patientinnen im gebärfähigen Altern während und bis 6 Wochen (42 Tage) nach Behandlungsende
											• Vollsynthetische Δ9-THC-Variante • Partieller Cannabinoid-Rezeptor-Agonist, alle CYP-Interaktionen *in vitro* • ↑ zentral-depressive Wirkungen bei Komb. m. Alkohol, Antihistaminika, Buspiron, Benzodiazepinen, Codein, Fluoxetin, Muskelrelaxanzien, Naltrexon, TCA, ferner Anticholinergika, Barbituraten • WW bei Komb. m. (indirekten) Sympathomimetika, z.B. Amphetaminen, Cocain, ferner Theophyllin • Bei schwerer LI nicht empfohlen, Vorsicht bei NI
											• Aufgrund der Substanzmischung schwierige Abschätzung der relevanten CYP-Interaktionen • Hemmung am MRP(1) • Fragliche Interaktionen an 1A1, 1A2, 1B1 sowie an zahlreichen Enzymen • Hemmung von UGT1A9+2B7 • Aufgrund der 3A4-Interaktion Vorsicht bei Komb. m. mit starken 3A4-Induktoren und -Hemmern • Ab mittelschwerer LI nicht empfohlen, Vorsicht auch bei NI
											• Hauptausscheidung renal • 2C9-Interaktion bei DrugBank angegeben
							*				• Hauptweg renal unverändert, aber auch Metabolite in Urin und Stuhl • Metabolisierung über Oxidation- und Konjugationsprozesse; keine Detailangaben zu Interaktionen an CYP- und Transportproteinen • Keine systemischen Reaktionen bzw. WW zu erwarten • *) Phototoxische Reaktionen wie bei systemischen Chinolonen nicht gesehen, trotzdem künstliche UV- und Sonnenbestrahlung vermeiden • UAW Lokalreaktionen auf der Haut
											Siehe Heparine
	!								0,62		Ausscheidung renal unverändert und biliär
			*								• Hauptweg Pseudocholinesterase • *) Kann eine Bradykardie verstärken • Ausscheidung 80% renal **PRISCUS-Beurteilung**/ältere Personen: • Kein sicherer Wirksamkeitsnachweis, ungünstiges Nutzen-Risiko-Verhältnis • Alternativen: Bei Morbus Alzheimer Acetylcholinesterase-Hemmstoffe, Memantin

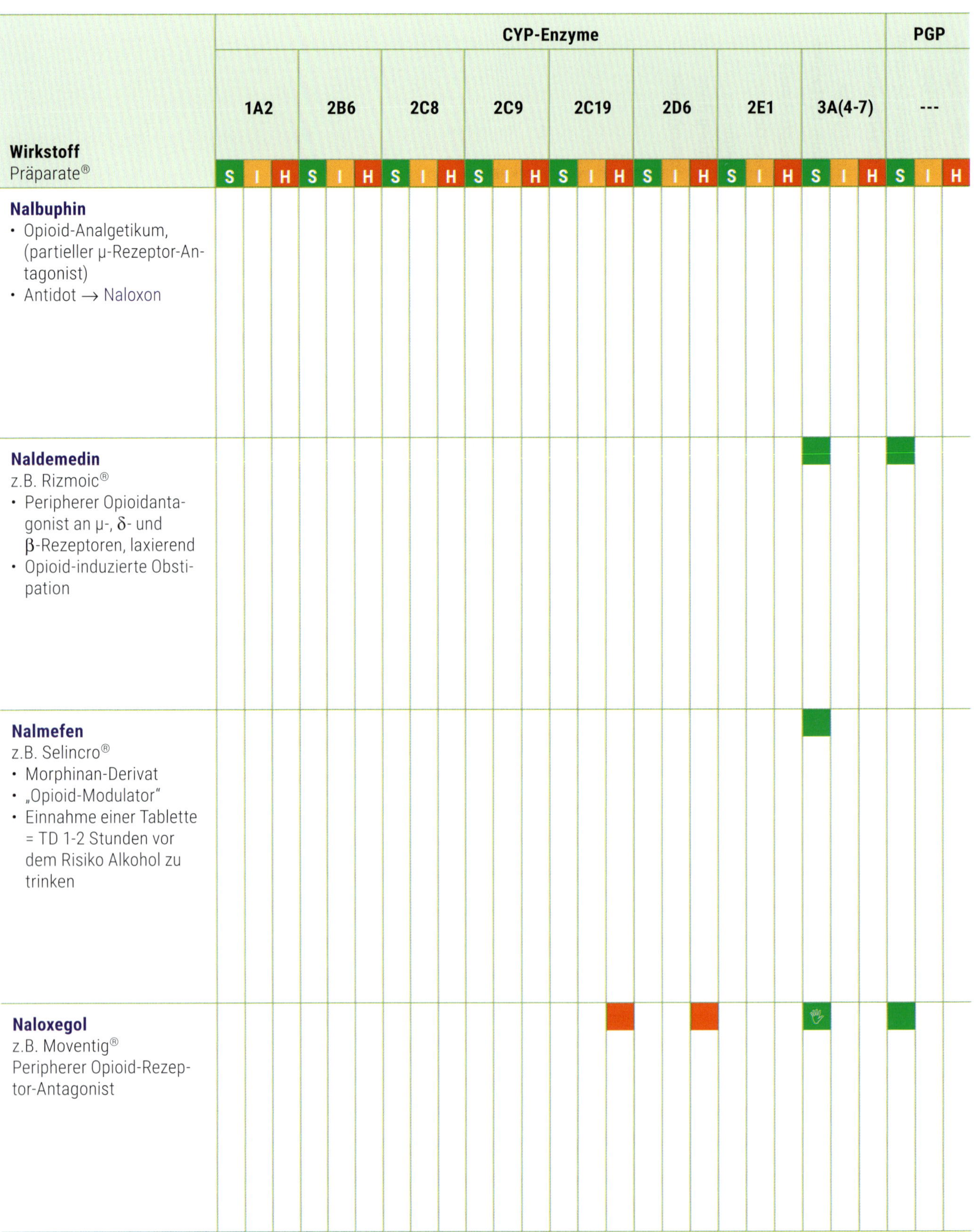

Wirkstoff Präparate®	CYP-Enzyme																									PGP		
	1A2			2B6			2C8			2C9			2C19			2D6			2E1			3A(4-7)			---		
	S	I	H	S	I	H	S	I	H	S	I	H	S	I	H	S	I	H	S	I	H	S	I	H	S	I	H
Nalbuphin • Opioid-Analgetikum, (partieller µ-Rezeptor-Antagonist) • Antidot → Naloxon																											
Naldemedin z.B. Rizmoic® • Peripherer Opioidantagonist an µ-, δ- und β-Rezeptoren, laxierend • Opioid-induzierte Obstipation																						■			■		
Nalmefen z.B. Selincro® • Morphinan-Derivat • „Opioid-Modulator" • Einnahme einer Tablette = TD 1-2 Stunden vor dem Risiko Alkohol zu trinken																						■					
Naloxegol z.B. Moventig® Peripherer Opioid-Rezeptor-Antagonist															■			■				■ (Hand-Symbol)			■		

1 Ein Opioidentzugssyndrom ist das gemeinsame Auftreten von drei oder mehr der nachfolgend genannten Anzeichen oder Symptome: Dysp
Fieber oder Schlaflosigkeit. Ein Opioidentzugssyndrom entwickelt sich in der Regel innerhalb von Minuten bis mehreren Tagen nach Anwe
entzündlichen Erkrankungen, aktiver multipler Sklerose und fortgeschrittener Alzheimer-Krankheit) können ein erhöhtes Risiko für Opioiden

Anticholinerge NW	Agranulozytose	Serotonin-Syndrom	QTc-Verlängerung	Na^+ ↓/ SIADH	Kalium-Dysbalance	Krampfschwelle ↓	Cave Licht ☼	Blutglucose ↓/↑	Achtung Niere	Achtung Leber	Besondere Anmerkungen
		?									• Substrat an UGT, Ausscheidung renal • **KI** reine μ-Agonisten bzw. cave Auslösung eines akuten Entzugssyndroms bei Opiat-Abhängigen • Cave ZNS-Sedation, Atemdepression (auch bei Neugeborenen), Komb. m. ZNS-dämpfenden Pharmaka • Komb. m. Penicillinen und Phenothiazinen vermeiden → ↑ Atemdepression und Erbrechen • Keine Hinweise auf Hyponatriämie • Q_0-Wert „hoch", Vorsicht ab mittelschweren Nieren- und Leberschäden, ab GFR <30 ml/min vermeiden • *Gender-Aspekte siehe Kap. 6.7.4*
											• Zusätzlich UGT1A3-Substrat • Nicht empfohlen Komb. m. starken 3A4-Induktoren (inklusive Johanniskraut) und starken 3A4-Hemmern (inklusive Grapfruit[saft]) • Gute Überwachung bei Komb. m. starken PGP-Hemmern wie Ciclosporin (↑ Plasmakonzentration von Naldemedin, verstärktes Überwinden der Blut-Hirn-Schranke, Aufhebung der analgetischen Wirkung, Entzugssyndrom) • UAW Abdominalschmerzen, Durchfall, Darmperforation; cave Auslösung eines Opioid-Entzugssyndroms[1] • Klinische Überwachung von Patienten mit Myokardinfarkt, Schlaganfall oder transitorischer ischämischer Attacke (TIA) innerhalb der letzten 3 Monate • Bei Patienten mit schwerer NI klinische Überwachung erforderlich, bei schwerer LI nicht empfohlen
		?				*					• Wichtige Kopplungswege über UGT1A3+8 und 2B7 (hier Biotransformation zum aktiven Metaboliten Nalmefen-3-O-Glucuronid); Ausscheidung renal • UGT2B7-Modulatoren, z.B. Chloramphenicol, Mycophenolat, Olodaterol, Opiate, Valproinsäure, Zidovudin → Veränderung des Blutspiegels von Nalmefen, Vorsicht v.a. mit UGT2B7-Inhibitoren, z.B. Atovaquon, Carbamazepin, Diclofenac, Fluconazol, Medroxyprogesteron, Mefenaminsäure, Methadon, Tamoxifen → ↑ Nalmefen • *) Häufige UAW Muskelspasmen; Vorsicht bei Patienten mit Krampfanfällen in der Anamnese, insbesondere wenn die Behandlung zulassungskonform auf einen reduzierten Alkohol-Konsum abzielt • **KI** Opioid- und -Partial-Agonisten • Kein kurzfristiges Alkohol-Entzugstherapeutikum, berauschende Wirkung von Ethanol wird nicht verhindert • Vorsicht ab GFR <30 ml/min und bei schwerer LI (wenig Daten)
		?		?							• Nur geringe Mengen ins ZNS • **KI** starke 3A4-Hemmer, z.B. Azol-Antimykotika, Clarithromycin, Telithromycin, Protease-Hemmer, ferner Grapefruitsaft • Vorsicht mit moderaten CYP3A4-Hemmern, z.B. Diltiazem, Verapamil → Dosis auf 12,5 mg/d deckeln • Nicht empfohlen starke 3A4- Induktoren, z.B. Rifampicin • PGP-Inhibitoren, z.B. Chinidin, scheinen keine wesentlichen WW einzubringen → CYP-WW > PGP-WW • UAW gastrointestinale Beschwerden • Bei NI mit 12,5 mg/d beginnen

eit oder Erbrechen, Muskelschmerzen, Tränensekretion oder Rhinorrhoe, Pupillenerweiterung oder Piloerektion oder Schwitzen, Diarrhoe, Gähnen, Opioid-Antagonisten. Patienten mit Störungen der Blut-Hirn-Schranke (wie z. B. primären malignen Hirntumoren, ZNS- Metastasen oder anderen ne verminderte analgetische Wirkung haben.

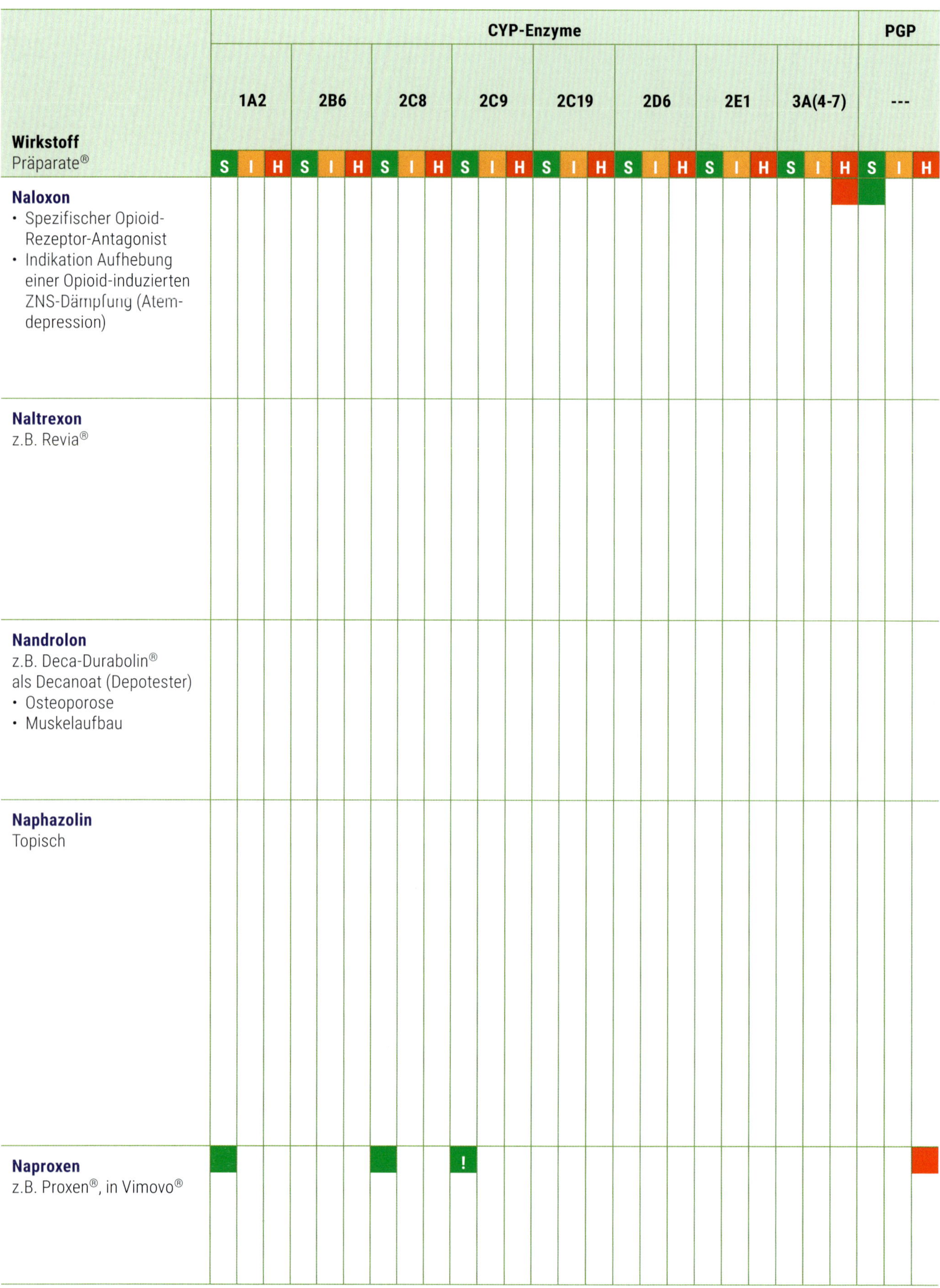

Wirkstoff Präparate®	CYP-Enzyme																								PGP		
	1A2			2B6			2C8			2C9			2C19			2D6			2E1			3A(4-7)			---		
	S	I	H	S	I	H	S	I	H	S	I	H	S	I	H	S	I	H	S	I	H	S	I	H	S	I	H
Naloxon • Spezifischer Opioid-Rezeptor-Antagonist • Indikation Aufhebung einer Opioid-induzierten ZNS-Dämpfung (Atem-depression)																											
Naltrexon z.B. Revia®																											
Nandrolon z.B. Deca-Durabolin® als Decanoat (Depotester) • Osteoporose • Muskelaufbau																											
Naphazolin Topisch																											
Naproxen z.B. Proxen®, in Vimovo®										!																	

Anticholinerge NW	Agranulozytose	Serotonin-Syndrom	QTc-Verlängerung	Na^+ ↓/ SIADH	Kalium-Dysbalance	Krampfschwelle ↓	Cave Licht ☼	Blutglucose ↓/↑	Achtung Niere	Achtung Leber	Besondere Anmerkungen
		?		?							• Umsetzung durch Kopplung an verschiedene UGT (z.T. *in vitro*), Haupt-weg renale Ausscheidung • Aufhebung der Atemdepression nach Buprenorphin unvollständig; infolge des Ceiling-Effekts der Analgesie = nicht mehr steigerbare Wirkung bei hohen Dosen, bleibt die Atemdepression bestehen, eine künstliche Beatmung kann notwendig sein • UAW Auslösung eines akuten Opioid-Entzugssyndroms (auch bei Neugeborenen!), Einzelberichte über schwerwiegende Herz-Kreislauf-Zwischenfälle → Vorsicht bei der Komb. m. kardiotoxischen Pharmaka • Krampfanfälle (Epilepsie) möglich, wobei unklar ist, ob die Krampfschwelle tatsächlich gesenkt ist
				?			*				• Hauptumsetzung via Aldo-Keto-Reduktase 1C4 (AKR1C4) sowie renale Ausscheidung • Nebenwege über mehrere UGT • Lebermetabolit 6β-Naltrexol pharmakologisch aktiv • **KI** Opioide → Entzugserscheinungen • Vorsicht mit α-Methyldopa und allen ZNS-aktiven (Psycho)Pharmaka, bei Komb. m. Acamprosat ↑ Plasmaspiegel beider Wirkstoffe • *) Photophobie, Farbensehschwäche • Tachykardie, tendenzieller Blutdruckanstieg, Synkopen • Nervosität, Angstzustände, Schlafstörungen • Reversibler Transaminasen-Anstieg
			!					*			• Nach Freisetzung aus der Ester-Verbindung Metabolisierung zu 19-Norandrosteron und 19-Norethiocholanolon • QT-Angabe bei MediQ • *) Anabole Steroide führen zu einer Verbesserung der Glucose-Toleranz → Bedarf von Insulin und oralen Antidiabetika vermindert • Risiko für Leberfunktionsstörungen geringer eingeschätzt, da der damit in Verbindung gebrachte 17α-Alkyl-Substituent fehlt, dennoch Leberschäden im Auge behalten • *Siehe Testosteron*
											• Umsetzung ± unbekannt • **KI** MAO-Hemmer, tri- und tetracyclische Antidepressiva, ferner Rhinitis sicca, Engwinkelglaukom • Vorsicht bei der Komb. m. ZNS-Dämpfern, Theophyllin (UAW verstärkt) • Vorsicht bei Hypertonie, Herzinsuffizienz, Hyperthyreose, Hyperglykämie und Diabetes, Prostatahypertrophie, Porphyrie • Cave Gewöhnung und reaktive Nasenschleimhautanschwellung, Gefahr von Schleimhautnekrosen • Überdosierung v.a. bei Kindern – Sympathomimetische Effekte, z.B. Tachykardie, unregelmäßiger Puls, Bluthochdruck, Schwitzen und Absinken der Körpertemperatur, Schwindel, Erregung, Angst, zentrale Dämpfung, Atemdepression, Koma – Behandlung Magenauspumpen, Aktivkohle, Natriumsulfat, Doxazosin, Terazosin – Ausgeprägte reflektorische Bradykardie und schockartige Hypotonie möglich → Atropin – *Vergleiche Tramazolin*
					*		A	#	0,9		• PGP-Hemmung *in vitro* • Mehrere Substrat- und Hemmungsbeziehungen zu OAT und UGT, z.T. *in vitro* • *) Hyperkaliämie mit nicht quantifizierbarem Risiko • #) Bei Therapie mit oralen Antidiabetika Blutzucker-Schwankungen bekannt (AC-FI) • Kardiologisches Risiko derzeit als gering im Vergleich mit anderen NSAR eingestuft, dafür schlechte Magen-Darm-Verträglichkeit[241]

Wirkstoff Präparate®	CYP-Enzyme																								PGP		
	1A2			2B6			2C8			2C9			2C19			2D6			2E1			3A(4-7)			---		
	S	I	H	S	I	H	S	I	H	S	I	H	S	I	H	S	I	H	S	I	H	S	I	H	S	I	H
Naratriptan z.B. Formigran®																											
Naring(en)in aus Zitrus-Früchten			■																								■
Natalizumab z.B. Tysabri® ntegrin-Rezeptor-Antagonist																											
Nateglinid										!						■						■					
Natriumchlorid Kochsalz-Kapseln in der Indikation Hyponatriämie																											
Natriumfluorid z.B. Zymaflour®, peroral **Olaflur** z.B. Elmex®, Fluoridierungsgel, lokal																											
Natriumperchlorat																											
Natriumphenylbutyrat z.B. Ammonaps® • Hyperammonämie • Anwendung bereits bei Neugeboren • Prodrug von Phenylacetat, *siehe Kap. 6.3 (Phenylbutyrat)* • *Vergleiche Glycerolphenylbutyrat*																		■									
Natriumpicosulfat Prodrug, *siehe Kap. 6.3*																											
Natriumselenit Spurenelement, das in viele biochemische Kreisläufe eingebunden ist																											

Anticholinerge NW	Agranulozytose	Serotonin-Syndrom	QTc-Verlängerung	Na⁺ ↓/ SIADH	Kalium-Dysbalance	Krampfschwelle ↓	Cave Licht ☼	Blutglucose ↓/↑	Achtung Niere	Achtung Leber	Besondere Anmerkungen
		■				*			■	■	• Schwaches Substrat der MAO → Vorsicht bei der Komb. m. MAO-Hemmstoffen • Hauptweg renal unverändert • Wirkspiegel bei Komb. m. oralen Kontrazeptiva um 30% erniedrigt, bei Rauchern um 30% erhöht; beides jedoch ohne klinische Relevanz • *UAW, WW, KI, * siehe Triptane* • Dosisdeckelung auf 2,5 mg/d ab mäßiger NI, **KI** bei GFR <15 ml/min und schwere LI
											• Schwacher Aromatase-Hemmer sowie Substrat an mehreren UGT, z.B. UGT1A1, -3, -8, UGT2B15, Substrat und Hemmer an SULT1A1 • Ferner schwacher 19A1-Hemmer • *Siehe Grapefruit*
										■	• Abbau durch Proteasen • Alle typischen UAW der Immunsuppressiva, Komb. m. anderen Immunsuppressiva vermeiden • Cave progressive multifokale Leukenzephalopathie, auf neurologische Zeichen achten
								■			• Substrat an verschiedenen Transportproteinen • Hypoglykämie-Risiko, v.a. bei Komb. m. ACE-Hemmern • Vorsicht mit Fluconazol, Gemfibrozil, Sulfinpyrazon (alle 2C9)
									*		• Ausscheidung renal unverändert • V.a. bei Säuglingen und älteren Personen Serum-Natrium bestimmen • Vorsicht bei Hypertonie, Herzinsuffizienz, Nierenschäden, Aldosteronismus, Kontrolle des Säure-Basen-Gleichgewichts • *) Niere bei Infusionstherapien im Auge behalten, bei Überdosierung Hyperhydratation
											• Ausscheidung renal unverändert • 2 Stunden Abstand zu Antacida, Milch und Milchprodukten • UAW Hautausschlag, bei chronischer Überdosierung (>2 mg/Tag) Zahnfluorose (Schmelzdefekte) • **KI** für perorale Zufuhr Fluorid-Gehalt des Trinkwassers > 0,7 mg/Liter bei Erwachsenen oder 0,3 mg/l bei Säuglingen (Flaschennahrung) • Fluoridierungsgel als Alternative zur peroralen Anwendung, einmal wöchentlich einstreichen
	■									■	• Methämoglobin-Bildner • Ausscheidung renal unverändert
					↓				■	■	• Beta-Oxidation zu Phenylacetat • Ausscheidung des Stickstoff-Binders Phenylacetylglutamin im Urin • WW Probenecid (Veränderung der Ausscheidung aller Metaboliten einschließlich Phenylacetylglutamin), Haloperidol, Valproinsäure, Glucocorticoide (können alle Hyperammonämien auslösen, Kontrollen!) • UAW Blutbildveränderungen, Arrhythmien, Zyklusstörungen bei Frauen, abnormer Hautgeruch, Ödem, Gewichtszunahme, Anstieg von Natrium (im Auge behalten), Bilirubin, Chlorid, Phosphat (↑ alkalische Phosphatase), Harnsäure, Transaminasen • Vorsichtige Anwendung bei NI, LI • **Anmerkung**: Anwendung des Präparates in Zusammenhang mit Eiweiß-Restriktion, wobei jedoch die Versorgung mit essenziellen Aminosäuren bei Kindern nicht außer Acht gelassen werden darf → gezielte Supplementierung, z.B. mit BCAA
			*		↓						• *Siehe Bisacodyl* • *) Cave Elektrolyt-Verschiebungen
											• Bei Substitution keine UAW • Selen-Spiegel monitieren • Bei Überdosierung nach Knoblauch riechender Atem, Müdigkeit, gastrointestinale Symptome • Bei chronischer Überdosierung verändertes Nagel- und Haarwachstum, periphere Neuropathie

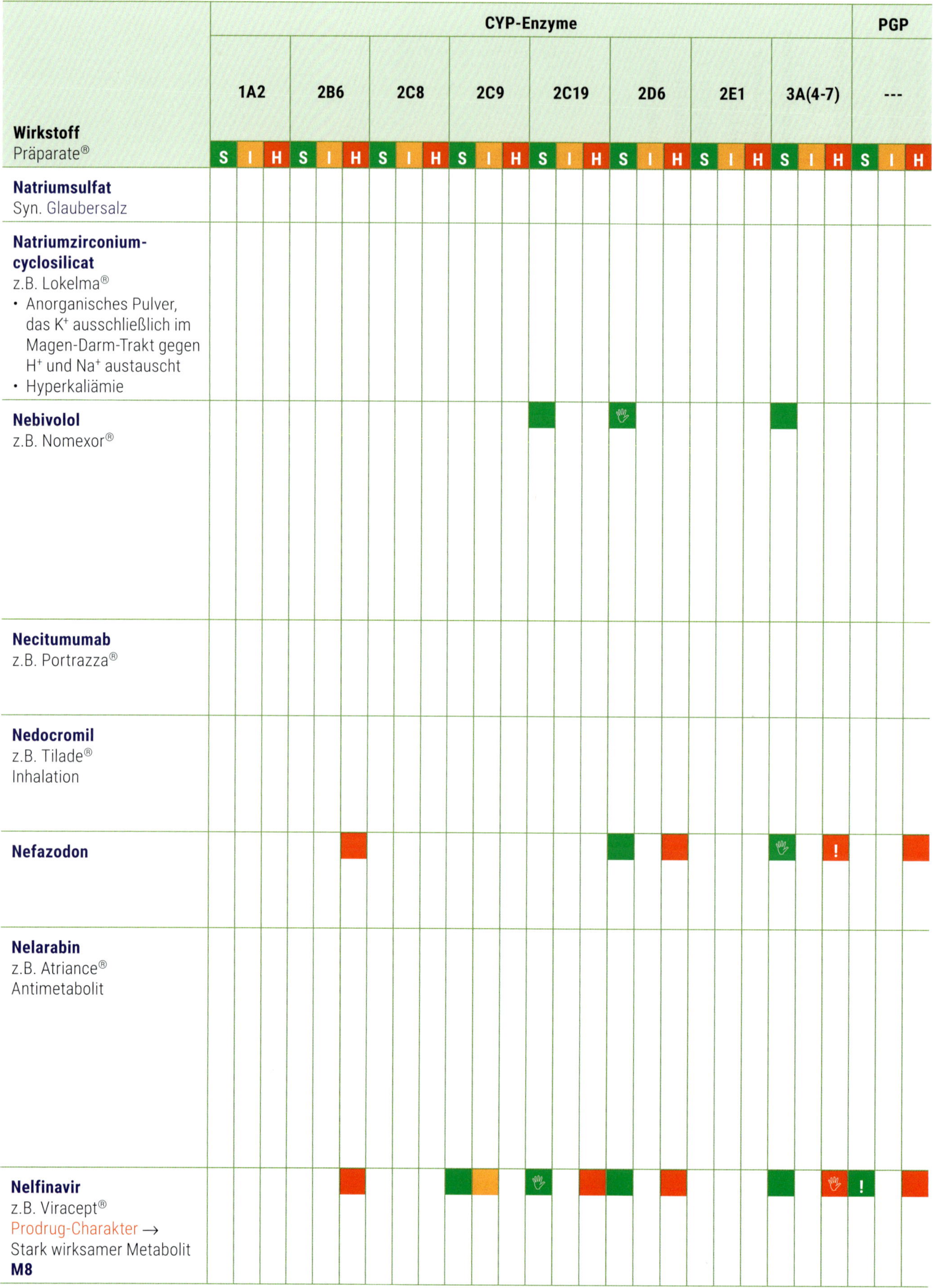

Wirkstoff Präparate®	CYP-Enzyme																								PGP		
	1A2			2B6			2C8			2C9			2C19			2D6			2E1			3A(4-7)			---		
	S	I	H	S	I	H	S	I	H	S	I	H	S	I	H	S	I	H	S	I	H	S	I	H	S	I	H
Natriumsulfat Syn. Glaubersalz																											
Natriumzirconium-cyclosilicat z.B. Lokelma® • Anorganisches Pulver, das K^+ ausschließlich im Magen-Darm-Trakt gegen H^+ und Na^+ austauscht • Hyperkaliämie																											
Nebivolol z.B. Nomexor®													■			✋						■					
Necitumumab z.B. Portrazza®																											
Nedocromil z.B. Tilade® Inhalation																											
Nefazodon						■										■		■				✋		!			■
Nelarabin z.B. Atriance® Antimetabolit																											
Nelfinavir z.B. Viracept® Prodrug-Charakter → Stark wirksamer Metabolit **M8**						■				■	■		✋		■	■		■				■		✋	!		■

Anticholinerge NW	Agranulozytose	Serotonin-Syndrom	QTc-Verlängerung	Na^+ ↓/ SIADH	Kalium-Dysbalance	Krampfschwelle ↓	Cave Licht ☼	Blutglucose ↓/↑	Achtung Niere	Achtung Leber	Besondere Anmerkungen
											• Abführsalz bzw. Komponente in Fertigarzneimitteln • Es gelten alle Hinweise wie für Natrium-Substitution allgemein, ***siehe Natriumchlorid***
			*		↓						• Korrekturphase 24-48 Stunden mit Richtdosierung bis 3-mal 10 g, dann Erhaltungsphase • *) QT-Verlängerung kann während der Normalisierungsphase einer Hyperkaliämie auftreten • Wegen der lokalen Ansäuerung im Gastrointestinaltrakt 2 Stunden Abstand zu allen Pharmaka, deren Bioverfügbarkeit pH-Wert-abhängig ist, z.B. Amlodipin, Atorvastatin, Azol-Antimykotika, Clopidogrel, Dabigatran, Furosemid, Glipizid, Mittel gegen HIV (Protease-Hemmer), Levothyroxin, Losartan, Tyrosinkinase-Inhibitoren, Warfarin • UAW Ödeme, bei Hypokaliämie absetzen
					↑			A	0,95	■	• Substrat an UGT • Ausscheidung biliär und renal • Nicht empfohlen Klasse I-Antiarrhythmika, Diltiazem, Verapamil, zentrale Blutdrucksenker • Cave 2D6-Hemmer, z.B. Chinidin, Fluoxetin, Paroxetin, Thioridazin • Keine klinisch relevanten Interaktionen mit Alkohol, Cimetidin, Furosemid, Hydrochlorothiazid, Nicardipin, Ranitidin, Warfarin • *Keine direkte Beeinflussung des Glucose-Spiegels*, jedoch Verschleierung einer Hypoglykämie in Komb. m. antidiabetischer Medikation möglich • Einfluss genetischer Polymorphismen an 2D6 möglich
			!								• Keine WW mit Gemcitabin/Cisplatin • Cave Hypomagnesiämie • Weitere UAW Hautreaktionen (Juckreiz, Akne, Hand-Fuß-Syndrom), venöse thromboembolische Ereignisse (Lunge, Beine)[242]
											• Wenig systemische Resorption • Ausscheidung renal > biliär, jeweils unverändert • Mit anderen Pharmaka zur Therapie von Asthma gut kombinierbar • UAW Kopfschmerzen, Übelkeit, Schwindel, Husten, Bronchospasmen, unangenehm bitterer Geschmack
				■		■		*		■	• Für PGP auch Induktion angegeben (DrugBank) • Ausscheidung biliär und renal • *) ***Bezüglich Blutzucker siehe Sertralin*** • Erhebliche Lebertoxizität
					↓	■		■	■	■	• Umsetzung über mehrere Enzyme, z.B. Deoxycytidin-, Deoxyguanosin-kinase, Hauptweg Desaminierung, Hydrolyse, N-Demethylierung, Ausscheidung renal • Nicht empfohlen Pentostatin, Lebendvakzine • Zytostatika-typische UAW, z.B. Infektionen (40%), Blutbildschäden, Diarrhoe, Neurotoxizität, Müdigkeit, Ödeme, Pleuraerguss, Dyspnoe, Hypocalcämie, Hypomagnesiämie, Rhabdomyolyse • Hypokaliämie, epileptiforme Krampfanfälle bis Status epilepticus und Hypoglykämie besonders bei Kindern auftretend • Sorgfältige Überwachung auf Toxizität ab GFR <50 ml/min und bei allen Leberfunktionsstörungen • Kontrazeption bis 3 Monate nach Therapieende
			■							■	• Für 2C9 auch induzierende und für 2C19 sowie PGP induzierende Wirkungen angegeben (DrugBank) • Hauptausscheidung biliär • Vorsicht mit Induktoren und Hemmern an 3A4 sowie Hemmern an 2C19, **KI** Omeprazol

Wirkstoff Präparate®	CYP-Enzyme																										PGP		
	1A2			2B6			2C8			2C9			2C19			2D6			2E1			3A(4-7)			---		
	S	I	H	S	I	H	S	I	H	S	I	H	S	I	H	S	I	H	S	I	H	S	I	H	S	I	H
Neomycin Aminoglycosid-Antibiotikum topisch (Mensch), für Veterinär-Zwecke auch Komponente in antibiotischen Infusionen																											
Neostigmin • Postoperative Atonie des Darmes oder der Harnwege • Myasthenia gravis • Aufhebung einer nicht depolarisierenden Muskelrelaxation																											
Nepafenac Prodrug von → Amfenac, *siehe Kap. 6.3*																											
Neratinib z.B. Nerlynx® • Multikinase-Hemmer sowie HER2-Hemmer • Brustkrebs, Folgebehandlung nach → Trastuzumab																						■					■
Netupitant z.B. in Akynzeo® (Fixkombination mit → Palonosetron)										■						■						✋		!			■

Anticholinerge NW	Agranulozytose	Serotonin-Syndrom	QTc-Verlängerung	Na+ ↓/ SIADH	Kalium-Dysbalance	Krampfschwelle ↓	Cave Licht ☼	Blutglucose ↓/↑	Achtung Niere	Achtung Leber	Besondere Anmerkungen
									0,05		• Systemische Resorption gering • Ausscheidung resorbierter Anteile renal • Vorsicht bei Anwendung auf offenen Wunden, Verbrennungen, Ulcera - cave Risiko für Oto- und Nephrotoxizität bei systemischem Auftreten • *Siehe Amikacin, Bacitracin*
			*						0,45		• Substrat der Cholinesterase • Umsetzung renal unverändert • **KI** depolarisierende Muskelrelaxanzien • Vorsicht bei der Komb. m. Morphin und Barbituraten (deren Wirkungen jeweils verstärkt), anderen Parasympathomimetika (cholinerge Krisen), Beta-Blockern (Bradykardie, Hypotonie), Glucocorticoiden (Myasthenie verstärkt, Gabe alternierend) • *) sehr häufig Bradykardie, AV-Block; Vorsicht bei bestehenden Herzerkrankungen (Wolff-Parkinson-White-Syndrom), Myokardinfarkt • Nystagmus, Ziliarspasmen und gesteigerter Tränenfluss als weitere Zeichen der Krampfbereitschaft • Dosisreduktion bei NI aufgrund einer längeren Halbwertszeit
											• Ferner Substrat der Dimethylanilin-monooxigenase-3 sowie BCRP-Hemmer *in vitro* • **KI** starke 3A4-Induktoren, z.B. Antiepileptika, Rifampicin, Johanniskraut sowie (milde) 3A4-Hemmer, z.B. Diltiazem, Fluconazol, Erythromycin, Verapamil • BRCP-Hemmung → engmaschige Kontrolle z.B. einer Rosuvastatin- oder Sulfasalazin-Therapie • Hemmung von PGP im Darm, was für PGP-Substrate mit enger therapeutischer Breite relevant sein könnte, z.B. Dabigatran, Digoxin, Fexofenadin • UAW Durchfall (bei nahezu allen Patienten), weiters Stomatitis und gastrointestinale Probleme, Appetitlosigkeit, Gewichtsverlust, Fatigue, Harnwegsinfekte, Hautausschlag, Muskelspasmen • Resorptionsbeeinträchtigung bei pH-Wert-Erhöhung, *siehe Kap. 4.4.3* • Keine Dosisanpassung bis mittelschwere NI, LI; bei schwerer NI nicht empfohlen bzw. **KI** schwere LI • Verlässliche Kontrazeption bei Frauen bis 1 Monat und bei Männern bis 3 Monate nach Therapieende; dabei bedenken, dass die Wirksamkeit oraler Kontrazeptiva herabgesetzt sein kann
		*	*		↓						• 2C9- und 2D6-Beziehung *in vitro* • Zusätzlich Substrat an 3A43 • Ausscheidung bevorzugt mit Stuhl • Starke 3A4-Induktoren vermeiden (↓ Netupitant-Plasmaspiegel) • Vorsicht bei der Komb. m. starken CYP3A4-Inhibitoren • *) Netupitant ohne QT-Verlängerung, QT-Verlängerung aber in der Komb. m. Palonosetron zu beachten • *) Ähnliches gilt in Bezug auf Serotonin → Komb. m. anderen serotonergen Pharmaka vermeiden (abgesehen von Palonosetron) • Orales Dexamethason um 50% reduzieren (bezogen auf Akynzeo®) • Bei schwerer LI mit Vorsicht anwenden

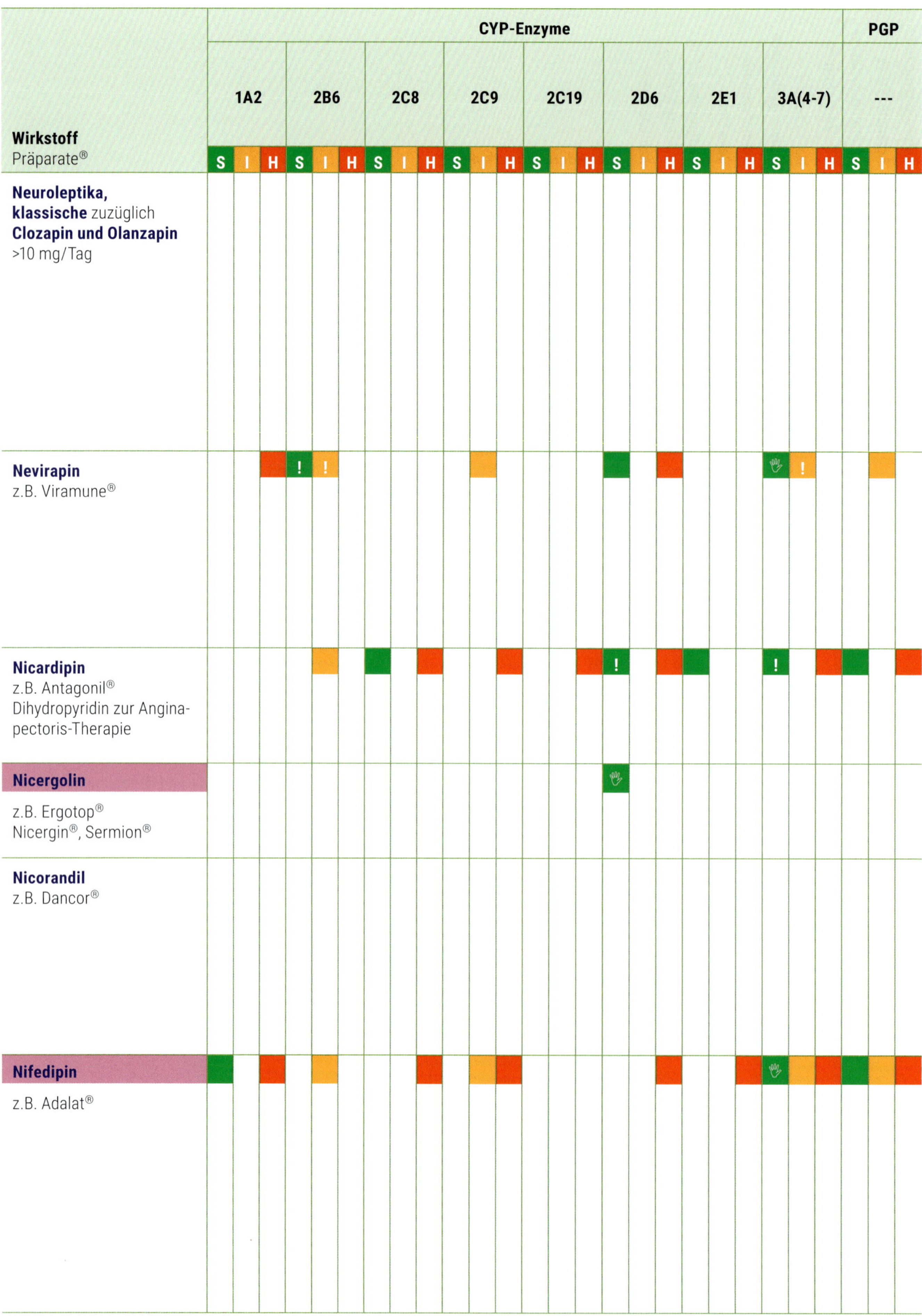

Wirkstoff Präparate®	CYP-Enzyme																								PGP		
	1A2			2B6			2C8			2C9			2C19			2D6			2E1			3A(4-7)			---		
	S	I	H	S	I	H	S	I	H	S	I	H	S	I	H	S	I	H	S	I	H	S	I	H	S	I	H
Neuroleptika, klassische zuzüglich **Clozapin und Olanzapin** >10 mg/Tag																											
Nevirapin z.B. Viramune®			■	!	!						■					■		■				✋	!			■	
Nicardipin z.B. Antagonil® Dihydropyridin zur Angina-pectoris-Therapie					■		■		■			■			■	!		■	■			!		■	■		■
Nicergolin z.B. Ergotop® Nicergin®, Sermion®																✋											
Nicorandil z.B. Dancor®																											
Nifedipin z.B. Adalat®	■		■		■				■		■	■						■			■	✋	■	■	■	■	■

Anticholinerge NW	Agranulozytose	Serotonin-Syndrom	QTc-Verlängerung	Na^+ ↓/ SIADH	Kalium-Dysbalance	Krampfschwelle ↓	Cave Licht ☼	Blutglucose ↓/↑	Achtung Niere	Achtung Leber	**Besondere Anmerkungen**
											• Alkohol, Kaffee/Schwarztee vermeiden **PRISCUS-Beurteilung**/ältere Personen für Fluphenazin, Haloperidol >2 mg/Tag, Levomepromazin, Perphenazin, Thioridazin: • Anticholinerge und extrapyramidal-motorische UAW, v.a. Spätdyskinesien, Parkinsonismus • Hypotonie • Agranulozytose oder zumindest Blutbildveränderungen • Sedierung, Sturzgefahr • Erhöhte Sterblichkeit bei Patienten mit Demenz • Alternativen: Risperidon, Melperon, Pipamperon, Haloperidol (Letzteres bei akuter Psychose nur als Kurzzeittherapie bis 3 Tage) • Alternativen in Bezug auf die anticholinerge Last in der Indikation psychotische Störungen Lurasidon, Risperidon, Ziprasidon
											• Zusätzlich 2A6-Substrat • Hauptausscheidung renal • **KI** Johanniskraut, Rifampicin • Vorsicht mit anderen (typischen) Induktoren • Anstieg von Blutlipiden und -glucose • Bis GFR ≥20 ml/min keine Dosisanpassung nötig; bei Dialysepatienten 200 mg Nevirapin nach jeder Dialyse in Form unverzögert freisetzender Formulierungen, z.B. Suspensionen • **KI** schwere LI
			!								• Substrat und Hemmer des BCRP • Hauptumsetzung über 3A4 → Vorsicht bei der Komb. m. 3A4-Induktoren und -Inhibitoren • Herzfrequenz und Inotropie sollen weitgehend unbeeinflusst sein • ***KI, WW, UAW siehe Amlodipin***
											• UGT involviert, Hauptumsetzung via Hydrolyse, Ausscheidung 80% renal • Cave Blutdruck-Abfall bei Komb. m. Antihypertensiva **PRISCUS-Beurteilung**/ältere Personen: • *Siehe Naftidrofuryl*
					↑						• Hauptweg Nitrat-Abspaltung • Hyperkaliämie sehr selten, jedoch auf WW mit den K^+-Spiegel erhöhenden Wirkstoffen achten • **KI** PDE5-Hemmer, Riociguat • Vorsicht bei Komb. mit anderen Antihypertonika, Dapoxetin • ↑ Blutungsneigung und gastro-intestinale Ulcerationsneigung bei Komb. m. ASS, Glucocorticoiden, NSAR • Abschwächung der Wirkung von Sulfonylharnstoffen (Glibenclamid) • Cave Ulcerationen am Auge
											• Zusätzlich 2A6-Substrat sowie 1A1-Hemmer (DrugBank) • Modulationen 3A4 und 2C9 unklar (DrugBank), auch für PGP hemmende (MediQ) und induzierende (DrugBank) Wirkungen angegeben • Für die Praxis scheint nur die Substratbeziehung zu 3A4 wichtig • Hauptausscheidung renal • *Vorübergehender* Blutzucker-Anstieg möglich, Häufigkeit nicht bekannt, Lichtempfindlichkeit sehr selten • **KI** Rifampicin • Vorsicht bei Komb. m. 3A4-Hemmern, mit anderen Blutdrucksenkern, v.a. Beta-Blockern • *WW, UAW siehe auch Amlodipin* • **Nicht retardiertes Nifedipin** auf der **PRISCUS-Liste**: Erhöhtes Myokardinfarkt-Risiko und erhöhte Sterblichkeit bei älteren Patienten

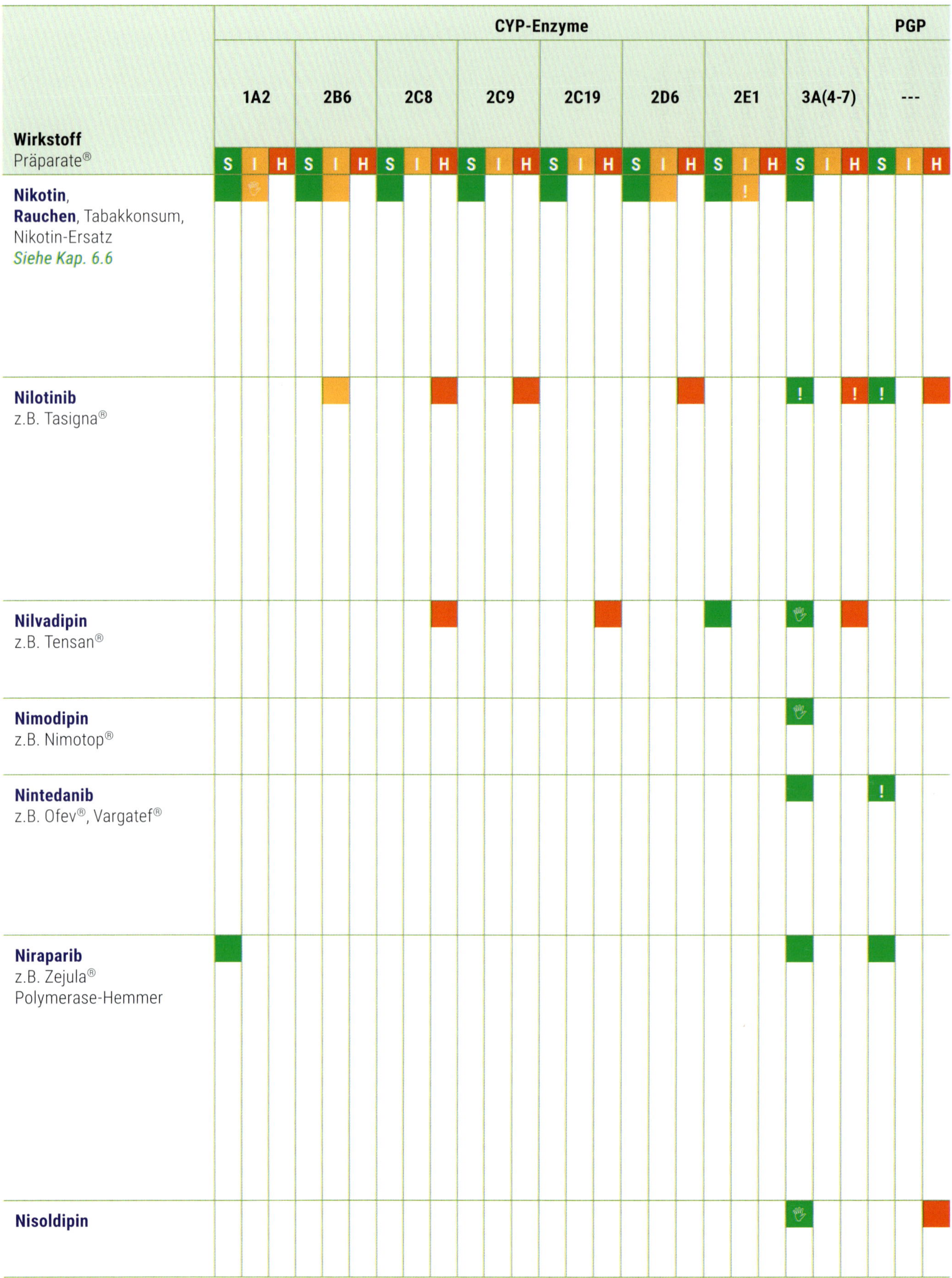

Wirkstoff Präparate®	CYP-Enzyme 1A2 S	1A2 I	1A2 H	2B6 S	2B6 I	2B6 H	2C8 S	2C8 I	2C8 H	2C9 S	2C9 I	2C9 H	2C19 S	2C19 I	2C19 H	2D6 S	2D6 I	2D6 H	2E1 S	2E1 I	2E1 H	3A(4-7) S	3A(4-7) I	3A(4-7) H	PGP --- S	PGP I	PGP H
Nikotin, **Rauchen**, Tabakkonsum, Nikotin-Ersatz *Siehe Kap. 6.6*	■	✋		■	■		■			■			■			■	■		■	!		■					
Nilotinib z.B. Tasigna®					■				■			■						■				!		!	!		■
Nilvadipin z.B. Tensan®									■						■				■			✋		■			
Nimodipin z.B. Nimotop®																						✋					
Nintedanib z.B. Ofev®, Vargatef®																						■			!		
Niraparib z.B. Zejula® Polymerase-Hemmer	■																					■			■		
Nisoldipin																						✋					■

Anticholinerge NW	Agranulozytose	Serotonin-Syndrom	QTc-Verlängerung	Na^+ ↓/ SIADH	Kalium-Dysbalance	Krampfschwelle ↓	Cave Licht ☼	Blutglucose ↓/↑	Achtung Niere	Achtung Leber	Besondere Anmerkungen
				■							• Substrat und Hemmung an 2A6, Substrat ferner an 1A1 und 2A13, 1A1 auch induziert • Substrat mehrerer Sulfotransferasen (SULT) sowie schwacher Induktor an UGT1A6 • *Nicht gerauchtes* Nikotin mit sehr starker 2A6-Substratbeziehung (✋) bei gleichzeitig schwacher Hemmung; weiters Substrat verschiedener UGT (nicht SULT) • Für 2E1 auch hemmende Wirkung angegeben (DrugBank) • Induzierende Wirkungen tragen zu einer verstärkten Aktivierung von karzinogenen Substanzen bei • WW mit 1A2-Substraten, z.B. Clozapin, Erlotinib, Theophyllin • Tabakbrand zusätzlich Induktor der UDP-Glucuronosyltransferasen
			!							■	• Substrat und Hemmer des BCRP • Für 2C8 auch induzierende Wirkung angegeben (DrugBank) • Vorsicht mit starken 3A4-und PGP-Induktoren und -Hemmern, i.e.S. Ciclosporin, Sirolimus, Tacrolimus • **KI** Grapefruit-Produkte, Johanniskraut • Vorsicht mit diversen anderen Arzneimitteln, z.B. Antiarrhythmika, Pharmaka, die UAW am Herzmuskel entfalten, Secale-Alkaloide • Strenge Nüchterneinnahme sowie zeitlich versetzte Einnahme zu Antacida (2 h davor bis 2 h danach) und H_2-Blockern (10 h davor bis 2 h danach); bei Schluckbeschwerden Einnahme des Kapselinhalts mit (ausschließlich) Apfelmus möglich
									1,0	■	• Zusätzlich 2A6-Hemmer • Hauptweg renal • *WW, UAW siehe Amlodipin* • Vorsicht bei GFR <30 ml/min und mittelgradiger LI (⟶ TMD 8 mg)
									1,0	■	• Ausscheidung Niere > Galle • Vorsicht bei GFR <20 ml/min • **KI** Leberzirrhose
			*						■	■	• Substrat an UGT1A1, -7, -8, 10 • Vorsicht bei Komb. m. starken PGP-Induktoren oder -Hemmern • *) Nintedanib hat *per se* kein QT-Risiko, es ist aber auf die Entwicklung des QT-Intervalls bei Komb. m. Tyrosinkinase-Inhibitoren zu achten • Ab GFR <30 ml/min und mittelschwerer LI nicht empfohlen • Strenge **KI** Schwangerschaft, Stillzeit • Einnahme mit Mahlzeit
					↓		■		■	■	• Substrat der Carboxylesterase, der Beta-Glucuronidase sowie des BCRP • Ausscheidung etwa zu gleichen Teilen hepatobiliär und renal • BCRP-, PGP- sowie die CYP-Interaktionen an 1A2, 3A4 klinisch vermutlich nicht relevant, daher keine Dosiseinschränkungen bei Komb. m. Amiodaron, Verapamil (beide PGP), Eltrombopag, Osimertinib, Velpatasvir (alle BCRP) • Vorsicht dennoch bei der Komb. m. Alfentanil, Ciclosporin, Ergotamin, Halofantrin, Pimozid, Quetiapin, Tacrolimus (alle 3A4, Interaktion mit Niraparib nicht ausgeschlossen) und Clozapin, Ropinirol, Theophyllin (alle 1A2) • Alle Zytostatika-typischen UAW, z.B. Infektionen, Blutdyskrasie, Hypertonie, gastrointestinale Beschwerden, Erhöhung der Leberenzyme • Keine Dosisreduktion bis mittelschwere NI, LI, bei schwerer NI, LI noch keine Daten, vorsichtige Anwendung möglich
											• Hauptausscheidung renal • **KI** CYP3A4-Hemmer ⟶ UAW z.B. Knöchelödeme • *WW, UAW siehe Amlodipin*

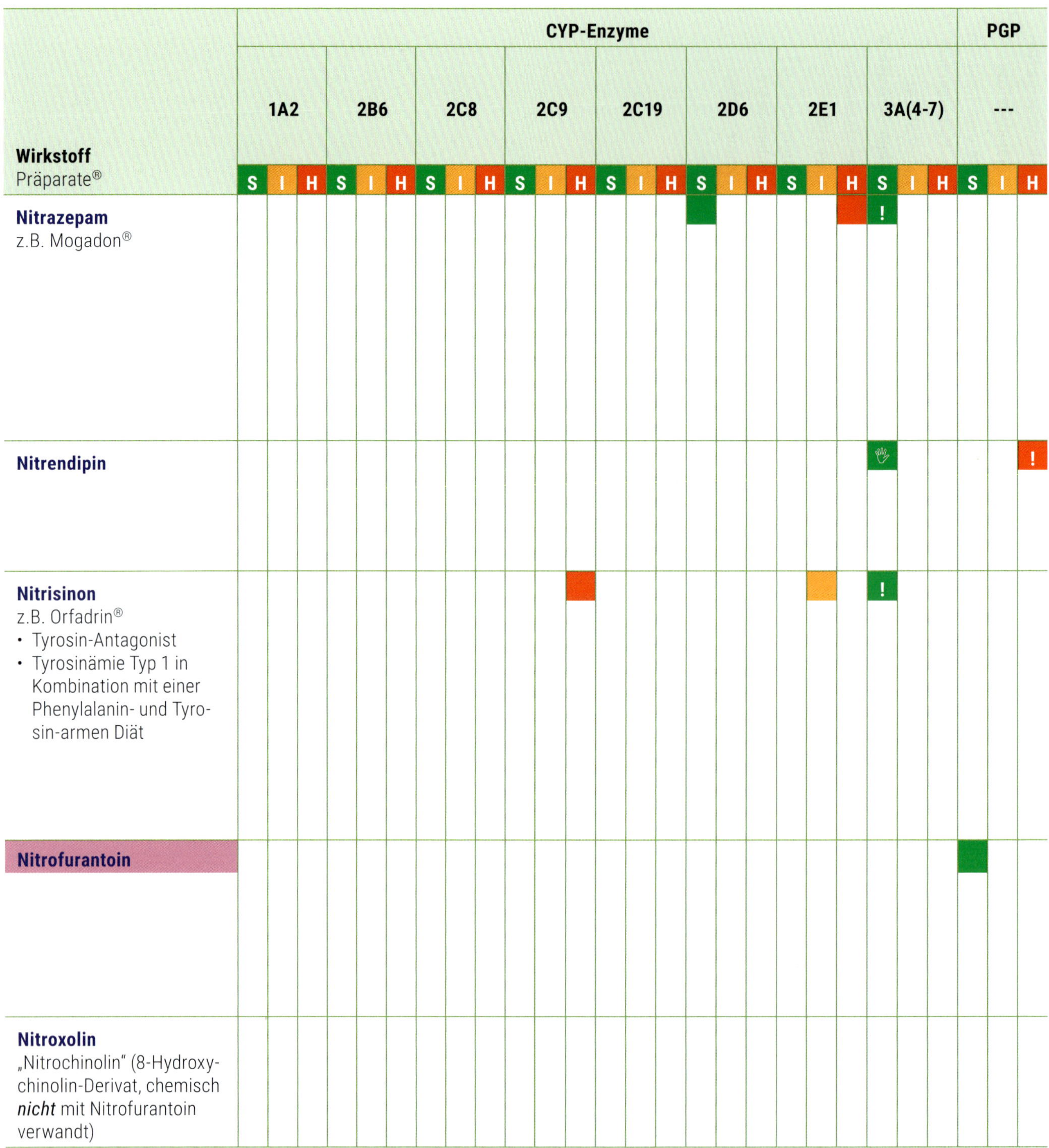

Wirkstoff Präparate®	CYP-Enzyme																								PGP		
	1A2			2B6			2C8			2C9			2C19			2D6			2E1			3A(4-7)			---		
	S	I	H	S	I	H	S	I	H	S	I	H	S	I	H	S	I	H	S	I	H	S	I	H	S	I	H
Nitrazepam z.B. Mogadon®																■					■	■ !					
Nitrendipin																						■ (Hand)					■ !
Nitrisinon z.B. Orfadrin® • Tyrosin-Antagonist • Tyrosinämie Typ 1 in Kombination mit einer Phenylalanin- und Tyrosin-armen Diät												■								■		■ !					
Nitrofurantoin																									■		
Nitroxolin „Nitrochinolin" (8-Hydroxychinolin-Derivat, chemisch *nicht* mit Nitrofurantoin verwandt)																											

Anticholinerge NW	Agranulozytose	Serotonin-Syndrom	QTc-Verlängerung	Na⁺ ↓/ SIADH	Kalium-Dysbalance	Krampfschwelle ↓	Cave Licht ☼	Blutglucose ↓/↑	Achtung Niere	Achtung Leber	Besondere Anmerkungen
											• 2D6-Substrat *in vitro* • 2E1-Antagonismus bei DrugBank • Besondere UAW – Bronchiale Hypersekretion, die bei Patienten mit Enzephalopathie und Schluckbeschwerden zu beachten ist – Selten krampfauslösende Wirkung, betrifft Epileptiker, v.a. Personen mit Lennox-Gastaut-Syndrom • In Fach-Info keine Hinweise auf Verschiebungen des Na^+-Spiegels • Beträchtliche Verlängerung der Halbwertszeit bei LI • *Siehe Benzodiazepine*
				*							• Ausscheidung renal > biliär • Schwacher BCRP-Hemmer • Cave 3A4-Interaktionen • *) In Komb. m. Diuretika zu Beginn verstärkte Natriurese möglich • ***WW, UAW siehe Amlodipin***
							*				• Keine Interaktionen mit PGP, aber Schwacher OAT1+3-Hemmer; keine Interaktionen mit BCRP, OATP1B1+3 Transportproteinen • Hemmt Tyrosin-Abbauenzym, sodass toxische Zwischenprodukte wie Maleylacetat und Fumarylacetat zwar nicht entstehen, sich aber Tyrosin anreichert • → Strikte Phenylalanin- und Tyrosin-arme Diät obligat, da sonst Tyrosin-Speichererkrankungen der Augen und er Haut (Sehstörungen, Juckreiz) • Vorsicht insbesondere bei der Komb. m. Arzneimitteln, die mit 3A4 interagieren, ferner 2C9 (Phenytoin, Warfarin) • *) Photophobie (durch ↑ Tyrosin) • Strenge Leberüberwachung (cave Leberknötchen), ferner Kontrolle des Alpha-Fetoprotein-Serumspiegels (Leberkarzinom-Risiko)
									0,5		• Substrat an BCRP, NAT2 und UGT • PGP-Substrat laut DrugBank • Einnahmeempfehlung mit Milchprodukt (Joghurt) **PRISCUS-Beurteilung**/ältere Personen: • Ungünstiges Nutzen-Risiko-Verhältnis, v.a. bei dem mitunter vollzogenen Langzeitgebrauch (interstitielle Pneumonitis, Lungenfibrose, Leberschädigung) • Beachte **KI** ab GFR <60 ml/min
									0,99		• Umsetzung durch Sulfatierung und Glucuronidierung • Wahrscheinlich Wirkabschwächung bei gleichzeitiger Einnahme hoch dosierter Mineralstoff-Präparate • UAW im Magen-Darm-Trakt, allergische Hautreaktionen, selten Thrombozytopenie • **KI** schwere NI oder LI

Wirkstoff Präparate®	CYP-Enzyme																									PGP		
	1A2			2B6			2C8			2C9			2C19			2D6			2E1			3A(4-7)			---		
	S	I	H	S	I	H	S	I	H	S	I	H	S	I	H	S	I	H	S	I	H	S	I	H	S	I	H
Nivolumab z.B. Opdivo® • Checkpoint-Inhibitor (PD-1-Rezeptor-Antagonist, Programmed Cell Death Protein 1) • Fortgeschrittenes Melanom, Nicht-kleinzelliges Lungenkarzinom, Nierenzell- und Urothelkarzinom nach Vortherapien • In Gruppe mit → Cemiplimab, → Pembrolizumab																											
Nizatidin H_2-Rezeptor-Blocker																									■		
Nomegestrol **Norelgestromin** Gestagene in oralen Kontrazeptiva							*						*									✋					
Nonacog alfa, beta pegol, gamma, F IX																											
Norepinephrin Syn. Noradrenalin, Prodrug **Droxidopa**, *siehe Kap. 6.3*																											
Norethisteron Syn. Norethindron, in oralen Kontrazeptiva	■												■	■								!					■
Norfloxacin z.B. Floxacin®			!																					■			
Norfluoxetin Syn. Seproxetin						■						■			■			!						■			
Nortriptylin	■								■				■			✋		■			■	■			!		
Noscapin *Siehe auch Guaifenesin*												!												■			

Anticholinerge NW	Agranulozytose	Serotonin-Syndrom	QTc-Verlängerung	Na^+ ↓/ SIADH	Kalium-Dysbalance	Krampfschwelle ↓	Cave Licht ☼	Blutglucose ↓/↑	Achtung Niere	Achtung Leber	**Besondere Anmerkungen**
	*			#	#			†			• Umsetzung noch nicht beschrieben • Vor Behandlungsbeginn systemische Glucocorticoide und andere Immunsuppressiva vermeiden • *) Blutbildstörungen, aber Agranulozytose nicht genannt • #) Elektrolytverschiebungen in beide Richtungen möglich, gilt auch für Magnesium und Calcium • †) Diabetes als Folge von immunvermittelten Reaktionen, gilt auch für Entzündungen in Lunge, Darm, Leber und Niere • Sowohl bei NI als auch bei LI nur geringe Erfahrungen; vorsichtige Anwendung bei erhöhten Leberenzymen (AST) und ab 1,5-fach erhöhten Bilirubin-Werten • Kombinationspartner Ipilimumab, cave Myotoxizität
									0,3		• Cholinesterase-Hemmer (DrugBank) • PGP-Substrat laut DrugBank • Hauptweg renal unverändert, geringer hepatischer Metabolismus • Keine Hinweise auf Blutzucker-Dysbalancen
						#	#	#			• *) Nur Nomegestrol; Norelgestromin stattdessen Substrat an 2A6 • Ausscheidung via Sulfatierung und Glucuronidierung • #) *Siehe Progesteron*
											Siehe Blutgerinnungsfaktoren
			S		↓						• Umsetzung durch MAO und COMT • „S"pezielles QTc-Risiko gilt auch für Droxidopa
						*	*	*			• Die üblichen stärker induzierenden Wirkstoffe zuzüglich Ampicillin und Tetracycline unterlaufen die kontrazeptive Wirkung, indem sie zu verminderten Plasmaspiegeln an Norethisteron führen • Außer 3A4 alle CYP-/PGP-Angaben bei DrugBank • *) *Siehe Progesteron*
			!						0,4		• *Allgemeine Einnahmehinweise siehe Kap. 4.2* • Zusätzlich 1A1-Blockade • Ausscheidung renal und biliär, zu einem Gutteil unverändert
											• Aktiver Metabolit durch Demethylierung von Fluoxetin → Summenhalbwertszeiten 2-4 Tage(!) • 3A5/7-Blocker, *nicht* an 3A4, 2C19-Blockade laut DrugBank
!!			!								• Stark antagonistische Wirkungen an 5-HT_2-, α_1-, H_1- und M-Rezeptoren sowie starker NET-Hemmer (Nor-adrenalin-Epinephrin-Transporter) • 1A2-Substrat *in vitro*
											• Hauptausscheidung renal • WW ZNS-Depressiva (↑ Wirkung), Warfarin (Berichte über verstärkte Wirkung wegen 2C9-Hemmung) • Komb. m. Mukolytika und Expektoranzien nur bedingt sinnvoll (cave Sekretstau!) • **KI** MAO-Hemmer (10 Tage Abstand), andere Hustendämpfer, Schwangerschaft/Stillzeit • Gegebenenfalls Alkohol-Gehalt von Fertigarzneimitteln beachten

Wirkstoff Präparate®	CYP-Enzyme																								PGP		
	1A2			2B6			2C8			2C9			2C19			2D6			2E1			3A(4-7)			---		
	S	I	H	S	I	H	S	I	H	S	I	H	S	I	H	S	I	H	S	I	H	S	I	H	S	I	H
NSAR																											
Nicht steroidale Antirheumatika inkl. Metamizol, Paracetamol																											
Nusinersen z.B. Spinraza® • Antisense-Oligonukleotid • Spinale Muskelatrophie																											
Nystatin z.B. Mycostatin®																											
Obeticholsäure z.B. Ocaliva® Anwendung in Komb. m. → Ursodeoxycholsäure			■																								
Obinutuzumab z.B. Gazyvaro® • Monoklonaler Antikörper • Gegen CD20-Antigen auf B-Lymphozyten • Komb. m. → Acalabrutinib																											

Anticholinerge NW	Agranulozytose	Serotonin-Syndrom	QTc-Verlängerung	Na^+ ↓/ SIADH	Kalium-Dysbalance	Krampfschwelle ↓	Cave Licht ☼	Blutglucose ↓/↑	Achtung Niere	Achtung Leber	Besondere Anmerkungen
				*	↑			■	■	■	**PRISCUS-Beurteilung**/ältere Personen für Acemetacin, Etoricoxib, Indometacin, Ketoprofen, Meloxicam, Phenylbutazon, Piroxicam • Hohes Risiko für gastrointestinale Blutungen, Ulcerationen oder Perforationen (mit letalem Ausgang) • *) Hypovolämie, Hyponatriämie oder SIADH in der Fachinformation nur für wenige Vertreter explizit angegeben, z.B. Celecoxib, Etoricoxib, Mefenaminsäure – Möglichkeit der Hypovolämie und Anämie durch schleichenden okkulten Blutverlust, z.B. infolge von Magen-Darm-Blutungen bei anderen NSAR bedenken – Relativer Natrium-Mangel infolge Hyperkaliämie, z.B. bei Patienten mit Diabetes, Nierenversagen und/oder bei Komb. m. Kalium sparenden Arzneimitteln • Hypoglykämie-Risiko bei Vertretern, die Sulfonylharnstoffe aus der Plasmaeiweiß-Bindung drängen, z.B. Phenylbutazon, Salicylate (in hoher Dosierung) • Alternativen: Paracetamol, Codein, Tramadol, Ibuprofen • Alkohol vermeiden
									■		• Umsetzung durch hydrolytischen Abbau via Exonuklease • Halbwertszeit im Liquor ca. 150 Tage, renale Ausscheidung der Metabolite • Keine Interaktionen mit dem CYP-/PGP-System oder mit Transportern keine pharmakokinetischen UAW zu erwarten • UAW in Zusammenhang mit der Lumbalpunktion Kopfschmerzen, Erbrechen, Rückenschmerzen • Kontrollen von Thrombozyten, Gerinnung, Protein im Urin • Nierentoxizität von Antisense-Oligonukleotiden bekannt, daher Vorsicht bei NI
											• Geringe systemische Resorption • Hauptweg unverändert • UAW bei hoher Dosierung Übelkeit, Erbrechen, Durchfall, Hautexanthem, selten Stevens-Johnson-Syndrom
										■	• Hemmung der Konjugation am C-24 von Gallensäuren mit Glycin/Taurin • Nicht nur Blockade von 1A2, sondern Downregulierung (DrugBank) • WW bei Komb. m. Warfarin (INR überwachen), Gallensäure bindende Harze im Abstand von 4-6 Stunden (werden bei starkem Juckreiz zusammen mit Antihistaminika gegeben) • Normaldosierung 5-10 mg *täglich* (bei Pruritus Dosisreduktion auf 5 mg/d); bei Child-Pugh-Klassifikation B oder C oder dekompensierter Leberzirrhose Einschleichen mit 1-mal 5 mg *wöchentlich* über 3 Monate und anschließendes langsames Auftitrieren auf max. 2-mal wöchentlich 10 mg im Abstand von jeweils mindestens drei Tagen
					↓				■	■	• Umsetzung ± unbekannt (Proteasen) • Vorsicht bei der Komb. m. Chlorambucil (Neutropenie) • Alle Antikörper-typischen UAW, sehr häufig Kopfschmerzen, Tumorlyse-Syndrom, Hyperurikämie, cave Verschlimmerung einer bestehenden (tachykarden) Herzerkrankung, Reaktivierung einer Hepatitis B, gastrointestinale Perforation und Zeichen einer progressiven multifokalen Leukenzephalopathie • Q_0-Wert „hoch", keine Daten bei GFR <30 ml/min und schwerer LI • Lebendvakzine nicht empfohlen

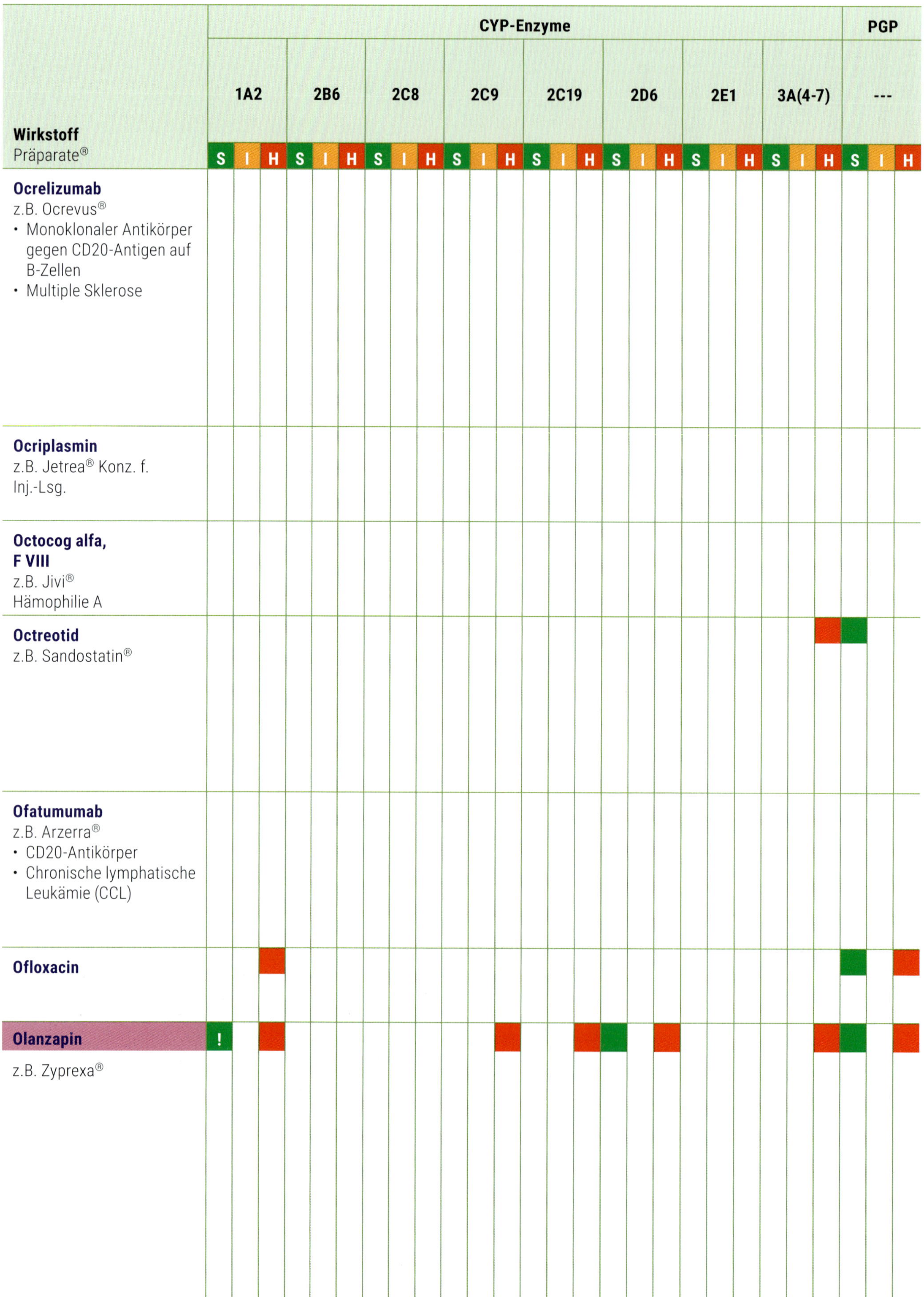

Wirkstoff Präparate®	CYP-Enzyme																								PGP		
	1A2			2B6			2C8			2C9			2C19			2D6			2E1			3A(4-7)			---		
	S	I	H	S	I	H	S	I	H	S	I	H	S	I	H	S	I	H	S	I	H	S	I	H	S	I	H
Ocrelizumab z.B. Ocrevus® • Monoklonaler Antikörper gegen CD20-Antigen auf B-Zellen • Multiple Sklerose																											
Ocriplasmin z.B. Jetrea® Konz. f. Inj.-Lsg.																											
Octocog alfa, F VIII z.B. Jivi® Hämophilie A																											
Octreotid z.B. Sandostatin®																											
Ofatumumab z.B. Arzerra® • CD20-Antikörper • Chronische lymphatische Leukämie (CCL)																											
Ofloxacin																											
Olanzapin z.B. Zyprexa®	!																										

Anticholinerge NW	Agranulozytose	Serotonin-Syndrom	QTc-Verlängerung	Na^+ ↓/ SIADH	Kalium-Dysbalance	Krampfschwelle ↓	Cave Licht ☼	Blutglucose ↓/↑	Achtung Niere	Achtung Leber	Besondere Anmerkungen
											• Abbau durch Proteasen • Keine Komb. m. Immunsuppressiva – Glucocorticoide zur symptomatischen Behandlung von Schüben ausgenommen – Cave schwerwiegende Infektionen, z.B. atypische Pneumonie, Pneumocystis, Varicella, Tuberkulose, Histoplasmose – Cave Hepatitis-B-Reaktivierung – Cave Malignome • UAW Atemwegsinfektionen, Herpes, infusionsbedingte Reaktionen, Abnahme der Immunglobuline, Lymphopenie, Neutropenie • Keine Daten zu mittelschwerer und schwerer NI, LI, aufgrund der katabolen Umsetzung keine Probleme zu erwarten • Empfängnisverhütung bei Frauen bis 12 Monate nach der letzten Infusion
											• Proteolytikum bei Eiweiß-Ablagerungen im Glaskörper des Auges • Inaktivierung durch Interaktion mit dem Protease-Inhibitor α_2-Antiplasmin oder α_2-Makroglobulin • Keine systemischen Wirkungen, UAW am Auge betreffend Visus
											• *Siehe Blutgerinnungsfaktoren* • Auf Überempfindlichkeitsreaktionen bzw. auf die Bildung neutralisierender Antikörper achten • **KI** Allergie gegen Maus- oder Hamsterproteine
			*					#			• Hauptausscheidung über Galle und z.T. renal unverändert • PGP-Angabe bei DrugBank • Vorsicht mit Substanzen mit geringer therapeutischer Breite, die über CYP3A4 metabolisiert werden, z.B. Chinidin, Terfenadin • *) Zum QT-Risiko keine Angaben, häufige UAW jedoch Bradykardie • #) Hyperglykämie oder Hypoglykämie, unterschiedliche Reaktionen bei Diabetes mellitus Typ-1 oder -2 • UAW Diarrhoe, Hypothyreose
											• Abbau durch Proteasen • UAW z.B. Infusionsreaktionen, Infektionen der Atemwege (v.a. bei beeinträchtigter Lungenfunktion), Hepatitis B-Infektion oder Reaktivierung, Fieber, Sepsis (Tumorlyse-Syndrom), Blutbild-Veränderungen, Darmobstruktion, Hautausschläge, Herz-Kreislauf-Reaktionen • Q_0-Wert „hoch", bis GFR >30 ml/min keine Dosisanpassung, bei GFR <30 ml/min vorsichtige Anwendung
			!						0,3		• (!)-Substrat an BCRP und OATP1A2 • Hauptweg renal unverändert • Cave Krampfleiden in der Anamnese
!!											• 3A43- und UGT1A4-Substrat • Starker Antagonismus an 5-HT_2-, α_1-, H_1- D_1- und M-Rezeptoren • Agranulozytose-Risiko gering, jedoch Vorsicht, wenn diese schwere UAW unter Clozapin aufgetreten ist • Cave 1A2-Induktoren (Carbamazepin, Ritonavir, Rauchen) → verminderte Olanzapin-Spiegel • Dosisreduktion bei Komb. m. 1A2-Hemmern, v.a. Fluvoxamin; Ausweg: andere SSRI interagieren nicht • Alternativen in Bezug auf die anticholinerge Last Lurasidon, Quetiapin, Risperidon, Ziprasidon **PRISCUS-Beurteilung**/ältere Personen: • Bei Dosierungen >10 mg/Tag Gesamtrisiko wie bei Thioridazin • *Siehe Neuroleptika*

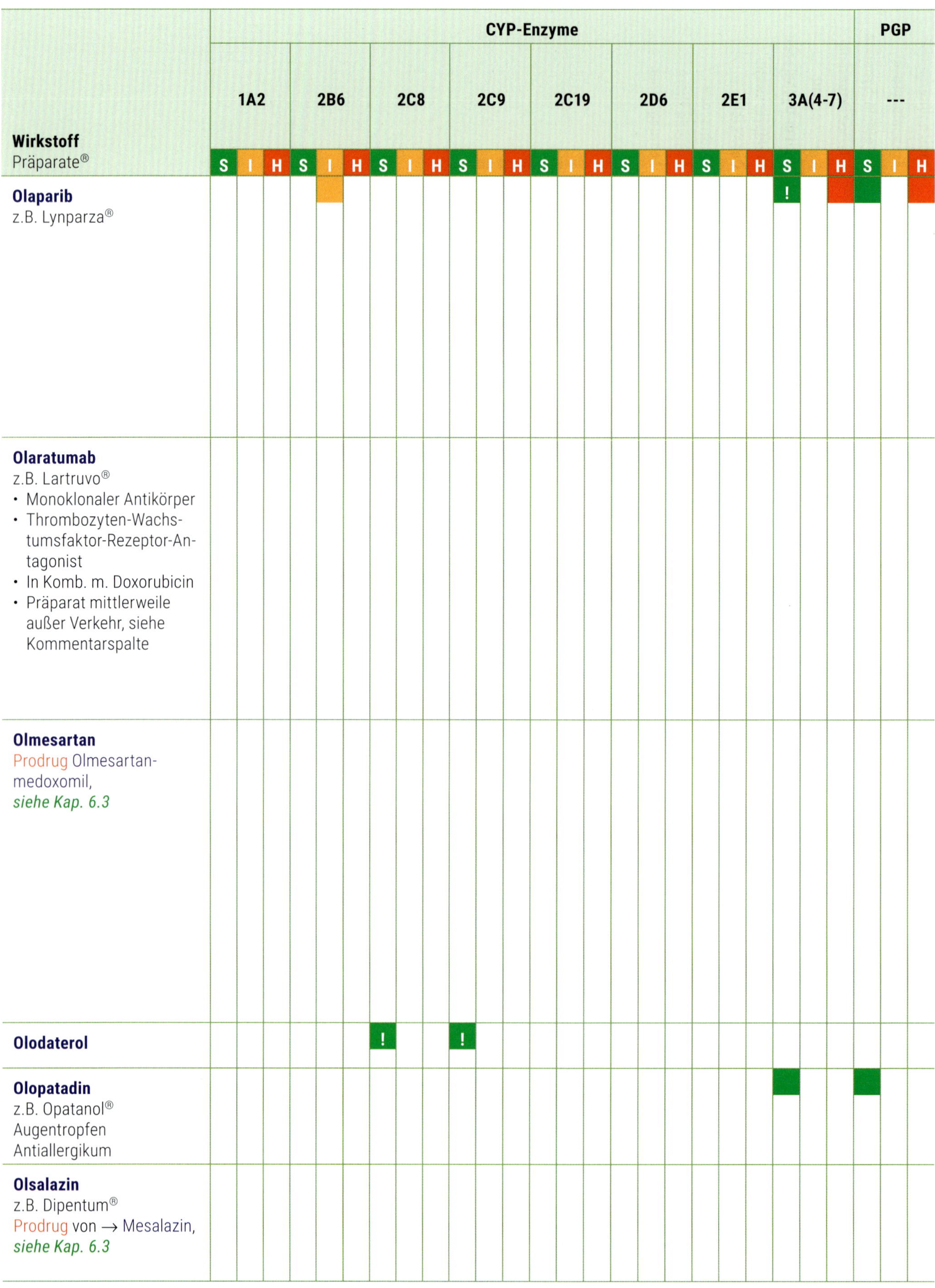

Wirkstoff Präparate®	CYP-Enzyme																						PGP		
	1A2			2B6			2C8			2C9			2C19			2D6			2E1			3A(4-7)			---		
	S	I	H	S	I	H	S	I	H	S	I	H	S	I	H	S	I	H	S	I	H	S	I	H	S	I	H
Olaparib z.B. Lynparza®					■																	!		■	■		■
Olaratumab z.B. Lartruvo® • Monoklonaler Antikörper • Thrombozyten-Wachstumsfaktor-Rezeptor-Antagonist • In Komb. m. Doxorubicin • Präparat mittlerweile außer Verkehr, siehe Kommentarspalte																											
Olmesartan Prodrug Olmesartan-medoxomil, *siehe Kap. 6.3*																											
Olodaterol							!			!																	
Olopatadin z.B. Opatanol® Augentropfen Antiallergikum																						■			■		
Olsalazin z.B. Dipentum® Prodrug von → Mesalazin, *siehe Kap. 6.3*																											

Anticholinerge NW	Agranulozytose	Serotonin-Syndrom	QTc-Verlängerung	Na^+ ↓/ SIADH	Kalium-Dysbalance	Krampfschwelle ↓	Cave Licht ☼	Blutglucose ↓/↑	Achtung Niere	Achtung Leber	Besondere Anmerkungen
											• Hauptweg Oxidation, Ausscheidung gleichermaßen renal und hepatisch • CYP- und PGP-Interaktionen *in vitro*, dennoch starke 3A4-Induktoren und -Inhibitoren nicht empfohlen • Hemmer an BCRP, OAT1-3, OATP1B1 – Vorsicht bei der Komb. m. Methotrexat (BCRP, OCT3), Rosuvastatin (BCRP), Bosentan, Glibenclamid, Repaglinid, Statinen, Valsartan (alle OATB1B1) sowie Furosemid (OCT2) • Nicht zur Kombinationstherapie mit anderen Onkologika → ↑ Myelotoxizität • Vorsicht bei der Komb. m. PGP-Inhibitoren und Immunsuppressiva • UAW Husten, Pneumonitis, Fatigue, myelodysplastisches Syndrom • Dosisreduktion ab GFR <50 ml/min, bei GFR <30 ml/min mit großer Vorsicht anwenden • Bei schwerer LI nicht empfohlen • Nüchterneinnahme
											• Umsetzung durch Proteasen • UAW Neutropenie, Lymphopenie, Kopfschmerzen, muskuloskeletale Schmerzen, Mukositis, infusionsbedingte Reaktionen • Auf Doxorubicin-Toxizität bei Komb. achten (Herz), jedoch Vorbehandlung mit Anthracyclinen nicht vorgesehen • Keine Daten ab GFR <30 ml/min bzw. ab mittelschwerer LI • Lebendvakzine vermeiden • Kontrazeption bis 3 Monate nach Therapieende erforderlich • Die Phase-3-Studie ANNOUNCE, in der Patienten mit fortgeschrittenem oder metastasiertem Weichteilsarkom indikationsgerecht behandelt wurden, konnte die klinische Wirksamkeit im Vergleich zur Doxorubicin-Monotherapie nicht bestätigen; es sollen daher keine Neueinstellungen mit Lartruvo® mehr erfolgen (Mitteilung des BASG vom 30.01.2019)
	*				↑				0,95		• Hauptumsetzung durch Esterasen • Ausscheidung über Harn und Galle, dabei zu einem Gutteil unverändert • Zusätzlich Substrat des OATP1B1 • *) Thrombozytopenie • Keine Hinweise auf hypoglykämische Eigen- und Wechselwirkungen • Grippeähnliche Symptomatik, Brust- und Rücken-, Muskelschmerzen • Beachte ev. auftretende UAW, v.a. erhöhte kardiovaskuläre Mortalität bei Patienten mit Typ-2-Diabetes und einem zusätzlichen CV-Risiko, sprueähnliche Enteropathie – Diese UAW könnten den Wirkstoff aus der Therapie werfen – Valsartan soll frei von diesen UAW sein – Bei beiden Wirkstoffen allerdings Probleme mit Verunreinigungen, *siehe Sartane* • Trotz hohen Q_0-Wertes 0,95 bei GFR <60 ml/min Dosisdeckelung auf 20 mg/d, jedoch erst ab GFR <20 ml/min nicht mehr empfohlen • Dosisanpassung bei LI (20 mg/d)
			S		↓						Umsetzung außerdem über mehrere UGT, z.B. UGT1A1, -7, -9, 2B7
			*								• Kaum systemische Resorption und diese Anteile renal unverändert • Interaktionen mit 3A4 und PGP praktisch bedeutungslos • *) Verlängerung des QT-Intervalls nur in weit überhöhten Dosierungen • UAW Lokalreaktionen am Auge
											• Bakterieller Aufschluss im Dickdarm • Hauptausscheidung dennoch renal • Hypoglykämie-Risiko (ab 2-3 g/Tag) • TPMT-Hemmer • *Siehe auch* Mesalazin

Wirkstoff Präparate®	CYP-Enzyme																								PGP		
	1A2			2B6			2C8			2C9			2C19			2D6			2E1			3A(4-7)			---		
	S	I	H	S	I	H	S	I	H	S	I	H	S	I	H	S	I	H	S	I	H	S	I	H	S	I	H
Omalizumab z.B. Xolair® Antikörper, der selektiv an Immunglobulin E bindet																											
Ombitasvir Komponente in HCV-Therapeutika, z.B. Viekirax® • WW, UAW als Folge der Komb. m. anderen Virustatika • Zahlreiche Studien zu Kombinationen, → Paritaprevir, → Ritonavir bzw. Fachinfo Viekirax®							grün																		grün		
Omeprazol		orange					grün			grün		rot	grün ✋		rot !			rot				grün !		rot	grün		rot !
Esomeprazol z.B. Losec® (O) z.B. Nexium® (E) Prodrugs, Aktivierung durch Protonierung *siehe Kap. 6.3* (PPI)													grün !		rot !							grün !			grün		rot
Onasemnogen-Abeparvovec z.B. Zolgensma® • Gentherapeutikum, das humanes Survival-Motoneuron-(SMN)-Protein exprimiert • 5q-assoziierte spinale Muskelatrophie (SMA) mit einer biallelischen Mutation im SMN1-Gen und einer klinisch diagnostizierten Typ-1-SMA oder bis zu 3 Kopien des SMN2-Gens • Anwendung bis zum 2. Geburtstag des Kindes bzw. Gewicht <13,5 kg in Form einer i.v.-Einzeldosis via Venenkatheter																											

Anticholinerge NW	Agranulozytose	Serotonin-Syndrom	QTc-Verlängerung	Na^+ ↓/ SIADH	Kalium-Dysbalance	Krampfschwelle ↓	Cave Licht ☼	Blutglucose ↓/↑	Achtung Niere	Achtung Leber	Besondere Anmerkungen
											• Umsetzung ± unbekannt • Komb. m. den geläufigen Pharmaka gegen Asthma bronchiale problemlos, auch gleichzeitige Hyposensibilisierungstherapie unbeeinträchtigt • WW Wirksamkeit von Arzneimitteln gegen Wurminfektionen vermindert (IgE wichtig in der Immunreaktion auf parasitäre Erkrankungen) • UAW z.B. lokale Reaktionen, Fieber, Kopfschmerzen, Schmerzen im Oberbauch, Hautreaktionen
											• Hauptweg Amid-Hydrolyse • Substrat an BCRP und mittelstarker Hemmer von UGT1A1, *in vitro* Substrat an OATP1B1+3 • Pharmakodynamisch erhöhtes Risiko für den Anstieg von ALT • Pharmakokinetische WW mit durch 3A4 metabolisierte Arzneistoffe, Arzneimittel, die durch OATP transportiert werden, durch BCRP- transportierte Arzneimittel, durch UGT1A1 metabolisierte Arzneistoffe sowie starke Inhibitoren von PGP, BCRP, OATP1B1 und/oder OATP1B3 • UAW Pruritus, Erschöpfung, Schlaflosigkeit, cave Reaktivierung einer Hepatitis B • Ombitasvir selbst in Bezug auf Niere ohne Einschränkungen, eventuell Vorsichtmaßnahmen in der Komb. m. Ritonavir bedenken • Ab mittelschwerer LI nicht mehr empfohlen, **KI** schwere LI
					*						• O zusätzlich 2C18-Substrat und 1A1-, 1B1-Induktor (an 1A1 relevant)
					*						• Für 1A2 auch hemmende Wirkungen angegeben (DrugBank) • Interaktionen an 2C9 und 3A4 *in vitro*, für 3A4 auch induzierende Wirkungen angegeben (DrugBank) • Induzierende Wirkungen dem Racemat zugeschrieben • Für E derzeit nur die Interaktionen an 2C19, 3A4 und PGP genannt • *) Hypomagnesiämie kann mit Hypokaliämie assoziiert sein • Cave Komb. m. Clozapin (additive Knochenmarkssuppression) bzw. Umstieg auf Pantoprazol • In Bezug auf SIADH andere PPI nicht betroffen • Erhöhung des Wirkspiegels von Diazepam um 50% (!, auch in diesem Punkt andere PPI nicht betroffen) • **KI** Nelfinavir • Nicht empfohlen Atazanavir, Clopidogrel, Erlotinib bzw. Vorsicht bei Komb. m. Azol-Antimykotika, Digoxin, Methotrexat, Tacrolimus
											• Gen verpackt in Adeno-assoziiertem Virus 9-Kapsid-Protein (AAV9) • Voraustestungen – AAV9-Antikörpertestung (könnten natürlicherweise entstanden sein; gegebenenfalls Dosisanpassung) – Leberfunktion (Alaninaminotransferase [ALT], Aspartataminotransferase [AST], Gesamtbilirubin) – Thrombozytenzahl – Troponin-I • Begleitend Prednisolon 1 mg/kg KG/Tag p.o. 24 Std. vor bis 30 Tage nach Gentherapie, dann über 28 Tage ausschleichen • Impfplan an die begleitende Glucocorticoid-Gabe anpassen, Lebendimpfstoffe (MMR, Varizellen) vermeiden; RSV-Prophylaxe empfohlen; keine Infusion während akuter Infektionen • Keine Untersuchungen bei eingeschränkter Nieren- und/oder Leberfunktion (Bilirubin-Spiegel maßgeblich) → Dosisreduktion oder Behandlung aussetzen

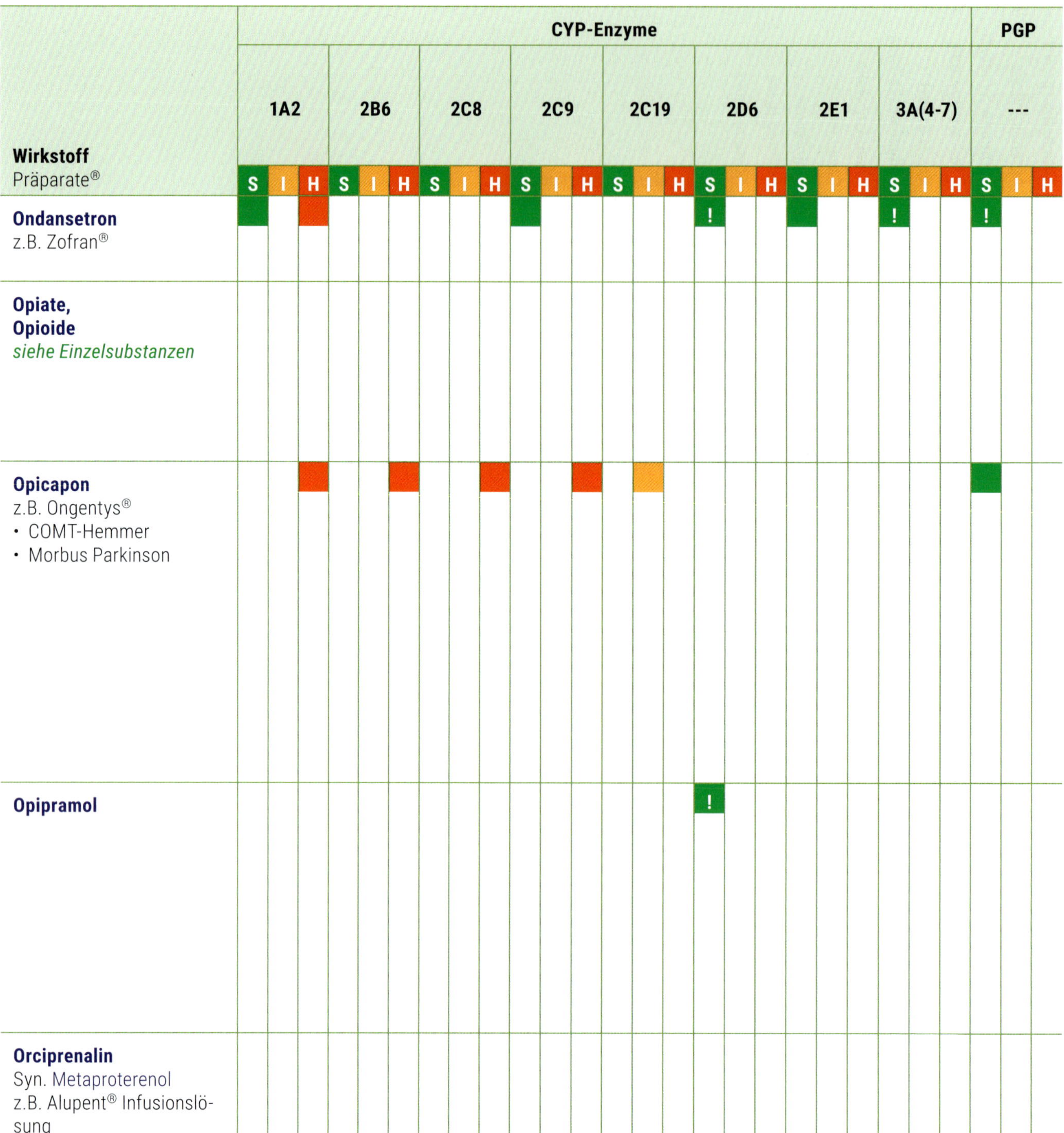

Wirkstoff Präparate®	CYP-Enzyme 1A2			2B6			2C8			2C9			2C19			2D6			2E1			3A(4-7)			PGP ---		
	S	I	H	S	I	H	S	I	H	S	I	H	S	I	H	S	I	H	S	I	H	S	I	H	S	I	H
Ondansetron z.B. Zofran®	■		■							■						!			■			!			!		
Opiate, Opioide *siehe Einzelsubstanzen*																											
Opicapon z.B. Ongentys® • COMT-Hemmer • Morbus Parkinson			■			■			■			■		■											■		
Opipramol																!											
Orciprenalin Syn. Metaproterenol z.B. Alupent® Infusionslösung																											

Anticholinerge NW	Agranulozytose	Serotonin-Syndrom	QTc-Verlängerung	Na^+ ↓/ SIADH	Kalium-Dysbalance	Krampfschwelle ↓	Cave Licht ☼	Blutglucose ↓/↑	Achtung Niere	Achtung Leber	Besondere Anmerkungen
			!!								• Ausscheidung über Galle und Niere • Abschwächung der analgetischen Wirkung von Tramadol
											• Indirekte anticholinerge Wirkung (Verstärkung eines Acetylcholin-Mangels, Hemmung der Wiederaufnahme von Noradrenalin) • Anticholinerge UAW, Serotonin-Syndrom, Na^+ ↓/ SIADH, ↓ Krampfschwelle bei jeweils einigen Vertretern – Zusammenhang herabgesetzte Natrium-Konzentrationen mit UAW Hyperhidrosis und Hitzewallungen? • *Gender-Aspekte siehe Kap. 6.7.4*
*						#					• 1A2- und 2B6-Hemmung sowie PGP-Substrat *in vitro* • *In-vitro* weiters Substrat-Beziehung zu BCRP und OATP1B1-Hemmung • 2C19-Induktion bei DrugBank • Relevante Umsetzungen Methylierung, Reduktion, Sulfatierung (✋), Glucuronidierung • **KI** MAO-Hemmer (ausgenommen Antiparkinsonmittel wie Rasagilin bis 1 mg/d oder Selegilin bis 10 mg/d oral bzw. bis 1,25 mg/d buccal) • Vorsicht bei der Komb. m. durch COMP metabolisierten Arzneimittel (Adrenergika), tricyclischen Antidepressiva, Noradrenalin-Wiederaufnahmehemmern sowie Repaglinid (2C8) • *) Einige UAW mit anticholinergem Charakter (Mundtrockenheit, Obstipation, Halluzinationen) • #) UAW Dyskinesie, Muskelzuckungen und -spasmen, Myalgie, Steifigkeit • Einnahme abends vor dem Schlafengehen mit 1 Stunde Zeitabstand zu Levodopa/DOPA-Decarboxylase-Hemmer • Vorsicht ab mittelschwerer LI, bei schwerer LI nicht empfohlen
			!								• Ausscheidung renal > biliär • Cave additive Wirkungen (UAW) bei Komb. m. Anticholinergika und QT-verlängernden Substanzen – Cave Verschiebungen des Kalium-Spiegels • Cave additive serotonerge Kombinationen, z.B. SSRI – Außerdem seltene UAW erhöhtes Frakturrisiko bei Komb. m. SSRI • **KI** MAO-Hemmer (14 Tage Abstand), Chinidin • Cave Komb. m. zentral dämpfenden Pharmaka und Alkohol • Cave vermehrtes Auftreten von UAW bei 2D6-Poor-Metabolizer-Status • Bei NI, LI möglichst niedrige Dosen
			S		↓	*					• Komb. m. TCA und MAO-Hemmern vermeiden • Bei Überdosierung Bluthochdruck, Herzrhythmusstörungen, cave Hypokaliämie • *) UAW Muskelkrämpfe, Myalgie • UAW Hyperglykämie *nicht* angegeben

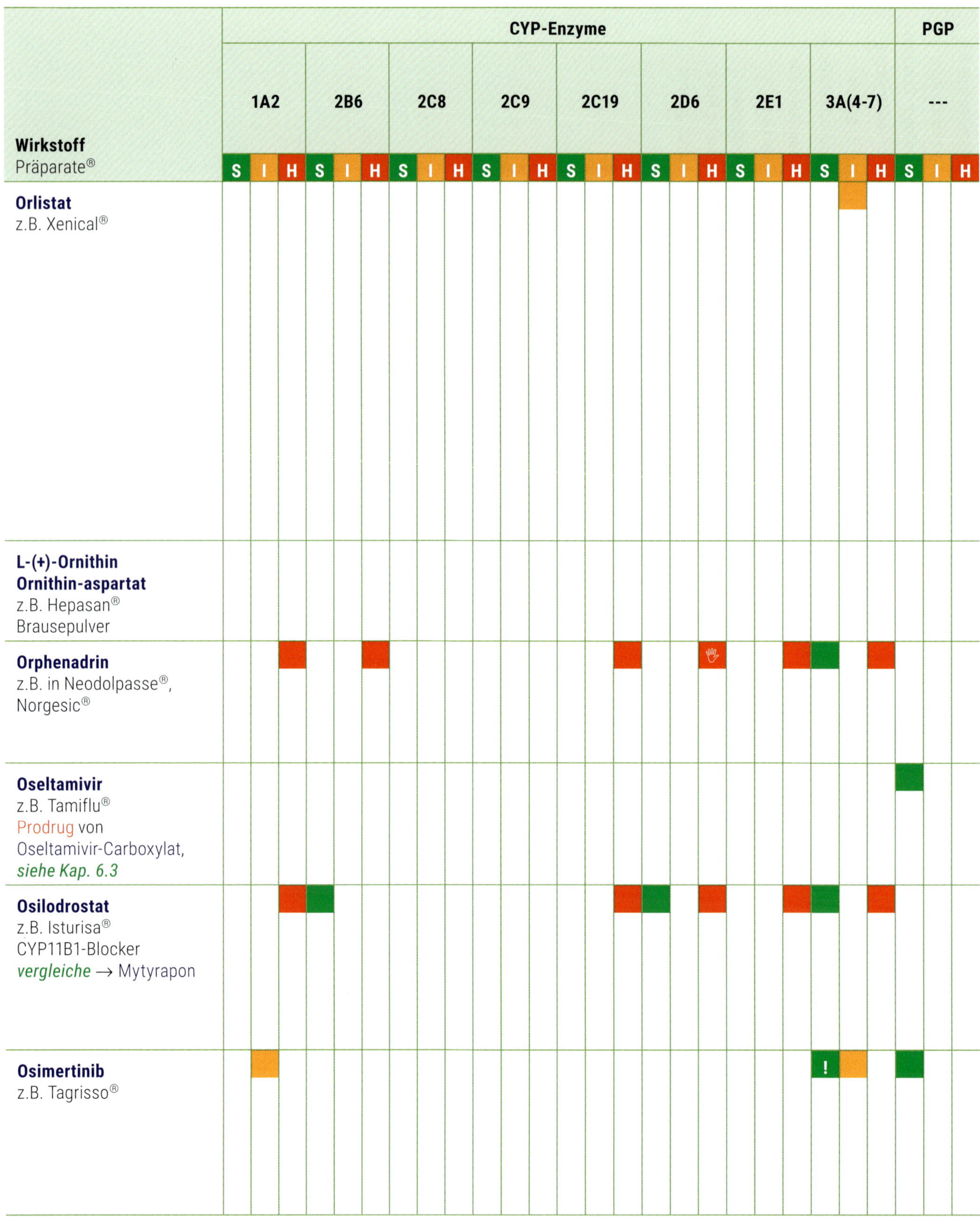

	CYP-Enzyme																							PGP		
	1A2			2B6			2C8			2C9			2C19			2D6			2E1			3A(4-7)			---		
Wirkstoff Präparate®	S	I	H	S	I	H	S	I	H	S	I	H	S	I	H	S	I	H	S	I	H	S	I	H	S	I	H
Orlistat z.B. Xenical®																							■				
L-(+)-Ornithin Ornithin-aspartat z.B. Hepasan® Brausepulver																											
Orphenadrin z.B. in Neodolpasse®, Norgesic®			■			■									■			✋			■	■		■			
Oseltamivir z.B. Tamiflu® Prodrug von Oseltamivir-Carboxylat, *siehe Kap. 6.3*																									■		
Osilodrostat z.B. Isturisa® CYP11B1-Blocker *vergleiche* → Mytyrapon			■	■											■	■		■			■	■		■			
Osimertinib z.B. Tagrisso®		■																				!	■		■		

Anticholinerge NW	Agranulozytose	Serotonin-Syndrom	QTc-Verlängerung	Na⁺ ↓/ SIADH	Kalium-Dysbalance	Krampfschwelle ↓	Cave Licht ☼	Blutglucose ↓/↑	Achtung Niere	Achtung Leber	Besondere Anmerkungen
								A		H	• Hauptweg zu 80% unverändert, 20% in der Darmwand metabolisiert • 3A4-Induktion bei DrugBank • Praktisch keine Resorption, Ausscheidung im Stuhl • Gleichzeitige Gabe mit Acarbose nicht empfohlen • Vorsicht bei der Komb. m. Antikoagulanzien (INR-Kontrolle), Amiodaron, Antikonvulsiva, antiretroviralen Arzneimitteln, Iod-Salzen, Levothyroxin (jeweils Absorption verringert mit möglichen entsprechenden Konsequenzen, z.B. Krampfanfälle), Ciclosporin (Spiegelkontrollen), fettlöslichen Vitaminen A, D, E, K zuzüglich Beta-Carotin (erniedrigte Resorption), Antidepressiva, Benzodiazepinen, Lithium (jeweils verringerte Wirksamkeit) • Hypoglykämie nur bei adipösen Typ-2-Diabetikern • Bei anhaltend weichen Stühlen Verfügbarkeit oraler Kontrazeptiva herabgesetzt; zusätzliche Verhütungsmaßnahmen erforderlich • UAW v.a. im Gastrointestinaltrakt, z.B. Bauchschmerzen, ölige Stühle; ferner Kopfschmerzen, Infektionen der oberen Atemwege • Keine Untersuchungen bei NI oder LI, jedoch UAW bekannt (Oxalat-Nephropathie, Cholelithiasis, Hepatitis)
											• In vielen biochemischen Zyklen • Indikator-Substanzen für eine herabgesetzte Entgiftungsleistung der Leber, Indikation hepatische Enzephalopathie ± erhöhte Blutammoniak-Spiegel, *siehe Kap. 7.12.2* • **KI** schwere NI (Serum-Kreatinin >3 mg/100 ml), ferner Fructose-Intoleranz
!!											• Zusätzlich 2A6-Hemmer • Sehr starke 2D6-Hemmung *in vitro*, die CYP-/PGP-Interaktionen *in vivo* • Hauptausscheidung renal • Cave Komb. m. Levodopa (Wirkungsverstärkung bei Parkinson-Patienten) und Chlorpromazin (Hyperthermie-Reaktion)
									0,01		• Umsetzung via Esterasen, OAT bzw. Ausscheidung renal unverändert • Dosisreduktion ab GFR <30 ml/min • Konkurrenz um renale tubuläre Sekretion → cave Substanzen mit geringer therapeutischer Breite, z.B. Chlorpropamid, Methotrexat, Phenylbutazon
					↓						• UGT-Substrat, z.B. an 1A1, 2B7, 2B10 • *In-vitro*-Hemmung von Transportern, z.B. OATB1B1, OCT1+2, OAT1-3 und MATE1 • WW mit starken CYP-Induktoren und -Hemmern sowie mit CYP-Substraten mit enger therapeutischer Breite zu erwarten • Cave Entwicklung einer NNR-Insuffizienz (Appetitverlust, Übelkeit, Hypotonie, Fatigue, Synkopen) • Dosisreduktion bei schwerer LI
			!								• Mittelstarker Hemmer des BCRP • Für 3A4 auch Hemmung angegeben (DrugBank) • Obwohl 3A4+5 hauptverantwortlich für den Phase-I-Metabolismus, trotzdem keine Wechselwirkung mit 3A4-Inhibitoren zu erwarten (z.B. Itraconazol) • Hingegen **KI** Johanniskraut bzw. starke 3A4-Induktoren generell nicht empfohlen • Vorsicht auch bei der Komb. m. mäßigen 3A4-Induktoren sowie Rosuvastatin • Sondenapplikation möglich

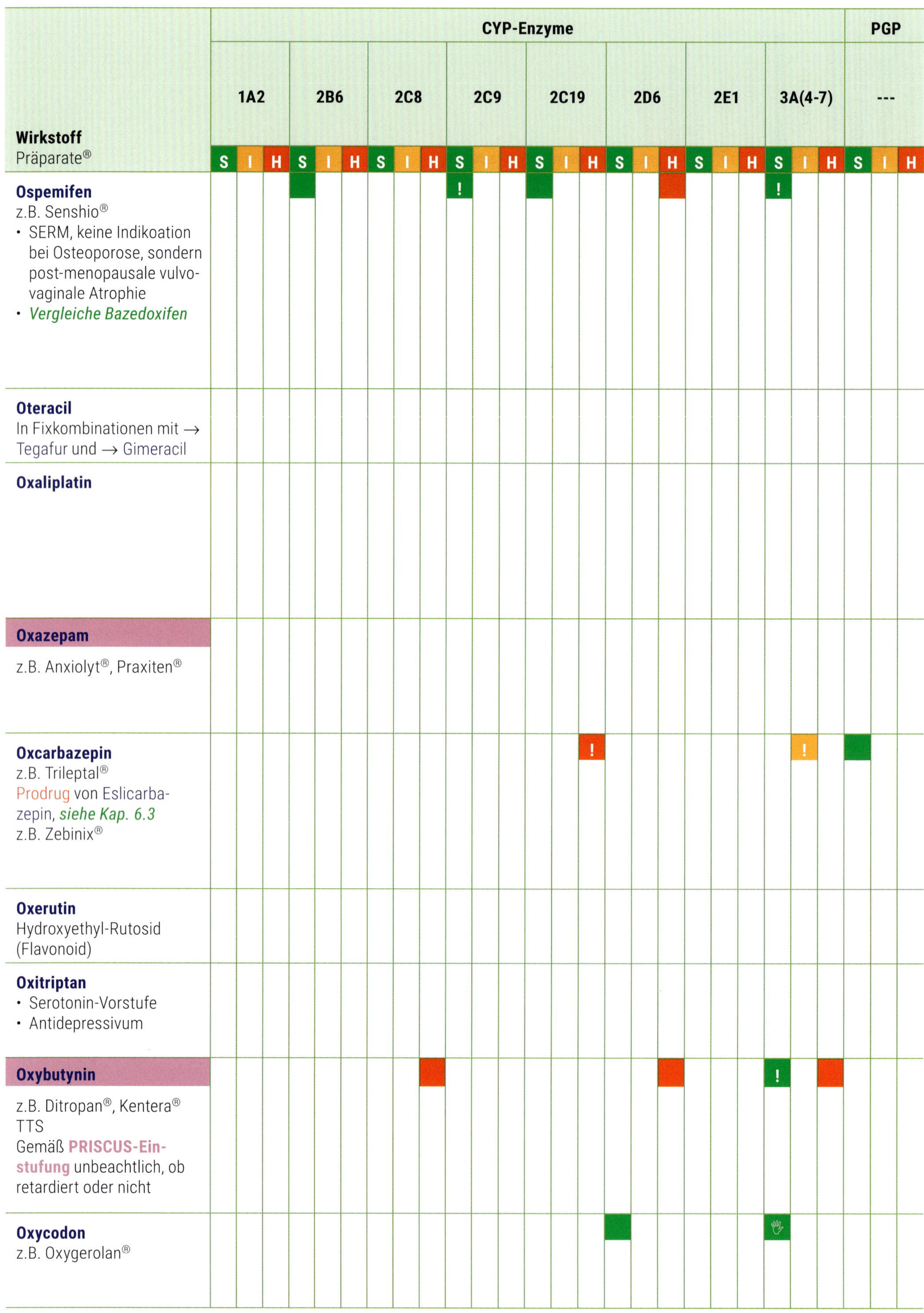

Wirkstoff Präparate®	CYP-Enzyme																								PGP		
	1A2			2B6			2C8			2C9			2C19			2D6			2E1			3A(4-7)			---		
	S	I	H	S	I	H	S	I	H	S	I	H	S	I	H	S	I	H	S	I	H	S	I	H	S	I	H
Ospemifen z.B. Senshio® • SERM, keine Indikoation bei Osteoporose, sondern post-menopausale vulvo-vaginale Atrophie • *Vergleiche Bazedoxifen*				■						!			■					■				!					
Oteracil In Fixkombinationen mit → Tegafur und → Gimeracil																											
Oxaliplatin																											
Oxazepam z.B. Anxiolyt®, Praxiten®																											
Oxcarbazepin z.B. Trileptal® Prodrug von Eslicarba-zepin, *siehe Kap. 6.3* z.B. Zebinix®															!								!		■		
Oxerutin Hydroxyethyl-Rutosid (Flavonoid)																											
Oxitriptan • Serotonin-Vorstufe • Antidepressivum																											
Oxybutynin z.B. Ditropan®, Kentera® TTS Gemäß **PRISCUS-Einstufung** unbeachtlich, ob retardiert oder nicht									■									■				!		■			
Oxycodon z.B. Oxygerolan®																■						✋					

Anticholinerge NW	Agranulozytose	Serotonin-Syndrom	QTc-Verlängerung	Na^+ ↓/ SIADH	Kalium-Dysbalance	Krampfschwelle ↓	Cave Licht ☼	Blutglucose ↓/↑	Achtung Niere	Achtung Leber	Besondere Anmerkungen
						*					• Nicht empfohlen Komb. m. anderen SERM oder/und Estrogenen • Vorsicht bei Komb. m. Fluconazol (2C9/2C19/3A4-Hemmer!) oder anderen starken 3A4-Hemmern • Starke Abnahme der Ospemifen-Konzentration bei Komb. m. starken Induktoren, z.B. Rifampicin • Komb. m. Orlistat vermeiden • *) UAW Muskelkrämpfe • Alle UAW, **KI** betreffend Hormone, z.B. venöse thrombotische Erkrankungen, ungeklärte Blutungen, Hyperplasien/Malignome der Geschlechtsorgane • Keine Untersuchungen bei Frauen mit schwerer LI
											• Orotatphosphoribosyltransferase-(OPRT)-Hemmer → Herabsetzung der Aktivität von 5-FU in der normalen Magen-Darm-Mukosa; 5-FU-Modulator • *Siehe Tegafur*
			!!								• Substrat möglicherweise an 1A1, 1A2, 1B1 und 2E1, CYP-Interaktionen in den Datenbanken nicht mehr angeführt • An der Umsetzung mehrere OCT involviert, die meisten davon *in vitro* • Hauptausscheidung renal • Alle UAW der Platin-Verbindungen • Vorsicht bei NI, **KI** GFR <30 ml/min • Keine Lebendvakzine
									1,0		• Substrat an 3A43 • Umsetzung über UGT, z.B. UGT1A9, -2B15, -2B7 (hier auch Hemmer) • Dosisreduktion ab GFR <10 ml/min, Dialysepatienten; **KI** schwere LI • Einsatz mit Hinblick auf den **PRISCUS-Status** mit großer Bedachtsamkeit, Dosierung ≤60 mg/Tag halten
!									0,99		• Relevante Umsetzung via UGT, die auch induziert werden, v.a. UGT1A4 • Für 3A4 auch Hemmung angegeben (DrugBank) • Relevante Umsetzung über Cytosolreduktase • Interaktionspotenzial in Summe gering, aber Vorsicht mit Antiepileptika in Kombination, MAO-Hemmern, oralen Kontrazeptiva, Simvastatin, Rosuvastatin, Warfarin • Dosiseinschränkung ab GFR <60 ml/min, bei Patienten mit schwerer LI nicht empfohlen (mangels Daten)
											• Hauptumsetzung über Galle, jedoch auch Glucuronidierung und renale Ausscheidung • Vorsicht bei LI
											• Hauptweg Aromatische L-Aminosäure-Decarboxylase, relevanter Umsatz via Aldehyddehydrogenase • Relevantes Substrat der MAO • → Tryptophan, 5-OH-Tryptophan
!!											**PRISCUS-Beurteilung**/ältere Personen • Anticholinerge UAW können unangenehm durchbrechen • EKG-Veränderungen • Alternativen in Bezug auf die anticholinerge Last v.a. im ZNS Darifenacin, Trospium, ev. retardiertes Tolterodin; Beckenbodentraining • Bei Komb. m. Azol-Antimykotika aufgrund der Gefahr vermehrter anticholinerger UAW Dosisreduktion notwendig
		?	*								• Hauptweg renal • Metabolisierung u.a. über CYP2D6 → Abbau durch einige Antidepressiva, Beta-Blocker und Chinidin inhibiert • *) QT-Risiko nur bei hohen Dosen[243]

	CYP-Enzyme																								PGP		
	1A2			2B6			2C8			2C9			2C19			2D6			2E1			3A(4-7)			---		
Wirkstoff Präparate®	S	I	H	S	I	H	S	I	H	S	I	H	S	I	H	S	I	H	S	I	H	S	I	H	S	I	H
Oxymetazolin topisch (Nasen-Formulierungen)																											
Oxytocin z.B. Syntocinon® *Vergleiche* → Carbetocin																											
Ozanimod z.B. Zeposia® • Sphingosin-1-Phosphat-Inhibitor • Rezidivierende remittierende Multiple Sklerose • *Vergleiche* → Fingolimod, → Siponimod																											
Paclitaxel Syn. Taxol							!																		!		

Anticholinerge NW	Agranulozytose	Serotonin-Syndrom	QTc-Verlängerung	Na$^+$ ↓/ SIADH	Kalium-Dysbalance	Krampfschwelle ↓	Cave Licht ☼	Blutglucose ↓/↑	Achtung Niere	Achtung Leber	Besondere Anmerkungen
											• Umsetzung ± unbekannt • Bei Normalgebrauch ca. 3,5% systemische Resorption → • **KI** MAO-Hemmer bzw. 2 Wochen Abstand, sonst Blutdrucksteigerung • Bei Komb. m. TCA Gefahr von Hypertonie und Arrhythmien, gilt auch für andere Substanzen, die den Blutdruck steigern • Cave Herz-Kreislauf-Toxizität bei Komb. m. Bromocriptin • Abschwächung der Wirkung von Beta-Blockern und anderen Antihypertonika, z.B. Methyldopa • Vor Operation rechtzeitig absetzen, da WW mit Cyclopropan, Halothan • Cava Rhinitis medicamentosa, Anwendung daher auf 7 Tage beschränken, Vorsicht bei Diabetes mellitus und Hyperthreose
			!								• Umsetzung über Oxytokinase (Prolyl-Endopeptidase) • Verstärkung durch Calcium, Estrogene; Abschwächung durch Gestagene, Beta-adrenerge Stimulanzien
			*				#				• Substrat verschiedener weiterer Enzyme wie Aldehyddehydrogenasen und Aldo-Ketoreduktasen • BCRP-Hemmer • Nicht empfohlen BCRP-Hemmer (z.B. Ciclosporin, Eltrombopag), Rifampicin (2C8-Induktion), MAO-Hemmer (z.B. Selegilin, Phenelzin, verringern die Entstehung von wirksamen Metaboliten von Ozanimod) • Vorsicht bei der Komb. m. 2C8-Hemmern (z.B. Clopidogrel, Gemfibrocil), Beta-Blockern sowie Calciumkanal-Blockern (jeweils Bradykardie verstärkend) • *) Im Unterschied zu Fingolimod QT-Verlängerung nicht explizit erwähnt, jedoch Vorsicht bei bradykardisierenden Ereignissen, EKG-Kontrollen • Antineoplastische, andere immunmodulatorische oder nicht Corticosteroide enthaltende immunsuppressive Therapien aussetzen bzw. nicht gemeinsam • Schwere UAW möglich, z.B. progressive multifokale Enzephalopathie, kutane Neoplasien, Makulaödem, Bradykardie, Hypertonie, Infektionen • Lebendimpfstoffe vermeiden • #) UV-Exposition vermeiden, Sonnenschutz verwenden (Lichttoxizität aber nicht erwähnt) • **KI** schwere LI (mangels Daten)
											• Zusätzlich 19A1- und 1B1-Hemmstoff • Nur 2C8- und PGP-Substratbeziehung *in vivo*, alle übrigen Interaktionen *in vitro* • Viele Interaktionen mit Transport-proteinen, z.B. OAT, OCT, OATP, zum Großteil *in vitro* • Komb. m. anderen 2C8-Substraten vermeiden bzw. überwachen, z.B. Clopidogrel, Repaglinid, Warfarin • Auf Vitamin D-Spiegel achten und gegebenenfalls supplementieren, *siehe Cholecalciferol*

Wirkstoff Präparate®	CYP-Enzyme																								PGP		
	1A2			2B6			2C8			2C9			2C19			2D6			2E1			3A(4-7)			---		
	S	I	H	S	I	H	S	I	H	S	I	H	S	I	H	S	I	H	S	I	H	S	I	H	S	I	H
Padeliporfin z.B. Tookad® Photodynamische Therapie, z.B. bei aktinischen Keratosen, bei altersbedingter Maculadegeneration oder – neuer – bei Prostatakarzinom																											
Palbociclib z.B. Ibrance®																						■ ✋		■	■		■
Palifermin z.B. Kepviance® • Humaner Keratinozyten-Wachstumsfaktor • Schutzstoff • Mukositis im Rahmen hämatologischer Krebsformen • Verbrauch an Opioiden könnte reduziert werden																											
Paliperidon z.B. Invega® (peroral), Trevicta®, Xeplion® (jeweils Depot-Injektionen)																■						■			■ !		■
Palivizumab z.B. Synagis®																											

Anticholinerge NW	Agranulozytose	Serotonin-Syndrom	QTc-Verlängerung	Na⁺ ↓/ SIADH	Kalium-Dysbalance	Krampfschwelle ↓	Cave Licht	Blutglucose ↓/↑	Achtung Niere	Achtung Leber	Besondere Anmerkungen
										*	• Photosensitizer lokal oder i.v. • → Bestrahlung mit Laserlicht → fokale Nekrose von (mutmaßlich pathologischen) Blutgefäßen und Tumorzelltod • Eingriff in Vollnarkose • **KI** frühere Behandlungen eines Prostatakarzinoms oder Operation, Cholestasen, Verschlimmerung von entzündlichen Darmerkrankungen • Erhebliche Erhöhung der Lichtempfindlichkeit der Haut und der Augen → – 6 Stunden nur Licht in einem gedimmten Raum verweilen, 12 Stunden lang dunkle Schutzbrille – 48 Stunden Sonnenlicht und helle Lichtquellen meiden (kein Schutz durch Sonnencremen!) – Photosensibilisierende Arzneistoffe wie Chinolon-Antibiotika, Phenothiazine, Sulfonamide, Sulfonylharnstoffe, Thiazid-Diuretika mindestens 10 Tage vor dem Eingriff absetzen • Ferner Gerinnungs- und Thrombozytenaggregationshemmer 10 Tage vor der OP absetzen • Fortsetzung aller Medikationen frühestens 3 Tage nach dem Eingriff • Weitere UAW Dysurie, Hämaturie, Erektions- und Ejakulationsstörung, Pollakisurie, Harnwegsinfekte • *) Berichte über Lebertoxizität (Transaminasen-Anstiege), hängt wahrscheinlich mit der Vollnarkose zusammen
											• PGP-Hemmung *in vitro* • Umsetzung via Sulfotransferase 2A1 • Ausscheidung 74% biliär, 17% renal • Nicht empfohlen starke CYP3A4-Induktoren und -Hemmer • **KI** Johanniskraut • Grapefruit-Produkte vermeiden • Auf Fieberreaktionen achten (Neutropenie) • Dosisreduktion in Abhängigkeit von Nieren- und Leberfunktion • Einnahme mit Mahlzeit
											• Target Fibroblasten-Growth-Faktor-Rezeptor 1+2 • Umsetzung ± unbekannt • Bindet an unfraktioniertes Heparin und Niedermolekularheparine → bei notwendiger der Kombination Gerinnungstests veranlassen • 3 intravenöse Injektionen vor und 3 nach einer knochenmarkstoxischen Therapie, die z.B. Etoposid, Cyclophosphamid und eine Ganzkörperbestrahlung umfasst
			!			*					• Aktiver Metabolit von → Risperidon • Hauptweg renal unverändert (60%) • Schwacher BCRP-Hemmer • Die Unabhängigkeit von CYP2D6-Gen-Polymorphismen in Bezug auf Risperidon soll Vorteile bringen[244] • *) UAW Muskelspasmen, Vorsicht mit die Krampfschwelle heruntersetzenden Kombinationen • Ab einer GFR <50 ml/min nicht mehr empfohlen, Vorsicht bei schwerer LI (mangels Studien) • ***WW, UAW siehe Risperidon, Zuclopenthixol***
											• Umsetzung ± unbekannt • UAW Fieber (bis Pyrexie), Hautausschlag, Thrombozytopenie; cave Apnoe, Zeichen einer Anaphylaxie, Vorsicht bei Gerinnungsstörungen

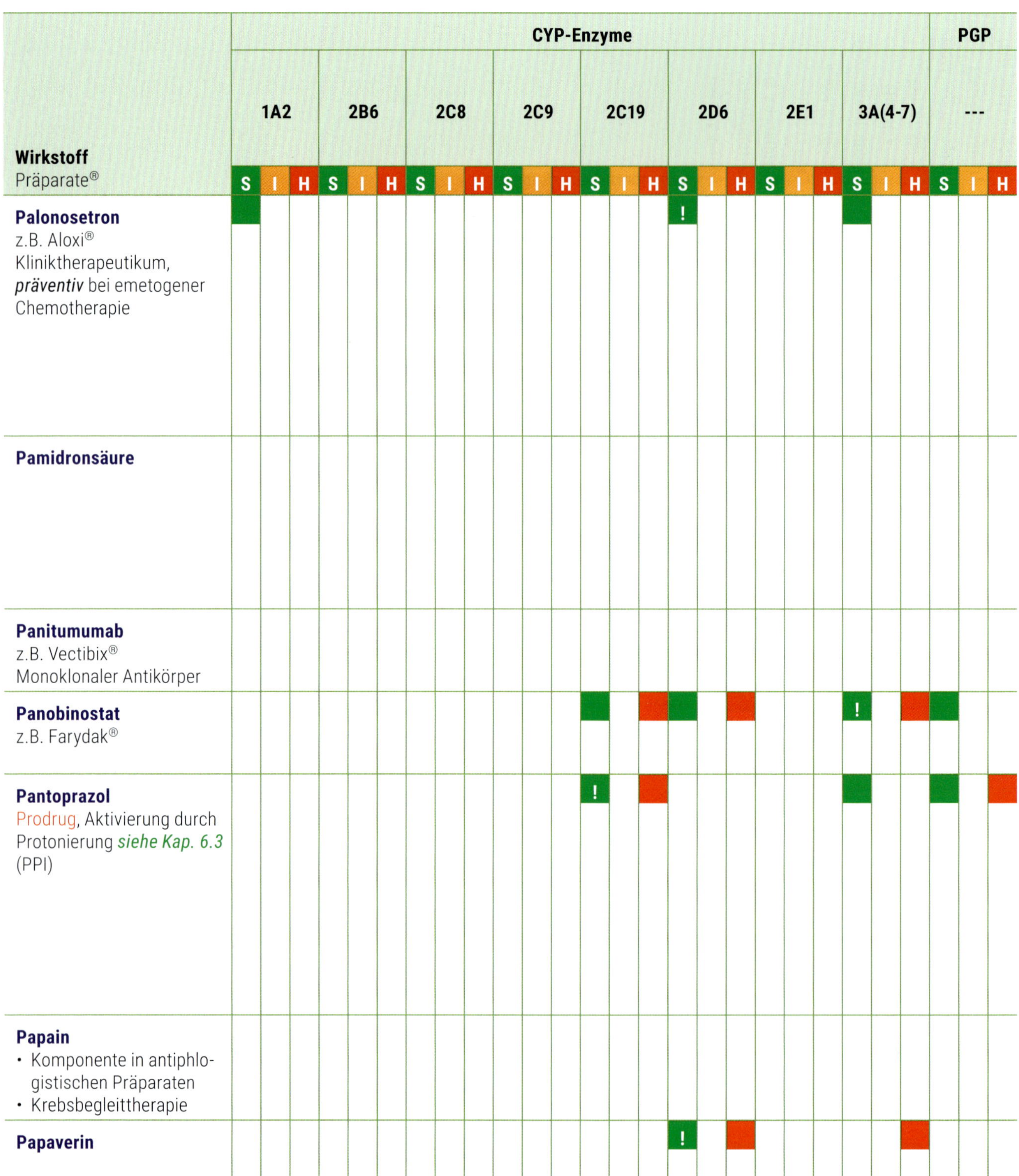

Wirkstoff Präparate®	CYP-Enzyme																										PGP		
	1A2			2B6			2C8			2C9			2C19			2D6			2E1			3A(4-7)			---		
	S	I	H	S	I	H	S	I	H	S	I	H	S	I	H	S	I	H	S	I	H	S	I	H	S	I	H
Palonosetron z.B. Aloxi® Kliniktherapeutikum, ***präventiv*** bei emetogener Chemotherapie	■															!						■					
Pamidronsäure																											
Panitumumab z.B. Vectibix® Monoklonaler Antikörper																											
Panobinostat z.B. Farydak®													■		■	■		■				!		■	■		
Pantoprazol Prodrug, Aktivierung durch Protonierung *siehe Kap. 6.3* (PPI)													!		■							■			■		■
Papain • Komponente in antiphlogistischen Präparaten • Krebsbegleittherapie																											
Papaverin																!		■						■			

Anticholinerge NW	Agranulozytose	Serotonin-Syndrom	QTc-Verlängerung	Na^+ ↓/ SIADH	Kalium-Dysbalance	Krampfschwelle ↓	Cave Licht ☼	Blutglucose ↓/↑	Achtung Niere	Achtung Leber	**Besondere Anmerkungen**
		*	!								• Hauptausscheidung renal mit maßgeblichem unveränderten Anteil • Keine relevanten WW mit 2D6-Induktoren, z.B. Dexamethason, Rifampicin, und 2D6-Hemmern, z.B. Amiodaron, Celecoxib, Chinidin, Chlorpromazin, Cimetidin, Fluoxetin, Haloperidol, Paroxetin, Ranitidin, Ritonavir, Sertralin, Terbinafin • Komb. m. Analgetika, Antiemetika/ Antivertiginosa, Metoclopramid, Spasmolytika/Anticholinergika sowie Zytostatika unbedenklich • *) bei Komb. m. anderen serotonergen Pharmaka, v.a. SSRI, SNRI • Cave Komb. m. Wirkstoffen, die ebenfalls die QT-Zeit verlängern • UAW Kopfschmerzen, Schlaflosigkeit, AV-Block 1. und 2. Grades, Dyspnoe, Myalgie, Bilirubin-Anstieg
					*						• Hauptweg renal unverändert • *WW, UAW siehe Alendronsäure* • *) Bei Pamidronsäure UAW Hypokaliämie genannt, selten aber auch Hyperkaliämie möglich • Ferner Hypomagnesiämie und Hypernatriämie beschrieben • UAW Krämpfe ausdrücklich erwähnt • **KI** GFR <30 ml/min, *ausgenommen vitale Indikation*
			*								• Umsetzung via Proteasen • *) Gefahr der QT-Verlängerung bei latenter/manifester Hypokaliämie • Häufig Hauttoxizität
			!								• 2C19-Interaktionen, 2D6-Substrat sowie 3A4-Hemmung *in vitro* • Zahlreiche Interaktionen mit OAT, OATP, OCT und UGT, die ebenfalls meisten *in vitro* • Dosisreduktion ab mittelschwerer LI
					↓						• 3A4-Substrat sowie PGP-Interaktionen *in vitro* • Mittelstarker Hemmstoff von BCRP • Relevante Umsetzung via Sulfatierung • Keine Beeinflussung der Metabolisierung von Wirkstoffen über 1A2 (Clozapin, Coffein, Theophyllin; vormalige Angaben zu Interaktionen an 1A2 hinfällig), 2C9 (Diclofenac, Naproxen, Piroxicam), 2D6 (Metoprolol), 2E1 (Ethanol) noch der mit PGP verbundenen Resorption von Digoxin • Hypomagnesiämie bei längerer Anwendung bzw. bei Komb. mit Wirkstoffen, die *per se* zu einer verstärkten Magnesium-Ausscheidung führen (Diuretika, Digoxin) • Keine WW mit gleichzeitig verabreichten Antacida
											• Proteolytisches Enzym, weitere Beispiele Chymotrypsin, Trypsin • **KI** Antikoagulanzien und/oder TAH • Veränderung der Aktivität von oral verabreichten Proteinen oder Ester-Arzneimitteln wie ASS, mutmaßliche verringerte Wirksamkeit des Protease-Inhibitors Aprotinin
			!!								• Umsetzung über UGT und fragliche 2A6-Interaktionen (MediQ) • QT-Verlängerung bei intracoronarer Applikation (CredibleMeds)

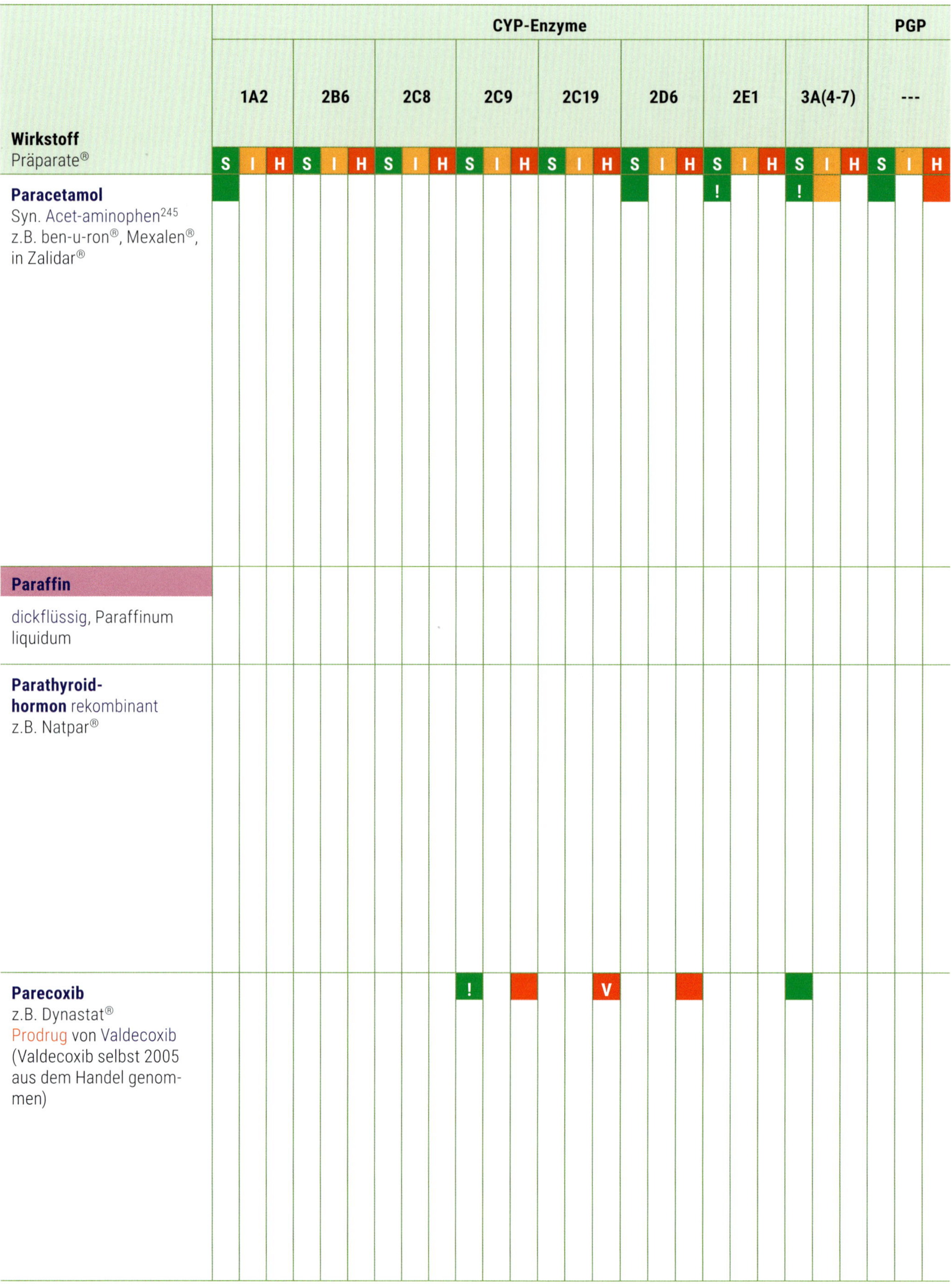

	CYP-Enzyme																								PGP		
	1A2			2B6			2C8			2C9			2C19			2D6			2E1			3A(4-7)			---		
Wirkstoff Präparate®	S	I	H	S	I	H	S	I	H	S	I	H	S	I	H	S	I	H	S	I	H	S	I	H	S	I	H
Paracetamol Syn. Acet-aminophen[245] z.B. ben-u-ron®, Mexalen®, in Zalidar®	■															■			!			!	■		■		■
Paraffin dickflüssig, Paraffinum liquidum																											
Parathyroid-hormon rekombinant z.B. Natpar®																											
Parecoxib z.B. Dynastat® Prodrug von Valdecoxib (Valdecoxib selbst 2005 aus dem Handel genommen)										!		■			V			■				■					

Anticholinerge NW	Agranulozytose	Serotonin-Syndrom	QTc-Verlängerung	Na⁺ ↓/ SIADH	Kalium-Dysbalance	Krampfschwelle ↓	Cave Licht ☼	Blutglucose ↓/ ↑	Achtung Niere	Achtung Leber	Besondere Anmerkungen
	■							*	0,95	H	• Zusätzlich 1A1- und 2A6-Substrat sowie Umsetzung über mehrere UGT und Sulfotransferasen • Mittelstarke Hemmung der NAT2 • 3A4-Modulation unklar (DrugBank) • Toxischer Lebermetabolit **NAPQI** = **N-Acetyl-p-benzoquinonimin** – An der Bildung CYP2E1 und 1A2 maßgeblich beteiligt • Antidot Acetylcystein (unterstützt die Leber bei der Glutathion-Synthese zur Eliminierung von NAPQI) • Cave Langzeitmedikation mit Tagesdosen >2 g – Bei Therapie mit Imatinib TMD <2g • Blutungsrisiko wird als geringgradig eingestuft, jedoch Veränderung der INR-Werte ab 4 g/d innerhalb von 2 Wochen! • Cave Komb. m. Enzym-Induktoren → erhöhte Lebertoxizität • Wirkungsabschwächung durch Granisetron und Tropisetron[246] • *) Bezüglich hypoglykämischer WW mit oralen Antidiabetika keine Erwähnung in Fachinformation • Alkohol vermeiden • *Gender-Aspekte siehe Kap. 6.7.3*
											PRISCUS-Beurteilung/ältere Personen: • Speicherung der metabolisch inerten Substanz in Darmlymphknoten, wenig systemisch • Hauptweg unverändert • Bei Aspiration pulmonale UAW
						*			■	■	• Umsetzung via Aufspaltung durch Kathepsine in der Leber, Ausscheidung renal • Nur pharmakodynamische WW – Nicht empfohlen Bisphosphonate – Vorsicht bei der Komb. m. Arzneimitteln mit Wirkungen auf Serum-Calcium, z.B. Lithium, Thiazid-Diuretika, und Digitalis-Glykosiden (hoher Ca^{2+}-Spiegel ungünstig, Beeinträchtigung der inotropen Wirkung, arrhythmogenes Potenzial • UAW spiegeln Kompartimente mit Hypercalcämie und Hypocalcämie wider: – Mit Hypercalcämie assoziiert: Übelkeit, Erbrechen, Schmerzen im Oberbauch, Hypertonie, Somnolenz, Durst – Mit Hypocalcämie assoziiert: Muskelschmerzen(*), -zuckungen(*), -spasmen(*), Hypercalcurie, Pollakisurie – Mit Hyper- oder Hypocalcämie assoziiert: Kopfschmerzen, Diarrhoe, Palpitationen • Keine Dosisreduktion bis mittelschwere NI, LI, bei schwerer NI, LI noch keine Daten, vorsichtige Anwendung möglich
					↓			■	0,95	■	• Rasche Ester-Spaltung von Parecoxib • 2C9-Hemmung durch Parecoxib und Valdecoxib *in vitro*, zusätzliche 2C19-Hemmung nur Valdecoxib (V) • Hauptausscheidung renal, z.T. nach Glucuronidierung • Abschwächung von ACE-Hemmern, Angiotensin-II-Antagonisten, Beta-Blockern, Diuretika • Vorsicht bei der Komb. m. oralen Antikoagulanzien (INR überwachen), Diazepam, Imipramin, Methotrexat (Nephrotoxizität), Flecainid, Fluconazol (Parecoxib-Dosis reduzieren), Lithium (Spiegel überwachen), Metoprolol, Opioiden (Tagesbedarf verringert), Phenytoin, Propafenon • Andere NSAR vermeiden, ausgenommen niedrig dosierte ASS • **KI** von COX-2-Hemmern beachten, v.a. Herzinsuffizienz, koronare Herzkrankheit, Blutgerinnungsrisiken • **KI** GFR <30 ml/min • Dosisreduktion bei LI (Child-Plugh 7-9 TMD 40 mg), **KI** schwere LI

Wirkstoff Präparate®	CYP-Enzyme																									PGP		
	1A2			2B6			2C8			2C9			2C19			2D6			2E1			3A(4-7)			---		
	S	I	H	S	I	H	S	I	H	S	I	H	S	I	H	S	I	H	S	I	H	S	I	H	S	I	H
Paricalcitol z.B. Zemplar® Vitamin-D-Derivat zur parenteralen Anwendung																											
Paritaprevir *Siehe Ombitasvir, Ritonavir* bzw. Präparat Viekirax®																									!		
Paromomycin z.B. Humatin®																											
Paroxetin z.B. Seroxat®																									!		
Pasireotid z.B. Signifor® Somatostatin-Analogon																											
Patiromer z.B. Veltassa® • Kationen-Austausch-Polymer • Hyperkaliämie • *Vergleiche Natrium polystyrenolsulfonat*																											

Anticholinerge NW	Agranulozytose	Serotonin-Syndrom	QTc-Verlängerung	Na⁺ ↓/ SIADH	Kalium-Dysbalance	Krampfschwelle ↓	Cave Licht ☼	Blutglucose ↓/ ↑	Achtung Niere	Achtung Leber	Besondere Anmerkungen
					↑					■	• Vollständige Umsetzung, Metabolite renal und im Stuhl ausgeschieden • ***WW, UAW siehe Cholecalciferol und andere Vitamin-D-Abkömmlinge*** • Keine Erfahrungen bei schwerer LI
										■	• Jeweils relevantes Substrat und Hemmer an BCRP, OATP1B1+3 sowie Hemmer an OATP2B1 und UGT1A1 • PGP-Hemmung *in vitro* • **KI** Ethinylestradiol enthaltende Arzneimittel, hochgradige 3A4-Substrate, starke bis moderate Enzym-Induktoren, gleichzeitige Anwendung starker 3A4-Inhibitoren • Vorsicht bei Komb. m. Arzneimitteln, die durch OATP oder BCRP transportiert oder durch UGT1A1 metabolisiert werden sowie starke Inhibitoren von PGP, BCRP, OATP1B1 und/ oder OATP1B3 • **KI** schwere LI
									■		• Ausscheidung unverändert im Stuhl • Kaum systemische Resorption, bei NI jedoch Akkumulation möglich • Trotzdem Vorsicht bei der Komb. m. anderen oto- und nephrotoxischen Substanzen, z.B. Amphotericin B, Colistin, Ciclosporin, Cisplatin, Etacrynsäure, Furosemid, Vancomycin • Bioverfügbarkeit von Digitalis-Glykosiden herabgesetzt (Digoxin) • Phenoxymethylpenicillin gleichzeitig oder im Anschluss nur parenteral
■		■	■	■		■		*	1,0	■	• Hemmung an 2B6 und PGP *in vitro* • 2D6-Substrat und starker irreversibler Inhibitor • Bedeutende WW mit Prodrug Tamoxifen, das nicht in die Wirkform übergeführt wird; Alternativen (Es)Citalopram, Sertralin (jeweils schwächere 2D6-Interaktion; beachte aber die stärkere QT-Verlängerung v.a. von [Es]Citalopram) • Abbauhemmung, z.B. bei Komb. m. Metoprolol → starkes Ansteigen des Metoprolol-Spiegels • Bei Komb. m. Risperidon dessen Dosis reduzieren • Alternativen in Bezug auf die anticholinerge Last Citalopram, Sertralin, SNRI • Cave Serotonin-Syndrom bei 2D6-Poor-Metabolizer-Status • Senkung der Krampfschwelle fraglich, cave Epilepsie in der Anamnese • *) ***Bezüglich Blutzucker siehe Sertralin*** • Dosisreduktion bei GFR <30 ml/min bzw. schwerer Leberfunktionsstörung
			!							■	• PGP-Interaktion *in vitro* • Hauptausscheidung biliär, z.T. renal unverändert
					↓						• Keine systemische Verfügbarkeit • Kalium-Spiegel sorgfältig monitieren, v.a. bei bestehender Therapie mit ACE-Hemmern, Aliskiren, Sartanen, Diuretika • Im Abstand von 3 Stunden einnehmen Ciproxin, Levothyroxin, Metformin, weiters Chinidin (*In-vitro*-Daten), sonst ↓ Verfügbarkeit • Bei anderen häufig verwendeten Arzneimitteln keine WW im Darm • UAW Hypomagnesiämie, Durchfall oder Verstopfung, Flatulenz, Bauchschmerzen • Gegenion Calcium zum Teil freigesetzt und resorbiert, in Einzelfällen Folgen einer Hypercalcämie bedenken • Bezüglich NI, LI bisher keine Auffälligkeiten

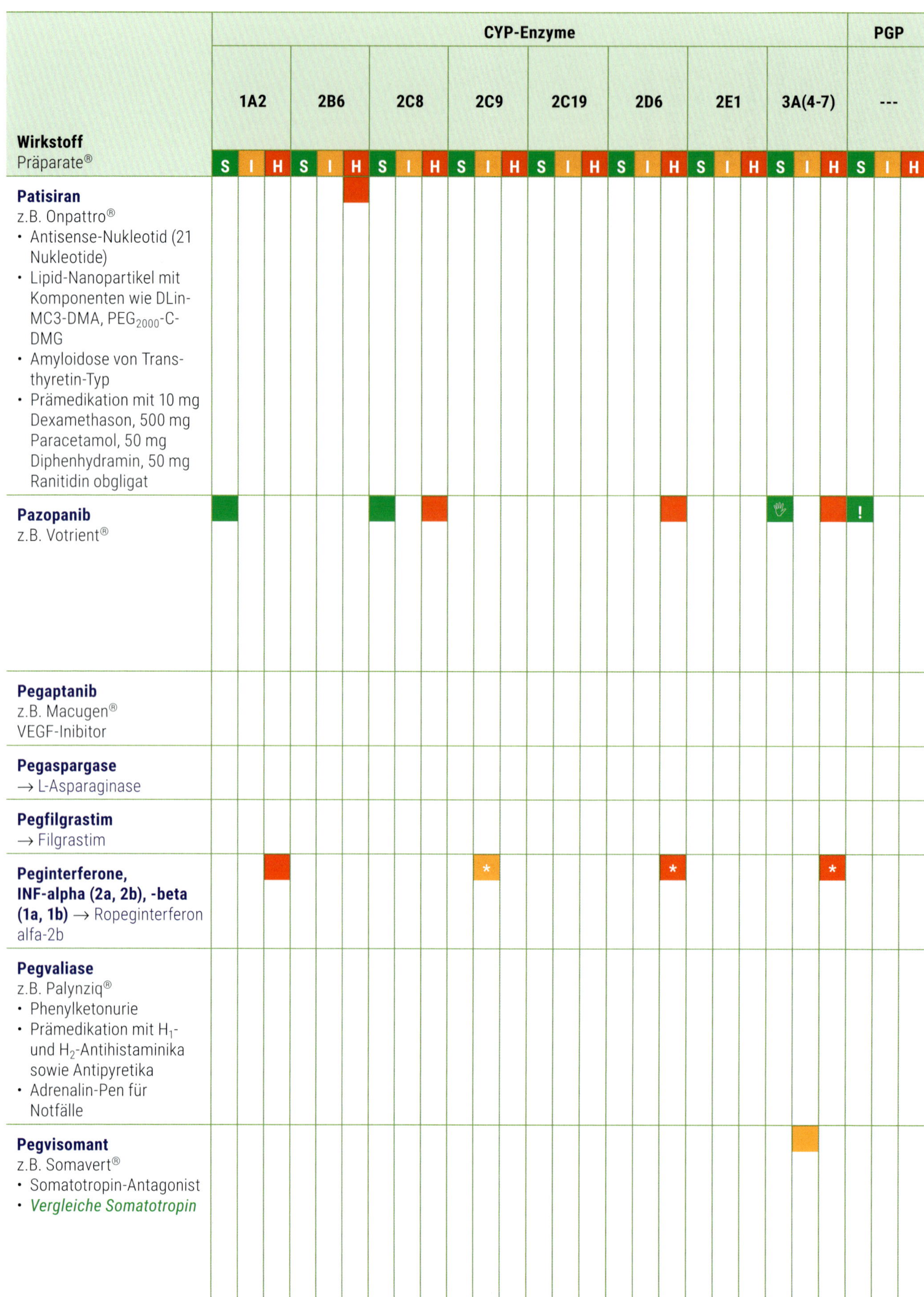

Wirkstoff Präparate®	CYP-Enzyme																										PGP		
	1A2			2B6			2C8			2C9			2C19			2D6			2E1			3A(4-7)			---		
	S	I	H	S	I	H	S	I	H	S	I	H	S	I	H	S	I	H	S	I	H	S	I	H	S	I	H
Patisiran z.B. Onpattro® • Antisense-Nukleotid (21 Nukleotide) • Lipid-Nanopartikel mit Komponenten wie DLin-MC3-DMA, PEG_{2000}-C-DMG • Amyloidose von Transthyretin-Typ • Prämedikation mit 10 mg Dexamethason, 500 mg Paracetamol, 50 mg Diphenhydramin, 50 mg Ranitidin obligat						■																					
Pazopanib z.B. Votrient®	■						■		■									■				✋		■	!		
Pegaptanib z.B. Macugen® VEGF-Inibitor																											
Pegaspargase → L-Asparaginase																											
Pegfilgrastim → Filgrastim																											
Peginterferone, INF-alpha (2a, 2b), -beta (1a, 1b) → Ropeginterferon alfa-2b			■								*							*						*			
Pegvaliase z.B. Palynziq® • Phenylketonurie • Prämedikation mit H_1- und H_2-Antihistaminika sowie Antipyretika • Adrenalin-Pen für Notfälle																											
Pegvisomant z.B. Somavert® • Somatotropin-Antagonist • *Vergleiche Somatotropin*																							■				

Anticholinerge NW	Agranulozytose	Serotonin-Syndrom	QTc-Verlängerung	Na^+ ↓/ SIADH	Kalium-Dysbalance	Krampfschwelle ↓	Cave Licht ☼	Blutglucose ↓/↑	Achtung Niere	Achtung Leber	Besondere Anmerkungen
											• Umsetzung durch Nukleosidasen in Nukleotide verschiedener Längen • Lipide zu Dimethylaminobuttersäure • Transthyretin = stabiles tetrameres Transfer Thyrosin Retinol (TTR) • 2B6-Hemmung in vitro, Relevanz in vivo unbekannt (Bupropion, Efavirenz) • Auf mRNA-Ebene Hemmung der Bildung eines infolge Chromosomenmutation defekten = instabilen Transportproteins, das zu Amyloid-Fibrillen kristallisiert und im peripheren Nervensystem und im Herzen zu Funktionsstörungen führt → Unterdrückung der pathogenen Amyloid-Bildung • Richtdosierung 300 µg/kg KG alle drei Wochen • UAW periphere Ödeme, infusionsbedingte Reaktionen, Infektionen der Atemwege, Dyspnoe, Dyspepsie, Arthralgie • Vitamin-A-Substitution mit 2500 I.E./d empfohlen • Vorsicht bei GFR <30 ml/min (erwarteter Nutzen sollte Risiko übersteigen) • Therapiealternativen Diflunisal (off-label), → Tafamadis (Vyndaqel®, TTR-Stabilisator)
			!								• Relevantes Substrat an BCRP • Vorsicht mit starken 3A4-Induktoren und -Hemmern • Vorsicht mit starken PGP-Induktoren und -Hemmern inklusive Grapefruit-Produkten • Resorptionsbeeinträchtigung bei pH-Wert-Erhöhung, *siehe Kap. 4.4.3* • Vorsicht bei Komb. m. Simvastatin (Leberenzym-Anstieg) • Komb. m. Pemetrexed oder Lapatinib nicht empfohlen • TMD ab mittlerer LI 200 mg • Nüchterneinnahme
											• Target Neuropilin • Feuchte, altersabhängige Macula-Degeneration (AMD)
											Kovalentes Konjugat L-Asparaginase mit Monomethoxypolyethylenglykol
									0,5		• *) Nur Peg-IFN-alpha-2b • Peg-INF-beta-1 ohne CYP-Interaktion • ↓ Krampfschwelle selten (1:1000, β-1a) bzw. in hoher Dosierung (α-2b) • **KI** GFR <50 ml/min (α-2b)
											• Phenylalanin-Ammoniak-Lyase (PAL) • → Abbau von Phenylalanin zu *trans*-Zimtsäure und NH_3 • Enzym selbst über proteinkatabole Wege abgebaut • Auf Überempfindlichkeitsreaktionen achten (lokale Reaktionen, Arthralgie, Angioödem, Kopfschmerzen, Serumkrankheit)
								*			• Zusätzlich 4A11- und 2C18-Hemmer • Mehrere Interaktionen mit Enzymen • *) Hypoglykämie als UAW zu erwarten, Dosisanpassungen von Insulin und oralen Antidiabetika vornehmen; es sind aber auch Hyperglykämien möglich • UAW Blutbild-Veränderungen, Schwitzen, Kopfschmerzen, grippeähnliche Symptome, Hypercholesterinämie, Hypertriglyceridämie, Hypertonie, Meniere-Krankheit, Asthenie, Überempfindlichkeitsreaktionen • Keine Untersuchungen bei NI, LI; bei Anstieg von ALT und AST Behandlung abbrechen

	CYP-Enzyme																									PGP		
	1A2			2B6			2C8			2C9			2C19			2D6			2E1			3A(4-7)			---		
Wirkstoff Präparate®	S	I	H	S	I	H	S	I	H	S	I	H	S	I	H	S	I	H	S	I	H	S	I	H	S	I	H
Pembrolizumb z.B. Keytruda® • Checkpoint-Inhibitor (PD-1-Rezeptor-Antagonist, Programmed Cell Death Protein 1) • Fortgeschrittenes Melanom, Nicht-kleinzelliges Lungenkarzinom, Urothelkarzinom, Tumoren der Kopf-Hals-Region																											
Pemetrexed z.B. Alimta® Folsäure-Antagonist																											
Penciclovir topisch Prodrug, *siehe Kap. 6.3 und Famciclovir*																											
Peneme antibiotische Gruppe																											
Penicillamin D-Penicillamin z.B. Artamin® • Sklerodermie • Entgiftung Schwermetalle, z.B. Blei, Morbus Wilson																											
Penicilline (Breitspektrum-Penicilline)																											
Pentamidin													!			■						■					
Pentazocin z.B. Fortral®	!																								!		

Anticholinerge NW	Agranulozytose	Serotonin-Syndrom	QTc-Verlängerung	Na$^+$ ↓/ SIADH	Kalium-Dysbalance	Krampfschwelle ↓	Cave Licht ☼	Blutglucose ↓/↑	Achtung Niere	Achtung Leber	Besondere Anmerkungen
	*			■	↓	■		#			• Abbau durch Proteasen • Wegen Wirkungsbeeinträchtigung systemische Glucocorticoide oder Immunsuppressiva vor Therapiebeginn vermeiden; zur Milderung immunvermittelter UAW möglich • *) Blutbildveränderungen, aber Agranulozytose nicht genannt • **Immunbedingte** Entzündungen von Lunge, Darm, Niere, Hypophyse, Leber; **Typ-1-Diabetes**(#) und Schilddrüsenfunktionsstörungen, Atemwegsinfektionen, Hypocalcämie • Kombinationspartner Carboplatin, Paxclitaxel, Pemetrexed • Keine Dosisanpassungen bis mittelschwere NI, LI, bei schwerer NI, LI kaum Daten • In Gruppe mit → Cemiplimab, → Nivolumab
									0,2	■	• Hauptweg renal unverändert • *In vitro* Substrat an OAT3 • **KI** Gelbfieber-Impfung (tödliche Impferkrankung möglich), nicht empfohlen attenuierte Lebendvakzine • Vorsicht ab GFR <80 ml/min bei der Komb. m. allgemein nephrotoxischen Arzneimitteln, ferner NSAR, Penicillin, Probenecid sowie Gerinnungshemmern – ASS, Ibuprofen 2 Tage vor und nach Pemetrexed aussetzen – Piroxicam, Rofecoxib 5 Tage vor bis 2 Tage nach Pemetrexed aussetzen • Knochenmarkkontrollen, cave kardiovaskuläre Ereignisse • Keine Dosisreduktion bis GFR <45 ml/min, darunter Anwendung nicht empfohlen; Datenlage bezüglich LI spärlich, Anwendung mit Vorsicht bzw. **KI** • Strikte Kontrazeption, Männer sogar bis 6 Monate nach Therapieende
											• Kein systemisches Auftreten • UAW lokale Reaktionen, Überempfindlichkeit • Bei stark immunsupprimierten Personen nicht anwenden
									■		Imipenem (in Komb. m. Cilastatin) und Meropenem weder Substrate an CYP-Enzymen noch an PGP, ähnlich bei Meropenem
	■							■	0,85	■	• Umsetzung noch nicht beschrieben • Ausscheidung z.T. renal unverändert • In Gruppe mit → Trientin, → Zinkacetat • Komb. m. Goldverbindungen, Immunsuppressiva, Azathioprin, Phenylbutazon, Antimalariamittel vermeiden, hingegen Glucocorticoide kurzfristig möglich • Als Auslöser für Hypoglykämien wird das Insulin-Autoimmun-Syndrom diskutiert; in der Fachinformation jedoch keine ausdrückliche Erwähnung dieser UAW
	■				↓					■	• Agranulozytose-Risiko bei Amoxicillin/Clavulansäure, Ampicillin(!), Carbenicillin, Cloxacillin, Methicillin, Nafcillin(!), Oxacillin(!), Penicillin G(!), Piperacillin, Piperacillin/Tazobactam, Ticarcillin • Hypokaliämie-Risiko bei Hochdosis-Behandlung • Hautreaktionen bei Komb. m. Allopurinol • Inkompatibilität von Azlocillin, Piperacillin und Mezlocillin bei der gemeinsamen Infusion mit Gentamicin und Tobramycin
			!!					■	0,97	■	• Zusätzlich 1A1- und 4A11-Substrat • 3A-Substratbeziehung nur zu 3A5 • Substrat und v.a. Hemmer an mehreren OCT • Ausscheidung renal • Direkte Betazell-Toxizität
	■	■		?							• Hauptausscheidung renal • *Gender Aspekte siehe Kap. 6.7*

Wirkstoff Präparate®	CYP-Enzyme																								PGP		
	1A2			2B6			2C8			2C9			2C19			2D6			2E1			3A(4-7)			---		
	S	I	H	S	I	H	S	I	H	S	I	H	S	I	H	S	I	H	S	I	H	S	I	H	S	I	H
Pentostatin z.B. Nipent® • Haarzellleukämie (Monotherapie) • Antimetabolit																											
Pentoxifyllin z.B. Trental®																											
Pentoxyverin z.B. Silomat® („neu", die vormalige Arzneispezialität enthielt den Wirkstoff → Clobutinol)																											
Peogloticase z.B. Krystexxa® • Mit PEG modifizierte Uricase • Zulassung in D zurückgelegt																											
Peramivir z.B. Rapivab® • Neuraminidaase-Hemmer • Unkomplizierte Influenza • Infusion																											
Perampanel z.B. Fycompa®																											
Perazin z.B. Taxilan®			!															!				!					

Anticholinerge NW	Agranulozytose	Serotonin-Syndrom	QTc-Verlängerung	Na^+ ↓/ SIADH	Kalium-Dysbalance	Krampfschwelle ↓	Cave Licht ☼	Blutglucose ↓/↑	Achtung Niere	Achtung Leber	Besondere Anmerkungen
					*						• Hemmstoff der Adenosindeaminase • Nicht empfohlen Komb. m. Cyclophosphamid, Fludarabin • Vorsicht bei der Komb. m. Vidarabin, erhöhte Inzidenz von Exanthemen bei Komb. m. Allopurinol • UAW sehr häufig Verschlechterung der Nierenleistung, Anstieg Blutharnstoff-Stickstoff, ansonsten alle Zytostatika-typischen UAW, v.a. erhöhte Infektionsanfälligkeit • Neben Agranulozytose mehrere andere Blutdyskrasie-Formen häufig • *) Hyperkaliämie oder Hypokaliämie, außerdem Calcium-Verschiebungen (meist Hypercalcämie) • Q_0-Wert „niedrig" (dosing.de), **KI** ab GFR <60 ml/min, ausgenommen bei vitaler Indikation → Dosishalbierung bei GFR 50-30 ml/min • Leberschädigung möglich, bei LI vorsichtig anwenden
									1,0		• Trotz hohem Q_0-Wert Dosis bei fortgeschrittener NI reduzieren • Hypoglykämie-Risiko bei hochdosierter, parenteraler Anwendung **PRISCUS-Beurteilung**/ältere Personen: • *Siehe Naftidrofuryl*
			*								• Umsetzung via N-Dealkylierung und Hydrolyse, Ausscheidung renal • CYP-Interaktionen *in vitro* • *) *In-vitro*-Daten deuten auf mögliche QT-verlängernde Eigenschaften hin • Krämpfe selten und v.a. bei Kleinkindern → **KI** Kinder <6 Jahre • Cave Atemdepression (Kinder) und ↑ Wirkung anderer Zentraldepressiva • Vorsicht bei NI, **KI** LI
					↑						• Nachfolgetherapeutikum bei Versagen von Allopurinol und Febuxostat • UAW häufig Hautreaktionen, Gichtanfälle, gelegentlich Exazerbation einer dekompensierten Herzinsuffizienz • Infusion alle 2 Wochen • Anwendung bis GFR 50 ml/min scheint sicher zu sein, keine Daten oder Auffälligkeiten bei LI
					↑				0,025		• Keine CYP-/PGP- sowie Interaktionen mit Transportproteinen • UAW Hypernatriämie, Anstieg von Harnsäure, Harnstoff, Protein; cave Hautreaktionen und Anaphylaxie • 48 Stunden Abstand zu attenuierten Influenza-Lebendvakzinen • Dosisanpassung ab GFR <50 ml/min
											• Induktor ferner an UGT1A1+4 • Alle Interaktionen *in vitro*, *ausgenommen* Induktion an 3A4 • Herabgesetzte Plasmaspiegel bei Komb. m. 3A4-Induktoren, z.B. Rifampicin, Johanniskraut, manchen Antiepileptika, i.e.S. Carbamazepin, Oxcarbazepin, Phenytoin, Topiramat – Wirkung oraler Kontrazeptiva herabgesetzt (↓ Levonorgestrel) • Plasmaspiegel erhöht bei Komb. m. 3A4-Hemmern, z.B. Ketoconazol • UAW Schwindel, Somnolenz, cave Alkohol, Aggressivität, Suizidgedanken • Bei starker NI und LI nicht empfohlen
			!				*				• 1A2-, 2C19-, 3A-Substrat *in vitro* • Vorsicht bei Komb. m. Wirkstoffen, die über 2D6 den Abbau von Perazin hemmen • Verstärkung von Zentraldepressiva • Cave Hypokaliämie und Komb., die diese begünstigen • *) Sensibilitätsstörungen an Händen und/oder Füßen, insbesondere nach starker Sonneneinstrahlung, Phototoxizität möglich • Selten thromboembolische Komplikationen, Blutbild-Veränderungen • Dosisreduktion bei LI

Wirkstoff Präparate®	CYP-Enzyme																									PGP		
	1A2			2B6			2C8			2C9			2C19			2D6			2E1			3A(4-7)			---		
	S	I	H	S	I	H	S	I	H	S	I	H	S	I	H	S	I	H	S	I	H	S	I	H	S	I	H
Perflutren z.B. Optison®																											
Pergolid																		■				!		■			
Perindopril Prodrug von Perindoprilat, *siehe Kap. 6.3*																											
Permethrin Topisch				■	■																						
Perphenazin	■		■				■			■			■			✋		■				■					
Pertuzumab z.B. Perjeta®																											
Pethidin Syn. Meperidin z.B. Alodan®		■		✋									■			■						!	■		■		
Pfefferminze Pfefferminzöl und andere Minzöle, i.w.S. Menthol z.B. Colpermin® Reizdarm-Syndrom mit spastischer Obstipation oder Diarrhoe, symptomatisch bei Divertikelkrankheit			■						■			■			■			■						■			
Phenacetin Prodrug von Paracetamol, *siehe Kap. 6.3*	!		!							✋			■			■			■			■					
Phenazon Syn. Antipyrin®	■			■			■			■			■			■			■			■					

Anticholinerge NW	Agranulozytose	Serotonin-Syndrom	QTc-Verlängerung	Na^+ ↓/ SIADH	Kalium-Dysbalance	Krampfschwelle ↓	Cave Licht ☼	Blutglucose ↓/↑	Achtung Niere	Achtung Leber	Besondere Anmerkungen
			!								• Ultraschall-Diagnostikum für die Echokardiographie des Herzens • UAW Flush, Kopf-, Rückenschmerzen
		■									• 3A4-Blockade *in vitro* • Ausscheidung gleichermaßen über Galle und Niere • Keine Komb. m. Dopamin-Antagonisten, z.B. Butyrophenonen, Domperidon, Phenothiazinen, Metoclopramid, Thioxanthenen • Hohe Plasmaeiweiß-Bindung → Antikoagulanzien, Digitoxin überwachen • UAW Schwindel, Schwitzen, Appetitlosigkeit, Anorexie, Lethargie, Verwirrung, Koliken, Diarrhoe • Cave Fibrosierungen, z.B. Herzklappen (EKG), Pleura, Lunge (Atemstörungen, Husten)
	■			■	↑		■	A	0,27	■	• Relevantes Substrat an UGT • Hemmstoff der Cholinesterase • Ausscheidung großteils renal unverändert • Dosisdeckelung auf 2,5 mg/d bei GFR 60-30 ml/min, bei GFR <30 ml/min 2,5 mg jeden 2. Tag bzw. **KI**
											• Keine systemische Verfügbarkeit • UAW Parästhesien, Kopfschmerzen, Hautreaktionen, Dyspnoe • Vorsicht bei Überempfindlichkeit gegen Chrysanthemen und andere Korbblütler
!!	■		!			■	■			■	• Zusätzlich 2C18-Substrat und mittelstarker Carboxylesterase-1-Hemmer • 2D6-Hemmung *in vitro* • Genetischen Polymorphismus bezüglich 2D6 bedenken **PRISCUS-Beurteilung**/ältere Personen: • *Siehe Neuroleptika*
											• Umsetzung ± unbekannt (Proteasen) • Vorsicht bei linksventrikulärer Dysfunktion und bei der Komb. m. Anthracyclinen (↑ Kardiotoxizität), auf Überempfindlichkeit bzw. Neutropenie achten • Sicherheit bei NI und LI nicht bekannt
!		■		?		*			0,9	■	**PRISCUS-Beurteilung**/ältere Personen: • Erhöhtes Risiko für Delir und Stürze, v.a. bei älteren Personen • *) v.a. Metabolit Norpethidin • Alternativen Paracetamol, andere Opioide mit geringerem Delirrisiko, z.B. Buprenorphin, Hydromorphon, Morphin, Oxycodon, Tilidin/Naloxon, gegebenenfalls schwächere NSAR, z.B. Ibuprofen
											• Hauptumsetzung unbekannt • Maßgebliche Interaktionen (nur) an 1A2 und 3A4 (Pfefferminzöl, DrugBank) • Umsetzung von Menthol durch Hydroxylierung, UGT-Kopplung und renale Ausscheidung (MediQ) • UAW Sodbrennen, sehr selten Bradykardie • Die chronische Einnahme von Pfefferminzöl kann die analgetische Wirkung von Codein vermindern und die Wirkung von Midazolam und Pentobarbital verlängern
	■							A	0,99	■	• Zusätzlich 1A1-, 2A6-, 2A13-Substrat • „Phenacetin-Niere" als Synonym für chronischen Analgetika-Missbrauch
	■							A		■	• Zusätzlich 2A6- und 2C18-Substrat • Alle Angaben zu CYP-Interaktionen bei DrugBank, bei MediQ „keine Daten gefunden" • *Siehe auch Propyphenazon*

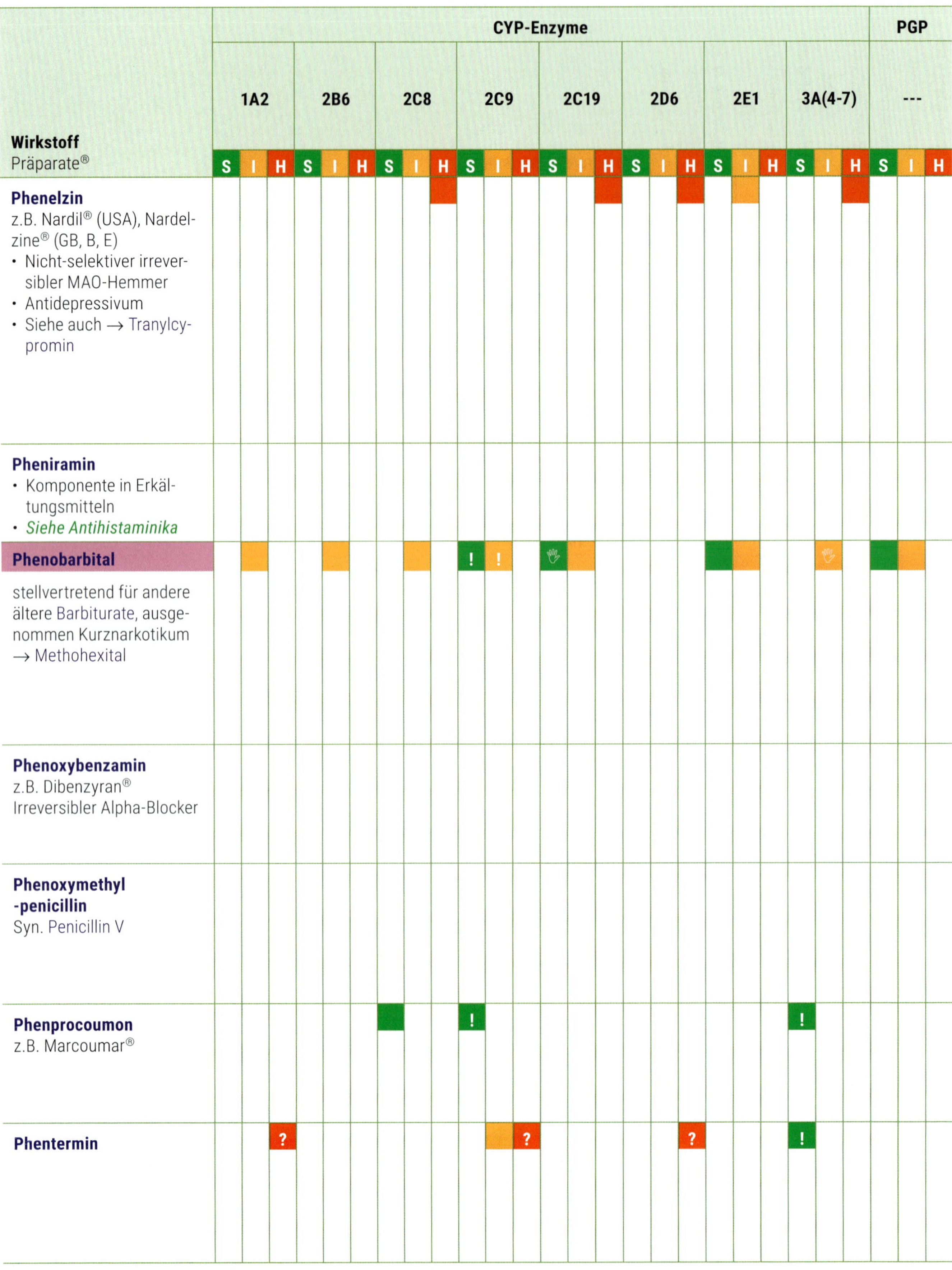

Wirkstoff Präparate®	CYP-Enzyme																								PGP		
	1A2			2B6			2C8			2C9			2C19			2D6			2E1			3A(4-7)			---		
	S	I	H	S	I	H	S	I	H	S	I	H	S	I	H	S	I	H	S	I	H	S	I	H	S	I	H
Phenelzin z.B. Nardil® (USA), Nardelzine® (GB, B, E) • Nicht-selektiver irreversibler MAO-Hemmer • Antidepressivum • Siehe auch → Tranylcypromin									■						■			■		■				■			
Pheniramin • Komponente in Erkältungsmitteln • *Siehe Antihistaminika*																											
Phenobarbital stellvertretend für andere ältere Barbiturate, ausgenommen Kurznarkotikum → Methohexital		■			■			■		■ !	■ !		■ ✋	■					■	■			■ ✋		■	■	
Phenoxybenzamin z.B. Dibenzyran® Irreversibler Alpha-Blocker																											
Phenoxymethyl -penicillin Syn. Penicillin V																											
Phenprocoumon z.B. Marcoumar®							■			■ !												■ !					
Phentermin			■ ?								■	■ ?						■ ?				■ !					

Anticholinerge NW	Agranulozytose	Serotonin-Syndrom	QTc-Verlängerung	Na^+ ↓/ SIADH	Kalium-Dysbalance	Krampfschwelle ↓	Cave Licht ☼	Blutglucose ↓/↑	Achtung Niere	Achtung Leber	**Besondere Anmerkungen**
!		■						A			• Relevantes Substrat und Hemmer der MAO sowie Substrat von NAT2 • **KI** andere Antidepressiva wie Amitriptylin, Desipramin, Dibenzepin, Doxepin, Imipramin, Lofepramin (jeweils 14 Tage Abstand zu MAO-Hemmern), weiters Entacapon (COMT-Hemmer) • Vorsicht bei der Komb. m. Substanzen, die ein Serotonin-Syndrom begünstigen können, z.B. Almotriptan (zusätzlich Substrat der MAO), Dibenzepin, Doxepin, Ecstasy (hier außerdem Gefahr einer hypertensiven Krise, ***siehe nächsten Punkt***), Opiaten wie Dextromethorphan, Fentanyl, Pethidin, Tramadol (auch bei Opiaten 14-tägige Auswaschphase günstig) • Vorsicht bei der Komb. m. Sympathomimethika wegen der Gefahr von Blutdruckkrisen • Hypoglykämie-Risiko v.a. bei der Komb. m. Sulfonylharnstoffen • Bezüglich NI und LI keine Auffälligkeiten
■											• Umsetzung via Demethylierung • Hauptweg renal, z.T. unverändert • Vorsicht mit MAO-Hemmern, Anticholinergika, sedierenden Substanzen • UAW sedativ und anticholinerg
	■						■		0,7	■	• Zusätzlich 1A1-, 2A6-, 4B1- und 2C18-Induktion • 2B6-Induktion als einzige *in vitro* • Außerdem induzierend oder hemmend an unterschiedlichen UGT • Ausscheidung über Harn und Galle, z.T. renal unverändert • Gefährliche Wirkspiegel-Reduktion bei Zytostatika, z.B. Gefitinib **PRISCUS-Beurteilung**/ältere Personen: • Sedierung • Paradoxe Zustände • Auch als Antiepileptika ersetzen
						■					• Ausscheidung vorzugsweise renal • WW andere Blutdrucksenker verstärkt, Alpha-Mimetika abgeschwächt • UAW Orthostaseprobleme, Reflextachykardie, Schwellung der Nasenschleimhaut, Miosis, Ejakulationsverlust, Menstruationsstörungen • Bei Tachyarrhythmien zusätzlich Beta-Blocker
	■					■			0,6	■	• Hauptweg renal, z.T. unverändert • WW Guarkernmehl → ↓ Aufnahme • Krämpfe bei hohen Dosierungen und bestehender NI • Verträglichkeit dennoch sehr gut, vorsichtige Dosierung ab GFR <15 ml/min und bei starker LI • ***Siehe Amoxicillin, Penicilline***
								A		■	• 2C8-Interaktion *in vitro* • **KI** Pelargonium-sidoides-Extrakte, Johanniskraut, Vitamin K-reiche Lebensmittel, Salicylate und NSAR • Vorsicht bei der Komb. m. Amiodaron, Dronedaron und Tamoxifen (↑ Blutungsrisiko) • Engmaschige INR-Kontrolle bei Komb. m. Statinen (Simvastatin)
			S		↓						• Quelle Präparat Qsymia®[247] • Unterschiedliche Angaben zur 1A2- und 2D6-Hemmung, Angaben für 2C9 sprechen für Induktion • Cave Komb. m. Duloxetin • 70% unverändert ausgeschieden • Hypokaliämie gefördert bei Komb. m. Kalium ausscheidenden Diuretika

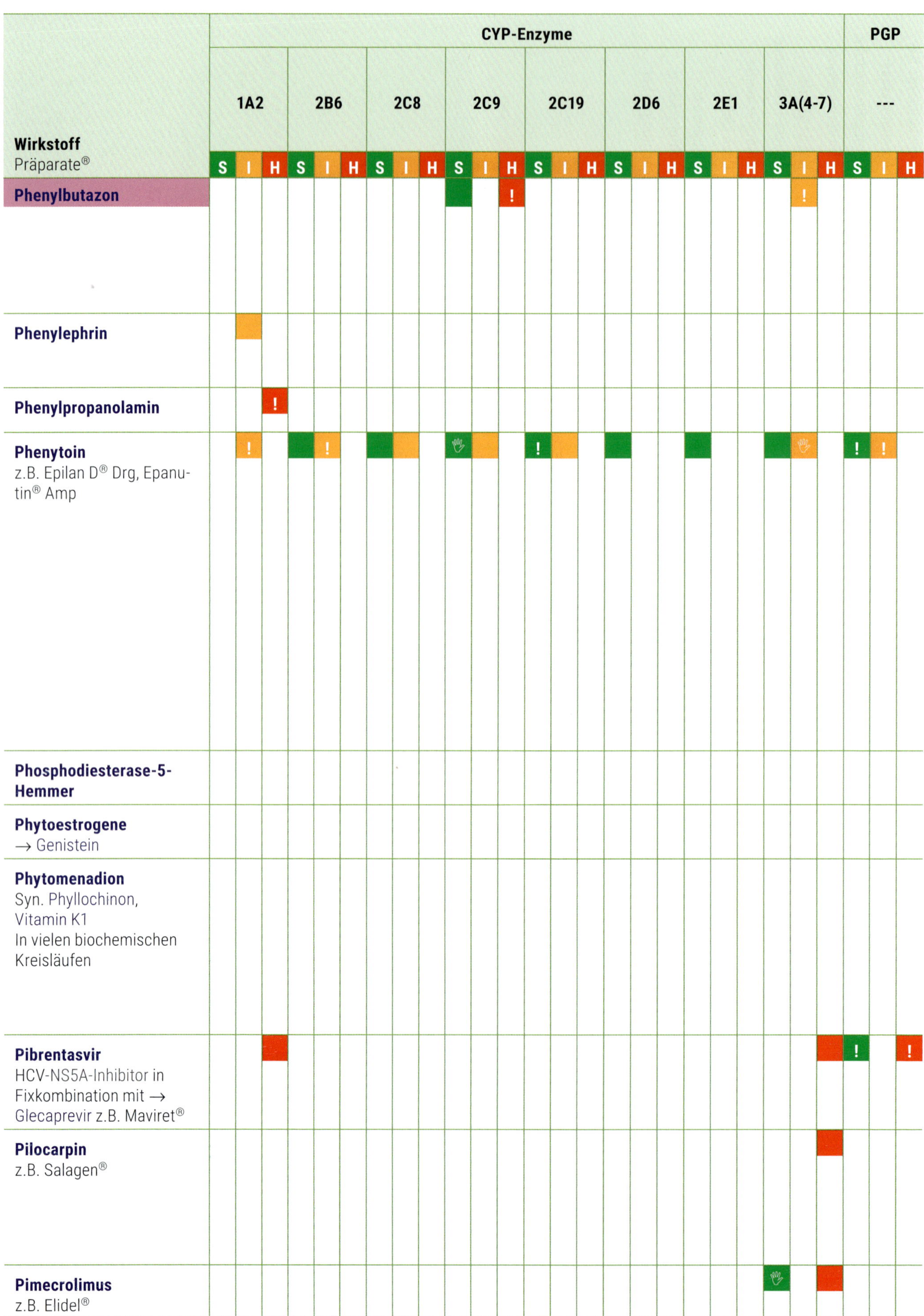

Wirkstoff Präparate®	CYP-Enzyme																									PGP		
	1A2			2B6			2C8			2C9			2C19			2D6			2E1			3A(4-7)			---		
	S	I	H	S	I	H	S	I	H	S	I	H	S	I	H	S	I	H	S	I	H	S	I	H	S	I	H
Phenylbutazon										■		!											!				
Phenylephrin		■																									
Phenylpropanolamin			!																								
Phenytoin z.B. Epilan D® Drg, Epanutin® Amp		!		■	!		■	■		✋	■		!	■		■			■			■	✋		!	!	
Phosphodiesterase-5-Hemmer																											
Phytoestrogene → Genistein																											
Phytomenadion Syn. Phyllochinon, Vitamin K1 In vielen biochemischen Kreisläufen																											
Pibrentasvir HCV-NS5A-Inhibitor in Fixkombination mit → Glecaprevir z.B. Maviret®			■																					■	!		!
Pilocarpin z.B. Salagen®																								■			
Pimecrolimus z.B. Elidel®																						✋		■			

Anticholinerge NW	Agranulozytose	Serotonin-Syndrom	QTc-Verlängerung	Na+ ↓/ SIADH	Kalium-Dysbalance	Krampfschwelle ↓	Cave Licht ☼	Blutglucose ↓/↑	Achtung Niere	Achtung Leber	Besondere Anmerkungen
	■				↑		■	■		H	• Substrat an UGT, z.T. auch hemmend, ferner OCT3-Hemmer • ↑ Halbwertszeit bei Nieren- und Leberfunktionsstörungen • Hyperkaliämie bei NI oder Komb. m. K+ liefernden/sparenden Pharmaka **PRISCUS-Beurteilung**/ältere Personen: • *Siehe NSAR* • Zusätzlich Blutdyskrasien
			S			■					• Hauptumsetzung via MAO • Komb. m. Atropin vermeiden (auch in Lokaltherapeutika) wegen Gefahr der Barorezeptorreflex-Hemmung mit verstärkter Vasokonstriktion und schwerer Hypertonie
			S								Schwacher MAO-Hemmer
	!						■			H	• Zusätzlich 2A6-, 2C18-Substrat sowie Hemmer des mitochondrialen 11B1 • 2C19-Induktion *in vitro*, für 2C9 auch Hemmung angegeben (DrugBank) • Umsetzung ferner über mehrere UGT, an UGT1A1 auch induzierend • Komb. m. Rifampicin → ↓ Phenytoin • Infolge Induktion abfallender Wirkspiegel besonders heikel bei Imatinib • Wegen Hemmwirkungen Ansteigen des Phenytoin-Spiegels bei Komb. m. folgenden Wirkstoffen: Amiodaron, Diltiazem, Dronedaron, Verapamil; Sultiam; Fluconazol, Posaconazol, Voriconazol (*nicht:* Itraconazol); Cotrimoxazol; Isoniazid; Ticlopidin; Cimetidin (*nicht:* Famotidin, Nizatidin, Ranitidin), Fluoxetin, Fluvoxamin (*nicht:* Sertralin, Citalopram) → ↓ Dosis 30-60% • Bei Komb. m. Clozapin dessen Dosis erhöhen (Induktion), Ausweg: Oxcarbazepin interagiert nicht • Bei Komb. m. Aprepitant wird dieses unwirksam • Intoxikationsgefahr bei Komb. m. Disulfiram • Bei bekanntem Poor-Metabolizer-Status bezüglich 2C9 und auch 2C19 → Dosisreduktion
											Granatapfel, Grapefruit/Pomelo vermeiden
											Andere Vertreter Daidzein, Coumestrol
											• Umsetzung über CYP4F2 • Antikoagulanzien vom Cumarin-Typ als unmittelbare Antagonisten • Wirkungsminderung auch durch ASS und Salicylate sowie Cephalosporine mit einer N-Methyl-Thiotetrazol-Gruppe • Vitamin-K-Mangel-Blutungen am 1. Lebenstag bei Neugeborenen, wenn die Mutter mit Antikonvulsiva wie Diphenylhydantoin, Phenobarbital oder mit Tuberkulostatika wie Isoniazid, Rifampicin behandelt wurde • UAW Thromboembolie, Anaphylaxie
										■	• UGT1A1-Hemmer, BCRP-Substrat • Substrat + Hemmer an OATP1B1+3 • Ausscheidung überwiegend mit dem Stuhl • ***Produktbeschreibung Maviret siehe Glecaprevir***
										■	• Am wichtigsten: Substrat an 2A6 außerdem sehr starker 2A6-Hemmer • WW mit Cholinergika (Synergismus), Anticholinergika (Antagonismus) und Beta-Blockern (Reizleitungsstörungen) bedenken • Cave cholinerge Wirkungen/UAW, z.B. bei COPD, Ulcus pepticum, Engwinkelglaukom, Bradykardie, Harndrang, Begünstigung einer Harninkontinenz • Bei LI mit halber Dosierung beginnen
											Wegen der geringen Resorption sind WW mit anderen Pharmaka nicht zu erwarten

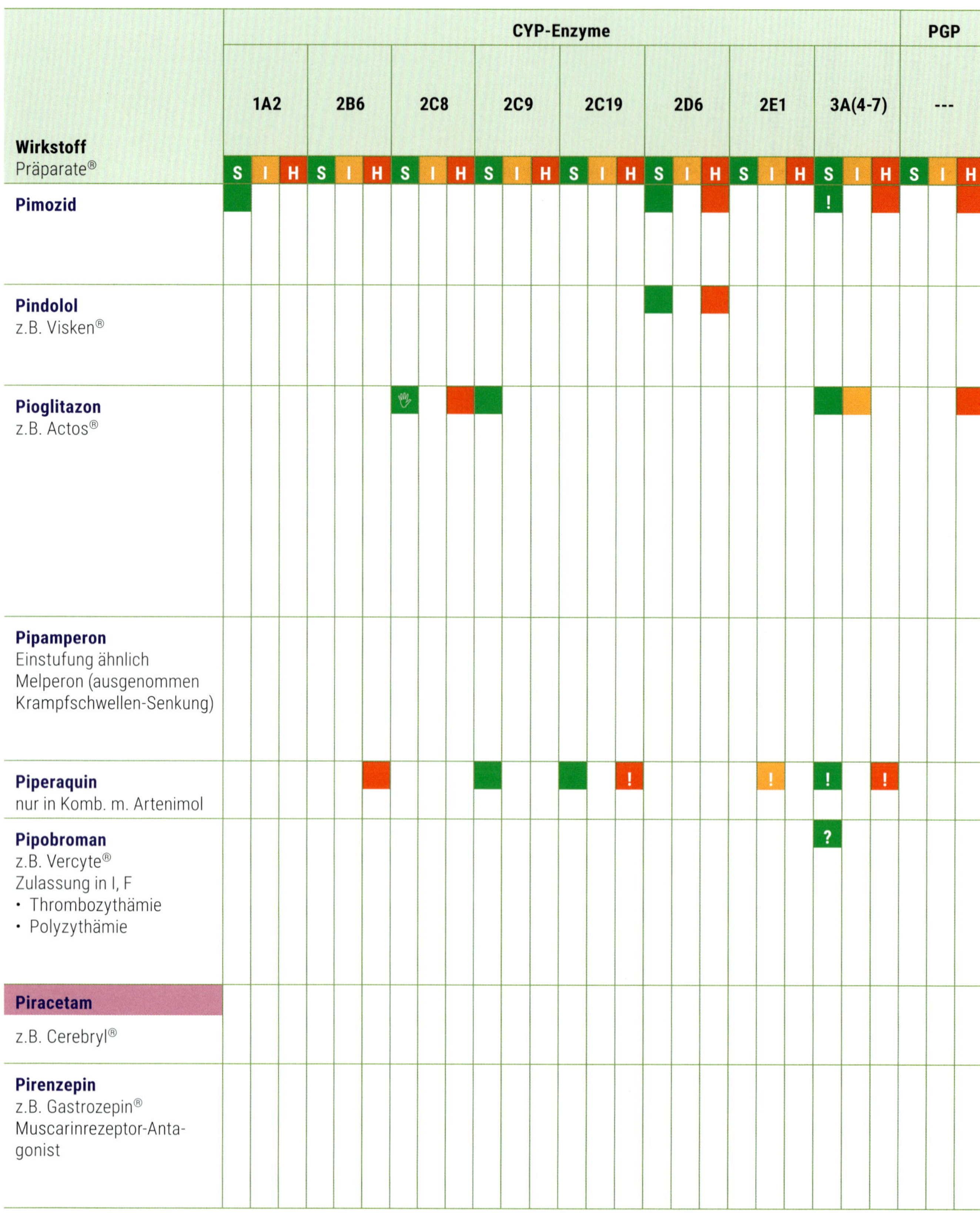

Wirkstoff Präparate®	CYP-Enzyme																								PGP		
	1A2			2B6			2C8			2C9			2C19			2D6			2E1			3A(4-7)			---		
	S	I	H	S	I	H	S	I	H	S	I	H	S	I	H	S	I	H	S	I	H	S	I	H	S	I	H
Pimozid	■															■		■				■ !		■			■
Pindolol z.B. Visken®																■		■									
Pioglitazon z.B. Actos®							■ ✋		■	■												■	■				■
Pipamperon Einstufung ähnlich Melperon (ausgenommen Krampfschwellen-Senkung)																											
Piperaquin nur in Komb. m. Artenimol						■				■			■		■ !					■ !		■ !		■ !			
Pipobroman z.B. Vercyte® Zulassung in I, F • Thrombozythämie • Polyzythämie																						■ ?					
Piracetam z.B. Cerebryl®																											
Pirenzepin z.B. Gastrozepin® Muscarinrezeptor-Antagonist																											

Anticholinerge NW	Agranulozytose	Serotonin-Syndrom	QTc-Verlängerung	Na^+ ↓/ SIADH	Kalium-Dysbalance	Krampfschwelle ↓	Cave Licht ☼	Blutglucose ↓/↑	Achtung Niere	Achtung Leber	Besondere Anmerkungen
!			‼								• 3A-Bockade nur an 3A4 (Substrat hingegen an 3A4+5+7) • **KI** Aprepitant, Fosaprepitant (wegen Enzym-Hemmung) • **KI** Makrolid-Antibiotika • Hersteller empfiehlt Vorsicht bei LI
					↑						• Soll günstige Effekte auf das Lipid-Profil haben (ähnlich Acebutolol) • Substrat an UGT, Umsetzung via Hydroxylierung und renal unverändert • *Siehe Beta-Blocker* • Dosisreduktion bei starker LI
								K			• Substrat an 1A1 • Ausscheidung biliär und renal • Keine klinisch relevante Interaktion bei Komb. m. 3A4-Induktoren oder -Hemmern • Hypoglykämie-Risiko bei Komb. m. Sulfonylharnstoffen oder Insulin, aber auch bei Komb. m. Allopurinol • Kann eine bestehende Herzinsuffizienz verschlechtern → Beachtung von Komedikationen wie ACE-Hemmern, Digitalis, niedrig dosierten Beta-Blockern – Alternative v.a. Glimepirid • Fragliches Blasenkrebs-Risiko → Behandlungszyklus auf 2 Jahre eingrenzen • Cave Lebertoxizität → Dosisreduktion bereits bei leichter, **KI** ab mittlerer LI
			!								• Umsetzung via Amid-Hydrolyse, Keton-Reduktion, oxidative N-Dealkylierung, Piperidin-Oxidation • Wirkung auf Dopamin- Rezeptoren nur schwach, Hauptwirkung antiserotonerg → UAW Depression • Alle typischen Neuroleptika-UAW, z.B. extrapyramidal-motorische Störungen, tardive Dyskinesien, cave malignes neuroleptisches Syndrom
			!								• Cave Komb. m. starken 3A4-Blockern wegen Kumulation und ↑ QT-Risiko • Keine Untersuchungen zum Nieren- und Leberstatus (MediQ)
						*					• Keine maßgeblichen CYP- und PGP-Interaktionen (DrugBank) • *) Spezielle WW mit Phenytoin: Erhöhte Krampfneigung infolge einer Resorptionshemmung von Phenytoin • Umgekehrt verringerte Wirksamkeit von Pipobroman infolge Enzyminduktion durch Phenytoin und Antikoagulanzien (↑ thromboembolisches Risiko) • Komb. m. Immunsuppressiva vermeiden • Zytostatika-typische UAW
									0,02		• Hauptausscheidung renal **PRISCUS-Beurteilung**/ältere Personen: • *Siehe Naftidrofuryl*
‼									0,6		• Ausscheidung über Galle und Niere, überwiegend unverändert • Dosisreduktion bei GFR <30 ml/min • Wirkstoff nicht mehr in Verkehr, obwohl hohe Affinität für M_1-Rezeptoren (→ ↓ Histamin aus enterochromaffinen Zellen); die direkte Hemmung der Magensäure-Produktion in den Parietalzellen des Magens über M_3-Blockade in therapeutischen Dosen bringt bereits deutliche anticholinerge UAW

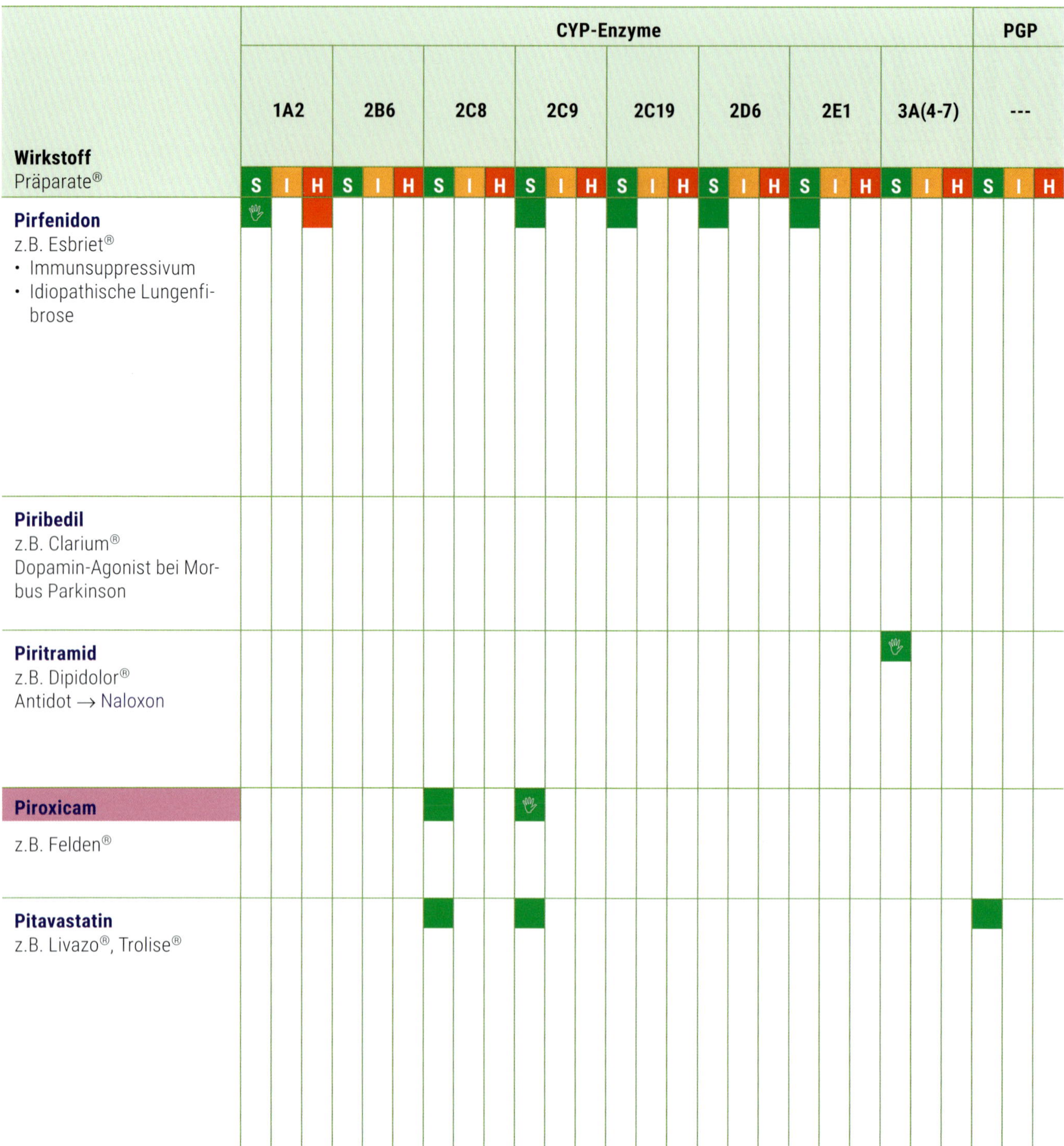

Wirkstoff Präparate®	CYP-Enzyme																								PGP		
	1A2			2B6			2C8			2C9			2C19			2D6			2E1			3A(4-7)			---		
	S	I	H	S	I	H	S	I	H	S	I	H	S	I	H	S	I	H	S	I	H	S	I	H	S	I	H
Pirfenidon z.B. Esbriet® • Immunsuppressivum • Idiopathische Lungenfibrose	■ ✋		■							■			■			■			■								
Piribedil z.B. Clarium® Dopamin-Agonist bei Morbus Parkinson																											
Piritramid z.B. Dipidolor® Antidot → Naloxon																						■ ✋					
Piroxicam z.B. Felden®							■			■ ✋																	
Pitavastatin z.B. Livazo®, Trolise®							■			■															■		

Anticholinerge NW	Agranulozytose	Serotonin-Syndrom	QTc-Verlängerung	Na⁺ ↓/ SIADH	Kalium-Dysbalance	Krampfschwelle ↓	Cave Licht ☼	Blutglucose ↓/ ↑	Achtung Niere	Achtung Leber	Besondere Anmerkungen
	■						■		■	■	• Umsetzung zu 70-80% über 1A2 • Hauptmetabolit 5-Carboxy-Pirfenidon überwiegend im Urin • **KI** Fluvoxamin • Nicht empfohlen 1A2-Induktoren, z.B. Rifampicin • Vorsicht bei der Komb. m. 1A2-Inhibitoren, z.B. Amiodaron, Ciprofloxacin, Enocaxin, Propafenon und Pirfenidon-Dosis anpassen; Grapefruitsaft meiden (ebenfalls u.a. 1A2-Blockade!) • Nicht rauchen, *siehe Kap. 6.6* • UAW Anorexie, Schwindel, Müdigkeit, Sonnenbrand, Dyspnoe, Angioödem, Infektionen, Insomnie, Kopfschmerzen, Myalgie, Arthralgie, Hitzewallungen, Leberenzym-Anstiege • Vorsichtige Behandlung ab GFR <50 ml/min und mittelschwerer LI, **KI** ab GFR <30 ml/min und schwere LI
		?									• Maßgeblicher α_2-Antagonismus • Umsetzung via Demethylierung, Hydroxylierung und Oxidation, Ausscheidung vorwiegend renal • **KI** Neuroleptika, ausgenommen Clozapin; kardiovaskulärer Schock • UAW Hypotonie, Übelkeit, Erbrechen
		■								■	• Potenzierung des analgetischen Effekts mit Neuroleptika (manchmal erwünscht) • **KI** MAO-Hemmer (14 Tage Abstand) • Vorsicht bei Komb. m. ZNS-Dämpfern, serotonergen Substanzen, CYP3A4-Hemmern (starker Wirkspiegel-Anstieg, cave UAW) • Vorsicht bei Erkrankungen der Atemwege, Bradykardie, Hypotonie, Hypothyreose, Nebenniereninsuffizienz
	■				↑		■		0,9	H	• **KI** ab GFR <30 ml/min **PRISCUS-Beurteilung**/ältere Personen: • *Siehe NSAR* • Hyperkaliämie bei NI oder Komb. m. K⁺ liefernden/sparenden Pharmaka
								■	■	■	• Umsetzung über mehrere OATP (v.a. OATP1B1), UGT1A3+2B7 sowie weitere Transportproteine • Weitgehend unverändert ausgeschieden • CYP-/PGP-Interaktionen wenig ausgeprägt, WW-Risiko daher in Summe gering einzuschätzen • **KI** Ciclosporin, Vorsicht mit Makrolid-Antibiotika (v.a. Erythromycin), Fusidinsäure • Cave Myopathie-/Rhabdomyolyse-Risiko bei Komb. m. Fibraten oder Gemfibrozil • Keine Dosisreduktionen bei leichter NI und LI, jedoch bei GFR <30 ml/min, Dialysepatienten und Patienten mit mäßiger LI TMD 2 mg, **KI** schwere LI • Grapefruit/Pomelo, Rotschimmelreis vermeiden

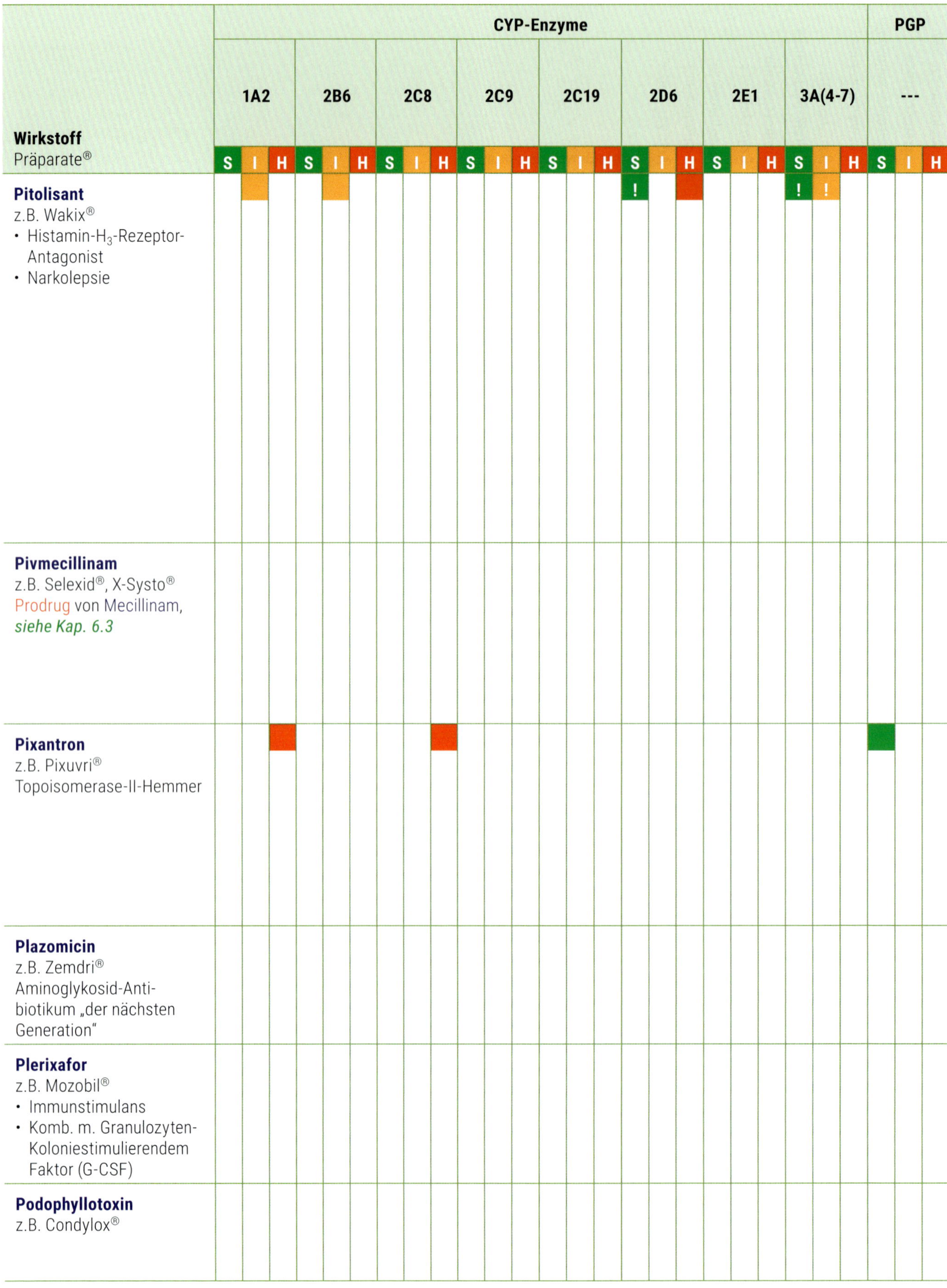

Wirkstoff Präparate®	CYP-Enzyme																								PGP		
	1A2			2B6			2C8			2C9			2C19			2D6			2E1			3A(4-7)			---		
	S	I	H	S	I	H	S	I	H	S	I	H	S	I	H	S	I	H	S	I	H	S	I	H	S	I	H
Pitolisant z.B. Wakix® • Histamin-H_3-Rezeptor-Antagonist • Narkolepsie		■			■											■ !		■				■ !	■ !				
Pivmecillinam z.B. Selexid®, X-Systo® Prodrug von Mecillinam, *siehe Kap. 6.3*																											
Pixantron z.B. Pixuvri® Topoisomerase-II-Hemmer			■						■																■		
Plazomicin z.B. Zemdri® Aminoglykosid-Antibiotikum „der nächsten Generation"																											
Plerixafor z.B. Mozobil® • Immunstimulans • Komb. m. Granulozyten-Koloniestimulierendem Faktor (G-CSF)																											
Podophyllotoxin z.B. Condylox®																											

Anticholinerge NW	Agranulozytose	Serotonin-Syndrom	QTc-Verlängerung	Na^+ ↓/ SIADH	Kalium-Dysbalance	Krampfschwelle ↓	Cave Licht ☼	Blutglucose ↓/↑	Achtung Niere	Achtung Leber	**Besondere Anmerkungen**
											• Maßgeblicher OCT1-Hemmer • Möglicherweise Induktion auch an UGT • Ausscheidung hauptsächlich im Urin, 25% über die Ausatemluft und <3% im Stuhl • Prokonvulsive Eigenschaften in hoher Dosierung, UAW Epilepsie genannt, cave Krampfleiden in der Anamnese • Orale Kontrazeptiva nicht empfohlen, auf alternative Methoden ausweichen • Vorsicht bei der Komb. m. Antidepressiva, älteren H_1-Antihistaminika (UAW Ermüdung → ↓ Wirkung), starken 3A4-Induktoren, 2D6-Inhibitoren (z.B. Paroxetin) • Vorsicht aber auch mit 3A4-Substraten mit geringer therapeutischer Breite sowie mit Bupropion, Efavirenz (beide 2B6), Phenytoin, Repaglinid, Warfarin (alle 2C8/9, fragliche induzierende Wirkungen an 2C8/9/19), Dabigatran, Digoxin (beide PGP, fragliche PGP-Induktion), Irinotecan, Morphin, Paracetamol (alle UGT) sowie Metformin (OCT1) • UAW Schlafstörungen, Reizbarkeit, Depression, On-off-Phänomene, Gleichgewichtsstörungen, Kopfschmerzen, Dyspepsie, Ermüdung, Arrhythmien, Appetit-/ Gewichtszunahme oder -/-abnahme • Bei NI Dosisdeckelung auf 18 mg/Tag • Bis mittelschwere LI vorsichtiger Einstieg, TMD 18 mg, **KI** schwere LI
											• Hauptumsetzung via Esterasen • Ausscheidung renal > biliär • Besondere UAW ↓ Carnitin-Werte, Rush, vulvovaginale Pilzinfektionen, Thrombozytopenie, *keine* Agranulozytose • WW mit Probenecid (verminderte Ausscheidung und erhöhter Blutspiegel von Mecillinam), Methotrexat (verminderte Methotrexat-Clearance), Valproinsäure oder andere Pivalinsäure freisetzende Arzneimittel (*erhöhtes* Risiko für eine Carnitin-Depletion) • ***UAW siehe Amoxicillin, Penicilline***
									0,9		• Hauptweg renal unverändert • *In-vitro*-Substrat an NAT1+2 • **KI** Lebendvakzine • Vorsicht mit 1A2-, z.B. Amitriptylin, Clozapin, Haloperidol, Ondansetron, Propranolol, Theophyllin(!) und 2C8-Substraten, z.B. Paclitaxel, Repaglinid, Rosiglitazon sowie PGP-Hemmern, z.B. Ciclosporin, Tacrolimus • UAW neutropenische Infektionen, Anorexie, Hyperurikämie, Hypocalcämie, Kardiotoxizität (u.a. Herzinsuffizienz), Hautverfärbung nach blau (Eigenfarbe von Pixantron) • Vorsichtige Anwendung bei NI, LI
											• Substrat der Multidrug and toxin extrusion-Proteine 1+2 • Reservetherapeutikum bei Carbapenem-resistenten Enterobacteriaceae und Fluorochinolon-resistenten Keimen, z.B. bei akuten komplizierten Harnwegsinfektionen • Oto- und nephrotoxische Wirkung im Auge behalten
									0,26		• Umsetzung renal • Mobilisierung von Tumorzellen möglich, Anwendung bei Leukämie nicht empfohlen, Kontrollen von Blutbild und Milz (auf Vergrößerung) • Bei GFR <50 deutliche Dosisreduktion auf 0,16 mg/kg KG und Tag, maximal jedoch 27 mg; bei GFR <20 ml/min keine Erfahrungen • Kontrazeption empfohlen
											• Lokales Zytostatikum • Andere Podophyllin enthaltende Arzneimittel vermeiden • UAW lokale Reizung (35-40%), Phimosen (Vorhautverengung), Balanoposthitis (Entzündung von Eichel und Vorhaut), Erosionen/Ulcera der Schleimhaut

Wirkstoff Präparate®	CYP-Enzyme																							PGP		
	1A2			2B6			2C8			2C9			2C19			2D6			2E1			3A(4-7)			---		
	S	I	H	S	I	H	S	I	H	S	I	H	S	I	H	S	I	H	S	I	H	S	I	H	S	I	H
Polatuzumab Vedotin z.B. Polivy® Prodrug-Charakter • Antikörper-Wirkstoff-Konjugat • Vedotin = Monomethyl-Auristatin E (MMAE, Mitosehemmer) • Bestimmte B-Zell-Lymphome • *Vergleiche* → Belantamab Mafodotin, → Polatuzumab Vedotin																						■		■	■		
Polycyclische aromatische Kohlenwasserstoffe aus Tabakbrand, Grillgut	■	!																									
Polymyxin B Praktisch nur mehr topisch in Verwendung z.B. in Surolan®, Terracortril® Antibiotikum																											
Polystyrolsulfonsäure Syn. Natrium polystyrenolsulfonat z.B. Resonium® • Hyperkaliämie • Kein Notfalltherapeutikum, *siehe Kap. 7.6.2* • *Vergleiche Patiromer*																											
Pomalidomid z.B. Imnovid®	!																					■			■		

Anticholinerge NW	Agranulozytose	Serotonin-Syndrom	QTc-Verlängerung	Na^+ ↓/ SIADH	Kalium-Dysbalance	Krampfschwelle ↓	Cave Licht ☼	Blutglucose ↓/↑	Achtung Niere	Achtung Leber	Besondere Anmerkungen
					↓					■	• Antikörper-Abbau durch Proteasen • Metabolisierung von Vedotin über 3A4+5 sowie PGP (*in vitro*), klinisch jedoch wenig bedeutsam • Vorsicht bei der Komb. m. starken kombinierten 3A4-/PGP-Hemmern, z.B. Ketoconazol • Engmaschige Kontrolle bei Komb. m. starken 3A4-Hemmern und -Induktoren • Alle Zytostatika-typischen UAW inklusive progressiver multifokaler Enzephalopathie • Hypocalcämie, Hypoalbuminurie • Lebendimpfstoffe vermeiden • Komb. m. → Bendamustin und → Rituximab obligat; dabei keine Beeinflussung der Pharmakokinetik • Prämedikation mit Analgetika und Antihistaminika • Ab mittelschwerer LI nicht mehr empfohlen; geringe Datenlage bei schwerer NI (GFR <30 ml/min), jedoch keine Hinweise auf Nierentoxizität
											• Krebs auslösende Substanzen, z.B. Methylcholanthren • Substrate und Induktoren zugleich
									■		• Umsetzung ± unbekannt • Geringe systemische Aufnahme bei intakter Haut, jedoch deutliche Resorption über Wunden • Cave nephrotoxische Wirkungen beider gleichzeitigen systemischen Verabreichung von Cefixim und Polymyxin B → Plasmaspiegel-Kontrollen, Dosisanpassungen, ausreichende Flüssigkeitszufuhr; Nierenleistung überwachen
					↓				■		• Keine systemische Aufnahme • Ausscheidung im Stuhl • Vor Therapiebeginn Hypernatriämie und Hypokaliämie ausschließen • **KI** Sorbitol (Gefahr schwerer Dickdarmnekrosen) • 3 Stunden Abstand bei der Komb. m. Magnesium, Calcium und Aluminium freisetzenden Antacida, Laxanzien • Cave Hypokaliämie bei Komb. m. Thiazid-/Schleifendiuretika, Digitalis, Laxanzien – Bei Kalium <5 mmol/l Präparat (vorübergehend) absetzen • ↓ Aufnahme von Lithium, Thyroxin • UAW Erbrechen, Diarrhoe, Hypernatriämie, Hypocalcämie, -magnesiämie, Obstipation (WW mit Anticholinergika), Bronchospasmen • Vorsicht bei chronischer NI (Natrium-Überladung, Ödeme, Herz-Kreislauf)
											• Nebenweg über UGT • WW mit starken 1A2-Inhibitoren wie Ciprofloxacin, Enoxacin, Fluvoxamin • Rauchen von Zigaretten kann die Exposition gegenüber Pomalidomid durch 1A2-Induktion verringern • **KI** Schwangerschaft (Verhütungs-programme für Frauen und Männer) • Häufig Blutbildveränderungen, Fatigue-Syndrom, Fieber, cave schwere Herzinsuffizienz • Sicherheit bei NI und LI nicht bekannt

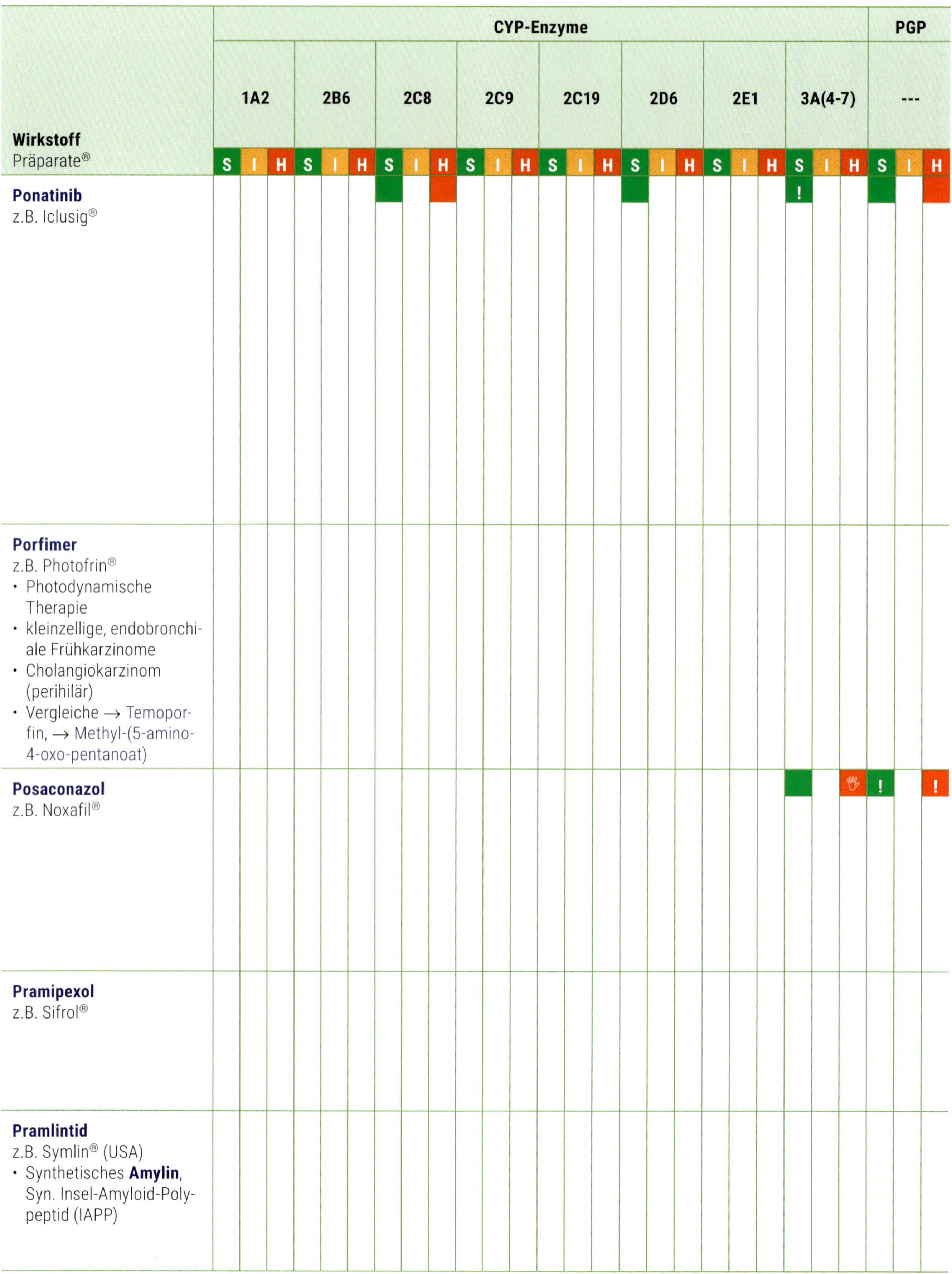

Wirkstoff Präparate®	CYP-Enzyme																									PGP		
	1A2			2B6			2C8			2C9			2C19			2D6			2E1			3A(4-7)			---		
	S	I	H	S	I	H	S	I	H	S	I	H	S	I	H	S	I	H	S	I	H	S	I	H	S	I	H
Ponatinib z.B. Iclusig®							■		■							■						!			■		■
Porfimer z.B. Photofrin® • Photodynamische Therapie • kleinzellige, endobronchiale Frühkarzinome • Cholangiokarzinom (perihilär) • Vergleiche → Temoporfin, → Methyl-(5-amino-4-oxo-pentanoat)																											
Posaconazol z.B. Noxafil®																						■		✋	!		!
Pramipexol z.B. Sifrol®																											
Pramlintid z.B. Symlin® (USA) • Synthetisches **Amylin**, Syn. Insel-Amyloid-Polypeptid (IAPP)																											

Anticholinerge NW	Agranulozytose	Serotonin-Syndrom	QTc-Verlängerung	Na^+ ↓/ SIADH	Kalium-Dysbalance	Krampfschwelle ↓	Cave Licht ☼	Blutglucose ↓/↑	Achtung Niere	Achtung Leber	Besondere Anmerkungen
											• CYP-/PGP-Interaktionen *in vitro* • Wichtige Umsetzung via Esterasen • Vor Therapiebeginn Hepatitis B ausschließen • Vorsicht mit 3A4-Induktoren, v.a. Johanniskraut, Carbamazepin, Phenobarbital, Phenytoin, Rifabutin, Rifampicin • Vorsicht bei der Komb. m. 3A4-Hemmern, v.a. Clarithromycin, Indinavir, Itraconazol, Ketoconazol, Nefazodon, Nelfinavir, Ritonavir, Saquinavir, Telithromycin, Troleandomycin, Voriconazol • Vorsicht bei der Komb. m. verschiedenen anderen Arzneimitteln mit geringer therapeutischer Breite, z.B. Colchicin, Dabigatran, Digoxin, Methotrexat, Pravastatin, Rosuvastatin, Sulfasalazin • Grapefruit-Produkte vermeiden • Resorptionsbeeinträchtigung bei pH-Wert-Erhöhung, *siehe Kap. 4.4.3* • Ausscheidung 87% über Stuhl, 5% über Urin • Zu Dosisreduktionen bei NI und LI liegen keine Untersuchungen vor; bei GFR <50 ml/min vorsichtig dosieren
											• Porphyrin-Ringsystem, das sich nach Bindung an LDL ins Tumorgewebe eingeschleust wird • → Endoskopische Bestrahlung mit UV-Licht (630 nm) als 2. Teil der Therapie • Abschwächung der Wirkung durch Radikalfänger, Antioxidanzien (antagonisieren Singulett-Sauerstoff), ferner durch Allopurinol, Calcium-Antagonisten, Prostaglandin-Synthesehemmer (NSAR) • Glucocorticoide erst 24-48 nach der Therapie begleitend einsetzen • UAW Lokalreaktionen in den Atemwegen, Angstzustände • Keine Anwendung bei schwerer NI, LI
					↓		*	A			• Hauptweg über UGT1A4 • Folgetherapeutikum nach Amphotericin B und Itraconazol • **KI** Secale-Alkaloide, CYP3A4-Substrate, v.a. Astemizol, Chinidin, Cisaprid, Halofantin, QT-verlängernde Substanzen allgemein, Pimozid, Terfenadin, weiters Atorvastatin, Lovastatin, Simvastatin • Nicht empfohlen Sirolimus, H_2-Blocker sowie Vorsicht mit über 3A4 umgesetzten Benzodiazepinen, Immunsuppressiva, PPI, Rifabutin, Vinca-Alkaloiden • *) selten Photophobie • Besondere Vorsicht bei Diabetikern
		?									• Umsetzung über diverse OCT, die z.T. schwach induziert werden • Hauptausscheidung renal (>90%), dabei maßgeblich unverändert • Serotonin-Syndrom unter Kombinationstherapien (Fentanyl) • Cave Komb. m. anderen OCT-Substraten und -Inhibitoren, z.B. Amantadin, Cimetidin, Cisplatin → Wirkungsverstärkung Pramipexol • Cave Komb. m. Metoclopramid und anderen zentral wirksamen Dopamin-Antagonisten
											• Umsetzung unbekannt • Halbwertszeit von 48 Minuten, Ausscheidung renal • Amylin nach Mahlzeiten gemeinsam mit Insulin aus den pankreatischen Beta-Zellen freigesetzt • Hemmung der Glucagon-Sekretion (wie GPL-1), ferner Appetithemmung • → Für Typ-1- und Typ-2-Diabetiker geeignet • Experimentell zur Verbesserung der Gedächtnisleistung bei Alzheimer-Patienten

Wirkstoff Präparate®	CYP-Enzyme																								PGP		
	1A2			2B6			2C8			2C9			2C19			2D6			2E1			3A(4-7)			---		
	S	I	H	S	I	H	S	I	H	S	I	H	S	I	H	S	I	H	S	I	H	S	I	H	S	I	H
Prasteron Komb.-Präparat Gynodian Depot® (Androgen-Estrogen)																						■		■			
Prasugrel z.B. Efient® Prodrug, Aktivierung analog Clopidogrel, *siehe Kap. 6.3*				!		■				■			■									!					
Pravastatin z.B. Selipran®																						■			■		
Praziquantel	■												■									✋					
Prazosin																									■		
Prednisolon																						✋	■		■	■	
Prednison z.B. Lodotra® Prodrug von Prednisolon, *siehe Kap. 6.3*								■			■			■								✋	■		!	■	
Pregabalin z.B. Lyrica®																											
Primidon z.B. Mysoline®		■								■	!		✋	■					■	■		!	✋				

Anticholinerge NW	Agranulozytose	Serotonin-Syndrom	QTc-Verlängerung	Na^+ ↓/ SIADH	Kalium-Dysbalance	Krampfschwelle ↓	Cave Licht ☼	Blutglucose ↓/↑	Achtung Niere	Achtung Leber	Besondere Anmerkungen
											• 3A-Interaktionen nur 3A7 • **KI** Lebererkrankungen (auch in der Anamnese), Porphyrien • Alle UAW und Vorsichtsmaßnahmen betreffend Hormon-Therapien beachten, 1-mal jährlich Therapie kritisch hinterfragen
											• Hauptenzym Carboxylesterase • **KI** aktive Blutung, Schlaganfall oder TIA in der Anamnese • Vorsicht bei der Komb. m. Cumarinen und bei einem KG <60 kg • 2B6-Enzym-Varianten scheinen kein Problem bei der Umsetzung von Prasugrel zu bilden[11] • Bei der HIV-Fixkombination Atripla® können bei Personen mit reduzierter Enzymaktivität erhöhte Spiegel von Efavirenz und UAW auftreten[11] • Keine Dosisreduktion bei LI und NI, jedoch **KI** schwere Leberschäden **PRISCUS-Beurteilung**/ältere Personen: • Ungünstiges Nutzen-Risiko-Verhältnis insbesondere bei Patienten ≥75 Jahre, bei diesen ASS und Clopidogrel bevorzugen oder nach Aufsättigung mit 1-mal 60 mg Erhaltungsdosen von 5 mg/Tag
									0,55		• CYP-/PGP-Interaktionen in früheren Bewertungen wenig relevant, daher nicht länger betrachtet • Umsetzung v.a. via OATP (darunter OATP1B1) und MRP2 • Hauptweg unverändert • Mittel der Wahl bei notwendiger Komb. m. Ciclosporin, jedoch langsames Auftitrieren beginnend mit 10 mg TD, Ciclosporin-Spiegel-Kontrollen notwendig, Zieldosierung 20 mg/Tag Pravastatin möglich • Reduzierte Bioverfügbarkeit bei Komb. m. Colestyramin • Ab mittelschwerer NI mit TD 10 mg vorsichtig beginnen • Grapefruit/Pomelo, Rotschimmelreis vermeiden
											• Zusätzlich Substrat an 3A43 • Ausscheidung renal • Dexamethason → ↓ Serumspiegel von Praziquantel • Zwischenwirte, z.B. Flöhe, Mäuse bekämpfen
											• Demethylierung und UGT
					↓						• Zusätzlich 2A6-Hemmung sowie Substrat und Induktor an weiteren Transportproteinen/Enzymen • Für 3A4 auch Hemmung angegeben (DrugBank) • Hauptweg renal • Cave Krampfereignisse in der Anamnese oder latente Epilepsie • Hypokaliämie-Risiko bei systemischer Gabe
					↓						• Substrat und Induktor an weiteren Enzymen • An 3A4 und PGP jeweils auch hemmende Wirkungen angegeben (DrugBank) • *Weitere Punkte siehe Prednisolon*
							*		0,01		• Hauptweg renal unverändert • Dosisreduktion bei NI, bei GFR <30 ml/min nicht empfohlen • *) selten Lichtempfindlichkeit, von UAW Sehstörungen abgrenzen • *Gender-Aspekte siehe Kap. 6.7.5*
									0,6		• Durch Induktion Pharmakokinetik anderer Substanzen beschleunigt: Orale Antikoagulanzien; Carbamazepin, Phenytoin, Clonazepam, Lamotrigin; Griseofulvin; Androgene, Gestagene, Östrogene, Glucocorticoide; Digitoxin, Doxycyclin • Umgekehrt können Valproat und Johanniskraut die Plasmaspiegel von Primidon bzw. Phenobarbital senken

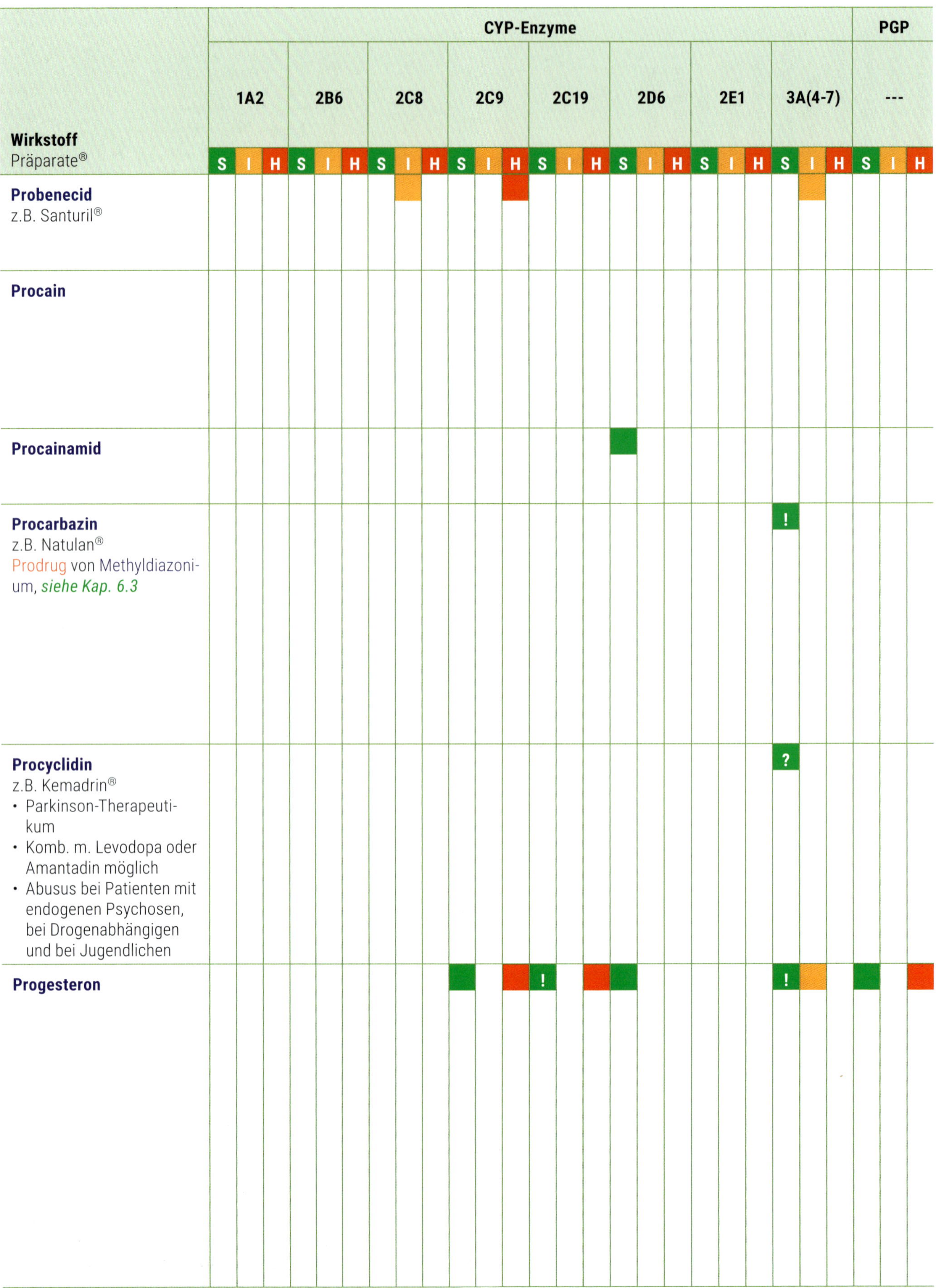

Wirkstoff Präparate®	CYP-Enzyme																								PGP		
	1A2			2B6			2C8			2C9			2C19			2D6			2E1			3A(4-7)			---		
	S	I	H	S	I	H	S	I	H	S	I	H	S	I	H	S	I	H	S	I	H	S	I	H	S	I	H
Probenecid z.B. Santuril®								■				■											■				
Procain																											
Procainamid																■											
Procarbazin z.B. Natulan® Prodrug von Methyldiazonium, *siehe Kap. 6.3*																						!					
Procyclidin z.B. Kemadrin® • Parkinson-Therapeutikum • Komb. m. Levodopa oder Amantadin möglich • Abusus bei Patienten mit endogenen Psychosen, bei Drogenabhängigen und bei Jugendlichen																						?					
Progesteron										■		■	!		■	■						!	■		■		■

Anticholinerge NW	Agranulozytose	Serotonin-Syndrom	QTc-Verlängerung	Na^+ ↓/ SIADH	Kalium-Dysbalance	Krampfschwelle ↓	Cave Licht ☼	Blutglucose ↓/↑	Achtung Niere	Achtung Leber	Besondere Anmerkungen
								A		H	• CYP-/PGP-Interaktionen gering bedeutsam • Mittelstarke Hemmwirkungen an OAT1+3 sowie schwache Hemmung an zahlreichen UGT • WW mit Morphin, dessen Rückverteilung aus dem ZNS blockiert wird
			!								• Hydrolyse via Cholinesterase • Metaboliten Diethylaminoethanol und Aminobenzoesäure bevorzugt renal ausgeschieden • WW Sulfonamide abgeschwächt, Muskelrelaxanzien verstärkt, Cholinesterase-Hemmer und Acetazolamid verstärkend, andere Antiarrhythmika additiv • UAW Schwindel, Kollaps, Krämpfe und Atemlähmung bei Überdosierung, AV-Block, Herzstillstand, allergische Reaktionen (bis zum anaphylaktischen Schock)
	!		!!						0,2		• Wichtige Substratbeziehungen an OCT3 (hier auch schwache Hemmung) und NAT2 sowie Hemmwirkungen an Carboxylesterasen, z.B. Cholinesterase • Als Auslöser für Hypoglykämien wird das Insulin-Autoimmun-Syndrom diskutiert
									0,95		• Mittelstarker MAO-Hemmer • Zahlreiche WW, z.B. Wirkungsverstärkung von Barbituraten, Antihistaminika, Narkotika (lokale, systemische), Neuroleptika, MAO-Hemmern, Anticholinergika, oralen Antidiabetika und Antihypertonika • Procarbazin ist selbst ein schwacher MAO-Hemmer → Wirkungsverstärkung von Sympathomimetika, TCA sowie Tyramin enthaltenden Nahrungsmitteln bis 2 Wochen nach Therapieende – Bei Komb. m. Ethanol bzw. Disulfiram → Antabus®-ähnliche Symptome – Zwar keine Dosisreduktion bei Nieren- und Leberfunktionsstörungen, jedoch **KI** schwere NI und LI – Tyramin enthaltende Nahrungsmittel vermeiden
!!											• Umsetzung über „Cytochrom P450" • Ausscheidung der Metaboliten nach Glucuronidierung renal • WW Neuroleptika (tardive Dyskinesien), MAO-Hemmer und Anticholinergika verstärkt (Hyperpyrexie), Cholinergika und Metoclopramid abgeschwächt, bei Komb. m. Paroxetin Procyclidin-Dosis vermindern • Sehr selten Erhöhung der im EEG feststellbaren Krampfbereitschaft, Auslösung von Krampfanfällen • Typische anticholinerge UAW und Vorsichtsmaßnahmen, *siehe Kap. 7.1*
						*	#			H	• Zusätzlich 1A1-, 1B1-, 2A6-Substrat • Für PGP auch induzierende Wirkung angegeben (DrugBank) • Relevantes Substrat an UGT, aber auch Hemmer von UGT1A1 • **KI** alle Arten von und jeder Verdacht auf arterielle oder venöse thromboembolische Ereignisse • *) Keine echte Herabsetzung der Krampfschwelle durch das physiologische Hormon; bei manchen Derivaten UAW Krampfanfälle, doch eher im Sinne von Muskelkrämpfen • #) Lichttoxizität in Zusammenhang mit Porphyrien zu sehen (**KI** für Progesteron und Gestagene) • **KI** Lebererkrankungen • UAW Kopfschmerzen, Zittern, Schwitzen, Depression, Schlaflosigkeit, Glucocorticoid-ähnliche UAW (Ödeme, Verschlechterung der Glucose-Toleranz), Akne, Hirsutismus, Thrombophlebitis, abnorme/ungeklärte uterine Blutungen, Mastodynie • Unterschiedliche Beeinflussung der Pharmakokinetik und Biotransformation von Pharmaka bei Frauen und Männern, *Gender-Aspekte siehe Kap. 6.7*

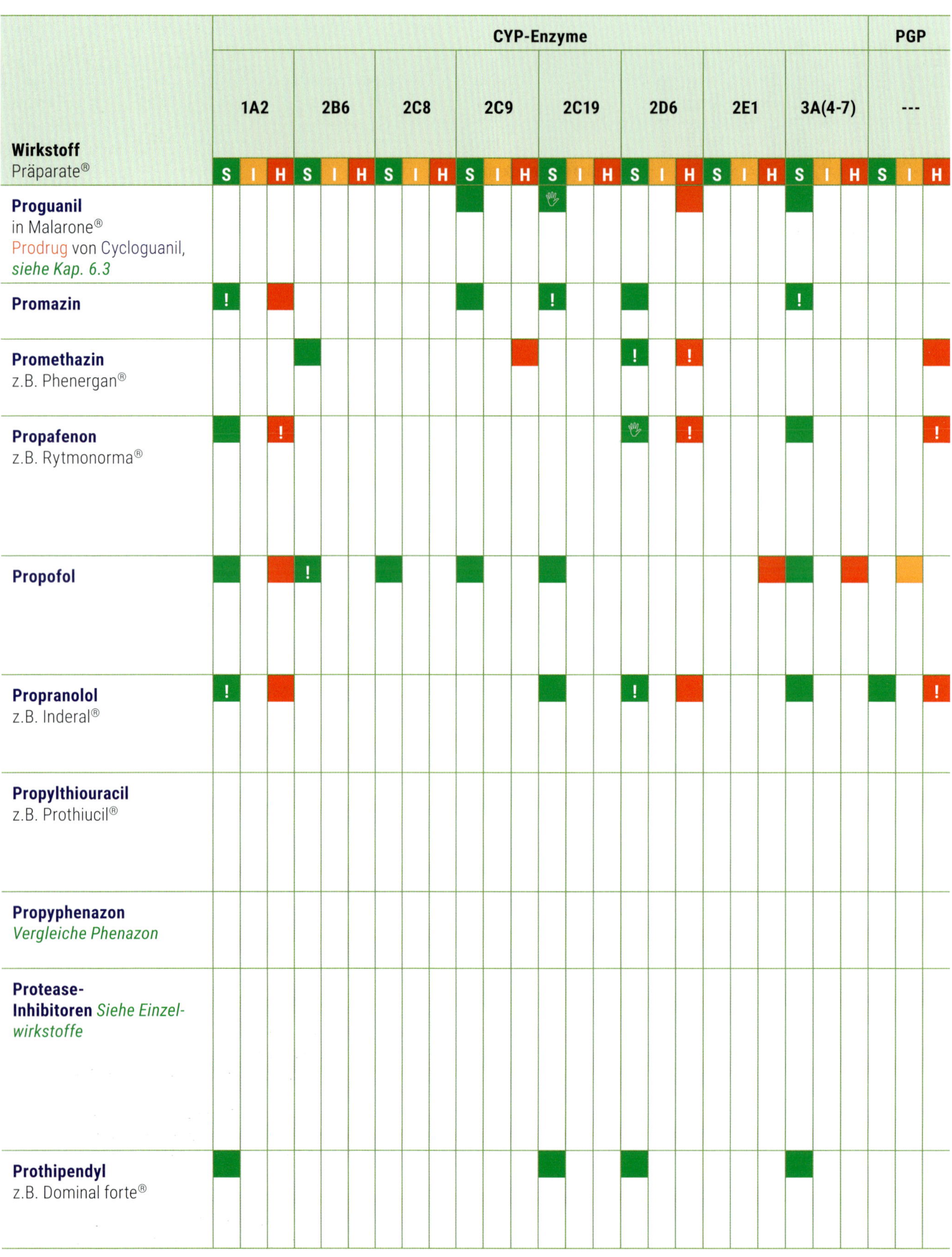

Wirkstoff Präparate®	CYP-Enzyme																										PGP		
	1A2			2B6			2C8			2C9			2C19			2D6			2E1			3A(4-7)			---		
	S	I	H	S	I	H	S	I	H	S	I	H	S	I	H	S	I	H	S	I	H	S	I	H	S	I	H
Proguanil in Malarone® Prodrug von Cycloguanil, *siehe Kap. 6.3*										■			✋					■				■					
Promazin	!		■							■			!			■						!					
Promethazin z.B. Phenergan®				■								■				!		!									■
Propafenon z.B. Rytmonorma®	■		!													✋		!				■					!
Propofol	■		■	!			■			■			■								■	■		■		■	
Propranolol z.B. Inderal®	!		■										■			!		■				■			■		!
Propylthiouracil z.B. Prothiucil®																											
Propyphenazon *Vergleiche Phenazon*																											
Protease-Inhibitoren *Siehe Einzelwirkstoffe*																											
Prothipendyl z.B. Dominal forte®	■												■			■						■					

Anticholinerge NW	Agranulozytose	Serotonin-Syndrom	QTc-Verlängerung	Na+ ↓/ SIADH	Kalium-Dysbalance	Krampfschwelle ↓	Cave Licht ☼	Blutglucose ↓/↑	Achtung Niere	Achtung Leber	Besondere Anmerkungen
									0,7		• Ausscheidung renal, z.T. unverändert • Einnahmeempfehlung mit einem Milchprodukt (Joghurt) • Keine Anwendung bei schwerer NI, Vorsicht auch bei schwerer LI
!	■		!			■	■			■	• Promethazin-Derivat • Extrapyramidal-motorische UAW
!!	■		!			■	A		0,95	■	• Zusätzlich MRP1-Hemmer • Alternativen in Bezug auf die anticholinerge Last in der Indikation Übelkeit/Reisekrankheit Ondansetron, ev. Metoclopramid
	■		!!	■					1,0	■	• Zusätzlich BCRP-Hemmer • WW durch Induktoren und Hemmer • **KI** Ritonavir • QT-Hinweis bei MediQ • Vorsicht bei Asthma bronchiale, **KI** obstruktive Lungenerkrankungen (wegen β-blockierender Teilwirkung)
			!!								• Zusätzlich 2A6-, 2C18-Substrat sowie 1A1-, 1B1-Inhibitor, außerdem Substrat an mehreren UGT • 1A2-Interaktionen *in vitro* • Vorsicht mit sämtlichen Kombinationen mit zentralen kreislauf- und atemdepressorischen Wirkstoffen
	■				↑			■		■	• Zusätzlich 1A1-Inhibitor • *In vitro* schwacher Hemmer einiger OCT; *in vivo* Substrat an einigen UGT sowie schwacher MAO-Hemmer • ***Zum Hypoglykämie-Risiko siehe Beta-Blocker***
	!									H	• Umsetzung via S-Methylierung, Sulfatierung und UGT, maßgebliche Anteile aber renal unverändert • 1A1-Induktor • Stabilisierung von 2E1 bei chronischem Alkohol-Missbrauch • Agranulozytose-Risiko 0,5%(!)
	■							A	■	■	• Hauptumsetzung Demethylierung • Substrat an UGT, Hauptweg renal • Dosisintervall von 8 Stunden ab GFR <10 ml/min
										■	• Cave Komb. m. PGP-Induktoren • **KI** Johanniskraut (Hypericin) • **Geboostertes Ritonavir** kann die Induktion z.T. aufheben • Infolge CYP3A4-Hemmung verstärkte Toxizität bei Komb. m. Zytostatika, z.B. Erlotinib, Gefitinib • Sonderfall Irinotecan (forcierte Bildung des aktiven Metaboliten) • Bei Komb. m. Midazolam, Triazolam, Zopiclon längere Wirkung der Schlafmittel • Grapefruit/Pomelo, Rotschimmelreis vermeiden
			!			■	■			■	• Alle Interaktionen *in vitro*, Vieles noch unbekannt[248] • Vorsicht bei Bradykardie, Hypokaliämie und Lungenfunktionsstörung • Krampfanfälle und Phototoxizität sehr selten • Vorsicht bei LI und Ikterus

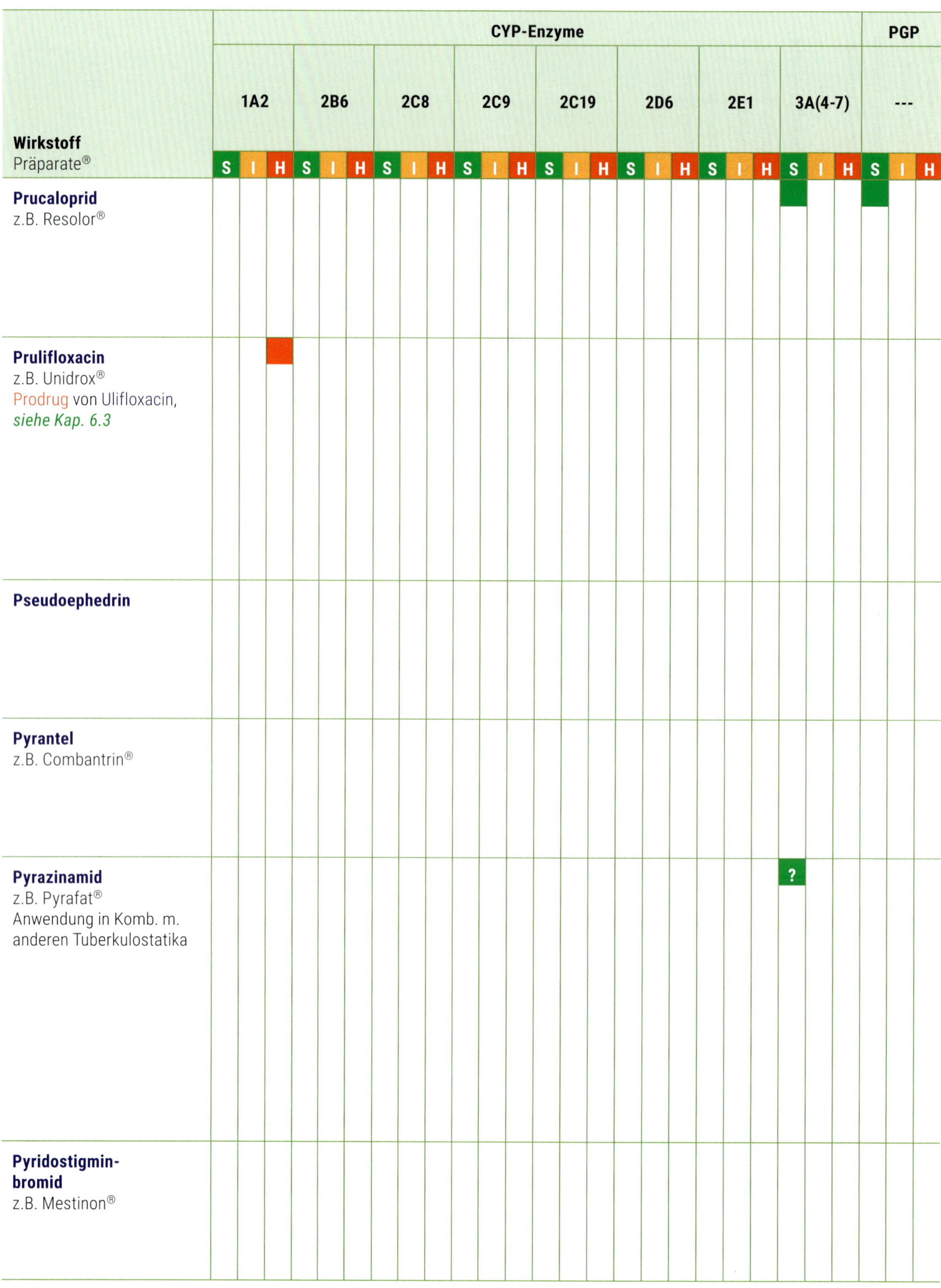

Wirkstoff Präparate®	CYP-Enzyme																									PGP		
	1A2			2B6			2C8			2C9			2C19			2D6			2E1			3A(4-7)			---		
	S	I	H	S	I	H	S	I	H	S	I	H	S	I	H	S	I	H	S	I	H	S	I	H	S	I	H
Prucaloprid z.B. Resolor®																						■			■		
Prulifloxacin z.B. Unidrox® Prodrug von Ulifloxacin, *siehe Kap. 6.3*			■																								
Pseudoephedrin																											
Pyrantel z.B. Combantrin®																											
Pyrazinamid z.B. Pyrafat® Anwendung in Komb. m. anderen Tuberkulostatika																						?					
Pyridostigmin-bromid z.B. Mestinon®																											

Anticholinerge NW	Agranulozytose	Serotonin-Syndrom	QTc-Verlängerung	Na^+ ↓/ SIADH	Kalium-Dysbalance	Krampfschwelle ↓	Cave Licht ☼	Blutglucose ↓/↑	Achtung Niere	Achtung Leber	Besondere Anmerkungen
		■							0,4	■	• Hauptweg renal unverändert • Erhöhung der Prucaloprid-Exposition um ca. 40% durch starke PGP-Inhibitoren, z.B. Chinidin, Ciclosporin, Ketoconazol, Verapamil, was aber klinisch nicht relevant zu sein scheint • Beeinträchtigung der Wirksamkeit durch Atropin und Anticholinergika • UAW entsprechen Serotonin-Bild • Bei GFR <30 ml/min und schwerer LI Dosisdeckelung auf 1 mg/d
			■				■	A			• 1A1-Hemmung, CYP-Interaktionen *in vitro* • Ausscheidung überwiegend über den Stuhl und <20% im Urin (dabei glomeruläre Filtration und aktive Sekretion) • Potenzial zu QT-Verlängerung sehr gering • *Einnahmehinweise siehe Kap. 4.2* • WW Fenbufen (Konvulsionen), Gerinnungshemmer (↑ Wirkung, INR-Kontrollen), Nicardipin (↑ Phototoxizität), Probenecid (↓ Ausscheidung), Theophyllin (erhöhte Spiegel, klinische Relevanz allerdings fraglich) • Cave Sehnenbeschwerden (v.a. in der Komb. m. Glucocorticoiden) • UAW z.B. Anorexie, Epigastralgie, Seh- und Hörstörungen • Mangels Untersuchungen keine Dosierungsempfehlungen bei NI, LI
!			S			*					• MAO-Hemmer • Hauptweg renal unverändert • *) „Konvulsionen" mit unbekannter Häufigkeit; weitere UAW Belastung von Herz und Kreislauf, Unruhe, Schlaflosigkeit, Kopfschmerzen • Vorsicht bezüglich additiver serotonerger Wirkungen, **KI** (andere) MAO-Hemmer bzw. 14 Tage Abstand
										■	• Substrat an 4A11 • Geringe systemische Aufnahme, Ausscheidung unverändert im Stuhl • KI gemeinsame Gabe von Piperazin und Pyrantel (gegenseitige Wirkungsaufhebung) • Theophyllin vermeiden (↑ Blutspiegel möglich, 1 Fallbericht bei Kind) • UAW Darmkrämpfe, Kopfschmerzen, Schwindel, Transaminasen-Anstieg • **KI** vorbestehende Leberleiden
						■	■	A	0,9	■	• Umsetzung via „CYP450" (MediQ) • Umsetzung via Aldehydoxidase und Xanthinoxidase • Hauptmetabolit Pyrazinamidcarbonsäure, Ausscheidung renal • Vorsicht bei der Komb. m. Allopurinol, Probenecid (beide Wirkungsminderung), ASS (in niedrigen Dosen von 1-2 g/Tag Hemmung der Harnsäure-Ausscheidung), Ciclosporin, Zidovudin (beide ↓ Spiegel), Rifampicin (↑ Lebertoxizität) • UAW Hyperurikämie (**KI** Gicht vergesellschaftet mit NI), Gichtanfälle, Verlängerung der Blutgerinnung durch Verminderung des Fibrinogens infolge Leberparenchymschäden, Pellagra, Beeinträchtigung der 17-Keto-Steroid-Ausscheidung im Harn • Dosisreduktion ab GRF <50 ml/min, bei GFR <30 ml/min und Hämodialyse-Patienten 3-mal wöchentlich 25 mg/kg KG • **KI** akute Lebererkrankungen, schwere LI, bis 6 Monate nach überstandener Hepatitis, Porphyrie
						*			0,2		• Mittelstarker Hemmstoff der Acetylcholinesterase, Ausscheidung hauptsächlich unverändert • Parasympathomimetische UAW nikotinischer und muskarinischer Natur, *) z.B. anfänglich nikotinische Krämpfe, gefolgt von cholinerger Krise und zunehmender Lähmung • Antidot Atropin • Dosisanpassung bei NI

Wirkstoff Präparate®	CYP-Enzyme																										PGP		
	1A2			2B6			2C8			2C9			2C19			2D6			2E1			3A(4-7)			---		
	S	I	H	S	I	H	S	I	H	S	I	H	S	I	H	S	I	H	S	I	H	S	I	H	S	I	H
Pyridoxin Syn. Vitamin B_6 Prodrug, *siehe Kap. 6.3*																											
Pyrimethamin z.B. Daraprim®									■ (rot)																		
Quetiapin z.B. Seroquel®													■ (grün)			■ (grün)						✋ (grün)			! (grün)		
Quinagolid z.B. Norprolac® Therapeutische Nutzung des Prolaktin-Antagonismus																											
Quinapril Prodrug von Quinaprilat, *siehe Kap. 6.3*																											
Rabeprazol Prodrug, Aktivierung durch Protonierung *siehe Kap. 6.3* (PPI)		■ (orange)							■ (rot)			■ (rot)	■ (grün)		■ (rot)			■ (rot)				■ (grün)		■ (rot)			

Anticholinerge NW	Agranulozytose	Serotonin-Syndrom	QTc-Verlängerung	Na^+ ↓/ SIADH	Kalium-Dysbalance	Krampfschwelle ↓	Cave Licht ☼	Blutglucose ↓/↑	Achtung Niere	Achtung Leber	Besondere Anmerkungen
											• In zahlreichen biochemischen Kreisläufen, Ausscheidung renal >> biliär • 1A1-Hemmer, Hauptumsetzung durch Phosphorylierung, Ausscheidung vorwiegend renal • WW von Levodopa abgeschwächt (bereits ab 5 mg/Tag, *siehe Kap. 4.2*) • Bei Verwendung von Pyridoxin-Antagonisten wie Cycloserin, Isoniazid, D-Penicillamin Pyridoxin-Bedarf erhöht • Chronische Überdosierung, z.B. 50 mg/Tag über mehrere Jahre oder 150 mg/Tag über 2 Monate ⟶ sensorische Neuropathie mit Verlust der Oberflächen- und Tiefensensitivität besonders an Händen und Füßen und sogar Krämpfe möglich
											• CYP-Interaktionen gering bedeutsam • Hauptausscheidung renal
!	*				↓						• Schwacher BCRP-Hemmer *in vitro* • Ausscheidung renal >> biliär • *) Basierend auf Veränderungen der neutrophilen Granulozyten • Risiko der QT-Verlängerung steigt mit höheren Dosen unverhältnismäßig an • **KI** 3A4-Inhibitoren, z.B. Clarithromycin, Erythromycin, Grapefruit(saft), Fluconazol, Ketoconazol, Nefazodon, Protease-Hemmer – Anstieg der Quetiapin-Toxizität mit Schwindel, Kopfschmerzen, Atemdepression, QT-Verlängerung, plötzlicher Herztod (Makrolid-Antibiotika!) • Bei der Komb. m. den typischen Induktoren oder Hemmern Dosiserhöhung oder -reduktion • Carbamazepin, Phenytoin ⟶ Erhöhung der Quetiapin-Clearance • Vorsicht bei der Komb. m. Anticholinergika, ZNS-Depressiva • Komb. m. Natriumvalproat und Lithium bei manischen Episoden möglich und soweit gut verträglich • Bessert Schlafstörungen bei Morbus Parkinson (wenn im Rahmen von Psychosen eingesetzt) • Vorsichtiger Einstieg mit 25 mg/Tag bei Leberfunktionsstörungen
		?									• Hauptumsetzung Sulfatierung und Glucuronidierung • UAW häufig von serotonergem Charakter (Anorexie, Magen-Darm-Trakt, Schwindel, Kopfschmerzen), andererseits mit Dopamin assoziierte Impulskontrollstörungen wie Spielsucht, Libidosteigerung, Hypersexualität, Esssucht, Kaufsucht bekannt • **KI** bei schwerer NI und LI
					↑		*	A	0,2		• Aktivierung via Carboxylesterase, zugleich wichtigstes Umsetzungsenzym • Ausscheidung vorwiegend renal • *) Phototoxizität nicht abschätzbar • Dosisdeckelung ab GFR 60-30 ml/min 5-10 mg/d bzw. Initialdosis 5 mg, 30-10 ml/min 2,5-5 mg/d bzw. Initial-dosis 2,5 mg, **KI** GFR <10 ml/min • Cave Leberfunktionsstörungen
											• Zusätzlich 1A1-Induktion • Für WW relevant nur die 2C19- und 3A4-Substratbeziehungen • Hauptumsetzung nicht enzymatisch • OCT2-Hemmer • Symptome einer Hypomagnesiämie beachten

Wirkstoff Präparate®	CYP-Enzyme																									PGP		
	1A2			2B6			2C8			2C9			2C19			2D6			2E1			3A(4-7)			---		
	S	I	H	S	I	H	S	I	H	S	I	H	S	I	H	S	I	H	S	I	H	S	I	H	S	I	H
Racecadotril z.B. Hidrasec® (Ö), Vaprino® (D) Prodrug von Thiorphan, *siehe Kap. 6.3* • Begleitend auf orale Rehydratation achten • Sekretions-, ***kein*** Motilitätshemmer (Vorteil bei Toxinbildnern im Darm)																											
Radium-223 z.B. Xofigo®Radiotherapeutikum, emittiert Alpha-Teilchen • Prostatakarzinom mit symptomatischen Knochenmetastasen ohne bekannte viszerale Metastasen • Monotherapie oder in Kombination mit einem LHRH-Analogon • Sicherheitsvorkehrungen für den **Umgang mit radioaktiven Arzneimitteln** beachten																											
Raloxifen z.B. Evista®						■			■													■		■			
Raltegravir z.B. Isentress® HIV-Integrase-Hemmer																									■		

Anticholinerge NW	Agranulozytose	Serotonin-Syndrom	QTc-Verlängerung	Na^+ ↓/ SIADH	Kalium-Dysbalance	Krampfschwelle ↓	Cave Licht ☼	Blutglucose ↓/↑	Achtung Niere	Achtung Leber	Besondere Anmerkungen
									■	■	• Hemmstoff der Enkephalinasen bzw. Umsetzung durch Hydrolyse • Einnahme von 3-mal täglich 100 mg (vorzugsweise vor Mahlzeiten), bis 2 geformte Stühle aufeinander folgen • Bisher keine Auffälligkeiten bezüglich CYP-Enzyme und UGT-konjugierenden Enzymen • Ausscheidung <80% renal, <10% hepatisch, <1% über die Lungen • Vorsicht bei Komb. m. ACE-Hemmern (↑ Risiko für Angioödeme) • UAW Kopfschmerzen, Hautreaktionen (→ sofort absetzen) • Bei schwerer NI (GFR 29-11 ml/min) und bei Leberversagen/Leberzirrhose veränderte Kinetik, Dosisreduktion jedoch nicht zwingend empfohlen
											• Keine metabolische Umsetzung • Ausscheidung überwiegend mit dem Stuhl, nur 5% renal • **KI** Abirateron und Prednison/ Prednisolon (erhöhtes Frakturrisiko und erhöhte Mortalität) • Nicht empfohlen Enzalutamid (keine Untersuchungen) • Chemotherapie kann eine Knochenmarkssuppression verstärken • Vor Therapiebeginn Knochenstatus untersuchen; Calcium, Phosphat, Vitamin D einige Tage vor Behandlungsbeginn unterbrechen, da WW mit Radium-223 nicht ausgeschlossen • Vor jeder Dosisgabe Blutbild • Chronisch-entzündliche Darmerkrankungen können sich verschlimmern • Für Frauen nicht indiziert; zuverlässige Kontrazeption für Männer bis 6 Monate nach der Behandlung erforderlich
						*			■	■	• Zusätzlich schwacher 19A1-Hemmer • Umsetzung über Aldehydoxidase und mehrere UGT, z.B. 1A1, -8, -9, -10 • UAW erscheinen im Vergleich zu Tamoxifen milder, v.a. Hitzewallungen, grippeähnliche Symptome, periphere Ödeme, Blutbildstörungen möglich • *) Häufig Wadenkrämpfe • **KI** thromboembolische Ereignisse in der Anamnese • **KI** Leberfunktionsstörungen, mangels Daten Vorsicht bei schwerer NI bzw. nicht anwenden
								■		■	• Hauptweg Substrat an UGT1A1 (✋) • Substratbeziehungen zu OAT1 und PEPT1, *in vitro* OCT1-Hemmer • Ausscheidung biliär > renal • Nicht empfohlen Aluminium- oder Magnesium enthaltende Antacida bzw. 6 Stunden Abstand • Vorsicht bei Komb. m. Rifampicin (UGT1A1-Induktor → ↓ Plasmaspiegel Raltegravir), Atazanavir, weniger betroffen Indinavir, Saquinavir (alle UGT1A1-Inhibitoren → ↑ Raltegravir) • UAW vielfältig, z.B. Dys-/Hyperlipidämien mit Störung der Körperfettverteilung, Eisenmangel-Anämie, andere Blutbild-Veränderungen, Beeinträchtigung des Sehvermögens, Hautausschläge (v.a. in Komb. m. Darunavir), Autoimmunerkrankungen, z.B. Morbus Basedow, im Rahmen einer Immun-Reaktivierung • Vorsicht bei schwerer LI

Wirkstoff Präparate®	CYP-Enzyme																							PGP		
	1A2			2B6			2C8			2C9			2C19			2D6			2E1			3A(4-7)			---		
	S	I	H	S	I	H	S	I	H	S	I	H	S	I	H	S	I	H	S	I	H	S	I	H	S	I	H
Raltitrexed z.B. Tomudex® Thymidalat-Synthase-Hemmer																											
Ramelteon z.B. Rozerem® (USA) • Melatonin-MT1+2-Rezeptor-Agonist • Hypnotikum • Keine Zulassung beim Jetlag																											
Ramipril Prodrug von Ramiprilat, *siehe Kap. 6.3*																											
Ramucirumab z.B. Cyramza®																											
Ranibizumab z.B. Lucentis® In Gruppe mit → Aflibercept, → Pegaptanib																											
Ranitidin																											
Ranolazin z.B. Ranexa®																											!
Rasagilin z.B. Azilect®	!																										
Rasburicase z.B. Fasturtec®																											

Anticholinerge NW	Agranulozytose	Serotonin-Syndrom	QTc-Verlängerung	Na^+ ↓/ SIADH	Kalium-Dysbalance	Krampfschwelle ↓	Cave Licht ☼	Blutglucose ↓/↑	Achtung Niere	Achtung Leber	Besondere Anmerkungen
						*			0,15		• Umsetzung durch Polyglutamation • Ausscheidung überwiegend renal • **KI** Folinsäure, Folsäure → Wirkungsabschwächung – Cave Multivitamin-Präparate • Vorsicht bei der Komb. m. Cisplatin • Eventuell WW mit Pharmaka, die über aktive tubuläre Sekretion ausgeschieden werden, z.B. NSAR, Warfarin, jedoch klinisch nicht relevant • *) häufig erhöhter Muskeltonus → Muskelkrämpfe • Weitere UAW Leuko-/Neutropenie, Transaminasen-Anstieg, Dehydratation, Hautausschlag • Stufenweise Dosisreduktion ab GFR <65 ml/min obligat, bei LI mangels Daten nicht empfohlen bzw. **KI** schwere/dekompensierte Lebererkrankungen, Ikterus • Kontrazeption bis 6 Monate nach Therapieende (Frauen und Männer)
											• WW v.a. bezüglich 1A2 und 3A4 • **KI** Fluvoxamin (starker 1A2-Hemmer) • Kein Alkohol • UAW Hangover, Schläfrigkeit, Schwindel, Übelkeit; gelegentlich Verschlechterung von Schlafstörungen • Ramelteon kann Hyperprolactinämie verursachen und steht im Verdacht kanzerogen und teratogen zu sein → Rücknahme der Zulassungsanträge seitens des Herstellers für Europa
	!				↑			A	0,4		• Umsetzung via Hydrolyse, UGT und renale Ausscheidung, z.T. auch biliär • Häufig Hautreaktionen, die auch mit Photosensitivität gekoppelt sein können • Dosisreduktion ab GFR <60 ml/min • Limit bei Leberfunktionsstörungen 2,5 mg/Tag
											• Abbau durch Proteasen • Auf Blutungen achten, v.a. bei Komb. m. Antikoagulanzien und anderen das Blutungsrisiko erhöhenden Begleitmedikationen
											• Umsetzung ± unbekannt • Viele (schwere) UAW betreffend das Auge, extra-okular Hämorrhagien, arterielle Thromboembolien, Nasopharyngitis, (Kopf)Schmerzen, Hypertonie
								A	0,2		• *CYP*-Substratbeziehungen *in vitro* • Substrat an mehreren OAT und OCT sowie der FMO3 • Hypoglykämische Interaktionen v.a. mit Glipizid • Geeignet zur Komb. m. Wirkstoffen, deren Bioverfügbarkeit pH-abhängig ist (dennoch Zeitabstände einhalten!), ***siehe Kap. 4.4.3*** • Ferner geeignet während Therapien mit Chinolonen und Tetracyclinen
									0,8		• Ausscheidung renal > biliär • Aufgrund von Interaktionen an den „klassischen“ CYP sowie PGP viele WW zu erwarten • **KI** GFR <30 ml/min und schwere LI
											• Relevantes Substrat auch an UGT • Hauptwirkung MAO-B-Hemmung • Cave Komb. m. SSRI u.a.m. wegen eines möglichen Serotonin-Syndroms • Wirkspiegel-Anstieg bei Komb. m. Ciprofloxacin, klinische Konsequenz unklar • **KI** ab mittelschwerer LI • Hautveränderungen fachärztlich abklären lassen (Melanome!)
											• Umsetzung/Abbau durch Proteasen • UAW Kopfschmerzen, Magen-Darm-Trakt, ferner hämatologische Störungen, u.a. Methämoglobinämie

Wirkstoff Präparate®	CYP-Enzyme																								PGP		
	1A2			2B6			2C8			2C9			2C19			2D6			2E1			3A(4-7)			---		
	S	I	H	S	I	H	S	I	H	S	I	H	S	I	H	S	I	H	S	I	H	S	I	H	S	I	H
Ravulizumab z.B. Ultomiris® • Fehlen eines Schutzfaktors in hämatopoetischen Stammzellen des Knochenmarks gegenüber dem lysierenden Komplementfaktor C5 • Nächtliche Hämoglobinurie																											
Reboxetin z.B. Edronax®																		■				✋		■			■
Regorafenib z.B. Stivarga®						■			■			■			■							✋		■	■		■
Remifentanil z.B. Ultiva® Opioid-Analgetikum im Rahmen einer Anästhesie																											
Repaglinid							✋															!					
Reserpin																							■		■		!
Reslizumab z.B. Cinqaero® Zusatztherapie bei schwerem eosinophilem Asthma bronchiale																											
Retapamulin z.B. Altargo® Salbe Hautinfektionen, z.B. Impetigo, infizierte und genähte Wunden																						■		■			
Retigabin Syn. Ezogabin z.B. Trobalt®																											

Anticholinerge NW	Agranulozytose	Serotonin-Syndrom	QTc-Verlängerung	Na^+ ↓/ SIADH	Kalium-Dysbalance	Krampfschwelle ↓	Cave Licht ☼	Blutglucose ↓/↑	Achtung Niere	Achtung Leber	Besondere Anmerkungen
											• Umsetzung via lysosomale Enzyme • **KI** nicht ausgeheilte Meningokokken-Infektion bzw. Impfung obligat • UAW Zeichen einer Immunsuppression (z.B. bei 26% Nasen- und Rachenentzündung, bei 14% Infekte im oberen Respirationstrakt), Kopfschmerzen (32%), cave schwere Hämolyse bei Therapieabbruch • Kontrazeption und Stillverbot bis 8 Monate nach Therapieende • Folgetherapeutikum von → Eculizumab, das eine wesentlich kürzere Halbwertszeit hat (Soliris® 11 Tage, zum Vergleich Ultomiris® 49 Tage), andererseits (derzeit) über mehr Zulassungsindikationen verfügt
											• 2D6-Modulation unklar (DrugBank) • **KI** MAO-Hemmer • Ausscheidung großteils renal (78%)
											• Alle <u>Hemm</u>wirkungen *in vitro*, ebenso jene an UGT1A1+9 sowie BCRP • Nicht empfohlen starke CYP3A4-Induktoren und -Hemmer • Nicht empfohlen starke UGT1A9-Hemmer, z.B. Mefenaminsäure, Diflunisal, Nifluminsäure • Vorsicht bei Komb. m. Methotrexat, Statinen, Antibiotika, Colestyramin, Cholestagel • Kontrazeption bei Frauen und Männern bis 8 Wochen nach Therapieende • Einnahme mit Mahlzeit
			*								• Umsetzung via Blut- und Gewebe-Esterasen, Ausscheidung renal • Dosierung anderer zentral dämpfender Arzneimittel verringern • *) keine QT-Verlängerung aber UAW Bradykardie, Hypotonie (v.a. postoperativ) – Cave WW mit Beta-Blockern, Calciumkanal-Blockern • Cave Atemdepression, Apnoe, Gewöhnung • Bei starken Leberfunktionsstörungen höhere Empfindlichkeit bezüglich Atemdepression, eventuell Dosisreduktion in Betracht ziehen
									1,0		• Hemmung mehrerer OATP und anderer Enzyme sowie relevante Hemmung an UGT, v.a. UGT1A1 • **KI** Gemfibrozil (2C8) • Komb. m. anderen 2C8-Substraten vermeiden, z.B. Clopidogrel, Paclitaxel, Warfarin
		?									• Starker VMAT2-Blocker • Schwacher BCRP-Hemmer • Über Umsetzung wenig bekannt: Induzierend nur an 3A5, auch für PGP induzierende Wirkungen angegeben (DrugBank) • Serotonin-Syndrom bei PharmaWiki angegeben **PRISCUS-Beurteilung**/ältere Personen: • UAW orthostatische Hypotension, Sedierung, Depression
											• Umsetzung/Abbau durch Proteasen • Nicht zur Behandlung von akuten Asthma-Exacerbationen. Auf anaphylaktische Reaktionen achten. Bestehende Wurminfektionen vor Therapiebeginn behandeln (verursachen selbst Eosinophilie) • UAW vorübergehender Anstieg der Kreatinphosphokinase, Myalgie, Anaphylaxie
											• Hemmung von bakterieller Protein-Synthese Bakterienwachstum • 3A4-Interaktion mangels systemischer Resorption ohne Bedeutung • Besondere Wirksamkeit gegen Staphylokokken und Streptokokken
			!								• Substrat mehrerer UGT, z.B. 1A1, -4, und -9 sowie mittelstark von NAT2 • Ausscheidung großteils renal (84%) • Dosisreduktion bei NI und LI

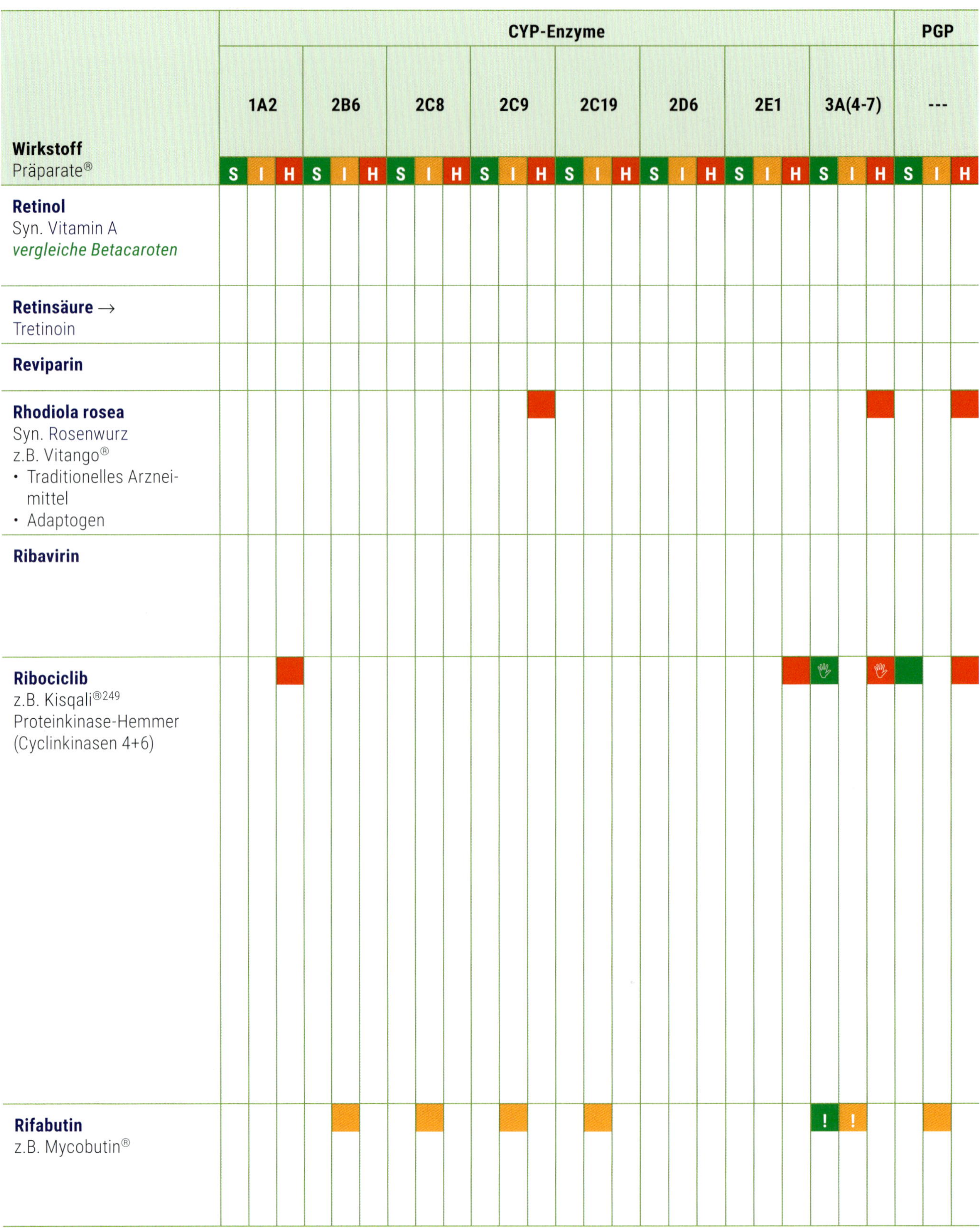

Wirkstoff Präparate®	CYP-Enzyme																								PGP		
	1A2			2B6			2C8			2C9			2C19			2D6			2E1			3A(4-7)			---		
	S	I	H	S	I	H	S	I	H	S	I	H	S	I	H	S	I	H	S	I	H	S	I	H	S	I	H
Retinol Syn. Vitamin A *vergleiche Betacaroten*																											
Retinsäure → Tretinoin																											
Reviparin																											
Rhodiola rosea Syn. Rosenwurz z.B. Vitango® • Traditionelles Arzneimittel • Adaptogen												■												■			■
Ribavirin																											
Ribociclib z.B. Kisqali®[249] Proteinkinase-Hemmer (Cyclinkinasen 4+6)			■																		■	✋		✋	■		■
Rifabutin z.B. Mycobutin®					■			■			■			■								!	!			■	

Anticholinerge NW	Agranulozytose	Serotonin-Syndrom	QTc-Verlängerung	Na+ ↓/ SIADH	Kalium-Dysbalance	Krampfschwelle ↓	Cave Licht ☼	Blutglucose ↓/↑	Achtung Niere	Achtung Leber	**Besondere Anmerkungen**
										■	• Umsetzung noch nicht beschrieben • Üblicher Tagesbedarf 0,8-1,0 mg mit Nahrung aufgenommen • Cave teratogene Wirkung während Schwangerschaft ⟶ Dosisobergrenze von 3 mg täglich strikt beachten
											Siehe Heparine
								■			• Schwacher MAO-A- und B-Hemmer • 3A(4)- und PGP-Blockade *in vitro* • Mutmaßliche Hauptwirkstoffe Salidrosid und Rosavin mit Einfluss auf Monoamine, Opioidpeptide und Neurotransmitter, verminderte Ausschüttung von Stresshormonen • Hypersensibilisierungsreaktionen
									0,6		• Umsetzung via Amid-Hydrolyse und Phosphorylierung, Hauptweg renal • Antacida senken Bioverfügbarkeit • Vorsicht bei der Komb. m. Didanosin (↑ Toxizität, cave Leberversagen, Pankreatitis, Neuropathie) • Dosisreduktion bei GFR <50 ml/min, ab GFR <30 ml/min TMD 200 mg
			!		↓				■	■	• Substrat und Hemmer des BCRP • Hemmer an OATP1B1+3, OCT1+2 sowie von BSEP • Mit Ausnahme von 3A und 1A2 alle Interaktionen *in vitro* • Ausscheidung biliär > renal • CYP3A4-Hemmer, z.B. Ritonavir erhöhen Exposition gegenüber Ribociclib, **KI** starke CYP3A4- Hemmer • Starke CYP3A4-Induktoren, z.B. Rifampicin, verringern Exposition gegenüber Ribociclib • Plasmaspiegel-Anstieg bei sensitiven 3A-Substraten mit engem therapeutischem Index, z.B. Ciclosporin, Fentanyl, Midazolam, Quetiapin, Simvastatin, Triazolam • Plasmaspiegel-Anstieg bei Substraten von Transportern wie PGP, BCRP, OATP1B1+3, OCT1+2, MATE1, BSEP, z.B. Digoxin, Metformin, Pitavastatin, Pravastatin, Rosuvastatin möglich • QT-verlängernde Substanzen vermeiden • Alle Zytostatika-typischen UAW, z.B. Harnwegsinfekte, Blutdyskrasie, Müdigkeit, Dyspnoe, Hypocalcämie, Hypophosphatämie, Lebertoxizität • Keine Dosisreduktion bis mittelschwere NI, bei schwerer NI vorsichtige Anwendung möglich • Dosisdeckelung zu Beginn 400 mg/Tag bereits bei mittelschwerer LI, wenig Daten bei schwerer LI • Teratogenes Potenzial, strikte Schwangerschaftsverhütung
	*								0,7		• **Ähnlich Rifampicin**, jedoch CYP- und PGP-**Interaktionen 3-mal schwächer** • Substrat und Induktor der Pseudocholinesterase, schwacher Induktor ferner an UGT • *) selten, Erfahrungen seit der Markteinführung • Keine relevante WW m. Theophyllin • Ab GFR <30 ml/ml Dosishalbierung

Wirkstoff Präparate®	CYP-Enzyme																										PGP		
	1A2			2B6			2C8			2C9			2C19			2D6			2E1			3A(4-7)			---		
	S	I	H	S	I	H	S	I	H	S	I	H	S	I	H	S	I	H	S	I	H	S	I	H	S	I	H
Rifampicin z.B. Eremfat®, Rifoldin®					!			!			!			!								!	✋			✋	
Rifamycin z.B. Rifocin®																											
Rifaximin z.B. Colidimin® Chemisch mit Rifampicin verwandt																											
Rilmenidin z.B. Iterium®																											
Rilpivirin z.B. Edurant®, in Eviplera®, Odefsey® (Komb. m. → Emtricitabin, → Tenofovir), Juluca® (Komb. m. → Dolugratevir)																						!					
Riluzol z.B. Rilutec®	✋																										
Rimexolon z.B. Vexol®																											

Anticholinerge NW	Agranulozytose	Serotonin-Syndrom	QTc-Verlängerung	Na^+ ↓/ SIADH	Kalium-Dysbalance	Krampfschwelle ↓	Cave Licht ☼	Blutglucose ↓/↑	Achtung Niere	Achtung Leber	Besondere Anmerkungen
	■							A		■	• 2A6-Substrat und -Induktor sowie Induktor an 3A43, 4A11 und UGT1A1 +2B15 (→ ↑ Glucuronidierung *anderer* Substanzen) • Hemmwirkungen für OATP1B1+3 bekannt (MediQ), aber auch für 2A6, 2C8 und PGP angegeben (DrugBank) • Bei Komb. m. Aripiprazol Verdopplung von dessen Dosis notwendig • Massiv abfallende Plasmaspiegel von Imatinib, Theophyllin • Bei Komb. m. Aprepitant wird dieses unwirksam • Zahlreiche weitere WW infolge der Induktion an 3A4 und PGP • **KI** bei maßgeblicher LI
										■	• Umsetzung ± unbekannt • Ausscheidung überwiegend biliär • Alle CYP- und PGP-Angaben bei DrugBank • Trotz verschiedener Angaben zu den Modulationen an 2B6, 2C8/9/19 und 3A4 scheinen **bei fortgesetzter Therapie** die **induzierenden Einflüsse** bedeutend zu sein, *siehe Atovaquon, Lynestrenol, Velpatasvir* • Besondere UAW rötliche Verfärbung von Geweben (inklusive Zähne!) und Körperflüssigkeiten • Präparat enthält Sulfit, Vorsicht bei Unverträglichkeit, z.B. in Form von Bronchialkrämpfen (Asthmatiker!) • Dosisreduktion bei eingeschränkter Leberfunktion, **KI** schwere LI
							*				• Substrat-Beziehungen *in vitro* • Verbleibt nahezu vollständig und unmetabolisiert im Darm → Stuhl • 3A4-Induktion → ↓ Verfügbarkeit von Antiarrhythmika, Antiepileptika, oralen Kontrazeptiva, Warfarin (INR kontrollieren) • Weitere WW: Aktivkohle (2 Stunden Abstand), Ciclosporin (PGP-Inhibitor, massiver Anstieg der resorbierten Menge von Rifaximin; scheint andere PGP-Hemmer und Transporter nicht zu betreffen) • *) Sonnenbrandzeichen möglich, jedoch nicht im Sinne einer generellen Phototoxizität • UAW Candiasis, Infektionen der oberen Atemwege, Anstieg der Leberenzyme (jedoch keine Dosisreduktion), cave blutige Stühle, Clostridioides difficile-assoziierte Diarrhöen
									■		• Hauptweg renal unverändert • Keine Angaben zur QT-Zeitverlängerung, jedoch UAW Bradykardie → • **KI** Sulpirid sowie keine Komb. m. Beta-Blockern bei Herzinsuffizienz, MAO-Hemmern, Baclofen • Dosisreduktion bei GFR <15 ml/min
			!						■	■	• 3A4-Modulation unklar (DrugBank) • Vorsicht bei Komb. m. starken CYP-Inhibitoren, z.B. Ritonavir-geboosterten HIV-Protease-Hemmern, v.a. wenn bereits NI besteht • Ausscheidung zu 85% über Fäzes und 6% renal • Resorptionsbeeinträchtigung bei pH-Wert-Erhöhung, *siehe Kap. 4.4.3* • Im Unterschied zu den übrigen Vertretern der Protease-Hemmer keine Beeinflussung des Glucose-Spiegels, wohl aber Cholesterin- und Triglycerid-Anstieg • Bei Patienten mit schwerer Nierenfunktionsstörung sollte die Komb. von Rilpivirin mit einem starken 3A-Inhibitor, z.B. Ritonavir-geboosterter HIV-Protease-Hemmer, nur erfolgen, wenn der Nutzen die Risiken überwiegt • Anwendung bei schwerer **LI** nicht empfohlen
										■	• 1A1-Substrat sowie von UGT • Dosisreduktion bei LI, Riluzol kann selbst lebertoxisch wirken
											• Ausscheidung von inaktiven Metaboliten über den Stuhl • Keine systemischen WW bekannt

Wirkstoff Präparate®	CYP-Enzyme																								PGP		
	1A2			2B6			2C8			2C9			2C19			2D6			2E1			3A(4-7)			---		
	S	I	H	S	I	H	S	I	H	S	I	H	S	I	H	S	I	H	S	I	H	S	I	H	S	I	H
Riociguat z.B. Adempas®							!															!					
Risankizumab z.B. Skyrizi® • Humanisierer monoklonaler IgG1-Antikörper • IL-23-Inhibitor (bindet an IL-23-Rezeptor-Untereinheit p19, jedoch keine Beeinflussung von IL-12) • Plaque-Psoriasis • Orphan-Drug-Status für Morbus Crohn bei Kindern																											
Risedronsäure Syn. Risedronat																											
Risperidon z.B. Risperdal® Wirksamer Metabolit → Paliperidon																✋		■				!			!		■
Ritodrin z.B. Yutopar®																											
Ritonavir z.B. in Kaletra®, Norvir®, in Viekirax®		!			!			■			!			■		■		!				✋	*	✋	■	*	!
Rituximab z.B. MabThera® • Monoklonaler Antikörper • Antineoplastisch																											

Anticholinerge NW	Agranulozytose	Serotonin-Syndrom	QTc-Verlängerung	Na$^+$ ↓/ SIADH	Kalium-Dysbalance	Krampfschwelle ↓	Cave Licht ☼	Blutglucose ↓/↑	Achtung Niere	Achtung Leber	Besondere Anmerkungen
											• Hauptweg über 1A1 (✋), Nebenweg via 2J2 • **KI** Nitrate, NO-Donatoren, PDE5-Hemmer • Vorsicht bei Komb. m. Dipyridamol und Theophyllin • WW bei Modulation von 1A1, v.a. bei Rauchern → Rauchstopp anstreben • Antacida 1 Stunde Abstand • Anwendung bei GFR <30 ml/min und schwerer LI nicht empfohlen
											• Keine Interaktionen mit CYP-Prüfsubstraten wie Coffein (1A2), Warfarin (2C9), Omeprazol (2C19, Metoprolol (2S6), Midazolam (3A4) • Keine WW bei Komb. m. Amlodipin, ASS, Atorvastatin, Ibuprofen, Levothyroxin, Lisinopril, Methionin, • Infektionen der oberen Atemwege, Tinea-Infektionen, Follikulitis, Kopfschmerzen, Fatigue, Reaktionen an der Injektionsstelle, Arthralgie • **KI** aktive Tuberkulose • Keine Erfahrungen bei Schwangerschaft, zuverlässige Verhütung bis 21 Wochen nach der letzten Dosis empfohlen, keine verbindlichen Angaben zur Stillzeit • Bei NI und LI keine Dosisanpassung • ***Vergleiche Guselkumab, Tildrakizumab (beide IL-23), Ustekinumab (IL-23+12)***
											• Hauptweg renal unverändert • ***WW, UAW siehe Alendronsäure*** • **KI** ab GFR <30 ml/min
			!		↓				0,9		• PGP-Hemmung *in vitro* • *In vitro*-Blockade BCRP und VGLUT2 • Dosiserhöhung bei Komb. m. Carbamazepin • Dosisreduktion bei Komb. m. den 2D6-Hemmern Fluoxetin, Fluvoxamin, Paroxetin • Bei Komb. m. Methylphenidat vermehrt Dyskinesien • Herabsetzung der Krampfschwelle in der Fachinformation nicht bestätigt, Vorsicht aber mit Krampfleiden in der Anamnese und mit die Krampfschwelle senkenden Kombinationen • UAW orthostatische Hypotonie, Priapismus, Photophobie, ***weitere WW, UAW siehe Zuclopenthixol*** • Einstieg mit halber Dosierung bei Patienten mit NI, LI und langsame Auftitrierung
			S		↓						• Tokolytikum • Hemmstoff der decarboxylierenden 6-Phosphogluconatdehydrogenase • UAW Herzbeschwerden, Schwitzen
											• Schwacher Hemmer an OATP sowie relevanter Induktor an UGT • Für **3A4 und PGP Umschwenken** der **hemmenden** Wirkungen bei akuter/ niedriger Dosierung **auf induzierende Wirkungen** bei *) chronischer/hochdosierter Gabe • Für 2B6 und 2C8bei DrugBank auch hemmende Wirkungen (ohne Unterscheidung des Dosierungsbereiches), es könnte sich um ähnliche Phänomene handeln wie bei 3A4 und PGP • Keine Dosisreduktion bei Leber-funktionsstörungen, **KI** schwere LI
	!										• Hauptweg Proteolyse • **KI** Herzinsuffizienz, Komb. m. Methotrexat • Klassentypische UAW, z.B. (schwere) Infektionen, Dyspnoe, Herz- und Lungenschäden, Sehstörungen, Gesichtsnervenlähmung, Angio-/peripheres Ödem • Cave progressive multifokale Leukenzephalopathie, auf neurologische Zeichen achten • Kontrazeption bis 12 Monate nach Behandlungsende

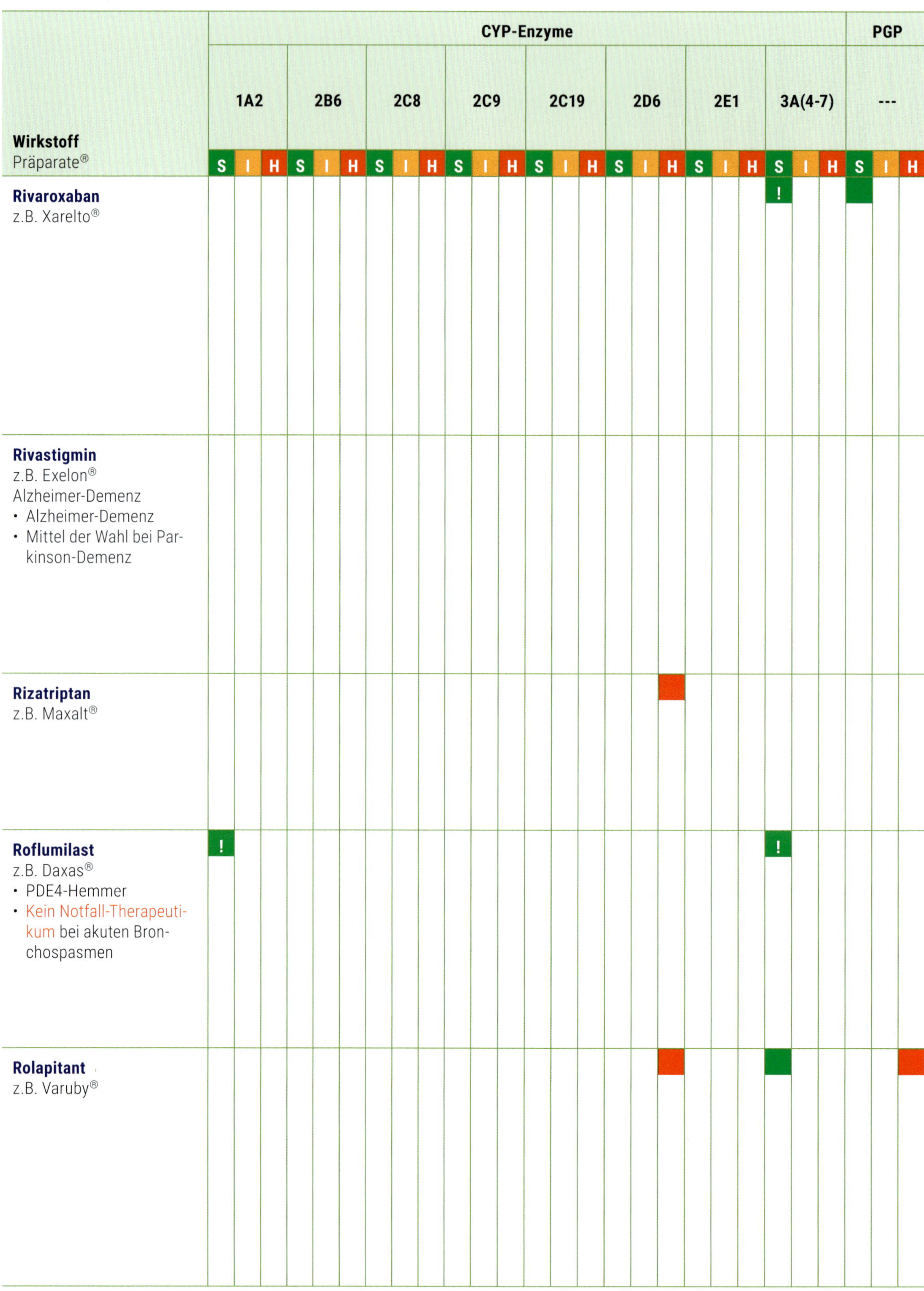

Wirkstoff Präparate®	CYP-Enzyme																								PGP		
	1A2			2B6			2C8			2C9			2C19			2D6			2E1			3A(4-7)			---		
	S	I	H	S	I	H	S	I	H	S	I	H	S	I	H	S	I	H	S	I	H	S	I	H	S	I	H
Rivaroxaban z.B. Xarelto®																						!			■		
Rivastigmin z.B. Exelon® Alzheimer-Demenz • Alzheimer-Demenz • Mittel der Wahl bei Parkinson-Demenz																											
Rizatriptan z.B. Maxalt®																		■									
Roflumilast z.B. Daxas® • PDE4-Hemmer • Kein Notfall-Therapeutikum bei akuten Bronchospasmen	!																					!					
Rolapitant z.B. Varuby®																		■				■					■

Anticholinerge NW	Agranulozytose	Serotonin-Syndrom	QTc-Verlängerung	Na^+ ↓/ SIADH	Kalium-Dysbalance	Krampfschwelle ↓	Cave Licht ☼	Blutglucose ↓/↑	Achtung Niere	Achtung Leber	Besondere Anmerkungen
									0,5	■	• Zusätzlich 2J2- und BCRP-Substrat • Hydrolyse- und Hydroxylierungs-Reaktionen sowie unveränderte renale Ausscheidung • Verminderung der Wirkung durch starke 3A4-Enzym-Induktoren, v.a. Carbamazepin, Phenytoin, Phenobarbital, Johanniskraut • Cave 3A4- sowie PGP-Induktoren und -Inhibitoren, v.a. Azol-Antimykotika, Dronedaron, Makrolid-Antibiotika, Protease-Hemmer • Erhöhtes Blutungsrisiko bei Komb. m. anderen Antikoagulanzien und TAH • Blutungsrisiko bei GFR <50 ml/min und bei Komb. m. Amiodaron, Chinidin, Diltiazem, Verapamil • Bis GFR 30 ml/min keine Dosisanpassung nötig, Vorsicht ab GFR <30 ml/min, bei GFR <15 ml/min nicht empfohlen; **KI** ab mittelschwerer LI, v.a. wenn die diese mit Koagulopathie und Blutungsrisiko einhergeht
				?		■				■	• CYP-Interaktionen gering bedeutsam • Blockade von Acetylcholinesterase, Carboxylesterasen 1 und 2, Butyrylcholinesterase • Ausscheidung über Niere • Cave Komb. m. ZNS-wirksamen Anticholinergika • Antagonismus durch Cholinomimetika, Verstärkung von Bradykardie auslösenden Mitteln, z.B. bei Komb. m. Beta-Blockern • Cave erhöhte Sturzanfälligkeit bei Auftreten von Müdigkeit und Dehydratation/Hyperhidrose • Herabsetzung der Krampfschwelle *per se* eher gering, jedoch Verstärkung von Krämpfen bei entsprechenden Kombinationen • Vorsicht bei LI bzw. **KI** schwere LI
		■				*			■	■	• Hauptumsetzung über MAO-A (☝) • Umsetzung über „CYP450" (MediQ), keine weiteren Ausführungen • **KI** MAO-Hemmer, i.e.S. reversible MAO-A-Hemmer (z.B. Moclobemid), nicht selektive (z.B. Linezolid) und irreversible MAO-Hemmer (z.B. Tranylcypromin) • Vorsicht bei der Komb. m. Propranolol (↑ Wirkspiegel Rizatriptan, WW über MAO-A?) • ***UAW, WW, KI, * siehe Triptane*** • Dosisdeckelung bei mittelschwerer NI, LI auf 5 mg/d, **KI** schwere NI, LI
						*				■	• Metabolisierung hauptsächlich zum N-Oxid, Ausscheidung renal >> biliär • Nicht empfohlen Dauertherapie mit Theophyllin • Vorsicht mit starken 3A4-Induktoren → ↓ Wirksamkeit von Roflumilast (z.B. Rifampicin bis 60%) • Stärkere Wirkung bei Vorhandensein von 1A2-/3A4-Inhibitoren wie Cimetidin, Enoxacin, Fluvoxamin • *) UAW Myalgie, Muskelspasmen, andererseits Muskelschwäche • UAW Gewichtsverlust, Kopfschmerzen, Schlafstörungen bei Patienten unter 60 kg Körpergewicht, cave suizidale Anwandlungen • Mangels Daten Vorsicht bereits bei leichter LI, **KI** ab mittelschwerer LI
									■	■	• Zusätzlich Hemmstoff des BCRP → erhöhte Toxizität bei Komb. m. Bendamustin, Doxorubicin, Irinotecan, Methotrexat, Mitoxantron, Rosuvastatin, Sulfasalzin, Topotecan zu erwarten • Nicht empfohlen Enzyminduktoren wie Carbamazepin, Efavirenz, Enzalutamid, Phenobarbital, Phenytoin, Rifampicin, Rifabutin sowie NK1-Antagonisten, z.B. Aprepitant; **KI** Johanniskraut • Cave WW via 2D6, z.B. Digoxin, Metoprolol bei Herzinsuffizienz, Pimozid, Propafenon, Sulfasalazin, Tamoxifen, Thioridazin • Cave WW hinsichtlich PGP-Blockade, z.B. Dabigatran, Digoxin • Selten Hypomagnesiämie • Keine Anwendung bei schwerer NI, LI

Wirkstoff Präparate®	CYP-Enzyme																								PGP		
	1A2			2B6			2C8			2C9			2C19			2D6			2E1			3A(4-7)			---		
	S	I	H	S	I	H	S	I	H	S	I	H	S	I	H	S	I	H	S	I	H	S	I	H	S	I	H
Romiplostim z.B. NPlate®																											
Romosozumab z.B. Evenity® • Monoklonaler Antikörper • Anwendung 1-mal monatlich über ein Jahr (entsprechend 2 Injektionen) • Sprunginovation in der Osteoporosetherapie																											
Ropeginterferon -alfa-2b z.B. Besremi® • Immunstimulans • Polycythämia vera ± Splenomegalie • → Peginterferone			■																								
Ropinirol z.B. Reqip®	✋																	■				■					
Ropivacain	!			■																		■					
Rosiglitazon			■				✋		■	■								■				■			!		
Rosuvastatin z.B. Crestor®										■																	

Anticholinerge NW	Agranulozytose	Serotonin-Syndrom	QTc-Verlängerung	Na⁺ ↓/ SIADH	Kalium-Dysbalance	Krampfschwelle ↓	Cave Licht ☼	Blutglucose ↓/ ↑	Achtung Niere	Achtung Leber	Besondere Anmerkungen
	*										• Proteolytischer Abbau • *) gelegentlich schwere Knochenmarkstoxizität (aplastische Anämie) • Thrombozyten-Zahl bei Komb. m. Azathioprin, Danazol und Glucocorticoiden streng überwachen bzw. Dosisreduktion oder Absetzen • Cave UAW im Bereich der Augen • Anwendung ab mittelschwerer LI nur in begründeten Fällen • Bei gleichzeitiger Behandlung der Thrombozytopenie mit Thrombopoetin-Agonisten auf thromboembolische Ereignisse achten, cave Pfortaderthrombose bei bestehender LI
						*					• „Target" Sclerostin-Hemmung → • Duale Wirkung Knochenabbau gehemmt und -aufbau gefördert • Auf ausreichende Substitution von Calcium und Vitamin D achten • UAW Nasopharyngitis, Arthralgie, Osteonekrose des Kiefers, • *) Muskelkrämpfe (Hypocalcämie?) • Fragliche Erhöhung des kardiovaskulären Mortalitätsrisikos - **cave kardiovaskuläre Erkrankungen** in der Anamnese bzw. **KI** Herzinfarkt und Schlaganfall • Bei schwerer NI Calcium-Spiegel überwachen • Zu LI noch keine Daten
	*					#					• **KI** Telbivudin (Neuropathie), dekompensierte Leberzirrhose • Vorsicht bei der Komb. m. Theophyllin, Methadon (beide 1A2), Risperidon, Vortioxetin (beide 2D6) sowie allgemein Myelosuppressiva, Narkotika, Hypnotika, Sedativa • *) verschiedene Blutbildstörungen (Agranulozytose aber nicht genannt) • #) Muskel-Skelettschmerzen, Muskelspasmen, Arthritis • UAW Infektionen (Atemwege, Candidiasis, Herpes), Hyper- oder Hypothyreose, Sehstörungen (abklären!), Fatigue • Bis mittelschwere NI keine Dosisanpassung notwendig, bei GFR < 30 ml/min Anfangsdosis reduzieren (50 µg), **KI** GFR < 15 ml/min • Bei leichter LI keine Dosisanpassung, **bei kompensierter Leberzirrhose Ausweichen auf pegyliertes Interferon alpha-2a**, gilt als sicher
		?							0,9		• 2D6-Hemmung *in vitro* • Interaktionsrisiko bezüglich 1A2 • Serotonin-Syndrom unter Kombinationstherapien (Fentanyl) • Erhöhte Ropinirol-Spiegel bei Komb. m. Estrogenen → ↑ Wirkung • TMD bei schwerer NI 18 mg bzw. **KI** bei GFR <30 ml/min
			*			*					*) Toxikologie der Lokalanästhetika beachten, z.B. Auslösung von Herzrhythmusstörungen oder Krämpfen
								K			• Zusätzlich 2A6-Inhibitor sowie Hemmer einiger OATP und von OCT1 • Hohes kardiovaskuläres Risiko • Leberstatus engmaschig kontrollieren
									0,7		• Metabolisierungsrate nur 10% • Wichtiges Substrat des OATP1B1, des BCRP sowie des NTCP • Hauptweg renal unverändert • Cave Komb. m. 2C9-, 2C19- Substraten, -Induktoren (Rifampicin) und -Hemmern (Fluconazol), obwohl die Relevanz der 2C9-Interaktion klinisch fraglich ist • **KI** Ciclosporin (bis zu 7-facher Plasmaspiegel-Anstieg von Rosuvastatin) • Erhöhtes Risiko für Myopathie/ Rhabdomyolyse ab GFR <60 ml/min bzw. **KI** für die 40-mg-Formulierung; generelle **KI** schwere NI und aktive Lebererkrankungen – Dosierungen >40 mg generell kontraindiziert bei Personen asiatischer Herkunft sowie bei Vorliegen prädisponierender Faktoren für Myopathien • 2 Stunden Zeitabstand zu Magnesium und Antacida • Grapefruit/Pomelo, Rotschimmelreis vermeiden

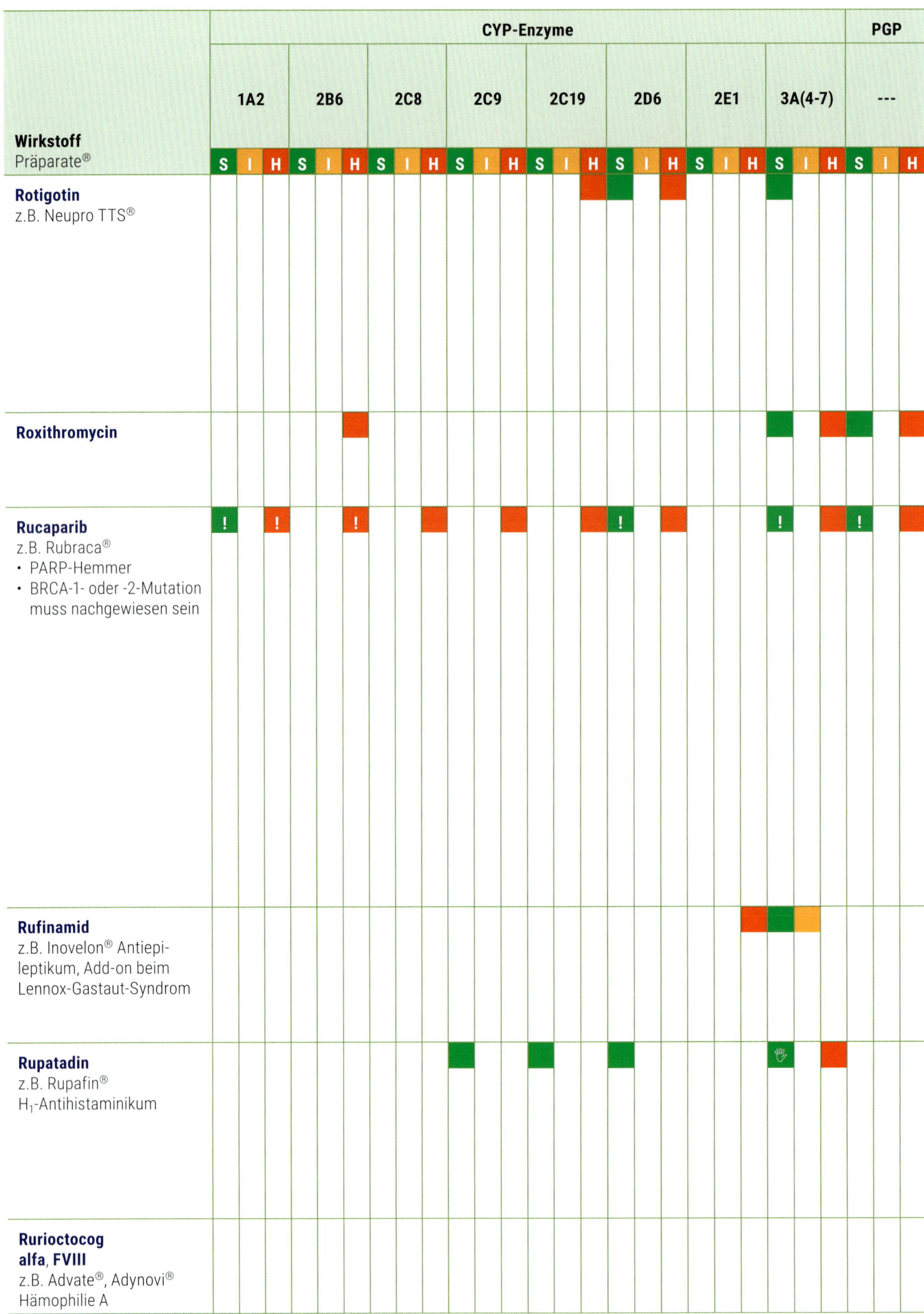

Wirkstoff Präparate®	CYP-Enzyme																										PGP		
	1A2			2B6			2C8			2C9			2C19			2D6			2E1			3A(4-7)			---		
	S	I	H	S	I	H	S	I	H	S	I	H	S	I	H	S	I	H	S	I	H	S	I	H	S	I	H
Rotigotin z.B. Neupro TTS®															■	■		■				■					
Roxithromycin						■																■		■	■		■
Rucaparib z.B. Rubraca® • PARP-Hemmer • BRCA-1- oder -2-Mutation muss nachgewiesen sein	!		!			!			■			■			■	!		■				!		■	!		■
Rufinamid z.B. Inovelon® Antiepileptikum, Add-on beim Lennox-Gastaut-Syndrom																					■	■	■				
Rupatadin z.B. Rupafin® H_1-Antihistaminikum										■			■			■						✋		■			
Ruroctocog alfa, FVIII z.B. Advate®, Adynovi® Hämophilie A																											

Anticholinerge NW	Agranulozytose	Serotonin-Syndrom	QTc-Verlängerung	Na^+ ↓/ SIADH	Kalium-Dysbalance	Krampfschwelle ↓	Cave Licht ☼	Blutglucose ↓/↑	Achtung Niere	Achtung Leber	Besondere Anmerkungen
		?				*					• Hauptumsetzung via Sulfatierung, oxidative Demethylierung und UGT • Cave Dopamin-antagonistische Wirkungen, jedoch keine klinisch relevante WW mit Domperidon • Serotonin-Syndrom bei Komb. m. anderen Auslösern, z.B. Fentanyl • Verstärkung der UAW von Levodopa • (Es)Omeprazol möglich • UAW Übelkeit, Erbrechen (dopaminerg, v.a. zu Behandlungsbeginn), Somnolenz und plötzliches Einschlafen (Verkehrshinweis!), mangelnde Impulskontrolle, Husten, Hautreaktionen, periphere Ödeme • UAW bei Parkinson-Patienten, z.B. orthostatischer Schwindel, Photopsie (Lichtblitze), Krämpfe(*)
			!!								• Mittelstarker OATP1B1+3-Blocker • PGP-Substrat *in vitro* • Hauptweg biliär unverändert • Dosishalbierung bei schwerer LI
	*										• Zusätzlich **3A4-Downregulation** • Zahlreiche weitere Interaktionen, z.B. Substrat an BCRP, Hemmer von CYP3A43, MATE1+2 sowie OTC1+2 • 1A2-, 2D6- und 3A4-Interaktionen *in vitro*, 3A4-Interaktion könnte aber auch *in vivo* bedeutsam sein • Hemmung an 3A5+7 irreversibel, für 1A2 auch Induktion angegeben (DrugBank) • PGP-Hemmung wenig relevant, dennoch Vorsicht bei der Komb. m. starken PGP-Inhibitoren • Starke CYP3A4-Induktoren und -Hemmer vermeiden • Vorsicht bei der Komb. m. Tizanidin, Theophyllin (beide 1A2), Phenytoin, Warfarin (beide 2C9), Omeprazol (2C19), Irinotecan (aktiver Metabolit SN-38 als UGT1A1-Substrat) • UAW schwere Blutbildstörungen(*), myelodysplastisches Syndrom/akute myeloische Leukämie (→ Blutbild monatlich), Müdigkeit, Fieber, Dyspnoe, Transaminasen-Anstieg • Lichttoxizität erheblich → direktes Sonnenlicht meiden, Sonnenschutz-mittel mit hohem Lichtschutzfaktor, zahlreiche weitere Hautreaktionen • Mangels Daten ab GFR <30 ml/min und ab mittelschwerer LI nicht empfohlen, • Kontrazeption bis 6 Monate nach Therapieende erforderlich, jedoch bei zwingender Indikationsstellung in der Schwangerschaft Anwendung möglich, Stillen bis 2 Wochen nach Therapieende kontraindiziert
											• Hauptumsatz via Carboxylesterase • ↓ Rufinamid bei Komb. m. Carbamazepin, Phenobarbital, Phenytoin, Primidon, Vigabatrin sowie oralen Kontrazeptiva • ↑ Rufinamid bei Komb. m. Valproinsäure • ↓ Wirkspiegel von über CYP3A4 metabolisierten Substanzen • Anstieg von Leberenzymen
			*								• Ausscheidung über Urin und Stuhl • Nicht empfohlen starke 3A4-Hemmer inklusive Grapefruit(saft) • Vorsicht mit 3A4-Substraten, z.B. Diltiazem, Fluconazol • Additive Wirkungen mit Alkohol und allgemein ZNS-Depressiva • Bei Komb. m. Statinen asymptomatischer Anstieg der Kreatinkinase • *) Obwohl keine Hinweise auf QT-Verlängerung, Vorsicht bei Patienten mit QT-relevanter Medikation und/oder Herzrhythmusstörungen • Bei NI, LI aufgrund geringer klinischer Erfahrungen nicht empfohlen
			*								• *Siehe Blutgerinnungsfaktoren* • *) Palpitationen bekannt, kann bei Patienten mit kardiovaskulären Risikofaktoren das Risiko weiter erhöhen

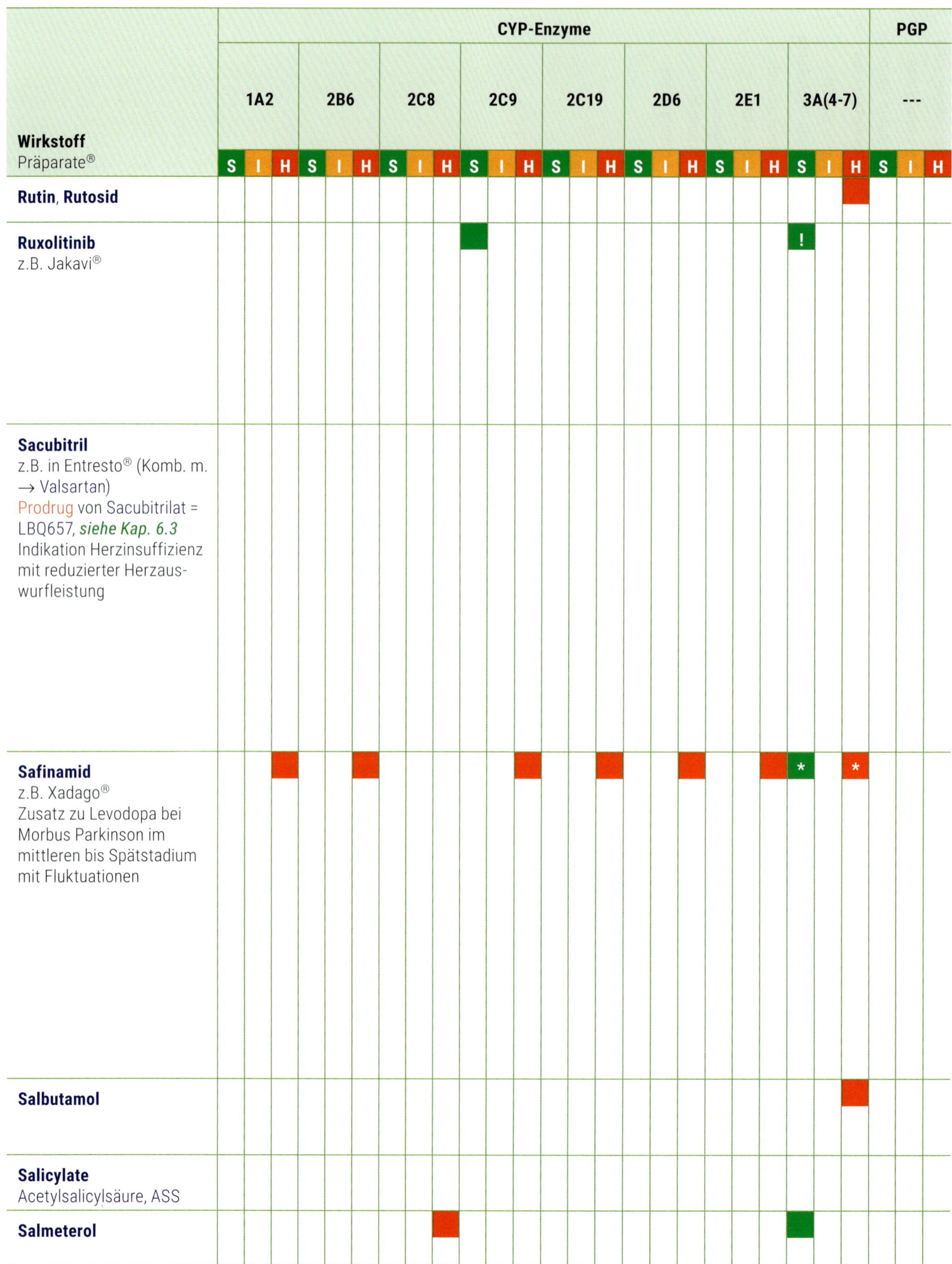

Wirkstoff Präparate®	CYP-Enzyme																									PGP		
	1A2			2B6			2C8			2C9			2C19			2D6			2E1			3A(4-7)			---		
	S	I	H	S	I	H	S	I	H	S	I	H	S	I	H	S	I	H	S	I	H	S	I	H	S	I	H
Rutin, Rutosid																								■			
Ruxolitinib z.B. Jakavi®										■												!					
Sacubitril z.B. in Entresto® (Komb. m. → Valsartan) Prodrug von Sacubitrilat = LBQ657, *siehe Kap. 6.3* Indikation Herzinsuffizienz mit reduzierter Herzauswurfleistung																											
Safinamid z.B. Xadago® Zusatz zu Levodopa bei Morbus Parkinson im mittleren bis Spätstadium mit Fluktuationen			■			■						■			■			■			■	*		*			
Salbutamol																								■			
Salicylate Acetylsalicylsäure, ASS																											
Salmeterol									■													■					

Anticholinerge NW	Agranulozytose	Serotonin-Syndrom	QTc-Verlängerung	Na$^+$ ↓/ SIADH	Kalium-Dysbalance	Krampfschwelle ↓	Cave Licht ☼	Blutglucose ↓/↑	Achtung Niere	Achtung Leber	**Besondere Anmerkungen**
											Umsetzung ± unbekannt
											• 3A-Interaktion *in vitro* • Starker Hemmer der Januskinasen 1+2 (JAK), Hauptwirkung • Vorsicht mit starken 3A4-Induktoren (Johanniskraut!) sowie -Hemmern (→ Dosisreduktion, z.B. Fluconazol mit 200 mg/Tag deckeln) • Keine Dosisreduktion bei Komb. m. schwachen 3A4-Hemmern notwendig, z.B. Amprenavir, Atazanavir, Cimetidin, Ciprofloxacin, Diltiazem, Erythromycin • Vorsicht mit Nefazodon sowie Arzneimitteln zur HCV-Behandlung • Ausscheidung 74% renal, 22% über Stuhl • Dosisreduktion auf 50% bei jeder Form von Leberfunktionsstörung und GFR <30 ml/min
					*						• Angiotensin-Rezeptor-Neprilysin-Inhibitor (ARNI) • Hauptumsetzung via Esterasen (✋), relevantes Substrat jeweils an OAT1B1+3 und OATP1B1+3, an OATP1B1+3 *in vitro* auch Hemmer • *) Sehr häufig Hyperkaliämie, jedoch entgegen den Erwartungen oft auch Hypokaliämie gefunden; als Summenwirkung in der Komb. m. Valsartan Hyperkaliämie zu erwarten • Hypoglykämie-Risiko durch Sacubitril • **KI** ACE-Hemmer (deutlich erhöhtes Risiko für Angioödem, 36 Stunden Wash-out-Phase), Aliskiren bei Diabetikern oder GFR <60 ml/min – Bei Vortherapie mit Sartanen direkte Umstellung möglich • Komb. m. Lithium, anderen Sartanen und Statinen (jedoch keine relevante WW m. Simvastatin) nicht empfohlen • Vorsicht Metformin, NSAR, Sildenafil • Q_0 „niedrig", Nierenfunktion oft verschlechtert → Dosisreduktion ab GFR <60 ml/min erwägen bzw. bei mittelschwerer LI; obligat ab GFR <30 ml/min, **KI** GFR <10 ml/min bzw. schwere LI
			#		↑						• Jeweils mittelstarker MAO-B- und BCRP-Hemmer sowie 1A1-Hemmer, *) 3A4-Substrat, 3A5-Hemmer • Hauptumsetzung via Amid-Hydrolyse und oxidative N-Dealkylierung • **KI** andere MAO-Hemmer, z.B. Moclobemid, Pethidin; ferner Netzhautdegeneration oder -erkrankung • Nicht empfohlen Dextromethorphan, Fluoxetin, Fluvoxamin • Vorsicht Antidepressiva, Sympathomimetika wie Ephedrin, Pseudoephedrin (MAO-Interaktionen bekannt) • Mindestens 5 Stunden Abstand zu anderen BCRP-Hemmern wie Ciprofloxacin, Diclofenac, Glibenclamid, Methotrexat, Pitavastatin, Pravastatin, Topotecan • Serotonin-Syndrom v.a. bei Komb. mit anderen serotonergen Pharmaka • #) Gelegentlich im EKG verlängerte QT-Zeit, anormales Belastungs-EKG → QT-verlängernde Pharmaka im Medikationsplan bedenken • Auf Impulskontrollstörungen achten • Dosisdeckelung ab mittelschwerer LI auf 50 mg/d, **KI** schwere LI
			S		↓						• Hauptumsetzung via Sulfotransferase A3 bzw. Sulfatierung • Überprüfung von Diabetes-Einstellung bei parenteralen Formulierungen; bei Inhalationstherapie keine Hyperglykämie zu erwarten
			S		↓						• Hauptausscheidung über Galle • *Siehe Salbutamol*

Wirkstoff Präparate®	CYP-Enzyme																								PGP		
	1A2			2B6			2C8			2C9			2C19			2D6			2E1			3A(4-7)			---		
	S	I	H	S	I	H	S	I	H	S	I	H	S	I	H	S	I	H	S	I	H	S	I	H	S	I	H
Sapropterin z.B. Kuvan® Anwendung bei Phenylketonurie																											
Saquinavir z.B. Invirase®									■			■						■				■ ✋		!	!		!
Sarilumab z.B. Kevzara® • Monoklonaler Antikörper, • Interleukin-6Rα-Inhibitor																						■	■	■			
Sartane, AT-II Antagonisten, AT1-Blocker **Wenig erfreuliche Entwicklung in dieser wichtigen Arzneimittelgruppe 2018**: Chemische Teilstruktur Tetrazol-Ring könnte bei schlampiger Synthese zu Verunreinigungen mit potenziell karzinogenen Nitrosaminen wie NDEA (N-Nitrosodiethylamin) und NDMA (N-Dimethylnitrosamin) führen (bei Valsartan und Losartan nachgewiesen, bei Candesartan, Irbesartan und Olmesartan möglich)[250]										■																	

Anticholinerge NW	Agranulozytose	Serotonin-Syndrom	QTc-Verlängerung	Na+ ↓/ SIADH	Kalium-Dysbalance	Krampfschwelle ↓	Cave Licht ☼	Blutglucose ↓/↑	Achtung Niere	Achtung Leber	Besondere Anmerkungen
						*					• Umsetzung → unbekannt, Induktion der Prostaglandin-G/H-Synthase 2 • Vorsicht: Levodopa (Krämpfe), Methotrexat, Trimethorprim (beide Eingriff in Folsäure-Stoffwechsel), Molsidomin, Nitroprussidnatrium, Nitrate, PDE5-Hemmer, Minoxidil (jeweils Wirkung über NO-vermittelte Vasodilatation) • *) Krampfneigung bzw. Exacerbation bei Levodopa-Vor-/ Begleitbehandlung und BH4-Mangel • UAW Kopfschmerzen, Atemwege (Rhinorrhoe), Magen/Darm, Hypophenylalaninämie, Überempfindlichkeit • Vorsicht bei NI, LI, älteren Personen
			!							■	• 2D9-Hemmung *in vitro* • Hemmer des BCRP, mehrerer OATP, von OCT sowie MRP1+2 • Für PGP auch induzierende Wirkung angegeben (DrugBank) • Bei Boosterung mit Ritonavir → verstärkte 2D6- und 3A4-Hemmung
										■	• Hemmstoff von Alanin- und Aspartat-Aminotransferasen • Vorsicht bei bestehender Therapie m. 3A4-Substraten, z.B. oralen Kontrazeptiva, Statinen → jeweils ↓ Exposition infolge Normalisierung der 3A4-Expression infolge der IL-6-Blockade) • Vorsicht bei Patienten, die die Kevzara-Therapie während einer laufenden Behandlung mit 3A4-Substraten, z.B. oralen Kontrazeptiva oder Statinen, beginnen: Indem Sarilumab den inhibitorischen Effekt von IL-6 aufhebt, stellt es auch die 3A4-Aktivität wieder her → Abnahme der Exposition und Aktivität von 3A4-Substraten • 3A4-Modulation unklar (DrugBank) • *Keine* WW bei Komb. m. Methotrexat • UAW z.B. Infektionen, Neutropenie, Thrombopenie, Anstieg der Blutfette, gastrointestinale Perforation, cave Tuberkulose, Herpes zoster • Cave Transaminasen-Anstieg, Anwendung bei LI nicht empfohlen, bei HBV und HCV nicht untersucht • Lebendvakzine vermeiden
				■	↑			*	■	■	• Mehrere Vertreter als Prodrugs • Umsetzung der aktiven Verbindung oft maßgeblich über CYP2C9 (ausgenommen Olmesartan, Telmisartan), z.T. nur Blockade (Eprosartan) • Oft Nachfolgetherapeutika von ACE-Hemmern, wenn z.B. die UAW Reizhusten auftritt; auch als Primär-Antihypertonika möglich • Wirksamkeit bei Personen mit schwarzer Hautfarbe geringer • *) Hypoglykämie-Risiko für Losartan und Telmisartan bei Hypertonikern mit Typ-2-Diabetes und renaler Beteiligung; die übrigen Vertreter der Gruppe scheinen weder direkte noch indirekte hypoglykämische Wirkungen und WW von klinischer Relevanz zu haben • Häufigste UAW (Dreh)Schwindel, Kopfschmerzen, Hypotonie, gelegentlich Husten, selten Hautreaktionen • Agranulozytose nur bei Candesartan erwähnt, bei den übrigen Vertretern andere Blutbildveränderungen • Phototoxizität nur bei Losartan mit unbestimmter Häufigkeit • Bei den meisten Vertretern tendenzielle Hyperurikämie, ausgenommen Losartan (hier sogar leichte urikosurische Wirkung) • Angioödem-Risiko im Vergleich mit ACE-Hemmern geringer, bei Schwarzen hingegen relativ größer • Nicht empfohlen duale Blockade des Renin-Angiotensin-Aldosteron-Systems (ACE-Hemmer, Aliskiren) → vermehrtes Risiko für Hypotonie, Hyperkaliämie und Nierenversagen • **KI** Aliskiren bei Diabetikern und schlechter Nierenfunktion (GFR <60 ml/min) • Optionen bei NI Irbesartan, Losartan, Valsartan • Besonderes Hypotonie-Risiko bei Patienten mit deutlichem Volumen- und/oder Salz-Mangel, z.B. auch infolge einer Kochsalz-armen Diät → vor Therapiebeginn ausgleichen • UAW Geschmacksstörungen, z.B. bei Irbesartan • Bei Komb. m. NSAR inkl. ASS besonders auf die Nierenfunktion achten, weiters nicht empfohlen Lithium (Spiegelerhöhung)

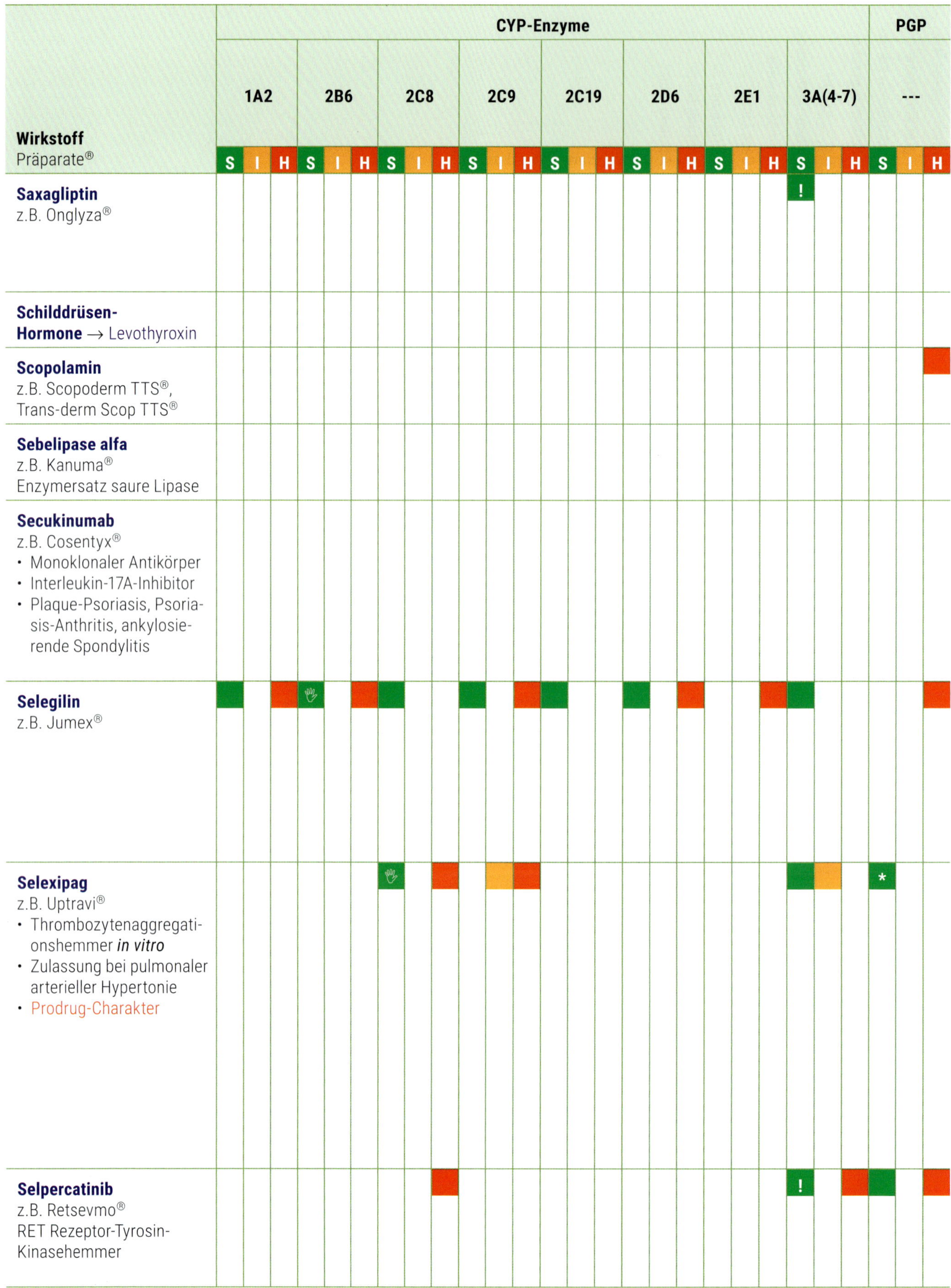

Wirkstoff Präparate®	CYP-Enzyme																									PGP		
	1A2			2B6			2C8			2C9			2C19			2D6			2E1			3A(4-7)			---		
	S	I	H	S	I	H	S	I	H	S	I	H	S	I	H	S	I	H	S	I	H	S	I	H	S	I	H
Saxagliptin z.B. Onglyza®																						S !					
Schilddrüsen-Hormone → Levothyroxin																											
Scopolamin z.B. Scopoderm TTS®, Trans-derm Scop TTS®																											H
Sebelipase alfa z.B. Kanuma® Enzymersatz saure Lipase																											
Secukinumab z.B. Cosentyx® • Monoklonaler Antikörper • Interleukin-17A-Inhibitor • Plaque-Psoriasis, Psoriasis-Anthritis, ankylosierende Spondylitis																											
Selegilin z.B. Jumex®	S		H	S ✋		H	S			S		H	S			S		H			H	S					H
Selexipag z.B. Uptravi® • Thrombozytenaggregationshemmer *in vitro* • Zulassung bei pulmonaler arterieller Hypertonie • Prodrug-Charakter							S ✋		H		I	H										S	I		S *		
Selpercatinib z.B. Retsevmo® RET Rezeptor-Tyrosin-Kinasehemmer									H													S !		H	S		H

Anticholinerge NW	Agranulozytose	Serotonin-Syndrom	QTc-Verlängerung	Na^+ ↓/ SIADH	Kalium-Dysbalance	Krampfschwelle ↓	Cave Licht ☼	Blutglucose ↓/↑	Achtung Niere	Achtung Leber	**Besondere Anmerkungen**
								K	0,53	■	• Hypoglykämie-Risiko bei Komb. m. Allopurinol • Starker Hemmstoff der Peptidylpeptidasen (Hauptwirkung) • Vorsicht bei Komb. m. 3A4-Hemmern → Dosisreduktion • Ab GFR <50 ml/min und Dialysepatienten TMD 2,5 mg, Anwendung bei schwerer LI nicht empfohlen
!!											Umsetzung weitgehend unbekannt
											• Umsetzung ± unbekannt (Proteasen) • UAW z.B. Unverträglichkeit bis Anaphylaxie, Kehlkopfödem, Dyspnoe, erhöhte Körpertemperatur, Hautreaktionen, Lidödem
											• Umsetzung ± unbekannt (Proteolyse) • Wirkspiegel-Überwachungen bei Arzneimitteln mit individueller Dosierung und solchen, die über 1A2, 2C9 oder 3A4 oder metabolisiert werden (Normalisierung der CYP-Expression infolge der entzündungshemmenden Behandlung) • Keine WW bei Komb. m. Glucocorticoiden und Methotrexat • UAW Rhinitis, Nasopharyngitis, Candidose, Diarrhoe, Urtikaria, Neutropenie • Keine Untersuchungen bei NI und LI • Lebendvakzine vermeiden
		■		■					1,0	■	• Ferner 2A6-Substrat und -Hemmer • **Anmerkung** MAO-(B-)Hemmstoffe: Alle Wirkstoffe mit sympathomimetischen Wirkungen gelten als **KI**, i.e.S. Sympathomimetika selbst, Pethidin, SSRI, Venlafaxin, Serotonin-Agonisten (Sumatriptan), TCA, MAO-A-Hemmer, Substanzen, die an Schleimhäuten abschwellend wirken (Nasentropfen), Psychostimulanzien • z.B. **KI** gemeinsame Verordnung von Selegilin mit SSRI, ebenso Komb. m. allen anderen Wirkstoffen vermeiden, die den Serotonin-Spiegel erhöhen, z.B. Opiate, Setrone • **KI** NI und LI
									■	■	• Hydrolytische Bildung des aktiven Metaboliten **ACT-333679** = MRE-269 (mittels Carboxylesterasen) • *) Nur Selexipag, aktiver Metabolit hingegen Substrat von BCRP • 2C9-Modulation unklar (MediQ) • Beide zusätzlich Substrat von OATB1B1+3, Glucuronidierung des aktiven Metaboliten (UGT1A3+2B7) • *Sämtliche* Induktionen und Hemmwirkungen *in vitro* (MediQ) • **KI** starke CYP2C8-Inhibitoren, z.B. Gemfibrozil • Vorsicht bei Komb. m. moderaten 2C8-Inhibitoren, z.B. Clopidogrel, Deferasirox, Teriflunomid, 2C8-Induktoren, z.B. Rifampicin, Carbamazepin, Phenytoin, ferner bei Komb. m. Fluconazol, Probenecid und Valproinsäure • Keine klinisch relevanten WW mit Antikoagulanzien und anderen TAH • Cave Hyperthyreose bzw. Überwachung der Schilddrüse; **KI** Herzerkrankungen, schwere LI • Dosisreduktion ab GFR <30 ml/min und ab mittelschwerer LI (200 µg/d)
			■							■	• Interaktionen an 3A4, 2C8 wichtig • Resorptionsbeeinträchtigung bei pH-Wert-Erhöhung, ***siehe Kap. 4.4.3***

Wirkstoff Präparate®	CYP-Enzyme																									PGP		
	1A2			2B6			2C8			2C9			2C19			2D6			2E1			3A(4-7)			---		
	S	I	H	S	I	H	S	I	H	S	I	H	S	I	H	S	I	H	S	I	H	S	I	H	S	I	H
Semaglutid z.B. Ozempic® • GLP-1-Analogon • Typ-2-Diabetes • Anwendung 1-mal wöchentlich s.c.																											
Sennoside • Stellvertretend für andere pflanzliche Hydroxy-Anthraceen-Laxanzien • Abführmittel • Vorbereitung zum Darm-röntgen • Prodrug-Charakter, die wirksamen Verbindungen sind die aus den genuinen Glykosiden durch Hydrolyse freigesetzten Anthrachinon-Aglyka																											
Seproxetin → Norfluoxetin																											
Sertindol z.B. Serdolect®																!		■				!					
Sertralin z.B. Tresleen®				!		■				■		■	!		■	■		■	■			!			■		■
Setrone[253] *siehe Einzelwirkstoffe*																											

Anticholinerge NW	Agranulozytose	Serotonin-Syndrom	QTc-Verlängerung	Na^+ ↓/ SIADH	Kalium-Dysbalance	Krampfschwelle ↓	Cave Licht ☼	Blutglucose ↓/↑	Achtung Niere	Achtung Leber	Besondere Anmerkungen
			*					K	■	■	• Substrat der Dipeptidylpeptidase 4 • Substrat an Neprilysin • Hemmer der Lipoproteinlipase, α-Amylase-1 sowie an OAT1B1+3 • *) häufig erhöhte Herzfrequenz • Bei Komb. m. Cumarinen (oralen Antikoagulanzien) INR kontrollieren • Cave akute Pankreatitis, diabetische Retinopathie • Begrenzte Erfahrungen bei schwerer NI, bzw. bei terminaler NI nicht empfohlen, Vorsicht bei schwerer LI • Schwangerschaft verhüten, 2 Monate vor geplanter Schwangerschaft absetzen
			*		↓					■	• Wirkung im Dickdarm, Wasser-Resorption aus dem Darmlumen bzw. Stuhl verhindert • WW mit Diuretika, Glucocorticoiden, Süßholzwurzel, Carbenoxolon, Sympathomimetika, Methylxanthinen: erhöhen alle die Kalium-Ausscheidung – Vorsicht mit Digitalis-Glykosiden bei K^+-Spiegelveränderungen – *) Vorsicht bei Komb. m. Antiarrhythmika, v.a. Chinidin und QT-verlängernden Pharmaka • UAW Darmspasmen, Dehydratation, Pigmentierung der Darmschleimhaut bei chronischer Anwendung • Gewöhnung möglich
			!			■		■		■	• EKG-Kontrollen zu Therapiebeginn • **KI** andere QT-verlängernde Stoffe • Vorsicht bei der Komb. m. den typischen 2D6- und 3A4-Hemmern • Bei LI vorsichtig dosieren • ***WW, UAW siehe Risperidon, Zuclopenthixol***
		■	■	■				*		■	• 2C9- und PGP-Interaktionen *in vitro* • Klinisch bedeutsam 2B6- und 2D6-Hemmung • 2D6-Hemmung im Vergleich zu Paroxetin schwächer ausgeprägt, daher erste Wahl im Falle von 2D6-abhängigen Prodrug-Aktivierungen • Allerdings Prodrug-Aktivierung über 2B6 im Auge behalten, z.B. Cyclophosphamid (→ Gefahr der abgeschwächten Wirkung!) sowie Abbau-Hemmung für Clomethiazol, Methadon und Propofol • Plasmaspiegel von Sertralin sind bei langsamen im Vergleich zu schnellen CYP2C19-Metabolisierern um etwa 50% höher → Interaktion mit starken CYP2C19-Inhibitoren wie PPI (v.a. Omeprazol), Fluoxetin/Fluvoxamin möglich • *) Bei Diabetikern veränderte Blutzucker-Regulation möglich und Anpassung der Dosis von Insulin oder oralen Antidiabetika erforderlich. Insbesondere kann es zu einer verschlechterten Wahrnehmung der Symptome einer Hypoglykämie kommen, gilt auch für andere SSRI[251] • Gilt derzeit als Mittel der Wahl bei Patienten mit kardiovaskulären Erkrankungen (z.B. rezenter Myokardinfarkt, instabile Angina pectoris, mögliche QT-Problematik) und Niereninsuffizienz[252] • Dosisreduktion bei LI
		*	■								• *) Zusammenhang nicht gesichert • Wegen möglicher Wirkungsabschwächung von Tramadol Komb. vermeiden

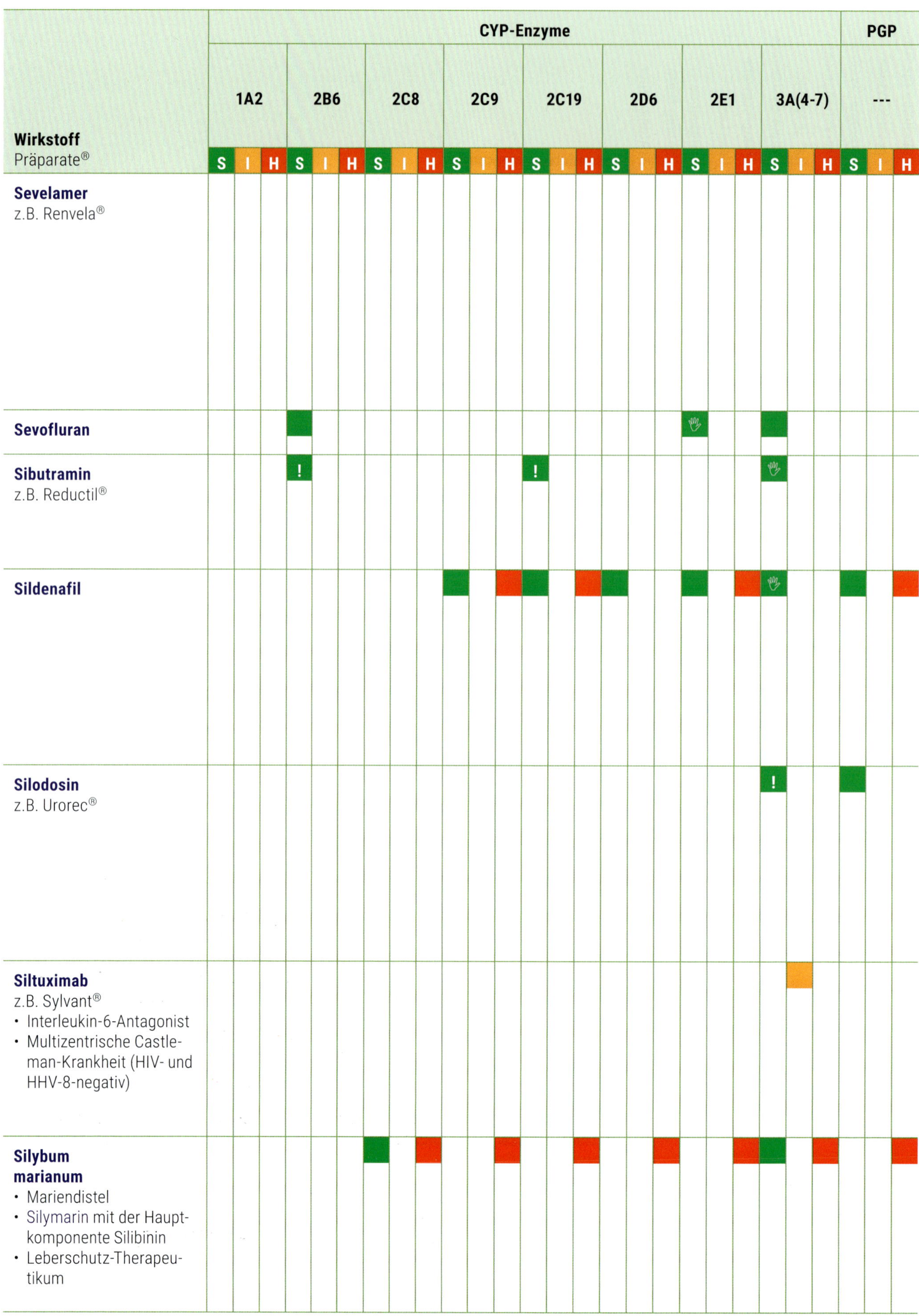

Wirkstoff Präparate®	CYP-Enzyme																								PGP		
	1A2			2B6			2C8			2C9			2C19			2D6			2E1			3A(4-7)			---		
	S	I	H	S	I	H	S	I	H	S	I	H	S	I	H	S	I	H	S	I	H	S	I	H	S	I	H
Sevelamer z.B. Renvela®																											
Sevofluran				■															✋			■					
Sibutramin z.B. Reductil®				!									!									✋					
Sildenafil										■		■	■		■	■			■		■	✋			■		■
Silodosin z.B. Urorec®																						!			■		
Siltuximab z.B. Sylvant® • Interleukin-6-Antagonist • Multizentrische Castleman-Krankheit (HIV- und HHV-8-negativ)																							■				
Silybum marianum • Mariendistel • Silymarin mit der Hauptkomponente Silibinin • Leberschutz-Therapeutikum							■		■			■			■			■			■	■		■			■

Anticholinerge NW	Agranulozytose	Serotonin-Syndrom	QTc-Verlängerung	Na^+ ↓/ SIADH	Kalium-Dysbalance	Krampfschwelle ↓	Cave Licht ☼	Blutglucose ↓/↑	Achtung Niere	Achtung Leber	Besondere Anmerkungen
											• Keine systemische Aufnahme und Umsetzung • Nicht empfohlen Ciprofloxacin (↓ Bioverfügbarkeit 50%) • Vorsicht bei der Komb. m. Antiarrhythmika, Antiepileptika, Immunsuppressiva (↓ Plasmaspiegel von Ciclosporin, Mycophenolat, Tacrolimus), Levothyroxin (Hypothyreose), PPI (↑ Phosphat) • Keine Beeinflussung von Digoxin, Enalapril, Metoprolol, Warfarin • Zeitabstand zu anderen Arzneimitteln mindestens 1 Stunde vor oder 3 Stunden nach Sevelamer • Kontrolle fettlösliche Vitamine, Folsäure, Calcium (Hyper- oder Hypocalcämie möglich) und Bicarbonat v.a. bei Patienten mit chronischer NI und Dialysepatienten • **KI** Hypophosphatämie, Darmobstruktion
			!!								Zusätzlich 2A6-Substrat
			S								• SNRI, Dopamin-Reuptake-Hemmer • **KI** Secale-Alkaloide • Vorsicht bei Epileptikern • Ausscheidung renal und biliär • Bei schwerer NI und LI vermeiden
									1,0		• Ferner OATPB- und MRP-Hemmer • **KI** Nitrate, Nicorandil, Riociguat → cave lebensbedrohliche Hypotonie – Vorsicht bei Komb. m. Alpha-Blockern (6 Stunden Zeitintervall) – Vorsicht bei Männern >75 Jahre • Nicht empfohlen bzw. **KI** Ritonavir (starker ↑ des Sildenafil-Spiegels) • Umgekehrt Erhöhung des Bosentan-Plasmaspiegels bei Kombination • Mögliche Blutdrucksenker: Diuretika, Beta-Blocker, ACE-Hemmer, Sartane, Vasodilatatoren, zentral wirksame Antihypertensiva • Bei NI, LI langsame Dosissteigerung
											• Maßgebliche Umsetzung auch über Alkohol- und Aldehyddehydrogenase sowie Glucuronidierung via UGT2B7 • Ausscheidung über Galle > renal • Starke 3A4-Hemmer wie Ciclosporin, Ketoconazol, Itraconazol und Ritonavir vermeiden, hingegen WW mit Diltiazem und Digoxin klinisch nicht relevant • Bei Komb. m. typischen (3A4)-Induktoren Wirkungsabschwächung • Vorsicht bei Komb. m. anderen Antihypertonika, PDE5-Hemmern (v.a. Sildenafil, Tadalfil) • Einstiegsdosis 4 mg bei GFR 50-30 ml/min, **KI** GFR <30 ml/min sowie schwere LI (mangels Daten)
											• Umsetzung ± unbekannt • 3A4-Induktion bei DrugBank angegeben • Vorsicht bei Komb. m. CYP-Substraten mit geringer therapeutischer Breite, z.B. Ciclosporin, Theophyllin, Warfarin, (Normalisierung der CYP-Expression unter IL-6-entzündungshemmender Therapie) • UAW Infektionen, Anstieg der Blutfette, Gewichtszunahme, Hypertonie, Blutbildschäden • Nierenfunktionsstörungen häufig, jedoch keine Studien zu NI und LI • 4 Wochen Abstand zu Lebendvakzinen
											• Hemmer von MRP1+4+5 • Substrat oder/und Hemmer mehrerer UGT • Ausscheidung von Silibinin >80% als Sulfat und Glucuronat-Konjugate über die Galle, enterohepatischer Kreislauf wahrscheinlich • WW aufgrund der zahlreichen Interaktionen denkbar, jedoch klinisch nicht relevant • UAW selten schwach laxierend, Unverträglichkeit gegen Korbblütler • Keine Wirksamkeit mehr bei schwerer Leberintoxikation (cave dunkelgelbe Hautverfärbung, Gelbfärbung des Augapfels)

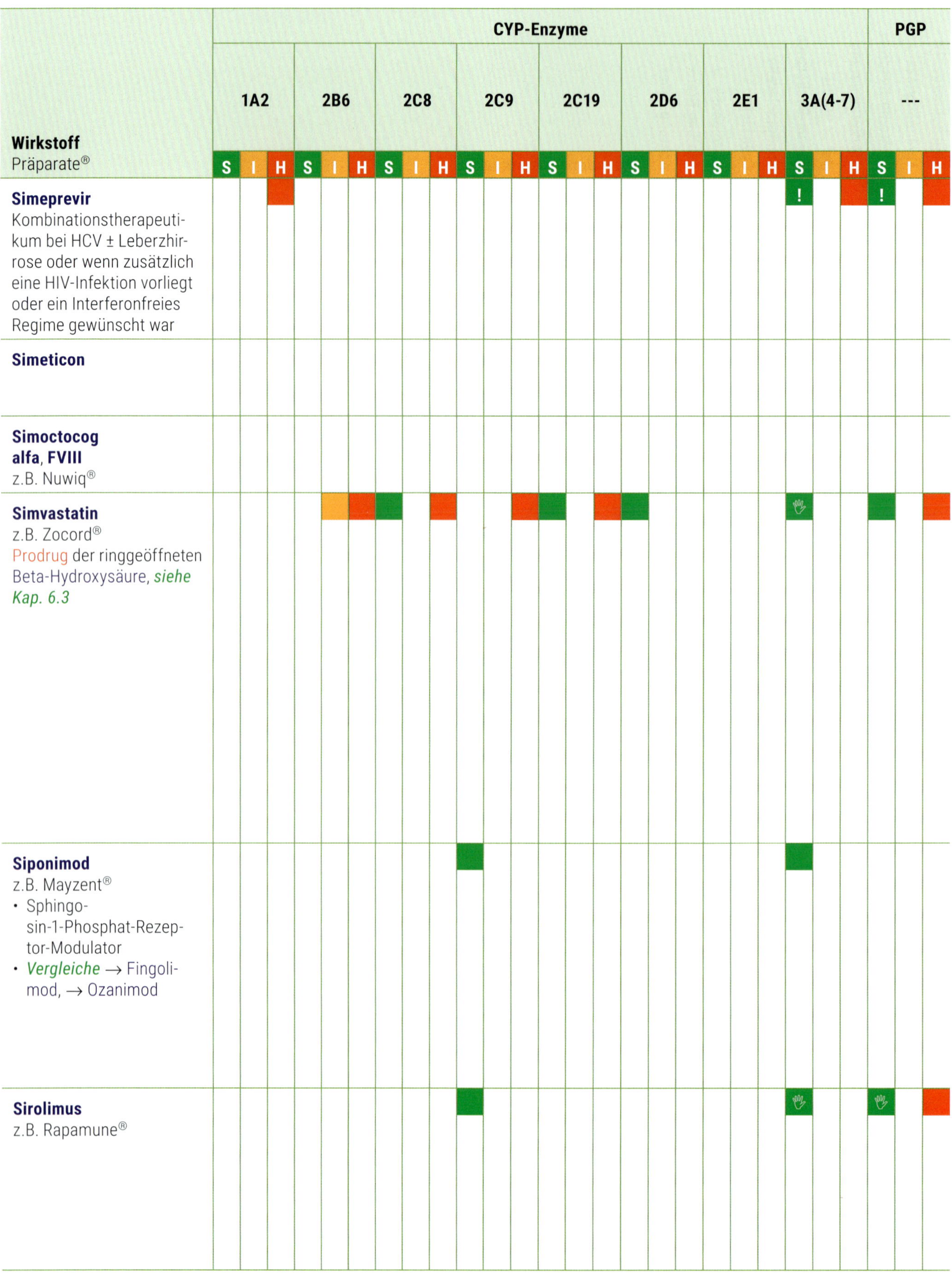

Wirkstoff Präparate®	CYP-Enzyme 1A2 S	1A2 I	1A2 H	2B6 S	2B6 I	2B6 H	2C8 S	2C8 I	2C8 H	2C9 S	2C9 I	2C9 H	2C19 S	2C19 I	2C19 H	2D6 S	2D6 I	2D6 H	2E1 S	2E1 I	2E1 H	3A(4-7) S	3A(4-7) I	3A(4-7) H	PGP --- S	PGP I	PGP H
Simeprevir Kombinationstherapeutikum bei HCV ± Leberzhirrose oder wenn zusätzlich eine HIV-Infektion vorliegt oder ein Interferonfreies Regime gewünscht war			●																			!		●	!		●
Simeticon																											
Simoctocog alfa, **FVIII** z.B. Nuwiq®																											
Simvastatin z.B. Zocord® Prodrug der ringgeöffneten Beta-Hydroxysäure, *siehe Kap. 6.3*					●	●	●		●			●	●		●	●						● (Symbol)			●		●
Siponimod z.B. Mayzent® • Sphingosin-1-Phosphat-Rezeptor-Modulator • *Vergleiche* → Fingolimod, → Ozanimod										●												●					
Sirolimus z.B. Rapamune®										●												● (Symbol)			● (Symbol)		●

Anticholinerge NW	Agranulozytose	Serotonin-Syndrom	QTc-Verlängerung	Na⁺ ↓/ SIADH	Kalium-Dysbalance	Krampfschwelle ↓	Cave Licht ☼	Blutglucose ↓/↑	Achtung Niere	Achtung Leber	**Besondere Anmerkungen**
											• Substrat und z.T. schwacher Hemmer von OATP1B1+3, -2B1 sowie an anderen Transportproteinen • Abgesehen von der 1A2-Hemmung sämtliche Interaktionen *in vitro* • UAW Übelkeit, Hautauschlag, Juckreiz, Dyspnoe, Anstieg der Bilirubin-Konzentration im Blut • Vorsicht bei schwerer NI, keine Empfehlung bei schwerer LI • Zulassung per April 2018 zurückgelegt
											• Physiologisch inert, von den Schleimhäuten nicht resorbiert und unverändert ausgeschieden • **KI** obstruktive Erkrankungen des Verdauungstraktes, Ileus
											• Target von-Willebrand-Faktor • ***Siehe Blutgerinnungsfaktoren***
									1,0		• 2C8-, 2C9-, 2C19-Hemmung *in vitro* • Substrat und schwacher Hemmer von OATPB1B1 und weiteren OAT sowie Substrat von UGT1A1+3 • 2B6-Modulation unklar (DrugBank) • **KI** Azol-Antimykotika, Ciclosporin, Cobicistat, Danazol, Fusidinsäure (7 Tage Abstand), Gemfibrozil, Makrolid-Antibiotika, Nefazodon, Protease-Hemmer (z.B. Darunavir bzw. Darunavir in Komb. m. Ritonavir) • Cave Interaktionen via 3A4 und 2C8, v.a. mit 3A4-Hemmern, jedoch – TMD 10 mg Simvastatin in Komb. m. Fibraten möglich (ausgenommen Fenofibrat) – TMD 20 mg Simvastatin in Komb. m. Amiodaron, Amlodipin, Diltiazem, Verapamil, Elbasvir, Grazoprevir möglich – Vorsicht bei der Komb. m. Acipimox, oralen Antikoagulanzien, Colchicin, Imatinib, Niacin (bei asiatischen Patienten nicht empfohlen), Rifampicin • **KI** aktive Leberleiden, bei GFR <30 ml/min TMD 10 mg • Grapefruit/Pomelo, Rotschimmelreis vermeiden, v.a. keine Mengen >250 ml Grapefruitsaft täglich
			*								• Vor Behandlungsbeginn 2C9-Genotypisierung veranlassen und 2C9-Langsam-Metabolisierer von der Therapie ausschließen (CYP2C9*3*3) • Ansonsten Komb. m.2C9- und 3A4-Induktoren möglich, z.B. auch keine Beeinflussung der Wirksamkeit oraler Kontrazeptiva • Wegen vorübergehender Abnahme der Herzfrequenz Dosierung innerhalb der sechs Tage auftitrieren • ***UAW siehe Ozanimod*** • *⁾ Vor Behandlungsbeginn **EKG-Kontrolle** (Leitungsstörungen, Bradykardie); QT-Verlängerung wie bei Ozanimod nicht explizit erwähnt • Vorsicht bei jeder Art von LI, **KI** ab schwerer LI • Zuverlässige Kontrazeption bis 10 Tage nach Behandlungsende
					↓						• Für PGP auch induzierende Wirkung angegeben (DrugBank) • Cave Komb. m. starken 3A4-/PGP-Substraten, -Induktoren, -Inhibitoren – ***Siehe Ciclosporin*** – Aus den Tuberkulostatika Rifabutin als geeignete Option • Anstieg von Cholesterin und Triglyceriden möglich → Überwachung auf Dyslipidämien • Kontrazeption bis 12 Wochen nach Therapieende • Lebendvakzine vermeiden • Bei schwerer LI Dosishalbierung

Wirkstoff Präparate®	CYP-Enzyme																									PGP		
	1A2			2B6			2C8			2C9			2C19			2D6			2E1			3A(4-7)			---		
	S	I	H	S	I	H	S	I	H	S	I	H	S	I	H	S	I	H	S	I	H	S	I	H	S	I	H
Sitagliptin							■															■		■	■		
Sofosbuvir z.B. Sovaldi®, einige Komb.-Präparate • Prodrug von **GS-461203**, *siehe Kap. 6.3* • Nicht zur HCV-Monotherapie, *siehe Velpatasvir, Voxilaprevir*																									!		
Solifenacin z.B. Vesicare®																■						✋					
Solriamfetol z.B. Sunosi® • Psychoanaleptikum, zentral wirkendes Sympathomimetikum (Dopamin- und Noradrenalin-Wiederaufnahme-Hemmer) • Narkolepsie (mit oder ohne Kataplexie) • Obstruktive Schlafapnoe • Gabe dennoch morgens • Missbrauchspotenzial soll gering sein																		■									
Somatostatin																								■	■		

Anticholinerge NW	Agranulozytose	Serotonin-Syndrom	QTc-Verlängerung	Na⁺ ↓/ SIADH	Kalium-Dysbalance	Krampfschwelle ↓	Cave Licht ☼	Blutglucose ↓/↑	Achtung Niere	Achtung Leber	Besondere Anmerkungen
								K	0,15		• Substrat an OAT3+4 • Hauptweg renal unverändert • Weitgehend unempflindlich gegen 3A4-Hemmung (ebenso Vitagliptin) • Hypoglykämie-Risiko bei Komb. m. Allopurinol • Starker Hemmstoff der Peptidylpeptidase 4, Hauptwirkung • Cave Komb. m. starken 3A4-Hemmern bei niereninsuffizienten bzw. dialysepflichtigen Patienten • Dosisreduktion ab GFR <50 ml/min
									■		• Relevantes Substrat des BCRP • Substrat verschiedener Kinasen • **Metabolit GS-331007 inaktiv** • **KI** starke PGP-Induktoren, z.B. Carbamazepin, Johanniskraut, Phenobarbital, Phenytoin, Rifabutin, Rifampicin • Nicht empfohlen Oxcarbazepin, Modafinil • Vorsicht bei der Komb. m. anderen antiviralen Mittel, Beta-Blockern, Amiodaron (Bradykardie, Herzblock, engmaschige Überwachung), Vitamin K-Antagonisten (INR überwachen) • Resorptionsbeeinträchtigung bei pH-Wert-Erhöhung, *siehe Kap. 4.4.3* • UAW als Folge der Kombinationen, z.B. m. Ribavirin, Peginterferon alpha • Q_0-Wert „hoch", bei schwerer NI Studien- und Erfahrungslage gering
!!			■						■	■	• Ferner 1A1-Substrat (DrugBank) • Ausscheidung 70% renal, davon 11% unverändert, und zu 23% fäkal • Bei GFR <30 ml/min sowie ab mittelschwerer LI TMD 5 mg **PRISCUS-Beurteilung**/ältere Personen: • *Siehe Oxybutynin* • Andererseits M3-spezifisch, daher Option bei Morbus Parkinson
									■		• Schwache 2D6-Hemmung • Abgesehen von einer schwachen OCT2- und MATE1-Hemmung keine weiteren relevanten Interaktionen mit Enzymen und Transportern • Hauptweg renal unverändert • **KI** MAO-Hemmer (14 Tage Abstand) • Vorsicht mit Blutdruck- und die Herzfrequenz steigernden Kombinationen sowie generell mit dopaminergen Substanzen • **KI** alle Arten von Herz- und Kreislauferkrankungen in der Anamnese, cave Engwinkelglaukom (aufgrund der Mydriasis durch Solriamfetol), Psychosen, bipolare Störungen • UAW von sympathomimetischem Gepräge mit starker ZNS-Beteiligung • Dosisanpassung bei NI (GFR 89-60 ml/min Normaldosis → 75-150 mg/d, GFR = 59-30 → 37,5-75 mg, GFR = 29-15 → 37,5 mg, **KI** bei GFR <15 ml/min) • Kontrazeption für Frauen und Männer erforderlich
								*	■		• Insulin-like Growth-Faktoren (IGF) 1+2 als wirksames Prinzip von Wachstumshormon (hGH) • *) Blutzucker-Schwankungen, oft Blutglucose-Abfall (Vorsicht bei Diabetikern), gefolgt von Hyperglykämie • WW Barbiturate (Schlafzeit verlängert, v.a. Hexobarbital), Pentetrazol (Wirkung verstärkt), Wirkung von Opioiden vermindert • UAW Brechreiz und Hitzegefühl, Arrhythmien, Sensibilisierungsgefahr • Dosisreduktion ab GFR <30 ml/min

Wirkstoff Präparate®	CYP-Enzyme																								PGP		
	1A2			2B6			2C8			2C9			2C19			2D6			2E1			3A(4-7)			---		
	S	I	H	S	I	H	S	I	H	S	I	H	S	I	H	S	I	H	S	I	H	S	I	H	S	I	H
Somatotropin • Syn. Menschliches Wachstumshormon, Human Growth Hormone, hGH • *Vergleiche Pegvisomant*																											
Sonidegib z.B. Odomzo® • Via Bindung des Smoothened-Rezeptors → Hemmung des Hedgehog-Signalweges • Fortgeschrittenes Basal-zellkarzinom																						!					
Sorafenib z.B. Nexavar®	■					■	■		■			■			■			■				■		*	■		■
Sotagliflozin z.B. Zynquista® • SGLT2-Inhibitor mit dualer Hemmwirkung in Niere (SGLT2) *und* Darm (SGLT1) • Komb. m. Insulin obligat • Indikation ab BMI >27		?			?						?							*				■	*	*			■

Anticholinerge NW	Agranulozytose	Serotonin-Syndrom	QTc-Verlängerung	Na^+ ↓/ SIADH	Kalium-Dysbalance	Krampfschwelle ↓	Cave Licht ☼	Blutglucose ↓/↑	Achtung Niere	Achtung Leber	Besondere Anmerkungen
								■			• Insulin-like Growth-Faktoren (IGF) 1+2 als wirksames Prinzip von hGH • WW Glucocorticoide (grundsätzlich antagonistisch, Dosistitration bei notwendiger Behandlung mit ACTH; hGH kann umgekehrt aber auch einen Cortisiol-Mangel verursachen), eventuell Dosiserhöhung bei Komb. m. oralen Estrogenen notwendig • UAW intrakranielle Hypertonie (Symptom Kopfschmerzen), Hypothyreose, Ödeme, Steifheit des Bewegungsapparates, Myalgie • Kontrolle Schilddrüsenfunktion, Hüftgelenk (Epiphysenlösung des Femurs, Femurkopf-Nekrose, Symptom Belastungsschmerz)
						*		■			• Ferner BRCP-Hemmer • Nicht empfohlen Komb. m. starken 3A4-Induktoren • Vorsicht bei der Komb. m. starken 3A4-Hemmern, z.B. Azol-Antimykotika, BCRP-Substraten, z.B. Irinotecan, Methotrexat, Mitoxantron, Rosuvastatin, Topotecan, sowie generell bei Wirkstoffen mit geringer therapeutischer Breite, z.B. oralen Antikoagulanzien, Efavirenz, Methadon • UAW Muskelkrämpfe(*) und -schmerzen, Kopfschmerzen, Dehydratation, Gewichtsabnahme, Amenorrhoe, cave Entwicklung kutaner Plattenepithelkarzinome • Dosisreduktion bei Anstieg der Kreatin(phospho)kinase (C[P]K) und muskulären UAW; bei NI, LI hingegen kein Handlungsbedarf • Teratogen und fetotoxisch → Schwangerschaftsverhütungsprogramm; Kontrazeption für Frauen bis 20 und Männer bis 6 Monate nach Behandlungsende
			!								• *) nur 3A4 • Substrat und Hemmer von UGT, v.a. UGT1A1, ferner Substrat an BCRP • Klinische Relevanz der vielen CYP-Hemmungen fraglich, z.B. bei Komb. m. mit Dextromethorphan (2D6), Midazolam (3A4), Omeprazol (2C19) • Vorsicht bei Komb. m. Antacida, 3A4-Induktoren, Irinotecan, Cumarinen, Digoxin, Docetaxel, Neomycin (reduziert Sorafenib-Exposition) • Erhöhte Mortalität mit Platin-basierten Chemotherapien • Häufige UAW Hand-Fuß-Syndrom (vaskulärer Mechanismus) • In Hinblick auf Nieren- und Leberfunktion regelmäßige Kontrollen von Wasser- und Elektrolyt-Haushalt inklusive Blutammoniak; bei guten Werten keine Einschränkungen bei NI, LI • Nüchterneinnahme empfohlen, da Mahlzeit fettarm sein müsste
									■	■	• Quelle AC-FI (02/2021) • PGP-Hemmung sowie BCRP-Hemmung *in vitro* • Oxidation über 3A4 wichtig, jedoch Hauptmetabolisierung via Glucuronidierung (94%), v.a. via UGT1A9, aber auch UGT1A1 und UGT2B7 zum **3-O-Glucuronid** *) **M19** mit 2D6-Hemmung und unklarer Modulation an 3A4 • Fragliche 1A2-, 2B6- und 2C9-Induktionen → Vorsicht bei der Komb. m. Substraten dieser Enzyme, jedoch bisher keine Hinweise auf WW z.B. mit Metformin, Metoprolol, Midazolam, oralen Kontrazeptiva • Vorsicht bei der Komb. m. Digitalis-Glykosiden, v.a. Digoxin (PGP) • Vorsicht bei der Komb. m. Substraten an OATP, BCRP und OAT3, z.B. Benzylpenicillin, Bosentan, Fexofenadin, Furosemid, Paclitaxel, Rosuvastatin (hier allerdings keine Hinweise bisher) → ↑ Sotagliflozin • Genitale Pilzinfektionen und allgemein erhöhte Infektionsneigung der Harnwege, diabetische Ketoacidose, Anstieg von Kreatinin, Ketonkörpern, Serumlipiden, Hämatokrit (cave Volumenmangel)

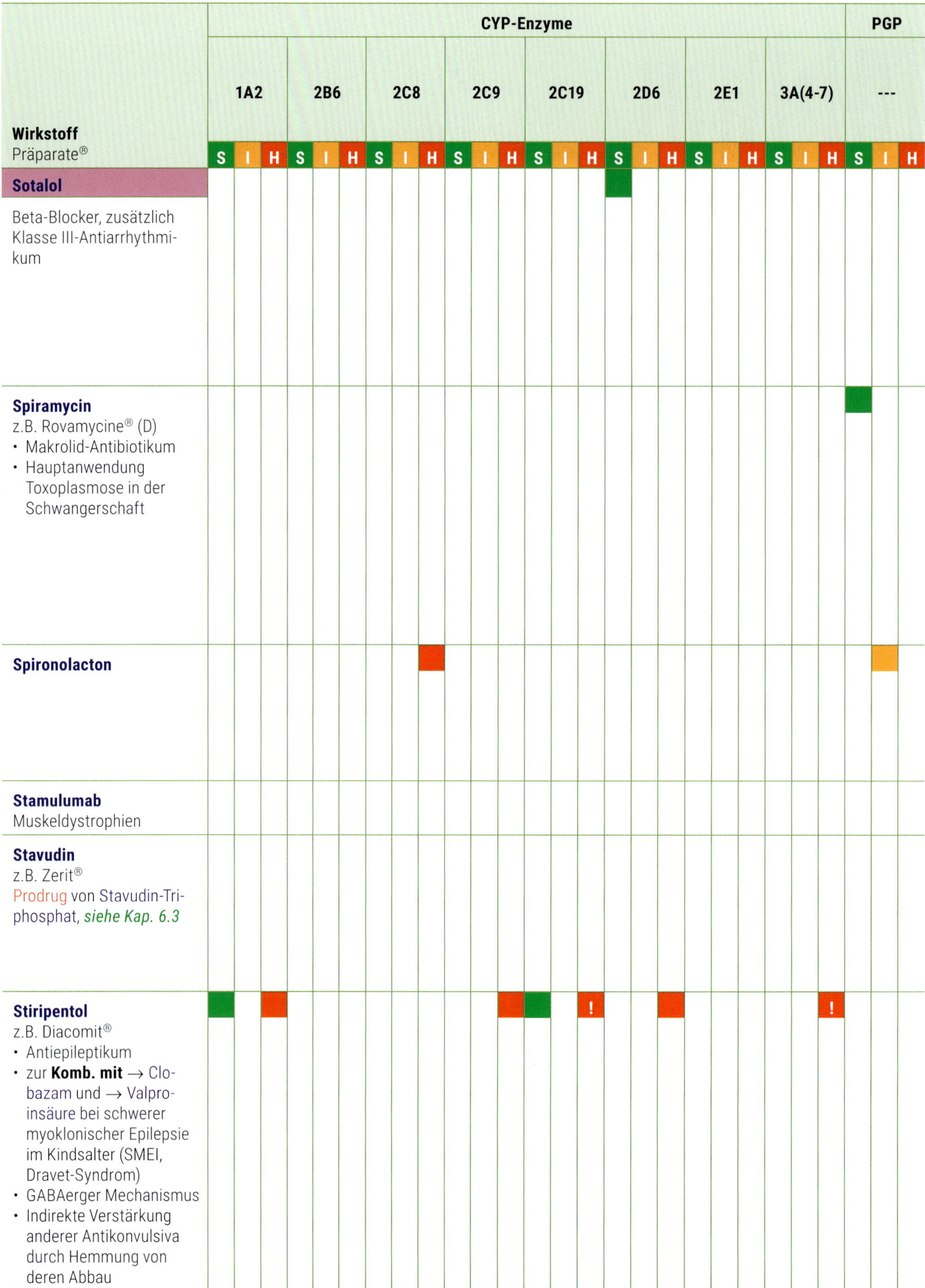

Wirkstoff Präparate®	CYP-Enzyme																									PGP		
	1A2			2B6			2C8			2C9			2C19			2D6			2E1			3A(4-7)			---		
	S	I	H	S	I	H	S	I	H	S	I	H	S	I	H	S	I	H	S	I	H	S	I	H	S	I	H
Sotalol Beta-Blocker, zusätzlich Klasse III-Antiarrhythmikum																■											
Spiramycin z.B. Rovamycine® (D) • Makrolid-Antibiotikum • Hauptanwendung Toxoplasmose in der Schwangerschaft																									■		
Spironolacton									■																	■	
Stamulumab Muskeldystrophien																											
Stavudin z.B. Zerit® Prodrug von Stavudin-Triphosphat, *siehe Kap. 6.3*																											
Stiripentol z.B. Diacomit® • Antiepileptikum • zur **Komb. mit** → Clobazam und → Valproinsäure bei schwerer myoklonischer Epilepsie im Kindsalter (SMEI, Dravet-Syndrom) • GABAerger Mechanismus • Indirekte Verstärkung anderer Antikonvulsiva durch Hemmung von deren Abbau	■		■									■	■		!			■						!			

Anticholinerge NW	Agranulozytose	Serotonin-Syndrom	QTc-Verlängerung	Na^+ ↓/ SIADH	Kalium-Dysbalance	Krampfschwelle ↓	Cave Licht ☼	Blutglucose ↓/↑	Achtung Niere	Achtung Leber	Besondere Anmerkungen
			!!		↑			■		■	• Hauptweg renal unverändert • Cave Hypokaliämie und Hypomagnesiämie, z.B. bei bestehender Therapie mit Kalium ausschwemmenden Diuretika ⟶ verstärktes Arrhythmie-Risiko bei Komb. m. Sotalol – *Zuerst* Elektrolyt-Haushalt sanieren • ***Zum Hypoglykämie-Risiko siehe Beta-Blocker***, v.a. verstärkte Hypoglykämie bei Komb. m. Insulin und oralen Antidiabetika • ***Gender-Aspekte siehe Kap. 6.7.8*** **PRISCUS-Beurteilung**/ältere Personen: • Wirkstoff möglichst ersetzen, v.a. durch kardioselektive Beta-Blocker oder durch Amiodaron, Propafenon
			!							■	• PGP-Substratbeziehung *in vitro* • *In vitro* auch Substrat an MRP2 • Ausscheidung biliär >> renal • Wirkungsabschwächung bei Komb. m. Clindamycin, Lincomycin, Betalactam-Antibiotika • Bei Komb. m. Secale-Alkaloiden verstärkte Gefäßverengung • Verlangsamte Ausscheidung von Antikoagulanzien vom Cumarin-Typ, Carbamazepin, Digoxin (nicht bei allen Patienten), Methylprednisolon ⟶ ↑ Wirkung • Orale Kontrazeptiva abgeschwächt • Behinderung der Aufnahme von Carbidopa ⟶ Dosiserhöhung nötig • QT-Verlängerung bei hoher Dosierung oder parenteraler Gabe • UAW Bauchschmerzen, Durchfall, Parästhesien, Hautreaktionen • Dosisreduktion bei LI bzw. **KI** Leberschäden
	!			■	↑		■		1,0	■	• Induktion des mitochondrialen 11B1 • CYP-Interaktionen *in vitro* • Vorsicht bei der Komb. m. NSAR, v.a. Ibuprofen ⟶ Wirkungsabschwächung von Spironolacton, trotzdem tendenzielle Hyperkaliämie, cave Nierenfunktionsstörungen • Ausscheidung hauptsächlich renal, Dosisreduktion ab GFR <60 ml/min • UAW Stimmveränderung (cave Theater-, Lehrberufe) ⟶ Umstellung auf Eplerenon
											• Myostatin-Antagonist in der Pipeline • Erwähnung auf der WADA-Dopingverbotsliste seit 2019
								■	0,3	H	• Substrat von OAT1, Hauptweg renal unverändert • **KI** Didanosin, nicht empfohlen Hydroxycarbamid (beide UAW Pankreatitis, ↑ Lebertoxizität) • Vermeiden von Zidovudin (gleiches Phosphorylierungsenzym), Doxorubicin, Ribavirin (beide Hemmung der Aktivierung von Stavudin) • Ausscheidung aktiv über die Nierentubuli, daher Konkurrenz z.B. mit Trimethoprim (nicht bei Lamivudin) • UAW Hyperlactatämie, Lactat-Acidose, periphere Neuropathie, Leberschäden
							*		■	■	• 2D6-Hemmung *in vitro* • Hauptwege Demethylierung, UGT-Kopplung, Ausscheidung renal • Keine Komb. m. arrhythmogenen Substanzen, Secale-Alkaloiden, Immunsuppressiva, Statinen • Strikte Therapieüberwachung bei Komb. m. Wirkstoffen, die über 2C19, z.B. Citalopram, Omeprazol, oder 3A4, z.B. Astemizol, Calciumkanal-Blocker, Chlorpheniramin, Codein, HIV-Proteasehemmer, orale Kontrazeptiva, Statine, metabolisiert werden • Vorsicht bei der Komb. m. Benzodiazepinen, Chlorpromazin, Coffein, Theophyllin bzw. **KI** für andere Antikonvulsiva (z.B. nicht mit Carbamazepin, Phenytoin und Phenobarbital zur Behandlung des Dravet-Syndroms) • *) UAW Lichtempfindlichkeit • Bei beeinträchtigter Nieren- und Leberfunktion nicht empfohlen; unter laufender Therapie Leberkontrollen alle 6 Monate • Einnahme zu Mahlzeiten

	CYP-Enzyme																										PGP		
	1A2			2B6			2C8			2C9			2C19			2D6			2E1			3A(4-7)			---		
Wirkstoff Präparate®	S	I	H	S	I	H	S	I	H	S	I	H	S	I	H	S	I	H	S	I	H	S	I	H	S	I	H
Streptozocin Syn. **Streptozotocin** z.B. Zanosar® • Methylnitrosoharnstoff-Derivat • Prodrug von Methylcarbonium-Ionen, *siehe Kap. 6.3* • Pankreastumoren																											
Strontiumranelat z.B. Protelos®																											
Sucralfat Aluminium-saccharosesulfat																											
Sufentanil Parenterale Anwendung																						!					
Sugammadex z.B. Bridion® Aufhebung der durch Rocuronium oder Vecuronium induzierten neuromuskulären Blockade																											
Sulbactam → Ampicillin																											

Anticholinerge NW	Agranulozytose	Serotonin-Syndrom	QTc-Verlängerung	Na^+ ↓/ SIADH	Kalium-Dysbalance	Krampfschwelle ↓	Cave Licht ☼	Blutglucose ↓/↑	Achtung Niere	Achtung Leber	**Besondere Anmerkungen**
											• Ferner Induktion an 1A1 • Komb. m. → 5-Fluorouracil obligat • Auf ausreichende Hydratation achten, Prämedikation mit Antiemetika 30 min vor der Infusion • Genaue Kontrolle von Blutzucker, Niere und Leber; Dosisreduktion bei NI, LI bzw. **KI** GFR <30 ml/min • UAW Lethargie, Depression, Nierenfunktionsstörungen • WW mit oralen Antikoagulanzien möglich → INR-Wert kontrollieren, cave Komb. m. nephrotoxischen Arzneimitteln • Strikte Verhütung bei Frauen bis 30 und bei Männern bis 90 Tage nach einer Behandlung
											• Keine Metabolisierung • Ausscheidung renal > biliär • Keine Hinweise auf klinisch relevante WW z.B. mit ACE-Hemmern, oralen Antikoagulanzien und TAH, Benzodiazepinen, Beta-Blockern, Calciumkanal-Blockern, Digitalis, Diuretika, Fibraten, H_2-Blockern, NSAR inklusive Paracetamol, Nitraten, PPI, Sartanen, Statinen • Vorsicht bei erhöhtem Thromboembolie-Risiko, auf Hautreaktionen achten, Vorsicht bei Phenylketonurie, erhöhtes Myokardinfarkt-Risiko (cave CPK-Anstiege) • Keine Dosisreduktion bis GFR 30 ml/min nötig, jedoch **KI** schwere NI • *Einnahmehinweise siehe Kap. 4.2*
											• Nur geringe Resorption, cave NI • *Einnahmehinweise siehe Kap. 4.2* • INR-Kontrollen bei Komb. m. Antikoagulanzien • UAW Mundtrockenheit, Obstipation, Bezoare (Verklumpungen aus verschluckten, unverdaulichen Materialien), Anämie durch Aluminium-Anreicherung, Enzephalopathie, Osteopathien • Trotz Anreicherung im ZNS keine Hinweise auf Herabsetzung der Krampfschwelle • Keine Langzeitgabe bei Morbus Alzheimer und anderen Demenzerkrankungen • Wegen Al^{3+}-Akkumulation **KI** schwere NI (Urämie, Dialysepatienten)
									1,0		• Vorsicht bei Komb. m. sehr starken 3A4-Blockern, z.B. Ketoconazol, Itraconazol, Ritonavir • Cave Verstärkung von Sedierung und Atemdepression bei Komb. m. zentral depressiven Pharmaka • Cave bradykardisierende und kreislaufdepressive Wirkung bei Komb. m. Calciumkanal-Blockern, Beta-Blockern, Suxamethonium, Vecuronium, hochdosiertem Lachgas • Abstand zu MAO-Hemmern 14 Tage • Serotonin-Syndrom bei Komb. m. serotonergen Wirkstoffen • Unwillkürliche Muskelkontraktionen, Hyperreflexie, Krampfanfälle selten • Kupierung von Entzugssymptomen mit Clonidin, bei Bradykardie Atropin
											• Exkretion renal unverändert • Kliniker müssen WW bei der Komb. m. Toremifen, Flucloxacillin und Fusidinsäure i.v. sowie oralen Kontrazeptiva (v.a. Gestagenen) vorsehen • Bis GFR >30 ml/min keine Einschränkungen, darunter nicht empfohlen • Vorsicht bei Patienten mit schwerer LI oder eingeschränkter Leberfunktion mit Gerinnungsstörung

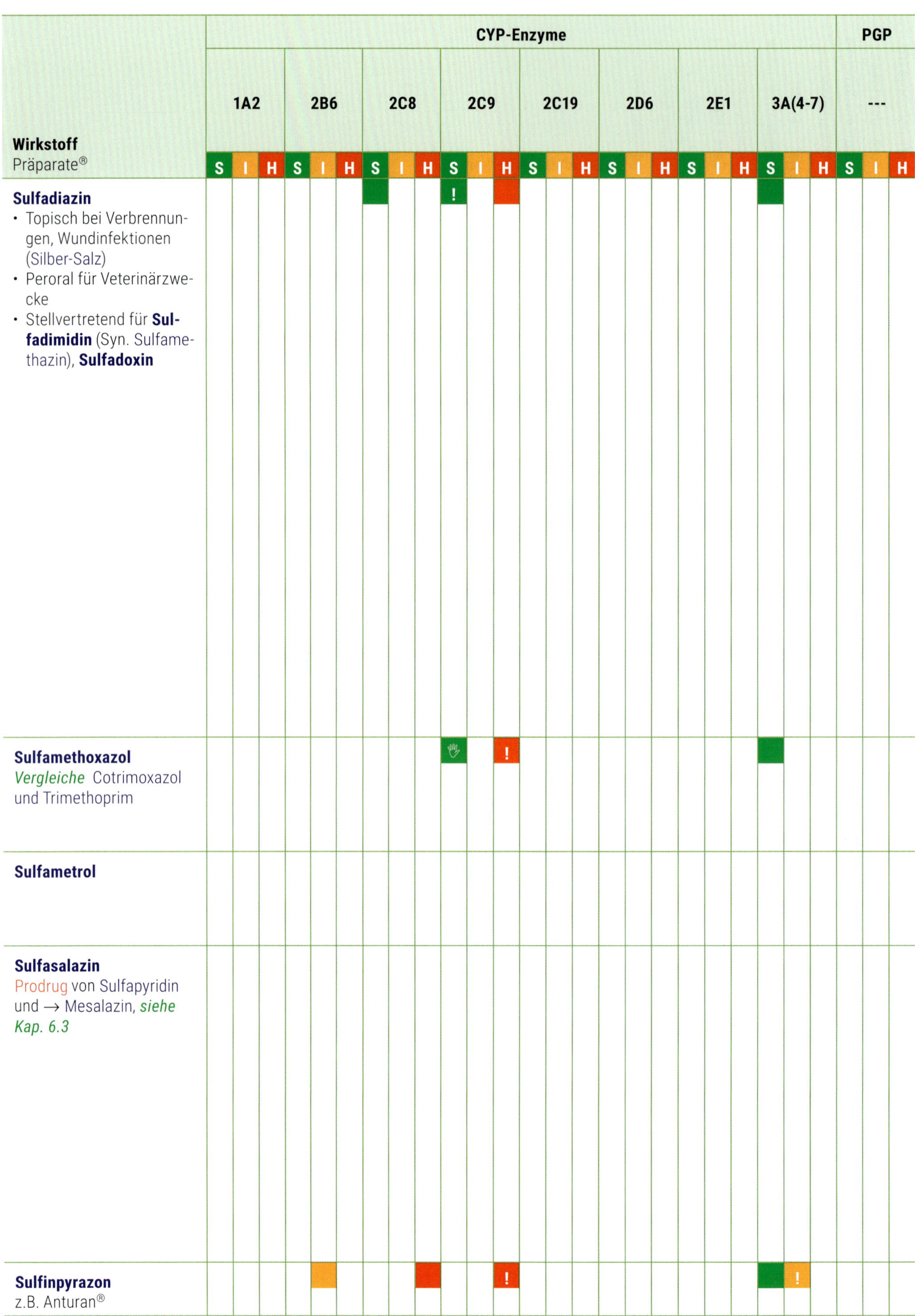

Wirkstoff Präparate®	CYP-Enzyme																								PGP		
	1A2			2B6			2C8			2C9			2C19			2D6			2E1			3A(4-7)			---		
	S	I	H	S	I	H	S	I	H	S	I	H	S	I	H	S	I	H	S	I	H	S	I	H	S	I	H
Sulfadiazin • Topisch bei Verbrennungen, Wundinfektionen (Silber-Salz) • Peroral für Veterinärzwecke • Stellvertretend für **Sulfadimidin** (Syn. Sulfamethazin), **Sulfadoxin**							■			!		■										■					
Sulfamethoxazol *Vergleiche* Cotrimoxazol und Trimethoprim										✋		!										■					
Sulfametrol																											
Sulfasalazin Prodrug von Sulfapyridin und → Mesalazin, *siehe Kap. 6.3*																											
Sulfinpyrazon z.B. Anturan®					■				■			!										■	!				

Anticholinerge NW	Agranulozytose	Serotonin-Syndrom	QTc-Verlängerung	Na+ ↓/ SIADH	Kalium-Dysbalance	Krampfschwelle ↓	Cave Licht ☼	Blutglucose ↓/↑	Achtung Niere	Achtung Leber	Besondere Anmerkungen
			?	?	↑	?	*		0,45		• Relevante Substrate an NAT2 • Ausscheidung renal, z.T. unverändert, geringe UGT-Kopplung • Keine verbindlichen Angaben QT-Verlängerung, Hyponatriämie und Krampfschwelle; alle zugelassenen Präparate Komb. m. → Trimethoprim • Abstand zu Antacida mindestens 1 Stunde • **KI** für alle Sulfonamide Dofetilid, große Vorsicht bzw. **KI** bei Sulfametrol bei Komb. m. Erythromycin, Halofantrin, Pimozid, Ziprasidon • Wirkungsverstärkung von oralen Antidiabetika, Insulin und oralen Antikoagulanzien, Diphenylhydantoin • Möglicherweise Erhöhung des Methotrexat-Spiegels durch Verdrängung von M. aus der Protein-Bindung und/oder Hemmung der renalen Elimination • Verstärkung eines Folsäure-Mangels, z.B. bei Methotrexat-Therapie • Wirkungsverstärkung von Sulfadiazin bei Komb. m. Indometacin, Phenylbutazon, Probenecid, Salicylaten, Sulfinpyrazon • Komb. m. Hexamethylentetramin (Methenamin, Gefahr einer Kristallurie) und Pyrimethamin (megaloblastische Anämie) vermeiden • Gegenseitige Wirkungsaufhebung bei Komb. m. Betalactam-Antibiotika • Cave erhöhte Nierentoxizität bei Komb. m. ACE-Hemmern, Ciclosporin, Methotrexat • Vorsicht bei Kalium-Einsparung und/oder -zufuhr, z.B. Spironolacton –→ WW mit Digitalis-Glykosiden • Cave bakterielle Superinfektionen, pseudomembranöse Enterocolitis • Methämoglobin-Bildner • *) z.B. Argyrose (Silber-Ablagerung in Haut und Augen) im Zusammenspiel mit UV-Licht bei topischer Anwendung des Silber-Salzes • Bei topischer Anwendung ferner Wirkungsminderung durch Benzocain, Procain, Tetracain, nicht aber durch Lokalanästhetika vom Amid-Typ • Dosisreduktion bei NI, **KI** schwere NI oder LI
			S		↑		A		0,8	H	• Weiters Substrat an NAT1+2 und mehreren UGT • Relevant nur 2C9-Interaktionen • QT-Risiko-Risiko mit Einstufung „S" • Hauptweg renal unverändert, **KI** bei GFR <15-10 ml/min, Q_0-Wert 0,8-0,65 • *KI, WW siehe Sulfadiazin*
	?			?	↑		*		0,8		• Umsetzung via Acetylierung und Oxidation, Hauptausscheidung renal • *) Lichttoxizität in Fachinformationen nicht bestätigt, jedoch aufgrund der Gruppenzugehörigkeit zu erwarten • Halbe Dosierung ab GFR <30 ml/min, **KI** bei GFR <15 ml/min, **KI** schwere LI
	!									H	• Als 3A5-Substrat nicht mehr relevant • Hauptweg Aufbereitung durch bakterielle Azidoreduktase, Substrat an BCRP, NAT2 und Blocker an TPMT • Hypoglykämie-Risiko ab 2 g/Tag • Pharmakokinetische WW, z.B. verminderte Resorption von Folsäure und Digoxin, Wirksamkeitsminderung durch Eisen-II-sulfat, Colestyramin, Procain, Antibiotika, Kristallurie bei Komb. m. Hexamethylentetramin, verminderte Elimination durch Probenecid • Pharmakodynamische WW, z.B. Wirkungsverstärkung von oralen Antikoagulanzien, oralen Antidiabetika vom Sulfonamid-Typ, Thiopental, Phenylbutazon und Phenytoin sowie Erhöhung der Toxizität von Methotrexat jeweils durch Verdrängung aus der Plasmaprotein-Bindung • Cave Knochenmarkssuppression und Leukopenie infolge Hemmung der Thiopurin-methyltransferase (TPMT) durch Salazopyrin und Komb. m. Mercaptopurin bzw. Azathioprin • Q_0-Wert „hoch" (dosing.de)
											• Substrat an UGT1A9 und Hemmer an UGT1A4 (jeweils mittelstark) • Ausscheidung renal, maßgeblich unverändert

Wirkstoff Präparate®	CYP-Enzyme																									PGP		
	1A2			2B6			2C8			2C9			2C19			2D6			2E1			3A(4-7)			---		
	S	I	H	S	I	H	S	I	H	S	I	H	S	I	H	S	I	H	S	I	H	S	I	H	S	I	H
Sulindac z.B. Clinoril®																											
Sulpirid z.B. Dogmatil®																											
Sultamicillin z.B. Unasyn® Prodrug von Ampicillin und Sulbactam, *siehe Kap. 6.3*																											
Sultiam z.B. Ospolot®												!			!												
Sumatriptan z.B. Imigran® Seinerzeit der 1. Vertreter einer neuen Arzneimittelgruppe																											
Sunitinib z.B. Sutent®																						!		■	■		■
Susoctocog alfa z.B. Obizur®																											
Suxamethoniumchlorid Syn. Succinylcholin z.B. Lysthenon® *Siehe auch Kap. 6.9. (genetischer Polymorphismus der Biotransformation)*																											

Anticholinerge NW	Agranulozytose	Serotonin-Syndrom	QTc-Verlängerung	Na⁺ ↓/ SIADH	Kalium-Dysbalance	Krampfschwelle ↓	Cave Licht ☼	Blutglucose ↓/ ↑	Achtung Niere	Achtung Leber	Besondere Anmerkungen
											• Nur mehr 1A1-Hemmung erwähnt (DrugBank, früher auch 1A2), auch Umsetzung über Flavinmonooxigenase 3 (FMO3) wenig relevant • Wirkstoff zu den NSAR zu zählen, Wirkungsmechanismus unklar; COX-1 und -2 scheinen involviert zu sein • Dosisreduktion bei LI
			!!						0,3		• Sulpirid + Amisulprid >90% renal und unverstoffwechselt ausgeschieden • Cholinesterase-Hemmer • **KI** Levodopa, Dopamin-Agonisten • Dosisreduktion ab GFR <60 ml/min (50%), <30 ml/min (30%), Vorsicht bei GFR <10 ml/min und schwerer LI
									0,06		• Umsetzung via Hydrolyse • Ausscheidung überwiegend renal • *Agranulozytose-Risiko, WW, UAW siehe Ampicillin bzw. Amoxicillin und Sulbactam* • Stufenplan zur Dosisreduktion bzw. Vergrößerung der Gabeintervalle ab GFR <30 ml/min, z.B. bei GFR <5 ml/min alle 48 Stunden
											• Interaktionen mit 2C9- und 2C19-Substraten bedenken, z.B. kann der Phenytoin-Spiegel erhöht sein • Umsetzung weitgehend unbekannt • Ausscheidung 80-90% renal → **KI** NI
						*			0,8		• Hauptweg über MAO-A • Relevante Kopplung an UGT • *UAW, WW, KI, * siehe Triptane* • Vorsichtige Anwendung bei NI, Dosisdeckelung bei LI auf 50 mg/d
			!						0,7		• *In-vitro*-Substrat und Hemmer von BCRP, PGP-Hemmung auch *in vitro* • 3A4+5+7-Substrat, Hemmung nur für 3A4 angegeben (DrugBank) • WW mit 3A4-Induktoren und-Hemmern bedenken, Johanniskraut und Grapefruit-Produkte vermeiden • Vorsicht bei Komb. m. Gerinnungshemmern, Hämorrhagien möglich • Auf veränderte Herzleistung achten • Häufige UAW Hand-Fuß-Syndrom (vaskulärer Mechanismus) • Vorsicht ab GFR <50 ml/min
											• **Faktor-VIII**, porcin, rekombinant • *Siehe Blutgerinnungsfaktoren*
			!		↑						• Umsetzung über (Pseudo)Cholinesterase, z.T. renal unverändert • Hyperkaliämie v.a. bei schwerer NI • Cave verminderte Aktivität der Cholinesterase, z.B. bei Lebererkrankung, angeborener Mangel • Parasympathomimetische UAW, z.B. Bradykardie (cave Herzstillstand bei Kindern), Bronchialsekretion, Erhöhung des Augeninnendrucks; ferner häufig Muskelschmerzen • ↑ Wirkung durch Abschwächung der Cholinesterase-Aktivität u.a. durch Cholinesterase-Hemmer (auch in Augentropfen), Aminoglykosid-Antibiotika, Estrogene, MAO-Hemmer, Sympathomimetika, Zytostatika (Cyclophosphamid, Thiophosphamid) • ↑ Wirkung durch Ionenkanal-Blocker, z.B. Klasse-I-Antiarrhythmika, Beta-, Calciumkanal-Blocker, Lithium, ferner Antiepileptika (Ausnahme!) • Digitalis → ↑ Arrhythmien

Wirkstoff Präparate®	CYP-Enzyme																									PGP		
	1A2			2B6			2C8			2C9			2C19			2D6			2E1			3A(4-7)			---		
	S	I	H	S	I	H	S	I	H	S	I	H	S	I	H	S	I	H	S	I	H	S	I	H	S	I	H
Tacalcitol z.B. Curatoderm® • Vitamin-D-Derivat, topisch • Psoriasis																											
Tacrin z.B. Cognex® Cholinersterase-Hemmer	✋		!																						■		
Tacrolimus z.B. Advagraf®																						✋		■	!		■
Tadalafil																						✋					
Tafamidis z.B. Vyndaqel® Transthyretin-Stabilisator bei Erwachsenen, siehe → Patisiran																											
Tafluprost																											
Talazoparib z.B. Talzenna® • Genetische Veränderungen der beiden Tumorsuppressorgene BCRA 1+2 (Breast Cancer Gene 1+2) → ↑ Krebsrisiko • Inhibitor der PARP-Enzyme 1+2 blockiert Reparaturarbeiten in den Krebszellen • HER2-negatives, BCRA1+2-positives, lokal fortgeschrittenes oder metastasiertes Mammakarzinom																									■		

Anticholinerge NW	Agranulozytose	Serotonin-Syndrom	QTc-Verlängerung	Na$^+$ ↓/ SIADH	Kalium-Dysbalance	Krampfschwelle ↓	Cave Licht ☼	Blutglucose ↓/↑	Achtung Niere	Achtung Leber	Besondere Anmerkungen
											• Systemische Aufnahme gering • Cave Hypercalcämie, v.a. wenn Calcium-Supplemente angewendet werden • Abbau von Tacalcitol durch UV-Licht, bei UV-Therapien diese morgens durchführen und Tacalcitol-Formulierungen abends anwenden • Keine Mischung mit Salicylaten, weil Tacalcitol Salicylate rasch inaktiviert • Auch zeitversetzte Anwendung nicht sinnvoll, weil Salicylate stundenlang auf/in der Haut verbleiben und nicht resorbiert werden • UAW Hautreizung, Juckreiz, selten Verschlechterung der Psoriasis, Überempfindlichkeitsreaktionen (Schwellungen, Gesichtsödeme) • **KI** schwere NI, LI (mangels Erfahrungen)
						*					• Maßgebliches Substrat an UGT • *) Obwohl Konvulsionen als häufige UAW angegeben, Senkung der Krampfschwelle nicht gesichert (MediQ) • Aufgrund schwerwiegender Hepatotoxizität vom Markt genommen
			!		↑				1,0		• Für PGP auch induzierende Wirkung angegeben (DrugBank) • Hemmstoff an UGT2B7 • ***Bezüglich 3A4-, PGP-Interaktionen, Lebendvakzine siehe Ciclosporin*** • Hyperkaliämie sehr häufig, jedoch auch Hypokaliämie möglich, ferner Hypomagnesiämie, Hypocalcämie • Hyperglykämie und Diabetes mellitus sehr häufig, jedoch auch Hypoglykämie möglich • Häufig Dyslipidämien und Hyperurikämie • Keine Komb. m. Clarithromycin (Azithromycin möglich) • Aus den Tuberkulostatika Rifabutin als geeignete Option • Hauterythem bei Alkohol-Konsum • Verstärkte Nephrotoxizität bei Komb. m. Gentamicin • Cave Gelbsucht-Zeichen bzw. Dosisreduktion bei schwerer LI
											• **KI** Nitrate, Nicorandil, Riociguat → cave lebensbedrohliche Hypotonie • ***Weitere Hinweise siehe Sildenafil*** • Q_0-Wert „hoch" (dosing.de) • Bei NI und LI TMD 10 mg
											• Ausscheidung nach Kopplung an UGT • Strikte Kontrazeption • Oberbauchschmerzen, Diarrhoe, Harnwegs-, Scheideninfektionen • Vorsicht bei LI, vor geplanter Lebertransplantation absetzen
											• Geringes systemisches Auftreten • Umsetzung durch Hydrolyse, Hydroxylierung, Beta-Oxidation, Kopplung an UGT • ***Siehe Latanoprost***
	*										• Ferner BCRP-Substrat • Hauptelimination renal unverändert • Große Vorsicht bzw. nicht empfohlen Komb. m. starken PGP-Inhibitoren, z.B. Amiodaron, Azol-Antimykotika, Carvedilol, Dronedaron, Makrolid-Antibiotika, Propafenon, Protease-Hemmern, Ranolazin, Verapamil • Komb. m. starken BCRP-Inhibitoren vermeiden, z.B. Curcumin, Ciclosporin • Erhebliche Bluttoxizität(*) (myelodysplastisches Syndrom, myeloische Leukämie, Anämie, aber Agranulozytose nicht erwähnt), Fatigue, Kopfschmerzen, Übelkeit, Alopezie • Anwendung nur bei leichter NI, LI ohne Einschränkungen, bei GFR 60-30 ml/min Anfangsdosis auf 0,75 mg reduzieren; Anwendung bei schwerer NI (GFR <30 ml/min) und ab mittelschwerer LI nur, wenn der Nutzen die Risiken mutmaßlich übersteigt • Verlässliche Kontrazeption bei Frauen 7 Monate und für Männer 4 Monate nach Therapieende erforderlich; Wartezeit für das Stillen 1 Monat nach Therapieende

Wirkstoff Präparate®	**CYP-Enzyme**																								**PGP**		
	1A2			**2B6**			**2C8**			**2C9**			**2C19**			**2D6**			**2E1**			**3A(4-7)**			**---**		
	S	I	H	S	I	H	S	I	H	S	I	H	S	I	H	S	I	H	S	I	H	S	I	H	S	I	H
Taliglucerase z.B. Elelyso® • Morbus Gaucher Typ 1																											
Talimogen laherparepvec z.B. Imlygic® • Nicht resezierbares, lokal oder entfernt metastasiertes Melanom (Stadium IIIB, IIIC und IVM1a) ohne Knochen-, Hirn-, Lungen- oder andere viszerale Beteiligung • Intraläsionale Anwendung																											
Tamoxifen z.B. Nolvadex® Prodrug von Endoxifen, *siehe Kap. 6.3*	■			■		■	■		■	■		!	■			!		■	■			!		■	!		!
Tamsulosin z.B. Alna®																!						!					
Tapentadol z.B. Palexia®										■			■			■		■									
Tasimelteon z.B. Herlioz® • Dualer $MT_{1/2}$-Melatonin-Rezeptor-Agonist • Nicht-24-Stunden-Schlaf-Wach-Syndrom bei völlig blinden Patienten	!									■			■									!					

Anticholinerge NW	Agranulozytose	Serotonin-Syndrom	QTc-Verlängerung	Na^+ ↓/ SIADH	Kalium-Dysbalance	Krampfschwelle ↓	Cave Licht ☼	Blutglucose ↓/↑	Achtung Niere	Achtung Leber	Besondere Anmerkungen
											• Rekombinante Beta-Glucocerebrosidase aus Karottenzellen • Details unter → Imiglucerase, → Velaglucerase
											• Onkolytisches Immuntherapeutikum • Es wird angenommen, dass T. I. zusammen mit GM-CSF eine systemische Antitumor-Immunantwort und eine Effektor-T-Zell-Antwort fördert; Mäuse mit einer vollständigen Rückbildung der Primärtumoren nach der Behandlung waren resistent gegenüber einer nachfolgenden Tumor-Reexposition • Antivirale Stoffe, z.B. Aciclovir, können Wirksamkeit beeinträchtigen • UAW wie für Immunsuppressiva typisch, z.B. Grippesymptome • Kontakt mit injizierten Läsionen und Körperflüssigkeiten bis 30 Tage nach letzten der Anwendung vermeiden • Unbeabsichtigte Exposition kann zu Herpes-Infektionen führen • Nicht in Schwangerschaft, zuverlässige Kontrazeption + Latexkondom
			!								• Zusätzlich Substrat an 1A1-, 2A6- und 1B1 – hier und an 19A1 auch Blocker • 3A-Blockade *in vitro* (und nur 3A4) • Relevantes Substrat an mehreren UGT, an UGT2B7 zusätzlich Hemmer, ferner Substrat der FMO • Für 3A4 und PGP auch induzierende Wirkungen angegeben (DrugBank) • Cave 2D6-Hemmstoffe, z.B. Paroxetin, Fluoxetin, Chinidin, Cinacalcet, Bupropion, sowie 3A4-Induktoren • UAW Übelkeit, Schwindel, Erbrechen, „antiestrogene Wirkungen" wie Hitzewallungen, Juckreiz der Scheide, Ausfluss, Verstärkung von Knochen- und Tumorschmerzen, zystische Ovarialvergrößerungen, Polypen des Endometriums, Gebärmutterkrebs(!), Risiko für thromboembolische Ereignisse, gelegentlich Hypercalcämie • **KI** Thromboembolien • Soja vermeiden
									0,9		• Vorsicht bei Komb. m. 3A4-Hemmern • Löst erfahrungsgemäß seltener ein „Erstdosen-Phänomen" mit starkem Blutdruckabfall aus als andere α_1-Blocker • Gegebenenfalls Poor-Metabolizer-Status in Bezug auf 2D6 bedenken • Vorsicht bei schwerer NI, **KI** schwere LI
									0,9		• Wichtiges Substrat an mehreren UGT, z.B. 1A6, -7, 2B7 • UAW wie nach anderen Opioiden zu erwarten, z.B. Blutdruck-Krisen mit MAO-Hemmern, atemdepressive und sedierende Wirkungen mit zentral dämpfenden Kombinationen • Serotonin-Syndrom insbesondere bei Komb. m. SSRI und SNRI • Cave Krampfleiden in der Anamnese • Bei starker NI und LI nicht anwenden
											• Ausscheidung renal >> Stuhl • Komb. m. starken CYP3A4-Induktoren vermeiden • Vorsicht bei der Komb. m. Fluvoxamin oder anderen 1A2-Hemmern wie Ciprofloxacin, Enoxacin • Wirkungsverminderung durch Rauchen bedenken • Vorsicht bei der Komb. m. starken 3A4-Hemmern (↑ Wirkung) und Beta-Blockern (↓ Wirkung) • Vorsicht bei schwerer LI

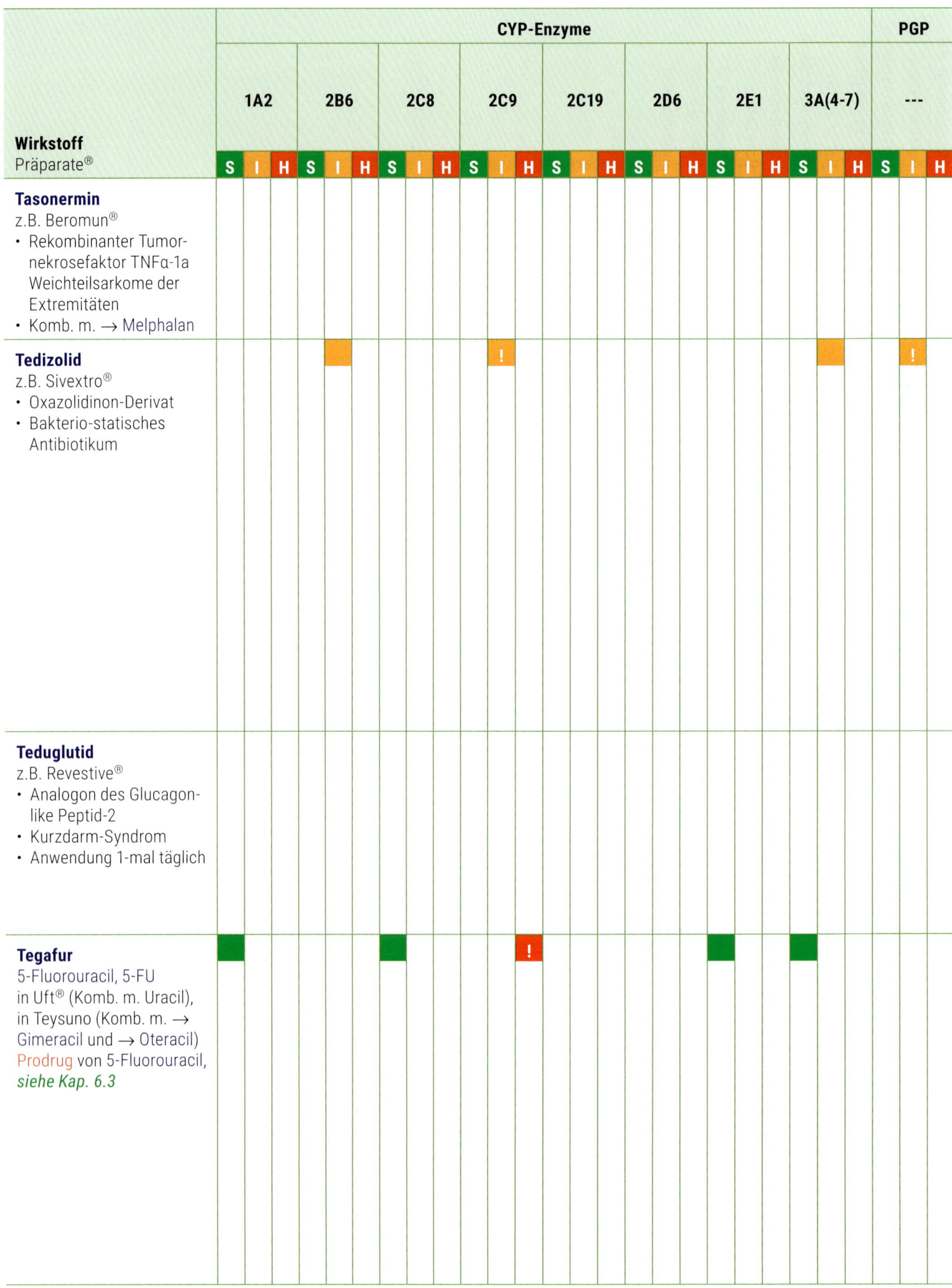

Wirkstoff Präparate®	CYP-Enzyme																								PGP		
	1A2			2B6			2C8			2C9			2C19			2D6			2E1			3A(4-7)			---		
	S	I	H	S	I	H	S	I	H	S	I	H	S	I	H	S	I	H	S	I	H	S	I	H	S	I	H
Tasonermin z.B. Beromun® • Rekombinanter Tumor-nekrosefaktor TNFα-1a Weichteilsarkome der Extremitäten • Komb. m. → Melphalan																											
Tedizolid z.B. Sivextro® • Oxazolidinon-Derivat • Bakterio-statisches Antibiotikum					■						!												■			!	
Teduglutid z.B. Revestive® • Analogon des Glucagon-like Peptid-2 • Kurzdarm-Syndrom • Anwendung 1-mal täglich																											
Tegafur 5-Fluorouracil, 5-FU in Uft® (Komb. m. Uracil), in Teysuno (Komb. m. → Gimeracil und → Oteracil) Prodrug von 5-Fluorouracil, *siehe Kap. 6.3*	■						■					!							■			■					

Anticholinerge NW	Agranulozytose	Serotonin-Syndrom	QTc-Verlängerung	Na⁺ ↓/ SIADH	Kalium-Dysbalance	Krampfschwelle ↓	Cave Licht ☼	Blutglucose ↓/↑	Achtung Niere	Achtung Leber	Besondere Anmerkungen
										■	• Umsetzung durch Proteasen • UAW Herzrhythmusstörungen, Herzinsuffizienz, Hypotonie → Kardiotoxische Arzneimittel vermeiden, starke Blutdrucksenker nicht empfohlen • Cave Venenthrombosen • Die UAW und **KI** für Melphalan beachten • Kontrazeption
		?			↑			*			• Hauptumsetzung via Phosphatase • Hemmer von MAO, BCRP, OATB1B1 • Wichtiges Substrat mehrerer Sulfotransferasen • Mit Ausnahme der Phosphatase-Umsetzung alle Interaktionen *in vitro* • MAO-Hemmung, Serotonin-Syndrom: derzeit keine Hinweise auf WW mit Tyramin, Pseudoephedrin; weder Studien noch Auffälligkeiten mit serotonergen Kombinationen • *⁾ Medikamente-Einstellung bei Diabetes mellitus überprüfen • Durch die Enzyminduktion verringerte Wirksamkeit von Substraten mit enger Substratspezifität zu 3A4, z.B. Alfentanil, Chinidin, Ciclosporin, Fentanyl, Midazolam, Pimozid, Sirolimus, Tacrolimus, Triazolam, 2B6, z.B. Efavirenz, 2C9, z.B. Warfarin, PGP, z.B. Digoxin • Hemmung von BCRP → erhöhte Exposition von Imatinib, Lapatinib, Methotrexat, Pitavastatin, Rosuvastatin, Sulfasalazin, Topotecan • Hemmung von OATP1B1 → erhöhte Exposition von Atorvastatin, Bosentan, Fluvastatin, Glibenclamid, Lovastatin, Olmesartan, Pitavastatin, Repaglinid, Valsartan • UAW Schwindel, Kopfschmerzen, Myelosuppression, Neuropathie, Dehydratation durch vermehrtes Schwitzen und Durchfälle, cave Clostridioides difficile-Infektion • Kontrazeption empfohlen, allerdings Wirksamkeit von oralen Kontrazeptiva unsicher
								K	■		• Abbau im Zuge des normalen Peptid-Metabolismus • Ausscheidung renal • **KI** Tetracyclin-Überempfindlichkeit, Malignome im Gastrointestinaltrakt in den vorangegangenen 5 Jahren, Krebserkrankungen allgemein • UAW gastrointestinal, Atemwegsinfektionen, lokale Reaktionen, Kopfschmerzen, Ödeme, Herzinsuffizienz, Hyperhydratation • Ab GFR <50 ml/min Dosishalbierung, Therapie aber bis einschließlich terminale NI möglich • Keine Untersuchungen bei schwerer LI, aber auch kein Ausschlussgrund
							■		0,8		• Zusätzlich relevantes 2A6-Substrat • CYP- und PGP-Interaktionen von untergeordneter Bedeutung, ausgenommen bei Komb. m. Cumarinen (2C9) – Ausweg: Niedermolekularheparine • DP(Y)D-Substrat (essenzielles Abbauenzym, bei Mangel schwere Toxizität) • **KI** Brivudin (DPYD-Hemmer, 4 Wochen Abstand), andere Dihydropyrimidine (7 Tage Abstand), Sorivudin (Usevir®, Japan, dem Brivudin verwandt, Zulassung 1994 zurückgezogen) – Alternative Valaciclovir • Vorsicht bei Komb. m. Folinsäure und Folsäure → ↑ Toxizität – Cave Multivitamin-Präparate, die Folsäure enthalten • Vorsicht weiters bei der Komb. m. 2A6-Hemmern, Cimetidin, Clozapin, Methotrexat, Nitroimidazolen, Phenytoin • Mukositis und Blutdyskrasien häufig • Dosisreduktion bei GFR <50 ml/min, ab GFR <30 ml/min nicht empfohlen • Genannte Produkte mit strenger Nüchterneinnahme

Wirkstoff Präparate®	CYP-Enzyme																										PGP		
	1A2			2B6			2C8			2C9			2C19			2D6			2E1			3A(4-7)			---		
	S	I	H	S	I	H	S	I	H	S	I	H	S	I	H	S	I	H	S	I	H	S	I	H	S	I	H
Teicoplanin z.B. Targocid® • Glykopeptid-Antibiotikum • Ähnlich Vancomycin • Keine Resorption bei peroraler Applikation → i.v.- oder i.m.-Anwendung																											
Telaprevir z.B. Incivek®																						!		✋	!		!
Telavancin z.B. Vibativ® • Glykopeptid-Antibiotikum, Vancomycin-Derivat • Nosokominale Pneumonien durch Methicillin-resistenten Stapylococcus aureus																											
Telbivudin z.B. Sebivo® HBV-Therapeutikum																											
Telithromycin z.B. Ketek®																		■				✋		!	■		■
Telmisartan z.B. Micardis®															■												■

Anticholinerge NW	Agranulozytose	Serotonin-Syndrom	QTc-Verlängerung	Na^+ ↓/ SIADH	Kalium-Dysbalance	Krampfschwelle ↓	Cave Licht ☼	Blutglucose ↓/↑	Achtung Niere	Achtung Leber	Besondere Anmerkungen
	*					*			0,3	■	• Umsetzung renal unverändert • *) Risiko nicht abschätzbar, Krampfanfälle nach intrathekaler Anwendung • Vorsicht bei der Komb. m. oto- und nephrotoxischen Pharmaka, z.B. Aminoglykosid-Antibiotika, Amphotericin B, Ciclosporin, Cisplatin, Colistin, Furosemid • Viele schwerwiegende UAW, u.a. Hörstörungen (v.a. bei NI), Blutbild-Veränderungen, allergische Reaktionen • Bis zum 3. Tag keine Dosisreduktion notwendig, ab 4. Tag bei GFR 40-60ml/min Dosishalbierung bzw. weitere Reduktion bei GFR <40 ml/min oder Hämodialyse
			■							■	• Vorsicht bei Komb. m. 3A4- und PGP-Substraten, -Induktoren und -Hemmern • Ab mäßiger LI nicht empfohlen
			!						■		• Aktiver Metabolit **THRX-651540** • *Lediglich in vitro Hinweise* auf *zahlreiche* CYP-Interaktionen • Hauptumsetzung via Hydroxylierung und renale, großteils unveränderte Ausscheidung • Mittel der letzten Wahl, da bedeutende UAW wie QT-Zeit-Verlängerung, Nephrotoxizität und Reproduktionstoxizität (→ **KI** Schwangerschaft) • Antibiotika-typische UAW, z.B. Übelkeit, Pilzinfektionen, Schwindel • Dosisreduktion ab GFR <50 ml/min, **KI** bei GFR <30 ml/min; Daten bei schwerer LI spärlich, aber keine nachteiligen Hinweise • Beeinflussung von Labortests zur Überwachung von Blutgerinnung und Eiweißbestimmungen
									■	■	• Hauptweg renal unverändert • **KI** Interferon-alpha, (↑ Risiko für periphere Neuropathie), nicht empfohlen Lamivudin • Vorsicht bei Komb. m. Substanzen, die die Nierenfunktion beeinflussen, z.B. Aminoglykosid-Antibiotika, Amphotericin B, Platin-Verbindungen, Schleifendiuretika, Vancomycin • Cave Leberenzym-Anstiege, Lactat-Acidose, Myopathien (Rhabdomyolyse), Vorsicht bei Leberzirrhose
	■		!			*			■	■	• Relevanter Hemmer von OATP1B1+3 • Im Fall von zu erwartenden schwer-wiegenden Interaktionen an 3A4 und/oder PGP Ausweg Azithromycin • *) Muskelkrämpfe • Leberstatus weniger relevant, wenn Nierenfunktion intakt, bei GFR <30 ml/min Dosis-Halbierung • Ausscheidung 76% über Fäzes, 17% renal
	*			■	↑			A	1,0	■	• Substrat an BCRP, MRP2, OATP1B3 sowie UGT, Hauptweg biliäre Ausscheidung, relevante Anteile unverändert • *) Anämie, Eosinophilie, Thrombozytopenie • Hypoglykämie-Risiko v.a. bei Patienten mit Diabetes mellitus, Dosisanpassungen bei Insulin und hypoglykämischen Antidiabetika • Grippeähnliche Symptomatik, Brust- und Rücken-, Muskelschmerzen, selten Angstzustände • Dosisreduktion bei LI bzw. **KI** schwere NI (GFR <30 ml/min) und LI, bei Hämodialyse-Patienten mit 20 mg/d beginnen

Wirkstoff Präparate®	CYP-Enzyme																								PGP		
	1A2			2B6			2C8			2C9			2C19			2D6			2E1			3A(4-7)			---		
	S	I	H	S	I	H	S	I	H	S	I	H	S	I	H	S	I	H	S	I	H	S	I	H	S	I	H
Telotristat ethyl z.B. Xermelo®[254] • Hemmstoff der L-Tryptophan-Hydroxylasen • Karzinoid-Syndrom • Prodrug von Telotristat (LP-778902), *siehe Kap. 6.3*					I																		I	H			H *
Temazepam z.B. Remestan®, Restoril®				S						S												S					
Temocillin z.B. Temopen® (vormals Negaban®) Einsatz im Krankenhaus																											
Temoporfin z.B. Foscan® • Photodynamische Therapie • Plattenepithelkarzinome im Kopf- und Halsbereich • *Vergleiche* → Methyl-(5-amino-4-oxopentanoat), → Porfimer																											
Temozolomid z.B. Temodal® Prodrug von Methyldiazonium, *siehe Kap. 6.3*																											

Anticholinerge NW	Agranulozytose	Serotonin-Syndrom	QTc-Verlängerung	Na$^+$ ↓/ SIADH	Kalium-Dysbalance	Krampfschwelle ↓	Cave Licht ☼	Blutglucose ↓/↑	Achtung Niere	Achtung Leber	Besondere Anmerkungen
											• Nach oraler Gabe rasche Resorption und fast vollständige Umwandlung zum aktiven Metaboliten **Telotristat** • Ausscheidung des inaktiven Metaboliten LP-951757 überwiegend im Stuhl, im Harn <1% • 2B6-Induktion *in vitro* • *) Nur Telotristat ethyl und *in vitro*, zusätzlich Hemmung MRP2-vermittelter Transporte • *In vitro* Hemmung von BCRP ebenfalls nur durch Telotristat ethyl • WW Herabsetzung der Konzentration von 2B6-Substraten, z.B. Bupropion, Sertralin, Valproinsäure • Summen-Modulation an 3A4 *in vivo* noch unklar: – *In vitro* Hemmung von 3A4 – *In vivo* jedoch Abnahme der Exposition des 3A4-Substrates Midazolam – Derzeitige Befunde sprechen dafür, dass es zu einer Verringerung der systemischen Exposition von 3A4-Substraten wie Amlodipin, Ciclosporin, Ethinylestradiol, Everolimus, Midazolam, Simvastatin oder Sunitinib kommt → Kontrolle der Blutspiegel empfohlen • Loperamid (Carboxylesterase-Hemmer) → 30%-ige Abnahme der Telotristat-Bildung, jedoch ohne klinische Relevanz • Bei Komb. m. Octreotid → signifikante Verringerung der systemischen Exposition von Telotristat ethyl und Telotristat → Octreotid erst 30 min nach Telotristat ethyl • UAW Müdigkeit, Kopfschmerzen, Leberenzym-Anstiege, Flatulenz, Verstopfung, (hohes) Fieber • Vorsicht bereits ab leichter NI, Beeinträchtigung der Clearance jedoch durch die geringe Ausscheidung im Harn nicht erwartet, **KI** schwere NI, Dialyse (mangels Daten); Dosisreduktion ab leichter LI, bei schwerer LI mangels Daten nicht empfohlen
											• CYP-Interaktionen gering bedeutsam • Hauptumsetzung als UGT-Substrat, inklusive Hemmung an UGT1A3+2B7 • Einsatz mit Hinblick auf den **PRISCUS-Status** mit großer Bedachtsamkeit • Laut MediQ keine Dosisbeschränkungen bei NI, LI, jedoch **KI** schwere LI • ***Gender-Aspekte siehe Kap. 6.7.6***
	*				*						• ***Siehe Penicilline*** • Vergleichsweise schmales Wirkungsspektrum bei guter Resistenzlage gegen Betalactamasen einschließlich AmC- und ESBL-Lactamasen • *) Blutbild und Kalium-Spiegel im Augen behalten, cave Hypokaliämie • Bei Patienten mit NI und Gabe höherer Dosen neurologische Zeichen
											• Injektion 0,15 mg/kg KG, gefolgt von Bestrahlung (l = 652 nm, Dosis 20 J/cm2), 2. Behandlungszyklus nach 4 Wochen • **KI** andere photosensibilisierende Wirkstoffe, bestehende Porphyrie • UAW lokale Reaktionen wie Schmerzen, Ödeme, Blutungen, Narbenbildung, Komplikationen in den Atemwegen, Schwindel • Strikte Kontrazeption bis 3 Monate nach Therapieende
									0,9		• Hauptumsetzung via Hydrolyse • Ausscheidung vorwiegend renal • **KI** Dacarbazin-Überempfindlichkeit, schwere Myelosuppression • Auf opportunistische Infektionen achten, v.a. Pneumocystis carinii, Reaktivierung einer Hepatitis B • **KI** bei schwerer NI und LI • Strikte Kontrazeption bei Frauen, Zeugungsverbot für Männer bis 6 Monate nach Therapieende • Nüchterneinnahme

	CYP-Enzyme																								PGP		
	1A2			2B6			2C8			2C9			2C19			2D6			2E1			3A(4-7)			---		
Wirkstoff Präparate®	S	I	H	S	I	H	S	I	H	S	I	H	S	I	H	S	I	H	S	I	H	S	I	H	S	I	H
Temsirolimus z.B. Torisel®																		■				✋		■	■		■
Tenecteplase z.B. Metalyse® • Rekombinanter Plasminogen-Aktivator • *Vergleiche* → Alteplase																											
Teniposid												■	■									!		■	!		
Tenofovir HBV- und HIV-Therapeutikum z.B. Ictady®, in zahlreichen Komb.-Präparaten, z.B. Delstrigo® Prodrugs Tenofovirdisoproxil, Tenofoviralafenamid aktive Verbindung Tenofovirdiphosphat, *siehe Kap. 6.3*																						!			!		
Terazosin z.B. Uroflo®, Vicard®																											■
Terbinafin z.B. Lamisil®	!						■			!			■					!				!	■				
Terbutalin z.B. Bricanyl® Aktive Verbindung von → Bambuterol																											
Terfenadin z.B. Teldane® • Prodrug von → Fexofenadin, *siehe Kap. 6.3*										■						■		■				✋		■	!		■

Anticholinerge NW	Agranulozytose	Serotonin-Syndrom	QTc-Verlängerung	Na⁺ ↓/ SIADH	Kalium-Dysbalance	Krampfschwelle ↓	Cave Licht ☼	Blutglucose ↓/↑	Achtung Niere	Achtung Leber	Besondere Anmerkungen
					↓						• 3A-Hemmung nur an 3A5 • WW mit CYP-/PGP-Substraten, -Induktoren und -Hemmern möglich – *Siehe Ciclosporin (3A4, PGP)* – Aus den Tuberkulostatika Rifabutin als geeignete Option • *UAW vergleiche Everolimus* • Schwangerschaft verhüten • Lebendvakzine vermeiden • Vorsicht auch bei schwerer NI
							*				• Spaltung in kleinere Peptide in der Leber • **KI** wirksame orale Antikoagulanzien, z.B. Warfarin • Vorsicht bei der Komb. m. Arzneimitteln, die die Blutgerinnung über die Thrombozyten-Funktion beeinflussen, z.B. Clopidogrel, Niedermolekularheparine, Ticlopidin • Erhöhtes Blutungsrisiko auch durch GPIIb/IIIa-Antagonisten, z.B. Abciximab, Eptifibatid, Tirofiban • UAW Blutungen in allen Organen; bei intrakraniellen Blutungen damit verknüpft Schläfrigkeit, Hemiparese, Krampfanfälle(*); am Herzen Reperfusions-Arrhythmien, AV-Block
											Durch → Etoposid abgelöst
					*				0,01		• Relevantes Substrat am BCRP sowie schwache Hemmung von 1A1 • Substrat an mehreren OAT und anderen Enzymen, 3A- und OATP1B1+3-Substratbeziehungen *in vitro*, Hauptausscheidung renal • **KI** Adefovir, nicht empfohlen Didanosin, größte Vorsicht bei Komb. m. nephrotoxischen Pharmaka • Vorsicht bei Komb. m. Tacrolimus • *) Hypokaliämie und Hypophosphatämie als Folge einer proximalen renalen Tubulopathie (Tenofovir wird dafür nicht als Ursache gesehen) • Anstieg von Blutglucose- und Blutlipid-Werten auch als Spiegel des verbesserten Lebensstils unter antiretroviraler Therapie • UAW Osteomalazie (Symptom Schmerzen, cave Frakturen), selten Lactat-Acidose, nephrogener Diabetes insipidus, Pankreatitis • Nierenfunktionsmonitoring und Verlängerung der Dosisintervalle bei GFR <50 ml/min, z.B. bis 1-mal *wöchentlich* bei Hämodialyse-Patienten, Vorsicht bei akuter Exacerbation einer Hepatitis • Bioverfügbarkeit korreliert mit Fettgehalt der Nahrung
											• Umsetzung via Demethylierung, Hydrolyse, biliär > renal unverändert • Cave Verstärkung einer Hypotonie bei Komb. m. Antihypertonika und PDE5-Hemmern • UAW Sehstörungen, Tinnitus, Palpitationen, Tachykardie, Dyspnoe, Nasenschleimhautschwellung, Hautreaktionen, Hyperhidrosis
									1,0		• Zusätzlich Hemmung an 19A1 • Vorsicht bei Komb. m. Substanzen, die über 2D6 metabolisiert werden • Bei GFR <50 ml/min und aktiver Lebererkrankung nicht empfohlen
			S		↓	*			0,45		• Hauptumsetzung via Sulfatierung, ferner Hemmung der Cholinesterase • Führt häufig zu Hypokaliämie → manchmal Herzrhythmusstörungen • *) Tremor, tonische Muskelkrämpfe (bei parenteraler Tokolyse selten) • Dosisreduktion ab GFR <60 ml/min
			!!								• Wegen des außerordentlich hohen Risikos für tödliche Torsade-de-pointes-Tachykardien insbesondere bei Komb. m. 3A4-Hemmern wie Erythromycin, Ketoconazol bereits 1988 vom Markt genommen

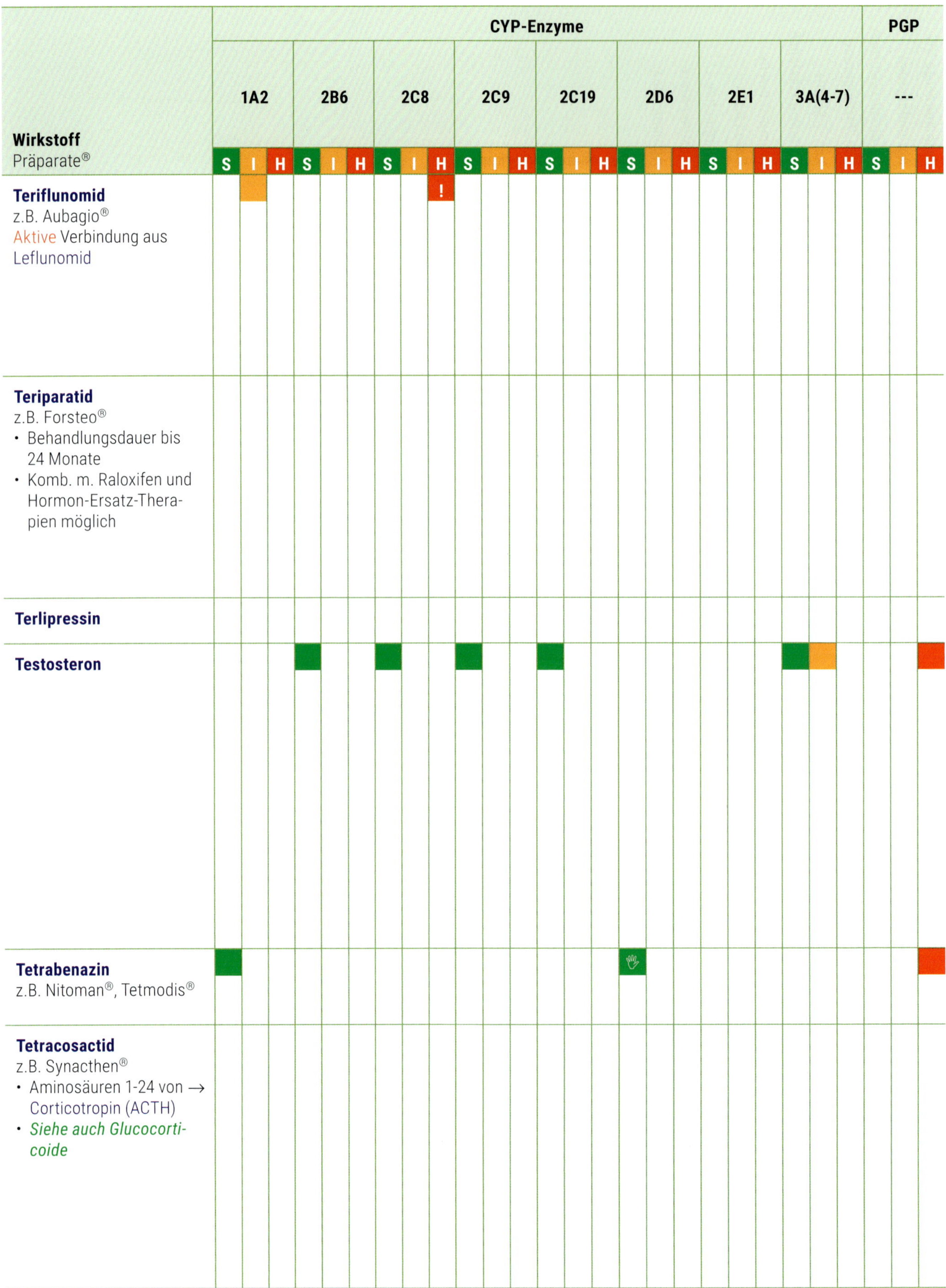

	CYP-Enzyme																								PGP		
	1A2			2B6			2C8			2C9			2C19			2D6			2E1			3A(4-7)			---		
Wirkstoff Präparate®	S	I	H	S	I	H	S	I	H	S	I	H	S	I	H	S	I	H	S	I	H	S	I	H	S	I	H
Teriflunomid z.B. Aubagio® Aktive Verbindung aus Leflunomid		■							!																		
Teriparatid z.B. Forsteo® • Behandlungsdauer bis 24 Monate • Komb. m. Raloxifen und Hormon-Ersatz-Therapien möglich																											
Terlipressin																											
Testosteron				■			■			■			■									■	■				■
Tetrabenazin z.B. Nitoman®, Tetmodis®	■															✋											■
Tetracosactid z.B. Synacthen® • Aminosäuren 1-24 von → Corticotropin (ACTH) • *Siehe auch Glucocorticoide*																											

Anticholinerge NW	Agranulozytose	Serotonin-Syndrom	QTc-Verlängerung	Na^+ ↓/ SIADH	Kalium-Dysbalance	Krampfschwelle ↓	Cave Licht ☼	Blutglucose ↓/↑	Achtung Niere	Achtung Leber	Besondere Anmerkungen
											• Lange Halbwertszeit bis zu 4 Wochen • Ausscheidung über Galle und Niere, beschleunigte Ausscheidung mittels Aktivkohle • *In vitro* Substrat und Hemmer an BCRP sowie Hemmer an BCRP, OAT3, OATP1B1 • WW via 1A2: ↓ von z.B. Alosetron, Coffein, Duloxetin, Theophyllin, Tizanidin möglich • WW via 2C8: ↑ von z.B. Repaglinid, Paclitaxel, Pioglitazon, Rosiglitazon • WW via BCRP und OAT(P) *siehe Kap. 6.2.3 und 6.2.4* • Überwachung der INR bei Komb. m. Warfarin • Strikter Empfängnisschutz • **KI** schwere LI, im Fall von NI nur bei Dialysepatienten
						*					• Umsetzung ± unbekannt (Peptidasen) • UAW Hypercalcämie, daher Vorsicht bei der Komb. m. Digitalis (hoher Ca^{2+}-Spiegel ungünstig) – Trotzdem für angemessene Calcium- und Vitamin-D-Zufuhr sorgen • *⁾ Muskelkrämpfe, krampfartige Rückenschmerzen kurz nach der Injektion • UAW Kopf- und Gliederschmerzen, Schwindel, Dyspnoe, vermehrtes Schwitzen, Hypercholesterinämie, Hyperurikämie, Tachykardie, cave Osteosarkome bei zu langer Behandlungsdauer (Daten an Tieren) • Vorsichtige Dosierung ab mittelschwerer NI, **KI** schwere NI, bei LI generelle Vorsicht • Kontrazeption erforderlich
			!!								Umsetzung weitgehend unbekannt
											• Zusätzlich 1A1-, 1B1-, 2A13-, 3A43- und 19A1-Substrat sowie Substrat an UGT2B7, -15, -17 • 3A-Induktion nur an 3A4 (DrugBank) • Wichtiges Umsetzungsenzym 5α-Reduktase • Vorsicht bei der Komb. m. Enzym-Induktoren und -Hemmern • Wirkungsverstärkung von oralen Antikoagulanzien • ACTH und Glucocorticoide → Ödeme (Vorsicht bei Herzinsuffizienz) • UAW Virilisierung, (Bartwuchs, Haarausfall am Kopf, Tieferwerden der Stimme, Veränderungen der Geschlechtsorgane und der Körperform, Virilisierung weiblicher Feten), Amenorrhoe, Spermiogenese-Hemmung, Wasserretention, psychische Verhärtung, Polyzythämie, bei Jugendlichen vorzeitiger Epiphysenfugenverschluss • Kontrolle von Prostata, Blutdruckveränderungen, Epilepsie, Calcium-Spiegel (auch in Zusammenhang mit Tumoren), Cholesterin, Blutfetten • **KI** Lebertumore
			!						0,99		• Hauptweg via Carbonylreduktase • Jahrelange Blockade führt zu einer reflektorischen Übererregung der D-Rezeptoren; dennoch werden Dopamin-Antagonisten wie Tetrabenazin und Tiaprid weiterhin eingesetzt
					↓					*	• Umsetzung durch Peptidasen • Cave Hypokaliämie → ↑ Wirkung/ Toxizität von Amphotericin B, Digitalis-Glykosiden, Diuretika – Cave hypokaliämische Alkalose • ↓ Wirkung von Antidiabetika, Insulin und Vitamin-K-Antagonisten • ↑ Wirkung von Tetracosactid durch Estrogene, Methylxanthine, Omeprazol, Propranolol • Verminderte Cortisol-Ausschüttung bei Komb. bzw. bestehender Therapie mit Dexamethason • ↓ Wirkung von Tetracosactid durch Induktoren • Erhöhte Blutungsgefahr bei Komb. bzw. bestehender Therapie mit NSAR, v.a. Salicylaten • Manifestation eines latenten Diabetes mellitus • *⁾ Leberschädigung möglich, z.B. bei Komb. m. Antikonvulsiva

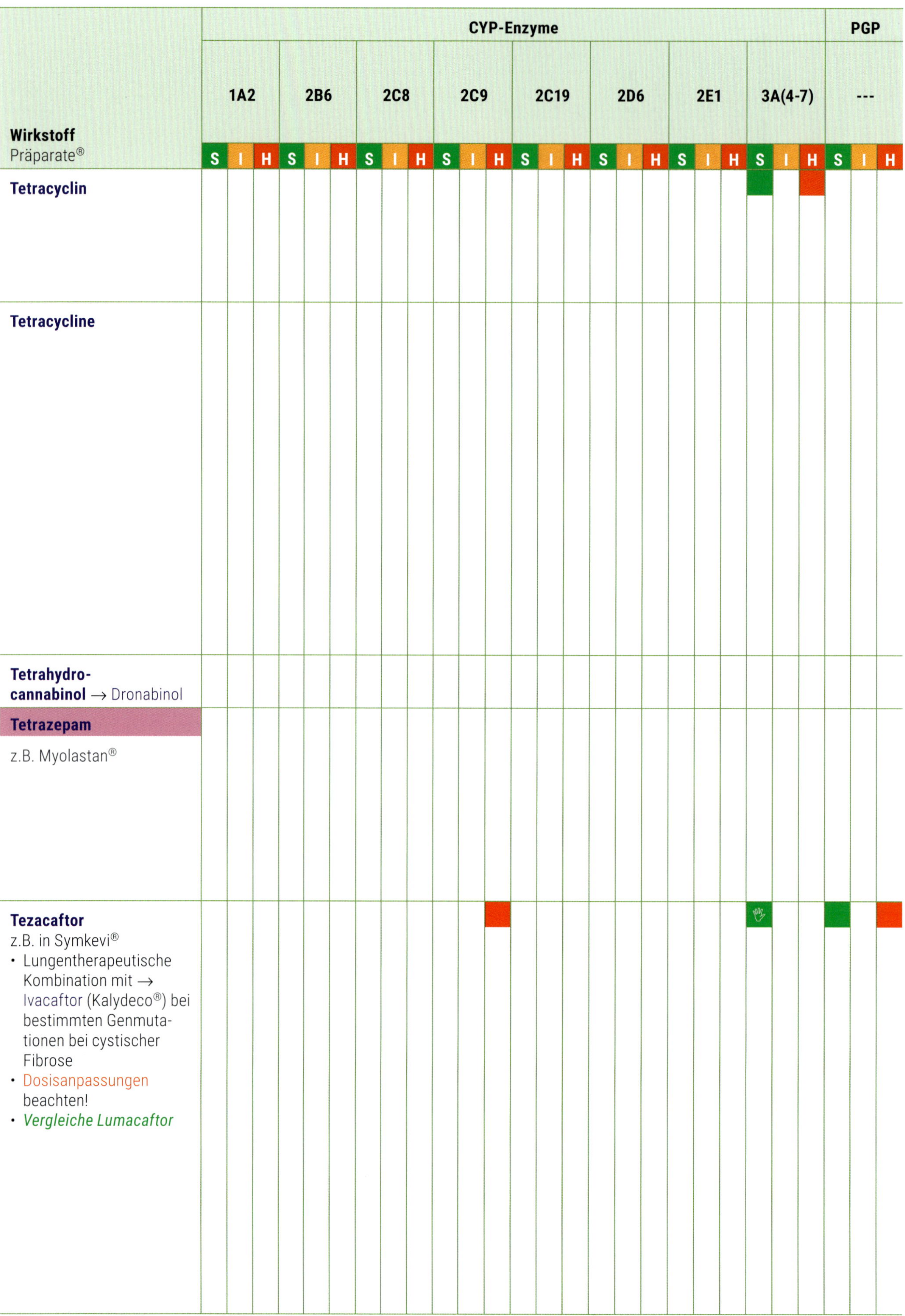

Wirkstoff Präparate®	CYP-Enzyme																								PGP		
	1A2			2B6			2C8			2C9			2C19			2D6			2E1			3A(4-7)			---		
	S	I	H	S	I	H	S	I	H	S	I	H	S	I	H	S	I	H	S	I	H	S	I	H	S	I	H
Tetracyclin																						■		■			
Tetracycline																											
Tetrahydro-cannabinol → Dronabinol																											
Tetrazepam z.B. Myolastan®																											
Tezacaftor z.B. in Symkevi® • Lungentherapeutische Kombination mit → Ivacaftor (Kalydeco®) bei bestimmten Genmutationen bei cystischer Fibrose • Dosisanpassungen beachten! • *Vergleiche Lumacaftor*												■										■			■		■

Anticholinerge NW	Agranulozytose	Serotonin-Syndrom	QTc-Verlängerung	Na^+ ↓/ SIADH	Kalium-Dysbalance	Krampfschwelle ↓	Cave Licht ☼	Blutglucose ↓/↑	Achtung Niere	Achtung Leber	Besondere Anmerkungen
								A	0,12	H	• Substrat an OAT1-4 • Für 3A4 auch induzierende Wirkung angegeben (MediQ), 3A(4)-Modulationen *in vitro* • Ausscheidung gleichermaßen biliär und renal unverändert • Im Unterschied zu den anderen Vertretern Dosisreduktion auch bei NI nicht empfohlen, aber **KI** schwere NI • *Siehe Einnahmehinweise Kap. 4.2 und Tetracycline (WW, UAW)*
	*									H	• Milch/Milchprodukte, Mineralwasser vermeiden, *Einnahmehinweise siehe Kap. 4.2* • Bildung unlöslicher Chelate mit Antacida, oralen Eisen-Präparaten • *) Minocyclin, Tetracyclin betroffen • Unerwartete Sonnenbrandzeichen ernst nehmen: – „Urlaubsantibiotika", Malaria-Prophylaktika, Aknetherapeutika – Doxycyclin > Minocyclin • Hypoglykämie-Risiko in der Praxis gering bedeutsam, meist Verfälschung von Labortests, jedoch WW mit Sulfonylharnstoffen und Insulin • Vorsicht bei der Komb. m. Anionenaustauscherharzen (Resorption verschlechtert), Enzym-Induktoren (cave chronischer Alkoholismus!), Theophyllin (beschleunigter Abbau, z.B. Dosisverdopplung für Doxycyclin), Secale-Alkaloiden (Ergotismus), Retinoiden (intrakranielle Drucksteigerung, **KI** Isotretinoin); Hemmung der Bakterizidie von Betalactam-Antibiotika • Vorsicht bei Myasthenia gravis, da Tetracycline eine schwache neuromuskuläre Blockade auslösen können • UAW Pseudotumor cerebri (WW mit Retinoiden), dauerhafte Zahnverfärbungen bei Kindern • Auftreten von potenziell letal verlaufenden Hepatitiden v.a. für Minocyclin und Tetracyclin bekannt
				?							• Relevante Ausscheidungswege Demethylierung, Hydroxylierung und Glucuronidierung, im Abbaustoff-wechsel entstehen >30% Diazepam • **KI** schwere NI, LI • **Anmerkung**: 2013 Marktrücknahme nach Berichten über verschiedene schwere Hautreaktionen **PRISCUS-Beurteilung**/ältere Personen: • ZNS-Effekte wie Amnesie und Verwirrtheit, Sturzgefahr • Alternativen: Tolperison, Tizanidin, kurz bis mittellang wirksame Benzodiazepine in niedriger Dosierung und nur wenige Tage
											• Sensitives Substrat von 3A4+5 • Grundschema bei Personen ab 12 Jahren: morgens 1 Tablette Symkevi®, abends im Abstand von 12 Stunden 1 Tablette Kalydeco® • UAW Schwindel, Kopfschmerzen, Infektionen der Atemwege (Nasopharyngitis), Transaminasen-Anstieg, Hautreaktionen, cave Katarakt-Bildung am Auge • Vorsicht bei starker NI, entscheidend aber Leberstatus: – Bereits ab mittelschwerer LI Ivacaftor abends weglassen, bei schwerer LI auch Symkevi®-Intervalle *auf bis zu 2-mal wöchentlich strecken* • Bei Komb. m. mittelstarken 3A4-Hemmern, z.B. Erythromycin, Fluconazol, Kalydeco® abends weglassen, bei Komb. m. starken 3A4-Hemmern, z.B. die übrigen Azol-Antimykotika, Clarithromycin, Telithromycin, außerdem Symkevi® nur im Abstand von 3-4 Tagen (2-mal wöchentlich) • Kein Verzehr von Grapefruit-Produkten und Pomeranzen • Anstieg des Plasmaspiegels von 2C9-Substraten, z.B. Glimepirid, Glipizid, Warfarin • Vorsicht bei Komb. m. PGP-Inhibitoren (schwache PGP-Hemmung durch Ivacaftor), z.B. Digoxin-Plasmaspiegel leicht erhöht • → Komb. m. PGP-Substraten wie Ciclosporin, Everolimus, Sirolimus, Tacrolimus vermeiden • Keine Hinweise auf klinisch relevante Interaktionen mit Ciprofloxacin und oralen Kontrazeptiva

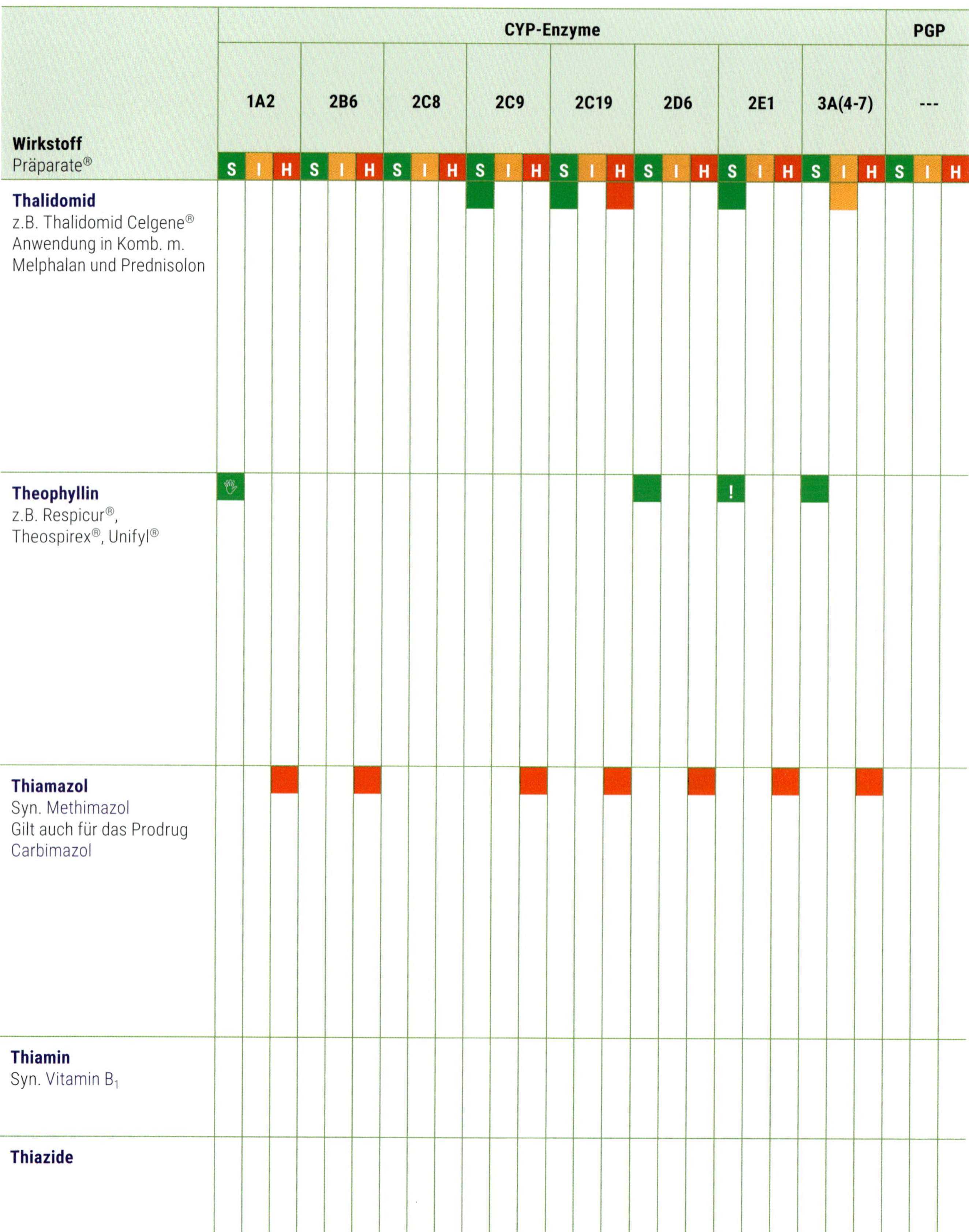

Wirkstoff Präparate®	CYP-Enzyme																									PGP		
	1A2			2B6			2C8			2C9			2C19			2D6			2E1			3A(4-7)			---		
	S	I	H	S	I	H	S	I	H	S	I	H	S	I	H	S	I	H	S	I	H	S	I	H	S	I	H
Thalidomid z.B. Thalidomid Celgene® Anwendung in Komb. m. Melphalan und Prednisolon										■			■		■				■				■				
Theophyllin z.B. Respicur®, Theospirex®, Unifyl®	✋															■			!			■					
Thiamazol Syn. Methimazol Gilt auch für das Prodrug Carbimazol			■			■						■			■			■			■			■			
Thiamin Syn. Vitamin B_1																											
Thiazide																											

Anticholinerge NW	Agranulozytose	Serotonin-Syndrom	QTc-Verlängerung	Na+ ↓/ SIADH	Kalium-Dysbalance	Krampfschwelle ↓	Cave Licht ☼	Blutglucose ↓/↑	Achtung Niere	Achtung Leber	Besondere Anmerkungen
			*								• 3A-Induktion nur an 3A5 • Substrat ferner an 1A1, Hauptweg Hydrolyse, hepatischer Metabolismus minimal, Ausscheidung renal • Wirksamkeit abhängig von 2C19-Aktivität, extensive 2C19-Metabolisierer haben höhere Ansprechraten als Poor-Metabolizer • *) bradykardisierende Wirkung, cave Verstärkung bei Komb. m. Beta-Blockern, Cholinesterase-Hemmern, QT-verlängernden Pharmaka • Erhöhtes Risiko für periphere Neuropathie bei Komb. m. Bortezomib, Vincristin • Wirkungsverstärkung bei Komb. m. sedierenden Substanzen • Erhöhtes Risiko für thromboembolische Ereignisse bei Komb. m. oralen Kontrazeptiva(!) • Viele UAW, v.a. Blutdyskrasie, Herzinsuffizienz, Infektionen, zusätzlich UAW durch die Kombinationspartner bedenken • Schwangerschaftsverhütungs-programm obligat
					↓				0,8		• Zusätzlich 1A1-, 1B1-Substrat, an 1A1 auch Hemmer (DrugBank); 1A2-Hemmung nicht mehr angegeben • Hauptausscheidung renal, z.T. unverändert • Dosisreduktion um 30-50% bei Komb. m. Cimetidin, Erythromycin, Fluvoxamin (alle 1A2-Hemmer) • Bei Komb. m. Ciprofloxacin penibel auf Überdosierungszeichen achten (1A2-Hemmung nicht immer evident), mögliche WW ferner bei Aciclovir bedenken • Umgekehrt Dosiserhöhung bei 1A2-Induktion z.B. durch Phenytoin, Rifampicin, Rauchen – **Anmerkung**: Andere Antiepileptika und Rifabutin interagieren nicht • ↑ Hypokaliämie-Gefahr bei Komb. m. inhalativen Glucocorticoiden und/oder Beta-Sympathomimetika! • Antagonist Adenosin (im Zuge eines Radionuklid-Myokard-Monitoring) • Dosisreduktion bei NI und LI
	!										• Zusätzlich 2A6-Blockade • Alle CYP-Angaben nur bei DrugBank • Relevanter Hemmer der FMO • Ausscheidung renal • Agranulozytose-Risiko 0,5% • Ausgeprägte Hypoglykämie infolge eines Insulin-Autoimmun-Syndroms (sehr selten, AC-FI) • Dosisreduktion bei LI, auch bei NI Dosis so gering wie möglich halten • Weitere schwere UAW akute Pankreatitis; erhöhtes Risiko für angeborene Fehlbildungen, daher verlässliche Verhütungsmethoden anwenden bzw. im Fall der notwendigen Behandlung einer Schwangeren engmaschige Kontrollen von Mutter, Kind und Neugeborenem (Mitteilung des BASG vom 22.01.2019)
											• Induktor an 4B1 (DrugBank) • In zahlreichen biochemischen Kreisläufen, Ausscheidung renal, z.T. unverändert • Abbau durch Sulfit in Injektions- und Infusionslösungen beschleunigt • Überempfindlichkeitsreaktionen
					↓						• Verringerung der Calcium-Exkretion → cave Calcium-Supplementierung und hohe Vitamin-D-Dosen • Reduktion der Blutzucker senkenden Wirkung von oralen Antidiabetika • Eventuell Zusammenhang zu erhöhten Harnsäure-Spiegeln

Wirkstoff Präparate®	CYP-Enzyme																								PGP		
	1A2			2B6			2C8			2C9			2C19			2D6			2E1			3A(4-7)			---		
	S	I	H	S	I	H	S	I	H	S	I	H	S	I	H	S	I	H	S	I	H	S	I	H	S	I	H
Thioctsäure Syn. α-Liponsäure z.B. Thioctacid®																											
Thioridazin z.B. Melleril®	■ !												■			■ !		■ ✋			■	■					
Thiotepa Zytostatikum				■ !		■ !																■ ✋					
Thiothixen	■															■		■									
Tiagabin																						■ ✋					
Tianeptin z.B. Stablon® Strukturelle Verwandtschaft mit TCA, aber kein maßgeblicher Umsatz über CYP-System																						■					
Tiaprid z.B. Delpral®																											
Tibolon z.B. Liviel® Prodrug von drei Wirkstoffen, *siehe Kap. 6.3*																						■		■			

Anticholinerge NW	Agranulozytose	Serotonin-Syndrom	QTc-Verlängerung	Na^+ ↓/ SIADH	Kalium-Dysbalance	Krampfschwelle ↓	Cave Licht ☼	Blutglucose ↓/↑	Achtung Niere	Achtung Leber	Besondere Anmerkungen
								A			• Umsetzung durch Beta-Oxidation und Methylierung • 5 Stunden Abstand zu Chelatbildnern wie Calcium, Eisen, Magnesium • Cave Insulin-Autoimmunsyndrom (mit spontaner Hypoglykämie) • Wirkungsverlust von Cisplatin, umgekehrt schwächt Alkohol die Wirkung von Thioctsäure ab → strikte Alkoholkarenz • Gastrointestinale Beschwerden, Schwindel, veränderter Geruch des Urins (ohne klinische Relevanz)
!!	■		!!	■		■	■	*	1,0	■	• Zusätzlich 2J2-Substrat sowie Hemmer der Carboxylesterase 1 • 3A4-Substratbeziehung *in vitro* • Cave gesteigertes QT-Risiko durch Komb. m. 2D6-Blockern sowie bei 2D6-Poor-Metabolizer-Status • *) Einstellungskontrolle bei Diabetikern **PRISCUS-Beurteilung**/ältere Personen: • *Siehe Neuroleptika*
						■				■	Weiters Umsetzung über Glutathion-S-Transferase (MediQ) sowie Hemmung der Cholinesterase (DrugBank)
!!				■							Im Handel nur in den USA (2012)
						■				■	• Relevante Umsetzung auch über UGT • WW mit 3A4-Substraten, -Induktoren und -Hemmern bedenken
				■					0,92	■	• Hauptweg Beta-Oxidation (Substrat) • 3A4-Interaktion und auch Hemmung der Beta-Oxidation *in vitro* • Hohe Plasmaeiweiß-Bindung • **KI** MAO-Hemmer bzw. 2 Wochen Abstand vor Tianeptin oder 24 Stunden Auswaschphase bei Umstellung von Tianeptin auf einen MAO-Hemmer • Keine Komb. m. Mianserin (Antagonismus im Tiermodell) • UAW Anorexie, Albträume, Dyspnoe, Tachykardie, auf suizidale Gedanken und Handlungen achten • Dosisdeckelung auf 2-mal 12,5 mg/d bei GFR <19 ml/min oder schwerer LI • Indikation Depression bei Patienten mit Morbus Parkinson
			!			■			0,25		• Wirkstoff zu 70% renal unverändert ausgeschieden, wobei die Clearance mit der GFR korreliert → ↓ Dosis bei NI, z.B. 25% bei GFR <10 ml/min • *Siehe auch Tetrabenazin*
										■	• Relevantes Substrat zahlreicher Enzyme des Steroid-Stoffwechsels, z.T. diese induzierend oder hemmend • Eventuell Interaktionen mit 3A4-Substraten zu erwarten, z.B. Midazolam • Alle Vorsichtsmaßnahmen bezüglich Hormon-Therapien bedenken, z.B. erhöhtes Risiko für Brust- und Endometriumkarzinome, Schlaganfall

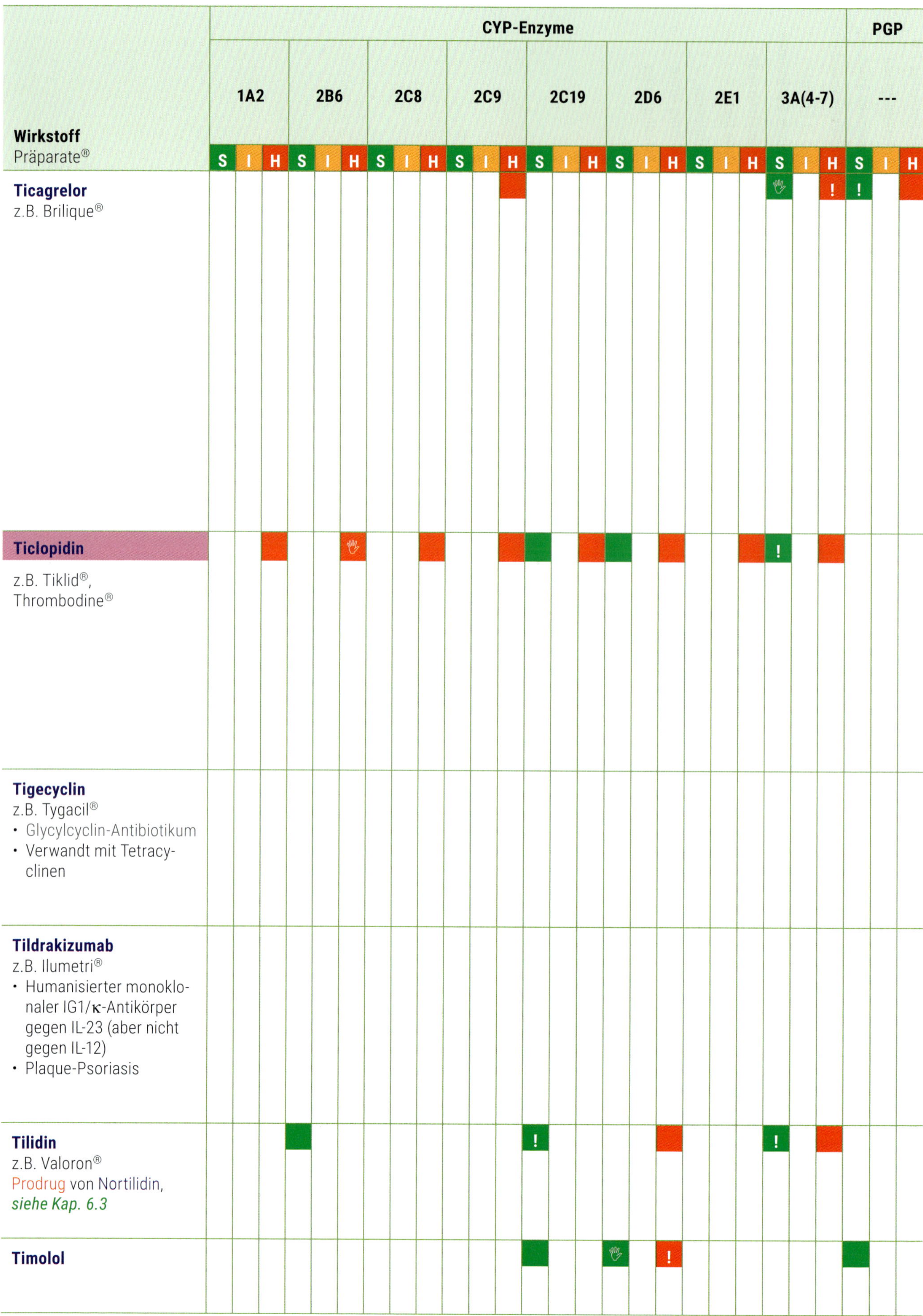

Wirkstoff Präparate®	**CYP-Enzyme**																									**PGP**		
	1A2			**2B6**			**2C8**			**2C9**			**2C19**			**2D6**			**2E1**			**3A(4-7)**			**---**		
	S	I	H	S	I	H	S	I	H	S	I	H	S	I	H	S	I	H	S	I	H	S	I	H	S	I	H
Ticagrelor z.B. Brilique®												■										✋		!	!		■
Ticlopidin z.B. Tiklid®, Thrombodine®			■			✋			■			■	■		■	■		■			■	!		■			
Tigecyclin z.B. Tygacil® • Glycylcyclin-Antibiotikum • Verwandt mit Tetracy-clinen																											
Tildrakizumab z.B. Ilumetri® • Humanisierter monoklo-naler IG1/κ-Antikörper gegen IL-23 (aber nicht gegen IL-12) • Plaque-Psoriasis																											
Tilidin z.B. Valoron® Prodrug von Nortilidin, *siehe Kap. 6.3*				■									!					■				!		■			
Timolol													■			✋		!							■		

Anticholinerge NW	Agranulozytose	Serotonin-Syndrom	QTc-Verlängerung	Na⁺ ↓/ SIADH	Kalium-Dysbalance	Krampfschwelle ↓	Cave Licht ☼	Blutglucose ↓/↑	Achtung Niere	Achtung Leber	Besondere Anmerkungen
											• 2C9-Hemmung *in vitro* • **KI** starke 3A4-Inhibitoren, v.a. Atazanavir, Clarithromycin, Ketoconazol (2-7-facher Anstieg von Ticagrelor, hingegen Abfall des wirksamen Metaboliten um 89%), Ritonavir • Vorsicht bei Komb. m. starken 3A4-3A4-Induktoren, v.a. Rifampicin, aber auch Carbamazepin, Dexamethason, Johanniskraut, Phenobarbital, Rifabutin • Vorsicht bei Bradykardie-Neigung – Konzentrationsanstieg bei Komb. m. Digoxin, Vorsicht bei Komb. m. Chinidin und Verapamil – Komb. m. Diltiazem möglich • Vorsicht bei Komb. m. Simvastatin/Lovastatin (TMD 40 mg) sowie mit WW in Bezug auf die Hämostase (v.a. NSAR, SSRI), ferner bei Komb. m. Ciclosporin, Morphin • Die Erhöhung der AUC von Atorvastatin bei der Komb. mit Ticagrelor hat keine klinische Relevanz • Vorsicht bei Patienten mit Asthma bronchiale und COPD sowie mit Nierenfunktionsstörungen infolge Hyperurikämie • Keine Dosisreduktion bei NI, jedoch bei Dialysepatienten nicht empfohlen • Datenlage zu LI derzeit noch spärlich, **KI** schwere LI
	!								1,0		• Zusätzlich 1A1-Blockade • 2D6-Hemmung *in vitro* • Vorsicht bei der Komb. m. Ciclosporin, Cimetidin, Digoxin, Pentoxifyllin, Phenobarbital, SSRI, Theophyllin • Auf erhöhtes Blutungsrisiko achten, z.B. durch orale Antikoagulanzien, ASS, Heparine, NSAR, TAH • Hautreaktionen • Datenlage zu NI und LI spärlich **PRISCUS-Beurteilung**/ältere Personen: • Häufig Blutbildveränderungen (Neutropenie, 14-tägige Kontrollen) • Bei älteren Personen ASS und Clopidogrel in Komb. 1. Wahl
											• Umsetzung z.T. via Acetylierung und Kopplung an UGT, Hauptweg unverändert • Erhöhung des INR-Wertes bei Komb. m. Antikoagulanzien vom Cumarin-Typ möglich (Warfarin), *siehe UAW* • UAW Verlängerung der aktivierten partiellen Thromboplastin- und der Prothrombin-Zeit, Pankreatitis • ***Weitere WW, UAW siehe Tetracycline*** • Bei schwerer LI Startdosis 100 mg und dann 25 mg alle 12 Stunden (anstelle 50 mg)
											• Induktion an CYP4A11 (DrugBank) • Elimination durch katabole Abbauprozesse zu Peptiden • UAW erhöhtes Infektionsrisiko, v.a. der oberen Atemwege, Kopf-, Rückenschmerzen, lokale Reaktionen • Cave aktive Tuberkulose bzw. Tuberkulose ausschließen • Schwangerschaft bis 17 Wochen nach Behandlungsende vermeiden, ebenso Lebendvakzine bzw. umgekehrt Ilumetri® frühestens 4 Wochen nach einer Lebendimpfung ansetzen • Anwendung bei NI, LI nicht untersucht, bisher keine Auffälligkeiten
		?									• 2B6-Substrat und 2D6-Hemmung *in vitro* • Cave MAO-Hemmer (Atemdepression) • Ausscheidung zu 90% renal • Serotonin-Syndrom nur bei Komb. M. anderen serotonergen Pharmaka • Bei LI Wirkungsverlust möglich, da unzureichende Aktivierung des Prodrug (CYP3A4)
					↑						• Systemische Aufnahme aus Augen-Formulierungen bekannt, cave Asthma bronchiale in der Anamnese • ***Siehe Beta-Blocker***

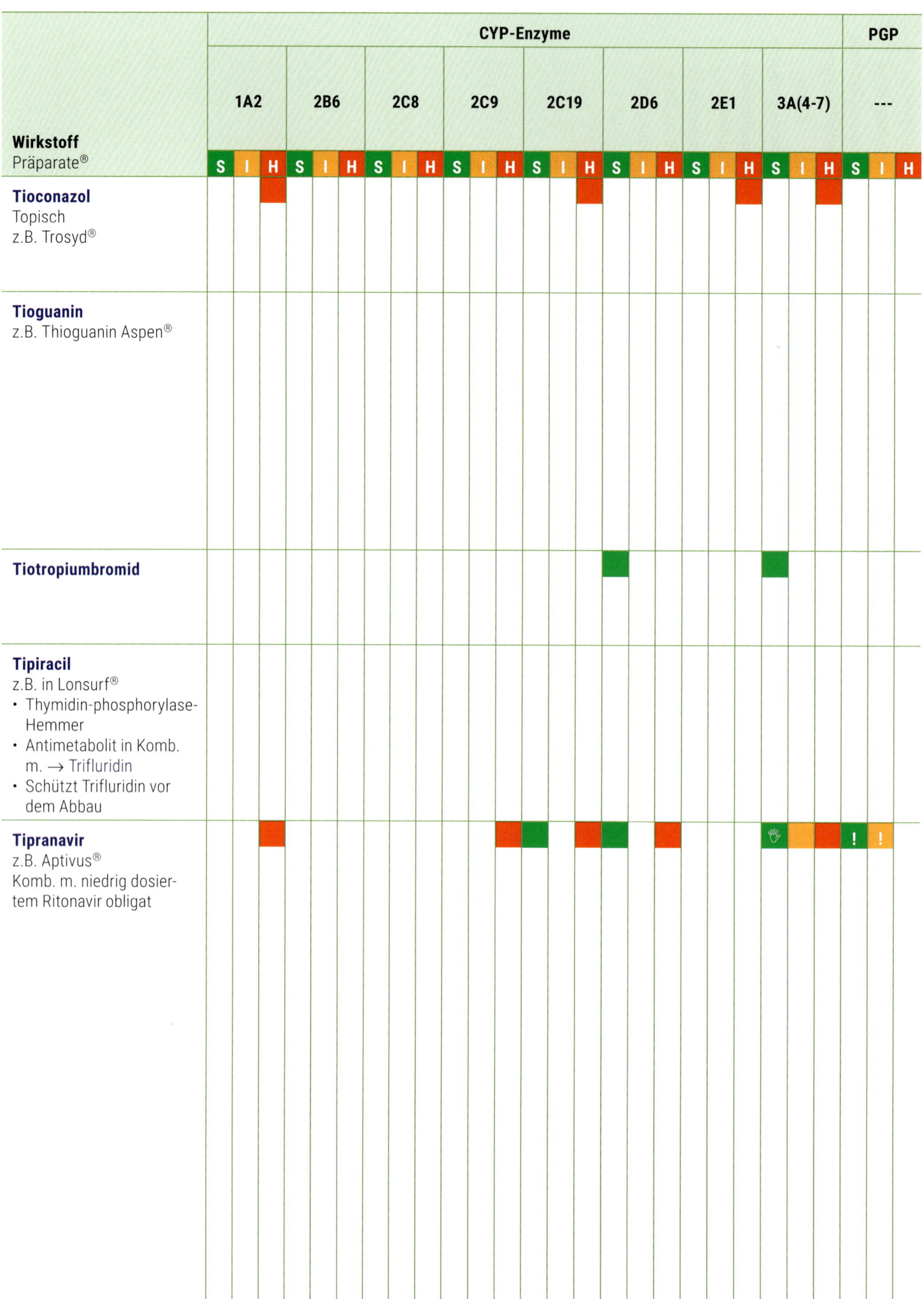

Wirkstoff Präparate®	CYP-Enzyme 1A2			2B6			2C8			2C9			2C19			2D6			2E1			3A(4-7)			PGP ---		
	S	I	H	S	I	H	S	I	H	S	I	H	S	I	H	S	I	H	S	I	H	S	I	H	S	I	H
Tioconazol Topisch z.B. Trosyd®			■												■						■			■			
Tioguanin z.B. Thioguanin Aspen®																											
Tiotropiumbromid																■						■					
Tipiracil z.B. in Lonsurf® • Thymidin-phosphorylase-Hemmer • Antimetabolit in Komb. m. → Trifluridin • Schützt Trifluridin vor dem Abbau																											
Tipranavir z.B. Aptivus® Komb. m. niedrig dosiertem Ritonavir obligat			■									■	■		■	■		■				■	■	■	!	!	

Anticholinerge NW	Agranulozytose	Serotonin-Syndrom	QTc-Verlängerung	Na^+ ↓/ SIADH	Kalium-Dysbalance	Krampfschwelle ↓	Cave Licht ☼	Blutglucose ↓/↑	Achtung Niere	Achtung Leber	**Besondere Anmerkungen**
											• Hemmer ferner an 19A1 • Substrat an UGT1A4 • Auch bei vaginaler Anwendung nur geringe Resorption, CYP-Interaktionen wenig bedeutsam • UAW lokale Reizung, Parästhesien, selten Ödeme, Allergiezeichen
											• Hauptumsetzung via TPMT • Hauptausscheidung renal • Vorsicht bei der Komb. m. anderen myelotoxischen Substanzen, z.B. Busulfan (Pfortaderhochdruck), Mercaptopurin (Kreuzresistenz), Azathioprin (Dosisreduktion von Tioguanin), Aminosalicylsäure-Derivate (Mesalazin, Olsalazin, Sulfasalazin, alle TPMT-Hemmer), Allopurinol • Photosensibilisierug mit Hautverfärbung und Ausschlag • Verlässliche Kontrazeption bei Frauen anstreben, Männer 6 Monate lang Zeugungsverbot einhalten • Nüchterneinnahme • Sondenapplikation möglich • Lebendvakzine nicht empfohlen
!!									0,3		• CYP-Interaktionen *in vitro* • Relevante Umsetzungen über OCT1+2 und OCTN1+2 • Dosisreduktion bei GFR <50 ml/min, sonst Gefahr der Kumulation • Zur LI keine Daten, nicht anwenden
				*	*						• Ausscheidung fäkal > renal • Angaben bezogen auf Präparat Lonsurf® – *) sowohl Hyper- als auch Hypo-Verschiebungen möglich – Vorsicht bei der Komb. m. Zidovudin (Substrat der Thymidinkinase, Konkurrenz mit Trifluridin) – Alle Zytostatika-typischen UAW, obligates Blutbild vor jedem Behandlungszyklus – **KI** schwere NI und bereits ab mittelschwerer LI
											• Obwohl bedeutsames Substrat an 3A, Summenwirkung in der Komb. m. Ritonavir Hemmung von 3A(4) → • **KI** Alfuzosin, Amiodaron, Bepridil, Chinidin, Cisaprid, Colchicin (bei Nieren- oder Leberschäden), Flecainid, Johanniskraut, Lovastatin, Metoprolol, Midazolam oral, Secale-Alkaloide, Propafenon, Quetiapin, Rifampicin, Pimozid, Sertindol, Sildenafil, Simvastatin, Triazolam • Modulation an 3A4 unklar (Induktion bei MediQ, Hemmung bei DrugBank) • Nicht empfohlen Doppelbehandlung mit Protease-Hemmern, Komb. m. anderen antiviralen Therapeutika wie Abacavir, Amprenavir/Ritonavir, Etravirin, Telaprevir, Zidovudin; ferner Atorvastatin, Bosentan, Glucocorticoide, Halofantrin, Lumefantrin, Tolterodin, orale Kontrazeptiva, Pethidin, PPI, Salmeterol • Vorsicht mit Antacida (2 Stunden Abstand), Antiepileptika (Carbamazepin, Phenobarbital, Phenytoin), antiviralen Wirkstoffen (Didanosin 2 Stunden Abstand, Emtricitabin, Rilvipirin), Azol-Antimykotika (Fluconazol max. 200 mg/d, Itraconazol, Ketoconazol, Voriconazol), Clarithromycin, Colchicin (sofern keine NI oder LI), Digoxin, Immunsuppressiva, Midazolam parenteral, PDE5-Hemmer (Sildenafil, Vardenafil, Tadalafil), Psychopharmaka (Bupropion, Desipramin, Trazodon), Schmerzmittel (Methadon, Buprenorphin/Naloxon, Pethidin), Statinen (Rosuvastatin mit 5 mg/d, Pravastatin mit 10 mg/d beginnen) PPI, Rifabutin (↓ Rifabutin-Dosis um mindestens 75%, z.B. 150 mg jeden 2. Tag), Theophyllin, Warfarin • UAW Hyperlipidämie, i.e.S. Hypertriglyceridämie, Leberzeichen, Hautausschläge in der Komb. m. Ethyinylestradiol/Norethisteron • **KI** bereits ab mittelgradiger LI

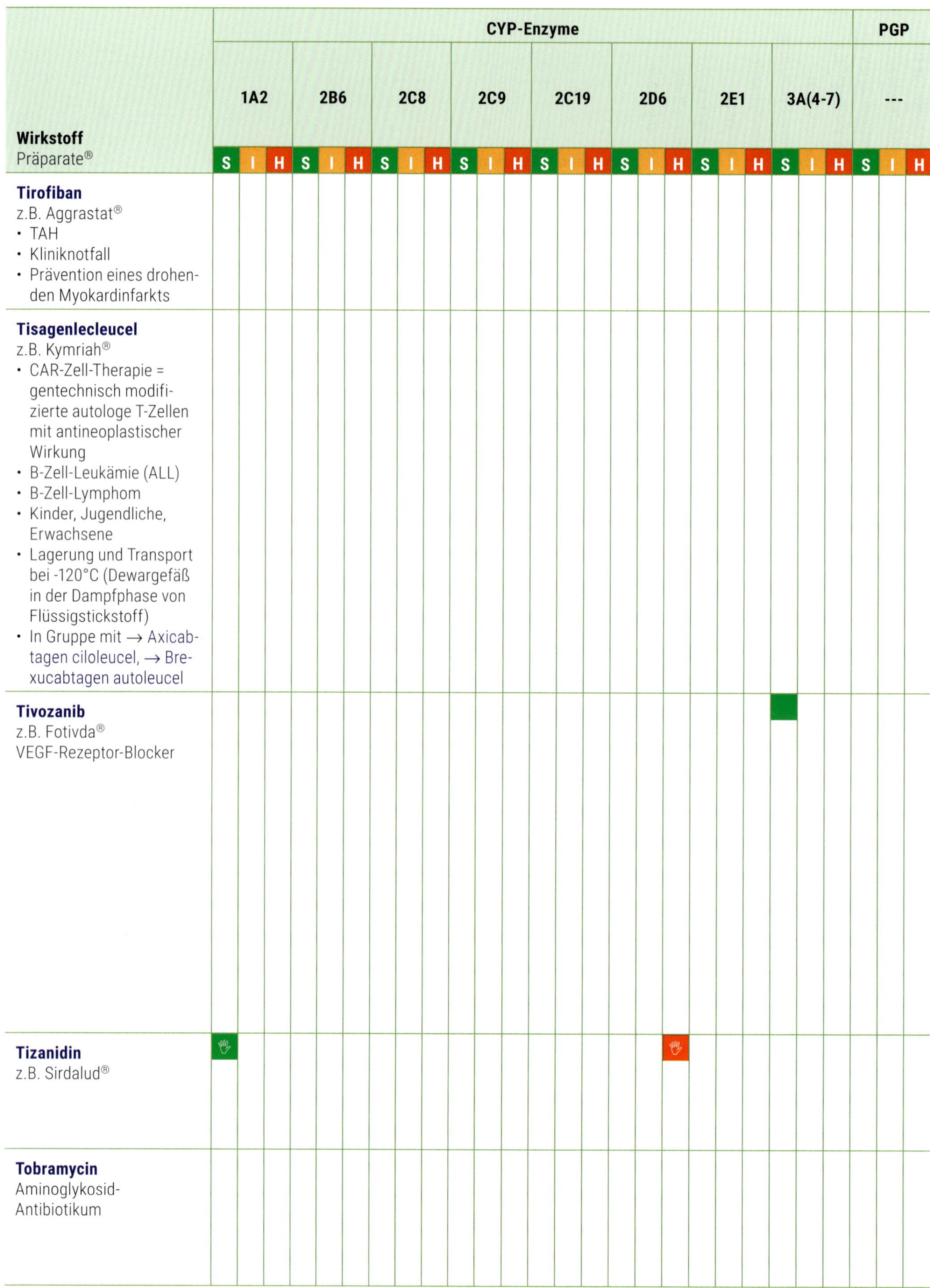

Wirkstoff Präparate®	CYP-Enzyme																								PGP		
	1A2			2B6			2C8			2C9			2C19			2D6			2E1			3A(4-7)			---		
	S	I	H	S	I	H	S	I	H	S	I	H	S	I	H	S	I	H	S	I	H	S	I	H	S	I	H
Tirofiban z.B. Aggrastat® • TAH • Kliniknotfall • Prävention eines drohenden Myokardinfarkts																											
Tisagenlecleucel z.B. Kymriah® • CAR-Zell-Therapie = gentechnisch modifizierte autologe T-Zellen mit antineoplastischer Wirkung • B-Zell-Leukämie (ALL) • B-Zell-Lymphom • Kinder, Jugendliche, Erwachsene • Lagerung und Transport bei -120°C (Dewargefäß in der Dampfphase von Flüssigstickstoff) • In Gruppe mit → Axicabtagen ciloleucel, → Brexucabtagen autoleucel																											
Tivozanib z.B. Fotivda® VEGF-Rezeptor-Blocker																						■					
Tizanidin z.B. Sirdalud®	✋																	✋									
Tobramycin Aminoglykosid-Antibiotikum																											

Anticholinerge NW	Agranulozytose	Serotonin-Syndrom	QTc-Verlängerung	Na+ ↓/ SIADH	Kalium-Dysbalance	Krampfschwelle ↓	Cave Licht ☼	Blutglucose ↓/↑	Achtung Niere	Achtung Leber	**Besondere Anmerkungen**
									0,4		• Hauptweg renal unverändert, geringere Anteile in Leber umgesetzt • Wichtigste UAW Blutungen, v.a. bei Komb. m. ASS oder Heparin, Thrombozytopenie, Schüttelfrost, Überempfindlichkeitszeichen • Dosis ab GFR <30 ml/min um 50% reduzieren (cave Hämaturie)
	*				↓						• Völlig neuer Ansatz in der Onkologie: • Patienteneigene T-Zellen werden durch Genmodifikation so verändert, dass sie einen chimären Antigen-Rezeptor – CAR – exprimieren. Dieser Rezeptor richtet sich gegen CD19, ein Oberflächenantigen bestimmter Leukämiezellen. Kommt eine CAR-tragende T-Zelle mit CD19 in Kontakt, wird sie aktiviert, zerstört die CD19-tragende B-Zelle und vermehrt sich. Dem Immunsystem des Patienten wird somit beigebracht, den Krebs zu bekämpfen.[255] • Schwerwiegende UAW möglich, z.B. Zytokin-Freisetzungssyndrom (Blutdruckabfall, Gehirnödem, Schock, Herzstillstand), ferner Verwirrtheit, Delirium, Krämpfe, starker Abfall der Gammaglobuline, verschiedene Störungen der Blutzusammensetzung (*, jedoch Agranulozytose nicht angegeben), Hypocalcämie, Hyperurikämie • Antidot Tocilizumab (RoActemra®, davon mindestens 4 Dosen als Notfallausrüstung vorrätig haben), ferner Antibiotika (Ersatztherapie oder Prophylaxe bei Infektionsanfälligkeit), Antipyretika, Sauerstoff verfügbar haben/machen; strenger Verkehrshinweis bis 8 Wochen nach der Therapie • Kontrazeption erforderlich • Verbot für Blut- und Organspenden
			!								• Substrat von UGT1A1, -3, -7, -8, -9 und -10 • Substrat an 1A1(?), BCRP-Hemmer • Sämtliche Interaktionen *in vitro* • Hauptweg biliäre Ausscheidung • **KI** Johanniskraut, 2 Wochen vor Therapiebeginn absetzen • Vorsicht bei der Komb. m. starken 3A4-Induktoren, Rosuvastatin (wegen BCRP-Hemmung, andere Statine möglich), hormonellen Kontrazeptiva (Wirkung unsicher, Barrieremethoden) • Alle Zytostatika-typischen UAW, z.B. Blutdyskrasie, Hypertonie, Herzinsuffizienz, venöse und arterielle thrombotische Ereignisse oder auch Hämorrhagie, Hypothyreose, posteriores reversibles Enzephalopathie-Syndrom mit neurologischen Zeichen • Keine Dosisreduktion bis mittelschwere NI, bei schwerer NI vorsichtige Anwendung möglich • Dosisdeckelung 1340 mg jeden 2. Tag bereits bei mittelschwerer LI, vorsichtige Fortsetzung auch bei schwerer LI • Teratogenes Potenzial, strikte Schwangerschaftsverhütung
!!			!						0,97		• Ausscheidung vorwiegend renal • **KI** Ciprofloxacin, Fluvoxamin, große Vorsicht mit Rofecoxib • Verstärkung Blutdruck senkender Medikamente, Bradykardie • Große Vorsicht mit Duloxetin • Bei GFR <25 ml/min TMD 2 mg bzw. **KI** schwere LI
	*				↓		*		0,04		• Hauptweg renal unverändert • Risiko für Oto- und Nephrotoxizität bei vorbestehender NI zusätzlich stark erhöht, Nephrotoxizität allerdings meist reversibel, Hämodialyse möglich • *) Literaturangaben, jedoch keine Bestätigung in der Fachinformation; Blutdyskrasien aber bekannt • *WW, UAW siehe Gentamicin*

Wirkstoff Präparate®	CYP-Enzyme																								PGP		
	1A2			2B6			2C8			2C9			2C19			2D6			2E1			3A(4-7)			---		
	S	I	H	S	I	H	S	I	H	S	I	H	S	I	H	S	I	H	S	I	H	S	I	H	S	I	H
Tocainid Antiarrhythmikum	■		■ !																								
Tocilizumab z.B. RoActemra® • IL-6α-Antagonist • Rheumatoide Arthritis, Riesenzell-Arthritis																							■				
Tocopherol Syn. Vitamin E																						■					
Tofacitinib z.B. Xeljanz® • Proteinkinase-Hemmer • Polyarthritis • *Vergleiche* → Baricitinib, → Upadacitinib													■									■ ✋					
Tolbutamid							■		■	■ ✋			■														
Tolcapon z.B. Tasmar®												■										■					
Tolterodin z.B. Detrusitol®										■			■			■ ✋						■ !					

Anticholinerge NW	Agranulozytose	Serotonin-Syndrom	QTc-Verlängerung	Na+ ↓/ SIADH	Kalium-Dysbalance	Krampfschwelle ↓	Cave Licht	Blutglucose ↓/↑	Achtung Niere	Achtung Leber	Besondere Anmerkungen
	■								0,6	■	• Umsetzung über UGT • Ausscheidung renal unverändert
										■	• Umsetzung ± unbekannt • Abgesehen von der Induktion an 3A4 (DrugBank) keine direkte Interaktion mit dem CYP-/PGP-System, jedoch wieder stärkere Aktivität der CYP-Enzyme als *Folge der Entzündungshemmung* durch Tocilizumab bedenken • **KI** (schwere) Infektionen bzw. kein Behandlungsbeginn bei aktiven Infektionen; Kombination mit Tumornekrosefaktor-alpha-Hemmern, sowohl gleichzeitig wie bis zu einem Monat nach Behandlung mit Anti-TNF-Antikörper, Lebendvakzine • UAW LDL- und Transaminasen-Anstieg, Hypercholesterinämie, gastrointestinale Perforation, Hypertonie • Keine Untersuchungen bei schwerer NI und LI, allerdings schwere Leberschädigungen möglich (BASG-Mitteilung vom 27.06.2019)
									■	■	• Substrat an zahlreichen Transport-Proteinen, Ausscheidung im Stuhl • 2 Stunden Abstand zu Eisen-Gaben • Wirkung von Gerinnungshemmern verstärkt → • Bei hoher Dosierung INR-Kontrolle • **KI** 2 Wochen vor bis 2 Wochen nach (geplanten) Operationen • UAW Kopfschmerzen, Durchfall • Aufnahme anderer fettlöslicher Vitamine oder stark lipophiler Arzneistoffe im Darm kann gesteigert sein • Vorsicht bei NI, LI
									■	■	• Ausscheidung über Galle > renal • Nicht empfohlen starke 3A4-Induktoren, z.B. Rifampicin, sowie Ciclosporin und Tacrolimus • TMD 5 mg bei unvermeidbarer Komb. m. starken CYP3A-Hemmern wie Ketoconazol, Fluconazol (v.a. 2C19-Hemmer) • **KI** aktive Tuberkulose, schwere Infektionen, schwere Leberschäden • UAW HNO-Infektionen (Schnupfen, Pneumonie), Virus-Reaktivierung (z.B. Herpes), Dys-/Hyperlipidämien • Dosisreduktion auf höchstens 2-mal 5 mg/Tag u.a. bei Herzinsuffizienz, bestehenden Hormon-Therapien, Thromboembolien in der Anamnese, angeborenen Gerinnungsstörungen sowie einem erhöhten Risiko für Lungenembolie (BASG-Mitteilung vom 18.06.2019, bei Letzterem alternative Behandlung empfohlen) • Ab mittelschwerer NI oder LI TMD 10 mg, ab GFR <30 ml/min LI TMD 5 mg/d, **KI** ab schwerer LI • Keine Lebendvakzine
	■			■				■	1,0	■	• Zusätzlich 2C18-Substrat • Hypoglykämie bei eingeschränkter Nierenleistung
										■	• Substrat an 2A6, an einigen UGT sowie an COMT, hier auch relevanter Hemmer • Cave Komb. m. positiv inotropen Wirkstoffen, v.a. Adrenalin, Dobutamin → ↑ Kardiotoxizität • Vorsicht mit Noradrenalin-Wiederaufnahme-Hemmern wie Desipramin, Maprotilin und Venlafaxin • Fixkombinationen m. MAO-B-Hemmer Selegilin ohne Interaktion • Wegen erheblicher Lebertoxizität nur Reservetherapeutikum bzw. **KI** LI
!!			!						■	■	• Ausscheidung 80% renal • TMD bei NI und LI 2 mg **PRISCUS-Beurteilung**/ältere Personen: • Unretardiertes Tolterodin vermeiden • *Siehe Oxybutynin*

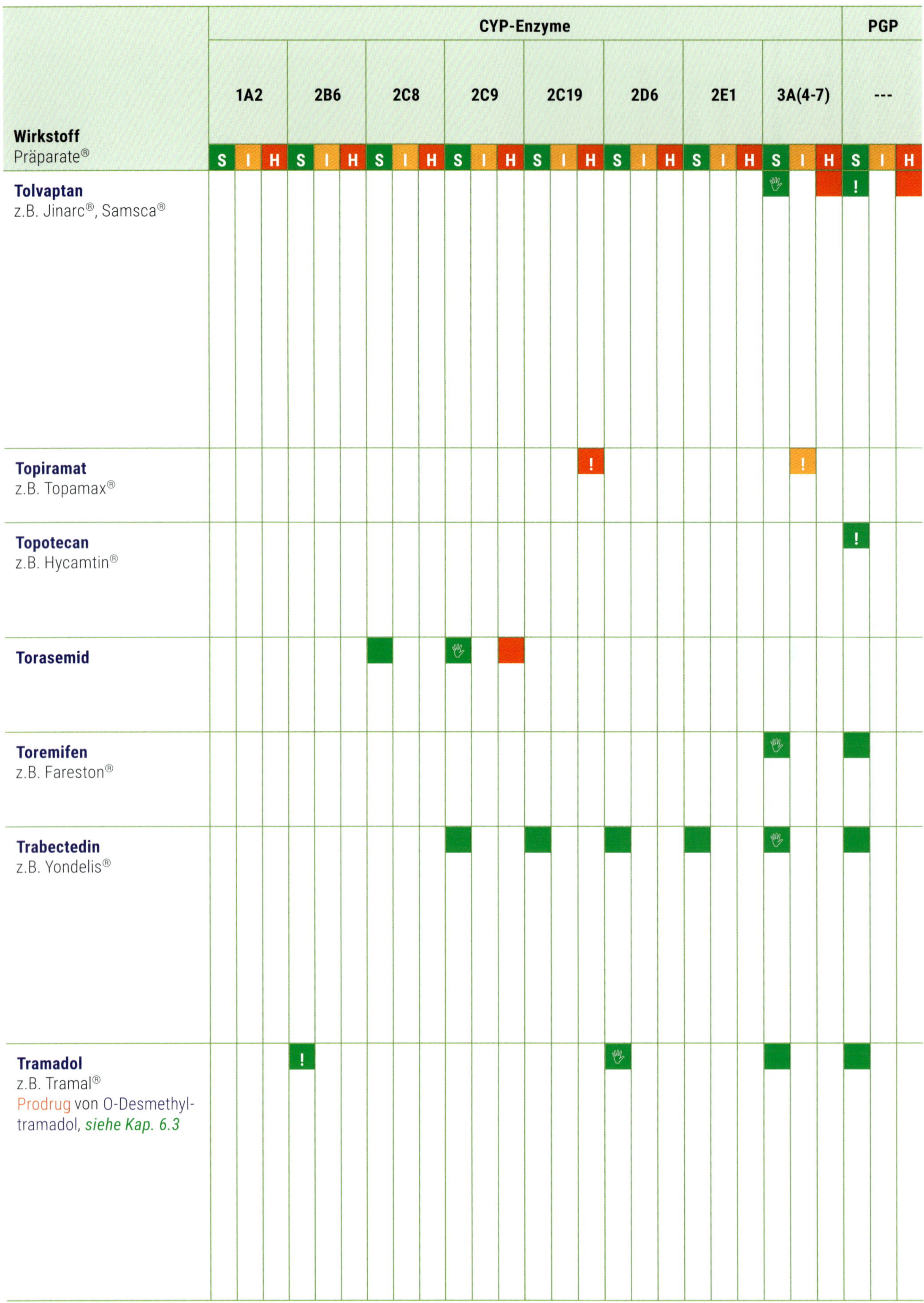

Wirkstoff Präparate®	CYP-Enzyme																								PGP		
	1A2			2B6			2C8			2C9			2C19			2D6			2E1			3A(4-7)			---		
	S	I	H	S	I	H	S	I	H	S	I	H	S	I	H	S	I	H	S	I	H	S	I	H	S	I	H
Tolvaptan z.B. Jinarc®, Samsca®																						✋		■	!		■
Topiramat z.B. Topamax®															!								!				
Topotecan z.B. Hycamtin®																									!		
Torasemid							■			✋		■															
Toremifen z.B. Fareston®																						✋			■		
Trabectedin z.B. Yondelis®										■			■			■			■			✋			■		
Tramadol z.B. Tramal® Prodrug von O-Desmethyl-tramadol, *siehe Kap. 6.3*				!												✋						■			■		

Anticholinerge NW	Agranulozytose	Serotonin-Syndrom	QTc-Verlängerung	Na+ ↓/ SIADH	Kalium-Dysbalance	Krampfschwelle ↓	Cave Licht ☼	Blutglucose ↓/↑	Achtung Niere	Achtung Leber	Besondere Anmerkungen
					↑				0,98		• PGP-Hemmung *in vitro* • *In vitro* ferner Hemmung einiger Transport-Proteine, z.B. OAT, OCT, OATP, BCRP, Vorsicht daher bei Komb. m. deren Substraten wie Metformin (OAT1), Ciprofloxacin, Methotrexat (beide OAT3), Pitavastatin, Rosuvastatin (beide OATP1B1+3) oder Sulfasalazin (BCRP) • Nicht empfohlen Arzneimittel mit erhöhtem Natrium-Gehalt, Vasopressin-Analoga (↓ Wirkung) • Vorsicht bei der Komb. m. 3A4-Induktoren und -Hemmern • Vorsicht bei Komb. m. PGP-Substraten wie Dabigatran, Digoxin • Auf Volumen- und Elektrolyt-Haushalt achten, Patienten genügend trinken lassen bzw. cave Dehydratation z.B. bei Komb. m. Diuretika, **KI** hypovolämische Hyponatriämie • UAW Hyperurikämie, Hypernatriämie, Muskelspasmen, Kopfschmerzen, Diabetes-Zeichen nicht übersehen • NI grundsätzlich keine KI, Harnabgang muss aber gesichert sein, **KI** Anurie
									0,5		• Umsetzung ferner via UGT • Hauptweg renal unverändert • Dosisreduktion bei NI und LI nötig
									0,5		• Umsetzung über zahlreiche andere Enzyme, darunter BCRP, z.T. *in vitro* • 3A4-Modulation unklar (DrugBank) • Vorsicht bei der Komb. mit PGP-Hemmstoffen, v.a. Ciclosporin • Vorsicht mit Platin-haltigen Chemotherapeutika (Blutbild!) • Dosisreduktion bis GFR 20 ml/min, für darunter keine Empfehlungen
					↓				0,8		• Relevante Umsetzung via OATP1B1 und weitere OAT, z.T. *in vitro* • Komb. m. Gentamicin, Tobramycin → additive Innenohrtoxizität • Verschlechterte Glucose-Toleranz, Demaskierung eines latenten Diabetes mellitus • Dosis*erhöhung* bei NI, **KI** schwere LI
			!								• Zusätzlich 1A1-Substrat • Hauptausscheidung über Galle • ***UAW, KI siehe Tamoxifen*** (Agranulozytose *nicht* angegeben) • Dosisreduktion bei LI auf die Hälfte
					↓				0,99		• Hohe Plasmaprotein-Bindung • Bei Komb. m. CYP3A4- Induktoren wie Johanniskraut, Phenobarbital, Rifampicin → ↓ Trabectedin-Wirkung • Bei Komb. m. CYP3A4-Hemmern wie Aprepitant, Clarithromycin, Fluconazol, Ketoconazol, Ritonavir → ↑ Trabectedin-Toxizität • Bei Komb. m. PGP-Inhibitoren wie Ciclosporin, Verapamil → veränderte Verteilung und/oder Elimination von Trabectedin • UAW typisch für Zytostatika und mitunter schwerwiegend, cave Überempfindlichkeit, Blutbild • **KI** GFR <30 ml/min bzw. <60 ml/min bei Trabectedin in Kombinationen • Leberfunktionsprüfungen und gegebenenfalls Dosisreduktion, Alkohol vermeiden!
									0,6		• Interaktionen an weiteren Enzymen, z.T. *in vitro*, gewisser Anteil renal unverändert ausgeschieden • Überführung in das analgetisch wirk-same O-Desmethyltramadol via 2D6 • Cave Komb. m. 2D6-Hemmern, v.a. Fluoxetin, Paroxetin, Sertralin, Bupropion, Cinacalcet → analgetische Wirkung, nicht aber serotonerge/noradrenerge Wirkung abgeschwächt → Tendenz zur Dosiserhöhung bzw. Verwendung zusätzlicher Analgetika • **KI** MAO-Hemmer bis 14 Tage nach deren Absetzen • Alternativen in Bezug auf die anticholinerge Last Fentanyl, ev. Morphin • Cave die unreflektierte Komb. von Opioid-Analgetika mit Reizhusten-Therapeutika (Dextromethorphan!) • Wirkungsabschwächung von Setronen möglich • Q_0-Wert 0,6 → Verlängerung der Dosisintervalle bei NI und/oder LI

Wirkstoff Präparate®	CYP-Enzyme																									PGP		
	1A2			2B6			2C8			2C9			2C19			2D6			2E1			3A(4-7)			---		
	S	I	H	S	I	H	S	I	H	S	I	H	S	I	H	S	I	H	S	I	H	S	I	H	S	I	H
Tramazolin Vasokonstriktor topisch (Nasen-Formulierungen)																											
Trametinib z.B. Mekinist®									■														■				
Tranexamsäure z.B. Cyklokapron®																											
Tranylcypromin *Siehe auch* → Phenelzin			■			■						■			■			■			■						
Trapidil z.B. Rocornal® Vasodilatator mit TAH-Eigenschaften																											
Trastuzumab z.B. Herceptin® • HER2-Antikörper • Unterscheidung Trastuzumab Emtansin																											

Anticholinerge NW	Agranulozytose	Serotonin-Syndrom	QTc-Verlängerung	Na⁺ ↓/ SIADH	Kalium-Dysbalance	Krampfschwelle ↓	Cave Licht ☼	Blutglucose ↓/↑	Achtung Niere	Achtung Leber	Besondere Anmerkungen
*											• Keine Studien zur Pharmakokinetik • *) Bei Überdosierung, z.B. infolge versehentlicher Einnahme, überwiegen anticholinerge Symptome → Antidot Physostigmin (Erwachsene 2 mg, Kinder 0,5 mg i.m. oder langsam i.v.) • *Weitere WW, UAW siehe Naphazolin*
									■	■	• 2C8-Hemmung *in vitro* • Hauptabbau via Desacetylierung und Kopplung an UGT • WW in Bezug auf PGP können nicht ausgeschlossen werden, daher Vorsicht bei Komb. m. starken PGP-Hemmern, z.B. Chinidin, Ciclosporin, Itraconazol, Ritonavir, Verapamil[256] • Auf Herzfunktion bei Komb. m. Dabrafenib achten (Myokarditis) • Ausscheidung zu 80% über Stuhl, 19% renal, ev. Dosisreduktion bei NI oder LI • Nüchterneinnahme
						■			0,03		• Hauptweg renal unverändert • **KI** Verbrauchskoagulopathien, Hyperkoagulabilität; unregelmäßige Menstruation abklären • Wirkungsabschwächung bei gleichzeitiger Verwendung von Cumarinen, Heparin, Salicylaten, TAH • Orale Kontrazeptiva → erhöhtes Thromboserisiko • UAW verändertes Farbensehen • Cave Kumulation bei NI, **KI**, wenn Serumkreatinin >500 µmol/l
		■		■		■		A	0,95	■	• Ferner 2A6- und v.a. MAO-Blockade • 2B6- und 2C19-Hemmung *in vitro* • Hauptausscheidung renal • **KI** Levodopa (2 Wochen Abstand) • Strikte Vorsicht mit indirekten Sympathomimetika • Tyramin enthaltende Lebensmittel vermeiden • Cave Aufschaukeln eines Serotonin-Syndroms durch Komb. m. anderen Pharmaka, die direkt oder indirekt serotonerg wirken • Besondere Vorsicht bei Diabetikern • **KI** schwere LI und LI generell **PRISCUS-Beurteilung**/ältere Personen: • Irreversibler, unselektiver MAO-Hemmer, schwerwiegende UAW bei Komb. m. Wirkstoffen und Tyramin enthaltenden Nahrungsmitteln, die in Abhängigkeit von MAO metabolisiert werden → • Blutdruckkrisen, Hirnblutungen, maligne Hyperthermie[257]
										■	• Ausscheidung renal • Wirkungsverstärkung mit antianginösen, blutdrucksenkenden und blutgerinnungshemmenden Wirkstoffen – TAH müssen bei Zutreffen der Indikation auf jeden Fall zusätzlich gegeben werden • Vorsicht bei schwerer LI
					↑					■	• 19A1-Hemmer • Abbau durch Proteasen • Cave Komb. m. Anthracyclinen wegen additiver Kardiotoxizität, ausgenommen bei metastasiertem Brustkrebs • Hyperkaliämie, Häufigkeit unbekannt • UAW Infektionen (HNO), Blutbild, Augenbeschwerden, Herzinsuffizienz, Herzrhythmusstörungen, Lungenbeschwerden, Dyspnoe, Magen-Darm-Trakt, Leber, infusionsbedingte Reaktionen

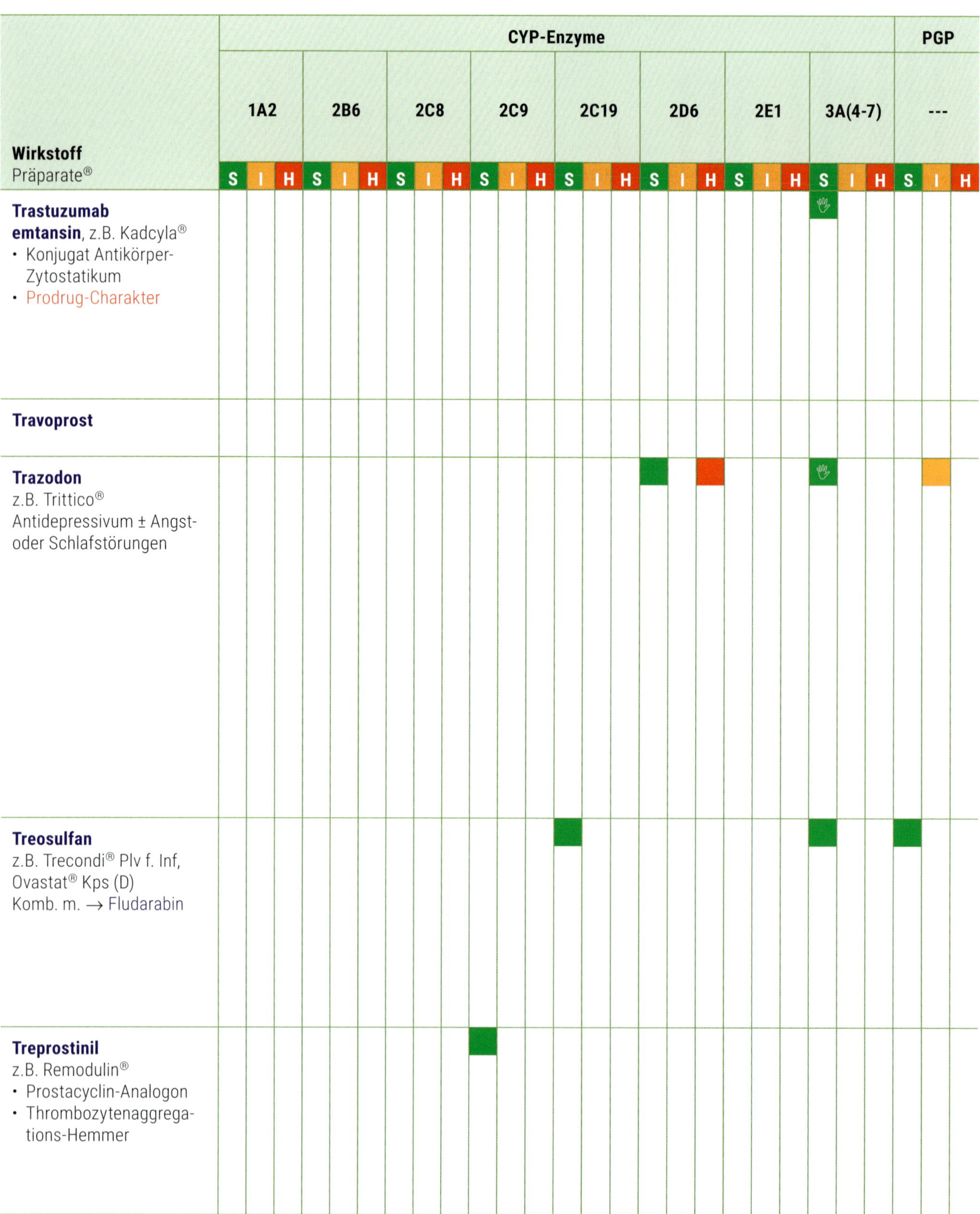

Wirkstoff Präparate®	CYP-Enzyme																								PGP		
	1A2			2B6			2C8			2C9			2C19			2D6			2E1			3A(4-7)			---		
	S	I	H	S	I	H	S	I	H	S	I	H	S	I	H	S	I	H	S	I	H	S	I	H	S	I	H
Trastuzumab emtansin, z.B. Kadcyla® • Konjugat Antikörper-Zytostatikum • Prodrug-Charakter																						■ ✋					
Travoprost																											
Trazodon z.B. Trittico® Antidepressivum ± Angst- oder Schlafstörungen																■		■				■ ✋				■	
Treosulfan z.B. Trecondi® Plv f. Inf, Ovastat® Kps (D) Komb. m. → Fludarabin													■									■			■		
Treprostinil z.B. Remodulin® • Prostacyclin-Analogon • Thrombozytenaggregations-Hemmer										■																	

Anticholinerge NW	Agranulozytose	Serotonin-Syndrom	QTc-Verlängerung	Na^+ ↓/ SIADH	Kalium-Dysbalance	Krampfschwelle ↓	Cave Licht ☼	Blutglucose ↓/↑	Achtung Niere	Achtung Leber	**Besondere Anmerkungen**
					↓						• Dekonjugation und proteolytischer Abbau in Zelllysosomen → Freisetzung des HER2-Antikörpers und eines wirksamen „Small Molecule"-Bestandteils von Trastuzumab emtansin, genannt **DM1**, der *in vitro* sehr stark über 3A4 und in geringem Ausmaß über 3A5 biotransformiert wird • Hypokaliämie sehr häufig • Starke CYP3A4-Hemmer, z.B. Azol-Antimykotika, Clarithromycin, Nefazodon, Protease-Hemmer, mit Vorsicht anwenden bzw. vermeiden • UAW wie Trastuzumab • Dosisreduktion bei Transaminasen-Anstieg
											• Geringes systemisches Auftreten • *Siehe Latanoprost*
									1,0		• Alles in alles gut verträglich • Allgemein Vorsicht mit Substraten, Induktoren und Inhibitoren an 3A4 und 2D6 – Carbamazepin, Fluoxetin vermeiden – Dosisreduktion von Trazodon bei Komb. m. 3A4-Hemmern • Nicht empfohlen Komb. m. tricyclischen Antidepressiva, MAO-Hemmern (2 Wochen Abstand) • Vorsicht bei der Komb. m. Blutdrucksenkern, Cumarinen (sorgfältige Gerinnungskontrollen), Inhalationsnarkotika, Muskelrelaxanzien (jeweils Wirkungsverstärkung durch Trazodon, Trazodon vor geplanten Operationen absetzen), Phenothiazinen (starke Blutdrucksenkung), QT-verlängernden Substanzen, Digoxin, Phenytoin (bei den letzten beiden Anstiege der Plasmaspiegel), Sedativa, anderen serotonergen Wirkstoffen • Kein Alkohol • *Bezüglich Serotonin-Syndrom siehe Tranylcypromin* – Gilt auch für Aprepitant, das in Kombination innerhalb von drei Tagen ein Serotonin-Syndrom mit aufbauen kann • Alternativen SSRI (ausgenommen Fluoxetin), Verhaltenstherapie
			*								• CYP-/PGP-Interaktionen *in vitro* und von geringer praktischer Relevanz • Trotzdem Komb. m. PGP-Substraten sowie 3A4-Substraten und 2C19-Substrate mit geringer therapeutischer Breite nicht empfohlen • *) Kardiotoxizität vorhanden (tachykarde Rhythmusstörungen, z.B. Sinusarrhythmie, Vorhofflimmern) • Alle Zytostatika-typischen UAW • **KI** Lebendimpfungen, jede Art von aktiver Infektion – Antiinfektiva-Prophylaxe erwägen • Kontrazeption für Frauen und Männer bis 6 Monate nach Therapieende • Dosisreduktion bei eingeschränkter Nieren- und Leberfunktion
											• Anwendung bei pulmonaler arterieller Hypertonie • Blutdrucksenker verstärkt bzw. Anwendung bei Blutdruck <85 mmHg nicht empfohlen (Infusionsstopp) • Vorsicht bei Komb. m. CYP2C8-Induktoren, z.B. Carbamazepin, Johanniskraut, Phenobarbital, Phenytoin, Rifampicin, oder -Hemmern, z.B. Gemfibrozil • Erhöhtes Blutungsrisiko bei Komb. m. Gerinnungshemmern, TAH • UAW u.a. Übelkeit, Durchfall, Kopf- und Kieferschmerzen, Ödeme • Vorsichtige Anwendung bei NI und LI

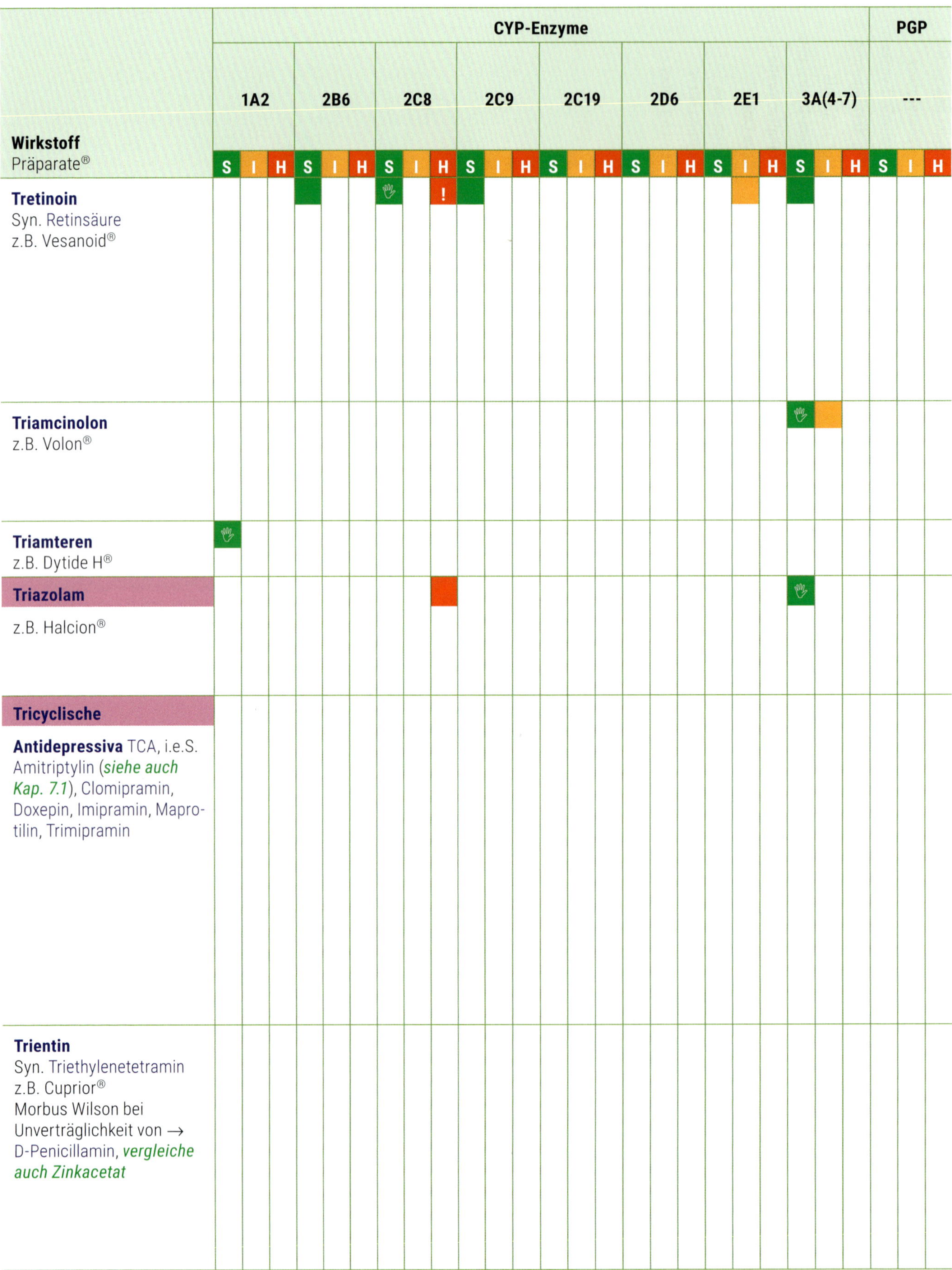

Wirkstoff Präparate®	CYP-Enzyme																								PGP		
	1A2			2B6			2C8			2C9			2C19			2D6			2E1			3A(4-7)			---		
	S	I	H	S	I	H	S	I	H	S	I	H	S	I	H	S	I	H	S	I	H	S	I	H	S	I	H
Tretinoin Syn. Retinsäure z.B. Vesanoid®				■			✋		!	■										■		■					
Triamcinolon z.B. Volon®																						✋	■				
Triamteren z.B. Dytide H®	✋																										
Triazolam z.B. Halcion®									■													✋					
Tricyclische Antidepressiva TCA, i.e.S. Amitriptylin (*siehe auch Kap. 7.1*), Clomipramin, Doxepin, Imipramin, Maprotilin, Trimipramin																											
Trientin Syn. Triethylenetetramin z.B. Cuprior® Morbus Wilson bei Unverträglichkeit von → D-Penicillamin, *vergleiche auch Zinkacetat*																											

Anticholinerge NW	Agranulozytose	Serotonin-Syndrom	QTc-Verlängerung	Na^+ ↓/ SIADH	Kalium-Dysbalance	Krampfschwelle ↓	Cave Licht ☼	Blutglucose ↓/↑	Achtung Niere	Achtung Leber	Besondere Anmerkungen
											• 1A1-, 2A6-, 2C18-, 4A11- und UGT-Substrat sowie Induktor der NAT2 • **KI** Schwangerschaft (Verhütung!) • **KI** Vitamin A, niedrig dosierte Gestagene zur Empfängnisverhütung, Tetracycline • Vorsicht bei der Komb. m. Cimetidin, Ciclosporin, Glucocorticoiden • Vorsicht bei Komb. m. Tranexamsäure, ε-Aminocapronsäure, Aprotinin • Bei Komb. m. Tetracyclinen intrakranielle Drucksteigerung (= Pseudotumor cerebri) möglich • Verstärkung der Toxizität von Methotrexat • Einnahme mit Mahlzeit • Bei NI und LI Dosisdeckelung auf 25 mg/m^2 Körperoberfläche und Tag
					↓						• Induktor ferner des MRP2 • 3A-Substratbeziehung und Induktion an allen 3 Isoenzymen gleichsinnig • Hypokaliämie-Risiko bei systemischer Gabe • Berichte über Konvulsionen • *Weitere Details siehe Glucocorticoide*
					↑				0,95		• Verringerte Digitalis-Wirkung bei erhöhtem Kalium-Spiegel • Dosisreduktion bei NI und LI (Aszites)
				?					1,0		• Substrat an UGT • Hauptweg renale Ausscheidung • Einsatz mit Hinblick auf den **PRISCUS-Status** mit großer Bedachtsamkeit • Bei NI und LI mit 0,125 mg beginnen • *Gender-Aspekte siehe Kap. 6.7.6*
											• Vorsicht bei der Komb. m. 1A2- und 2D6-Hemmern wie Cimetidin, Fluoxetin, Fluvoxamin → Anstieg der Plasmaspiegel der TCA → Dosisreduktion bis 50% – Ausweg: Ranitidin, Famotidin interagieren nicht • Vorsicht bei der Komb. m. Sympathomimetika → überschießende Herz-Kreislauf-Reaktion mit Tachyarrhythmie, Bluthochdruck **PRISCUS-Beurteilung**/ältere Personen: • Periphere anticholinerge UAW, v.a. Mundtrockenheit, kardiale Arrhythmien, orthostatische Dysregulation, Obstipation • Zentrale anticholinerge UAW, z.B. Benommenheit, innere Unruhe, Verwirrtheitszustände bis hin zu deliranten Syndromen • Kognitive Defizite • Erhöhtes Sturzrisiko • Alternativen Sertralin, Citalopram (Dosierungsobergrenzen beachten, Kontrolle des Natrium-Spiegels), Mirtazapin, Verhaltenstherapie • Alkohol, Kaffee/Schwarztee sowie Tyramin enthaltende Lebensmittel vermeiden
						*					• (Kupfer)Chelatbildner • Zielwert 100-150 µg/l Serum-Kupfer • Hauptausscheidung biliär, nur wenig systemische Verfügbarkeit, Nebenweg über NAT2 • Mindestens 2 Stunden Abstand zu anderen Arzneimitteln, Nahrungsmitteln und Milch • Komb. m. Zink vermeiden • UAW Senkung des Serum-Eisens (→ Kontrollen und gegebenenfalls Substitution), Übelkeit, Colitis, Hautreaktionen, Muskelkrämpfe(*), Dystonie, Myasthenia-gravis-Zeichen • Bei Vorbehandlung mit D-Penicillamin lupusartige Hautreaktionen bekannt, (Kausal) Zusammenhang unklar • Bei NI keine Dosisreduktion notwendig, engmaschige Kontrollen v.a. des Cu^{2+}-Spiegels empfohlen

Wirkstoff Präparate®	CYP-Enzyme																									PGP		
	1A2			2B6			2C8			2C9			2C19			2D6			2E1			3A(4-7)			---		
	S	I	H	S	I	H	S	I	H	S	I	H	S	I	H	S	I	H	S	I	H	S	I	H	S	I	H
Trifaroten z.B. Selgamis® • Synthetisches Retinoid • Lokales Aknetherapeutikum • 1-mal tägliche abendliche Anwendung				■			■			■												■					
Trifluridin z.B. in Lonsurf® Prodrug, *siehe Kap. 6.3*																											
Trihexyphenidyl z.B. Artane®																											
Trimetazidin z.B. Vastarel®																											
Trimethoprim	■						■		!	■		■										■			■		
Trimipramin	■									■			!			!						■			■		
Tripelenamin Tripelennamin																		■									
Triprolidin																											

Anticholinerge NW	Agranulozytose	Serotonin-Syndrom	QTc-Verlängerung	Na^+ ↓/ SIADH	Kalium-Dysbalance	Krampfschwelle ↓	Cave Licht ☼	Blutglucose ↓/↑	Achtung Niere	Achtung Leber	Besondere Anmerkungen
							*				• Starker Agonist am RARγ-Rezeptor (wesentlich schwächer am RARα/β-Rezeptor), der v.a. in der Epidermis und im Infundibulum, einem trichterförmigen Abschnitt des Haarfollikels, wo sich die komedolytische Wirkung entfaltet • Anmerkung: RAR = Retinoid Acid Receptor; keine Affinität zum RXR, Retinoid X Receptor, dem zweiten nukleären Retinoid-Rezeptor, für den ebenfalls 3 Subtypen existieren • *) UV-Exposition vermeiden • UAW Reizungen und Juckreiz an der Applikationsstelle, Sonnenbrand; Besserung bei fortgesetzter Therapie bzw. bei Verwendung einer Feuchtigkeitscreme in zeitlichem Abstand • **KI** bestehende oder geplante Schwangerschaft
											• Substrat im Thymidin-Stoffwechsel, Thymidinphosphorylase-Substrat • Virustatikum mit Antimetaboliten-Eigenschaften, als Zytostatikum zugelassen • Komb. m. → Tipiracil (z.B. Lonsurf®)
!!											Hauptweg renale Ausscheidung
											• Hemmung der Beta-Oxidation von Fettsäuren → ↑ Glucose-Umsatz • Hauptweg renal unverändert • Cave Parkinson-Symptome, die als UAW auftreten können bzw. **KI** Parkinson-Patienten • Bis GFR 30 ml/min keine Dosisreduktion nötig, **KI** schwere NI • Bei LI nicht empfohlen
			S						0,4		• PGP-Modulation unklar (DrugBank) • Substrat und Hemmer von OCT2 sowie Hemmer an OCT1+3 • Agranulozytose-Risiko sowie QT-Risiko (Einstufung „S" für Personen mit CLQTS), relevant in der Fixkombination mit Sulfamethoxazol) • Phototoxische Reaktionen nur selten • Dosisreduktion bei NI, Q_0-Wert 0,4-0,25
!!			!								• 1A2-Substratbeziehung *in vitro* • Substrat an UGT1A4+2B10 **PRISCUS-Beurteilung**/ältere Personen: • *Siehe Tricyclische Antidepressiva*
											Substrat an UGT1A3
											• Hauptumsetzung via Oxidation • QT-Hinweis bei MediQ **PRISCUS-Beurteilung**/ältere Personen: • *Siehe Dimetinden*

	CYP-Enzyme																										PGP		
	1A2			2B6			2C8			2C9			2C19			2D6			2E1			3A(4-7)			---		
Wirkstoff Präparate®	S	I	H	S	I	H	S	I	H	S	I	H	S	I	H	S	I	H	S	I	H	S	I	H	S	I	H
Triptane[258] 5-HT_{1B} + 5-HT_{1D}-Agonisten *Siehe Einzelwirkstoffe*																											
Triptorelin z.B. Decapaptyl®																											
Tropicamid																											
Tropisetron z.B. Navoban®																✋											
Trospium z.B. Spasmolyt®																		■							!		
Troxerutin Trihydroxyethyl-Rutosid																											
Tryptophan, 5-Hydroxy-tryptophan[259]																											
Turoctocog alfa, F VIII z.B. Esperoct®																											
Tyrosinkinase-Hemmer																											

Anticholinerge NW	Agranulozytose	Serotonin-Syndrom	QTc-Verlängerung	Na^+ ↓/ SIADH	Kalium-Dysbalance	Krampfschwelle ↓	Cave Licht ☼	Blutglucose ↓/↑	Achtung Niere	Achtung Leber	**Besondere Anmerkungen**
		■				*					• Additive vasospastische Reaktionen bei der Komb. m. Ergotamin, Dihydroergotamin und Methysergid → empfohlene Zeitabstände gemäß Migräne-Stufentherapie einhalten (mindestens 6, besser 24 Stunden) – Diese Gefäßspastik kann auch die Herzkranzgefäße betreffen → Druckgefühl und Schmerzen in der Brust, cave Prinzmetal-Angina pectoris – **KI** bei Patienten mit Arrhythmien, Herzinsuffizienz, Schenkelblock und KHK in der Familienanamnese, nach Myokardinfarkt, Schlaganfall oder transitorischen ischämischen Attacken (TIA), peripherer Gefäßerkrankung – Größte Zurückhaltung bei Patienten mit Bluthochdruck, Diabetikern, Rauchern und Anwendern einer Nikotin-Substitutionstherapie, Männern über 40 Jahre, Frauen nach der Menopause • Serotonin-Syndrom bei Komb. m. serotonergen Wirkstoffen bedenken, v.a. SSRI, SNRI, Johanniskraut, MAO-Hemmer, Lithium, TCA, L-Tryptophan plus Vorstufen • *) Berichte über Krämpfe ohne Prädisposition nur bei Sumatriptan; cave Krampfereignisse in der Anamnese, v.a. Naratriptan, Rizatriptan; bei den übrigen Vertretern UAW skelettmuskuläre Steifheit, Muskelzucken • Auf Medikamenten-induzierten Kopfschmerz und Angioödem achten
									0,52		• Biotransformation wenig bekannt, relevanter Weg renal unverändert • Keine Estrogene enthaltenden Präparate einnehmen • Vorsicht bei Osteoporose-Risiko (Verringerung der Knochendichte!), Depression, Bluthochdruck, Antikoagulation • Auf Hyperstimulation des Ovars achten (Überwachung), UAW vaginale Blutungen • Bei NI 2-4-fach höhere Exposition
!!											Umsetzung weitgehend unbekannt
		■	!							■	• Weitere Umsetzungen via Sulfatierung, ferner Substrat an UGT • Paracetamol: Abschwächung dessen Schmerz stillender Wirkung • Dosisreduktion bei Leberzirrhose
!!									■		• Substrat und Hemmer an OCT1-3 • Hauptweg jedoch renal unverändert • Trospium gelangt **nicht ins ZNS** • **Urologisches Spasmolytikum der Wahl laut PRISCUS-Liste**, z.B. bei Patienten mit **Morbus Parkinson**
											In den handelsüblichen Präparaten Mischungen von Mono-/Di-/Tri-Hydroxyethyl-Rutosiden → Oxerutin
		■									Cave unreflektierte Komb. m. Johanniskraut, Dextromethorphan sowie serotonergen Pharmaka allgemein
											Siehe Blutgerinnungsfaktoren
											Grapefruit/Pomelo vermeiden

Wirkstoff Präparate®	CYP-Enzyme 1A2			2B6			2C8			2C9			2C19			2D6			2E1			3A(4-7)			PGP ---		
	S	I	H	S	I	H	S	I	H	S	I	H	S	I	H	S	I	H	S	I	H	S	I	H	S	I	H
T-Zellen, gen-modifiziert inklusive Suizid-Gen z.B. Zalmoxis® • Notfalltherapeutikum zum Stopp einer Graft-versus-Host-Reaktion nach haploidentischen Stammzelltrans-plantation • Nachbehand-lung mit → Ganciclovir oder → Valganciclovir																											
Ulipristal • Progesteron-Rezep-tor-Modulator • z.B. ellaOne®, zur Notfall-verhütung • z.B. Esmya®, Myome	S															S						S (✋)					
Umeclidiniumbromid																S									S		
Upadacitinib z.B. Rinvoq® • Januskinase-Inhibitor • Rheumatoide Arthritis • *Vergleiche* → Baricitinib, → Tofacitinib																S						S			S		H
Urapidil z.B. Ebrantil® Notfalltherapeutikum bei hypertensiven Krisen																											
Urofollitropin																											
Ursodeoxycholsäure z.B. Ursofalk®, Kybella® *Siehe auch Obeticholsäure*																											

Anticholinerge NW	Agranulozytose	Serotonin-Syndrom	QTc-Verlängerung	Na+ ↓/ SIADH	Kalium-Dysbalance	Krampfschwelle ↓	Cave Licht ☼	Blutglucose ↓/↑	Achtung Niere	Achtung Leber	Besondere Anmerkungen
											• Patientenspezifisches Therapeutikum • HLA = Humane Leukozyten-Antigene auf der Oberfläche fast aller Körperzellen, um dem Immunsystem eine Unterscheidung zwischen körpereigen und körperfremd zu ermöglichen • Eine haploidentische (HLA-Merkmale zur Hälfte mit dem des Empfängers übereinstimmend, meist von einem Elternteil) Stammzelltransplantation birgt das Risiko einer lebensgefährlichen Graft-versus-Host-Reaktion (GvHD), indem die T-Zellen des Spenders die Körperzellen des Empfängers angreifen • Zur Herstellung von Zalmoxis® werden zunächst T-Zellen des Spenders vom Rest der Zellen im Transplantat abgetrennt und mit dem Gen für eine mutierte Thymidinkinase des Herpes-simplex-Virus (HSV-TK Mut2) ausgestattet. Bei Nachbehandlung mit den Virustatika Ganciclovir oder Valganciclovir werden die markierten T-Zellen in ihr Apoptose-Programm gebracht und sterben ab → GvHD gestoppt
						*	*	*			• Nicht empfohlen Komb. m. starken 3A4-Hemmern, z.B. Azol-Antimykotika, Clarithromycin, Nefazodon, Ritonavir, oder -Induktoren, z.B. Carbamazepin, Phenytoin, Efavirenz, Johanniskraut, Nevirapin, Phenobarbital, Primidon, Rifabutin, Rifampicin • Wirkung von Gestagenen, z.B. in hormonellen Kontrazeptiva, vermindert, Komb. m. Notfallkontrazeptiva auf Levonorgestrel-Basis nicht empfohlen • UAW Übelkeit, Erbrechen (wenn innerhalb von 3 Stunden nach Einnahme → Ersatztablette), Kopf-, Rückenschmerzen, Brustspannen, Stimmungsschwankung • Mangels Studien keine Anwendung bei schwerer LI • *) *Vergleiche Progesteron*
!!			*								• Wenig systemische Aufnahme und Verteilung • *) QT-Risiko bei Komb. m. Beta-Sympathomimetika berichtet, z.B. Vilanterol, klinische Relevanz fraglich
											• PGP-Interaktionen *in vitro* • Hemmer von BCRP *in vitro* • Vorsicht mit starken 3A4-Induktoren und -Hemmern • Keine relevanten Auswirkungen auf Ethinylestradiol, Levonorgestrel, Methrotrexat und allgemein auf Arzneistoffe, die über die übrigen CYP-Enzyme metabolisiert werden • UAW schwerwiegend, z.B. erhöhtes Risiko für maligne Erkrankungen, Infektionen, Venenthrombosen, Lungenembolie, Störungen des Lipid- und Cholesterin-Stoffwechsels • Nicht empfohlen Lebendimpfstoffe, Komb. m. Immunsuppressiva • Prophylaktische Herpes-zoster-Impfung empfohlen, Tuberkulose-Screening vor Therapiebeginn • Vorsichtige Anwendung bei Patienten mit schwerer NI möglich • **KI** schwere LI
									0,7		• Umsetzung durch Hydroxylierung und Demethylierung • Cave Herzinsuffizienz, kutane Überempfindlichkeitsreaktionen • Cave übermäßige Blutdrucksenkung (Kombinationen, Volumen-Mangel, Amifostin, Baclofen, Neuroleptika) • Komb. m. Cimetidin (↑ Urapidil), TCA (Sedierung), ACE-Hemmern vermeiden • Dosisanpassung bei NI und LI
											Siehe Follitropin
											• Hauptweg Konjugation • Resorptionsminderung durch Antacida und Anionenaustauscher • Erhöhung der Absorption von Ciclosporin • Cave Komb. m. Wirkstoffen, die die Cholesterin-Sekretion fördern → ↑ Bildung von Gallensteinen (z.B. Estrogene, Clofibrat) • **KI** Gallenweg-, -blasenentzündung, Verlegung der Gallenwege (calcifizierte Gallensteine) • Dekompensation einer Leberzirrhose möglich

Wirkstoff Präparate®	CYP-Enzyme																								PGP		
	1A2			2B6			2C8			2C9			2C19			2D6			2E1			3A(4-7)			---		
	S	I	H	S	I	H	S	I	H	S	I	H	S	I	H	S	I	H	S	I	H	S	I	H	S	I	H
Ustekinumab z.B. Stelara® • Interleukin-12β- und -23-Antagonist • Plaque-Psoriasis, Psoriasis-Arthritis, Morbus Crohn																											
Valaciclovir Prodrug von → Aciclovir, *siehe Kap. 6.3*																											
Valdecoxib → Parecoxib																											
Valganciclovir z.B. Valcyte® Prodrug von → Ganciclovir, *siehe Kap. 6.3*																											
Valproinsäure Syn. Acidum valproicum z.B. Convulex®, Depakine®												!															
Valsartan z.B. Diovan®, in Entresto® (Komb. m. → Sacubitril)																											
Vancomycin z.B. Vancocin®																											
Vandetanib z.B. Caprelsa®																											!

Anticholinerge NW	Agranulozytose	Serotonin-Syndrom	QTc-Verlängerung	Na^+ ↓/ SIADH	Kalium-Dysbalance	Krampfschwelle ↓	Cave Licht ☼	Blutglucose ↓/↑	Achtung Niere	Achtung Leber	Besondere Anmerkungen
											• Umsetzung ± unbekannt • IL-12 und -23 ohne Auswirkungen auf die Aktivität von CYP-Enzymen • Komb. m. ASS, Atorvastatin, Levothyroxin, Metformin, Paracetamol gilt als sicher • UAW Infektionen (HNO-Trakt), Herpes zoster, vulvovaginaler Pilz, Hautjuckreiz, Schwindel, gelegentlich Facialisparese, Magen-Darm-Trakt • Keine Lebendvakzine • Noch keine Angaben zu NI und LI
											• Hauptweg renal unverändert • Krampfneigung im Unterschied zu allen anderen Aciclovir-Prodrugs • Häufig Hautausschläge inklusive Photosensibilierungsreaktionen, Juckreiz
									0,95	H	• Substrat und Induktor an 2A6 • 2C19-, 3A4-Hemmung sowie PGP-Induktion *in vitro* • Substrat der Beta-Oxidation, Blocker der Epoxidhydrolase • Substrat und tendenzieller Hemmer zahlreicher UGT, v.a. UGT1A9+2B17, Anstieg z.B. von Lorazepam, wenn in Kombination • Bei Komb. m. Felbamat → ↑ Valproinsäure, bei Komb. m. Carbamazepin kann dieses in seiner Wirkung verstärkt sein • Erhöhtes Blutungsrisiko z.B. bei Komb. m. ASS, Paroxetin • Störung des Folsäure- und Vitamin-B_{12}-Haushaltes, ev. supplementieren • Dosisreduktion bei NI und Hypoproteinämie (erhöhen beide die freie Plasmakonzentration)
					↑						• 2C9-Interaktionen *in vitro* • Substrat an OATP1B1+3, an OATP1B1 mittelstarker Hemmer, Blockade ferner an OAT1+3, *In-vitro*-Substrat an MRP2 • Infolge geringer CYP-Metabolisierung keine WW über CYP-Enzyme zu erwarten • Geringes Risiko in Bezug auf Blutbild-veränderungen und Hyponatriämie • Keine Hinweise auf hypoglykämische Eigen- und Wechselwirkungen • Bis GFR 10 ml/min keine Dosisanpassung notwendig • Dosisdeckelung 80 mg/Tag bei LI, **KI** schwere LI
									0,2		• Hauptweg renal unverändert • Vorsicht bei der Komb. m. oto- und nephrotoxischen Medikamenten, i.e.S. Aminoglykosid-Antibiotika (Maximaldosis 500 mg/8 Stunden)
			!!								• Wichtiges Substrat der FMO1+3 • Mittelstarker Hemmer von OCT2 • Am wichtigsten ist die Beachtung der QT-Verlängerung, daher viele **KI**, z.B. Antiarrhythmika der Klassen IA und III, Erythromycin i.v., Toremifen, Mizolastin, Moxifloxacin, Arsen-haltige Arzneistoffe • Vorsicht bei der Komb. m. Dabigatran, Cumarinen, Digoxin, Metformin sowie CYP3A4-Hemmern • Weiteres nicht empfohlen (Ami)sulp(i)irid, Chlorpromazin, Haloperidol, Halofantrin, Lumefantrin, Methadon, Ondansetron, Pentamidin, PPI, Zuclopenthixol • Häufig Hauttoxizität (Akne-artig, eigentlich Zeichen für Ansprechen) • Sondenapplikation möglich

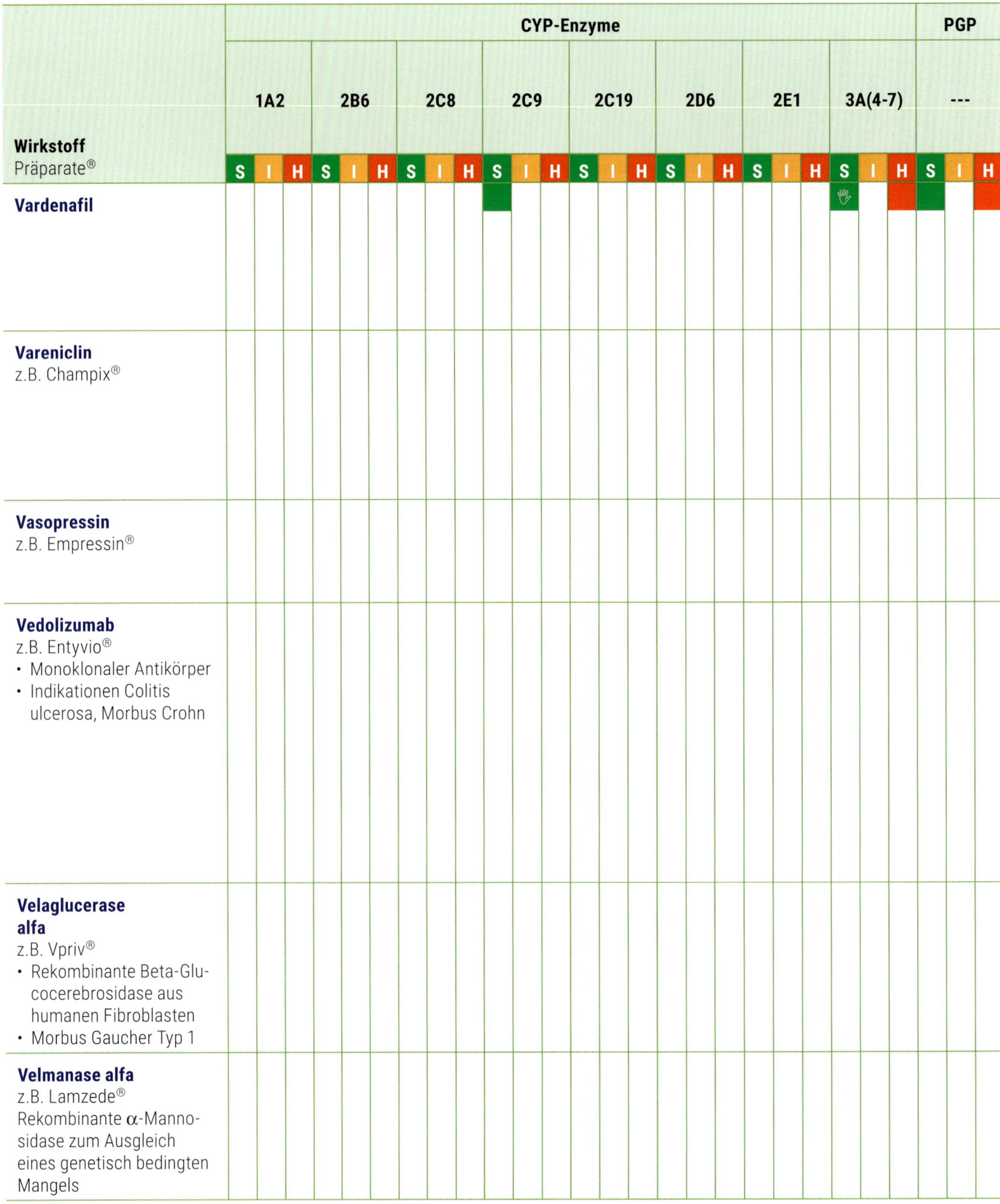

Wirkstoff Präparate®	CYP-Enzyme																								PGP		
	1A2			2B6			2C8			2C9			2C19			2D6			2E1			3A(4-7)			---		
	S	I	H	S	I	H	S	I	H	S	I	H	S	I	H	S	I	H	S	I	H	S	I	H	S	I	H
Vardenafil										■												■ ✋		■	■		■
Vareniclin z.B. Champix®																											
Vasopressin z.B. Empressin®																											
Vedolizumab z.B. Entyvio® • Monoklonaler Antikörper • Indikationen Colitis ulcerosa, Morbus Crohn																											
Velaglucerase alfa z.B. Vpriv® • Rekombinante Beta-Glucocerebrosidase aus humanen Fibroblasten • Morbus Gaucher Typ 1																											
Velmanase alfa z.B. Lamzede® Rekombinante α-Mannosidase zum Ausgleich eines genetisch bedingten Mangels																											

Anticholinerge NW	Agranulozytose	Serotonin-Syndrom	QTc-Verlängerung	Na⁺ ↓/ SIADH	Kalium-Dysbalance	Krampfschwelle ↓	Cave Licht ☼	Blutglucose ↓/↑	Achtung Niere	Achtung Leber	Besondere Anmerkungen
			!						0,99		• **KI** Nitrate, Nicorandil, Riociguat → cave lebensbedrohliche Hypotonie • *Weitere Hinweise siehe Sildenafil* – Komb. m. Alpha-Blockern ebenfalls nicht empfohlen, Vorsicht bei Komb. m. Nifedipin • **KI** Ritonavir sowie größte Vorsicht bzw. Dosisreduktion bei Komb. mit den anderen starken 3A4-Hemmern (Azol-Antimykotika, Erythromycin, Grapefruit-Produkte) • TMD bei NI und LI 5 mg, nur bei guter Verträglichkeit 10 mg, **KI** schwere LI
											• Hauptweg renal unverändert • Nebenwege via OCT2, UGT2B7 • UAW Nasopharyngitis, Sinusitis, Bronchitis, Husten, Schlaflosigkeit, abnorme Träume, Konjunktivitis, Tinnitus, Dyspnoe, Herz-Kreislauf-Zeichen (Angina pectoris, EKG-Veränderungen, cave Myokard-infarkt), Kopfschmerzen, Übelkeit, Hautauschlag, Suizidgedanken, Symptome der Raucher-Entwöhnung (Gewichtszunahme), Arthralgie • **KI** schwere NI, häufig abnormer Leberfunktionstest
											• Umsetzung weitgehend unbekannt • ↑ Verstärkung der antidiuretischen Wirksamkeit: Carbamazepin, Clofibrat, Fludrocortison, TCA • ↓ Abschwächung der Antidiurese: Heparin, Lithium, Norepinephrin
						*					• Umsetzung ± unbekannt • Keine Interaktionsstudien, jedoch klinische Erfahrung, dass keine relevante Beeinflussung der Pharmakokinetik von Vedolizumab bei Komb. m. Glucocorticoiden, Azathioprin, 6-Mercaptopurin, Methotrexat und Aminosalicylaten • Lebendvakzine und biologische Immunsuppressiva vermeiden, Abstand zu Natalizumab 12 Wochen • **KI** Behandlung bei Vorliegen schwerer Infektionen, z.B. Listeriose, Tuberkulose, Cytomegalievirus, ferner bei progressiver multifokaler Leukoenzephalopathie • UAW mitunter schwerwiegend, z.B. erhöhte Anfälligkeit für Infektionen (HNO-Trakt), Kopfschmerzen, Parästhesien(*), Muskelkrämpfe(*), Arthralgie • Mangels Untersuchungen noch keine Dosisempfehlungen bei NI und LI, Q_0-Wert „hoch" (dosing.de)
											• Spaltet Glucocerebrosid → Glucose und Ceramid • Abbau in Makrophagen • UAW infusionsbedingte Reaktionen, z.B. Schmerzen, Asthenie, Fieber, Blutdruckschwankungen bzw. • auf Überempfindlichkeit achten, d.h. innerhalb von 12 Stunden nach einer Infusion Dyspnoe, Gefühl von Brustenge, Urticaria, Schmerzen, verschwommenes Sehen
											• α-Mannosidose, Speichererkrankung • 1 mg/kg KG wöchentlich infundieren • Außer beherrschbaren Infusionsreaktionen bisher keine UAW bekannt

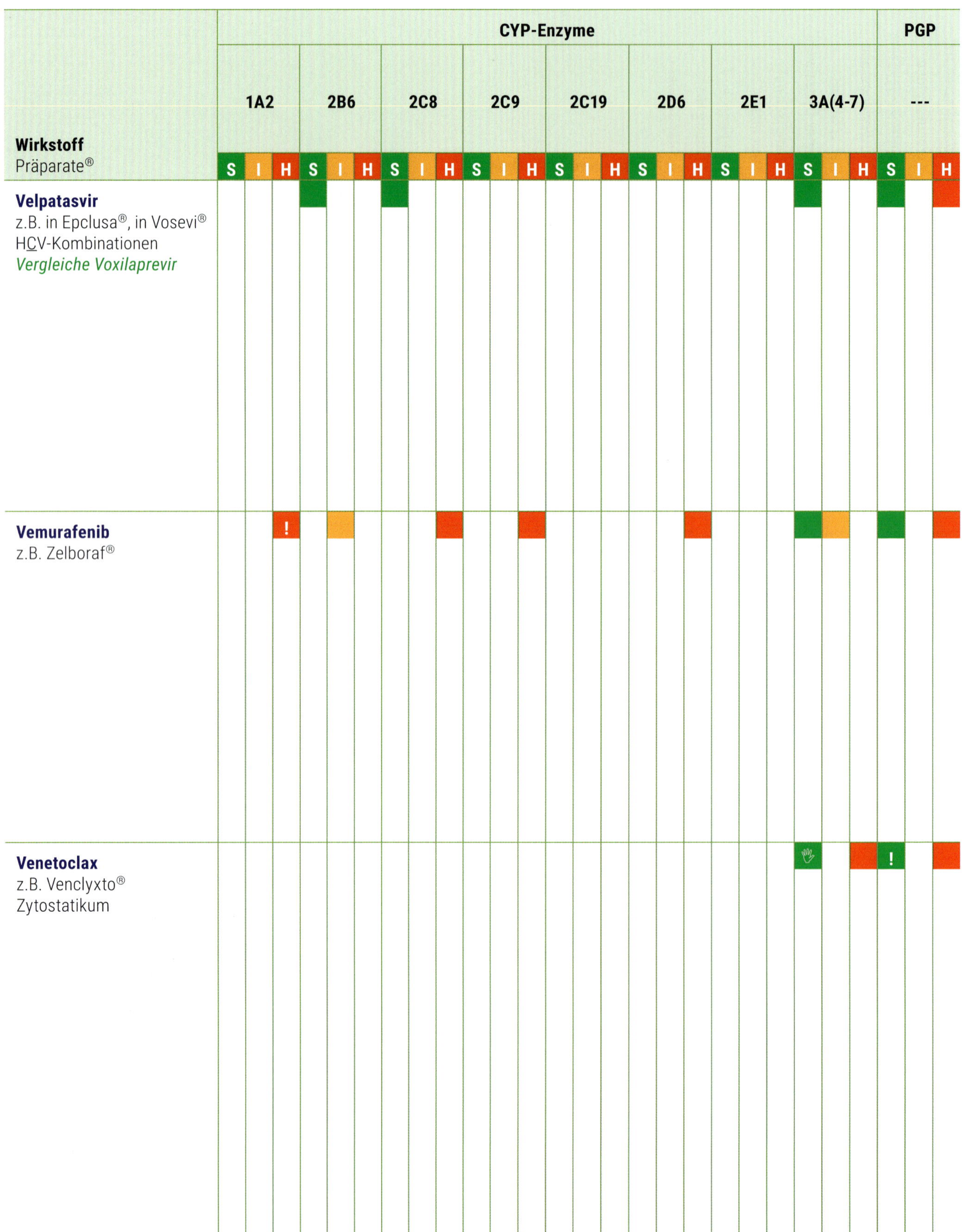

Wirkstoff Präparate®	**CYP-Enzyme**																								**PGP**		
	1A2			**2B6**			**2C8**			**2C9**			**2C19**			**2D6**			**2E1**			**3A(4-7)**			**---**		
	S	I	H	S	I	H	S	I	H	S	I	H	S	I	H	S	I	H	S	I	H	S	I	H	S	I	H
Velpatasvir z.B. in Epclusa®, in Vosevi® HCV-Kombinationen *Vergleiche Voxilaprevir*																											
Vemurafenib z.B. Zelboraf®			!																								
Venetoclax z.B. Venclyxto® Zytostatikum																									!		

Anticholinerge NW	Agranulozytose	Serotonin-Syndrom	QTc-Verlängerung	Na^+ ↓/ SIADH	Kalium-Dysbalance	Krampfschwelle ↓	Cave Licht ☼	Blutglucose ↓/↑	Achtung Niere	Achtung Leber	Besondere Anmerkungen
											• Substrat und schwacher Hemmer an BCRP und OATP1B1+3, schwacher Hemmer an OATP2B1 sowie einige Interaktionen an OAT und OCT mit noch unklarer Modulation (MediQ) • Ausscheidung über Galle • WW (bezogen auf Epclusa®) – **KI** starke PGP- und CYP-Induktoren, z.B. Carbamazepin, Johanniskraut, Phenobarbital, Phenytoin, Rifabutin, Rifamycin – Nicht empfohlen mittelstarke PGP- und CYP-Induktoren, z.B. Efavirenz, Oxcarbazepin, Modafinil – Vorsicht bei der Komb. m. Amiodaron, Antacida (4 Stunden Abstand), Dabigatran, Digoxin, PPI, Rosuvastatin (TMD 10 mg) und anderen Statinen • Resorptionsbeeinträchtigung bei pH-Wert-Erhöhung, *siehe Kap. 4.4.3* • Cave schwere Bradykardie und Reaktivierung einer Hepatitis B • Bei NI keine Dosisreduktion, obwohl bei schwerer NI deutlich höhere, jedoch klinisch nicht relevante Blutspiegel; wenig Daten bei schwerer LI
			!				■		■	■	• Relevante Anteile unverändert • Klinisch relevant erscheinen derzeit die PGP-Interaktionen, daher – Vorsicht bei der Komb. m. PGP-Substraten mit geringer therapeutischer Breite, v.a. Aliskiren, Dabigatran, Digoxin – Vorsicht mit den bekannten PGP-Hemmern • Erhöhung der Verfügbarkeit von vorwiegend über 1A2 metabolisierten Arzneimitteln, z.B. Agomelatin, Alosetron, Duloxetin, Melatonin, Ramelteon, Tacrin, Tizanidin, Theophyllin • Vorsicht bei der Komb. m. den typischen Induktoren und Hemmern an 3A4 sowie Wirkungsminderung von vorwiegend über 3A4 metabolisierten Arzneimitteln inkl. orale Kontrazeptiva(!) • Vorsicht bei Komb. m. Warfarin (Wirkungsverstärkung) • Häufige UAW Hand-Fuß-Syndrom (vaskulärer Mechanismus) • Leber- und Nierenfunktion (Q_0-Wert „hoch", dosing.de) im Auge behalten, z.B. nicht empfohlen Ipilimumab (Transaminasen-Anstieg) • Einnahme mit Mahlzeit
					↑				■	■	• Substrat und Hemmer an BCRP • PGP-, BCRP-Hemmung sowie weiters Hemmung an OATP1B1 *in vitro* • **KI** starke 3A4-Induktoren, z.B. Carbamazepin, Johanniskraut, Phenytoin, Rifampicin, während der Aufdosierungsphase • **KI** starke 3A4-Inhibitoren, z.B. Azol-Antimykotika, Clarithromycin, Ritonavir, Grapefruitprodukte, während der Aufdosierungsphase • Nicht empfohlen während der stabilen Plateauphase mittelstarke und starke CYP3A4-Induktoren, z.B. Bosentan, Efavirenz, Etravirin, Modafinil, Nafcillin, und -Inhibitoren, z.B. Ciprofloxacin, Diltiazem, Erythromycin, Fluconazol, Verapamil – Bei Unvermeidbarkeit penible Dosisanpassung (bis ± 75% der Normaldosierung!) • Weiters Gallensäure-Komplexbildner, sowie PGP- und BCRP-Substrate mit geringer therapeutischer Breite, z.B. Digoxin, Dabigatran, Everolimus, Sirolimus, vermeiden • Vorsicht bei der Komb. m. Statinen (OATP1B1), Warfarin • Hyperkaliämie meist assoziiert mit Tumorlyse-Syndrom, außerdem Hyperphosphatämie, Hypocalcämie • Bei Patienten mit hohem Harnsäure-Spiegel begleitende Harnsäure-senkende Medikation • Größte Zurückhaltung bei GFR <30 ml/min und schwerer LI • Keine Lebendvakzine

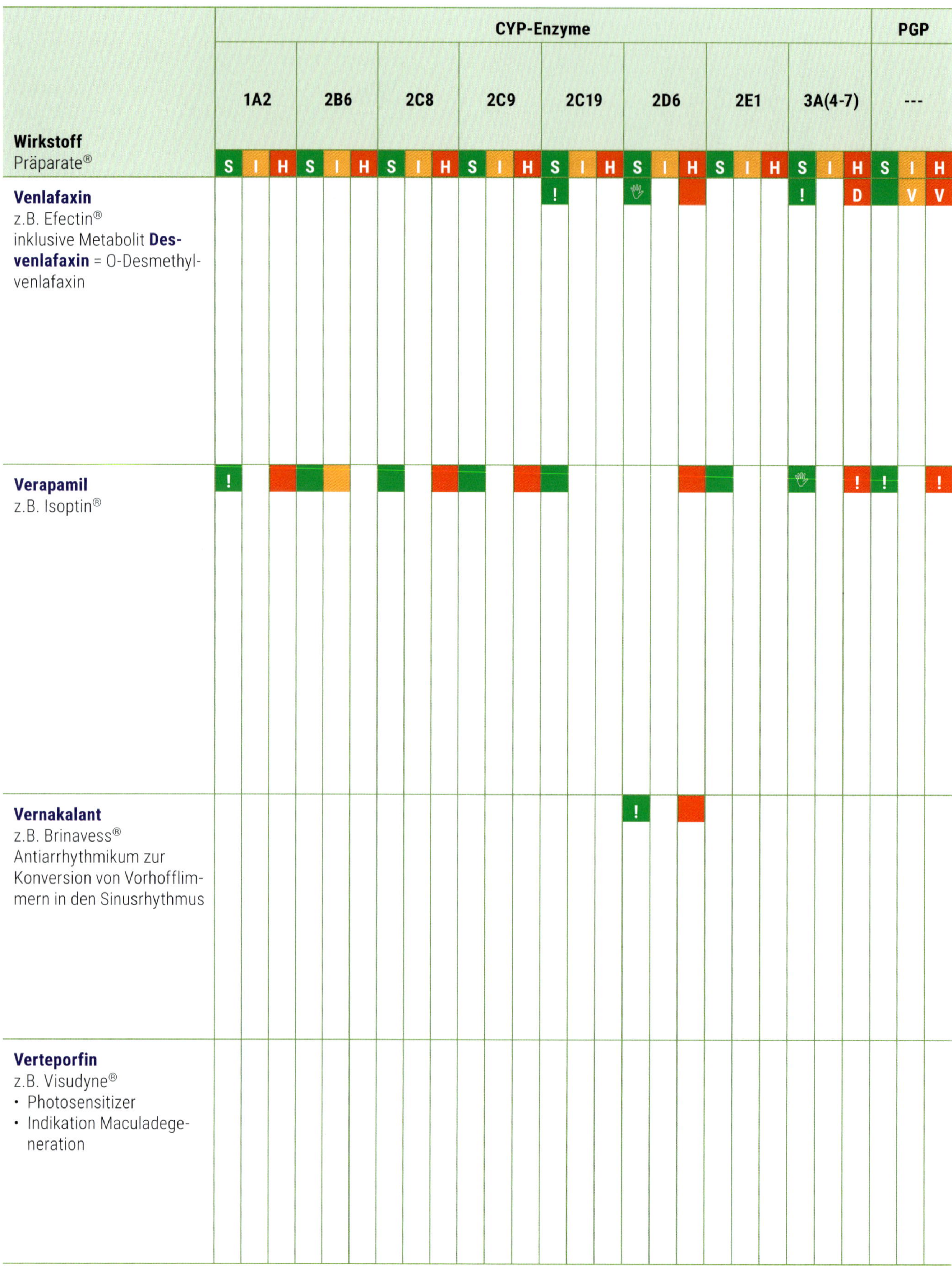

Wirkstoff Präparate®	CYP-Enzyme																								PGP		
	1A2			2B6			2C8			2C9			2C19			2D6			2E1			3A(4-7)			---		
	S	I	H	S	I	H	S	I	H	S	I	H	S	I	H	S	I	H	S	I	H	S	I	H	S	I	H
Venlafaxin z.B. Efectin® inklusive Metabolit **Desvenlafaxin** = O-Desmethylvenlafaxin													!			✋		■				!		D	■	V	V
Verapamil z.B. Isoptin®	!		■	■	■		■		■	■		■	■					■	■			✋		!	!		!
Vernakalant z.B. Brinavess® Antiarrhythmikum zur Konversion von Vorhofflimmern in den Sinusrhythmus																!		■									
Verteporfin z.B. Visudyne® • Photosensitizer • Indikation Maculadegeneration																											

Anticholinerge NW	Agranulozytose	Serotonin-Syndrom	QTc-Verlängerung	Na+ ↓/ SIADH	Kalium-Dysbalance	Krampfschwelle ↓	Cave Licht ☼	Blutglucose ↓/↑	Achtung Niere	Achtung Leber	Besondere Anmerkungen
			!						0,45		• Hauptwege via UGT und renal, dabei Desvenlafaxin z.T. unverändert • Für Venlafaxin (V) an PGP Induktion (MediQ) und Hemmung (DrugBank) genannt • Desvenlafaxin (D) und V Substrate an 3A4, 3A4-Blockade nur durch D • An 2D6 V Substrat und Hemmer, D hingegen nur hemmend • Blockade an 3A4 durch Desvenlafaxin • **KI** MAO-Hemmer (Abstand 14 Tage) • Cave Serotonin-Toxizität – Vermeidung von serotonergen Wirkstoffen und Serotonin-Vorläufern (Tryptophan) • WW an 2D6 und 3A4 beachten, obwohl klinische Relevanz fraglich – Metoprolol (↑ 35%, Vorsicht) – Eventuell ↑ der Konzentration von Risperidon und Haloperidol • Krampfanfälle vereinzelt (MediQ) • Dosisreduktion auf 50% bei NI (GFR <30 ml/min) und <50% bei LI
											• Zusätzlich 2C18-Substrat • Bei 3A-Interaktionen 3A5 wichtig • 1A2- sowie 3A5-Hemmung *in vitro* • Für PGP auch induzierende Wirkung angegeben (DrugBank) • **KI** Beta-Blocker i.v., Ivabradin • Nicht empfohlen Colchicin, Grapefruit-Produkte • Dosisreduktion von Dabigatran auf 1-mal 150 mg/Tag bei Kombination • Die 3A4- sowie PGP-Hemmung lässt die Plasmaspiegel z.B. von Carbamazepin, Ciclosporin, Digitoxin (geringer betroffen), (Metil)Digoxin (stärker betroffen), Midazolam, Simvastatin (TMD 20 mg), Triazolam und Zopiclon ansteigen! – **Anmerkung**: Die Stärke der PGP-Hemmung nimmt in der Reihenfolge Verapamil > Diltiazem > Nifedipin ab • Komb. m. Loperamid vermeiden, da dieses ZNS-gängig werden könnte • Cave Verstärkung der kardiovaskulären Wirkungen bei Komb. m. anderen Herz-Kreislauf-Medikamenten
					*						• Relevanter Weg Kopplung an UGT und renale Ausscheidung • Cave schwere Bradykardie oder/und Hypotonie oder/und EKG-Veränderungen wie Vorhofflattern, verbreiterter QRS-Komplex und QT-Verlängerung im EKG, verschiedene Arten von AV-Block sowie QT-verlängernde Kombinationen • *) Cave Hypokaliämie zu Therapiebeginn, vorher korrigieren • Zu Antiarrhythmika der Klassen I und III 4 Stunden Abstand; mangels Interaktion an anderen CYP-Enzymen und am PGP keine WW mit Digoxin erwartet • UAW Parästhesien, Herz-Kreislauf (Monitoring bzw. Infusionsstopp), Niesen, Husten • Bei schwerer LI nicht empfohlen • Metabolisierungs- und Ausscheidungsunterschiede bei schnellen und langsamen 2D6-Genotypen, jedoch keine Dosisanpassung erforderlich (MediQ)
											• Hauptweg über Galle • Erhöhte Lichtempfindlichkeit bis 48 Stunden nach der Infusion (Solarien, hochenergetische Leuchtmittel vermeiden), cave Komb. m. anderen Photosensibilisatoren • UAW Sehstörungen bis vorübergehender Visusverlust (→ Behandlungsnutzen hinterfragen), Rückenschmerzen • Erhöhte Gewebeaufnahme bei gleichzeitiger Behandlung mit Calciumkanal-Blockern, Polymyxin B • Keine gleichzeitige Gabe von Radikal-Fängern wie Betacarotin, Dimethylsulfoxid, Formiate, Mannitol • **KI** Porphyrie, schwere LI

	CYP-Enzyme																									PGP		
	1A2			2B6			2C8			2C9			2C19			2D6			2E1			3A(4-7)			---		
Wirkstoff Präparate®	S	I	H	S	I	H	S	I	H	S	I	H	S	I	H	S	I	H	S	I	H	S	I	H	S	I	H
Vestronidase alfa z.B. Mepsevii® • Morbus Sly (Mucopolysaccharidose Typ VII, MPS VII) • Infusion alle zwei Wochen (4 mg/kg KG über 4 Stunden)																											
Vigabatrin z.B. Sabril®											■																
Vilanterol																						!					
Vildagliptin z.B. Galvus®																											
Vinca-Alkaloide i.e.S. Vinblastin, Vincristin, Vindesin, Vinorelbin, Vinflunin *siehe Einzelwirkstoffe*																											
Vinblastin z.B. Velbe®																		■				!	!		■	■	■
Vincristin z.B. Oncovin®																						!			!	■	■
Vindesin z.B. Eldisin®																						!			!	■	

Anticholinerge NW	Agranulozytose	Serotonin-Syndrom	QTc-Verlängerung	Na$^+$ ↓/ SIADH	Kalium-Dysbalance	Krampfschwelle ↓	Cave Licht ☼	Blutglucose ↓/↑	Achtung Niere	Achtung Leber	Besondere Anmerkungen
											• Ausgleich eines Mangels am Enzym β-Glucuronidase, das Glykosaminglykane (GAG) wie Chondroitin-, Dermatan- und Heparansulfat spaltet ⟶ verminderte Ausscheidung von GAG im Urin als Maß für die Wirksamkeit • Zur Minimierung des Risikos für Überempfindlichkeitsreaktionen 30-60 min vor Beginn der Infusion Antihistaminikum ± Antipyretikum • Zur länger/langfristigen Wirksamkeit, UAW, Nieren- und Leberstatus noch nichts bekannt (Zulassungsstudie an 12 Patienten weltweit über 6 Monate)
									0,25		• Hauptweg renal unverändert • Klinisch relevante Interaktionen unwahrscheinlich (Herstellerangabe)
			S		↓			■		■	• Verstärkung einer Hypokaliämie bei Komb. mit *nicht* Kalium sparenden Diuretika, Glucocorticoiden und Methylxanthinen • Auch bei Inhalationspräparaten Vorsicht bei Diabetikern
								K	0,67	■	• Mangels CYP-Interaktion keine WW mit 3A4-Hemmern (***vergleiche Sitagliptin***) • Hemmstoff der Dipeptidylpeptiase 4 • Umsetzung via Hydrolyse und renale Ausscheidung, z.T. unverändert • TMD ab GFR <50 ml/min 50 mg, bei LI eher nicht empfohlen, Leberenzym-Kontrollen
				■						■	• Perorale Formulierungen nur von Navelbine®, ansonsten Parenteralia • Ausscheidung biliär >> renal • Gemeinsame Toxizitäten: – Keine Herabsetzung der Krampfschwelle i.e.S., jedoch ↑ der Anfälligkeit für neurotoxische UAW, z.B. autonome und sensomotorische Neuropathien, Polyneuropathien mit Atemlähmung, Stimmbandparalyse – Insbesondere Komb. m. Itraconazol nicht empfohlen – Mitomycin C ⟶ Bronchospasmen, Dyspnoe, selten interstitielle Pneumonie • Dennoch Vorsicht bei der Komb. m. PGP-Modulatoren • Bei NI keine Dosisreduktion nötig, v.a. Vincristin und Vinorelbin • Bei 5-fach erhöhten Transaminase-Werten Dosisreduktion auf 70%, bei Bilirubin-Werten von >3 mg/100 ml auf 50%
				■		■	■			■	• Für 3A auch hemmende Wirkung angegeben (DrugBank) • PGP-Modulation unklar (DrugBank) • Konvulsionen möglich • Lichtempfindlichkeit verstärkt, bezüglich Photosensibilität keine Angaben zur Häufigkeit möglich • Cave Ototoxizität
				■		■				■	• PGP-Modulation unklar (DrugBank) • Krämpfe oft in Zusammenhang mit Bluthochdruck, bei Kindern auch mit Bewusstlosigkeit einhergehend
				■		■				■	• PGP-Angaben bei MediQ • Krämpfe oft in Zusammenhang mit Bluthochdruck, bei Kindern auch mit Bewusstlosigkeit einhergehend

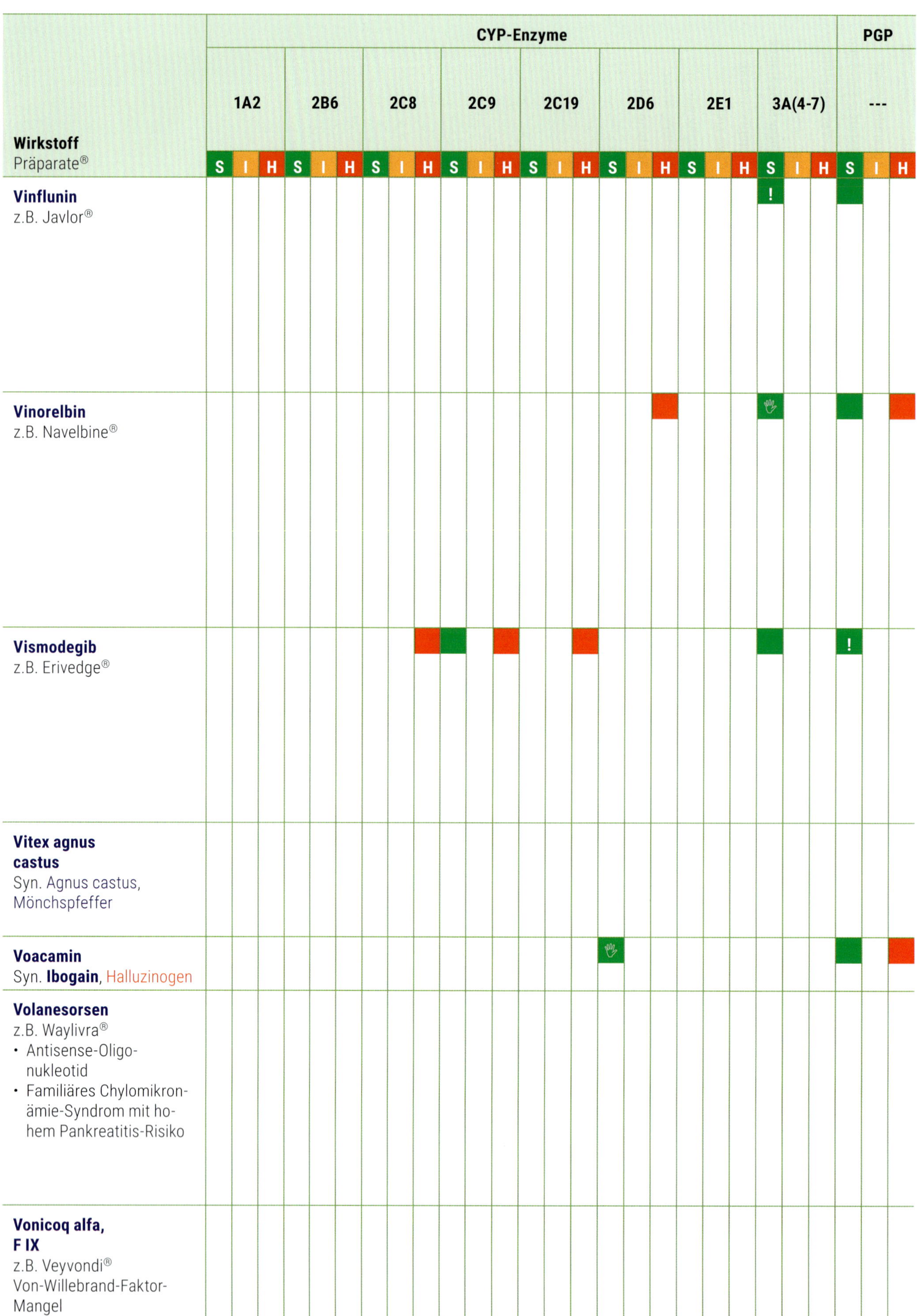

Wirkstoff Präparate®	CYP-Enzyme 1A2			2B6			2C8			2C9			2C19			2D6			2E1			3A(4-7)			PGP ---		
	S	I	H	S	I	H	S	I	H	S	I	H	S	I	H	S	I	H	S	I	H	S	I	H	S	I	H
Vinflunin z.B. Javlor®																						!			■		
Vinorelbin z.B. Navelbine®																		■				✋			■		■
Vismodegib z.B. Erivedge®									■	■		■			■							■			!		
Vitex agnus castus Syn. Agnus castus, Mönchspfeffer																											
Voacamin Syn. **Ibogain**, Halluzinogen																✋									■		■
Volanesorsen z.B. Waylivra® • Antisense-Oligonukleotid • Familiäres Chylomikronämie-Syndrom mit hohem Pankreatitis-Risiko																											
Vonicoq alfa, F IX z.B. Veyvondi® Von-Willebrand-Faktor-Mangel																											

Anticholinerge NW	Agranulozytose	Serotonin-Syndrom	QTc-Verlängerung	Na⁺ ↓/ SIADH	Kalium-Dysbalance	Krampfschwelle ↓	Cave Licht ☼	Blutglucose ↓/↑	Achtung Niere	Achtung Leber	Besondere Anmerkungen
			■	■					0,66	■	• Relevante Umsetzung über Esterase • Vorsicht bei der Komb. m. 3A4-Induktoren und -Hemmern sowie QT-verlängernden Substanzen • Vorsicht bei Komb. m. pegyliertem/liposomalem Doxorubicin → scheinbare Zunahme der Vinflunin-Exposition und Reduktion der AUC von Doxorubicin • QT-Verlängerung bei MediQ • UAW sehr häufig Neutropenie, Anämie, Obstipation (v.a. bei Komb. m. Opiaten), periphere Neuropathie • Dosisreduktion ab GFR <60 ml/min, Anwendung jedoch bis GFR 20 ml/min möglich; Dosisreduktion allerdings auch ab bereits leichter LI
				■		■				■	• Vorsicht mit allen bekannten 3A4-Induktoren und -Hemmern, z.B. Antikoagulanzien, Ciclosporin, Mitomycin C, Tacrolimus • Vorsicht mit PGP-Modulatoren • Senkung der Krampfschwelle bei MediQ angegeben • **KI** Gelbfieber-Impfung, andere abgeschwächte Lebendvakzine ebenfalls nicht empfohlen • Nicht empfohlen Phenytoin, Itraconazol • Vorsicht bei der Komb. m. anderen knochenmarkstoxischen Wirkstoffen → additive Myelosuppression – Verstärkte Inzidenz von Granulozytopenie bei Komb. m. Cisplatin und von Neutropenie bei Komb. m. Lapatinib • Einnahme mit Mahlzeit
											• CYP- und PGP-Interaktionen sowie Hemmung von UGT1B1 *in vitro* • Relevante Umsetzungen via Oxidation und UGT • Wichtigste **KI** Schwangerschaft → es drohen Geburtsfehler, Kindstod! – Frauen Empfängnisverhütung bis 24, Männer bis 2 Monate nach Therapieende • **KI** Johanniskraut • Vorsicht bei Komb. m. Bosentan, Carbamazepin, Ezetimib, Glibenclamid, Phenytoin, Repaglinid, Rifampicin, Statinen, Sulfasalazin, Topotecan, Valsartan • Resorptionsbeeinträchtigung bei pH-Wert-Erhöhung, *siehe Kap. 4.4.3* • Zu NI, LI keine Untersuchungen, aber bisher auch keine Auffälligkeiten
											• Hemmung der Prolactin-Sekretion • Abschwächung von Dopamin-Antagonisten und ↑ Wirkung bei Komb. m. Dopamin-Agonisten • UAW Juckreiz, urtikarielle Exantheme, Kopfschmerzen, Unruhe • **KI** Hypophysentumore, Mammakarzinom
			!!			■					• PGP gilt hier als Target und wird gehemmt (DrugBank) • Studien zur Multiresistenz-Entwicklung von Krebszellen
						*		■	■		• Keinerlei Interaktion über CYP • Weiters keine Interaktion über PGP, BRCP, OATP1B1 und -3, BSEP sowie OCT1 und -2 • Renale Exkretion von kurzkettigen Oligonukleotiden • Einstiegsdosierung in Abhängigkeit von Thrombozyten-Zahl bzw. **KI** Thrombozytopenie • *) Myalgien, Muskelkrämpfe • UAW Hautreaktionen, Asthenie, Kopfschmerzen, Übelkeit • WW mit TAH, Antikoagulanzien, NSAR (bei latenter Thrombozytopenie) • Verlaufskontrolle bei schwerer NI • Keine Metabolisierung über CYP-Enzyme → keine Dosisreduktion bei LI, bei schwerer LI noch keine Daten
											• Behandlung mit Desmopressin nicht wirksam oder ausreichend • UAW häufig Tachykardie, cave Überempfindlichkeitsreaktionen und neutralisierende Antikörper • Bei akut blutenden Patienten gleichzeitig F VIII-Arzneimittel verabreichen

Wirkstoff Präparate®	CYP-Enzyme																								PGP		
	1A2			2B6			2C8			2C9			2C19			2D6			2E1			3A(4-7)			---		
	S	I	H	S	I	H	S	I	H	S	I	H	S	I	H	S	I	H	S	I	H	S	I	H	S	I	H
Voretigen neparvovec z.B. Luxturna® • Gentherapeutikum, bei dem das humane Retinale Pigmentepithel-spezifische 65 kDa-Protein (hRPE65) mittels viralem Vektor in die Retinazellen transportiert wird • Anwendung subretinal																											
Voriconazol z.B. Vfend®						■ !				■		■ !	■ !		■							■		■ ✋			
Vortioxetin z.B. Brintellix® SSRI und 5-HT-Rezeptor-Modulator				■			■			■			■			■ ✋						■			■		
Voxilaprevir z.B. in Vosevi® HCV-Komb. m. Sofosbuvir und Velpatasvir	■						■															■ ✋			■		■
Warfarin z.B. Coumadin®	■						■		■	■ ✋	■		■		■							■ !	■				

Anticholinerge NW	Agranulozytose	Serotonin-Syndrom	QTc-Verlängerung	Na+ ↓/ SIADH	Kalium-Dysbalance	Krampfschwelle ↓	Cave Licht ☼	Blutglucose ↓/↑	Achtung Niere	Achtung Leber	Besondere Anmerkungen
											• Sehverlust aufgrund einer erblichen Netzhautdystrophie zuzüglich biallelische RPE65-Mutationen, Gefahr der Erblindung bereits in jungen Jahren • UAW im Auge (Hyperämie der Konjunktiva, erhöhter Augeninnendruck, subretinale Ablagerungen), passagere Sehstörungen, Kopfschmerzen • Behandlung des zweiten Auges zeitnah, aber mindestens 6 Tage nach dem ersten Auge • Vorbehandlung mit Prednisolon oder -Äquivalenten ab 3 Tagen vor dem ersten Eingriff und dann noch 14 Tage lang
	■		■	■	↓		*	A	0,98	■	• Zusätzlich Substrat von FMO • **KI** Astemizol, Carbamazepin, Chinidin, Cisaprid, Efavirenz (TD >400), Johanniskraut, Phenobarbital, Pimozid, Rifampicin, Ritonavir (hochdosiert), Secale-Alkaloide, Sirolimus, Terfenadin • Nicht empfohlen Everolimus • WW zu erwarten bei Komb. m. Alfentanil, oralen Antikoagulanzien, Benzodiazepinen, Ciclosporin, Cimetidin, HIV-Protease-Hemmern, Methadon, Omeprazol, Opiaten, oralen Kontrazeptiva, NSAR (2C9), Phenytoin, Prednisolon, Rifabutin, Statinen, Sulfonylharnstoffen, Tacrolimus, Vinca-Alkaloiden • Vorsicht bei der Komb. m. Celecoxib, Parecoxib wegen 2C9-Hemmung → ↑ kardiotoxisches Risiko • *) Sonnenexposition vermeiden • Dosisreduktion bei NI und parenteraler Anwendung sowie bei leichter bis mäßige Leberzirrhose
		■		■		■		*	■		• Zusätzlich 2A6-Substrat • Ausscheidung über Harn (2/3) und Galle (1/3) • Zahlreiche WW zu erwarten: – MAO-Hemmer, Tramadol, Triptane, Linezolid → ↑ Serotonin – Antikoagulanzien, Thrombozytenaggregations-Hemmer → ↑ Blutungsrisiko – Zentral wirksame Pharmaka → ↓ Krampfschwelle – CYP-Induktoren und -Hemmer → Wirkspiegelschwankungen • *) *Bezüglich Blutzucker siehe Sertralin*
										■	• Substrat und schwacher Hemmer an BCRP und OATP1B1+3 sowie einige Interaktionen an OAT und OCT mit noch unklarer Ausprägung (MediQ) • Ausscheidung über Galle • WW (bezogen auf Vosevi®) – **KI** Dabigatran, Ethinylestradiol, Rosuvastatin, starke PGP- und 3A4-Induktoren – Nicht empfohlen Atazanavir, Ciclosporin (OATP1B1), Lopinavir, Modafinil, mittelstarke PGP- und 3A4-Induktoren – Vorsicht bei der Komb. m. Amiodaron, Antacida (4 Stunden Abstand), Cumarinen, Digoxin, PPI, Pravastatin (TMD 40 mg) • Resorptionsbeeinträchtigung bei pH-Wert-Erhöhung, ***siehe Kap. 4.4.3*** • Cave Herzrhythmusstörungen und Reaktivierung einer Hepatitis B • Ab mittelschwerer LI nicht mehr empfohlen bzw. **KI** schwere LI • **Anmerkung**: Bei NI keine Dosisreduktion, obwohl bei schwerer NI deutlich höhere, jedoch klinisch beherrschbare Blutspiegel
■								A		■	• Zusätzlich 1A1-, 2C18-Substrat sowie Substrat an mehreren UGT, v.a. 1A1 • Hauptweg renal, z.T. unverändert • WW mit 2C9-Substraten (z.B. NSAR, Sartane, Sulfonylharnstoffe) *sowie* • 2C8-Substraten (z.B. Clopidogrel, Paclitaxel, Repaglinid) bedenken bzw. Kombinationen vermeiden • Cave Leberfunktionsstörungen → ↑ Warfarin-Wirkung

Wirkstoff Präparate®	CYP-Enzyme																								PGP		
	1A2			2B6			2C8			2C9			2C19			2D6			2E1			3A(4-7)			---		
	S	I	H	S	I	H	S	I	H	S	I	H	S	I	H	S	I	H	S	I	H	S	I	H	S	I	H
Xipamid z.B. Aquaphoril®																											
Xylometazolin Topisch																											
Yohimbin z.B. Yokon Glenwood® Indikation erektile Dysfunktion																✋						!					
Zaleplon																						!					
Zanamivir z.B. Relenza® • Neuraminidase-Hemmer • Influenza A+B • Inhalation																											
Ziconotid z.B. Prialt® • N-Typ-Calciumkanal-Antagonist • Analgetikum zur intrathekalen Dauerinfusion																											
Zidovudin z.B. Retrovir®[260]										■												■			■		
Zinkacetat z.B. Wilzin® Hemmung der Kupfer-Resorption, *vergleiche D-Penicillamin, Trientin*																											

Anticholinerge NW	Agranulozytose	Serotonin-Syndrom	QTc-Verlängerung	Na⁺ ↓/ SIADH	Kalium-Dysbalance	Krampfschwelle ↓	Cave Licht ☼	Blutglucose ↓/↑	Achtung Niere	Achtung Leber	Besondere Anmerkungen
				■	↓	*	A	■		■	• Hauptweg Glucuronidierung bzw. renal unverändert • Cave Hypokaliämie → Begünstigung ventrikulärer Arrhythmien, QT-Verlängerung nicht angegeben • *) Muskelspasmen; bei Hypokaliämie aber auch Hypotonie der Skelettmuskeln • Verschlechterung der Glucose-Toleranz, Demaskierung eines latenten Diabetes mellitus
			■								• Umsetzung ± unbekannt • QT-Einstufung bei MediQ (keine Hinweise bei den übrigen sympathomimetischen Lokaltherapeutika) • *Siehe Naphazolin*
						■			■	■	• Alpha$_2$-Rezeptor-Antagonist • **KI** Antidepressiva • Nicht empfohlen Amphetamin und Derivate, Clonidin, Sibutramin • UAW Hypertonie, Bronchospasmen • **KI** schwere Nieren- und Leberschäden, Herzerkrankungen, Glaukom, psychiatrische Erkrankungen
				?						■	• Hauptumsetzung via Aldehydoxidase und UGT, Ausscheidung renal • Dosierungen >5 mg/Tag auf der **PRISCUS-Liste**! • **KI** LI
						*					• Hauptweg unverändert • Renale Ausscheidung systemisch aufgenommener Anteile • *) Berichte über Konvulsionen und psychiatrische Ereignisse v.a. bei Kindern und Jugendlichen; Berichte aber *auch bei Influenza-Patienten ohne Zanamivir*-Inhalationen • Keine klinisch signifikanten WW • UAW Bronchospasmen, Dyspnoe, Hautreaktionen • Gleichzeitig inhalativ zu verabreichende Medikamente, z.B. Beta-2-Mimetika, Glucocorticoide, *vor* der Zanamivir-Gabe
						*	#		0,99	■	• Umsetzung durch Peptidasen • Keine Wirkung an Opiat-Rezeptoren • Keine intrathekale Komb. m. Chemotherapeutika, Vorsicht bei gleichzeitiger systemischer Chemotherapie • Nicht empfohlen systemisches Baclofen, Bupivacain, Clonidin, Propofol • *) Nystagmus, Konvulsionen, Muskelspasmen, Myalgien • #) Photophobie • Viele zentralnervöse UAW, z.B. Angstzustände, Verwirrung, Halluzinationen • Anstieg der Kreatinphosphokinase möglich, Bewusstseinstrübung, cave schwere UAW, z.B. Meningitis • Q_0-Wert 0,99, daher keine Dosisreduktion bei NI, mangels Daten dennoch Vorsicht bei NI und LI
	■							■	0,8	H	• Substrat an 2A6, BCRP und OAT1-4 • CYP-/PGP-Interaktionen gering bedeutsam und nur bei DrugBank hinterlegt • Wichtiges Substrat an UGT2B7 (✋) bei gleichzeitiger schwacher Hemmung des Enzyms • Ungünstige Kombinationen Stavudin (Hemmung der intrazellulären Phosphorylierung von Stavudin), Probenecid (Hemmung der Ausscheidung von Zidovudin) • Dosisreduktion bei NI und LI
									■		• Ausscheidung überwiegend im Stuhl • Nüchterneinnahme, *siehe Kap. 4.2* • UAW Magenreizung, Durchfall, Anämie, Leukopenie, Blutbild und Lipoproteine kontrollieren • Vorsicht ab mittelschwerer NI

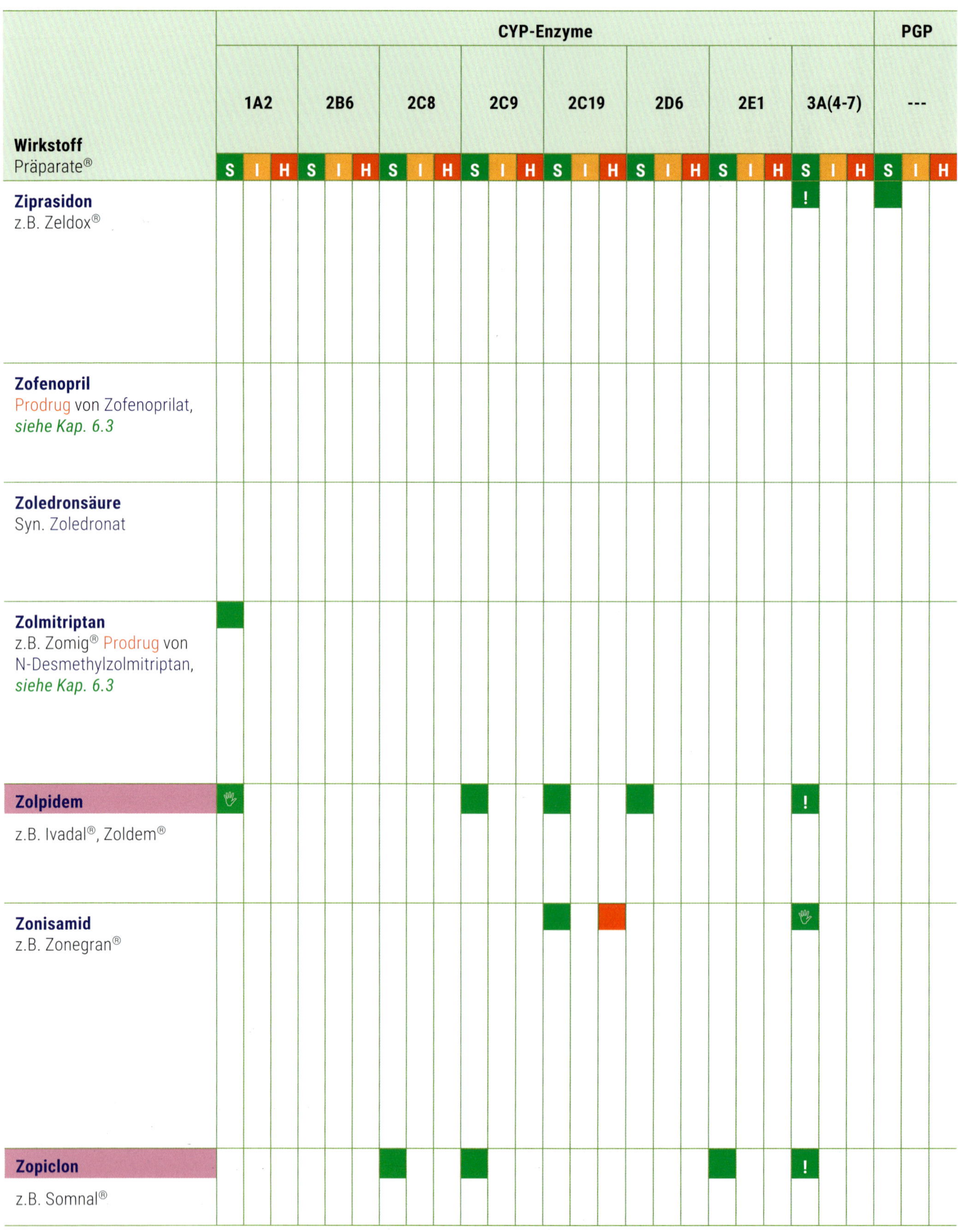

Wirkstoff Präparate®	CYP-Enzyme																								PGP		
	1A2			2B6			2C8			2C9			2C19			2D6			2E1			3A(4-7)			---		
	S	I	H	S	I	H	S	I	H	S	I	H	S	I	H	S	I	H	S	I	H	S	I	H	S	I	H
Ziprasidon z.B. Zeldox®																						■ !			■		
Zofenopril Prodrug von Zofenoprilat, *siehe Kap. 6.3*																											
Zoledronsäure Syn. Zoledronat																											
Zolmitriptan z.B. Zomig® Prodrug von N-Desmethylzolmitriptan, *siehe Kap. 6.3*	■																										
Zolpidem z.B. Ivadal®, Zoldem®	■ ✋									■			■			■						■ !					
Zonisamid z.B. Zonegran®													■		■							■ ✋					
Zopiclon z.B. Somnal®							■			■									■			■ !					

Anticholinerge NW	Agranulozytose	Serotonin-Syndrom	QTc-Verlängerung	Na⁺ ↓/ SIADH	Kalium-Dysbalance	Krampfschwelle ↓	Cave Licht ☼	Blutglucose ↓/ ↑	Achtung Niere	Achtung Leber	**Besondere Anmerkungen**
	*		!			*		*			• 1A1, 2B6, 2C19 ebenfalls an der Metabolisierung beteiligt,[262] ferner Substrat an UGT • Hauptausscheidung biliär • *⁾ Keine Angaben zu Blutbild-Veränderungen; Herabsetzung der Krampfschwelle bei Komedikation mit anderen Neuroleptika; keine Angaben zu Blutzucker-Änderungen • *WW, UAW siehe Risperidon, Zuclopenthixol* • Bei NI, LI Dosisreduktion
		?	!								• Relevante Umsetzung via UGT • QT-Risiko bei MediQ angegeben • WW ZNS-dämpfende Pharmaka und Alkohol (Verstärkung), Lithium (verstärkt toxisch), Blutdrucksenker (Verstärkung oder Abschwächung), Dopamin-Agonisten (Abschwächung), Anticholinergika (antipsychotischer Effekt abgeschwächt), Metoclopramid oder Piperazin (verstärkt extrapyramidale Nebenwirkungen), Pentetrazol (erhöhte Krampfneigung), Enzyminduktoren oder Hemmer (CYP2D6), QT-verlängernde Substanzen • Cave Hypokaliämie, Hypomagnesiämie, Bradykardie, Herzinsuffizienz • UAW verstopfte Nase, Hyperakusis, Blutbild-Veränderungen, Hyperprolactinämie, Angstzeichen, Hyperglykämie oft vergesellschaftet mit Hypercholesterinämie und Hypertriglyceridämie, Gewichtszunahme, thromboembolische Ereignisse, Entzugssyndrom bei abruptem Absetzen (Rhinorrhoe, Agitiertheit), cave maligne Hyperthermie • Dosishalbierung bei LI, Kontrollen
	*				↓	#					• Genmanipulierte patienteneigene hämatopoetische Stammzellen (HSZ), denen *ex vivo* mittels eines lentiviralen Vektors ein modifiziertes β-Globulin-Gen eingefügt wurde • Dem Körper wird somit beigebracht, fetales Hämoglobin selbst zu bilden • Interaktionen mit CYP-/PGP und anderen Transportern nicht zu erwarten (und auch nicht untersucht), aber Abstände zu anderen Arzneimitteln einhalten: – Keine antiretroviralen Arzneimittel und Hydroxyharnstoff ab 1 Monat vor bis 7 Tage nach der Zynteglo®-Kur – Keine Eisen-Chelatoren ab 7 Tagen vor bis 6 Monate nach der Kur (Anmerkung: Eisen-Chelatoren können myelosuppressiv wirken) • *) Schwere Blutbildstörungen, aber Agranulozytose nicht angegeben) • Einteilung der UAW in solche, die – mit der Abschöpfung der T-Zellen (Apherese), – mit der myeloablativen Konditionierung (Myalgien[(#)]) sowie der – Zynteglo®-Behandlung selbst zurückgeführt werden (Dyspnoe, Thorax-, Abdominalschmerzen) • Anwendung ruht derzeit wegen unklarer Langzeitwirkung infolge des Einbringens eines lentiviralen Vektors (Der Arzneimittelbrief 2021, 55 (3), 26-27) • **KI** Schwangerschaft, Stillzeit

9 Die Quintessenz: Verschiedene Aufbereitungsmöglichkeiten für Arzneistoffe und Medikationspläne

9.1 Einfache/erweiterte/umfassende Medikationsanalyse

Die folgende (Kopier)Vorlage zeigt eine Möglichkeit, Medikationsanalysen basierend auf dem Tabellenschema in Kap. 8 zu betreiben und stellt gewissermaßen die Quintessenz des bisher Gebotenen dar. Zunächst werden einige Patientendaten erhoben, auch das Feld für die Einverständniserklärung ist eingepflegt. Das erklärte Ziel ist eine kompakte Aufbereitung und die rasche Aufdeckung von möglichen unerwünschten Effekten und Gefahren durch die Arzneimittelkombinationen. Das Festhalten der Kundendaten dient u.a. der eindeutigen Zuordnung der Person im Kontakt mit den Verordnern; das Einholen der Einverständniserklärung deckt rechtliche Vorgaben ab.

Sodann geht es an die Aufzeichnung der spezifischen Arzneimittel, wobei zuerst die verordneten Einnahmen und die tatsächlich praktizierten Anwendungen im Mittelpunkt stehen – u.U. ergeben sich bereits hier klare Hinweise auf Probleme mit der gesamten Medikation, indem z.B. aufgrund eines Anwendungsfehlers die Wirksamkeit eines Arzneimittels gar nicht erwartet werden darf. Die Spalte ganz rechts im Erhebungsblatt ist für diesbezügliche Notizen reserviert. Die Zeile „spontane Notizen" dient dazu, im Erhebungsgespräch unmittelbar einschießende Gedanken und Assoziationen sofort schriftlich zu fixieren. Im Erstkontakt mit dem Kunden ist es weder vorgesehen noch notwendig die Felder zu den CYP- und PGP-Interaktionen auszufüllen.

Ist die Medikationsliste erschöpfend abgearbeitet, wird der Proband nach Hause entlassen, denn die weitere Ausarbeitung erfolgt gewissermaßen im stillen Kämmerlein oder im Dialog mit Kolleginnen und Kollegen.

9.1.1 Ein vorgefertigtes Beispiel – Medikationsplan

Patient: F. W., männlich, geb. 1934, Bewohner einer Pflegeeinrichtung; benutzt zur Fortbewegung einen Rollator und klagt über Schmerzen, die er „nicht im Griff" hat, mehrere Medikationsversuche nicht zielführend; geistig überaus rege, verwaltet sich weitgehend selbst, u.a. auch seine Medikamenten-Einnahme, erwartet immer wieder persönlich den Lieferdienst aus der Apotheke, um noch private Bestellungen zu tätigen.

Vom Arzt verordnet, Dauermedikation

Aglandin® 0,4 mg	morgens 1
Bisoprolol Sandoz® 2,5 mg	morgens 1
Furon® 40 mg	morgens 1
Pantoloc® 20 mg	morgens 1
Proscar® 5 mg	morgens 1
Sedacoron® 200 mg	morgens 1
Spirono Genericon® 50 mg	mittags 1/2
Xarelto® 20 mg	1-mal 1
Zanidip® 10 mg	morgens 1/2

Vom Arzt verordnet, Bedarfsmedikation

Iterium 1 mg	morgens 1, wenn RR erhöht auf 160/100 auf 160/100
Mexalen®	bei Schmerzen bis max. 3-mal 1/24 Stunden, vorzugweise morgens, mittags und vor dem Zubettgehen
Nolvalgin®	bei Schmerzen bis max. 3-mal 1/24 Stunden
Paracodin® Tropfen	bei Hustenreiz bis max. 3-mal 30 Tropfen/24 Stunden, vorzugweise morgens, mittags und vor dem Zubettgehen
Tramal® 100 mg	bei Schmerzen bis 2-mal 1

Vom Lungenfacharzt verordnet, Dauermedikation

Alvesco® 160 µg Dosieraerosol	2-mal täglich inhalieren
Passedan® (Beruhigungsmittel)	abends 20 Tropfen
Spiolto Respimat® 2,5 µg/2,5 µg Inhalationslösung	morgens

Selbst gekauft *(sollte laut dem Datum des letzten Einkaufes aufgrund der Reichweitenberechnung in Verwendung bzw. verfügbar sein)*

Voltaren®, Voltadol forte® (jeweils Diclofenac, Schmerzsalben)

Acutil® Kps (Fischöl mit DHA/EPA, Ginkgo biloba-Extrakt, Phosphatidylserin, Vitamin E, Folsäure und Vitamin B_{12})

Lutamax Duo® 20 mg (Lutein, Omega-3-Fettsäuren, zur diätetischen Behandlung von altersbedingter Makuladegeneration, AMD)

Leaton complete® (Multivitamin-Präparat, enthält u.a. auch einen Ginkgo biloba-Extrakt und einen Ginsengwurzel-Extrakt)

Name **F. W., männlich**	**SVN** **geb. 1934**	**Adresse** **-**	🕯/💻 -	**Körpergröße/Gewicht/BMI** 160/85/33,2
Bekannte Allergien ❍ **ja**, welche ________ **x nein** **Medikamentenunverträglichkeiten** ❍ **ja**, welche ________ **x nein** **Eingeschränkte Nierenfunktion bekannt?** ❍ **ja** **x nein** **Eingeschränkte Leberfunktion bekannt?** ❍ **ja** **x nein** **Raucher** ❍ **ja**, Tageskonsum ____ Stk. **x nein** **Alkoholkonsum** x **ja**, „regelmäßig mäßig" ❍ **nein**	**Rezente Laborparameter** **GFR** >60 (in einer Analyse sogar 92) **Kreatinin** 1,08 **Leberenzyme** ok **Hämoglobin** 14,1 **Eisen** ________ **Natrium** 143 **Kalium** 4,09 **Entzündungswerte** CRP erhöht während florider Infekte (Harnwege, Atemwege) **Andere** Harnsäure 8,2 mg/100 ml, einige an Gichttophi erinnernde Verdickungen an Fingern und Zehen, jedoch vollkommen symptomlos und schmerzfrei, sodass derzeit niemand an eine Harnsäure-senkende Therapie denkt; es gab nie einen Gichtanfall	**Blutdruck** 130/85 sehr konstant eingestellt **Puls** 60-65 „wie ein Uhrwerk" **Bekannte Krankheiten/Diagnosen** Seit einer Kniegelenkersatz-OP 2016 am linken Bein außen oberhalb der Kniescheibe ein etwa briefmarkengroßen Areal, in das ein unangenehmer Schmerz hineinprojiziert wird; dieser macht selbst das Fortbewegen mit dem Rollator mühselig	**Einverständniserklärung** Sowohl Apotheker/in als auch Arzt/Ärztin dürfen meine persönlichen Daten über meinen Gesundheitszustand, Angaben zu den mir verordneten oder von mir bezogenen Arzneimitteln, die Inhalte der Beratungsgespräche, Erkenntnisse über Verträglichkeit, Neben- und Wechselwirkungen austauschen und gegebenenfalls elektronisch verarbeiten und abspeichern. Die Weitergabe an Dritte erfolgt nur, wenn ich ausdrücklich zugestimmt habe. Auf meinen Wunsch werden alle Daten gelöscht. **Krems-Stein, am 21.08.2017** Gelesen und verstanden ________	

Beschwerdebild, weshalb die Medikationsanalyse durchgeführt wird: x Initiative der Apotheke . ❍ Kunden-/Patientenwunsch . ❍ Anregung der Ärztin/des Arztes ❍ ________

- Patient ist laut Computeraufzeichnungen ständig auf der Suche nach neuen Produkten zur Schmerzstillung am Bewegungsapparat, kauft immer wieder Voltaren® Emulgel („besser"), Voltadol® Salbe („nicht überzeugend") und andere Produkte, z.B. Moviflex® (NEM mit Knorpelbestandteilen, „hilft gar nicht"), hat ***„Schmerzen derzeit nicht im Griff"***.
- Außerdem recht hinderlich der stets imperativ auftretende Harndrang, Patient trägt daher Einlagen, um sich „Pannen zu ersparen", tritt auch während der Nachtstunden auf, sodass der Patient schlafgestört ist, was ihm allerdings kein Problem zu bereiten scheint.
- Andererseits trinkt Hr. F. W. viel, hat nach eigenen Angaben immer eine Flasche Mineralwasser auf dem Tisch sowie eine Flasche Coca Cola im Kühlschrank; es gibt auch Wein.
- Stuhlgang 3-4 täglich, meist heftig einsetzend, sodass die Windeleinlage auch in diesem Punkt ihre guten Dienste tut.

Medikamentenaufnahme laut bestehendem Medikationsplan zuzüglich Ergänzung von Produkten aus der Eigenversorgung, spontane Notizen							
Präparat Wirkstoff		***Verordnete* Einnahme**					Legende/Abkürzungen: SVN = Sozialversicherungsnummer Einnahme mo = morgens . mi = mittags . ab = abends . zN = zur Nacht, vor dem Schlafengehen . bB = bei Bedarf Verordnete Nüchterneinnahme = 30-15 min vor einer Mahlzeit, i.e.S. mindestens 15 Minuten vor dem Frühstück Text der Einverständniserklärung aus Datsch et al., Govi-Verlag 2014
		mo	**mi**	**ab**	**zN**	**bB**	
Verordnete Präparate *Regelmäßige Einnahme*							
1	Pantoloc® 20 mg Pantoprazol	1	0	0	0	-	Verordnete Einnahme erfüllt? ⊗ ja ❍ nein . Einnahmehinweise und Korrekturen der Einnahme sofort besprochen? ⊗ ja ❍ nein Spontane Notizen Hat derzeit keine und hatte auch nie Magenprobleme
		Nüchterneinnahme ⊗ ja ❍ nein 30 min vor dem Frühstück					
2	Furon® 40 mg Furosemid	1	0	0	0	-	Verordnete Einnahme erfüllt? ⊗ ja ❍ nein . Einnahmehinweise und Korrekturen der Einnahme sofort besprochen? ❍ ja ⊗ nein Spontane Notizen
		Nüchterneinnahme ⊗ ja ❍ nein 15 min vor dem Frühstück					
3	Zanidip® 10 mg Lercanidipin	½	0	0	0	-	Verordnete Einnahme erfüllt? ⊗ ja ❍ nein . Einnahmehinweise und Korrekturen der Einnahme sofort besprochen? ❍ ja ⊗ nein Spontane Notizen Teilung für das Präparat nicht vorgesehen, Alternative?
		Nüchterneinnahme ⊗ ja ❍ nein 15 min vor dem Frühstück					
4	Xarelto® 20 mg Rivaroxaban	1	0	0	0	-	Verordnete Einnahme erfüllt? ⊗ ja ❍ nein . Einnahmehinweise und Korrekturen der Einnahme sofort besprochen? ⊗ ja ❍ nein Spontane Notizen
		Nüchterneinnahme ❍ ja ⊗ nein Einnahme unbedingt zum Essen					
5	Bisoprolol Sandoz® 2,5 mg Bisoprolol	1	0	0	0	-	Verordnete Einnahme erfüllt? ⊗ ja nein . Einnahmehinweise und Korrekturen der Einnahme sofort besprochen? ❍ ja ⊗ nein Spontane Notizen
		Nüchterneinnahme ❍ ja ⊗ nein Einnahme zum Frühstück					
6	Sedacoron® 200 mg Amiodaron	1	0	0	0	-	Verordnete Einnahme erfüllt? ⊗ ja nein . Einnahmehinweise und Korrekturen der Einnahme sofort besprochen? ❍ ja ⊗ nein Spontane Notizen Wirkstoff mit hohem Potenzial für UAW und Interaktionen, der aber mangels Alternative seinen fixen Platz in der Therapie hat; auf die Wichtigkeit der Einnahme wird hingewiesen
		Nüchterneinnahme ❍ ja ⊗ nein Einnahme nach dem Frühstück					
7	Aglandin retard® 0,4 mg Tasulosin	1	0	0	0	-	Verordnete Einnahme erfüllt? ⊗ ja nein . Einnahmehinweise und Korrekturen der Einnahme sofort besprochen? ❍ ja ⊗ nein Spontane Notizen
		Nüchterneinnahme ❍ ja ⊗⊗nein Einnahme nach dem Frühstück					
8	Proscar® 5 mg Finasterid	1	0	0	0	-	Verordnete Einnahme erfüllt? ⊗ ja nein . Einnahmehinweise und Korrekturen der Einnahme sofort besprochen? ⊗ ja ❍ nein Spontane Notizen Einnahme unabhängig von den Mahlzeiten, könnte auch in den Abend ausgelagert werden
		Nüchterneinnahme ❍ ja ⊗ nein Einnahme nach dem Frühstück					
9	Acetylcystein Hexal® 600 mg	1	0	0	0	-	Verordnete Einnahme erfüllt? ⊗ ja nein . Einnahmehinweise und Korrekturen der Einnahme sofort besprochen? ❍ ja ⊗ nein Spontane Notizen
		Nüchterneinnahme ❍ ja ⊗ nein Einnahme nach dem Frühstück					
10	Spirono Genericon® 50 mg Spironolacton	0	½	0	0	-	Verordnete Einnahme erfüllt? ⊗ ja nein . Einnahmehinweise und Korrekturen der Einnahme sofort besprochen? ❍ ja ⊗ nein Spontane Notizen Teilung für das Präparat vorgesehen?
		Nüchterneinnahme ❍ ja ⊗ nein Einnahme zum Mittagessen					
11	Alvesco® 160 µg Ciclesonid	1	0	1	0	-	Verordnete Einnahme erfüllt? ⊗ ja ❍ nein . Einnahmehinweise und Korrekturen der Einnahme sofort besprochen? ❍ ja ⊗ nein Spontane Notizen Wirkung unbefriedigend, das davor verordnete Produkt Salmecomp® (Salmeterol/Fluticason) war besser
		Nüchterneinnahme ❍ ja ⊗ nein Inhalation					

12	Spiolto® Respimat 2,5 µg /2,5 µg Olodaterol, Tiotropiumbromid	1	0	0	0	-	Nüchterneinnahme ❍ ja ⊗ nein Inhalation	Verordnete Einnahme erfüllt? ⊗ ja ❍ nein . Einnahmehinweise und Korrekturen der Einnahme sofort besprochen? ❍ ja ⊗ nein Spontane Notizen
13	Passedan®	0	0	0	20	-	Nüchterneinnahme ❍ ja ⊗ nein	Verordnete Einnahme erfüllt? ⊗ ja nein . Einnahmehinweise und Korrekturen der Einnahme sofort besprochen? ❍ ja ⊗ nein Spontane Notizen Präparat enthält Passionsblumen- und Baldrian-Extrakt, jedoch ***kein*** Johanniskraut, Alkohol-Gehalt ev. in die Gesamtbilanz einrechnen
Verordnete Präparate *Bedarfsgabe*								
14	Novalgin® 500 mg Metamizol	1	1	1	0	bB	Nüchterneinnahme ❍ ja ⊗ nein Einnahme unabhängig vom Essen	Verordnete Einnahme erfüllt? ⊗ ja nein . Einnahmehinweise und Korrekturen der Einnahme sofort besprochen? ❍ ja ⊗ nein Spontane Notizen Dosierung max. 3-mal 1 Tablette pro 24 Stunden, Präparat derzeit nur selten verwendet, weil es nicht hilft
15	Mexalen® 500 mg Paracetamol	1	1	0	1	bB	Nüchterneinnahme ❍ ja ⊗ nein Einnahme unabhängig vom Essen	Verordnete Einnahme erfüllt? ⊗ ja nein . Einnahmehinweise und Korrekturen der Einnahme sofort besprochen? ❍ ja ⊗ nein Spontane Notizen Dosierung max. 3-mal 1 Tablette pro 24 Stunden, Präparat derzeit ausgesetzt, weil es nicht hilft
16	Tramal retard® 100 mg Tramadol	1	0	1	0	bB	Nüchterneinnahme ❍ ja ⊗ nein Einnahme unabhängig vom Essen	Verordnete Einnahme erfüllt? ⊗ ja nein . Einnahmehinweise und Korrekturen der Einnahme sofort besprochen? ❍ ja ⊗ nein Spontane Notizen Präparat derzeit abgesetzt, weil es nicht hilft; Patient wird aber nach Verabreichung „damisch" Tramadol = Prodrug Prüfung auf Interaktionen wegen mangelnder Aktivierung zur wirksamen Verbindung
17	Paracodin® Tropfen	30	30	0	30	bB	Nüchterneinnahme ❍ ja ⊗ nein Einnahme unabhängig vom Essen	Verordnete Einnahme erfüllt? ⊗ ja nein . Einnahmehinweise und Korrekturen der Einnahme sofort besprochen? ❍ ja ⊗ nein Spontane Notizen Dosierung max. 3-mal 30 Tropfen pro 24 Stunden
18	Iterium® 1 mg Rilmenidin	1	0	0	0	bB	Nüchterneinnahme ❍ ja ⊗ nein Einnahme unabhängig vom Essen	Verordnete Einnahme erfüllt? ⊗ ja nein . Einnahmehinweise und Korrekturen der Einnahme sofort besprochen? ❍ ja ⊗ nein Spontane Notizen Einnahme, wenn Blutdruck auf 160/100 erhöht, was aber bereits seit Längerem nicht der Fall ist, Präparat daher ebenfalls praktisch abgesetzt
Selbstmedikation								
19	Lutamax Duo® 20 mg Empfehlung des Augenarztes	0	1	0	0	-	Nüchterneinnahme ❍ ja ⊗ nein	Verordnete Einnahme erfüllt? ⊗ ja nein. Einnahmehinweise und Korrekturen der Einnahme sofort besprochen? ❍ ja ⊗ nein Spontane Notizen Laut Computeraufzeichnungen sollte der Patient auch das Produkt Acutil® (NEM mit Fischöl, Ginkgo biloba-Extrakt, Phosphatidylserin, Vitamin E, Folsäure, Vitamin B_{12} zur Verfügung haben, das er aber abgesetzt hat; es wird besprochen, dass die Einnahme von Acutil® in Bezug auf die Omega-3-Fettsäuren aus dem Fischöl eine Doppeleinnahme wäre, weil Lutamax Duo® ebenfalls Omega-3-Fettsäuren enthält
20	Leaton complete®					bB	Nüchterneinnahme ❍ ja ❍ nein 1 Esslöffel vor allen Mahlzeiten	Verordnete Einnahme erfüllt? ⊗ ja ❍ nein. Einnahmehinweise und Korrekturen der Einnahme sofort besprochen? ⊗ ja ❍ nein Spontane Notizen Produkt enthält neben einigen Vitaminen und Spurenelementen Extrakte aus Ginkgo biloba und Ginseng; der Patient nimmt das NEM gerne wegen seiner kräftigenden Wirkung, „es tut ihm gut", Einnahme anlassbezogen, wenn er sich müde fühlt **Anmerkung**: in der Komb. m. Acutil® würde es in diesem Fall zu einer Doppeleinnahme von Ginkgo kommen, sodass man an eine Interaktion mit Xarelto® denken müsste

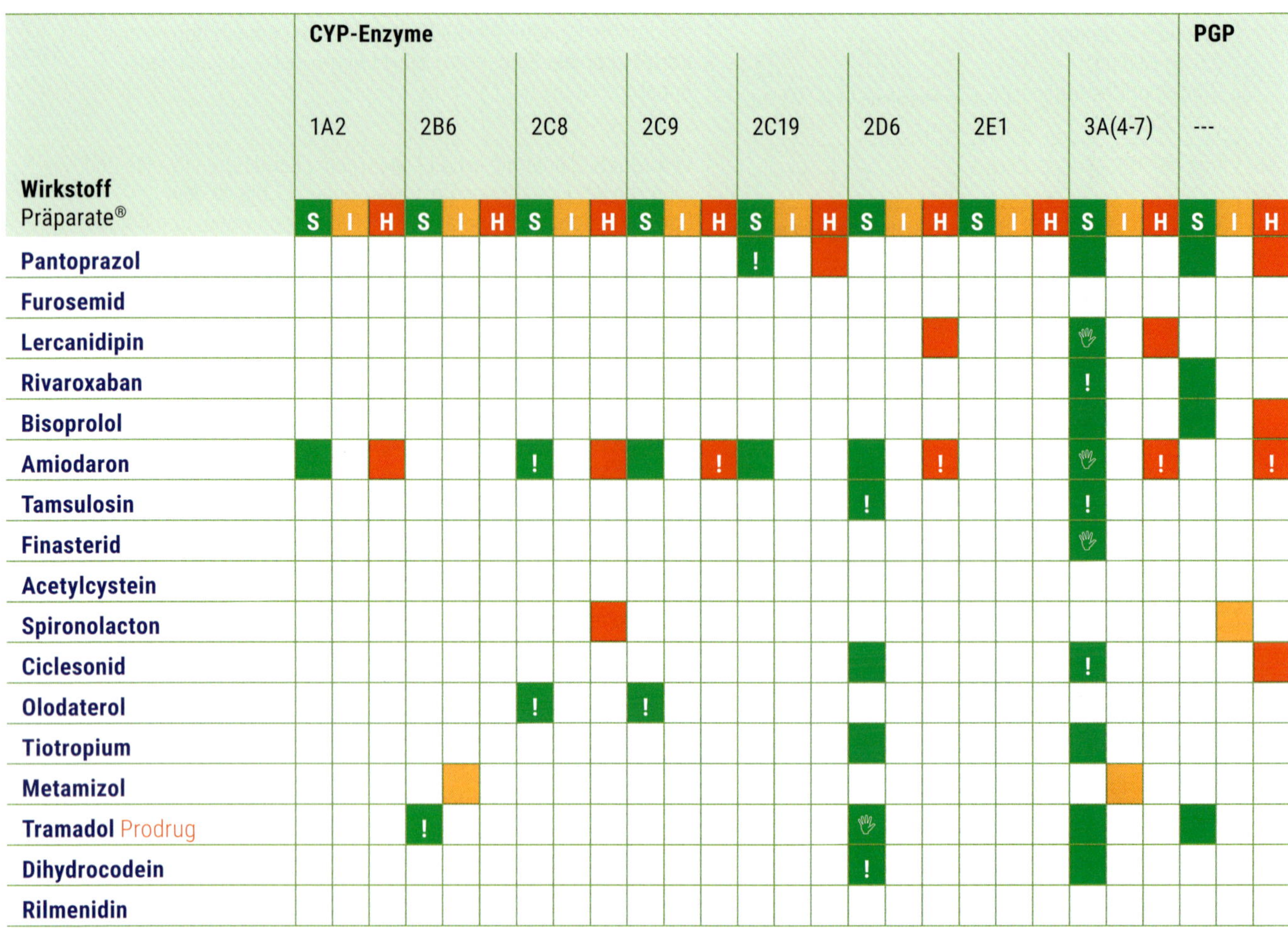

Wirkstoff Präparate®	CYP-Enzyme 1A2			2B6			2C8			2C9			2C19			2D6			2E1			3A(4-7)			PGP ---		
	S	I	H	S	I	H	S	I	H	S	I	H	S	I	H	S	I	H	S	I	H	S	I	H	S	I	H
Pantoprazol													!		■							■			■		■
Furosemid																											
Lercanidipin																		■				✋		■			
Rivaroxaban																						!			■		
Bisoprolol																						■			■		■
Amiodaron	■		■				!		■	■		!	■			■		!				✋		!			!
Tamsulosin																!						!					
Finasterid																						✋					
Acetylcystein																											
Spironolacton									■																	■	
Ciclesonid																■						!					■
Olodaterol							!			!																	
Tiotropium																■						■					
Metamizol					■																		■				
Tramadol Prodrug				!												✋						■			■		
Dihydrocodein																!						■					
Rilmenidin																											

Im nächsten Schritt werden die Wirkstoffzeilen aus der großen Tabelle in die vorgesehenen Felder auf Seite 4 des Analysenprotokolls übertragen, wobei ein kompaktes Muster von farbigen Einträgen oder auch nur einfachen Kreuzen entsteht, die den Blick rasch auf mögliche Interaktionen lenken. In die Anmerkungsspalte rechts werden stichwortartig nur jene Hinweise übernommen, die für die *gegenständliche* Analyse relevant sein könnten. Somit wird die gesamte Medikation des Patienten übersichtlich auf *einer* Seite zusammengefasst. Es versteht sich, dass die Gesamtzahl der Treffer pro zu betrachtender Interaktions- und Nebenwirkungsqualität bzw. die Höhe der Säule in den jeweiligen Spalten das Interaktionspotenzial aussagekräftig abbildet. Mit dieser Grundlage sollte die weitere Analyse und Recherche zielgerichtet und rasch gelingen.

Auf der letzten Seite werden die Summenwechselwirkungen betreffend die anticholinerge Gesamtlast der Medikation, das Risiko für schwere Störungen der Blutzellbildung (Agranulozytose), das Aufschaukeln einer Serotonin-Überladung, das Risiko für schwere Überleitungsstörungen im Reizleitungssystem des Herzmuskels (QT-Verlängerung), Verschiebungen von Ionen-Gleichgewichten, mögliche Interaktionen mit (Sonnen)Licht, das Hypoglykämie-Risiko sowie die Belastung von Niere und Leber abgeschätzt. Für spezielle Fragestellungen ist es statthaft bzw. unabdingbar, auf größere Datenbanken zurückzugreifen.

Zu guter Letzt wird der handschriftlich erstellte Erhebungsbogen in die EDV eingepflegt, für die Zwecke der Dokumentation ausgedruckt und abgeheftet.

Gibt es gut begründete Hinweise auf bestehende Defizite bei der Befolgung des Medikationsplans oder Erklärungen für Unbequemlichkeiten und Toxizitätsrisiken bei den gegenwärtig angewendeten Arzneimitteln, sollte die Information unverzüglich an den behandelnden Arzt weitergegeben werden. Dies geschieht zweckmäßiger Weise in Form einer schriftlichen Mitteilung, der eine Kopie der in Reinform gebrachten Medikationsanalyse angeschlossen wird. Dem Verordner steht es frei, die erhobenen Medikationsmängel in seine Überlegungen einzubeziehen und Änderungen zuzulassen. Durch die Überlassung der Kopie hat aber die Ärztin/der Arzt ihrer-/seinerseits die Möglichkeit, ihr/ihm zugetragene Verbesserungsvorschläge nachzuvollziehen, was das Vertrauen in die Methodik und Vorgehensweise stärkt.

Wer beim Erstellen des Arztbriefes Anleihe bei bereits ausgearbeiteten Formulierungen nehmen möchte, findet Vorschläge sowohl bei Dartsch et al.[3] (hier inkl. CD-Rom mit den Vordrucken zum Herunterladen und Speichern) als auch bei Richling.[5]

Anticholinerge NW	Agranulozytose	Serotonin-Syndrom	QTc-Verlängerung	Na+ ↓/SIADH	Kalium-Dysbalance	Krampfschwelle ↓	Cave Licht ☼	Blutglucose ↓/↑	Achtung Niere	Achtung Leber	Besondere Anmerkungen
					↓						Hypomagnesiämie-Risiko
			*		↓				0,3		*) Cave Hypokaliämie, -magnesiämie
									1,0		2D6-Hemmer, 3A4-Hemmer
									0,5		Cave 3A4-Induktion + -Hemmung
					↑				0,5		
			!!							H	2D6-Hemmer, 3A4-Hemmer
									0,9		Cave 3A4-Hemmer, 2D6-Poor-Metabol.
	!				↑				1,0		
			S		↓						Umsetzung über UGT
!!									0,3		
	!								0,8		
									0,6		2D6-Blockade → keine Aktivierung
											2D6- und 3A4-Interaktion

Auswertung

1. CYP/PGP-Interaktionen (inkl. Rauchen, regelmäßiger Alkohol-Konsum)
Präparat Nr. 6: Sedacoron® **Präparat Nr. 16:** Tramal® **Konsequenzen:** Keine Aktivierung von Tramadol, UAW hingegen bleiben (Serotonin ↑)
Präparat Nr. 3: Zanidip® **Präparat Nr. 16:** Tramal® **Konsequenzen:** Aktivierung von Tramadol behindert
Präparat Nr. : ______________ **Präparat Nr. :** ____________________ **Konsequenzen:** ____________________

2. Anticholinerge Last: X **Indikationsgerecht verordnete Anticholinergika, Score laut Tabellenwerken** 3 . X **Unerwünschte anticholinerge Last, Score laut Tabellenwerken** 2 . → **Gesamt** 5 wäre wohl nur bei regelmäßiger Einnahme von Novalgin® relevant und zu hinterfragen
3. Agranulozytose-Risiko: Metamizol, durch die Bedarfsmedikation jedoch nicht wirklich ein Thema
4. Serotonin-Belastung: durch das nicht aktivierte Tramadol
5. QTc-Verlängerung: Beitrag durch Amiodaron maßgeblich, gewisse Beiträge auch durch Pantoprazol und Furosemid → ev. EKG schreiben lassen, um die QT-Zeit als absolute Zahl zu ermitteln; Pantoprazol scheint für die Gesamtmedikation ev. entbehrlich
6. Gefahr von SIADH: Amiodaron, Spironolacton
7. Kalium-Spiegel-Verschiebungen: Hypokaliämie: Furosemid, Olodaterol . **Hyperkaliämie:** Spironolacton
8. Andere maßgebliche UAW: Herr F. W. gibt an „viel zu trinken", Durstgefühl als Ausdruck einer gewissen Ausschwemmung?

Änderungsvorschläge (ggf. mit Quellenangaben, z.B. MediQ, Pubmed)

1. Anstelle von Tramadol Hydromorphon (z.B. Hydal retard® 2 mg) als wirksame und interaktionsarme Alternative verordnen
2. Eventuell Auslassversuch für Lercanidipin (Zanidip®)
3. EKG zur Abschätzung der tatsächlichen QT-Zeit-Verlängerung bzw. des Risikos für das Auftreten einer Torsade-de-pointes; wird ein solches diagnostiziert, wäre Pantoprazol ein Kanditat für das Absetzen (auch in Hinblick auf seine blockierende Wirkung am CYP2C9, die zu einer Wirkungsverlängerung von Hydromorphon beitragen könnte)

Meldung an Arzt veranlasst ⊗ **ja** ❍ **nein**
Apothekenmitarbeiter
Dr.T.R.
Datum: 31.08.2017

Erfolgsmeldung

1. Datum: ______________ **Beschreibung der Verbesserung:** ______________________________ **Paraphe:** ____________
2. Datum: ______________ **Beschreibung der Verbesserung:** ______________________________ **Paraphe:** ____________

Im gegebenen Beispiel erscheint die Interaktion zwischen Amiodaron und Tramadol relevant, indem das Schmerzmittel infolge der starken CYP2D6-Blockade durch das Antiarrhythmikum nicht in die aktive Form übergeführt werden kann. Dies ist insofern bereits durch die Praxis bestätigt, indem Tramal® nur mehr unter den Bedarfsmedikamenten aufscheint bzw. laut Herrn F. W. mangels Wirksamkeit abgesetzt wurde. Amiodaron darf mangels Alternativen keinesfalls abgesetzt werden, zumal der Sinusrhythmus sehr stabil zu sein scheint und sich die gefürchteten UAW von Amiodaron bei Herrn F. W. in keiner Weise zeigen. Da sowohl Paracetamol als auch Metamizol den Knieschmerz nicht beseitigen und die Schmerzsituation für Herrn F. W. belastend ist, sollte man nach Alternativen Ausschau halten.

Auch Lercanidipin blockiert CYP2D6. Darüber hinaus ist die Teilung von Zanidip® nicht vorgesehen. Da die zugeführten fünf Milligramm täglich möglicherweise zu nur subtherapeutischen Wirkspiegeln führen, könnte unter engmaschiger Kontrolle des Blutdrucks ein Absetzversuch für das Präparat erwogen werden.

Die Ergebnisse werden in das Protokollblatt auf Seite 5 eingetragen, womit die Medikationsanalyse abgeschlossen ist. Es wird Kontakt mit dem Patienten aufgenommen und ein Termin für die Schlussbesprechung vereinbart. Das in schriftlicher Form vorliegende Ergebnis wird übergeben und die weitere Vorgehensweise besprochen, insbesondere, wann der nächste Arztbesuch anberaumt ist bzw. in welcher Form die Ärztin/der Arzt über die Medikationsanalyse in Kenntnis gesetzt werden soll.

9.2 „Auf die Schnelle" und „was wäre, wenn"

Nicht so selten wird an uns der Wunsch herangetragen, doch einmal „einen kurzen Blick" auf die soeben in der Apotheke bezogene Medikation zu werfen. Die Kunden wollen eigentlich nur bestätigt bekommen, dass alles „in Ordnung" ist und sie nicht mit irgendwelchen unerwarteten Arzneimittelwirkungen rechnen müssen.

Die Tabelle in Kap. 8 eignet sich auch für diese Kurzerhebung sehr gut, weil die Vergleichsdiagramme der Arzneimittel mögliche WW unverzüglich ans Licht bringen.

Beispiel: A. F., geb. 1940, männlich, vorgelegte Rezepte über Sitagliptin (Januvia®) 25 mg – morgens 1, Diltiazem (Genericon retard®) 90 mg – morgens 1, Levothyroxin (Euthyrox®) 100 µg – morgens 1, Nebivolol (Stada®) 5 mg – morgens 1, Simvastatin (Sandoz®) 40 mg – morgens 1

Ein beachtenswertes Interaktionspotenzial steckt in der Kombination von Diltiazem mit Simvastatin, weil die 3A4- sowie PGP-Hemmung durch Diltiazem die Plasmaspiegel von Carbamazepin, Ciclosporin, Digoxin, Midazolam und eben

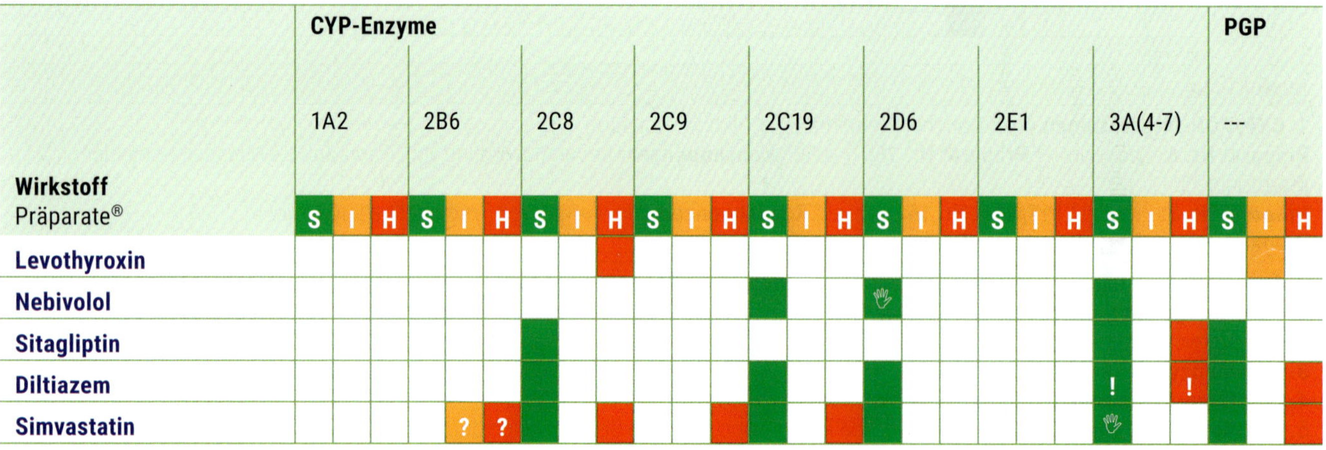

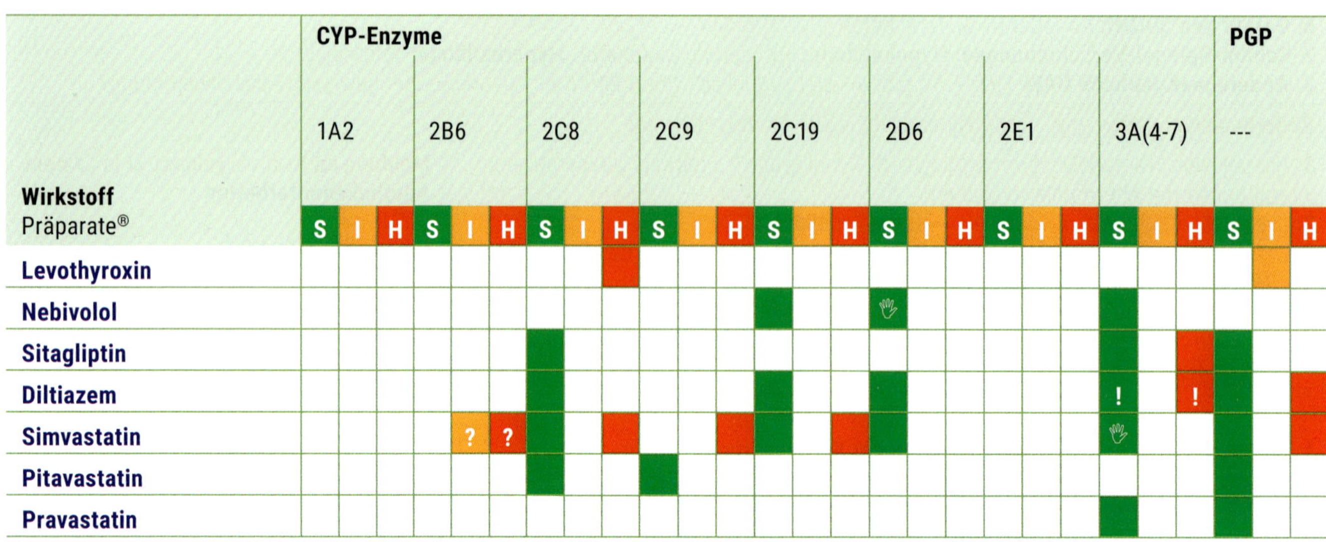

Simvastatin ansteigen lässt! Laut der Fachinformation sollte die Tagesdosis von Simvastatin u.a. in der Kombination mit Diltiazem und Verapamil 20 mg nicht überschreiten; es muss also geprüft werden, ob in diesem Punkt Handlungsbedarf besteht. In jedem Fall zu korrigieren ist der Einnahmezeitpunkt von Simvastatin, der aufgrund der kurzen Halbwertszeit und der vorzugsweise während der Nachtstunden ablaufenden endogenen Cholesterin-Synthese in den Abend verlegt gehört. Hinterfragenspflichtig ist ferner die Kombination von Diltiazem mit Nebivolol, die in der Literatur aufgrund der gegenseitigen pharmakodynamischen Wirkungsverstärkung nicht empfohlen wird. Da Veränderungen des EKGs nach außen hin natürlich nicht zu erkennen sind, könnte man die Pulszahl ansprechen, die nicht unter 60/min fallen sollte bzw. sich nach einer (unterschwelligen) Tendenz zur Kreislaufschwäche erkundigen. Das Beispiel ist insofern spannend als sich der Kunde mit seiner Medikation offenbar wohl fühlt und keinerlei Beschwerden angibt. Man könnte es also bei den Hinweisen bewenden lassen, dass eventuell beobachtete und nicht durch körperliche Anstrengung erklärbare Muskelschmerzen einen ernsten Hintergrund haben könnten, der mit dem Arzt besprochen werden muss. Der Puls soll regelmäßig kontrolliert werden; eine wiederholt gefühlte Kreislaufschwäche ist erklärbar und wäre ebenfalls ein Grund für die Beratung durch den Arzt. Die Einnahme von Simvastatin soll in den Abend ausgelagert werden.

Die Betrachtung kann aber noch einen Schritt weiter gehen, indem ein „Was-wäre-wenn-Szenario" vorgefühlt wird. Im gewählten Beispiel würde es sich anbieten, Simvastatin gegen die weitgehend unabhängig von CYP-Enzymen und PGP metabolisierten Statine Pitavastatin oder Pravastatin auszutauschen.

Der Medikationsplan erscheint durch diese Maßnahme in Bezug auf die metabolische Belastung schlanker, andererseits gilt der Grundsatz „Never change a winning team!" Bei zufriedenstellenden Lipid-Werten mit Simvastatin müsste die klinische Wirksamkeit der Austauschpharmaka erst bestätigt werden. Unter Berücksichtigung des maßgeblichen Umsatzes von Pitavastatin via Glucuronidierung würde man Pravastatin den Vorzug geben, da auch Nebivolol ein Substrat von UGT ist. Die Einnahme beider Wirkstoffe soll aufgrund der kurzen Halbwertszeiten wie für Simvastatin am Abend vorgeschrieben werden.

Im Übrigen fand die behandelnde Ärztin im gegenständlichen Beispiel eine elegante Lösung, indem sie Diltiazem 90 mg durch Ramipril 10 mg, Startdosierung morgens 1/2, ersetzte. Der Wirkstoff, der in zwei Richtungen Interaktionen auslösen kann, ist somit „vom Tisch". Ramipril interagiert nicht mit dem CYP-/PGP-System und sollte in der gewählten Dosierung auch pharmakodynamisch keine Probleme machen (z.B. stärkerer Blutdruckabfall).

Anticholinerge NW	Agranulozytose	Serotonin-Syndrom	QTc-Verlängerung	Na+ ↓/SIADH	Kalium-Dysbalance	Krampfschwelle ↓	Cave Licht ☼	Blutglucose ↓/↑	Achtung Niere	Achtung Leber	Besondere Anmerkungen
					↓						
					↑			A	0,95		Substrat an UGT
								K	0,15		Substrat an OAT3+4
							*				2D6-Substrat *in vitro*, *) ganz selten
									1,0		TMD bei Komb. m. Diltiazem 20 mg

Anticholinerge NW	Agranulozytose	Serotonin-Syndrom	QTc-Verlängerung	Na+ ↓/SIADH	Kalium-Dysbalance	Krampfschwelle ↓	Cave Licht ☼	Blutglucose ↓/↑	Achtung Niere	Achtung Leber	Besondere Anmerkungen
					↓						
					↑			A	0,95		Substrat an UGT
								K	0,15		Substrat an OAT3+4
							*				2D6-Substrat *in vitro*, *) ganz selten
									1,0		TMD bei Komb. m. Diltiazem 20 mg
											Metabolisierung via UGT1A3 und -2B7
									0,55		CYP-/PGP-Interaktionen wenig relevant

9.3 Beispielhafte Betrachtung von Wirkstoffgruppen

9.3.1 Antiepileptika

Epilepsien erfordern Dauermedikationen und große Therapietreue. Da manche Wirkstoffe abgesehen von zahlreichen unangenehmen Nebenwirkungen mit einem relevanten Interaktionspotenzial an CYP-Enzymen und P-Glykoprotein belastet sind, ist die Auswahl der optimalen Medikamente hinsichtlich Wirksamkeit – d.h. der *sicheren* Verhütung von Anfällen – und Verträglichkeit ein höchstes Gebot.[263]

Antiepileptika können den Folat- und Vitamin-B_{12}-Stoffwechsel erheblich stören, indem sie den SLC19A1-Aufnahmetransporter blockieren, über den Folsäure (aber auch deren Bildungsantagonisten wie Methotrexat) ins Blut und in die Zellen aufgenommen werden. Dies bringt eine Erhöhung der Homocystein-Konzentration mit sich. Insbesondere die Anwendung von Carbamazepin und Valproinsäure ist mit niedrigen Folat-Werten assoziiert, was wiederum in Zusammenhang mit der bekannten teratogenen Wirkung bestimmter Antiepileptika in der Schwangerschaft stehen könnte. Werden Folsäure-Defizite und Homocysteinämien durch Folsäure- und Vitamin B_6-Supplementierung korrigiert, können umgekehrt die Wirkspiegel von Phenobarbital, Phenytoin und Primidon sinken und Dosiserhöhungen notwendig werden. Folsäure und Folinsäure hemmen den Aufnahmetransporter OCT1 und induzieren CYP2C9, wodurch die Antikonvulsiva weniger gut verfügbar sind und intensiver verstoffwechselt werden.[264]

In vergleichbarer Art und Weise lassen sich natürlich auch andere Fragestellungen aufbereiten, z.B. Azol-Antimykotika, HIV-Protease-Hemmer oder Makrolid-Antibio-

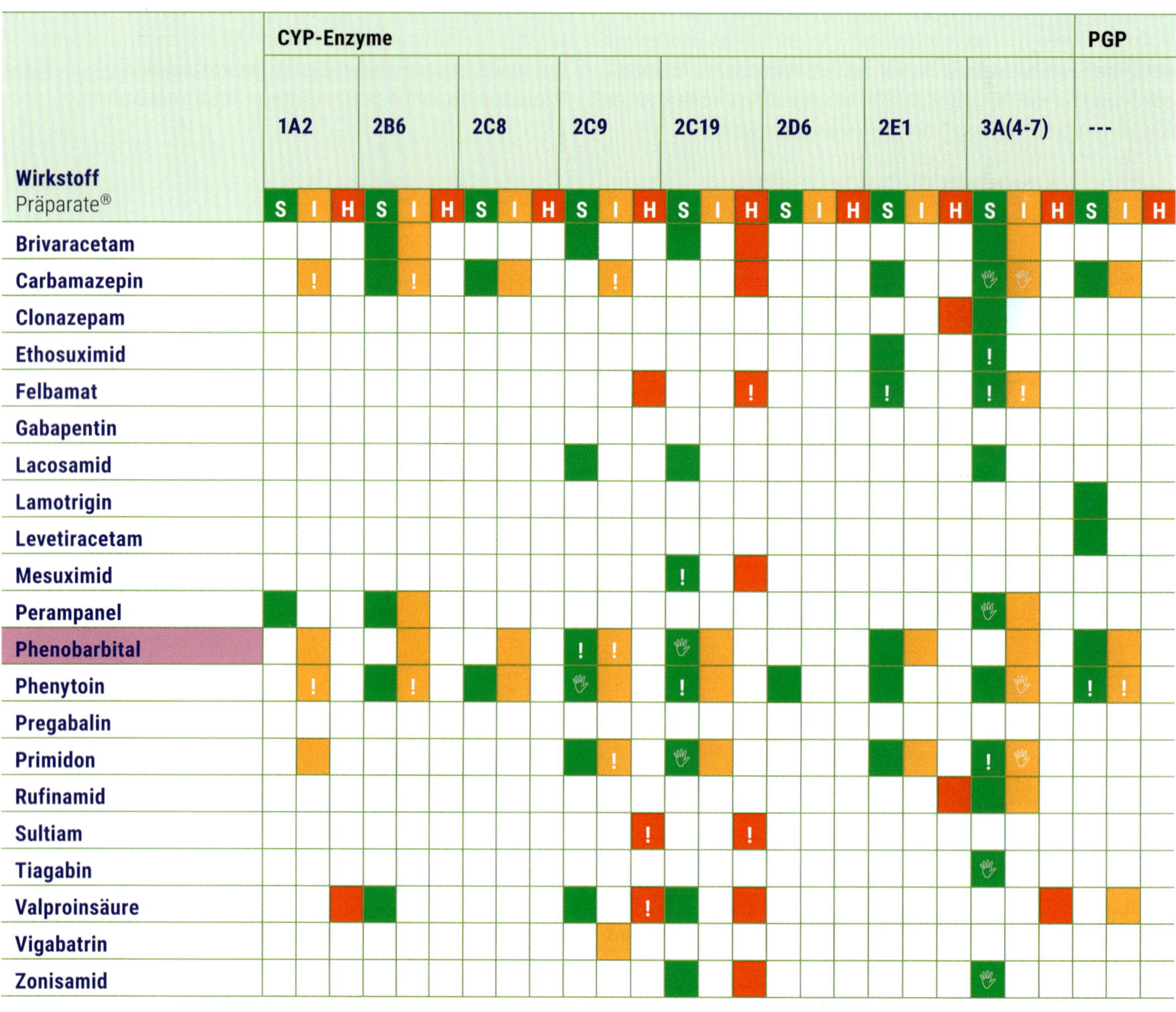

Wirkstoff Präparate®	CYP-Enzyme																								PGP		
	1A2			2B6			2C8			2C9			2C19			2D6			2E1			3A(4-7)			---		
	S	I	H	S	I	H	S	I	H	S	I	H	S	I	H	S	I	H	S	I	H	S	I	H	S	I	H
Brivaracetam																											
Carbamazepin		!			!						!											✋	✋				
Clonazepam																											
Ethosuximid																						!					
Felbamat															!				!			!	!				
Gabapentin																											
Lacosamid																											
Lamotrigin																											
Levetiracetam																											
Mesuximid													!														
Perampanel																						✋					
Phenobarbital										!	!		✋														
Phenytoin		!			!					✋			!										✋		!	!	
Pregabalin																											
Primidon											!		✋									!	✋				
Rufinamid																											
Sultiam												!			!												
Tiagabin																						✋					
Valproinsäure												!															
Vigabatrin																											
Zonisamid																						✋					

tika (um gleich weitere „Hotspots" der Medikationsanalyse anzuführen).

9.3.2 ACE-Hemmer

Die Antiepileptika repräsentieren eine Arzneimittelgruppe mit hochgradiger Individualität der einzelnen Vertreter. Die Diagnose Epilepsie wird anhand von eingehenden neurologischen Untersuchungen gestellt und umfasst insbesondere die Erstellung von Elektroenzephalogrammen. Hat man den epileptischen Fokus ausgemacht und die grundlegende Zuordnung hinsichtlich generalisierter oder fokaler Epilepsie getroffen, wird ein dafür geeigneter Wirkstoff ausgesucht, was aber noch nicht bedeutet, dass dieser bei (vorausgesetzter) optimaler Verträglichkeit auch wirksam vor weiteren Anfällen schützt. Mittels gezielter Anfallsprovokation, z.B. durch Lichtblitze, wird man die therapeutische Valenz hinterfragen und im günstigen Fall bestätigen. Keinesfalls sind die Wirkstoffe untereinander austauschbar, und es ist mitunter ein mühsamer Weg, bis eine geeignete Therapie gefunden wird.

Gewissermaßen als Gegenbeispiel soll die Einstellung eines Bluthochdrucks mittels ACE-Hemmern stehen, also einer Wirkstoffgruppe, die landläufig als homogen gilt. Wer sich im Zuge von Medikationsanalysen mit Wirkstoffoptimierung beschäftigt, wird auch in dieser Fragestellung von Buch und Excel-Datei bestens unterstützt:

Die detaillierte Aufstellung zeigt, dass es sehr wohl Unterschiede zwischen den Vertretern etwa hinsichtlich des Risikos für Lichtunverträglichkeiten oder eine Hypoglykämie gibt, weshalb die Angaben in der Summenzeile zwar grundsätzlich richtig, aber für die Feinanalyse unpräzise bleiben. Manche Wirkstoffe haben Interaktionen mit CYP-Enzymen und PGP, andere nicht. Ein Vertreter, Moexi-

Anticholinerge NW	Agranulozytose	Serotonin-Syndrom	QTc-Verlängerung	Na+ ↓/SIADH	Kalium-Dysbalance	Krampfschwelle ↓	Cave Licht ☼	Blutglucose ↓/↑	Achtung Niere	Achtung Leber	**Besondere Anmerkungen**
											Zusätzlich OAT3-Hemmer
!							A			H	Zusätzlich mittelstarke 2A6-Induktion
				?							Hauptumsetzung mittels NAT2
									0,8		Substrat an 2A43
			!						0,5		
								*	0,08		Relevantes Substrat am OCTN1
			*						0,6		*) Cave interaktive Einflüsse auf Herz
											Umsetzung hauptsächlich über UGT
						*			0,34		PGP-Interaktion *in vitro*
									1,0		2C19-Hemmung *in vitro*
											Zusätzlich UGT1A1+4-Induktor
									0,7		Zahlreiche weitere CYP-Induktionen
	!									H	Zus. 2C18-Substrat+11B1-Hemmer
							*		0,01		*) selten Lichtempfindlichkeit
									0,6		
											Hauptumsatz via Carboxylesterase
											2C9-, 2C19-Interaktionen bedenken
											Relevante Umsetzung über UGT
									0,95	H	
									0,25		Fragliche Modulation an 2C9 (MediQ)
					↓				0,7		Substrat ferner an NAT2 und UGT

pril, hat QT-verlängernde Eigenschaften, weshalb Vorsicht bei entsprechenden Kombinationen geboten ist.

In ähnlicher Weise lassen sich alle übrigen Arzneimittelgruppen aufbereiten. Im Fokus ist stets der *unmittelbare* Vergleich von chemisch und/oder pharmakodynamisch verwandten Wirkstoffen, der den einen oder anderen feinen Unterschied zutage bringen und Entscheidungshilfen für die Adaptierung von Arzneimitteltherapien liefern soll.

9.4 Vertiefung von Genanalysen

Der Mensch besteht aus 10^{14} Zellen; jede von ihnen verfügt über das gleiche genetische Programm, das in den Genen abgelegt ist. Durch einen Test, der auch über Apotheken veranlasst werden kann,[265] ist es möglich 31 polymorphe Gene, die für 31 Enzyme im Zusammenhang mit Arzneimittel-Metabolismus kodieren, zu analysieren. Wenn jemand erkrankt, bekommt er vielfach ein Standardmedikament in der Standarddosierung verordnet. Mit dieser klassischen Herangehensweise ist zwar den meisten Menschen geholfen, aber eben nicht allen. Vor der Zulassung werden Arzneimittel doppelblind und prospektiv getestet. Für den Einzelnen leitet sich daraus die Aussage ab, dass das Arzneimittel mit hoher Wahrscheinlichkeit wirken wird. Es besteht aber trotz positiver klinischer Studien die realistische Möglichkeit, dass der Einzelne von dem Arzneimittel dennoch nicht profitiert. Dabei ist die „Unschärfe" in der Vorhersagekraft klinischer Studien nicht durch die unterschiedliche physische Konstitution der Studienteilnehmer, sondern durch deren unterschiedliche genetische Ausstattung begründet. Nicht erkannte Grunderkrankungen oder eine nicht erkannte Non-Compliance sind hingegen von nur untergeordneter Bedeutung.

Gentests im Kontext zu Arzneimittelwirksamkeit und -verträglichkeit erlauben eine gute Annäherung an eine individuell wirksame Dosis. Insbesondere zeigen sie Plausibilitäten für eine mögliche Arzneimittelunverträglichkeit auf. In Bezug auf psychiatrische Erkrankungen liefern sie eine wissenschaftliche Grundlage zur möglichen Erkennung der Variabilität des klinischen Ansprechens auf bestimmte Pharmaka. Mittlerweile gibt es zahlreiche Beispiele für Medikamente und Therapien, bei denen die zugelassene Standarddosierung in Abhängigkeit vom individuellen Genprofil und den daraus resultierenden Enzymaktivitäten Anpassungen rechtfertigt, wobei der Bogen von offensichtlicher Wirkungslosigkeit bis zu lebensbedrohlichen Vergiftungsbildern reicht.

In der Auswertung eines gängigen Dienstleisters erfolgt sowohl die Kennzeichnung der Gene als auch der betroffenen Wirkstoffe mittels eines einheitlichen Farbleitsystems und Piktogrammen:

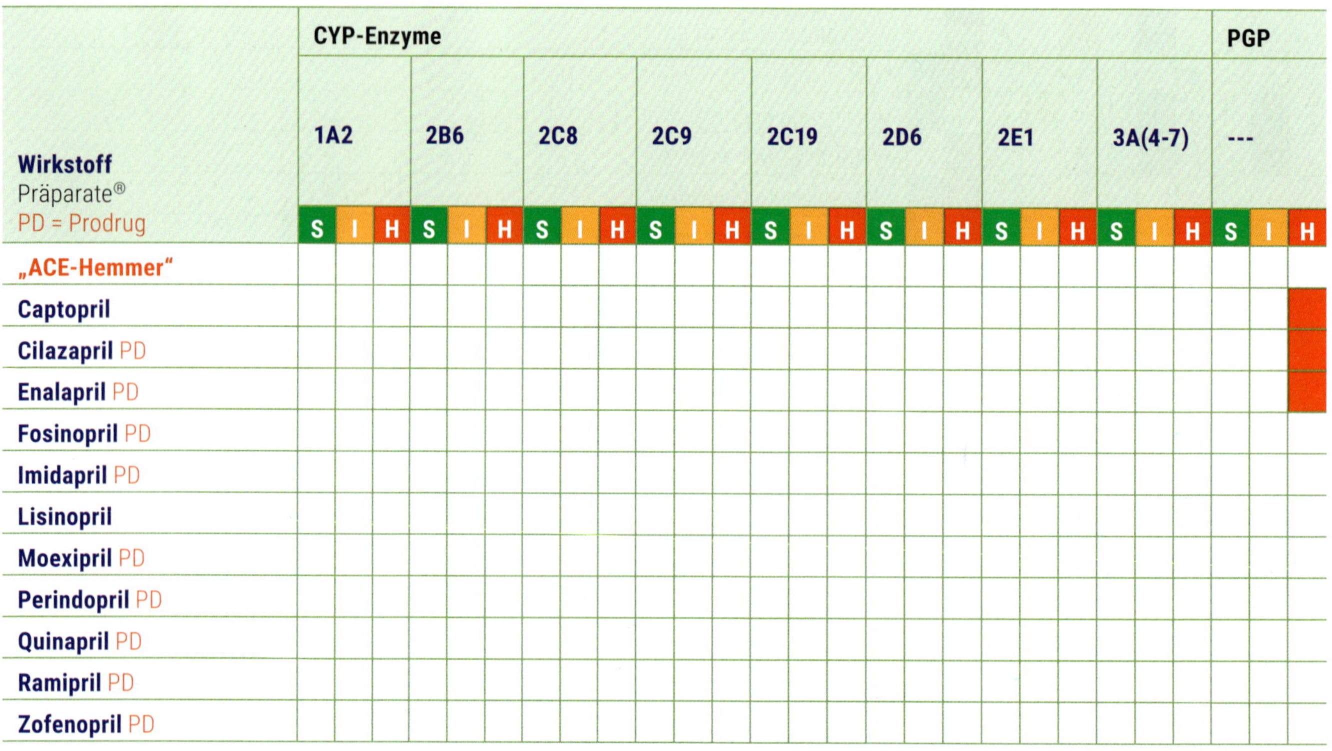

Wirkstoff Präparate® PD = Prodrug	CYP-Enzyme																								PGP		
	1A2			2B6			2C8			2C9			2C19			2D6			2E1			3A(4-7)			---		
	S	I	H	S	I	H	S	I	H	S	I	H	S	I	H	S	I	H	S	I	H	S	I	H	S	I	H
„ACE-Hemmer"																											
Captopril																											
Cilazapril PD																											
Enalapril PD																											
Fosinopril PD																											
Imidapril PD																											
Lisinopril																											
Moexipril PD																											
Perindopril PD																											
Quinapril PD																											
Ramipril PD																											
Zofenopril PD																											

- „Normal" (grüner Balken, „Wirkstoff kann nach Verordnung verabreicht werden"),
- „Hinweis" (gelbes umgedrehtes Rufzeichen, „ein Problem könnte auftreten, Ansprechen auf den Wirkstoff und vor allem das Auftreten von UAW sorgfältig dokumentieren"),
- „Verdacht" (orangefarbenes Rufzeichen, „ein Problem wird sehr wahrscheinlich auftreten, Dosisanpassung oder Alternativmedikation empfohlen"),
- „Gefahr" (rot gefärbtes Augensymbol, „es besteht ein akutes Problem, Alternativmedikation oder rigorose Dosisanpassung (-reduktion) dringend empfohlen").

Die zur ersten Gruppe zählenden Substanzen („normal") werden nicht ausgeworfen, was bedeutet, dass für alle Wirkstoffe, die nicht *expressis verbis* unter den verbliebenen drei „Warnstufen" gelistet sind, lehrbuchmäßige Arzneimittelwirkungen und Nebenwirkungen zu erwarten sind. Das Ergebnis in Papierform präsentiert sich daher als alphabetische Aufzählung aller betroffenen Wirkstoffe ab der zweiten Bedeutungsstufe („gelb, Hinweis") mit der Kennzeichnung entsprechend dem Farbleitsystem. Wer zum Login auf der Stratipharm-Homepage berechtigt ist, findet sowohl bei der Beschreibung der Gene als auch der Wirkstoffe aktive Felder, die individualisierte, vertiefende Informationen eröffnen, v.a. die ausformulierte zu erwartende Pharmakokinetik Arzneistoffe. Macht man sich darüber hinaus die Mühe, die alphabetische Liste z.B. ab der klar relevanten Warnstufe 3 („orange, Verdacht") in ein pharmakologisches Schema umzuwandeln, kann man ein scheckkartengroßes Kärtchen basteln, das der Kunde zusammen mit seiner Krankenversicherungskarte verwahrt.

Als weiteren Service – um nun wieder zum gegenständlichen Werk zurückzukehren – kann man die Wirkstoffzeilen aus der AMT in Kap. 8 übertragen. In den „Besonderen Anmerkungen" werden die voraussichtlichen Plasmaspiegel-Entwicklungen bei Verwendung der Standarddosierungen vermerkt bzw. sind dort konkrete Dosierungsempfehlungen aus der Genexpertise unterzubringen. Problematische Wirkstoffe, die der Kunde bereits in Verwendung hat, werden im Zuge einer Medikationsanalyse unverzüglich unter die Lupe genommen. Die bloße Betrachtung eines solchen Blattes, das Erkennen von tieferen Zusammenhängen bezüglich der individuellen genetischen Ausstattung sowie die persönliche Sicherheit, problematischen Arzneimittelverordnungen zukünftig gezielt begegnen zu können, sind ungemein spannend.

Am Beispiel des Autors präsentieren sich die beschriebenen Ideen zur vertiefenden Aufarbeitung von Genanalysen in Zusammenhang mit Arzneimittel-Metabolismus wie folgt:

Anticholinerge NW	Agranulozytose	Serotonin-Syndrom	QTc-Verlängerung	Na+ ↓/SIADH	Kalium-Dysbalance	Krampfschwelle ↓	Cave Licht ☼	Blutglucose ↓/↑	Achtung Niere	Achtung Leber	**Besondere Anmerkungen** *) Gemäß den Fachinfomationen Risiko für Lichttoxizität grundsätzlich vorhanden, aber nicht immer quantifizierbar oder nur bei Begleiterkrankungen
					↑						**Gruppencharakteristik zum Vergleich**
					↑		A		0,5	H	Seinerzeit der 1. Vertreter dieser Gruppe
					↑			A	0,2		Hypoglykämie bei Diabetikern mit NI
					↑		A		0,1		Cave Phototoxizität bei Komb. m. HCT
					↑		*	A	0,5		*) bei fiebrigen Entzündungsreaktionen
					↑		*	A			*) keine gesicherten Hinweise
					↑		*		0,2		*) bei fiebrigen Entzündungsreaktionen
			!		↑		*	A	0,4		*) Pemphigoide Hautreaktionen
					↑			A	0,27		
					↑		*	A	0,2		*) Phototoxizität nicht abschätzbar
	!				↑			A	0,4		
					↑		*				*) keine gesicherten Hinweise

„Kärtchen“

Thomas Riedl, * 14.02.1963, Stand 31.07.2017

 **Verdacht**: **Antiarrhythmika/Antiepileptika**: Phenytoin ↑/ **Blutgerinnung**: Acenocoumarol↑, Clopidogrel↓, Warfarin↑/ **Cholesterin/Fettsäuren**: Simvastatin↑ (≥40 mg) / **Pilztherapeutika**: Voriconazol↑ / **Psychopharmaka**: Antipsychotika: Olanzapin↓ / **Virentherapeutika**: Hepatitis C: Boceprevir↓, Peginterferon alfa-2a↓ und -2b↓, Ribavirin↓, Telaprevir↓

STOP **Gefahr**: dzt. kein Wirkstoff

Womit sich folgende **Langform** mutmaßlich problematischer Wirkstoffe ergibt:

Wirkstoff Präparate®	CYP-Enzyme 1A2			2B6			2C8			2C9			2C19			2D6			2E1			3A(4-7)			PGP ---		
	S	I	H	S	I	H	S	I	H	S	I	H	S	I	H	S	I	H	S	I	H	S	I	H	S	I	H
Warnung																											
Antiarrhythmika/Antiepileptika																											
Phenytoin		!			!					✋			!										✋		!	!	
Blutgerinnung																											
Acenocoumarol										✋			!												!		
Clopidogrel	!					!			!				!												!		
Warfarin										✋												!					
Cholesterin/Fettsäuren																											
Simvastatin					?	?																✋					
Pilztherapeutika																											
Voriconazol						!						!	!											✋			
Psychopharmaka, Antipsychotika																											
Olanzapin	!																										
Virentherapeutika																											
Boceprevir																						!		✋			
Peginterferone											*													*			
Ribavirin																											
Telaprevir																						!		✋	!		!
Gefahr																											
Derzeit keine																											

Im Wissen, dass im gegenständlichen Beispiel die CYP-Enzyme 1A2, 2C9 und 2C19 verglichen mit dem „Homo sapiens“ des „Human Gene Project“ Anomalien aufweisen, die gemäß dem Farbleitsystem mit „orange, Verdacht“ klassifiziert wurden, wird klar, dass Wirkstoffe betroffen sein werden, die an diesen drei Enzymen maßgebliche Interaktionen haben. Die nähere Betrachtung der Einträge aus der *allgemein gültigen* Tabelle bestätigt die *individuellen Gegebenheiten* eindrucksvoll! Die Aufnahme von Wirkstoffen, deren Umsetzung über die genannten CYP-Enzyme nicht betroffen ist, erklärt sich aus dem Umstand, dass beim Probanden auch das P-Glykoprotein leichte Abweichungen vom Wildtypus aufweist (Einstufung „gelb, Hinweis“).

Um der soliden Auseinandersetzung mit der Materie willen soll aber angemerkt werden, dass nicht alle Veröffentlichungen und Kommentare dem pharmakogenetischen Screening klinische Validität und einen individuellen Nutzen abgewinnen können, vor allem, wenn die Patienten die Untersuchungen selbst bezahlen müssen.[266] Die Autoren beklagen, dass die Auswirkung der meisten Genvarianten auf Arzneimittelwirkungen (derzeit noch) unklar ist. Andererseits berichten sie, dass bei guter Datenlage zu

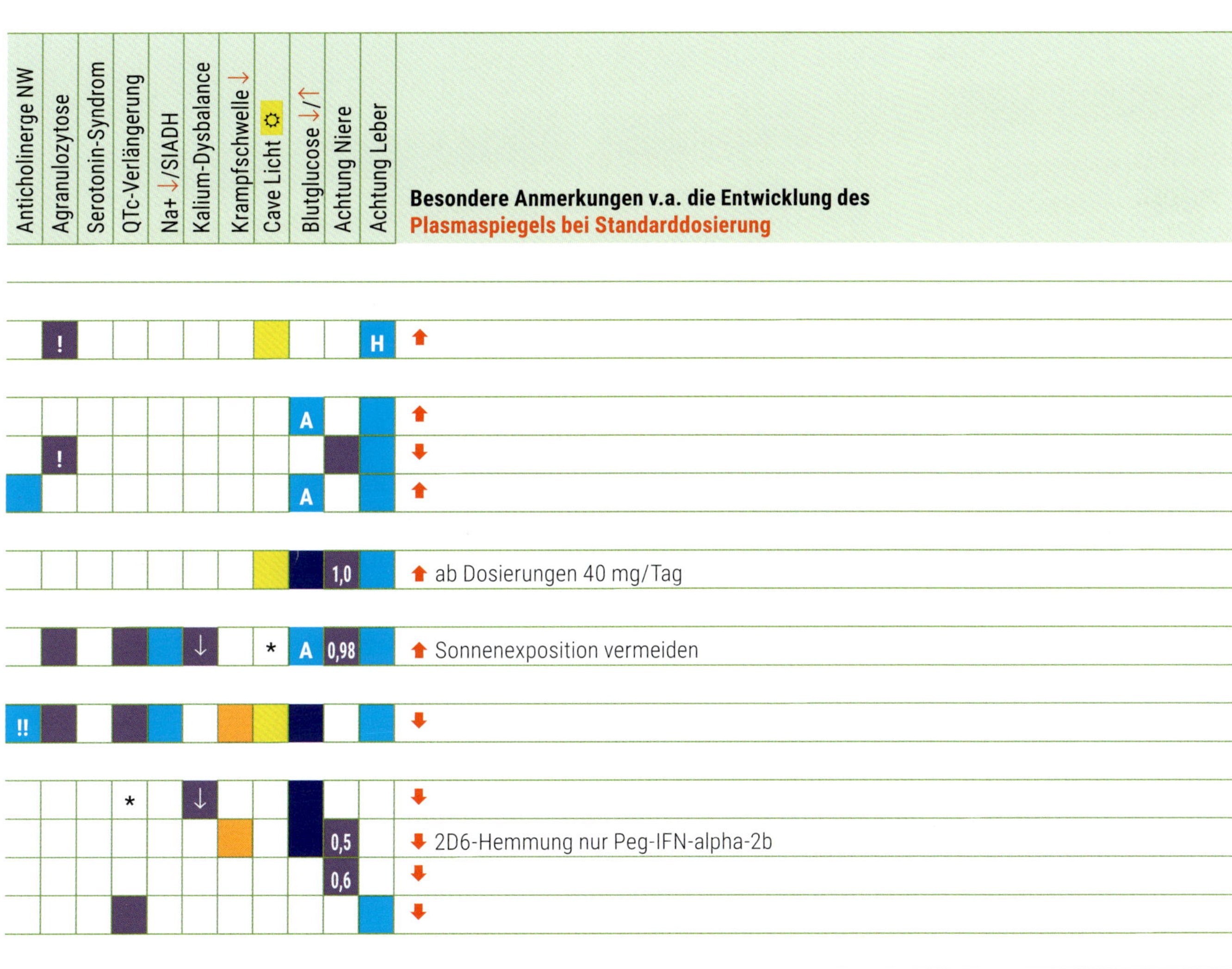

Anticholinerge NW	Agranulozytose	Serotonin-Syndrom	QTc-Verlängerung	Na+ ↓/SIADH	Kalium-Dysbalance	Krampfschwelle ↓	Cave Licht ☼	Blutglucose ↓/↑	Achtung Niere	Achtung Leber	**Besondere Anmerkungen v.a. die Entwicklung des Plasmaspiegels bei Standarddosierung**
	!									H	⬆
								A			⬆
	!										⬇
								A			⬆
									1,0		⬆ ab Dosierungen 40 mg/Tag
					↓		*	A	0,98		⬆ Sonnenexposition vermeiden
!!											⬇
			*		↓						⬇
									0,5		⬇ 2D6-Hemmung nur Peg-IFN-alpha-2b
									0,6		⬇
											⬇

Metabolisierungsreaktionen Gentests vor der Anwendung eines Arzneimittels sogar vorgeschrieben sind, wobei es sich nahezu ausnahmslos um Onkologika, Immunologika und Virustatika handelt. Schließlich weisen sie darauf hin, dass von diesem Screening gezielte genetische Untersuchungen von Tumorgewebe auf somatische Mutationen abzugrenzen sind, die Auskunft über die Wirksamkeit von Onkologika beim individuellen Patienten geben können.

Trotzdem schwingt in der „Bestandsaufnahme" die Botschaft mit, dass mit dem Dichterweben des pharmakogenetischen Datennetzes und dem Vorliegen von Fallberichten, die einen klaren Vorteil für die Patienten erkennen lassen, die Akzeptanz der Methode bei den derzeitigen Kritikern steigen wird.

9.5 Anhang: Muster bzw. Kopiervorlage eines Medikationsanalysen-Protokolls

Anmerkung: Neben der Verwendung von normalem weißem Kopierpapier macht die Übertragung des Wirkstoffrasters (4. Seite der Vorlage) auf Transparentpapier Sinn, weil dann die (für die gegenständliche Problematik relevanten) Einträge in den Wirkstoffzeilen relativ bequem mit farbigen Stiften abgepaust werden können.

Die elektronische Version der Vordruckdatei steht auf der beigefügten CD zur Verfügung. Anstelle der händisch einzupflegenden Wirkstoffseite 4 ist es natürlich möglich die über die Excel-Liste erstellte Datei einzuspielen.

Um die Aufgabenstellungen einer **2a-Medikationsanalyse besser abzudecken**, wurde die Kopiervorlage um Fragen rund um die Arzneimittel und im engeren Sinn zur Arzneiform erweitert. Es soll abgebildet werden, ob die Probleme der Therapie möglicherweise auch oder sogar allein durch das Nicht-Zurechtkommen mit dem Arzneimittel bzw. der verordneten Arzneiform, wie sie vom Hersteller zur Anwendung vorgesehen ist, begründet sind. Die Erläuterungen dazu finden sich in den Kap. 4.1 (Text) und 4.1.1 (grafische Darstellung).

Name	SVN	Adresse	☎/💻	Körpergröße/ Gewicht/BMI

Bekannte Allergien

❍ **ja**, welche ____________

❍ **nein**

Medikamentenunverträglichkeiten

❍ **ja**, welche ____________

❍ **nein**

Eingeschränkte Nierenfunktion bekannt?

❍ **ja** ❍ **nein**

Eingeschränkte Leberfunktion bekannt?

❍ **ja** ❍ **nein**

Raucher

❍ **ja**, Tageskonsum _____ Stk. ❍ **nein**

Alkoholkonsum

❍ **ja**, Tageskonsum _______ g ❍ **nein**

Rezente Laborparameter

GFR ____________

Kreatinin ____________

Leberenzyme ____________

Hämoglobin ____________

Eisen ____________

Natrium ____________

Kalium ____________

Cholesterin-Gesamt ____________

HDL __________ **LDL** __________

Chol/HDL __________

Triglyceride __________

Entzündungswerte ____________

____

Andere ____________

Blutdruck ____________

Puls ____________

Bekannte Krankheiten/Diagnosen

Einverständniserklärung

Sowohl Apotheker/in als auch Arzt/Ärztin dürfen meine persönlichen Daten über meinen Gesundheitszustand, Angaben zu den mir verordneten oder von mir bezogenen Arzneimitteln, die Inhalte der Beratungsgespräche, Erkenntnisse über Verträglichkeit, Neben- und Wechselwirkungen austauschen und gegebenenfalls elektronisch verarbeiten und abspeichern. Die Weitergabe an Dritte erfolgt nur, wenn ich ausdrücklich zugestimmt habe. Auf meinen Wunsch werden alle Daten gelöscht.

____________**, am** ____________

Gelesen und verstanden ____________

Beschwerdebild, weshalb die Medikationsanalyse durchgeführt wird: ❍ Initiative der Apotheke . ❍ Kunden-/Patientenwunsch . ❍ Anregung der Ärztin/des Arztes ❍ ____________

Medikamentenaufnahme laut bestehendem Medikationsplan zuzüglich Ergänzung von Produkten aus der Eigenversorgung, spontane Notizen

Verordnete Präparate – *Regelmäßige Einnahme*

Präparat Wirkstoff	***Verordnete*** **Einnahme**					Legende/Abkürzungen: SVN = Sozialversicherungsnummer Einnahme mo = morgens . mi = mittags . ab = abends . zN = zur Nacht, vor dem Schlafengehen . bB = bei Bedarf Verordnete Nüchterneinnahme = 30-15 min vor einer Mahlzeit, i.e.S. vor dem Frühstück Text der Einverständniserklärung aus Datsch et al., Govi-Verlag 2014
	mo	**mi**	**ab**	**zN**	**bB**	
1						Probleme mit Verpackung ❍ nein ❍ ja ____ Handhabung ❍ nein ❍ ja ____ Applikation ❍ nein ❍ ja ____?
	Nüchterneinnahme ❍ ja ❍ nein					
	Verordnete Einnahme erfüllt? ❍ ja ❍ nein, weil ____ Einnahmehinweise und Korrekturen der Einnahme sofort besprochen? ❍ ja ❍ nein Spontane Notizen					
2						Probleme mit Verpackung ❍ nein ❍ ja ____ Handhabung ❍ nein ❍ ja ____ Applikation ❍ nein ❍ ja ____?
	Nüchterneinnahme ❍ ja ❍ nein					
	Verordnete Einnahme erfüllt? ❍ ja ❍ nein, weil ____ Einnahmehinweise und Korrekturen der Einnahme sofort besprochen? ❍ ja ❍ nein Spontane Notizen					
3						Probleme mit Verpackung ❍ nein ❍ ja ____ Handhabung ❍ nein ❍ ja ____ Applikation ❍ nein ❍ ja ____?
	Nüchterneinnahme ❍ ja ❍ nein					
	Verordnete Einnahme erfüllt? ❍ ja ❍ nein, weil ____ Einnahmehinweise und Korrekturen der Einnahme sofort besprochen? ❍ ja ❍ nein Spontane Notizen					
4						Probleme mit Verpackung ❍ nein ❍ ja ____ Handhabung ❍ nein ❍ ja ____ Applikation ❍ nein ❍ ja ____?
	Nüchterneinnahme ❍ ja ❍ nein					
	Verordnete Einnahme erfüllt? ❍ ja ❍ nein, weil ____ Einnahmehinweise und Korrekturen der Einnahme sofort besprochen? ❍ ja ❍ nein Spontane Notizen					
5						Probleme mit Verpackung ❍ nein ❍ ja ____ Handhabung ❍ nein ❍ ja ____ Applikation ❍ nein ❍ ja ____?
	Nüchterneinnahme ❍ ja ❍ nein					
	Verordnete Einnahme erfüllt? ❍ ja ❍ nein, weil ____ Einnahmehinweise und Korrekturen der Einnahme sofort besprochen? ❍ ja ❍ nein Spontane Notizen					
6						Probleme mit Verpackung ❍ nein ❍ ja ____ Handhabung ❍ nein ❍ ja ____ Applikation ❍ nein ❍ ja ____?
	Nüchterneinnahme ❍ ja ❍ nein					
	Verordnete Einnahme erfüllt? ❍ ja ❍ nein, weil ____ Einnahmehinweise und Korrekturen der Einnahme sofort besprochen? ❍ ja ❍ nein Spontane Notizen					

7

Nüchterneinnahme
❍ ja ❍ nein

Probleme mit
Verpackung ❍ nein ❍ ja
Handhabung ❍ nein ❍ ja
Applikation ❍ nein ❍ ja ?

Verordnete Einnahme erfüllt? ❍ ja ❍ nein, weil
Einnahmehinweise und Korrekturen der Einnahme sofort besprochen? ❍ ja ❍ nein
Spontane Notizen

8

Nüchterneinnahme
❍ ja ❍ nein

Probleme mit
Verpackung ❍ nein ❍ ja
Handhabung ❍ nein ❍ ja
Applikation ❍ nein ❍ ja ?

Verordnete Einnahme erfüllt? ❍ ja ❍ nein, weil
Einnahmehinweise und Korrekturen der Einnahme sofort besprochen? ❍ ja ❍ nein
Spontane Notizen

9

Nüchterneinnahme
❍ ja ❍ nein

Probleme mit
Verpackung ❍ nein ❍ ja
Handhabung ❍ nein ❍ ja
Applikation ❍ nein ❍ ja ?

Verordnete Einnahme erfüllt? ❍ ja ❍ nein, weil
Einnahmehinweise und Korrekturen der Einnahme sofort besprochen? ❍ ja ❍ nein
Spontane Notizen

10

Nüchterneinnahme
❍ ja ❍ nein

Probleme mit
Verpackung ❍ nein ❍ ja
Handhabung ❍ nein ❍ ja
Applikation ❍ nein ❍ ja ?

Verordnete Einnahme erfüllt? ❍ ja ❍ nein, weil
Einnahmehinweise und Korrekturen der Einnahme sofort besprochen? ❍ ja ❍ nein
Spontane Notizen

11

Nüchterneinnahme
❍ ja ❍ nein

Probleme mit
Verpackung ❍ nein ❍ ja
Handhabung ❍ nein ❍ ja
Applikation ❍ nein ❍ ja ?

Verordnete Einnahme erfüllt? ❍ ja ❍ nein, weil
Einnahmehinweise und Korrekturen der Einnahme sofort besprochen? ❍ ja ❍ nein
Spontane Notizen

12

Nüchterneinnahme
❍ ja ❍ nein

Probleme mit
Verpackung ❍ nein ❍ ja
Handhabung ❍ nein ❍ ja
Applikation ❍ nein ❍ ja ?

Verordnete Einnahme erfüllt? ❍ ja ❍ nein, weil
Einnahmehinweise und Korrekturen der Einnahme sofort besprochen? ❍ ja ❍ nein
Spontane Notizen

13

Nüchterneinnahme
❍ ja ❍ nein

Probleme mit
Verpackung ❍ nein ❍ ja
Handhabung ❍ nein ❍ ja
Applikation ❍ nein ❍ ja ?

Verordnete Einnahme erfüllt? ❍ ja ❍ nein, weil
Einnahmehinweise und Korrekturen der Einnahme sofort besprochen? ❍ ja ❍ nein
Spontane Notizen

Verordnete Präparate – *Bedarfsgabe*

14

Nüchterneinnahme
❍ ja ❍ nein

Probleme mit
Verpackung ❍ nein ❍ ja ______
Handhabung ❍ nein ❍ ja ______
Applikation ❍ nein ja ______?

Verordnete Einnahme erfüllt? ❍ ja ❍ nein, weil ______
Einnahmehinweise und Korrekturen der Einnahme sofort besprochen? ❍ ja ❍ nein
Spontane Notizen

15

Nüchterneinnahme
❍ ja ❍ nein

Probleme mit
Verpackung ❍ nein ❍ ja ______
Handhabung ❍ nein ❍ ja ______
Applikation ❍ nein ja ______?

Verordnete Einnahme erfüllt? ❍ ja ❍ nein, weil ______
Einnahmehinweise und Korrekturen der Einnahme sofort besprochen? ❍ ja ❍ nein
Spontane Notizen

16

Nüchterneinnahme
❍ ja ❍ nein

Probleme mit
Verpackung ❍ nein ❍ ja ______
Handhabung ❍ nein ❍ ja ______
Applikation ❍ nein ja ______?

Verordnete Einnahme erfüllt? ❍ ja ❍ nein, weil ______
Einnahmehinweise und Korrekturen der Einnahme sofort besprochen? ❍ ja ❍ nein
Spontane Notizen

17

Nüchterneinnahme
❍ ja ❍ nein

Probleme mit
Verpackung ❍ nein ❍ ja ______
Handhabung ❍ nein ❍ ja ______
Applikation ❍ nein ja ______?

Verordnete Einnahme erfüllt? ❍ ja ❍ nein, weil ______
Einnahmehinweise und Korrekturen der Einnahme sofort besprochen? ❍ ja ❍ nein
Spontane Notizen

18

Nüchterneinnahme
❍ ja ❍ nein

Probleme mit
Verpackung ❍ nein ❍ ja ______
Handhabung ❍ nein ❍ ja ______
Applikation ❍ nein ja ______?

Verordnete Einnahme erfüllt? ❍ ja ❍ nein, weil ______
Einnahmehinweise und Korrekturen der Einnahme sofort besprochen? ❍ ja ❍ nein
Spontane Notizen

19

Nüchterneinnahme
❍ ja ❍ nein

Probleme mit
Verpackung ❍ nein ❍ ja ______
Handhabung ❍ nein ❍ ja ______
Applikation ❍ nein ja ______?

Verordnete Einnahme erfüllt? ❍ ja ❍ nein, weil ______
Einnahmehinweise und Korrekturen der Einnahme sofort besprochen? ❍ ja ❍ nein
Spontane Notizen

Selbstmedikation

20

Nüchterneinnahme
❍ ja ❍ nein

Probleme mit
Verpackung ❍ nein ❍ ja ______
Handhabung ❍ nein ❍ ja ______
Applikation ❍ nein ❍ ja ______?

	Auf wessen Empfehlung? Wo erworben?	Einnahmeempfehlung erfüllt? ❍ ja ❍ nein, weil ______ Einnahmehinweise und Korrekturen der Einnahme sofort besprochen? ❍ ja ❍ nein Spontane Notizen
21	| | | | | Nüchterneinnahme ❍ ja ❍ nein	Probleme mit Verpackung ❍ nein ❍ ja ______ Handhabung ❍ nein ❍ ja ______ Applikation ❍ nein ja ______?
	Auf wessen Empfehlung? Wo erworben?	Einnahmeempfehlung erfüllt? ❍ ja ❍ nein, weil ______ Einnahmehinweise und Korrekturen der Einnahme sofort besprochen? ❍ ja ❍ nein Spontane Notizen
22	| | | | | Nüchterneinnahme ❍ ja ❍ nein	Probleme mit Verpackung ❍ nein ❍ ja ______ Handhabung ❍ nein ❍ ja ______ Applikation ❍ nein ja ______?
	Auf wessen Empfehlung? Wo erworben?	Einnahmeempfehlung erfüllt? ❍ ja ❍ nein, weil ______ Einnahmehinweise und Korrekturen der Einnahme sofort besprochen? ❍ ja ❍ nein Spontane Notizen
23	| | | | | Nüchterneinnahme ❍ ja ❍ nein	Probleme mit Verpackung ❍ nein ❍ ja ______ Handhabung ❍ nein ❍ ja ______ Applikation ❍ nein ja ______?
	Auf wessen Empfehlung? Wo erworben?	Einnahmeempfehlung erfüllt? ❍ ja ❍ nein, weil ______ Einnahmehinweise und Korrekturen der Einnahme sofort besprochen? ❍ ja ❍ nein Spontane Notizen
24	| | | | | Nüchterneinnahme ❍ ja ❍ nein	Probleme mit Verpackung ❍ nein ❍ ja ______ Handhabung ❍ nein ❍ ja ______ Applikation ❍ nein ja ______?
	Auf wessen Empfehlung? Wo erworben?	Einnahmeempfehlung erfüllt? ❍ ja ❍ nein, weil ______ Einnahmehinweise und Korrekturen der Einnahme sofort besprochen? ❍ ja ❍ nein Spontane Notizen
25	| | | | | Nüchterneinnahme ❍ ja ❍ nein	Probleme mit Verpackung ❍ nein ❍ ja ______ Handhabung ❍ nein ❍ ja ______ Applikation ❍ nein ja ______?
	Auf wessen Empfehlung? Wo erworben?	Einnahmeempfehlung erfüllt? ❍ ja ❍ nein, weil ______ Einnahmehinweise und Korrekturen der Einnahme sofort besprochen? ❍ ja ❍ nein Spontane Notizen

S = Substrat . I = Induktor . H = Hemmer . SIADH = Syndrom der inadäquaten ADH-Sekretion

Einpflegen der Wirkstoffe

Wirkstoff Präparate®	CYP-Enzyme																								PGP			Anticholinerge NW	Agranulozytose	Serotonin-Syndrom	QTc-Verlängerung	Na+ ↓/SIADH	Kalium-Dysbalance	Krampfschwelle ↓	Cave Licht ☼	Blutglucose ↓/↑	Achtung Niere	Achtung Leber	Besondere Anmerkungen
	1A2			2B6			2C8			2C9			2C19			2D6			2E1			3A(4-7)			---														
	S	I	H	S	I	H	S	I	H	S	I	H	S	I	H	S	I	H	S	I	H	S	I	H	S	I	H												
1																																							
2																																							
3																																							
4																																							
5																																							
6																																							
7																																							
8																																							
9																																							
10																																							
11																																							
12																																							
13																																							
14																																							
15																																							
16																																							
17																																							
18																																							
19																																							
20																																							
21																																							
22																																							
23																																							
24																																							
25																																							

Auswertung

1. CYP/PGP-Interaktionen (inkl. Rauchen, regelmäßiger Alkohol-Konsum)

Präparat Nr. : ____________ **Präparat Nr. :** ____________ **Konsequenzen:** ____________

Präparat Nr. : ____________ **Präparat Nr. :** ____________ **Konsequenzen:** ____________

Präparat Nr. : ____________ **Präparat Nr. :** ____________ **Konsequenzen:** ____________

2. Anticholinerge Last: ❍ **Indikationsgerecht verordnete Anticholinergika,**

Score laut Tabellenwerken ____________ ❍ **Unerwünschte anticholinerge Last,**

Score laut Tabellenwerken ____________ → **Gesamt** ____________

3. Agranulozytose-Risiko: ____________

4. Serotonin-Belastung: ____________

5. QTc-Verlängerung: ____________

6. Gefahr von SIADH: ____________

7. Kalium-Spiegel-Verschiebungen: Hypokaliämie: ____________

Hyperkaliämie: ____________

8. Andere maßgebliche UAW: ____________

Änderungsvorschläge (ggf. mit Quellenangaben, z.B. MediQ, Pubmed)

1.

2.

3.

4.

5.

Meldung an Arzt/Ärztin veranlasst
❍ **ja** ❍ **nein**

Apothekenmitarbeiter/In

____

Datum: ____________

Erfolgsmeldung

1. Datum: ____________

Beschreibung der Verbesserung: ____________ **Paraphe:** ____________

2. Datum: ____________

Beschreibung der Verbesserung: ____________ **Paraphe:** ____________

10 Und zum Schluss...

10.1 In diesem Buch verwendete Abkürzungen

AC-FI = Austriacodex-Fachinformation
AMT = Arzneimitteltabelle (bezogen auf Kap. 8)
BASG = Bundesamt für Sicherheit im Gesundheitswesen
BCRP = Breast Cancer Resistance Protein
BSEP = Bile Salt Export Pump = ABCB11
COMT = Catechol-O-Methyltransferase
DPYD, DPD = Dihydrop(y)rimidindehydrogenase
EL = Esslöffel
KI = Kontraindikation(en)
LI = Leberinsuffizienz
EMD = Einzelmaximaldosis
FMO(3) = Flavinmonooxigenase (3)
HCT = Hydrochlorothiazid
i.e.S. = im engeren Sinn
KG = Körpergewicht
Komb. m. = bei/in Kombination mit
MAO = Monoaminooxidase
MATE = Multidrug Extrusion Protein, z.B. MATE1, MATE2
MRP(1) = Multidrug resistance-associated protein (1)
NEM = Nahrungsergänzungsmittel
NMH = Niedermolekularheparine
NAT(1) = N-Acetyltransferase (1)
NTCP = Natrium Taurocholate Cotransporting Polypeptide
NI = Niereninsuffizienz
NSAR = Nicht-steroidale Antirheumatika
OAT = Organischer Anionen-Transporter
OCT = Organischer Kationen-Transporter
OCTN = zählt zur Familie der OCT, arbeitet pH-abhängig und hat zusätzlich eine geringe Transportaktivität für Carnitin (MediQ)
(S)SNRI = (Selektive) Serotonin-Noradrenalin-Reuptake-Inhibitoren
SSRI = Selektive Serotonin-Reuptake-Inhibitoren
TAH = Thrombozytenaggregations-Hemmer
TCA = Tricyclische Antidepressiva
TIA = Transiente ischämische Attacke (Durchblutungsstörung)
TPMT = Thiopurin-S-Methyltransferase
TL = Teelöffel
TMD = Tagesmaximaldosis
v.a. = vor allem
VGLUT(2) = Vesikulärer Glutamat-Transporter (2)
VMAT(2) = Vesikulärer Monoaminotransporter (2)
WW = Wechselwirkung, Interaktion
z.T. = zum Teil

Hinweis für Pharmakovigilanzbeauftragte: Bei allen Medikationsbeispielen handelt es sich um fiktive Lehrbeispiele, die möglichst praxisnah formuliert sind. Es besteht daher keinerlei Abklärungsbedarf hinsichtlich einer Pharmakovigilanzmeldung.

10.2 Ein paar weiterführende Bemerkungen sowie Quellenangaben zur verwendeten Literatur

1 Mag. pharm. Dr. Olga Rögelsperger, AGES – Österreichische Agentur für Gesundheit und Ernährungssicherheit, Vortrag „Pharmaovigilanz – die Rolle der Behörde in der Früherkennung unerwünschter Arzneimittelwirkungen" bei der 21. Sommerakademie der Österreichischen Apothekerkammer für ApothekerInnen am Wörthersee, Pörtschach, 24.06.2017

2 Andrea Gerdemann, Nina Griese-Mammen, Interaktionscheck in der Apotheke – Arzneimittel sicher kombinieren, 2. überarbeitete Auflage 2015, ISBN 978-3-7741-1266-7

3 Dorothee Dartsch, Silke Lim, Carola Schmidt, Medikationsmanagement – Anleitung für die Apothekenpraxis, Govi-Verlag 2015, ISBN 978-3-7741-1272-8

4 Prof. Dr. Martin Schulz, Vortrag „Der bundeseinheitliche Medikationsplan (BMP): Entwicklung, aktueller Status und Ausblick" beim 3. Fachkongress für Geriatrische Pharmazie und Pflege der Österreichischen Apothekerkammer, Salzburg, 01.04.2017

5 Ina Richling, Hrsg., Medikationsanalyse – Grundlagen und Fallbeispiele für das Medikationsmanagement, Deutscher Apotheker Verlag 2017, ISBN 978-3-7692-6563-7

6 Iris Hinneburg, Nebenwirkungen – Umgang mit unerwünschten Arzneimittelwirkungen, Deutscher Apotheker Verlag 2016, ISBN 978-3-7692-6429-6

7 Martin Smollich, Julia Podlogar, Wechselwirkungen zwischen Arzneimitteln und Lebensmitteln, Wissenschaftliche Verlagsgesellschaft, Stuttgart 2016, ISBN 978-3-8047-3520-0

8 M. Anditsch, S. Gundl, A. Hartl, M. Holbik, K. Hummer, C. Labut, S. Mayer, G. Stemer, Medikationsmanagement, Teile 1 und 2, in N.N., Aspiranten-Handbuch, Apothekerverlag, 3. Auflage, Stand Juni 2017, ISBN 978-3-85200-249-1

9 S. Plasonig, Medikationsmanagement für Apothekerinnen und Apotheker, Akkreditierte Fortbildung in drei Bänden, gedruckte Sonderpublikation der Pharmaceutical Tribune bzw. im Internet abzurufen unter www.pharmaceutical-tribune.at; die Fortbildungspunkte sind nach Registrierung unter mm-kurse.at zu erwerben.

10 Prof. Dr. Josef Donnerer, Institut für Experimentelle und Klinische Pharmakologie der Medizinischen Universität Graz, Vorlesungsunterlagen über Arzneimittelinteraktionen, abzurufen unter http://www.medunigraz.at/pharma/0082103/Interaktionen1-2015-Update.pdf sowie http://www.medunigraz.at/pharma/0082103/Interaktionen2.pdf

11 Prof. Dr. Theo Dingermann, Dr. Ilse Zündorf, Stratifizierte Pharmakotherapie – Genetische Grundlagen, praktisches Vorgehen, Govi-Verlag 2017, ISBN 978-3-7741-1341-1

12 http://www.abda.de/uploads/media/Grundsatzpapier.pdf

13 https://www.abda.de/fileadmin/assets/Praktische_Hilfen/Leitlinien/Medikationsanalyse/LL_MedAnalyse.pdf; https://www.abda.de/fileadmin/assets/Praktische_Hilfen/Leitlinien/Medikationsanalyse/LL_MedAnalyse_Kommentar.pdf

14 Das Wesen der Therapie- und Einnahmetreue versucht man mit Beriffen wie „Compliance" und in jüngerer Zeit mit „Adhärenz" zu umschreiben. Während in der Compliance mehr der Duldungs- und Unterwerfungsaspekt in die verordnete Therapie mitschwingt, also den Patienten in eine eher passive Rolle drängt, spiegelt das Schlagwort Adhärenz einen durchaus aktiven Zugang, indem der Patient den ärztlichen Vorgaben mit guter Überzeugung zustimmt. Prof. Dr. Norbert Pateisky, Flugkapitän Hans Härting, Vortrag „Medication Errors und ewig grüßt das Murmeltier – Überlegungen zum Risikomanagement aus der Luftfahrt" bei der 21. Sommerakademie der Österreichischen Apothekerkammer für ApothekerInnen am Wörthersee, Pörtschach, 24.06.2017

15 Die gegenständliche Tabelle sowie die Grafik zu den Arzneiformen im Kap. 3.1.1 sind Ergebnisse einer Arbeitsgruppe zum Thema „Medikationsanalyse" mit dem Schwerpunkt Typ 2a, die 2019 von der Österreichischen Apothekerkammer eingerichtet wurde. Die Teilnehmer*innen, die sich über das Jahr verteilt zu mehreren Besprechungen zusammenfanden, waren Mag. pharm. Hans Bachitsch, Mag. pharm. Stefan Deibl, MSc, PhD, Mag. pharm. Heinz Haberfeld, Mag. pharm. Dr. Magdalena Hoppel, Mag. pharm. Dr. Elisabeth Kretschmer, aHPh, Mag. Dr. Alexandra Mandl sowie der Autor dieses Buches. Den an Medikationsanalysen interessierten Kolleg*innen steht der finale Arbeitsbehelf „Medikationsanalyse", der von Hoppel, Kretschmer und Deibl unter Beiziehung von Mag. pharm. Dr. Denise Luger, MSc im Lecture Board erstellt wurde, online bzw. zum Herunterladen zur Verfügung. Mitgeliefert werden auch händisch oder elektronisch zu befüllende Erhebungsbögen und Aktionspläne, um die durchgeführten Medikationsanalysen in ein Standardformat und -procedere zu bringen.

16 Zitiert nach Dr. Alexander Ravati, Webinar „Einführung in die Medikationsanalyse", 12.05.2020

17 Die Seite http://www.westgem.de wird derzeit überarbeitet; ein Link zum Deutschen Ärzteblatt, das die Studienergebnisse ausführlich referiert, wurde eingerichtet: J. Köberlein-Neu, H. Mennemann, S. Hamacher, I. Waltering, U. Jaehde, C. Schaffert, O. Rose, Interprofessionelles Medikationsmanagement bei multimorbiden Patienten – Eine Cluster-randomisierte Studie (WetGem-Studie), Dtsch. Arztebl. 2016, 113 (44), 741-748

18 Dr. Iris Hinneburg, Rote Karte für riskante Arzneien, Pharm. Ztg. online 2013, Nr. 28, abzurufen unter http://www.pharmazeutische-zeitung.de/index.php?id=47069

19 www.arzneimittelinitiative.de

20 Vorstand: Prof. Dr. Dr. h.c. Jürgen Osterbrink, http://www.pmu.ac.at/fileadmin/user_upload/files/Pflege/2016-11-02_Forschungsprojekte_Homepage.pdf; für das Projekt InTherAKT wurde eine eigene Homepage eingerichtet, auf der aktuelle Entwicklungen nachzulesen sind; www.InTherAKT.de; Projektpartner/innen: Institut für Allgemein-, Familien- und Präventivmedizin; Institut für Pharmazeutische und Medizinische Chemie der Westfälischen Wilhelms-Universität Münster; Projektlaufzeit 2014-2017; die Projektpartner bei SiMBA sind die SeneCura Kliniken- und HeimebetriebsgmbH sowie das Institut für Allgemein-, Familien- und Präventivmedizin, Projektlaufzeit 2016-2017

21 Mag. Diemut Strasser, Mag. Dr. Elisabeth Kretschmer, aHPh, Projektleiterinnen, alle Berichte unter www.gemed.at, weiterführende Informationen unter www.medikamenteimgriff.at Die Definitionen zu Pharmakovigilanz und Arzneimitteltherapiesicherheit (AMTS), i.e.S. die Begriffe „Arzneimittelbezogene Probleme" und „Unerwünschtes Arzneimittelereignis",

stützen sich wesentlich auf die Anlage 1 des Memorandums AMTS-Forschung vom August 2011 mit Dr. med. Amin-Farid Aly als Sprecher der Koordinierungsgruppe „Aktionsplan AMTS" in Deutschland, abzurufen unter https://www.akdae.de/Arzneimitteltherapie/AVP/Artikel/201503/099.pdf
Das Studiendesign orientiert sich an validierten Vorgaben für Kinikpharmazeuten, publiziert von B. Allenet, P. Bedouch, F.-X. Rose, L. Escofier, R. Roubille. B. Charpiat, M. Juste, O. Conort, Validation of an instrument fort he documentation of clinical pharmacist's interventions, Pharm. World Sci. 2006, 28, 181-188

22 Mag. pharm. Dr. med. Alexander Hartl, Mag. pharm. Christina Labut, Vortrag „Medikationsmanagemant Update" anlässlich der 21. Sommerakademie der Österreichischen Apothekerkammer für ApothekerInnen am Wörthersee, Pörtschach, 25.06.2017; Dr. Hartl und Mag. Labut bilden auch das Consilium-Team, das das Uniqa-Projekt klinisch-pharmazeutisch betreut. Adhärenztipps sind z.B. Tipps zur Erleichterung der Einnahme einer vorgeschriebenen Therapie „auf nüchternen Magen", indem die Einnahme von Protonenpumpeninhibitoren und Schilddrüsen-Hormonen gemeinsam erfolgen darf. Tipps zur Erhöhung der Wirksamkeit einer vorgeschriebenen Therapie betreffen beispielsweise die Gyrase-Hemmer, bei denen auf die Einhaltung eines zeitlichen Abstandes zu polyvalenten Kationen hingewiesen wird. Tipps zur Erhöhung der Sicherheit der vorgeschriebenen Therapie betreffen v.a. eine Aufklärung über das erhöhte Blutungsrisiko bei der Kombination von oralen Antikoagulanzien mit nichtsteroidalen Antirheumatika.

23 J. Brüggmann, L. Goltz, K. Menke, A. Ravati, Arzneimittelberatung in Fallbeispielen – Medikationsmanagement in Offizin und Klinik, Govi-Verlag, 4. Auflage 2016, ISBN 978-3-7741-1285-8

24 Regina Hladik, Wiener Krankenanstaltenverbund, Vortrag „Grundprinzipien des Entlassungsmanagements" beim 3. Fachkongress für Geriatrische Pharmazie und Pflege der Österreichischen Apothekerkammer, Salzburg, 01.04.2017; weiterführende Homepages z.B. http://www.care-case-management.de/care-case-management/was-ist-case-management/aufgaben-des-case-management.html; http://www.dachverband.at

25 Mag. Martina Anditsch, Vortrag „Wechselwirkungen spezial" bei der 21. Sommerakademie der Österreichischen Apothekerkammer für ApothekerInnen am Wörthersee, Pörtschach, 25.06.2017

26 Mag. Dr. Gunar Stemer, Vortrag „Das pharmazeutische Entlassungsgespräch – Added value, added safety" beim 3. Fachkongress für Geriatrische Pharmazie und Pflege der Österreichischen Apothekerkammer, Salzburg, 01.04.2017

27 Dr. Alexander Ravati, Dr. Kirsten Menke, Medikationspläne bei polymorbiden (und dementen) Patienten, veranstaltet von der Landesgeschäftsstelle Steiermark der Österreichischen Apothekerkammer, Graz, 06.-07.09.2019, Pharmakotherapie für die Apothekenpraxis II, Graz, 11.-12.09.2020

28 I. Waltering, O. Schwabe, G. Hempel, Hrsg., Nur jeder 16. Medikationsplan entspricht der tatsächlichen Einnahmepraxis, 2015, abzurufen unter https://www.akwl.de/wlat/presseinfo.php?id=82&pid=321

29 Prof. Dr. Petra A. Thürmann, Vortrag „Arzneimitteltherapie im höheren Lebensalter: Medikationsfehler und PRISCUS-Liste", Wiesbaden, 28.04.2014, abzurufen unter http://www.akdae.de/Fortbildung/Vortraege/DGIM/2014/Thema-2-Folien.pdf

30 Dr. Elisabeth Nolde, Multimedikation: Unbeabsichtigte Verordnungskaskaden aufdecken, Medical Tribune, 07.08.2013, abzurufen unter https://www.medical-tribune.de/praxis-und-wirtschaft/artikel/multimedikation-unbeabsichtigte-verordnungskaskaden-aufdecken/

31 Dr. Christian Ude, Vorträge „Polypharmazie – Verschreibungskaskaden und deren Risiken", Polypharmazie – Strategien zur Therapieoptimierung", Berlin, 06.03.2016, abzurufen unter http://www.akberlin.de/fileadmin/akb/fortbildung/Unterlagen_f%C3%BCr_Veranstaltungen/Polypharmazie_Berlin_03-2016_CU_Skript.pdf

32 Prof. Dr. Petra A. Thürmann, Vortrag „Pharmakotherapie im höheren Lebensalter", Erfurt 01.06.2016, abzurufen unter http://www.akdae.de/Fortbildung/Vortraege/TS/2016/Pharmakotherapie.pdf

33 Stefanie Holt, Sven Schmiedl, Petra A. Thürmann, Dtsch. Arztebl. 2010, 107 (31–32), 543-551 bzw. www.priscus.net

34 O. Schwalbe, I. Freiberg, C. Kloft, MMP 2007, 30 (7), 244-248, abzurufen unter http://www.bcp.fu-berlin.de/pharmazie/klinische_pharmazie/arbeitsgruppe_kloft/materialien/Beers-Liste.pdf

35 J. Schuler, C. Dückelmann, W. Beindl, E. Prinz, T. Michalski, M. Picher, Polypharmacy and inappropriate prescribung in elderly internal-medicine patients in Austria, Wien. Klin. Wochenschr. 2008, 120 (23-24), 733-741

36 E. Mann, B. Böhmdorfer, T. Frühwald, R. E. Roller-Wirnsberger, P. Dovjak, C. Dückelmann-Hofer, P. Fischer, S. Rabady, B. Iglseder, Potentially inappropriate medication in geriatric patients: the Austrian consensus panel list, Wien. Klin. Wochenschr. 2012, 124 (5-6), 160-169

37 Dr. Joachim Zeeh, Geriatrische Fachklinik Georgenhaus, Polypharmazie im Alter und bei Gebrechlichkeit – individualisierte Supervidierte Medikamenten Optimierung (iSMO) 2012, abzurufen unter https://www.sozialwerk-meiningen.de/sites/default/files/polypharmazieliste12-2012.pdf

38 N.N., Der Arzneimittelbrief, 2020, 54 (2), Ausgabe Österreich (16ÖB01).

39 http://www.pharmazeutische-zeitung.de/index.php?id=61799, Zusammenfassung eines Vortrags von Prof. Dr. Werner Weitschies, Universität Greifswald: Die Forderung nach einer Nüchterneinnahme eines bestimmten Arzneimittels ist streng genommen nur morgens vor dem Frühstück erfüllt. Wie Untersuchungen zeigen, braucht der Magen etwa fünf bis sechs Stunden, um ein für Studien standardisiertes üppiges Frühstück mit Toast, Eiern, Speck und Röstkartoffeln von etwa 1000 kcal zu verarbeiten. Selbst bei einem leichten Frühstück mit 250 kcal dauert es vier Stunden, bis man wieder nüchtern ist. Fazit: „Die Angabe im Beipackzettel, dass man eine Stunde nach der Mahlzeit wieder nüchtern sei, ist mit Sicherheit nicht richtig."

40 https://www.klinikum.uni-heidelberg.de/fileadmin/Patienten_Info/Patienenbroschueren/Allgemein/110810MED_BR_ET_klin.pharmak_ID17236.pdf

41 Gebrauchsinformation Zovirax® 800 mg

42 N.N., Österr. Konsensus-Statement Osteoporose – Prävention und Therapie, 20. Februar 2003, CliniCum Sonderausgabe Mai 2003, abzurufen unter http://www.osteoporose.co.at/medikamentoes.html

43 Rolf Thesen, Magensaftresistente Arzneiformen bereiten Probleme, Pharm. Ztg. online 2002, Nr. 40, http://www.pharmazeutische-zeitung.de/index.php?id=pharm3_40_2002

44 A. Gerdemann, N. Griese und M. Schulz, Interaktionen. Gyrasehemmer und polyvalente Kationen. http://www.pharmazeutische-zeitung.de/?id=7210

45 A. Gerdemann, N. Griese und M. Schulz, Interaktionen. Schilddrüsenhormone und polyvalente Kationen. http://www.pharmazeutische-zeitung.de/index.php?id=4059

46 Prof. Dr. Florian Thalhammer, Antibiotika, Österr. Ärztezeitung 2011, Nr. 11, 26-40, abzurufen unter http://www.aerztezeitung.at/fileadmin/PDF/2011_Verlinkungen/StateAntibiotika.pdf

47 Hemmstoffe des Angiotensin-Converting-Enzyme, z.B. Benazepril, Captopril, Cilazapril, Delapril, Enalapril, Fosinopril (weitgehend unabhängig von der Nierenfunktion), Imidapril, Lisinopril, Moexipril, Perindopril, Quinapril, Ramipril, Spirapril (weitgehend unabhängig von der Nierenfunktion), Temocapril, Trandolapril (weitgehend unabhängig von der Nierenfunktion), Zofenopril

48 Acetylsalicylsäure (ASS) acetyliert die Cyclooxigense-1 (COX-1) sehr viel stärker als COX-2, was das Enzym irreversibel hemmt. Zur Aggregationshemmung ist nur der Effekt auf die Thrombozyten erwünscht, also eine Hemmung der Thromboxan-A2-Synthese via COX-1, die man aufgrund der besonderen Pharmakokinetik von ASS mit niedrigen Dosierungen bis 300 mg pro Tag erreichen kann: Sie bauen im Pfortaderblut eine genügend hohe Konzentration auf, um COX-1 in den dort zirkulierenden Thrombozyten irreversibel zu blockieren. Erst in höheren Tagesdosen erreicht ASS den Systemkreislauf und hemmt das Enzym beispielsweise auch in Endothelzellen, was in Bezug auf die Blutgerinnung kontraproduktiv ist. Andererseits ist dieser Effekt nur vorübergehend, da die Endothelzellen im Unterschied zu den kernlosen Thrombozyten COX neu synthetisieren können. Die verlängerte Blutungszeit hält vor, bis im Zeitraum von einer Woche genügend neue Thrombozyten nachreifen.
Ein Organ, in dem sich die bevorzugte COX-1-Hemmung durch ASS früher oder später unangenehm bemerkbar macht, ist der Verdauungstrakt. Es kommt zum Bild einer Gastritis, die sich zu Magen-Darm-Ulcera auswachsen kann. Auch die kumulativen Blutverluste bleiben nicht ohne Konsequenzen.
Es war daher ein Konzept, Antiphlogistika mit Selektivität für COX-2 zu entwickeln, von der bekannt ist, dass sie im entzündlichen Geschehen gebildet wird.
Da die Hemmung der Thrombozyten-Funktion über COX-1 in den Thrombozyten erfolgt, verlängern Coxibe im Gegensatz zu den NSAR nicht die Blutungszeit – im Gegenteil: Die Ursachenanalyse gehäufter Thromboembolien bei längerer Einnahme von Coxiben ergab, dass diese trotzdem auch eine gewisse Affinität zur COX-1 haben, in diesem Fall aber die endotheliale COX-1 stärker hemmen als die thrombozytäre COX-1. In Umkehrung zu niedrigen ASS-Dosen wird der Gefäßschutz durch Prostaglandin I_2 also unterlaufen. Neu 2013 war, dass neben den Coxibe in allen Dosierungen nun auch die nicht-selektiven NSAR in hohen Dosierungen mit einem erhöhten Risiko für wiederkehrende Herzinfarkte oder frische Herzinfarkte mit Todesfolge belegt wurden. In der Praxis treffen die neuen Erkenntnisse zweifelsohne das bis dahin am häufigsten verordnete nicht COX-selektive NSAR Diclofenac. Auch der unselektive COX-Hemmer Naproxen hat aufgrund seiner COX-1-Präferenz thrombozytenaggregationshemmende, blutungsfördernde und ulcerogene Eigenschaften, wird aber in Bezug auf das Risiko für Herz-Kreislauf-Komplikationen derzeit als günstig beurteilt.

49 Nicht selektive: Phenoxybenzamin, Phentolamin; α_1-selektive: Alfuzosin, Bunazosin, Doxazosin, Indoramin, Prazosin, Tamsulosin, Terazosin, Urapidil; α_2-selektive: Yohimbin; Interaktionen mit verschiedenen Rezeptoren: Secale-Alkoaloide

50 N.N. Der Arzneimittelbrief 2000, Nr. 6, 45, abzurufen unter http://www.der-arzneimittelbrief.de/Jahrgang2000/Ausgabe06Seite45a.htm

51 Dr. Claudia Böhm, abzurufen unter https://www.deutsche-apotheker-zeitung.de/daz-az/2015/daz-46-2015/sturzrisiko-auch-bei-prostata-spezifischen-blockern

52 1. Generation: Tricyclische Antidepressiva (TCA) inklusive nicht-selektive, irreversible Hemmstoffe der Monoaminoxidasen (MAO-Hemmer), z.B. Amitriptylin, Clomipramin, Desipramin, Dibenzepin, Dosulepin, Doxepin, Imipramin, Melitracen, Nortriptylin, Opipramol, Tranylcypromin, Trimipramin; 2. Generation: Tetra- und bicyclische Antidepressiva, z.B. Trazodon (Serotonin-Antagonist-und-Reuptake-Inhibitor, SARI), Maprotilin und Mianserin (siehe beide 3. Generation); 3. Generation: Neurotransmitter-spezifische Antidepressiva, MAO A-Hemmer, spezifisch, reversibel, z.B. Moclobemid; MAO B-Hemmer, selektiv, reversibel, Parkinsontherapeutika, als Psychopharmaka i.e.S. ohne Bedeutung, z.B. Rasagilin, Pargylin (teilselektiv), Selegilin; Dopamin-aktivierend, Amisulprid, Sulpirid; Selektive Seronin-Reuptake-Inhibitoren, SSRI, Citalopram, Dapoxetin, Escitalopram, Fluoxetin, Fluvoxamin, Nefazodon, Paroxetin, Sertralin; (Selektive) Serotonin-Noradrenalin-Reuptake-Inhibitoren, (S)SNRI, z.B. Duloxetin, Milnacipran, Venlafaxin, Sibutramin (zusätzlich Dopamin-Reuptake-Hemmer und unter diesem Aspekt mit Bupropion verwandt); Selektive-Noradrenalin-Dopamin-Reuptake-Inhibitoren, SNDRI, z.B. Bupropion; Noradrenerge-selektive serotonerge-Antidepressiva, NaSSA, z.B. Mianserin (zählt chemisch zu den tetra- und bicyclischen Vertretern der 2. Generation, ähnlich den SNRI, jedoch mit deutlich stärkerer Antihistamin-Wirkung), Mirtazapin (Folgeentwicklung aus Mianserin); Noradrenalin-Reuptake- Inhibitoren, NARI, z.B. Maprotilin (zählt chemisch zu den tetra- und bicyclischen Antidepressiva der 2. Generation), Reboxetin; Serotonin-Reuptake-Verstärker (SRE, Enhancer), Serotonin-Stabilisator, z.B. Tianeptin; Melatonerger Agonist an MT_1- und MT_2-Rezeptoren, z.B. Agomelatin; pflanzliches Antidepressivum Johanniskraut

53 Olaf Rose, Pharm. D., Prof. Dr. Kristina Friedland, Hrsg., Angewandte Pharmakotherapie, Wissenschaftliche Verlagsgesellschaft Stuttgart 2014, ISBN 978-3-8047-3171-4

54 Die „aktivierende" Wirkung der Antidepressiva zeigt sich mit einer Latenz von 2-3 Wochen, der gewünschte stimmungsaufhellende Effekt oft erst nach 4-6 Wochen. Die Agitation im Sinne einer UAW äußert sich als Unkonzentiertheit, Fahrigkeit und Überdrehtheit.

55 Der Wirkstoff Dapoxetin, Priligy®, zugelassen zur Verhinderung vorzeitiger Ejakulationen bei Männern zwischen 18 und 64 Jahren, zählt substanzmäßig zu SSRI.

56 Hemmung der Glucose-Aufnahme im Darm: α-Glucosidase-Hemmstoffe, z.B. Acarbose, Miglitol (beide nicht bei Leberfunktionseinschränkungen); SGLT-2-Inhibitoren (Sodium-glucose-linked transporter-2), z.B. Dapagliflozin, Canagliflozin, Empagliflozin (bei allen Vertretern Dosisreduktion bei GFR <60 ml/min, nicht empfohlen bei GFR <45 ml/min; keine Dosisanpassung bis mittelschwere Leberfunktionsstörungen, KI schwere LI); Hauptwirkung Verwertung der

peripheren Glucose: Biguanide, z.B. Metformin (Dosisdeckelung auf 2-mal 500 mg bei GFR zwischen 45 und 30 ml/min, KI bei GFR <30 ml/min, in verschiedenen Ländern unterschiedliche Regelungen möglich; weitere KI Leberinsuffizienz); Förderung der Insulin-Freisetzung aus dem Pankreas: Sulfonylharnstoffe, z.B. Glibenclamid (Syn. Glyburid, KI GFR <30 ml/min, AC-FI), Glibornurid (KI GFR <30 ml/min, Richtwert), Gliclazid (KI GFR <30 ml/min, Richtwert), Glimepirid (KI GFR <30 ml/min, Richtwert), Glipizid (KI GFR <30 ml/min, Richtwert), Gliquidon (keine Dosisreduktion bei verminderter GFR); Glinide, z.B. Nateglinid (keine Dosisanpassung bis mittelschwere LI und NI), Repaglinid (Niere und Leber im Auge behalten); Insulin-Sensitizer: Glitazone, z.B. Pioglitazon (keine Dosisreduktion bei verringerter GFR, KI ab mittelschwerer LI); Inkretin-Mimetika: GLP-1-Analoga (Glucagon-like Peptide 1), z.B. Exenatid (KI GFR <30 ml/min, für Depot-Formulierungen Dosisreduktion bei GFR 80-50 ml/min; keine Einschränkung bei Leberfunktionsstörungen), Liraglutid (KI GFR <30 ml/min, mangels Daten bei Leberfunktionsstörungen nicht empfohlen), Lixisenatid (Dosisreduktion ab GFR <50 ml/min; keine Dosisreduktion bei Leberfunktionsstörungen), Liraglutid + Insulin deglutec (Xultophy®); DPP-4-Inhibitoren = Hemmstoffe des Abbauenzms Dipeptylpeptidase-4, z.B. Alogliptin (Dosisanpassung bei GFR <60 ml/min, bei leichter Leberfunktionsstörung zugelassen), Linagliptin (wegen eines enterohepatischen Kreislaufes weder bei Nieren- noch bei Leberfunktionsstörungen Dosisanpassung nötig), Saxagliptin, Sitagliptin, Vildagliptin (die drei zuletzt genannten Vertreter halbe Dosis bei GFR <50 ml/min und Vierteldosierungen bei GFR <30 ml/min sowie KI Leberfunktionsstörungen)

57 z.B. Acenocoumarol, Phenprocoumon, Warfarin

58 T. Grosser, A.-A. Weber, Pharmakologie der Hämostase, in K. Aktoris, U. Förstermann, F. Hofmann, K. Starke, Hrsg., Allgemeine und spezielle Pharmakologie und Toxikologie, 12. Auflage 2017, Urban & Fischer, 483, ISBN 978-3-437-42525-7 bzw. die darin referierte Arbeit M. Holbrook, J. A. Pereia, R. Labiris et al., Systematic Overview of Warfarin and Its Drug and Food Interactions Arch. Intern. Med. 2005, 165 (10), 1065-1106, Abstract abzurufen unter https://www.ncbi.nlm.nih.gov/pubmed/15911722 und Volltext unter http://jamanetwork.com/journals/jamainternalmedicine/fullarticle/486574

59 Cumarine = Vitamin K-Antagonisten = „klassische orale Antikoagulanzien", OAK; direkte Antikoagulanzien = neue orale Antikoagulanzien, DOAK, z.B. Dabigatran, Rivaroxaban, Apixaban, Edoxaban

60 z.B. Acetylsalicylsäure (ASS, zuzüglich Salicylate), Celecoxib, Dexibuprofen, Diclofenac, Etofenamat, Etoricoxib, Flufenaminsäure, Flurbiprofen, Ibuprofen, Indometacin, Ketoprofen, Lornoxicam, Mefenaminsäure, Meloxicam, Metamizol, Naproxen, Paracetamol, Piroxicam

61 z.B. Fluconazol, Isavuconazol, Itraconazol, Ketoconazol, Miconazol, Posaconazol, Voriconazol

62 1. Generation, nicht selektiv, d.h. Angriff an β_1-, β_2 und β_3-Rezeptoren, *mit intrinsic activity*, z.B. Oxprenolol, Penbutolol, Pindolol, Timolol; *ohne intrinsic activity*, z.B. Bupranolol, Levobunolol, Metipranolol, Nadolol, Propranolol, Sotalol (Kaliumkanal-Blocker, Antiarrhythmikum Klasse 3); 2. Generation, beta-1-selektiv, so genannte kardioselektive Betablocker, *mit intrinsic activity*, z.B. Acebutolol; *ohne intrinsic activity*, z.B. Atenolol, Bevantolol, Bisoprolol, Esmolol, Landiolol, Metoprolol; 3a. Generation, Wirkstoffe mit Zusatzeigenschaften, nicht selektiv, *mit intrinsic activity*, z.B. Bucindolol (α_1-Antagonismus), Carteolol (NO-Produktion), Labetalol, (α_1-Antagonismus); *ohne intrinsic activity*, z.B. Carvedilol (antioxidatvie Wirkungen, α_1-Antagonismus, Hemmung des Calcium-Einstroms), Tilisolol (Öffnung von Kalium-Kanälen); 3b. Generation, Wirkstoffe mit Zusatzeigenschaften, beta-1-selektiv, *mit intrinsic activity*, z.B. Celiprolol; *ohne intrinsic activity*, z.B. Betaxolol (Hemmung des Calcium-Einstroms), Nebivolol (NO-Produktion, verliert aber in höherer Dosierung die β_1-Kardioselektivität)

63 Gruppe I: Orale Fluorchinolone (F-Ch) mit Indikation Harnwegsinfekt hervorgerufen durch Enterobakterien: z.B. Enoxacin, Norfloxacin; Gruppe II: Systemisch anwendbare F-Ch, breitere Indikationen, Harnwege, Atemwege, Haut, z.B. Ciprofloxacin, Ofloxacin; Gruppe III: F-Ch mit verbesserter Wirksamkeit gegen gram+ und atypische Erreger, z.B. Levofloxacin, Moxifloxacin; Gruppe IV: F-Ch wie III zuzüglich Anaerobier, z.B. Prulifloxacin, Lomefloxacin, Nadifloxacin

64 Levofloxacin ist das L-Isomer bzw. *S*-Enantiomer des Racemats Ofloxacin und stellt die pharmakologisch aktive Form dar; Levofloxacin hat *in vitro* etwa die doppelte Wirksamkeit im Vergleich zu Ofloxacin.

65 Dr. Petra Zagemann-Muncke, Arzneimittelinteraktionen – Update zu Grapefruit, Pharm. Ztg. online 2013, Nr. 5, abzurufen unter https://www.pharmazeutische-zeitung.de/index.php?id=45017

66 N.N., Pharmacon Davos 2005 – Naturstoffe steuern CYP-Enzyme, Pharm. Ztg. online 2005, Nr. 4, abzurufen unter https://www.pharmazeutische-zeitung.de/index.php?id=-davos12_04_2005

67 Dr. med. Dr. rer. nat. Bernhard Uehleke, Universitäts-Spital Zürich, Department Innere Medizin, Institut für Naturheilkunde, Zürich, Vortrag „Gibt es Wechselwirkungen zwischen Gerinnungshemmern und Naturheilmitteln?" anlässlich des INRswiss-Tages in Solothurn/Schweiz, 21.11.2009, abzurufen unter http://www.die-herzklappe.de/index.php?id=366

68 Schleifendiuretika: Sulfonamid-Derivate: Azosemid, Bumetanid, Furosemid, Piretanid; substituierte Sulfonamide und Nicht-Sulfonamide: Etacrynsäure, Etozolin, Torasemid; Thiazid-Diuretika, Thiazide, z.B. Hydrochlorothiazid (Leitsubstanz), weitere Vertreter z.B. Bemetizid, Benzthiazid, Bendroflumethiazid, Chlorothiazid, Hydroflumethiazid, Methyclothiazid, Polythiazid, Trichlormethiazid; Thiazid-Analoga, z.B. Chlortalidon, Clopamid, Indapamid, Mefrusid, Metolazon, Xipamid; Kalium sparende Diuretika, z.B. Amilorid, Triamteren, Spironolacton, Eplerenon

69 Prof. Dr. Eugen Verspohl, Interaktionen – Einführung mit Rezeptbeispielen aus der Praxis, Deutscher Apothekerverlag, 5. Auflage 2011, ISBN 978-3-7692-5545-4

70 Azithromycin, Clarithromycin, Erythromycin, Roxithromycin, Telithromycin

71 A. Gerdemann, N. Griese, M. Schulz, Statine und Makrolide, Pharm. Ztg. 2008, Ausgabe 3, abzurufen unter http://www.pharmazeutische-zeitung.de/index.php?id=4496

72 Schwache Neuroleptika, die jedoch mittelgradig bis stark sedierend wirken, z.B.Chlorpromazin, Chlorprothixen, Clotiapin, Dixyrazin, Droperidol, Levomepromazin, Syn. Methiotrimeprazin, Melperon, Perazin, Periciazin, Perphenazin, Prothipendyl, Thiaprid, Triflupromazin, Zuclopenthixol; mittelstarke Neuroleptika, sedierende Komponente schwach bis mittelgradig, z.B. Flupentixol, Fluphenazin, Fluspirilen, Thioridazin, Trifluperazin; sehr starke Antipsychotika, vorwiegend bis selektive Antagonisten an Dopamin-D_2-Rezeptoren,

sedierende Komponente (unter antipsychotischer Dosierung) tendenziell gering, 1. Generation, z.B. Haloperidol, Pimozid, Trifluperidol, „Zwischengeneration", z.B. Clozapin, Sulpirid; starke bis sehr starke Antipsychotika mit speziellen Wirkprofilen, so genannte atypische Neuroleptika, sedierende Komponente praktisch nicht mehr vorhanden; Unterteilung in 2. Generation, z.B. Amisulprid, Olanzapin, Quetiapin, Paliperidon (= 9-Hydroxy-Risperidon), Risperidon, Sertindol, Ziprasidon, Zotepin; 3. Generation, z.B. Aripiprazol

73 Beipacktext zu Orap® 1 mg Filmtabletten, abzurufen unter http://www.apotheken-umschau.de/Medikamente/Beipackzettel/ORAP-1MG-8743019.html

74 In der Reihenfolge des In-Verkehr-Bringens, 1. Generation (1995-1997): Saquinavir (Invirase®, seinerzeit 1. Vertreter), Indinavir (Crixivan®), Ritonavir (Norvir®), Nelfinavir (Viracept®); 2. Generation (1999-2003): Fosamprenavir (Telzir®), Amprenavir (Agenerase®), Lopinavir (Kaletra®, Komb. m. Ritonavir), Atazanavir (Reyataz®); 3. Generation (2005-2006): Tipranavir (Aptivus®), Darunavir (Prezista®), Quelle: PharmaWicki, abzurufen unter http://www.pharmawiki.ch/wiki/index.php?wiki=HIV-Protease-Hemmer

75 Protonenpumpen-Inhibitoren (PPI), z.B. Dexlansoprazol, Dexrabeprazol, Esomeprazol, Lansoprazol, Omeprazol, Pantoprazol, Rabeprazol

76 z.B. Azilsartan, Candesartan, Eprosartan, Fimasartan, Irbesartan, Losartan, Olmesartan, Tasosartan, Telmisartan, Valsartan, Therapeutikum mit Sonderstellung: Entresto®: Sacubitril, Komb. m. Valsartan (Indikation: Herzinsuffizienz mit verminderter kardialer Auswurfleistung)

77 Die UAW erhöhte Blutungsneigung muss in der Praxis sehr ernst genommen werden: Bei einem erhöhten Blutungsrisiko in der Anamnese wie Blutungen im Gastrointestinaltrakt, floriden Ulcera, Langzeittherapie mit NSAR, bestehenden blutgerinnungshemmenden Therapien u.ä. sollte die Verordnung eines PPI erwogen werden, um den oberen Verdauungstrakt zu schützen. Berichte über rezidivierendes Nasenbluten, Blut im Stuhl oder Urin oder Hautblutungen (Petechien) bedürfen einer raschen Abklärung und der Überprüfung bzw. Neueinstellung der Medikation! Die im Zuge der weit verbreiteten therapeutischen Verwendung bekannt gewordenen UAW, die zu einem Gutteil durch Interaktionen an CYP-Enzymen zu erklären sind, haben zur Formulierung von Vorsichtsmaßnahmen und Einschränkungen geführt, H. Petri, Dtsch. Ärztebl. 2015, 112, 33-34, abzurufen unter https://www.aerzteblatt.de/archiv/171674/CYP450-Wechselwirkungen-Interaktionen-der-SSRI-Antidepressiva

78 z.B. Atorvastatin, Fluvastatin, Lovastatin, Pitavastatin, Pravastatin, Rosuvastatin, Simvastatin

79 Michael van den Heuvel, Polypille: Drei auf einen Streich?, 29.04.2014, abzurufen unter http://news.doccheck.com/de/46232/polypille-drei-auf-einen-streich/

80 U. Gresser, B. S. Gathof, Ars Medici 2004, 17, 860-866, abzurufen unter https://www.rosenfluh.ch/media/arsmedici/2004/17/Statin-Effekte-im-Vergleich.pdf

81 N.N., Kantonspital Arau, Spitalapotheke, Vergleichstabelle HMG-CoA Hemmer (Statine), gültig ab 02.09.2016, abzurufen unter https://www.ksa.ch/sites/default/files/cms/spitalpharmazie/docs/statine_vergleichstabelle-spitalapotheke-ksa.pdf

82 S. Nussbaumer, H. Plagge, D. Bornand, S. Deuster, Hrsg., Vergleichstabelle: Statine, gültig ab 29.11.2016, abzurufen unter http://www.spitalpharmazie-basel.ch/pdf/vergleichstabelle_statine.pdf

83 O. Rose, Starre Grenzwerte bei der Therapie der Dyslipidämie sind Vergangenheit, Dtsch. Apoth. Ztg. 2013, 22, 32-36, abzurufen unter https://www.deutsche-apotheker-zeitung.de/daz-az/2013/daz-22-2013/starre-grenzwerte-bei-der-therapie-der-dyslipidaemie-sind-vergangenheit

84 H. Kakuda, M. Matoba, H. Nakatoh, S. Nagao, N. Takekoshi, Scand. J. Clin. Lab. Invest. 2014, 74 (4), 285-295, Abstract abzurufen unter https://www.ncbi.nlm.nih.gov/pubmed/24564634

85 E. Gysling, pharma-kritik 2013, 35 (1), PK892, abzurufen unter https://www.infomed.ch/pk_template.php?pkid=892

86 Laborärztliche Arbeitsgemeinschaft für Diagnostik und Rationalisierung, Hrsg., Themenheft Fettstoffwechsel und Arteriosklerose, abzurufen unter https://www.ladr.de/sites/all/themes/cont/files/pdf/03_fachinfos/aerzte/ladr-themenhefte/TH_Fettstoffwechsel.pdf

87 Dr. Thilo Bertsche, Dr. Martin Schulz, Statine – mehr als nur Cholesterolsenker, Pharm. Ztg. online 2003, Nr. 43, abzurufen unter http://www.pharmazeutische-zeitung.de/index.php?id=25928

88 In jüngerer Zeit finden sich Kombinationspräparate aus Statinen, Amlodipin und/oder ACE-Hemmern, die ACE-Hemmer-Varianten auch mit Acetylsalicylsäure (100 mg). Die zugelassenen Indikationen ergeben sich jeweils aus der Summe der Einzelwirkstoffe, sofern die Einstellung mit diesen erfolgreich war. Sinngemäß heißt es etwa bei Trinomia® „Sekundärprophylaxe kardiovaskulärer Ereignisse nach ausreichender Einstellung mit den Einzelsubstanzen" oder bei Triveram® „Hypertonie und/oder stabile koronare Herzkrankheit mit primärer Hypercholesterinämie oder gemischter Hyperlipidämie bei auf Atorvastatin + Perindopril + Amlodipin hinreichend eingestellten Patienten". Es sind dies die ersten Vertreter der so genannten „Polypillen", die bereits seit Längerem erwartet wurden. Die Datenlage bezüglich der erhofften besseren Adhärenz und eines korrelierenden größeren therapeutischen Erfolges ist aber noch dünn.
Da es sich durchwegs um Dauertherapien handelt, ist auf die korrekte Einnahme besonders Wert zu legen. Wachsamkeit ist gegenüber der Substanz Lovastatin angezeigt, die sich hinter Monacolin K in NEM verbirgt.

89 Acetylsalicylsäure (in Dosierungen bis 250 mg/Tag), Clopidogrel, Dipyridamol, Prasugrel, Ticagrelor, Ticlopidin

90 http://nebenwirkung.bfarm.de/apex/f?p=100:10:::NO::

91 OA Mag. Dr. Markus Gosch, stellvertretend für die Österreichische Gesellschaft für Geriatrie und Gerontologie, Hrsg., Altern mitten im Leben, Medizin Medien Austria GmbH 2013, ISBN 978-3-9503621, Kontakt ilse.howanietz@extern.wienkav.at, www.geriatrie-online.at

92 K. Leuner, W. E. Müller, C. Wolf, A, Pauly, Antipsychotika – Risiken bei älteren Patienten 2013, Nr. 33, abzurufen unter http://www.pharmazeutische-zeitung.de/?id=48255

93 Tremor tritt beim Morbus Parkinson typischerweise einseitig auf, die durch Neuroleptika hervorgerufenen Bewegungsstörungen mit der Bezeichnung Parkinsonoid hingegen beidseitig. Alle Neuroleptika – ausgenommen Clozapin und Quetiapin – sind beim Parkinsonismus daher kontraindiziert. Weiters nicht angewendet werden dürfen Metoclopramid, Moxonidin, Indometacin, Lithium und die SSRI der 1. Generation wie Fluvoxamin, weil sie allesamt die motorischen Symptome und Störungen verschlechtern.

94 N.N., Der Arzneimittelbrief 2010, 44, 81-82
95 J. M. Navia, S. S. Harris, Ann. N. Y. Sci. 1980, 355, 45-57
96 Quelle Austriacodex-Fachinformation
97 G. Marx, E. Muhl, K. Zacharowski, S. Zeuzem, Die Intensivmedizin, Springer Verlag, 12. Auflage 2015, 885, ISBN 978-3-642-54952-6
98 Dtsch. Ges. für Neurogastroenterologie und Motilität, Dtsch. Ges. für Verdauungs- und Stoffwechselkrankheiten, Hrsg., S2k-Leitlinie Chronische Obstipation: Definition, Pathophysiologie, Diagnostik und Therapie, Stand 02/2013, abzurufen unter http://www.awmf.org/uploads/tx_szleitlinien/021-019l_S2k_Chronische_Obstipation_2013-06_01.pdf
99 R. Bartl, Prävention und Therapie der Osteoporose – Stellenwert von Calcium und Vitamin D, Pharm. unserer Zeit 2009, 38 (3), 2-11, abzurufen unter http://www.bayerisches-osteoporose-zentrum.de/tl_files/OZ/pub_fachartikel/kalzium_und_vitamin_d.pdf
100 C. Meier, M. E. Kraenzlin, Epileptologie 2011, 28, 42-50
101 H. Hauser, H. J. Burh, H.-J. Mischinger, Akutes Abdomen, Springer-Verlag 2016, 402, ISBN 978-3-7091-1472-8
102 Dr. Annette Immel-Sehr, Sarkopenie & Co – Gewichtsverlust bei alten Menschen, Pharm. Ztg. online 2013, Nr. 23, abzurufen unter http://www.pharmazeutische-zeitung.de/index.php?id=46716
103 OA Mag. Dr. Markus Gosch, Klinikum Nürnberg Nord, Vortrag „Stürze im Alter – Intrinsische Risikofaktoren" beim 1. Fachkongress für Geriatrische Pharmazie und Pflege der Österr. Apothekerkammer, Saalfelden 14.03.2015
104 Leitlinie des Dachverbandes der Deutschsprachigen Wissenschaftlichen Osteologischen Gesellschaft, Hrsg., Prophylaxe, Diagnostik und Therapie der Osteoporose, 13.11.2014, abzurufen unter http://www.dv-osteologie.org/uploads/Leitlinie%202014/DVO-Leitlinie%20Osteoporose%202014%20Kurzfassung%20und%20Langfassung%20Version%201a%2012%2001%202016.pdf
105 Maria Pues, nach einem Vortrag von Prof. Dr. Hans-Dieter Allescher, „Sauer macht nicht immer lustig", Pharm. Ztg. online 2014, Nr. 32, abzurufen unter http://www.pharmazeutische-zeitung.de/index.php?id=53488
106 S. Kohler, Dr. H. Plagge, D. Bournand, Dr. S. Deuster, Hrsg, Vergleichstabelle Protonenpumpeninhibitoren, 11.02.2016, abzurufen unter http://www.spitalpharmazie-basel.ch/pdf/vergleichstabelle_ppi.pdf
107 Univ.-Prof. Dr. med. Peter Heistracher, Institut für Pharmakodynamik und Toxikologie der Universität Wien, Vortrag „Einfluss genetischer Faktoren auf Wirkung und Biotransformation von Pharmaka" bei der 30. Wissenschaftlichen Fortbildungsveranstaltung der Österreichischen Apothekerkammer in Bad Hofgastein zum Thema „Arzneimittelsicherheit", 02.-07.03.1997
108 J. Bielenberg, Biochemische Individualität, Österr. Apoth. Ztg. 1997, 51 (14), 636-642
109 Dr. rer. nat. Kirstin Reinecke, Dr. med. Ruwen Böhm, Prof. Dr. rer. Nat. Dr. med. Ingolf Cascorbi, Prof. Dr. med. Dr. rer. nat. Ekkehard Haen und Prof. Dr. med. Thomas Herdegen, Arzneimittel und Transportproteine, abzurufen unter https://www.deutsche-apotheker-zeitung.de/daz-az/2014/daz-48-2014/die-aufgaben-der-transferasen
110 Stefan Oetzel, P-Glykoprotein, abzurufen unter http://www.pharmazeutische-zeitung.de/?id=41568
111 Dr. Christine Greiner, Cytochrom-P450-Isoenzyme – Teil 1: Substrate, Induktoren und Inhibitoren, abzurufen unter http://www.unimedizin-mainz.de/fileadmin/kliniken/ps/Dokumente/Klinische_Pharmazie/CYP_teil_1.pdf
112 https://de.wikipedia.org/wiki/Favismus
113 Dr. med. Claudia Borchard-Tuch, Porphyrien – Gefährlicher Stopp der Häm-Synthese, Pharm. Ztg. 2011, Nr. 20, abzurufen unter https://www.pharmazeutische-zeitung.de/index.php?id=37899
114 Stadtspital Triemli Zürich, Prof. Dr. Elisabeth Minder, Dr. Michèle Nydegger, Hrsg., abzurufen unter http://www.porphyria.ch/formulare/medikamenten_merkblatt_2017.pdf
115 J. A. Williams, B. J. Ring, V. E. Cantrell, D. R. Jones, J. Eckstein, K. Ruterbories, M. A. Hamman, S. D. Hall, S. A. Wrighton, Comparative metabolic capabilities of CYP3A4, CYP3A5, and CYP3A7, Drug Metabol. Dispos. 2002, 30 (8), 883-891, abzurufen unter https://www.ncbi.nlm.nih.gov/pubmed/12124305
116 Dem physiologischen Auftreten gemäß wäre die Abhandlung von p-Glykoprotein sowie den anderen Aus- und Einwärtstransportern vor die CYP-Enzyme zu stellen. Im Rahmen der Medikationsanalyse ist aber die Betrachtung derzeit mehr auf Interaktionen von Arzneistoffen mit CYP-Enzymen gerichtet, sodass diese in der Besprechung stets vorgereiht sind.
117 PharmaWiki, abzurufen unter http://www.pharmawiki.ch/wiki/index.php?wiki=BCRP
118 M. Roth, A. Obaidat, B. Hagenbuch, Br. J. Pharmacol. 2012, 165 (5), 1260–1287, Abstract abzurufen unter https://www.ncbi.nlm.nih.gov/pubmed/22013971 bzw. Arbeit unter https://www.ncbi.nlm.nih.gov/pmc/articles/PMC3372714/
119 P. M. Schweikert-Wehner, Myopathien unter Statintherapie, abzurufen unter https://www.deutsche-apotheker-zeitung.de/daz-az/2014/daz-36-2014/myopathien-unter-statintherapie; https://www.humatrix.de/presse/pressestimmen/20140904-st-daz-statine.pdf
120 K. Reinecke, R. Böhm, T. Herdegen, I. Cascorbi, Arzneimittel und Transportproteine, abzurufen unter https://www.deutsche-apotheker-zeitung.de/daz-az/2015/daz-16-2015/arzneimittel-und-transportproteine; in dieser Arbeit findet sich u.a. eine breit angelegte Zusammenstellung nach Wirkstoffgruppen zu Substraten, Induktoren und Inhibitoren am PGP
121 P. R. Ortiz de Montellano, Future Med. Chem. 2013, 5 (2), 213-228, abzurufen unter https://www.ncbi.nlm.nih.gov/pmc/articles/PMC3697796/
122 C. D. Siebert, Prodrugs – Potente Metaboliten, Pharm. Ztg. online 2012, Nr. 28, abzurufen unter http://www.pharmazeutische-zeitung.de/index.php?id=42688
123 PharmaWiki GmbH, Hrsg. Prodrugs, abzurufen unter http://www.pharmawiki.ch/wiki/index.php?wiki=PharmaWiki_Team
124 N.N., „Biotransformation fo Drugs", abzurufen unter file:///C:/Users/tmrie/AppData/Local/Packages/Microsoft.MicrosoftEdge_8wekyb3d8bbwe/TempState/Downloads/Biotransformation_of_drugs_-_2014%20(3).pdf
125 F. Marchesi, M. Turriziani, G. Tortorelli, G. Avvisati, F. Torino, L. De Vecchis, Pharmacol. Res. 2007, 56 (4), 275-287, Abstract abzurufen unter https://www.ncbi.nlm.nih.gov/pubmed/17897837 bzw. weitere Informationen http://www.sciencedirect.com/science/article/pii/S1043661807001405?via%3Dihub

126 N.N., Pharm. Ztg. online, Nachrichten, 20.02.2014, abzurufen unter http://www.pharmazeutische-zeitung.de/index.php?id=51040

127 A. Saleem, G. D. Brown, F. Brady, E. O. Aboagye, S. Osman, S. K. Luthra, A. S. Ranicar, C. S. Brock, M. F. Stevens, E. Newlands, T. Jones, P. Price, Cancer Res. 2003, 63 (10), 2409-2415, Abstract abzurufen unter https://www.ncbi.nlm.nih.gov/pubmed/12750260 bzw. freier Artikel unter http://cancerres.aacrjournals.org/content/63/10/2409.long

128 Interaktionen zwischen Phytopharmaka und Arzneimitteln, Druckversion veröffentlicht in K. Fattinger, A. Meier-Abt, Schweiz. Med. Forum 2003, 29/30, 693-700; abzurufen unter https://medicalforum.ch/de/resource/jf/journal/file/view/article/smf.2003.04928/2003-29-167.pdf/

129 Univ.-Doz. Mag. pharm. Dr. Reinhard Länger, Vortrag „Grün = sicher?" bei der 21. Sommerakademie der Österreichischen Apothekerkammer für ApothekerInnen am Wörthersee, Pörtschach, 25.06.2017

130 M. Naccarato, D. Yoong, K. J. Gough, J. Int. Assoc. Physicians AIDS Care (Chic). 2012 11 (2), 98-100, abzurufen unter https://www.ncbi.nlm.nih.gov/pubmed/22323244

131 Brigitte Gensthaler, Zusammenfassung eines Vortrags von Prof. Dr. Helmut K. Seitz, Alkoholforschungszentrum Heidelberg, abzurufen unter http://www.pharmazeutische-zeitung.de/index.php?id=33411

132 B. Schmidt, M. Wehling, in M. Singer, S. Teyssen, Hrsg., Kompendium Alkohol: Folgekrankheiten – Klinik, Diagnostik, Therapie, Springer Verlag 2002, ISBN 3-540-41312-X

133 R. Böhm, K. Reinecke, S. Haenisch, C. Börger, I. Cascorbi, T. Herdegen, E. Haen, abzurufen unter https://www.deutsche-apotheker-zeitung.de/daz-az/2013/daz-22-2013/arzneimittel-und-cyp1a2

134 H.-H. Wellhöner, Allgemeine und systematische Pharmakologie und Toxikologie, Springer Verlag 1997, ISBN 978-3-540-61765-5

135 Das Kapitel wurde gestaltet nach dem Vortrag „Geschlechtsspezifische und pharmakokinetische Aspekte der Arzneimitteltherapie" von Mag. pharm. Dr. rer. nat. Dr. med. André Farkouh im Rahmen der 22. Sommerakademie für ApothekerInnen am Wörthersee zum Thema „10 Jahre Gendermedizin – Gender Pharmazie in Österreich, Pörtschach, 22.-24.06.2018; der Autor dankt DDr. Farkouh für die spontane Überlassung der Vortragsunterlagen, die mehr als 60 wissenschaftliche Artikel referieren sowie die Korrekturlesung! Eine zweite anschauliche Grundlage bildet der Vortrag von Univ.-Prof. Dr. med. Alexandra Kautzky-Willer zum „Unterschiedlichen Stoffwechsel bei Mann und Frau mit dem Blick auf Diabetes mellitus", siehe Kap. 7.10.2.
Die Arbeit wurde mittlerweile publiziert: A. Farkouh, T. Riedl, R. Gottardi, M. Czejka, A. Kautzky-Willer, Sex-Related Differences in Pharmacokinetics and Pharmacodynamics of Frequently Prescribed Drugs: A Review of the Literature, Advances in Therapy 2019, 37 (5), abzurufen unter https://www.researchgate.net/publication/338126075_Sex-Related_Differences_in_Pharmacokinetics_and_Pharmacodynamics_of_Frequently_Prescribed_Drugs_A_Review_of_the_Literature
Auch in Deutschland gab es in jüngerer Zeit einschlägige Fortbildungsveranstaltungen, abzurufen unter https://www.deutsche-apotheker-zeitung.de/daz-az/2015/daz-17-2015/gender-in-gesundheit-medizin-und-pharmazie

136 H. Lu, S. Rosenbaum, J. Pediatr. Pharmacol. Ther. 2014, 19 (4), abzurufen unter www.jppt.org bzw. https://www.ncbi.nlm.nih.gov/pmc/articles/PMC4341411/

137 Univ.-Doz. Dr. Margot Schmitz, Das 1x1 der Psychopharmaka, Springer-Verlag, 4. Auflage 2004, ISBN 978-3-7985-1394-5

138 http://www.magellanofaz.com/media/757303/magellan_anticholinergic_risk_scale_2014.pdf; letzter Zugriff 28.10.2017

139 Dr. Dorothea Strobach, Erkennen, erklären, ersetzen, http://www.pharmazeutische-zeitung.de/?id=49072

140 U. Masche, Pharma-Kritik 1190, 12 (13), PK600, abzurufen unter https://www.infomed.ch/pk_template.php?pkid=600; diesem Link ist jene ausführliche Tabelle mit Agranulozytose auslösenden Wirkstoffen angefügt, die in die Arzneimitteltabelle in Kap. 8 eingepflegt wurde.

141 W. S. Fuchs, E. Haen, R. Seifert, Agranulozytose – Ungeklärte Nebenwirkung mit tödlicher Konsequenz. http://www.pharmazeutische-zeitung.de/index.php?id=29407

142 S. Standhartinger, redaktionelle Betreuung, Schmerztherapie bei hochbetagten Menschen, Universum Innere Medizin 2016, Nr. 6, abzurufen unter http://www.waltraud-stromer.at/presseartikel/UIM6-EF-Novalgin.pdf

143 Arzneimittelkommission der Deutschen Ärzteschaft, Hrsg., Aus der UAW-Datenbank: Agranulozytose nach Metamizol – sehr selten, aber häufiger als gedacht, Dtsch. Ärzteblatt 2011, 108 (33), A-1758/B-1498/C-1494, abzurufen unter https://www.aerzteblatt.de/archiv/102582/Arznei%C2%ADmittel%C2%ADkommission-der-Deutschen-Aerzteschaft-Aus-der-UAW-Datenbank-Agranulozytose-nach-Metamizol-sehr-selten-aber-haeufiger-als-gedacht

144 F. Anderson, C. Konzen, E. Garbe, Ann. Intern. Med. 2007, 146 (9), 657-665, Abstract abzurufen unter https://www.ncbi.nlm.nih.gov/pubmed/17470834

145 Diese und die Symptome der Neutropenie zusammengestellt von Mag. Maria Schürer, Vortrag im Rahmen des Intensivkurses „Medikationsmangement 2.2", Wien, 30.04. 2017

146 Brigitte M. Gensthaler, Lebensbedrohlicher Überschuss. http://www.pharmazeutische-zeitung.de/index.php?id=43232

147 In der gegenständlichen Krankengeschichte wurde, da die Chemotherapie nur gering emetogen wirkte, anstelle von Emend® Metoclopramid (Paspertin®) verwendet. Wirksamkeit und Verträglichkeit waren zufriedenstellend, das Serotonin-Bild trat nicht wieder auf.

148 E. Pfister, A.-M. Lunzner, Interaktionstrainer, Deutscher Apotheker Verlag, 1. Auflage 2018 (Karte 20)

149 N.N., Deutsch. Ärztebl. 2011, 108 (41), 687-693

150 J. E. Tisdale, H. A. Jaynes, J. R. Kingery, N. A. Mourad, T. N. Trujillo, B. R. Overholser, R. J. Kovacs, Development and validation of a risk score to predict QT intervall prolongation in hospitalizes patients, Circ. Cardiovasc. Qual. Outcomess 2013, 6 (4), 479-487.

151 Der Einstieg erfolgt mit https://www.crediblemeds.org/; in Summe sind mehr als 220 Wirkstoffe in Hinblick auf ihr QT-verlängerndes Potenzial erfasst und kategorisiert. Einige Wirkstoffe scheinen bei CredibleMeds nicht (mehr) auf, sind jedoch bei MediQ nach wie vor „in Evidenz". Einige neuere Zytostatika wurden gemäß den Angaben in der Austria-codex-Fachinformation eingearbeitet.

152 Z. H. Sun, H. Swan, M. Viitasalo, L. Toivonen, Effects of epinephrine and phenylephrine on QT interval dispersion in

congenital long QT syndrome, abzurufen unter https://www.ncbi.nlm.nih.gov/pubmed/9581741

153 M. L. Bouvy, E. R. Heerdink, M. L. De Burin, R. M. C. Herings, H. G. M. Leufkens, A. W. Hoes, abzurufen unter https://dspace.library.uu.nl/bitstream/handle/1874/27754/bouvy_00_useofsympathomimeticdrugsLeadsto.pdf?sequence=1

154 S. Schächtele, Arzneimitteltherapiesicherheit in einer großen geriatrischen Kohorte: Untersuchungen zu QT-Intervall verlängernden Arzneimitteln, Dissertation an der Naturwissenschaftlichen Fakultät der Friedrich-Alexander-Universität Erlangen-Nürnberg 2017, abzurufen unter https://opus4.kobv.de/opus4-fau/files/9105/Dissertation_Simone_Sch%C3%A4chtele_V1.0_171213_ohne_Lebenslauf.pdf

155 E. Bruckmann, J. M. Pfeil, G. Wagner, Apotheker Journal 1994, Nr. 3, 30-34

156 http://www.akdae.de/Arzneimitteltherapie/AVP/Artikel/201604/188h/index.php; https://www.deutsche-apotheker-zeitung.de/daz-az/2015/daz-19-2015/gefaehrlicher-natrium-mangel; http://www.aerztezeitung.at/fileadmin/PDF/2008_Verlinkungen/2008-08_State_Hyponatriaemie1.pdf

157 N.N., Clinical Pharmacology Bulletin 2006, Nr. 1

158 Dr. med. Thomas Karow, Dr. med. Ruth Lang-Roth, Allgemeine und Spezielle Pharmakolologie und Toxikologie, 25. Auflage, Eigenverlag 2016, Kontakt: thomaskarow@web.de; WE = Wirkungseintritt, WD = Wirkungsdauer

159 Dr. med. Mikolaj Walensi, http://flexikon.doccheck.com/de/Hypernatri%C3%A4mie

160 S. N. Kreitzmann, A. Y. Coxon, K. F. Szaz, Am. J. Clin. Nutr. 1992, 56 (1, Suppl.), 292S-293S.

161 Interaktionsbeispiel Hypokaliämie – Torsade-de-pointes-Tachykardie von Mag. Karin Hummer, Vortrag im Rahmen des Intensivkurses „Medikationsmangement 2.2", Wien, 30.04.2017; K. J. Sampson, R. S. Kass, in Laurence L. Brunton, Hrsg., Goodman & Gilman's The Pharmacological Basis of Therapeutics, 12. Auflage, Mc Graw – Hill Medical 2011, 815-848, ISBN 978-0-07-162442-8

162 Dr. Frank Antwerpes, Jannis Müthing, Merle Brunnée, abzurufen unter http://flexikon.doccheck.com/de/Herzglykosid

163 K. Eller, Hypokalziämie und Hyperkalziämie: Ätiologie, Klinik, Diagnose und Therapie, J. Klein. Endokrinol. Stoffw. 2011, 4 (3), 40-45, abzurufen unter http://www.kup.at/kup/pdf/10154.pdf

164 Dr. C. Borchard-Tuch, Epilepsie im Alter – Das heimliche Leiden, nach einem Vortrag von Prof. Dr. C. Eiger, Bonn, Pharm. Ztg. online 2012, Nr. 45, abzurufen unter http://www.pharmazeutische-zeitung.de/index.php?id=44067

165 Prof. Dr. Silvia Schauder, Photosensitivität – Wenn Arzneimittel und Licht unverträglich sind, Pharm. Ztg. online 2009, Nr. 19, abzurufen unter http://www.pharmazeutische-zeitung.de/?id=29754

166 Dr.Gerd Kindl, Prof. Dr. Wolfgang Raab, Licht und Haut, Govi-Verlag, 3. Auflage 1998, ISBN 978-3774103481

167 Dr. Josua Decker, Simon Hundeshagen, Martin Schillinger, DocCheck Flexikon, abzurufen unter http://flexikon.doccheck.com/de/Hypoglyk%C3%A4mie

168 Prof. Dr. Arnulf Ferlitsch, medizinischer Experte, abzurufen unter https://www.minimed.at/medizinische-themen/stoffwechsel-verdauung/hyperglykaemie/

169 S. Sigrist, M. Brändle, Hyperglykämische Notfallsituationen beim Erwachsenen, Swiss Medical Forum – Schweizerisches Medizin-Forum 2015, 15 (33), 723-728, abzurufen unter https://medicalforum.ch/de/resource/jf/journal/file/view/article/smf/de/smf.2015.02357/smf-02357.pdf/

170 Kapitel gestaltet nach dem Vortrag von Mag. Martin Holbik, Intensivkurs „Medikationsmanagement 2.1", Schladming, März 2016

171 http://www.media4u.com/shop/admin/files/323/323_Probeseiten_DANI_tool.pdf

172 Dr. Franz Ackermann, Hrsg., http://www.kardiolab.ch/Dettli_NI2.html; die Internetseite ist aktiv gestaltet und erlaubt Kalkulationen zur Medikamentendosierung bei Niereninsuffizienz mit Hilfe der Dettli-Formel, Freistellung 29.07.2005

173 M. Alter, M. Zieglmeier, Dtsch. Apoth. Ztg. 2013, Nr. 32, 54-60, abzurufen unter https://www.deutsche-apotheker-zeitung.de/daz-az/2013/daz-32-2013/die-perfekte-formel

174 R. Nowack, NZW-Süd Ravensburg, Zytostatika und Niereninsuffizienz, 2008, abzurufen unter http://www.ifahs.org/downloads/kongresse/NZW-Sued_07/PD%20Dr.%20Rainer%20Nowack_Zytostatika%20und%20Niereninsuffizienz_de.pdf

175 K. E. Thummel, D. D. Shen, N. Isoherranen, Design and Optimization of Dosage Regimens: Pharmacokinetic Data (Appendix II), in L. L. Brunton, Hrsg., Goodman & Gilman's The Pharmcological Basis of Therapeutics, Mc Graw Hill Medical, 12. Auflage 2011, 1891-1990, ISBN 978-0-07-162442-8

176 M. Eichelbaum, M. Schwab, Pharmakokinetische Daten, in K. Aktoris, U. Förstermann, F. Hofmann, K. Starke, Hrsg., Allgemeine und spezielle Pharmakologie und Toxikologie, Elsevier Urban & Fischer, 10. Auflage 2009, 93-103, ISBN 978-3-437-42522-6; bedauerlicherweise wurde die überaus kompakte Pharmakokinetik-Tabelle in die jüngeren Auflagen aus 2013 und 2017 nicht mehr aufgenommen. Das Zitat bezieht sich daher entgegen den Gepflogenheiten für Literaturangaben nicht auf die aktuelle Auflage des sehr gebräuchlichen Lehrbuches, sondern auf jene letzte, in der die Liste zu finden ist.

177 Conrad Droste, Martin von Planta, Hrsg., Memorix – Konstanten der klinischen Medizin, VCH-Verlagsgesellschaft, 3. Auflage 1993, ISBN 3-527-15492-2

178 Prof. Dr. Walter E. Haefeli, Universitätsklinikum Heidelberg, Hrsg., Dosing – Hilfsmittel zur Arzneimittel-Anwendung und -Sicherheit, abzurufen unter www.dosing.de; auch diese Seite gestattet Näherungsberechnungen zur aktuellen Nierensituation.

179 Beispiele für vertiefende Lektüre: http://www.kdigo.org/clinical_practice_guidelines/pdf/CKD/KDIGO_2012_CKD_GL.pdf; https://www.theisn.org/news/itemlist/user/154-kdigo

180 G. F. O'Malley, R. O'Malley, Paracetamolvergiftungen, abzurufen unter http://www.msdmanuals.com/de-de/profi/verletzungen,-vergiftungen/vergiftung/paracetamolvergiftungen

181 http://www.msdmanuals.com/de/profi/erkrankungen-der-leber,-der-gallenblase-und-der-gallenwege/leberraumforderungen-und-granulome/granulome-der-leber

182 B. Göke, F. Kolligs, C. Rust, Hepatologie – Lebererkrankungen durch Arzneimittel und Toxine, Klinikleitfaden der Medizinischen Universitätsklinik München, 2005, 114-122

183 Mag. Astrid Kreisler, Vortrag im Rahmen des Grundkurses „Medikationmanagement", Wien, November 2015

184 Dr. Christine Greiner, NeuroTransmitter 2010, 12, 37-38, abzurufen unter http://www.unimedizin-mainz.de/fileadmin/kliniken/ps/Dokumente/Klinische_Pharmazie/Clearence.pdf

185 Dr. Bettina Wick-Urban, Lebererkrankungen – Störfall in der Chemiefabrik, Pharm. Ztg. online 2001, Nr. 11, abzurufen

unter http://www.pharmazeutische-zeitung.de/index.php?id =37164

186 Flockhart™ Tabelle, herausgegebenen von der School of Medicine der Indiander Universität, Department of Medicine - Clinical Pharmacology: http://medicine.iupui.edu/CLINPHARM/ddis/main-table; © 2016 by The Trustees of Indiana University. All rights reserved.

187 www.mediq.ch. Der kostenpflichtige Zugang kann über die Homepage erworben werden; nach der Freischaltung loggt man sich mit Benutzernamen und Passwort ein.

188 www.wechselwirkungscheck.de. Für die Nutzung ist die einmalige, kostenfreie Registrierung bei DocCheck erforderlich (www.doccheck.de). Nach Überprüfung der beruflichen Legitimation erhält man Benutzernamen und Passwort.

189 www.drugs.com, weiter mit rotem Button „Interaktions Checker", sodann die Nutzungsbedingungen akzeptieren, sodass man zum Eingabemodus gelangt; Copyright © 2000-2017 Drugs.com. All rights reserved. Ein Blick in das Editorial zeigt, dass die Seite ausschließlich von Pharmazeuten betreut wird.

190 www.drugbank.ca/www.drugbank.com, © NA MEDIA® Parking Service Terms, a service of Name Administration Inc. (BVI), Box 10518 A.P.O. Grand Cayman, Cayman Islands B.W.I., Version 5.0; V. Law, C. Knox, Y. Djoumbou, T. Jewison, A. C. Guo, Y. Liu, A. Maciejewski, D. Arndt, M. Wilson, V. Neveu, A. Tang, G. Gabriel, C. Ly, S. Adamjee, Z. T. Dame, B. Han, Y. Zhou, D. S. Wishart, Drugbank 4.0: shedding new light on drug metabolism, Nucleic Acids Res. 2014, 42 (1), D1091-1097; C. Knox, V. Law, T. Jewison, P. Liu, S. Ly, A. Frolkis, A. Pon, K. Banco, C. Mak, V. Neveu, Y. Djoumbou, R. Eisner, A. C. Guo, D. S. Wishart, Drugbank 3.0: a comprehensive resource for 'omics' research on drugs, Nucleic Acids Res. 2011, 39 (Database issue), D1035-1041; D. S. Wishart, C. Knox, A. C. Guo, D. Cheng, S. Shrivastava, D. Tzur, B. Gautam, M. Hassanali, Drugbank: a knowledgebase for drugs, drug actions and drug targets, Nucleic Acids Res. 2008, 36 (Database issue), D901-906; D. S. Wishart, C. Knox, A. C. Guo, S. Shrivastava, M. Hassanali, P. Stothard, Z. Chang, J. Woolsey, Drugbank: a comprehensive resource for in silico drug discovery and exploration, Nucleic Acids Res. 2006, 1, 34 (Database issue):D668-672

191 Kostenfrei aufzurufen unter https://www.kardiolab.ch/, weiter mit http://www.kardiolab.ch/INDEX_FA.html zu den von Dr. med. Franz Ackermann betreuten Seiten, wo sich der Link http://www.kardiolab.ch/CYP450_2JSI.html befindet bzw. kann man mit der zuletzt genannten Adresse direkt einsteigen.

192 J. Huang, S. Vyas, Update November 2013, abzurufen unter http://www.ct.gov/dcf/lib/dcf/ccmu/pdf/cyp_chart_nov_2013.pdf; darin zusammengefasst: Micromedex, Truven Health Analytics, Inc. Greenwood Village, http://www.micromedexsolutions.com, November 2013; Lexicomp. Wolters Kluwer Health, Inc. Hudson, OH, http://online.lexi.com. November 2013; G. K. McEvoy, E. Snow, Hrsg, AHFS Drug Information; M. D. Bethesda, American Society of Health-System Pharmacists 2013; S. Zevin, N. L. Benowitz, Clin Pharmacokinet. 1999, 36 (6), 425-38

193 Einstieg unter https://pharmaweb.ages.at/ weiter mit https://aspregister.basg.gv.at/aspregister/faces/aspregister

194 http://www.ema.europa.eu/ema/ bzw. http://www.ema.europa.eu/ema/index.jsp?curl=pages/includes/medicines/medicines_landing_page.jsp&mid=

195 Zu beziehen über den Österreichischen Apothekerverlag in 1090 Wien, Spitalgasse 9, Kontakt unter www.apoverlag.at

196 http://www.pharmazie.com/dacon32/global/Datenbanken/abdadatenbank.htm oder http://abdata.de/datenangebot/abda-datenbank/fertigarzneimittel/

197 Mag. Wilfried Büchler, Wichtige Arzneimittelinteraktionen in der Onkologie, abzurufen unter http://www.apotheker.or.at/internet/oeak/NewsPresse.nsf/ca4d14672a08756bc125697d-004f8841/0c80bf35d95c1fcbc1257f020030b76c/$FILE/buechler_wichtige_interaktionen.pdf

198 S. Siebenand, seines Zeichens Chefredakteur der Pharmazeutischen Zeitung – Die Zeitschrift der deutschen Apotheker, fasst seine laufenden Recherchen in einem Sammelband zusammen, der als Supplement alljährlich im Jänner erscheint und einen kompakten Überblick – oder auch Einstieg – zu den arzneilichen Errungenschaften des vergangenen Jahres bietet.

199 A. Klement betreut nach Eigendarstellung als Pharmaziejournalist eine Kolumne in der österreichischen Apothekerzeitung, in der er regelmäßig über Neuzulassungen in Österreich berichtet; ein Sammelband wird nicht aufgelegt. Auch in dieser Serie ist es das erklärte Ziel, den praktisch tätigen Apothekenmitarbeitern kompakte Information für die Selbstfortbildung und das Kundengespräch zu liefern.

200 Quellen: www.mediq.ch, www.drugbank.ca/www.drugbank.com, http://www.kardiolab.ch/INDEX_FA.html (weiter zu CYP450_2JSI.html) sowie in Einzelfällen Zitate aus der PubMed-Datenbank und der AustraCodex-Fachinformation

201 Atazanavir wird zusammen mit niedrig dosiertem Ritonavir als pharmakokinetischer Booster zur Behandlung der HIV-Infektion eingesetzt. Die empfohlene tägliche Dosierung für Erwachsene beträgt 300 mg Atazanavir mit 100 mg Ritonavir zusammen mit einer Mahlzeit.

202 Infliximab (Remicade®) ist in den Indikationen rheumatoide Arthritis und Psoriasis-Arthritis nur in Komb. m. Methotrexat zugelassen, Quelle AC-FI

203 R. Klawki, Azithromycin und Herzschäden: Keine Entwarnung für Risikopatienten, Medscape Nachrichten 15.05.2013, abzurufen unter http://Dtsch.medscape.com/artikel/4902087.

204 C. Steinert, Verdacht gegen Azithromycin bestätigt: Erhöhtes Risiko für Herzrhythmusstörungen bei Älteren, Medscape Nachrichten 04.04.2014, abzurufen unter http://Dtsch.medscape.com/artikel/4902087

205 K. Kobayashi E. Kajiwara, M. Ishikawa, H. Oka, K. Chiba, Identification of CYP isoenzymes involved in benzbromaron metabolism in human liver microsomes. Biopharm. Drug Dispos. 2012, 33 (8), 466-473, abzurufen unter https://www.ncbi.nlm.nih.gov/pubmed/22933344

206 N.N., Diabetespatienten: Vorsicht, Betablocker! http://www.pharmazeutische-zeitung.de/index.php?id=53201

207 H.-J. Meté, Hrsg., Metipranolol – Metipranolol: Pharmacology of Beta-blocking Agents and Use of Metipranolol in Ophthalmology, Springer Verlag 1983, abzurufen unter https://books.google.de/books?id=W7brCAAAQBAJ&pg=PA119&lpg=PA119&dq=metipranolol+und+intrinsic+activity&source=bl&ots=RKyg_qdy-c&sig=9BMXSYY1PNZTWK1lzfxP-Cy-pQ-M&hl=de&sa=X&ved=0ahUKEwiwk4727-TUAhUFC-BoKHdGIB1oQ6AEITDAG#v=onepage&q=metipranolol%20und%20intrinsic%20activity&f=false

208 F. T. Liu, S. G. Agrawal, Z. Movasaghi, P. B. Wyatt, I. U. Rehman, J. G. Gribben, A. C. Newland, L. Jia, Blood 2008, 112 (9),

3835-3846, abzurufen unter https://www.ncbi.nlm.nih.gov/pubmed/18633129

209 C. Senda, W. Kishimoto, K. Sakai, A, Nagakura, T. Igarashi, Identification of human cytochrome P450 isoforms involved in the metabolism of brotizolam, Xenobiotica 1997, 27 (9), 913-922, abzurufen unter https://www.ncbi.nlm.nih.gov/pubmed/9381732

210 N.N. Der Arzneimittelbrief 2013, 47, 43, abzurufen unter https://www.der-arzneimittelbrief.de/de/Artikel.aspx?SN=7517

211 N.N., Das Interaktionspotenzial hochpotenter Opioide, Dtsch. Apoth. Verlag 2014, 35 (7), 283-285, abzurufen unter https://www.dgss.org/fileadmin/pdf/KPH_Petri_CYP_hochpotenteOpioide.pdf

212 G. Ackermann, Chinolone, http://www.deutscher-apotheker-verlag.de/uploads/tx_crondavtitel/datei-datei/9783804729407_p.pdf

213 H. Petri Zentral-Apotheke der Wicker Kliniken, Bad Wildungen, Perspektiven der Neurologie 2/2015, Dtsch. Ärztebl. 2015, Nr. 2, abzurufen unter https://www.aerzteblatt.de/pdf/112/49/p19.pdf?ts=27.11.2015+13%3A34%3A16

214 A. Said, Dtsch. Apoth. Ztg. 2014, Nr. 24, 44-54

215 https://www.viivhealthcare.com/media/32314/us_rescriptor.pdf

216 N.N., Der Arzneimittelbrief 2018, 52, 65-67

217 Quelle MediQ, Monografie Eribulin

218 N.N., Wechselwirkung: Kreislaufschock nach Makrolid plus Kalziumkanal-Antagonist, https://www.aerzteblatt.de/nachrichten/44322/Wechselwirkung-Kreislaufschock-nach-Makrolid-plus-Kalziumantagonist; Azithromycin ist von dieser Wechselwirkung nicht betroffen, steht aber ebenfalls im Verdacht für eine gewisse Kardiotoxizität.

219 N.N., Gefährliche Wechselwirkung mit Makrolidantibiotika, https://www.deutsche-apotheker-zeitung.de/daz-az/2011/daz-4-2011/gefaehrliche-wechselwirkung-mit-makrolidantibiotika

220 N.N., Galantamin: AkdÄ warnt vor QT-Zeit-Verlängerung, http://www.pharmazeutische-zeitung.de/index.php?id=57508

221 A. Suzuki, I. Iida, F. Tanaka, M. Akimoto, K. Fukushima, M. Tani, T. Ishizaki, K. Chiba, Identification of human cytochrom P 450 isoenzymes involved in the metabolism of R(+)- and S(-)-gallopamil: utility of in vitro disappearance rate, Drug Metab. Dispos. 1999, 27 (11), 1254-1259, Abstract abzurufen unter https://www.ncbi.nlm.nih.gov/pubmed/10534309

222 P. J. Neuvonen, M. Niemi, J. T. Backman, Drug interactions with lipid lowering drugs, Clin. Pharmacol. Ther. 2006, 80 (6), 565-581, Abstract abzurufen unter https://www.ncbi.nlm.nih.gov/pubmed/17178259

223 G. Zadoyan, D. Rokitta, S. Klement, A. Dienel, R. Hoerr, T. Gramatté, and U. Fuhr, Effect of Ginkgo biloba special extract Egb 761 on human cytochrome P 450 activity: a cocktail interaction study in healthy volunteers, Eur. J. Clin. Pharmacol. 2012, 68 (5), 553–560, abzurufen unter https://www.ncbi.nlm.nih.gov/pmc/articles/PMC3332346/

224 C. Y. Malati, S. M. Robertson, J. D. Hunt, C. Chairez, R. M. Alfaro, J. A. Kovacs, S. R. Penzak, Influence of Panax ginseng on cytochrome P 450 (CYP)3A4 and p-glykoprotein activity in healthy subjects, J. Clin. Pharmacol. 2012, 52 (6), 932-939, abzurufen unter https://www.ncbi.nlm.nih.gov/pmc/articles/PMC3523324/

225 F. He, Y. Li, C. Zeng, C. Xia, Y, Xiong, H. Zhang, S Huang, M. Liu, Contribution of cytochrom P 450 isoforms to gliquidone metabolism in rats and human, Xenobiotika 2014, 44 (3), 299-234, abzurufen unter https://www.ncbi.nlm.nih.gov/pubmed/23987740

226 Zur Begriffsklärung der Zitrusfrüchte rund um die Grapefruit ist anzumerken, dass durch die Kreuzung der Pampelmuse (Citrus maximus) verschiedene Zitrusfrüchte entstanden. Durch Kreuzung der Pampelmuse mit der Mandarine (Citrus reticulata) entstand die Orange (Citrus sinensis). Die Rückkreuzung von Orange und Pampelmuse ist die Grapefruit (Citrus aurantium bzw. Citrus paradisi). Durch die erneute Rückkreuzung von Pampelmuse und Grapefruit entstand wiederum die Pomelo, die aber nicht als eigenständige Art gilt. Umgangssprachlich wird im Deutschen meist nicht zwischen Pampelmuse und Grapefruit unterschieden. E. Nicolosi et al., Citrus phylogeny and genetic origin of important species as investigated by molecular markers, in Theoretical and Applied Genetics, Berlin 100 2004, 8, 1155-1166, abzurufen unter https://de.wikipedia.org/wiki/Pampelmuse#cite_note-1

227 Quelle AC-FI

228 J. X. Qiu, Z. W. Zhou, Z. X. He, X, Zhang, S. F. Zhou, S. Zhu, Estimation oft he binding modes with important human cytochrom P 450 enzymes, Drug Des. Devel. Ther. 2015, 16 (9), 841-866, Abstract abzurufen unter https://www.ncbi.nlm.nih.gov/pubmed/25733806?dopt=Abstract

229 B. J. Komoroski, S. Zhang, H. Cai, J. M. Hutzler, R. Frye, T. S. Tracy, S. C. Strom, T. Lehmann, C. Y. Ang, Y. Y. Cui, R. Venkataramanan, Drug. Metab. Dispos. 2004, 32 (5), 512-518, Abstract abzurufen unter https://www.ncbi.nlm.nih.gov/pubmed/15100173

230 C. B. Johnson, C. Franz, Hrsg., Breeding Research on Aromatic and Medicinal Plants, 2002, ISBN 0-7890-1972-8

231 E. N. Berry-Bibee, M.-J. Kim, N. K. Tepper, H. E. M. Riley, K. M. Curtis, Contraception 2016, 94 (6), 668-677, Abstract abzurufen unter https://www.ncbi.nlm.nih.gov/pubmed/27444983 (stellvertretend für mehrere Studien): Ausdrücklich wird darauf hingewiesen, dass auch – oder gerade – niedrig dosierte orale Kontrazeptiva und reine Gestagen-Präparate ohnedies nur ein schmales Konzentrations-Wirkungsfenster haben. Doch selbst wenn in einer Studie keine Hinweise auf eine Ovulation gefunden wurden, kam es trotzdem zu Zwischenblutungen, was der Compliance wenig zuträglich ist: A. Pfrunder, M. Schiesser, S. Gerber, M. Haschke, J. Bitzer, J. Drewe, Br. J. Clin. Pharmacol. 2003, 56, 683-690

232 M. Wurglics, M. Schubert-Zsilavecz, Johanniskraut – von Inhaltsstoffen und anderen Unwägbarkeiten, Forschung Frankfurt 2004, 3-4, 22-27, abzurufen unter http://www.forschung-frankfurt.uni-frankfurt.de/36050276/johanniskraut_23-28.pdf

233 Quelle AC-FI

234 O. Spigset, K. Hedenmalm, Drug Safety 1995, 12 (3), 209-225, abzurufen unter https://link.springer.com/article/10.2165/00002018-199512030-00006, darin referiert Lorazepam und SIADH: W. R. Engel, A. Grau, Br. Med. J. 1988, 297 (6652), 858

235 A. J. Cowley, A. Skene, K. Stainer, J. R. Hampton, The effect of lorcainide on arrhythmias and survival in patients with acute myocardial infarction: an example of publication bias. Int. J. Cardiol. 1993, 40 (2), 161-166, Abstract abzurufen unter https://www.ncbi.nlm.nih.gov/pubmed/8349379

236 H. Sun, D. O. Scott, Metabolism of 4-aminopiperidine drugs by cytochrome P 450s: Molecular and quantum mechanical insights into drug design, ACS Med Chem Lett. 2011, 2 (8),